Einheitlicher Bewertungsmaßstab (EBM)

Band 1

Einheitlicher Bewertungsmaßstab (EBM)

Ausgabe mit Euro-Beträgen auf der Grundlage des Bundeseinheitlichen Orientierungswertes

Stand der Ausgabe 01.04.2015

Band 1

Mit CD-Rom

Deutscher Ärzte-Verlag Köln

ISBN 978-3-7691-3567-1

Herausgeber:
Kassenärztliche
Bundesvereinigung

Weitere Informationen einschließlich eventueller Ergänzungen, Änderungen und Erratumlisten im Internet unter: www.kbv.de

Bibliografische Information der Deutschen Nationalbibliothek
Die Deutsche Nationalbibliothek verzeichnet diese Publikation in der Deutschen Nationalbibliografie; detaillierte bibliografische Daten sind im Internet über http://dnb.d-nb.de abrufbar.

Die Wiedergabe von Gebrauchsnamen, Handelsnamen, Warenbezeichnungen usw. in diesem Werk berechtigt auch ohne besondere Kennzeichnung nicht zu der Annahme, dass solche Namen im Sinne der Warenzeichen- oder Markenschutz- Gesetzgebung als frei zu betrachten wären und daher von jedermann benutzt werden dürften.

Das Werk ist urheberrechtlich geschützt. Jede Verwertung in anderen als den gesetzlich zugelassenen Fällen bedarf deshalb der vorherigen schriftlichen Genehmigung des Verlages.

Copyright © 2015 by
Deutscher Ärzte-Verlag GmbH
Dieselstraße 2, 50859 Köln

Satz: Deutscher Ärzte-Verlag GmbH,
50859 Köln
Titelfoto: Photographee.eu/Fotolia.com
Druck und Bindung: Ebner & Spiegel, 89073 Ulm

5 4 3 2 1 0 / 611

Inhaltsverzeichnis
Band 1

I	Allgemeine Bestimmungen	15
1	Berechnungsfähige Leistungen, Gliederung und Struktur	15
1.1	Bezug der Allgemeinen Bestimmungen	15
1.2	Zuordnung der Gebührenordnungspositionen in Bereiche	15
1.2.1	Zuordnung von Gebührenordnungspositionen zu Versorgungsbereichen	15
1.2.2	Berechnungsfähige Gebührenordnungspositionen einer Arztgruppe	16
1.3	Qualifikationsvoraussetzungen	16
1.4	Arztgruppenübergreifende allgemeine Gebührenordnungspositionen	16
1.5	Arztgruppenspezifische Gebührenordnungspositionen	16
1.6	Arztgruppenübergreifende spezielle Gebührenordnungspositionen	16
1.7	Zeitbezogene Plausibilitätsprüfung	17
1.8	Berechnungsfähige Kostenpauschalen bei Versendung von Berichten und Briefen	17
2	Erbringung der Leistungen	17
2.1	Vollständigkeit der Leistungserbringung	17
2.1.1	Fakultative Leistungsinhalte	18
2.1.2	Unvollständige Leistungserbringung	18
2.1.3	Inhaltsgleiche Gebührenordnungspositionen	18
2.1.4	Berichtspflicht	18
2.1.5	Ausnahme von der Berichtspflicht	20
2.1.6	Beauftragung zur Erbringung von in Pauschalen enthaltenen Teilleistungen	20
2.2	Persönliche Leistungserbringung	20
2.3	Ausübung der vertragsärztlichen Tätigkeit durch ermächtigte Ärzte, Krankenhäuser bzw. Institute	20
3	Behandlungs-, Krankheits-, Betriebsstätten- und Arztfall	21
3.1	Behandlungsfall	21
3.2	Krankheitsfall	21
3.3	Betriebsstättenfall	21
3.4	Arztfall	21
4	Berechnung der Gebührenordnungspositionen	21
4.1	Versicherten-, Grund- oder Konsiliarpauschale	21
4.2	Diagnostische bzw. therapeutische Gebührenordnungspositionen	22
4.3	Spezifische Voraussetzungen zur Berechnung	22
4.3.1	Arzt-Patienten-Kontakt	22
4.3.2	Räumliche und persönliche Voraussetzungen	23
4.3.3	Mindestkontakte	23
4.3.4	Arztpraxisübergreifende Tätigkeit	23
4.3.5	Altersgruppen	23
4.3.6	Labor	24
4.3.7	Operative Eingriffe	24
4.3.8	Fachärztliche Grundversorgung	24
5	Berufsausübungsgemeinschaften, Medizinische Versorgungszentren und angestellte Ärzte	25
5.1	Berechnungsfähige Gebührenordnungspositionen	25
5.2	Kennzeichnungspflicht	25
5.3	Aufhebung von Nebeneinanderberechnungsausschlüssen	25

Inhaltsverzeichnis

6	Vertragsärzte, die ihre Tätigkeit unter mehreren Gebietsbezeichnungen ausüben	26
6.1	Höhe der Versicherten-, Grund- bzw. Konsiliarpauschale	26
6.2	Berechnungsfähige Gebührenordnungspositionen	26
6.2.1	Nebeneinanderberechnung von Gebührenordnungspositionen der Abschnitte 4.4, 4.5 und/oder 13.3	26
6.3	Gleichzeitige Teilnahme an der vertragszahnärztlichen Versorgung	26
7	Kosten	27
7.1	Enthaltene Kosten	27
7.2	Nicht berechnunsfähige Kosten	27
7.3	Nicht enthaltene Kosten	27
7.4	Berechnung von nicht enthaltenen Kosten	28
II	Arztgruppenübergreifende allgemeine Gebührenordnungspositionen	29
1	Allgemeine Gebührenordnungspositionen	29
1.1	Aufwandserstattung für die besondere Inanspruchnahme des Vertragsarztes durch einen Patienten	29
1.2	Gebührenordnungspositionen für die Versorgung im Notfall und im organisierten ärztlichen Not(-fall)dienst	30
1.3	Grundpauschalen für ermächtigte Ärzte, Krankenhäuser bzw. Institute	35
1.4	Besuche, Visiten, Prüfung der häuslichen Krankenpflege, Verordnung besonderer Behandlungsmaßnahmen, Verwaltungskomplex, telefonische Beratung, Konsultationspauschale, Verweilen	37
1.5	Ambulante praxisklinische Betreuung und Nachsorge	44
1.6	Schriftliche Mitteilungen, Gutachten	47
1.7	Gesundheits- und Früherkennungsuntersuchungen, Mutterschaftsvorsorge, Empfängnisregelung und Schwangerschaftsabbruch (vormals Sonstige Hilfen)	49
1.7.1	Früherkennung von Krankheiten bei Kindern	51
1.7.2	Früherkennung von Krankheiten bei Erwachsenen	54
1.7.3	Mammographie-Screening	59
1.7.4	Mutterschaftsvorsorge	63
1.7.5	Empfängnisregelung	73
1.7.6	Sterilisation	79
1.7.7	Schwangerschaftsabbruch	81
1.8	Gebührenordnungspositionen bei Substitutionsbehandlung und diamorphingestützter Behandlung der Drogenabhängigkeit	85
2	Allgemeine diagnostische und therapeutische Gebührenordnungspositionen	87
2.1	Infusionen, Transfusionen, Reinfusionen, Programmierung von Medikamentenpumpen	87
2.2	Tuberkulintestung	89
2.3	Kleinchirurgische Eingriffe, Allgemeine therapeutische Leistungen	90
2.4	Diagnostische Verfahren, Tests	100
2.5	Physikalisch-therapeutische Gebührenordnungspositionen	101
III	Arztgruppenspezifische Gebührenordnungspositionen	105
III.a	*Hausärztlicher Versorgungsbereich*	*105*
3	Hausärztlicher Versorgungsbereich	105
3.1	Präambel	105
3.2	Gebührenordnungspositionen der allgemeinen hausärztlichen Versorgung	107

Inhaltsverzeichnis

3.2.1	Hausärztliche Versichertenpauschalen, Versorgungsbereichsspezifische Vorhaltung...	107
3.2.1.1	Hausärztliche Versichertenpauschalen...	109
3.2.1.2	Versorgungsbereichsspezifische Vorhaltung, ärztlich angeordnete Hilfeleistungen...	110
3.2.2	Chronikerpauschalen, Gesprächsleistung...	114
3.2.3	Besondere Leistungen...	117
3.2.4	Hausärztliche geriatrische Versorgung...	121
3.2.5	Palliativmedizinische Versorgung...	123
4	Versorgungsbereich der Kinder- und Jugendmedizin...	125
4.1	Präambel...	125
4.2	Gebührenordnungspositionen der allgemeinen Kinder- und Jugendmedizin...	128
4.2.1	Pädiatrische Versichertenpauschalen, Versorgungsbereichsspezifische Vorhaltung...	128
4.2.2	Chronikerpauschalen, Gesprächsleistung...	131
4.2.3	Besondere Leistungen...	134
4.2.4	Sozialpädiatrische Versorgung...	138
4.2.5	Palliativmedizinische Versorgung...	141
4.4	Gebührenordnungspositionen der schwerpunktorientierten Kinder- und Jugendmedizin...	143
4.4.1	Gebührenordnungspositionen der Kinder-Kardiologie...	143
4.4.2	Neuropädiatrische Gebührenordnungspositionen...	145
4.4.3	Gebührenordnungspositionen der pädiatrischen Hämatologie und Onkologie...	149
4.5	Pädiatrische Gebührenordnungspositionen mit Zusatzweiterbildung...	151
4.5.1	Pädiatrisch-gastroenterologische Gebührenordnungspositionen...	151
4.5.2	Pädiatrisch-pneumologische Gebührenordnungspositionen...	159
4.5.3	Gebührenordnungspositionen der pädiatrischen Rheumatologie...	162
4.5.4	Gebührenordnungspositionen der pädiatrischen Nephrologie und Dialyse...	164
4.5.5	Gebührenordnungspositionen der pädiatrischen Endokrinologie und Diabetologie...	169
III.b	*Fachärztlicher Versorgungsbereich*...	169
5	Anästhesiologische Gebührenordnungspositionen...	169
5.1	Präambel...	169
5.2	Anästhesiologische Grundpauschalen...	171
5.3	Diagnostische und therapeutische Gebührenordnungspositionen...	172
5.4	Anästhesien und Analgesien im Zusammenhang mit der Erbringung von Leistungen des Abschnitts 8.4...	176
6	Augenärztliche Gebührenordnungspositionen...	179
6.1	Präambel...	179
6.2	Augenärztliche Grundpauschalen...	181
6.3	Diagnostische und therapeutische Gebührenordnungspositionen...	182
7	Chirurgische, kinderchirurgische und plastisch-chirurgische Gebührenordnungspositionen...	190
7.1	Präambel...	190
7.2	Chirurgische Grundpauschalen...	192
7.3	Diagnostische und therapeutische Gebührenordnungspositionen...	193
8	Frauenärztliche, geburtshilfliche und reproduktionsmedizinische Gebührenordnungspositionen...	198
8.1	Präambel...	198
8.2	Frauenärztliche Grundpauschalen...	199

Inhaltsverzeichnis

8.3	Diagnostische und therapeutische Gebührenordnungspositionen	200
8.4	Geburtshilfe	205
8.5	Reproduktionsmedizin	206
9	Hals-Nasen-Ohrenärztliche Gebührenordnungspositionen	212
9.1	Präambel	212
9.2	Hals-Nasen-Ohrenärztliche Grundpauschalen	214
9.3	Diagnostische und therapeutische Gebührenordnungspositionen	214
10	Hautärztliche Gebührenordnungspositionen	233
10.1	Präambel	233
10.2	Hautärztliche Grundpauschalen	234
10.3	Diagnostische und therapeutische Gebührenordnungspositionen	235
11	Humangenetische Gebührenordnungspositionen	244
11.1	Präambel	244
11.2	Humangenetische Grundpauschalen	246
11.3	Diagnostische Gebührenordnungspositionen	247
11.4	Indikationsbezogene molekulargenetische Stufendiagnostik	252
11.4.1	Untersuchungen bei Risikoallelen	252
11.4.2	Untersuchungen bei monogenen Erkrankungen	253
12	Laboratoriumsmedizinische Gebührenordnungspositionen	260
12.1	Präambel	260
12.2	Laboratoriumsmedizinische Pauschalen	261
13	Gebührenordnungspositionen der Inneren Medizin	262
13.1	Präambel	262
13.2	Gebührenordnungspositionen der allgemeinen internistischen Grundversorgung	264
13.2.1	Internistische Grundpauschalen	264
13.2.2	Allgemeine internistische Gebührenordnungspositionen	265
13.2.2.1	Präambel	265
13.2.2.2	Allgemeine diagnostisch-internistische Gebührenordnungspositionen	266
13.2.2.3	Weitere, nur bei Definitionsauftrag berechnungsfähige Gebührenordnungspositionen	267
13.3	Schwerpunktorientierte internistische Versorgung	270
13.3.1	Angiologische Gebührenordnungspositionen	270
13.3.2	Endokrinologische Gebührenordnungspositionen	274
13.3.3	Gastroenterologische Gebührenordnungspositionen	275
13.3.4	Hämato-/Onkologische Gebührenordnungspositionen	288
13.3.5	Kardiologische Gebührenordnungspositionen	290
13.3.6	Nephrologische Gebührenordnungspositionen und Dialyse	295
13.3.7	Pneumologische Gebührenordnungspositionen	301
13.3.8	Rheumatologische Gebührenordnungspositionen	309
14	Gebührenordnungspositionen der Kinder- und Jugendpsychiatrie und -psychotherapie	311
14.1	Präambel	311
14.2	Kinder- und jugendpsychiatrische und -psychotherapeutische Grundpauschalen	312
14.3	Diagnostische und therapeutische Gebührenordnungspositionen	313
15	Gebührenordnungspositionen der Mund-, Kiefer- und Gesichtschirurgie	319
15.1	Präambel	319
15.2	Mund-, Kiefer- und Gesichtschirurgische Grundpauschalen	320
15.3	Diagnostische und therapeutische Gebührenordnungspositionen	320
16	Neurologische und neurochirurgische Gebührenordnungspositionen	326

Inhaltsverzeichnis

16.1	Präambel.	326
16.2	Neurologische Grundpauschalen.	327
16.3	Diagnostische und therapeutische Gebührenordnungspositionen.	328
17	Nuklearmedizinische Gebührenordnungspositionen.	334
17.1	Präambel.	334
17.2	Nuklearmedizinische Konsiliarpauschalen.	335
17.3	Diagnostische und therapeutische Gebührenordnungspositionen.	335
18	Orthopädische Gebührenordnungspositionen.	339
18.1	Präambel.	339
18.2	Orthopädische Grundpauschalen.	340
18.3	Diagnostische und therapeutische Gebührenordnungspositionen.	341
19	Pathologische Gebührenordnungspositionen.	346
19.1	Präambel.	346
19.2	Pathologische Konsiliarpauschalen.	348
19.3	Diagnostische Gebührenordnungspositionen.	348
20	Gebührenordnungspositionen der Fachärzte für Sprach-, Stimm- und kindliche Hörstörungen.	351
20.1	Präambel.	351
20.2	Phoniatrische und pädaudiologische Grundpauschalen.	353
20.3	Diagnostische und therapeutische Gebührenordnungspositionen.	354
21	Psychiatrische und Psychotherapeutische Gebührenordnungspositionen (Psychiater).	370
21.1	Präambel.	370
21.2	Psychiatrische und nervenheilkundliche Grundpauschalen.	371
21.3	Diagnostische und therapeutische Gebührenordnungspositionen.	374
22	Gebührenordnungspositionen der Psychosomatischen Medizin und Psychotherapie.	379
22.1	Präambel.	379
22.2	Psychotherapeutisch - medizinische Grundpauschalen.	380
22.3	Diagnostische und therapeutische Gebührenordnungspositionen.	381
23	Psychotherapeutische Gebührenordnungspositionen (Ärztliche und psychologische Psychotherapeuten, Kinder- und Jugendlichenpsychotherapeuten).	383
23.1	Präambel.	383
23.2	Psychotherapeutische Grundpauschalen.	384
23.3	Therapeutische Gebührenordnungsposition.	385
24	Radiologische Gebührenordnungspositionen.	385
24.1	Präambel.	385
24.2	Radiologische Konsiliarpauschalen.	386
25	Strahlentherapeutische Gebührenordnungspositionen.	387
25.1	Präambel.	387
25.2	Strahlentherapeutische Konsiliarpauschalen.	389
25.3	Diagnostische und therapeutische Gebührenordnungspositionen.	390
25.3.1	Weichstrahl- oder Orthovolttherapie.	390
25.3.2	Hochvolttherapie (mindestens 1 MeV).	390
25.3.3	Brachytherapie.	391
25.3.4	Bestrahlungsplanung.	392
26	Urologische Gebührenordnungspositionen.	392
26.1	Präambel.	392
26.2	Urologische Grundpauschalen.	394
26.3	Diagnostische und therapeutische Gebührenordnungspositionen.	395

Inhaltsverzeichnis

27	Gebührenordnungspositionen der Physikalischen und Rehabilitativen Medizin	403
27.1	Präambel	403
27.2	Physikalisch rehabilitative Grundpauschalen	404
27.3	Diagnostische und therapeutische Gebührenordnungspositionen	405
IV	Arztgruppenübergreifende spezielle Gebührenordnungspositionen	411
30	Spezielle Versorgungsbereiche	411
30.1	Allergologie	411
30.1.1	Allergie-Testungen	411
30.1.2	Provokations-Testungen	412
30.1.3	Hyposensibilisierungsbehandlung	414
30.2	Chirotherapie	414
30.3	Neurophysiologische Übungsbehandlung	415
30.4	Physikalische Therapie	416
30.5	Phlebologie	419
30.6	Proktologie	420
30.7	Schmerztherapie	422
30.7.1	Schmerztherapeutische Versorgung chronisch schmerzkranker Patienten	424
30.7.2	Andere schmerztherapeutische Behandlungen	427
30.7.3	Körperakupunktur	432
30.8	Soziotherapie	433
30.9	Schlafstörungsdiagnostik	435
30.10	Leistungen der spezialisierten Versorgung HIV-infizierter Patienten gemäß Qualitätssicherungsvereinbarung nach § 135 Abs. 2 SGB V	437
30.11	Neuropsychologische Therapie gemäß der Nr. 19 der Anlage 1 Anerkannte Untersuchungs- oder Behandlungsmethoden	438
30.12	Spezielle Diagnostik und Eradikationstherapie im Rahmen von MRSA	441
30.12.1	Diagnostik und ambulante Eradikationstherapie bei Trägern mit Methicillin-resistentem Staphylococcus aureus (MRSA)	442
30.12.2	Labormedizinischer Nachweis von Methicillin-resistentem Staphylococcus aureus (MRSA)	446
31	Gebührenordnungspositionen für ambulante Operationen, Anästhesien, präoperative, postoperative und orthopädisch-chirurgisch konservative Leistungen	446
31.1	Präoperative Gebührenordnungspositionen	447
31.1.1	Präambel	447
31.1.2	Präoperative Gebührenordnungspositionen	448
31.2	Ambulante Operationen	450
31.2.1	Präambel	450
31.2.2	Definierte operative Eingriffe an der Körperoberfläche	451
31.2.3	Definierte operative Eingriffe der Extremitätenchirurgie	455
31.2.4	Definierte operative Eingriffe an Knochen und Gelenken	457
31.2.5	Definierte endoskopische Gelenkeingriffe (Arthroskopien)	459
31.2.6	Operative visceralchirurgische Eingriffe	461
31.2.7	Eingriffe der Herz-, Thorax- und Gefäßchirurgie	467
31.2.8	Eingriffe der Mund-, Kiefer- und Gesichts-Chirurgie	475
31.2.9	Eingriffe der HNO-Chirurgie	476
31.2.10	Definierte operative Eingriffe der Neurochirurgie	478
31.2.11	Definierte operative Eingriffe an der Niere und dem Urogenitalsystem	483
31.2.12	Definierte operative Eingriffe der Gynäkologie	490

Inhaltsverzeichnis

31.2.13	Definierte operative Eingriffe der Ophthalmochirurgie...............................	494
31.3	Postoperative Überwachungskomplexe..	502
31.3.1	Präambel..	502
31.3.2	Postoperative Überwachungskomplexe..	503
31.4	Postoperative Behandlungskomplexe...	505
31.4.1	Präambel..	505
31.4.2	Postoperativer Behandlungskomplex im Hausärztlichen Versorgungsbereich...	506
31.4.3	Postoperative Behandlungskomplexe im Fachärztlichen Versorgungsbereich...	507
31.5	Anästhesien im Zusammenhang mit Eingriffen des Abschnitts 31.2..................	556
31.5.1	Präambel..	556
31.5.2	Regionalanästhesien durch den Operateur...	557
31.5.3	Anästhesien im Zusammenhang mit der Erbringung von Leistungen des Abschnittes 31.2..	558
31.6	Orthopädisch-chirurgisch konservative Gebührenordnungspositionen...............	567
31.6.1	Präambel..	567
31.6.2	Orthopädisch-chirurgisch konservative Gebührenordnungspositionen...............	567
32	Laboratoriumsmedizin, Molekulargenetik und Molekularpathologie...................	571
32.1	Grundleistungen...	573
32.2	Allgemeine Laboratoriumsuntersuchungen...	574
32.2.1	Basisuntersuchungen...	578
32.2.2	Mikroskopische Untersuchungen...	580
32.2.3	Physikalische oder chemische Untersuchungen...	581
32.2.4	Gerinnungsuntersuchungen...	583
32.2.5	Funktions- und Komplexuntersuchungen..	584
32.2.6	Immunologische Untersuchungen und Untersuchungen auf Drogen................	585
32.2.7	Mikrobiologische Untersuchungen...	587
32.2.8	Laborpauschalen im Zusammenhang mit präventiven Leistungen...................	587
32.3	Spezielle Untersuchungen...	588
32.3.1	Mikroskopische Untersuchungen...	591
32.3.2	Funktionsuntersuchungen..	593
32.3.3	Gerinnungsuntersuchungen...	594
32.3.4	Klinisch-chemische Untersuchungen...	596
32.3.5	Immunologische Untersuchungen..	606
32.3.6	Blutgruppenserologische Untersuchungen...	612
32.3.7	Infektionsimmunologische Untersuchungen..	613
32.3.8	Parasitologische Untersuchungen..	619
32.3.9	Mykologische Untersuchungen...	619
32.3.10	Bakteriologische Untersuchungen..	621
32.3.11	Virologische Untersuchungen...	626
32.3.12	Molekularbiologische Untersuchungen..	628
32.3.14	Molekulargenetische Untersuchungen..	632
33	Ultraschalldiagnostik..	632
34	Diagnostische und interventionelle Radiologie, Computertomographie und Magnetfeld-Resonanz-Tomographie..	644
34.1	Präambel..	644
34.2	Diagnostische Radiologie..	645
34.2.1	Schädel, Halsweichteile...	645
34.2.2	Thorax, Wirbelsäule, Myelographie...	645

Inhaltsverzeichnis

34.2.3	Röntgenaufnahmen von Teilen von Skelett, Kopf, Schultergürtel, Extremitäten, Becken, Weichteile; Arthrographie(n)..	646
34.2.4	Röntgenuntersuchung des Thorax und Abdomens...	649
34.2.5	Urogenitalorgane..	652
34.2.6	Gangsysteme..	653
34.2.7	Mammographie...	653
34.2.8	Durchleuchtungen/Schichtaufnahmen...	655
34.2.9	Gefäße..	656
34.3	Computertomographie...	660
34.3.1	Neurocranium, Untersuchungen der Wirbelsäule..	661
34.3.2	Gesichtsschädel, Schädelbasis, Halsweichteile...	661
34.3.3	Thorax...	662
34.3.4	Abdomen, Retroperitoneum, Becken...	662
34.3.5	Extremitäten, angrenzende Gelenke..	664
34.3.6	Bestrahlungsplanung CT...	664
34.4	Magnet-Resonanz-Tomographie...	665
34.4.1	Neurocranium und Wirbelsäule...	665
34.4.2	Gesichtsschädel, Schädelbasis, Halsweichteile...	666
34.4.3	Thorax...	667
34.4.4	Abdomen, Retroperitoneum, Becken...	668
34.4.5	Extremitäten, angrenzende Gelenke..	669
34.4.6	Bestrahlungsplanung MRT..	670
34.4.7	MRT-Angiographien..	670
34.5	Nicht vaskuläre interventionelle Maßnahmen..	673
34.6	Osteodensitometrie...	676
35	Leistungen gemäß den Psychotherapie-Richtlinien...	677
35.1	Nicht antragspflichtige Leistungen..	677
35.2	Antragspflichtige Leistungen...	682
35.3	Testverfahren..	689
36	Belegärztliche Operationen, Anästhesien, postoperative Überwachung und konservativ belegärztlicher Bereich..	692
36.1	Präambel...	692
36.2	Belegärztliche Operationen...	692
36.2.1	Präambel...	692
36.2.2	Definierte Eingriffe an der Körperoberfläche...	694
36.2.3	Definierte Eingriffe der Extremitätenchirurgie..	697
36.2.4	Definierte operative Eingriffe an Knochen und Gelenken................................	698
36.2.5	Definierte endoskopische Gelenkeingriffe (Arthroskopien).............................	700
36.2.6	Operative visceralchirurgische Eingriffe..	701
36.2.7	Eingriffe der Thorax- und Gefäßchirurgie..	706
36.2.8	Eingriffe der Mund-, Kiefer- und Gesichtschirurgie..	709
36.2.9	Eingriffe der HNO-Chirurgie..	711
36.2.10	Definierte operative Eingriffe der Neurochirurgie..	712
36.2.11	Definierte Eingriffe an der Niere und dem Urogenitalsystem..........................	716
36.2.12	Definierte operative Eingriffe der Gynäkologie..	721
36.2.13	Definierte operative Eingriffe der Ophthalmochirurgie....................................	723
36.3	Postoperative Überwachungskomplexe..	730
36.3.1	Präambel...	730
36.3.2	Postoperative Überwachungskomplexe..	731
36.5	Anästhesien im Zusammenhang mit der Erbringung von Leistungen des Abschnitts 36.2	733

Inhaltsverzeichnis

36.5.1	Präambel	733
36.5.2	Regionalanästhesien durch den Operateur	734
36.5.3	Anästhesien im Zusammenhang mit der Erbringung von Leistungen des Abschnitts 36.2	735
36.6	Belegärztlich konservativer Bereich	744
36.6.1	Präambel	744
36.6.2	Konservativ-belegärztliche Strukturpauschalen	744
36.6.3	Nicht operativ - belegärztliche Gebührenordnungspositionen	745
V	**Kostenpauschalen**	749
40	Kostenpauschalen	749
40.1	Präambel	749
40.3	Kostenpauschalen für Versandmaterial, Versandgefäße usw. sowie für die Versendung bzw. den Transport von Untersuchungsmaterial, Röntgenaufnahmen und Filmfolien	749
40.4	Kostenpauschale für die Versendung bzw. den Transport von Briefen, Szintigrammen und/oder schriftlichen Unterlagen, Kostenpauschale für Telefax	750
40.5	Kostenpauschalen für Krankheitsbericht, Kurplan, Fotokopien, Testbriefchen, Bezug von Harnstoff oder Mifepriston, Einmalsklerosierungsnadeln, für Besuche durch Mitarbeiter	751
40.6	Leistungsbezogene Kostenpauschalen bei Herzkatheteruntersuchungen und koronaren Rekanalisationsbehandlungen	752
40.8	Leistungsbezogene Kostenpauschalen für interventionelle Eingriffe	753
40.10	Leistungsbezogene Kostenpauschalen für Radionuklide	753
40.11	Leistungsbezogene Kostenpauschalen für ophthalmologische Eingriffe	758
40.13	Leistungsbezogene Kostenpauschalen für endoskopische Gelenkeingriffe inklusive Arthroskopielösungen	758
40.14	Leistungsbezogene Kostenpauschalen für Sach- und Dienstleistungen bei Behandlung mit renalen Ersatzverfahren und extrakorporalen Blutreinigungsverfahren	758
40.15	Leistungsbezogene Kostenpauschalen für Sachkosten der Strahlentherapie	763
40.16	Leistungsbezogene Kostenpauschalen im Rahmen des Mammographie-Screening	764
VI	**Anhänge**	765
1	Verzeichnis der nicht gesondert berechnungsfähigen Leistungen	765
3	Angaben für den zur Leistungserbringung erforderlichen Zeitaufwand des Vertragsarztes gemäß § 87 Abs. 2 S. 1 SGB V in Verbindung mit § 106a Abs. 2 SGB V	786
4	Verzeichnis der nicht oder nicht mehr berechnungsfähigen Leistungen	903
5	Anhang zum Abschnitt 30.12 EBM	906
VII	**Ausschließlich im Rahmen der ambulanten spezialfachärztlichen Versorgung (ASV) berechnungsfähige Gebührenordnungspositionen**	910
50	Gebührenordnungspositionen der ambulanten spezialfachärztlichen Versorgung (ASV)	910
50.1	Diagnostische und therapeutische Gebührenordnungspositionen gemäß der ASV-RL: Anlage 2 a) Tuberkulose und atypische Mykobakteriose	910

I Allgemeine Bestimmungen

1 Berechnungsfähige Leistungen, Gliederung und Struktur

Der Einheitliche Bewertungsmaßstab bestimmt den Inhalt der berechnungsfähigen Leistungen und ihr wertmäßiges, in Punkten ausgedrücktes Verhältnis zueinander. Die Begriffe Einzelleistung, Leistungskomplex, Versichertenpauschale, Grund-, Konsiliar- oder Zusatzpauschale, Strukturpauschale sowie Qualitätszuschlag beziehen sich auf berechnungsfähige Gebührenordnungspositionen. Mit Bezug auf diese Abrechnungsbestimmungen werden die Begriffe Pauschale, Versichertenpauschale, Grund-, Konsiliar- oder Zusatzpauschale mit dem Begriff Pauschale zusammengefasst. Der Katalog der berechnungsfähigen Gebührenordnungspositionen ist abschließend und einer analogen Berechnung nicht zugänglich. In Gebührenordnungspositionen enthaltene - aus der Leistungsbeschreibung ggf. nicht erkennbare - Teilleistungen sind im Verzeichnis nicht gesondert berechnungsfähiger Leistungen in Anhang 1 aufgeführt. Leistungen, die durch den Bewertungsausschuss als nicht berechnungsfähig bestimmt werden, sind im Anhang 4 zum EBM aufgeführt.

1.1 Bezug der Allgemeinen Bestimmungen

Die Inhalte dieser Allgemeinen Bestimmungen nehmen ebenso wie die Beschreibungen der Leistungsinhalte von Gebührenordnungspositionen aus Vereinfachungsgründen nur Bezug auf den Vertragsarzt. Sie gelten gleichermaßen für Vertragsärztinnen, Psychologische Psychotherapeutinnen, Psychologische Psychotherapeuten, Kinder- und Jugendlichenpsychotherapeutinnen sowie Kinder- und Jugendlichenpsychotherapeuten, angestellte Ärzte, angestellte Ärztinnen, Medizinische Versorgungszentren sowie für weitere Leistungserbringer, die an der vertragsärztlichen Versorgung teilnehmen, es sei denn, die Berechnungsfähigkeit einzelner Gebührenordnungspositionen ist ausschließlich dem Vertragsarzt vorbehalten.

1.2 Zuordnung der Gebührenordnungspositionen in Bereiche

Die berechnungsfähigen Gebührenordnungspositionen sind 3 Bereichen zugeordnet:
- II. Arztgruppenübergreifende allgemeine Gebührenordnungspositionen,
- III. Arztgruppenspezifische Gebührenordnungspositionen,
- IV. Arztgruppenübergreifende bei spezifischen Voraussetzungen berechnungsfähige Gebührenordnungspositionen.

Kostenpauschalen stellen einen eigenständigen Bereich V dar.

1.2.1 Zuordnung von Gebührenordnungspositionen zu Versorgungsbereichen

Die arztgruppenspezifischen Gebührenordnungspositionen werden in Gebührenordnungspositionen des hausärztlichen und des fachärztlichen Versorgungsbereichs unterteilt.

I Allgemeine Bestimmungen

1.2.2 Berechnungsfähige Gebührenordnungspositionen einer Arztgruppe
In den arztgruppenspezifischen Kapiteln bzw. Abschnitten sind entweder durch Aufzählung der Gebührenordnungspositionen in den jeweiligen Präambeln oder Auflistung im Kapitel bzw. Abschnitt alle von einer Arztgruppe berechnungsfähigen Gebührenordnungspositionen angegeben.

1.3 Qualifikationsvoraussetzungen
Gebührenordnungspositionen, deren Berechnung an ein Gebiet, eine Schwerpunktkompetenz (Teilgebiet), eine Zusatzweiterbildung oder sonstige Kriterien gebunden ist, setzen das Führen der Bezeichnung, die darauf basierende Zulassung oder eine genehmigte Anstellung und/oder die Erfüllung der Kriterien voraus. Die Berechnung von Leistungen, für die es vertragliche Vereinbarungen gemäß § 135 Abs. 1 oder Abs. 2 SGB V gibt, setzen die für die Berechnung der Leistungen notwendige Genehmigung durch die Kassenärztliche Vereinigung voraus. Beschäftigt der Vertragsarzt einen angestellten Arzt, kann der Vertragsarzt die erbrachten Leistungen seines angestellten Arztes auf der Basis des Beschlusses des Zulassungsausschusses berechnen. Satz 1 und Satz 2 gelten entsprechend.

1.4 Arztgruppenübergreifende allgemeine Gebührenordnungspositionen
Arztgruppenübergreifende allgemeine Gebührenordnungspositionen können, sofern diese in den Präambeln zu den Kapiteln für die einzelnen Arztgruppen (III Arztgruppenspezifische Gebührenordnungspositionen) aufgeführt sind, von jedem Vertragsarzt unter Berücksichtigung der berufsrechtlichen Verpflichtung zur grundsätzlichen Beschränkung der ärztlichen Tätigkeit auf das jeweilige Gebiet oder das Gebiet eines angestellten Arztes sowie unter Beachtung entsprechender vertraglicher Bestimmungen (z. B. Kinder-Richtlinien, Früherkennungs-Richtlinien) berechnet werden.

1.5 Arztgruppenspezifische Gebührenordnungspositionen
Arztgruppenspezifische Gebührenordnungspositionen können nur von den in der Präambel des entsprechenden Kapitels bzw. Abschnitts genannten Vertragsärzten berechnet werden, sofern sie die dort aufgeführten Kriterien erfüllen oder einen Arzt angestellt haben, der die dort aufgeführten Kriterien erfüllt.

1.6 Arztgruppenübergreifende bei speziellen Voraussetzungen berechnungsfähige Gebührenordnungspositionen (Arztgruppenübergreifende spezielle Gebührenordnungspositionen)
Arztgruppenübergreifende spezielle Gebührenordnungspositionen setzen bei der Berechnung besondere Fachkundenachweise, apparative Anforderungen, die Teilnahme an Maßnahmen zur Qualitätssicherung gemäß § 135 Abs. 2 SGB V und die in den entsprechenden Kapiteln bzw. Abschnitten und Präambeln zur Voraussetzung der Berechnung aufgeführten Kriterien voraus.

2 Erbringung der Leistungen

Die Berechnung von arztgruppenübergreifenden speziellen Gebührenordnungspositionen setzt weiterhin voraus, dass diese in den Präambeln zu den Kapiteln für die einzelnen Arztgruppen (III Arztgruppenspezifische Gebührenordnungspositionen) aufgeführt sind.

1.7 Zeitbezogene Plausibilitätsprüfung

Die im Anhang 3 aufgeführten Kalkulationszeiten werden unter Berücksichtigung des Komplexierungs- und Pauschalisierungsgrades als Basis gemäß § 46 Bundesmantelvertrag-Ärzte (BMV-Ä) für die Plausibilitätsprüfungen vertragsärztlicher Leistungen verwendet.

Bei Gebührenordnungspositionen, bei denen eine Auf- oder Abschlagsregelung vorgesehen ist, wird die Prüfzeit gemäß Anhang 3 des EBM ebenfalls entsprechend angepasst.

1.8 Berechnungsfähige Kostenpauschalen bei Versendung von Berichten und Briefen

Für die Versendung bzw. den Transport der in den Versicherten-, Grund- oder Konsiliarpauschalen enthaltenen ärztlichen Untersuchungs-Berichte entsprechend der Gebührenordnungsposition 01600 oder individuellen Arztbriefe entsprechend der Gebührenordnungsposition 01601 sind die Kostenpauschalen nach den Nrn. 40120, 40122, 40124 und 40126 berechnungsfähig.

2 Erbringung der Leistungen

2.1 Vollständigkeit der Leistungserbringung

Eine Gebührenordnungsposition ist nur berechnungsfähig, wenn der Leistungsinhalt vollständig erbracht worden ist. Bei arztpraxisübergreifender Behandlung durch denselben Arzt ist eine Gebührenordnungsposition von derjenigen Arztpraxis zu berechnen, in der die Vollständigkeit des Leistungsinhalts erreicht worden ist. Wirken an der Behandlung mehrere Ärzte zusammen, erfolgt die Berechnung durch denjenigen Vertragsarzt (Arztnummer), von dem die Vollständigkeit des Leistungsinhalts erreicht worden ist. Haben an der Leistungserbringung in dem selben Arztfall mehrere Arztpraxen mitgewirkt, so hat die die Gebührenordnungsposition berechnende Arztpraxis in einer der Quartalsabrechnung beizufügenden und zu unterzeichnenden Erklärung zu bestätigen, dass die Arztpraxis mit den anderen Arztpraxen eine Vereinbarung getroffen hat, wonach nur sie in den jeweiligen Fällen diese Gebührenordnungsposition berechnet.

Die Vollständigkeit der Leistungserbringung ist gegeben, wenn die obligaten Leistungsinhalte erbracht worden sind und die in den Präambeln, Leistungslegenden und Anmerkungen aufgeführten Dokumentationspflichten - auch die der Patienten- bzw. Prozedurenklassifikation (z. B. OPS, ICD 10 GM) - erfüllt, sowie die erbrachten Leistungen dokumentiert sind.

Die in der Überschrift zu einer Gebührenordnungsposition aufgeführten Leistungsinhalte sind immer Bestandteil der obligaten Leistungsinhalte.

I Allgemeine Bestimmungen

Eine Gebührenordnungsposition ist auch dann berechnungsfähig, wenn eine als Bestandteil des Leistungsinhaltes vorausgesetzte Berichterstattung oder Übermittlung einer Befundkopie bei Überschreitung der Quartalsgrenze bis zum 14. Tag im Anschluss an die vollständige Leistungserbringung erfolgt.

2.1.1 Fakultative Leistungsinhalte
Fakultative Leistungsinhalte sind Bestandteil des Leistungskataloges in der Gesetzlichen Krankenversicherung; deren Erbringung ist vom Einzelfall abhängig.

2.1.2 Unvollständige Leistungserbringung
Eine Gebührenordnungsposition, deren Leistungsinhalt nicht vollständig erbracht wurde, kann nicht berechnet werden.

2.1.3 Inhaltsgleiche Gebührenordnungspositionen
Für die Nebeneinanderberechnung von Gebührenordnungspositionen gilt: Inhaltsgleiche Gebührenordnungspositionen, die in mehreren Abschnitten/Kapiteln des EBM aufgeführt sind, sind nicht nebeneinander berechnungsfähig. Sämtliche Abrechnungsbestimmungen und Ausschlüsse sind entsprechend zu berücksichtigen.

Eine Gebührenordnungsposition ist nicht berechnungsfähig, wenn deren obligate und - sofern vorhanden - fakultative Leistungsinhalte vollständig Bestandteil einer anderen berechneten Gebührenordnungsposition sind. Sämtliche Abrechnungsbestimmungen und Ausschlüsse sind zu berücksichtigen.

Diese Regelung ist auch anzuwenden, wenn die Gebührenordnungsposition in verschiedenen Abschnitten/Kapiteln des EBM aufgeführt sind. Dies gilt für Gebührenordnungspositionen mit Gesprächs- und Beratungsinhalten auch dann, wenn das Gespräch mit unterschiedlicher Zielsetzung (Diagnose/Therapie) geführt wird. Erfüllen erbrachte ärztliche Leistungen die Voraussetzungen sowohl zur Berechnung von Einzelleistungen, Komplexen oder Pauschalen, so ist statt der Einzelleistung entweder der zutreffendere Komplex bzw. die Pauschale bzw. statt des Komplexes die zutreffendere Pauschale zu berechnen. Dies gilt auch für den Arztfall, jedoch nicht für Auftragsleistungen.

2.1.4 Berichtspflicht
Die nachfolgend beschriebene Übermittlung der Behandlungsdaten und Befunde in den unten genannten Fällen setzt gemäß § 73 Abs. 1b SGB V voraus, dass hierzu eine schriftliche Einwilligung des Versicherten vorliegt, die widerrufen werden kann. Gibt der Versicherte auf Nachfrage keinen Hausarzt an bzw. ist eine schriftliche Einwilligung zur Information des Hausarztes gemäß § 73 Abs. 1b SGB V nicht erteilt, sind die nachstehend aufgeführten Gebührenordnungspositionen auch ohne schriftliche Mitteilung an den Hausarzt berechnungsfähig.

Unbeschadet der grundsätzlichen Verpflichtung zur Übermittlung von Behandlungsdaten sind die nachfolgenden Gebührenordnungspositionen insbesondere nur dann vollständig erbracht und können nur

2 Erbringung der Leistungen

berechnet werden, wenn mindestens ein Bericht im Behandlungsfall entsprechend der Gebührenordnungsposition 01600 bzw. ein Brief entsprechend der Gebührenordnungsposition 01601 an den Hausarzt erfolgt ist, sofern sie nicht vom Hausarzt selbst erbracht worden sind, es sei denn die Leistungen werden auf Überweisung zur Durchführung von Auftragsleistungen (Indikations- oder Definitionsauftrag) gemäß § 24 Abs. 3 Bundesmantelvertrag-Ärzte (BMV-Ä) erbracht: 02311, 02312, 02313, 07310, 07311, 07320, 07330, 08310, 13250, 13300, 13350, 13500, 13501, 13502, 13545, 13550, 13561, 13600, 13601, 13602, 13650, 13700, 13701, 14313, 14314, 16230, 16231, 16232, 16233, 18310, 18311, 18320, 18330, 18331, 21230, 21231, 21233, 30110, 30111, 30702, 30704 und 30901. Für Gebührenordnungspositionen des Abschnittes 35.2 ist die Berichtspflicht erfüllt, wenn zu Beginn und nach Beendigung einer Psychotherapie, mindestens jedoch einmal im Krankheitsfall bei Therapien, die länger als ein Jahr dauern, ein Bericht an den Hausarzt entsprechend der Gebührenordnungsposition 01600 bzw. ein Brief entsprechend der Gebührenordnungsposition 01601 erstellt und versendet wird.

Bei der Leistungserbringung durch einen Arzt des fachärztlichen Versorgungsbereichs auf Überweisung durch einen anderen Arzt des fachärztlichen Versorgungsbereichs ist die Erstellung und Versendung

entweder

- eines Berichtes entsprechend der Gebührenordnungsposition 01600 bzw. eines Briefes entsprechend der Gebührenordnungsposition 01601 an den Hausarzt

oder

- einer Kopie des an den überweisenden Facharzt gerichteten Berichts bzw. Briefes an den Hausarzt entsprechend der Gebührenordnungsposition 01602

zusätzliche Voraussetzung zur Berechnung dieser Gebührenordnungspositionen.

Bei Berechnung der nachfolgenden Gebührenordnungspositionen ist die Übermittlung mindestens einer Befundkopie an den Hausarzt Abrechnungsvoraussetzung:

01722, 01741, 01743, 01772, 01773, 01774, 01775, 01781, 01782, 01787, 01790, 01791, 01792, 01793, 01830, 01831, 01835, 01836, 01837, 01838, 01839, 01854, 01855, 01904, 01905, 01906, 02341, 02343, 06320, 06321, 06331, 06332, 06343, 08311, 08541, 08570, 08571, 08572, 08573, 09315, 09317, 09326, 09332, 13251, 13252, 13253, 13254, 13255, 13256, 13257, 13258, 13400, 13410, 13411, 13412, 13421, 13422, 13430, 13431, 13552, 13662, 13670, 14320, 14321, 14331, 16310, 16311, 16321, 16322, 16371, 20326, 20332, 20371, 21310, 21311, 21321, 26310, 26311, 26313, 26325, 26341, 27323, 27324, 30500, 30501, 30600, 30610, 30611, 30710, 30720, 30721, 30722, 30723, 30724, 30730, 30731, 30740, 30750, 30810, 30811 und 30900 sowie der Gebührenordnungsposition der Kapitel 11, 17, 25, 33 und 34.

I Allgemeine Bestimmungen

2.1.5 **Ausnahme von der Berichtspflicht**
Ausschließlich auf Überweisung tätige Ärzte gemäß § 13 Abs. 4 Bundesmantelvertrag-Ärzte (BMV-Ä) sind von der Regelung in Nr. 2.1.4 entbunden.

2.1.6 **Beauftragung zur Erbringung von in berechnungsfähigen Versicherten-, Grund- oder Konsiliarpauschalen enthaltenen Teilleistungen**
Wird ein Vertragsarzt ausschließlich zur Durchführung von Leistungen beauftragt, die im "Verzeichnis der nicht gesondert berechnungsfähigen Leistungen" (Anhang 1) des EBM aufgeführt und die einer Versicherten-, Grund- oder Konsiliarpauschale zugeordnet sind, ist anstelle der einzelnen Leistungen die Versicherten-, Grund- oder Konsiliarpauschale der Fachgruppe einmal im Behandlungsfall mit 50 % der Punktzahl zu berechnen. Auch bei Durchführung von mehreren Auftragsleistungen (Indikations- oder Definitionsaufträge gemäß § 24 Abs. 7 Nr. 1 Bundesmantelvertrag-Ärzte (BMV-Ä)) in einem Behandlungsfall ist die mit 50 % der Punktzahl zu berechnende Versicherten-, Grund- oder Konsiliarpauschale nur einmalig berechnungsfähig.

Neben den o. g. mit 50 % der Punktzahl zu berechnenden Pauschalen ist für die Berechnung der jeweiligen arztgruppenspezifischen Versicherten-, Grund- oder Konsiliarpauschale anstelle der mit 50 % der Punktzahl zu berechnenden Pauschale in demselben Behandlungsfall mindestens ein weiterer persönlicher Arzt-Patienten-Kontakt außerhalb der Durchführung der Auftragsleistungen (Indikations- oder Definitionsauftrag) notwendig.

2.2 **Persönliche Leistungserbringung**
Eine Gebührenordnungsposition ist nur berechnungsfähig, wenn der an der vertragsärztlichen Versorgung teilnehmende Arzt die für die Abrechnung relevanten Inhalte gemäß §§ 14a, 15 und 25 Bundesmantelvertrag-Ärzte (BMV-Ä) persönlich erbringt.

2.3 **Ausübung der vertragsärztlichen Tätigkeit durch ermächtigte Ärzte, ermächtigte Krankenhäuser bzw. ermächtigte Institute**
Die Berechnung einer Gebührenordnungsposition durch einen ermächtigten Arzt bzw. durch ermächtigte Krankenhäuser oder ermächtigte Institute ist an das Fachgebiet und den Ermächtigungsumfang gebunden. Entspricht der Ermächtigungsumfang dem eines zugelassenen Vertragsarztes, kann anstelle der Gebührenordnungspositionen 01320 und 01321 die Berechnung einer in den arztgruppenspezifischen Kapiteln genannten Pauschale durch den Zulassungsausschuss ermöglicht werden.

Ärzte mit einer Ermächtigung nach § 24 Abs. 3 Ärzte-ZV berechnen anstelle der Gebührenordnungspositionen 01320 und 01321 die Pauschalen der arztgruppenspezifischen Kapitel.

3 Behandlungs-, Krankheits-, Betriebsstätten- und Arztfall

3.1 Behandlungsfall
Der Behandlungsfall ist definiert in § 21 Abs. 1 Bundesmantelvertrag-Ärzte (BMV-Ä) als Behandlung desselben Versicherten durch dieselbe Arztpraxis in einem Kalendervierteljahr zu Lasten derselben Krankenkasse.

3.2 Krankheitsfall
Der Krankheitsfall ist definiert in § 21 Abs. 1 Bundesmantelvertrag-Ärzte (BMV-Ä) und umfasst das aktuelle sowie die drei nachfolgenden Kalendervierteljahre, die der Berechnung der krankheitsfallbezogenen Gebührenordnungsposition folgen.

3.3 Betriebsstättenfall
Der Betriebsstättenfall ist definiert in § 21 Abs. 1a Bundesmantelvertrag-Ärzte (BMV-Ä) und umfasst die Behandlung desselben Versicherten in einem Kalendervierteljahr durch einen oder mehrere Ärzte derselben Betriebsstätte oder derselben Nebenbetriebsstätte zu Lasten derselben Krankenkasse unabhängig vom behandelnden Arzt.

3.4 Arztfall
Der Arztfall ist definiert in § 21 Abs. 1b Bundesmantelvertrag-Ärzte (BMV-Ä) und umfasst die Behandlung desselben Versicherten durch denselben an der vertragsärztlichen Versorgung teilnehmenden Arzt in einem Kalendervierteljahr zu Lasten derselben Krankenkasse unabhängig von der Betriebs- oder Nebenbetriebsstätte.

4 Berechnung der Gebührenordnungspositionen

4.1 Versicherten-, Grund- oder Konsiliarpauschale
Die Versicherten-, Grund- oder Konsiliarpauschalen sind von den in der Präambel der entsprechenden arztgruppenspezifischen oder arztgruppenübergreifenden Kapitel genannten Leistungserbringern beim ersten kurativ-ambulanten persönlichen Arzt-Patienten-Kontakt im Behandlungsfall zu berechnen. Sie sind nur einmal im Behandlungsfall bzw. bei arztpraxisübergreifender Behandlung nur einmal im Arztfall (s. Allgemeine Bestimmung 4.3.4) berechnungsfähig (kurativ-ambulant) und umfassen die in Anhang 1 aufgeführten Leistungen entsprechend der tabellarischen Gliederung.

Bei einer kurativ-ambulanten und kurativ-stationären (belegärztlichen) Behandlung in demselben Quartal sind die Versicherten-, Grund- oder Konsiliarpauschalen je einmal berechnungsfähig (jeweils kurativ-ambulanter Arzt-/Behandlungsfall und kurativ-stationärer Arzt-/Behandlungsfall); hierbei ist von der Punktzahl der jeweils zweiten zur Berechnung gelangenden Versicherten-, Grund- oder Konsiliarpauschale ein Abschlag in Höhe von 50 % vorzunehmen.

Neben der Gebührenordnungsposition 01436 ist für die Berechnung der jeweiligen arztgruppenspezifischen Versicherten-, Grund- und/oder Konsiliarpauschale in demselben Behandlungsfall mindestens ein weiterer persönlicher Arzt-Patienten-Kontakt notwendig.

Bei Überweisungen zur Durchführung von Auftragsleistungen (Indikations- oder Definitionsauftrag gemäß § 24 Abs. 7 Nr. 1 Bundesmantelvertrag-Ärzte (BMV-Ä)), die nicht im Anhang 1 (Spalten VP und/oder GP) aufgeführt sind (s. Allgemeine Bestimmungen 2.1.6) an nicht ausschließlich auf Überweisung tätige Ärzte gemäß § 13 Abs. 4 Bundesmantelvertrag-Ärzte (BMV-Ä), ist nicht die Versicherten- oder Grundpauschale, sondern die Konsultationspauschale entsprechend der Gebührenordnungsposition 01436 zu berechnen.

Bei einer in demselben Behandlungsfall erfolgten Berechnung der Gebührenordnungsposition 01210 bzw. 01212 (Not(-fall)pauschale im organisierten Not(-fall)dienst) ist für die Berechnung einer Versicherten-, Grund- oder Konsiliarpauschale mindestens ein weiterer persönlicher kurativer Arzt-Patienten-Kontakt außerhalb des organisierten Not(-fall)dienstes notwendig.

4.2 Diagnostische bzw. therapeutische Gebührenordnungspositionen
Gebührenordnungspositionen mit diagnostisch und therapeutischem Leistungsinhalt sind als Einzelleistungen, Leistungskomplexe oder Zusatzpauschalen beschrieben. Mit Zusatzpauschalen wird der besondere Leistungsaufwand vergütet, der sich aus den Leistungs-, Struktur- und Qualitätsmerkmalen des Leistungserbringers und, soweit dazu Veranlassung besteht, in bestimmten Behandlungsfällen ergibt.

4.3 Spezifische Voraussetzungen zur Berechnung

4.3.1 Arzt-Patienten-Kontakt
Ein persönlicher Arzt-Patienten-Kontakt setzt die räumliche und zeitgleiche Anwesenheit von Arzt und Patient und die direkte Interaktion derselben voraus.

Andere Arzt-Patienten-Kontakte setzen mindestens einen telefonischen und/oder mittelbaren Kontakt voraus, soweit dies berufsrechtlich zulässig ist. Ein mittelbarer anderer Arzt-Patienten-Kontakt setzt nicht die unmittelbare Anwesenheit von Arzt und Patient an demselben Ort voraus.

Telefonische oder andere mittelbare Arzt-Patienten-Kontakte sind Inhalt der Pauschalen und nicht gesondert berechnungsfähig. Finden im Behandlungsfall ausschließlich telefonische oder andere mittelbare Arzt-Patienten-Kontakte statt, sind diese nach der Gebührenordnungsposition 01435 berechnungsfähig. Bei mehr als einer Inanspruchnahme derselben Betriebsstätte an demselben Tag sind die Uhrzeitangaben erforderlich, sofern berechnungsfähige Leistungen erbracht werden.

Bei Neugeborenen, Säuglingen und Kleinkindern gemäß 4.3.5 sowie bei krankheitsbedingt erheblich kommunikationsgestörten Kranken (z. B. Taubheit, Sprachverlust) ist ein persönlicher Arzt-Patienten-Kontakt

4 Berechnung der Gebührenordnungspositionen

auch dann gegeben, wenn die Interaktion des Vertragsarztes indirekt über die Bezugsperson(en) erfolgt, wobei sich Arzt, Patient und Bezugsperson(en) gleichzeitig an demselben Ort befinden müssen.

4.3.2 **Räumliche und persönliche Voraussetzungen**
Die Berechnung von Komplexen und Zusatzpauschalen ist nur möglich, wenn die apparativen, räumlichen und persönlichen Voraussetzungen - in Berufsausübungsgemeinschaften, Medizinischen Versorgungszentren bzw. Arztpraxen mit angestellten Ärzten unbeschadet der Regelung gemäß § 11 Abs. 1 Bundesmantelvertrag-Ärzte (BMV-Ä) und § 41 der Bedarfsplanungs-Richtlinie zumindest von einem an der vertragsärztlichen Versorgung teilnehmenden Arzt - zur Erbringung mindestens eines obligaten sowie aller fakultativen Leistungsinhalte im Gebiet und/oder im Schwerpunkt gegeben sind. Die apparative Ausstattung zur Erbringung fakultativer Leistungsinhalte ist beim Vertragsarzt erfüllt, wenn er über die Möglichkeit der Erbringung der fakultativen Leistungsinhalte verfügt und diese der zuständigen Kassenärztlichen Vereinigung auf Anforderung nachweisen kann. Für Ärzte, die ausschließlich im Status eines angestellten Arztes tätig sind, gilt diese Regelung nur für die Betriebsstätten derselben Arztpraxis. Für die in den Versicherten-, Grund- bzw. Konsiliarpauschalen und die in Anhang 1 (Spalte VP / GP) genannten Leistungen findet diese Bestimmung keine Anwendung.

4.3.3 **Mindestkontakte**
Gebührenordnungspositionen, die eine Mindestzahl an Arzt-Patienten-Kontakten im Behandlungsfall voraussetzen, sind auch berechnungsfähig, wenn die Mindestzahl an Arzt-Patienten-Kontakten im Arztfall stattfindet.

Behandlungs-, krankheits- oder arztfallbezogene Leistungskomplexe und Pauschalen sind nur mit mindestens einem persönlichen Arzt-Patienten-Kontakt berechnungsfähig.

4.3.4 **Arztpraxisübergreifende Tätigkeit**
Sämtliche auf den Behandlungsfall bezogenen Abrechnungsbestimmungen und Berechnungsausschlüsse gelten bei Erbringung von Gebührenordnungspositionen in arztpraxisübergreifender Tätigkeit bezogen auf den Arztfall. Krankheitsfallbezogene Abrechnungsbestimmungen und Berechnungsausschlüsse gelten auch bei der Erbringung von Gebührenordnungspositionen bei arztpraxisübergreifender Tätigkeit.

4.3.5 **Altersgruppen**
Die Verwendung der Begriffe Neugeborenes, Säugling, Kleinkind, Kind, Jugendlicher und Erwachsener ist an nachfolgende Zeiträume gebunden:
- Neugeborenes bis zum vollendeten 28. Lebenstag
- Säugling ab Beginn des 29. Lebenstages bis zum vollendeten 12. Lebensmonat
- Kleinkind ab Beginn des 2. bis zum vollendeten 3. Lebensjahr

I Allgemeine Bestimmungen

- Kind ab Beginn des 4. bis zum vollendeten 12. Lebensjahr
- Jugendlicher ab Beginn des 13. bis zum vollendeten 18. Lebensjahr
- Erwachsener ab Beginn des 19. Lebensjahres

Maßgeblich für die Zuordnung zu einer Altersklasse bzw. einem Zeitraum ist das Alter des Patienten bei der ersten Inanspruchnahme bzw. am Tag der ersten Leistungsabrechnung im Kalendervierteljahr.

4.3.6 Labor
Die Gebührenordnungspositionen 01700, 01701, 12220, 12225 und 32001 sind bei arztpraxisübergreifender Behandlung nur einmal im Arztfall berechnungsfähig.

4.3.7 Operative Eingriffe
1. Die Verwendung der Begriffe klein/groß, kleinflächig/großflächig, lokal/radikal und ausgedehnt bei operativen Eingriffen entspricht den Definitionen nach dem vom Deutschen Institut für medizinische Dokumentation und Information herausgegebenen Schlüssel für Operationen und sonstige Prozeduren gemäß § 295 Abs. 1 Satz 4 SGB V: Länge: kleiner/größer 3 cm, Fläche: kleiner/größer 4 cm², lokal: bis 4 cm² oder bis zu 1 cm³, radikal und ausgedehnt: größer 4 cm² oder größer 1 cm³. Nicht anzuwenden ist der Begriff "klein" bei Eingriffen am Kopf und an den Händen.
2. Operative Eingriffe setzen die Eröffnung von Haut und/oder Schleimhaut bzw. eine primäre Wundversorgung voraus, soweit in den Leistungsbeschreibungen nicht anders angegeben. Punktionen mit Nadeln, Kanülen und Biopsienadeln fallen nicht unter die Definition eines operativen Eingriffs.
3. Lokalanästhesien und Leitungsanästhesien sind, soweit erforderlich, Bestandteil der berechnungsfähigen Gebührenordnungspositionen.

4.3.8 Fachärztliche Grundversorgung
In Behandlungsfällen, in denen ausschließlich Leistungen erbracht werden, die gemäß der Kennzeichnung des Anhangs 3 des EBM der fachärztlichen Grundversorgung zugerechnet werden, können als Zuschlag zu den entsprechenden Grundpauschalen die arztgruppenspezifischen Leistungen für die fachärztliche Grundversorgung der einzelnen Kapitel berechnet werden. Dies gilt im Behandlungsfall entsprechend für die versorgungsbereichs-, schwerpunkt- oder fachgebietsübergreifende Behandlung in Berufsausübungsgemeinschaften und Praxen mit angestellten Ärzten, sofern keine von der fachärztlichen Grundversorgung ausgeschlossene(n) Leistung(en) erbracht wird (werden). Die Zuschläge können ausschließlich von an der vertragsärztlichen Versorgung teilnehmenden zugelassenen Vertragsärzten und zugelassenen medizinischen Versorgungszentren berechnet werden. Entspricht der Ermächtigungsumfang eines ermächtigten Arztes bzw. eines ermächtigten Krankenhauses oder eines ermächtig-

5 Berufsausübungsgemeinschaften, MVZ u. angestellte Ärzte

ten Instituts dem eines zugelassenen Vertragsarztes, kann die Berechnung der Zuschläge durch den Zulassungsausschuss ermöglicht werden.

5 Berufsausübungsgemeinschaften, Medizinische Versorgungszentren und angestellte Ärzte

5.1 Berechnungsfähige Gebührenordnungspositionen

Die Berechnung der arztgruppenspezifischen Gebührenordnungspositionen von (Teil-)Berufsausübungsgemeinschaften, Arztpraxen mit angestellten Ärzten oder Medizinischen Versorgungszentren richtet sich unter Berücksichtigung von 1.3 der Allgemeinen Bestimmungen zum EBM nach den Arztgruppen, die in einer (Teil-)Berufsausübungsgemeinschaft, Arztpraxis mit angestellten Ärzten oder einem Medizinischen Versorgungszentrum vertreten sind.

In internistischen schwerpunktübergreifenden Berufsausübungsgemeinschaften sind, entgegen der Präambel 13.1 Nrn. 3 und 4 und den Anmerkungen unter den Leistungen, unter Beachtung von 2.1.3 und 5.2 der Allgemeinen Bestimmungen, Leistungen aus unterschiedlichen schwerpunktorientierten Abschnitten und/oder dem Abschnitt 13.2.1 nebeneinander berechnungsfähig. In pädiatrischen schwerpunktübergreifenden Berufsausübungsgemeinschaften sind, entgegen den Anmerkungen unter den Leistungen, unter Beachtung von 2.1.3 und 5.2 der Allgemeinen Bestimmungen, Leistungen aus unterschiedlichen schwerpunktorientierten Abschnitten nebeneinander berechnungsfähig.

In arztgruppen- und schwerpunktgleichen (Teil-)Berufsausübungsgemeinschaften oder Arztpraxen mit angestellten Ärzten derselben Arztgruppe/desselben Schwerpunktes erfolgt ein Aufschlag in Höhe von 10% auf die jeweiligen Versicherten-, Grund- oder Konsiliarpauschalen.

5.2 Kennzeichnungspflicht

Bei der Berechnung sind die Gebührenordnungspositionen nach Maßgabe der Kassenärztlichen Vereinigungen unter Angabe der Arztnummer sowie aufgeschlüsselt nach Betriebs- und Nebenbetriebsstätten gemäß § 44 Abs. 7 Bundesmantelvertrag-Ärzte (BMV-Ä) zu kennzeichnen.

5.3 Aufhebung von Nebeneinanderberechnungsausschlüssen

Die Nebeneinanderberechnungsausschlüsse der Gebührenordnungspositionen 02300 bis 02302 neben den Gebührenordnungspositionen 05330 und 05331 sowie der Gebührenordnungspositionen des Abschnitts 31.2 neben den Gebührenordnungspositionen des Abschnitts 31.5.3 bzw. der Gebührenordnungspositionen des Abschnitts 36.2 neben den Gebührenordnungspositionen des Abschnitts 36.5.3 beziehen sich nur auf die Erbringung der operativen Leistungen und der Anästhesie durch denselben an der vertragsärztlichen Versorgung teilnehmenden Arzt. Bei Erbringung der Gebührenordnungsposition durch

Vertragsärzte verschiedener Fachgruppen findet dieser Ausschluss, auch in (Teil-)Berufsausübungsgemeinschaften, Arztpraxen mit angestellten Ärzten und Medizinischen Versorgungszentren von Anästhesiologen mit operativ tätigen Vertragsärzten, keine Anwendung.

6 Vertragsärzte, die ihre Tätigkeit unter mehreren Gebietsbezeichnungen ausüben oder auch als Vertragszahnärzte zugelassen sind

6.1 Höhe der Versicherten-, Grund- bzw. Konsiliarpauschale
Für einen Vertragsarzt, der seine Tätigkeit unter mehreren Gebietsbezeichnungen bzw. mit mehreren Schwerpunktkompetenzen ausübt, richtet sich die Höhe der Versicherten-, Grund- bzw. Konsiliarpauschale nach dem Versorgungsauftrag, mit dem er zur vertragsärztlichen Versorgung zugelassen ist, sofern in den Präambeln der arztgruppenspezifischen Kapitel nichts anderes bestimmt ist.

6.2 Berechnungsfähige Gebührenordnungspositionen
Die Berechnung der arztgruppenspezifischen Gebührenordnungspositionen eines Vertragsarztes, der seine Tätigkeit unter mehreren Gebietsbezeichnungen ausübt, richtet sich - mit Ausnahme der Versicherten- bzw. Grundpauschale (s. 6.1) - unter Berücksichtigung von 1.3 dieser Bestimmungen nach den berechnungsfähigen Leistungen der Gebiete, in denen er seine vertragsärztliche Tätigkeit ausübt. Dies gilt gemäß 2.1.3 nicht für inhaltsgleiche Gebührenordnungspositionen.

6.2.1 Nebeneinanderberechnung von Gebührenordnungspositionen der Abschnitte 4.4, 4.5 und/oder 13.3
Abweichend von den Allgemeinen Bestimmungen zum EBM ist die Nebeneinanderberechnung von Gebührenordnungspositionen der schwerpunktorientierten pädiatrischen Versorgung der Abschnitte 4.4 und/oder 4.5 und/oder der schwerpunktorientierten internistischen Versorgung des Abschnitts 13.3 - mit Ausnahme der Grundpauschalen - durch einen Vertragsarzt, der seine Tätigkeit unter mehreren Schwerpunktbezeichnungen ausübt, bei schwerpunktübergreifender Behandlung des Patienten unter Vornahme eines Abschlags in Höhe von 10% von der Punktzahl der jeweiligen im selben Arztfall berechneten Gebührenordnungsposition der Abschnitte 4.4, 4.5 und/oder 13.3 möglich.

Bei den Gebührenordnungspositionen der Abschnitte 4.4, 4.5 und/oder 13.3, auf die diese Abschlagsregelung angewendet wird, wird die Prüfzeit gemäß Anhang 3 des EBM ebenfalls um 10 % vermindert.

6.3 Gleichzeitige Teilnahme an der vertragszahnärztlichen Versorgung
Vertragsärzte, die auch als Vertragszahnärzte gemäß § 95 Abs. 1 SGB V an der Versorgung teilnehmen, dürfen die in einem einheitlichen Behandlungsfall durchgeführten Leistungen entweder nur über die Kassenärztliche Vereinigung oder nur über die Kassenzahnärztliche Vereinigung abrechnen. Die Berechnung einzelner Leistungen über die

7 Kosten

Kassenzahnärztliche Vereinigung schließt die Berechnung weiterer Leistungen in einem einheitlichen Behandlungsfall über die Kassenärztliche Vereinigung aus. Die Aufteilung eines einheitlichen Behandlungsfalls in zwei Abrechnungsfälle ist nicht zulässig.

7 Kosten

7.1 In den Gebührenordnungspositionen enthaltene Kosten

In den Gebührenordnungspositionen sind - soweit nichts anderes bestimmt ist - enthalten:
- Allgemeine Praxiskosten,
- Kosten, die durch die Anwendung von ärztlichen Instrumenten und Apparaturen entstanden sind,
- Kosten für Einmalspritzen, Einmalkanülen, Einmaltrachealtuben, Einmalabsaugkatheter, Einmalhandschuhe, Einmalrasierer, Einmalharnblasenkatheter, Einmalskalpelle, Einmalproktoskope, Einmaldarmrohre, Einmalspekula, Einmalküretten, Einmal-Abdecksets,
- Kosten für Reagenzien, Substanzen und Materialien für Laboratoriumsuntersuchungen,
- Kosten für Filmmaterial,
- Versand- und Transportkosten, ausgenommen jene, die bei Versendungen von Arztbriefen (z. B. Befundmitteilungen, ärztliche Berichte nach der Gebührenordnungsposition 01600, Arztbriefe nach der Gebührenordnungsposition 01601, Kopien eines Berichtes oder eines Briefes an den Hausarzt nach der Gebührenordnungsposition 01602) und im Zusammenhang mit Versendungen im Rahmen der Langzeit-EKG-Diagnostik, Laboratoriumsuntersuchungen, Zytologie, Histologie, Zytogenetik und Molekulargenetik, Strahlendiagnostik, Anwendung radioaktiver Substanzen sowie der Strahlentherapie entstehen.

7.2 Nicht berechnungsfähige Kosten

Kosten für Versandmaterial, für die Versendung bzw. den Transport des Untersuchungsmaterials und die Übermittlung des Untersuchungsergebnisses innerhalb des Medizinischen Versorgungszentrums, einer (Teil-)Berufsausübungsgemeinschaft, zwischen Betriebsstätten derselben Arztpraxis, innerhalb einer Apparate- bzw. Laborgemeinschaft oder innerhalb eines Krankenhausgeländes sind nicht berechnungsfähig.

7.3 Nicht in den Gebührenordnungspositionen enthaltene Kosten

In den Gebührenordnungspositionen sind - soweit nichts anderes bestimmt ist - nicht enthalten:
- Kosten für Arzneimittel, Verbandmittel, Materialien, Instrumente, Gegenstände und Stoffe, die nach der Anwendung verbraucht sind oder die der Kranke zur weiteren Verwendung behält,
- Kosten für Einmalinfusionsbestecke, Einmalinfusionskatheter, Einmalinfusionsnadeln und Einmalbiopsienadeln,

I Allgemeine Bestimmungen

- Telefonkosten, die entstehen, wenn der behandelnde Arzt mit dem Krankenhaus zu einer erforderlichen stationären Behandlung Rücksprache nehmen muss.

7.4 Berechnung von nicht in den Gebührenordnungspositionen enthaltenen Kosten

Die Berechnung und Abgeltung der Kosten nach 7.3 erfolgt nach Maßgabe der Gesamtverträge.

II Arztgruppenübergreifende allgemeine Gebührenordnungspositionen

Die Gebührenordnungspositionen dieses Bereiches sind zusätzlich in den arztgruppenspezifischen Kapiteln aufgeführt. Die Möglichkeit der Berechnung von Gebührenordnungspositionen dieses Bereiches ist für die in den Präambeln zu einem arztgruppenspezifischen Kapitel genannten Vertragsärzte grundsätzlich nur gegeben, wenn sie in der Präambel des arztgruppenspezifischen Kapitels auch aufgeführt sind.

1 Allgemeine Gebührenordnungspositionen

1.1 Aufwandserstattung für die besondere Inanspruchnahme des Vertragsarztes durch einen Patienten

01100 Unvorhergesehene Inanspruchnahme des Vertragsarztes durch einen Patienten
- zwischen 19:00 und 22:00 Uhr
- an Samstagen, Sonntagen und gesetzlichen Feiertagen, am 24.12. und 31.12. zwischen 07:00 und 19:00 Uhr

20,13 €
196 Punkte

Die Gebührenordnungsposition 01100 ist nicht berechnungsfähig, wenn Sprechstunden vor 07:00 Uhr oder nach 19:00 Uhr stattfinden oder Patienten zu diesen Zeiten bestellt werden.

Im Rahmen der unvorhergesehenen Inanspruchnahme des Vertragsarztes ist die Gebührenordnungsposition 01100 auch dann nur einmal berechnungsfähig, wenn es sich um eine Gruppenbehandlung handelt.

Die Gebührenordnungsposition 01100 ist ausschließlich bei kurativer Behandlung berechnungsfähig.

Die Gebührenordnungsposition 01100 ist nicht neben den Gebührenordnungspositionen 01101, 01102, 01210, 01212, 01214, 01216, 01218, 01410 bis 01413, 01415, 01418, 01950, 01951, 03373 und 04373 berechnungsfähig.

Die Gebührenordnungsposition 01100 ist am Behandlungstag nicht neben den Gebührenordnungspositionen 01955 und 01956 berechnungsfähig.

01101 Unvorhergesehene Inanspruchnahme des Vertragsarztes durch einen Patienten
- zwischen 22:00 und 07:00 Uhr
- an Samstagen, Sonntagen und gesetzlichen Feiertagen, am 24.12. und 31.12. zwischen 19:00 und 07:00 Uhr

32,15 €
313 Punkte

Die Gebührenordnungsposition 01101 ist nicht berechnungsfähig, wenn Sprechstunden vor 07:00 Uhr oder nach 19:00 Uhr stattfinden oder Patienten zu diesen Zeiten bestellt werden.

Im Rahmen der unvorhergesehenen Inanspruchnahme des Vertragsarztes ist die Gebührenordnungsposition 01101 auch dann nur einmal berechnungsfähig, wenn es sich um eine Gruppenbehandlung handelt.

01102 — II Arztgruppenübergreifende allgemeine GOP

Die Gebührenordnungsposition 01101 ist ausschließlich bei kurativer Behandlung berechnungsfähig.

Die Gebührenordnungsposition 01101 ist nicht neben den Gebührenordnungspositionen 01100, 01102, 01210, 01212, 01214, 01216, 01218, 01410 bis 01413, 01415, 01418, 01950, 01951, 03373 und 04373 berechnungsfähig.

Die Gebührenordnungsposition 01101 ist am Behandlungstag nicht neben den Gebührenordnungspositionen 01955 und 01956 berechnungsfähig.

01102	**Inanspruchnahme** des Vertragsarztes an Samstagen zwischen 07:00 und 14:00 Uhr	10,37 € 101 Punkte

Im Rahmen der Inanspruchnahme des Vertragsarztes ist die Gebührenordnungsposition 01102 auch dann nur einmal berechnungsfähig, wenn es sich um eine Gruppenbehandlung handelt.

Die Gebührenordnungsposition 01102 ist nur dann neben der Gebührenordnungsposition 01413 berechnungsfähig, wenn die Inanspruchnahme nach der Nr. 01413 in beschützenden Wohnheimen bzw. Einrichtungen bzw. Pflege- oder Altenheimen mit Pflegepersonal auf besondere Anforderung erfolgt.

Die Gebührenordnungsposition 01102 ist nicht neben den Gebührenordnungspositionen 01100, 01101, 01210, 01212, 01214, 01216, 01218, 01410 bis 01412, 01415, 01418, 01950, 01951, 03373, 04373, 04564 bis 04566, 04572, 04573, 13610 bis 13612 und 13620 bis 13622 berechnungsfähig.

Die Gebührenordnungsposition 01102 ist am Behandlungstag nicht neben den Gebührenordnungspositionen 01955 und 01956 berechnungsfähig.

1.2 Gebührenordnungspositionen für die Versorgung im Notfall und im organisierten ärztlichen Not(-fall)dienst

1. Neben den Gebührenordnungspositionen dieses Abschnittes sind nur Gebührenordnungspositionen berechnungsfähig, die in unmittelbarem diagnostischen oder therapeutischen Zusammenhang mit der Notfallversorgung stehen. Die Nr. 1.5 der Allgemeinen Bestimmungen gilt für die Berechnung von im Rahmen der Notfallversorgung erbrachten Gebührenordnungspositionen nicht.
2. Bei der ersten Inanspruchnahme im Notfall oder im organisierten Not(-fall)dienst ist die Gebührenordnungsposition 01210 oder 01212 entsprechend der in der Leistungslegende vorgegebenen Zeiten im Behandlungsfall zu berechnen. Für jede weitere Inanspruchnahme im Notfall oder im organisierten Not(-fall)dienst im Behandlungsfall ist die Gebührenordnungsposition 01214, 01216 bzw. 01218 zu berechnen.
3. Neben den Gebührenordnungspositionen 01210, 01212, 01214, 01216 und 01218 sind Beratungs-, Gesprächs- und Erörterungsleistungen nicht berechnungsfähig.
4. Nicht an der vertragsärztlichen Versorgung teilnehmende Ärzte, Institute und Krankenhäuser dürfen die Gebührenordnungspositionen 01210, 01212, 01214, 01216 und 01218 nur berechnen, wenn die Erkrankung des Patienten auf Grund ihrer Beschaffenheit

1 Allgemeine Gebührenordnungspositionen 01210

einer sofortigen Maßnahme bedarf und die Versorgung durch einen Vertragsarzt entsprechend § 76 SGB V nicht möglich und/oder auf Grund der Umstände nicht vertretbar ist.

5. Die Berechnung der Gebührenordnungspositionen 01210, 01212, 01214, 01216 und 01218 setzt die Angabe der Uhrzeit der Inanspruchnahme voraus.

01210 **Notfallpauschale im organisierten Not(-fall)dienst und für nicht an der vertragsärztlichen Versorgung teilnehmenden Ärzte, Institute und Krankenhäuser** bei Inanspruchnahme

- zwischen 07:00 und 19:00 Uhr (außer an Samstagen, Sonntagen, gesetzlichen Feiertagen und am 24.12. und 31.12.)

Obligater Leistungsinhalt

- Persönlicher Arzt-Patienten-Kontakt im organisierten Not(-fall) dienst und für nicht an der vertragsärztlichen Versorgung teilnehmende Ärzte, Institute und Krankenhäuser,

Fakultativer Leistungsinhalt

- In Anhang 1, Spalte GP, aufgeführte Leistungen,
- Funktioneller Ganzkörperstatus (27310),

einmal im Behandlungsfall

13,05 €
127 Punkte

Neben der Gebührenordnungsposition 01210 ist für die Berechnung der jeweiligen arztgruppenspezifischen Versicherten-, Grund- oder Konsiliarpauschale in demselben Behandlungsfall mindestens ein weiterer persönlicher Arzt-Patienten-Kontakt außerhalb des organisierten ärztlichen Not(-fall)dienstes notwendig.

Die Gebührenordnungsposition 01210 ist nicht neben den Gebührenordnungspositionen 01100 bis 01102, 01212, 01214, 01216, 01218, 01411, 01412, 01414, 01415, 01950, 01951, 03030, 03130, 03373, 04030, 04130, 04355, 04356, 04373, 14220, 14221, 16220, 21220, 21221, 22220 bis 22222, 23220, 27310 und 30930 bis 30933 und nicht neben den Gebührenordnungspositionen des Kapitels 35 berechnungsfähig.

Die Gebührenordnungsposition 01210 ist am Behandlungstag nicht neben den Gebührenordnungspositionen 01955 und 01956 berechnungsfähig.

Die Gebührenordnungsposition 01210 ist im Behandlungsfall nicht neben der Gebührenordnungsposition 01212 berechnungsfähig.

01212 Notfallpauschale im organisierten Not(-fall)dienst und für nicht an der vertragsärztlichen Versorgung teilnehmende Ärzte, Institute und Krankenhäuser bei Inanspruchnahme
- zwischen 19:00 und 07:00 Uhr des Folgetages
- ganztägig an Samstagen, Sonntagen, gesetzlichen Feiertagen und am 24.12. und 31.12.

Obligater Leistungsinhalt
- Persönlicher Arzt-Patienten-Kontakt im organisierten Not(-fall)dienst und für nicht an der vertragsärztlichen Versorgung teilnehmende Ärzte, Institute und Krankenhäuser,

Fakultativer Leistungsinhalt
- In Anhang 1, Spalte GP, aufgeführte Leistungen,
- Funktioneller Ganzkörperstatus (27310),

einmal im Behandlungsfall

20,03 €
195 Punkte

Neben der Gebührenordnungsposition 01212 ist für die Berechnung der jeweiligen arztgruppenspezifischen Versicherten-, Grund- oder Konsiliarpauschale in demselben Behandlungsfall mindestens ein weiterer persönlicher Arzt-Patienten-Kontakt außerhalb des organisierten ärztlichen Not(-fall)dienstes notwendig.

Die Gebührenordnungsposition 01212 ist nicht neben den Gebührenordnungspositionen 01100 bis 01102, 01210, 01214, 01216, 01218, 01411, 01412, 01414, 01415, 01950, 01951, 03030, 03373, 04030, 04355, 04356, 04373, 14220, 14221, 16220, 21220, 21221, 22220 bis 22222, 23220, 27310 und 30930 bis 30933 und nicht neben den Gebührenordnungspositionen des Kapitels 35 berechnungsfähig.

Die Gebührenordnungsposition 01212 ist am Behandlungstag nicht neben den Gebührenordnungspositionen 01955 und 01956 berechnungsfähig.

Die Gebührenordnungsposition 01212 ist im Behandlungsfall nicht neben der Gebührenordnungsposition 01210 berechnungsfähig.

01214 Notfallkonsultationspauschale I im organisierten Not(-fall)dienst und für nicht an der vertragsärztlichen Versorgung teilnehmende Ärzte, Institute und Krankenhäuser

Obligater Leistungsinhalt
- Weiterer persönlicher oder anderer Arzt-Patienten-Kontakt gemäß 4.3.1 der Allgemeinen Bestimmungen im organisierten Not(-fall)dienst oder für nicht an der vertragsärztlichen Versorgung teilnehmende Ärzte, Institute und Krankenhäuser bei Inanspruchnahme außerhalb der in den Gebührenordnungspositionen 01216 und 01218 angegebenen Zeiten,

Fakultativer Leistungsinhalt
- In Anhang 1, Spalte GP, aufgeführte Leistungen,
- Funktioneller Ganzkörperstatus (27310),

je Arzt-Patienten-Kontakt

5,14 €
50 Punkte

1 Allgemeine Gebührenordnungspositionen 01216

Die Gebührenordnungsposition 01214 ist nicht neben den Gebührenordnungspositionen 01100 bis 01102, 01210 bis 01212, 01216 bis 01219, 01411, 01412, 01414, 01415, 01950, 01951, 03030, 03130, 03373, 04030, 04130, 04355, 04356, 04373, 14220, 14221, 16220, 21220, 21221, 22220 bis 22222, 23220, 27310 und 30930 bis 30933 und nicht neben den Gebührenordnungspositionen des Kapitels 35 berechnungsfähig.

Die Gebührenordnungsposition 01214 ist am Behandlungstag nicht neben den Gebührenordnungspositionen 01955 und 01956 berechnungsfähig.

01216 Notfallkonsultationspauschale II im organisierten Not(-fall)dienst und für nicht an der vertragsärztlichen Versorgung teilnehmende Ärzte, Institute und Krankenhäuser bei Inanspruchnahme
- zwischen 19:00 und 22:00 Uhr
- an Samstagen, Sonntagen und gesetzlichen Feiertagen, am 24.12. und 31.12. zwischen 07:00 und 19:00 Uhr

Obligater Leistungsinhalt
- Weiterer persönlicher oder anderer Arzt-Patienten-Kontakt gemäß 4.3.1 der Allgemeinen Bestimmungen im organisierten Not(-fall) dienst oder für nicht an der vertragsärztlichen Versorgung teilnehmende Ärzte, Institute und Krankenhäuser,

Fakultativer Leistungsinhalt
- In Anhang 1, Spalte GP, aufgeführte Leistungen,
- Funktioneller Ganzkörperstatus (27310),

je Arzt-Patienten-Kontakt

14,38 €
140 Punkte

Die Gebührenordnungsposition 01216 ist nicht neben den Gebührenordnungspositionen 01100 bis 01102, 01210 bis 01212, 01214, 01215, 01218, 01219, 01411, 01412, 01414, 01415, 01950, 01951, 03030, 03130, 03373, 04030, 04130, 04355, 04356, 04373, 14220, 14221, 16220, 21220, 21221, 22220 bis 22222, 23220, 27310 und 30930 bis 30933 und nicht neben den Gebührenordnungspositionen des Kapitels 35 berechnungsfähig.

Die Gebührenordnungsposition 01216 ist am Behandlungstag nicht neben den Gebührenordnungspositionen 01955 und 01956 berechnungsfähig.

01218 Notfallkonsultationspauschale III im organisierten Not(-fall)dienst und für nicht an der vertragsärztlichen Versorgung teilnehmende Ärzte, Institute und Krankenhäuser bei Inanspruchnahme

- zwischen 22:00 und 7:00 Uhr
- an Samstagen, Sonntagen und gesetzlichen Feiertagen, am 24.12. und 31.12. zwischen 19:00 und 7:00 Uhr

Obligater Leistungsinhalt

- Weiterer persönlicher oder anderer Arzt-Patienten-Kontakt gemäß 4.3.1 der Allgemeinen Bestimmungen im organisierten Not(fall) dienst oder für nicht an der vertragsärztlichen Versorgung teilnehmende Ärzte, Institute und Krankenhäuser,

Fakultativer Leistungsinhalt

- In Anhang 1, Spalte GP, aufgeführte Leistungen,
- Funktioneller Ganzkörperstatus (27310),

je Arzt-Patienten-Kontakt

17,46 €
170 Punkte

Die Gebührenordnungsposition 01218 ist nicht neben den Gebührenordnungspositionen 01100 bis 01102, 01210 bis 01212, 01214 bis 01217, 01411, 01412, 01414, 01415, 01950, 01951, 03030, 03130, 03373, 04030, 04130, 04355, 04356, 04373, 14220, 14221, 16220, 21220, 21221, 22220 bis 22222, 23220, 27310 und 30930 bis 30933 und nicht neben den Gebührenordnungspositionen des Kapitels 35 berechnungsfähig.

Die Gebührenordnungsposition 01218 ist am Behandlungstag nicht neben den Gebührenordnungspositionen 01955 und 01956 berechnungsfähig.

01220 Reanimationskomplex

Obligater Leistungsinhalt

- Künstliche Beatmung und/oder extrathorakale Herzmassage

Fakultativer Leistungsinhalt

- Infusion(en) (Nr. 02100),
- Einführung einer Magenverweilsonde (Nr. 02320),
- Legen und/oder Wechsel eines transurethralen Dauerkatheters (Nr. 02323),
- Blutentnahme durch Arterienpunktion (Nr. 02330),
- Intraarterielle Injektion(en) (Nr. 02331),
- Punktion(en) I (Nr. 02340),
- Punktion(en) II (Nr. 02341),
- Ausspülungen des Magens

105,49 €
1027 Punkte

Die Gebührenordnungsposition 01220 kann für die Reanimation eines Neugeborenen unmittelbar nach der Geburt nur in Verbindung mit dem Zuschlag nach der Nr. 01221 berechnet werden.

Die Gebührenordnungsposition 01220 ist nicht neben den Gebührenordnungspositionen 01856, 01913, 02100, 02101, 02320 bis 02323, 02330, 02331, 02340, 02341 und 05372 und nicht neben den Gebührenordnungspositionen der Abschnitte 5.3, 31.5 und 36.5 berechnungsfähig.

1 Allgemeine Gebührenordnungspositionen   01221–01320

01221 **Zuschlag** zu der Gebührenordnungsposition 01220

Obligater Leistungsinhalt

- Koniotomie

und/oder

- Endotracheale Intubation(en)

Die Gebührenordnungsposition 01221 ist nicht neben den Gebührenordnungspositionen 01856, 01913, 02100, 02101, 02320 bis 02323, 02330, 02331, 02340, 02341 und 05372 und nicht neben den Gebührenordnungspositionen der Abschnitte 5.3, 31.5 und 36.5 berechnungsfähig.

20,85 €
203 Punkte

01222 **Zuschlag** zu der Gebührenordnungsposition 01220

Obligater Leistungsinhalt

- Elektrodefibrillation(en)

und/oder

- Elektrostimulation(en) des Herzens

Die Gebührenordnungsposition 01222 ist nicht neben den Gebührenordnungspositionen 01856, 01913, 02100, 02101, 02320 bis 02323, 02330, 02331, 02340, 02341, 05372 und 13551 und nicht neben den Gebührenordnungspositionen der Abschnitte 5.3, 31.5 und 36.5 berechnungsfähig.

29,58 €
288 Punkte

1.3 Grundpauschalen für ermächtigte Ärzte, Krankenhäuser bzw. Institute

01320 **Grundpauschale** für Ärzte, Institute und Krankenhäuser, die zur Erbringung von Leistungen innerhalb mindestens eines der Fachgebiete Anästhesiologie, Frauenheilkunde und Geburtshilfe, Haut- und Geschlechtskrankheiten, Mund-, Kiefer- und Gesichtschirurgie und Humangenetik ermächtigt sind

Obligater Leistungsinhalt

- Persönlicher Arzt-Patienten-Kontakt,

Fakultativer Leistungsinhalt

- Weitere persönliche oder andere Arzt-Patienten-Kontakte gemäß 4.3.1 der Allgemeinen Bestimmungen,
- Beratung und Behandlung,
- Ärztlicher Bericht entsprechend der Gebührenordnungsposition 01600,
- Individueller Arztbrief entsprechend der Gebührenordnungsposition 01601,
- In Anhang 1 Spalte GP aufgeführte Leistungen,

einmal im Behandlungsfall

Die Berechnung der Gebührenordnungsposition 01320 richtet sich nach den Allgemeinen Bestimmungen.

Entspricht der Ermächtigungsumfang dem eines zugelassenen Vertragsarztes, kann anstelle der Gebührenordnungsposition 01320 die Berechnung einer in den arztgruppenspezifischen Kapiteln genannten Versicherten-, Grund- oder Konsiliarpauschalen genehmigt werden.

9,46 €
92 Punkte

Ärzte der in der Gebührenordnungsposition 01320 aufgeführten Fachgebiete mit einer Ermächtigung nach § 24 Abs. 3 Ärzte-ZV berechnen anstelle der Gebührenordnungsposition 01320 die in den arztgruppenspezifischen Kapiteln genannten Versicherten-, Grund- oder Konsiliarpauschalen.

Umfasst der Ermächtigungsumfang sowohl Leistungen innerhalb eines Fachgebietes der Gebührenordnungsposition 01320 als auch der Gebührenordnungsposition 01321 ist die Gebührenordnungsposition 01321 berechnungsfähig.

Die Gebührenordnungsposition 01320 ist nicht neben der Gebührenordnungsposition 01436 berechnungsfähig.

Die Gebührenordnungsposition 01320 ist im Behandlungsfall nicht neben den Gebührenordnungspositionen 01321, 01600 und 01601 berechnungsfähig.

01321 **Grundpauschale** für Ärzte, Institute und Krankenhäuser, die zur Erbringung von Leistungen innerhalb mindestens eines der nicht in der Gebührenordnungsposition 01320 aufgeführten Fachgebiete ermächtigt sind, mit Ausnahme der Ärzte, die nach § 13 Abs. 4 Bundesmantelvertrag-Ärzte (BMV-Ä) nur auf Überweisung in Anspruch genommen werden können

Obligater Leistungsinhalt

- Persönlicher Arzt-Patienten-Kontakt,

Fakultativer Leistungsinhalt

- Weitere persönliche oder andere Arzt-Patienten-Kontakte gemäß 4.3.1 der Allgemeinen Bestimmungen,
- Beratung und Behandlung,
- Ärztlicher Bericht entsprechend der Gebührenordnungsposition 01600,
- Individueller Arztbrief entsprechend der Gebührenordnungsposition 01601,
- In Anhang 1 Spalte GP aufgeführte Leistungen,

einmal im Behandlungsfall

16,33 €
159 Punkte

Die Berechnung der Gebührenordnungsposition 01321 richtet sich nach den Allgemeinen Bestimmungen.

Entspricht der Ermächtigungsumfang dem eines zugelassenen Vertragsarztes, kann anstelle der Gebührenordnungsposition 01321 die Berechnung einer in den arztgruppenspezifischen Kapiteln genannten Versicherten-, Grund- oder Konsiliarpauschalen genehmigt werden.

Ärzte der nicht in der Gebührenordnungsposition 01320 aufgeführten Fachgebiete mit einer Ermächtigung nach § 24 Abs. 3 Ärzte-ZV berechnen anstelle der Gebührenordnungsposition 01321 die in den arztgruppenspezifischen Kapiteln genannten Versicherten-, Grund- oder Konsiliarpauschalen.

Umfasst der Ermächtigungsumfang sowohl Leistungen innerhalb eines Fachgebietes der Gebührenordnungsposition 01320 als auch der Gebührenordnungsposition 01321 ist die Gebührenordnungsposition 01321 berechnungsfähig.

1 Allgemeine Gebührenordnungspositionen 01410

Die Gebührenordnungsposition 01321 ist nicht neben der Gebührenordnungsposition 01436 berechnungsfähig.

Die Gebührenordnungsposition 01321 ist im Behandlungsfall nicht neben den Gebührenordnungspositionen 01320, 01600 und 01601 berechnungsfähig.

1.4 Besuche, Visiten, Prüfung der häuslichen Krankenpflege, Verordnung besonderer Behandlungsmaßnahmen, Verwaltungskomplex, telefonische Beratung, Konsultationspauschale, Verweilen

1. Ein Besuch / eine Visite ist eine ärztliche Inanspruchnahme, zu der der Arzt seine Praxis, Wohnung oder einen anderen Ort verlassen muss, um sich an eine andere Stelle zur Behandlung eines Erkrankten zu begeben. Ein Besuch liegt somit auch vor, wenn der Arzt zur Notversorgung eines Unfallverletzten auf der Straße gerufen wird. Sucht der Arzt seine eigene Arztpraxis oder eine andere Betriebs- oder Nebenbetriebsstätte auf, an denen er selbst vertragsärztlich oder angestellt tätig ist, ist kein Besuch berechnungsfähig.
2. Der Vertragsarzt erhält für jeden Besuch nach den Gebührenordnungspositionen 01410, 01411, 01412, 01415 oder 01418 sowie für die erste Visite nach der Gebührenordnungsposition 01414 einmal je Visitentag eine Wegepauschale entsprechend der vertraglichen Regelungen zu den Pauschalerstattungen. Bei Berechnung von mehr als einem Besuch und/oder mehr als einer Visite pro Tag bei demselben Patienten ist eine Begründung (Uhrzeitangabe) erforderlich. Dies gilt nicht für Visiten am Operationstag und/oder an dem auf die Operation folgenden Tag.
3. Die Gebührenordnungspositionen 01425 und 01426 sind nur von Ärzten berechnungsfähig, die berechtigt sind, Gebührenordnungspositionen der Kapitel 3, 4, 5, 7, 8, 9, 10, 13, 14, 15, 16, 18, 21, 25, 26 und/oder 27 abzurechnen.
4. Bei durchgängiger Behandlung im Sinne der spezialisierten ambulanten Palliativversorgung sind gemäß der Richtlinie des Gemeinsamen Bundesausschusses nach § 37b SGB V nach Ablauf des Versorgungszeitraumes der Erstverordnung nur noch Folgeverordnungen auszustellen, auch wenn ein neues Quartal begonnen hat. Wird die Behandlung unterbrochen und zu einem späteren Zeitpunkt eine erneute Behandlungsbedürftigkeit festgestellt, ist erneut eine Erstverordnung auszustellen.
5. Die Berechnung der Gebührenordnungsposition 01418 setzt die Angabe der Uhrzeit der Inanspruchnahme voraus.

01410	**Besuch eines Kranken,** wegen der Erkrankung ausgeführt	21,78 € 212 Punkte

Die Gebührenordnungsposition 01410 ist nicht neben den Gebührenordnungspositionen 01100 bis 01102, 01411 bis 01415, 01418, 01721 und 05230 berechnungsfähig.

II Arztgruppenübergreifende allgemeine GOP

01411 **Dringender Besuch** wegen der Erkrankung, unverzüglich nach Bestellung ausgeführt
- zwischen 19:00 und 22:00 Uhr, oder an Samstagen, Sonntagen und gesetzlichen Feiertagen, am 24.12. und 31.12. zwischen 07:00 und 19:00 Uhr

48,17 €
469 Punkte

Die Gebührenordnungsposition 01411 ist nicht neben den Gebührenordnungspositionen 01100 bis 01102, 01210, 01212, 01214, 01216, 01218, 01410, 01412 bis 01415, 01418, 01721 und 05230 berechnungsfähig.

01412 **Dringender Besuch / dringende Visite auf der Belegstation** wegen der Erkrankung, unverzüglich nach Bestellung ausgeführt
- Dringender Besuch zwischen 22:00 und 07:00 Uhr

oder

- Dringender Besuch an Samstagen, Sonntagen und gesetzlichen Feiertagen, am 24.12. und 31.12. zwischen 19:00 und 07:00 Uhr

oder

- Dringender Besuch bei Unterbrechen der Sprechstundentätigkeit mit Verlassen der Praxisräume

oder

- Dringende Visite auf der Belegstation bei Unterbrechen der Sprechstundentätigkeit mit Verlassen der Praxisräume

64,30 €
626 Punkte

Die Gebührenordnungsposition 01412 ist für Besuche im Rahmen des organisierten Not(-fall)dienstes bzw. für Besuche im Rahmen der Notfallversorgung durch nicht an der vertragsärztlichen Versorgung teilnehmende Ärzte, Institute und Krankenhäuser nicht berechnungsfähig.

Sofern die Partner der Gesamtverträge eigene Regelungen zur Vergütung der dringenden Visite auf der Belegstation bei Unterbrechen der Sprechstundentätigkeit mit Verlassen der Praxisräume getroffen haben, ist die Gebührenordnungsposition 01412 für die dringende Visite auf der Belegstation bei Unterbrechen der Sprechstundentätigkeit mit Verlassen der Praxisräume nicht berechnungsfähig.

Die Gebührenordnungsposition 01412 ist nicht neben den Gebührenordnungspositionen 01100 bis 01102, 01210, 01212, 01214, 01216, 01218, 01410, 01411, 01413 bis 01415, 01418, 01721 und 05230 berechnungsfähig.

01413 **Besuch eines weiteren Kranken** in derselben sozialen Gemeinschaft (z. B. Familie) und/oder in beschützenden Wohnheimen bzw. Einrichtungen bzw. Pflege- oder Altenheimen mit Pflegepersonal

Obligater Leistungsinhalt
- Besuch eines weiteren Kranken in derselben sozialen Gemeinschaft (z. B. Familie) und/oder in beschützenden Wohnheimen bzw. Einrichtungen bzw. Pflege- oder Altenheimen mit Pflegepersonal in unmittelbarem zeitlichen Zusammenhang mit einem Besuch nach den Nrn. 01410, 01411, 01412, 01415 oder 01418

10,89 €
106 Punkte

1 Allgemeine Gebührenordnungspositionen 01414–01418

Die Gebührenordnungsposition 01413 ist nur dann neben der Gebührenordnungsposition 01102 berechnungsfähig, wenn die Inanspruchnahme nach der Nr. 01413 in beschützenden Wohnheimen bzw. Einrichtungen bzw. Pflege- oder Altenheimen mit Pflegepersonal auf besondere Anforderung erfolgt.

Die Gebührenordnungsposition 01413 ist nicht neben den Gebührenordnungspositionen 01100, 01101, 01410 bis 01412, 01414, 01415, 01418, 01721 und 05230 berechnungsfähig.

01414 Visite auf der Belegstation, 8,94 €
je Patient 87 Punkte
Die Gebührenordnungsposition 01414 ist nicht neben den Gebührenordnungspositionen 01210, 01212, 01214, 01216, 01218, 01410 bis 01413, 01415, 01418 und 01721 berechnungsfähig.

01415 Dringender Besuch eines Patienten in **beschützenden Wohnheimen** bzw. Einrichtungen bzw. Pflege- oder Altenheimen mit Pflegepersonal wegen der Erkrankung, noch am Tag der Bestellung ausgeführt 56,08 €
546 Punkte
Die Gebührenordnungsposition 01415 ist im Rahmen des organisierten Not(-fall)dienstes nicht berechnungsfähig.

Die Gebührenordnungsposition 01415 ist nicht neben den Gebührenordnungspositionen 01100 bis 01102, 01210, 01212, 01214, 01216, 01218, 01410 bis 01414, 01418, 01721 und 05230 berechnungsfähig.

01416 **Begleitung eines Kranken durch den behandelnden Arzt beim Transport** zur unmittelbar notwendigen stationären Behandlung,
je vollendete 10 Minuten 9,24 €
90 Punkte
Die Gebührenordnungsposition 01416 ist nicht neben der Gebührenordnungsposition 01440 berechnungsfähig.

01418 **Besuch im organisierten Not(-fall)dienst bzw. im Rahmen der Notfallversorgung durch nicht an der vertragsärztlichen Versorgung teilnehmende Ärzte, Institute und Krankenhäuser**

Obligater Leistungsinhalt

– Besuch im organisierten Not(-fall)dienst
und/oder
– Besuch im Rahmen der Notfallversorgung durch nicht an der vertragsärztlichen Versorgung teilnehmende Ärzte, Institute und Krankenhäuser 79,91 €
778 Punkte

Die Gebührenordnungsposition 01418 ist nicht neben den Gebührenordnungspositionen 01100 bis 01102, 01410 bis 01415, 01721, 01950, 01955 und 05230 berechnungsfähig.

01420 **Überprüfung der Notwendigkeit und Koordination der verordneten häuslichen Krankenpflege** gemäß den Richtlinien des Gemeinsamen Bundesausschusses

Obligater Leistungsinhalt
- Anleitung der Bezugs- und Betreuungsperson(en),
- Überprüfung von Maßnahmen der häuslichen Krankenpflege,

Fakultativer Leistungsinhalt
- Koordinierende Gespräche mit einbezogenen Pflegefachkräften bzw. Pflegekräften,

einmal im Behandlungsfall

Die Berechnung der Gebührenordnungsposition 01420 setzt die Verordnung häuslicher Krankenpflege nach Muster 12 der Vordruckvereinbarung und die Genehmigung durch die zuständigen Krankenkassen voraus.

9,66 €
94 Punkte

01422 **Erstverordnung von Behandlungsmaßnahmen zur psychiatrischen häuslichen Krankenpflege** gemäß den Richtlinien des Gemeinsamen Bundesausschusses über die Verordnung von häuslicher Krankenpflege

Obligater Leistungsinhalt
- Erstverordnung über einen Zeitraum von bis zu 14 Tagen zur Erarbeitung der Pflegeakzeptanz und zum Beziehungsaufbau,
- Ärztlicher Behandlungsplan mit Angaben zur Indikation, zu den Fähigkeitsstörungen, zur Zielsetzung der Behandlung und zu den Behandlungsschritten,
- Überprüfung von Maßnahmen der psychiatrischen häuslichen Krankenpflege,

Fakultativer Leistungsinhalt
- Anleitung der Angehörigen des Patienten im Umgang mit dessen Erkrankung,
- Koordinierende Gespräche mit den einbezogenen Pflegefachkräften bzw. Pflegekräften,

einmal im Behandlungsfall

13,76 €
134 Punkte

Die Erstverordnung von Behandlungsmaßnahmen zur psychiatrischen häuslichen Krankenpflege ist nur verordnungs- und berechnungsfähig bei Vorliegen und Angabe der in Nr. 27 a des Verzeichnisses der verordnungsfähigen Maßnahmen genannten ICD-10-Diagnosen sowie bei Vorliegen der dort genannten Störungen und Einbußen.

Die Berechnung der Gebührenordnungsposition 01422 setzt die Erstverordnung von Behandlungsmaßnahmen zur psychiatrischen häuslichen Krankenpflege nach Muster 12 P der Vordruckvereinbarung und die Genehmigung durch die zuständige Krankenkasse voraus.

Steht bereits zum Zeitpunkt der Erstverordnung die Behandlungsfähigkeit des Patienten fest, kann der Zeitraum der Erstverordnung länger als 14 Tage betragen. Die Begründung ist in der Verordnung anzugeben.

Die Gebührenordnungsposition 01422 ist am Behandlungstag nicht neben der Gebührenordnungsposition 01424 berechnungsfähig.

1 Allgemeine Gebührenordnungspositionen 01424–01426

01424 **Folgeverordnung von Behandlungsmaßnahmen zur psychiatrischen häuslichen Krankenpflege** gemäß den Richtlinien des Gemeinsamen Bundesausschusses über die Verordnung von häuslicher Krankenpflege

Obligater Leistungsinhalt
- Folgeverordnung von Behandlungsmaßnahmen zur psychiatrischen häuslichen Krankenpflege,
- Ärztlicher Behandlungsplan mit Angaben zur Indikation, zu den Fähigkeitsstörungen, zur Zielsetzung der Behandlung und zu den Behandlungsschritten,
- Überprüfung von Maßnahmen der psychiatrischen häuslichen Krankenpflege,

Fakultativer Leistungsinhalt
- Anleitung der Angehörigen des Patienten im Umgang mit dessen Erkrankung,
- Koordinierende Gespräche mit den einbezogenen Pflegefachkräften bzw. Pflegekräften,

zweimal im Behandlungsfall

13,76 €
134 Punkte

Die Folgeverordnung von Behandlungsmaßnahmen zur psychiatrischen häuslichen Krankenpflege ist nur verordnungs- und berechnungsfähig bei Vorliegen und Angabe der in Nr. 27 a des Verzeichnisses der verordnungsfähigen Maßnahmen genannten ICD-10-Diagnosen sowie bei Vorliegen der dort genannten Störungen und Einbußen.

Die Berechnung der Gebührenordnungsposition 01424 setzt die Folgeverordnung von Behandlungsmaßnahmen zur psychiatrischen häuslichen Krankenpflege nach Muster 12 P der Vordruckvereinbarung und die Genehmigung durch die zuständige Krankenkasse voraus.

Die Gebührenordnungsposition 01424 ist am Behandlungstag nicht neben der Gebührenordnungsposition 01422 berechnungsfähig.

01425 **Erstverordnung der spezialisierten ambulanten Palliativversorgung** gemäß der Richtlinie des Gemeinsamen Bundesausschusses nach § 37 b SGB V

25,99 €
253 Punkte

01426 **Folgeverordnung zur Fortführung der spezialisierten ambulanten Palliativversorgung** gemäß der Richtlinie des Gemeinsamen Bundesausschusses nach § 37 b SGB V,

höchstens zweimal im Behandlungsfall

15,61 €
152 Punkte

01430 **Verwaltungskomplex**

Obligater Leistungsinhalt

- Ausstellung von Wiederholungsrezepten ohne persönlichen Arzt-Patienten-Kontakt

und/oder

- Ausstellung von Überweisungsscheinen ohne persönlichen Arzt-Patienten-Kontakt

und/oder

- Übermittlung von Befunden oder ärztlichen Anordnungen an den Patienten im Auftrag des Arztes durch das Praxispersonal

Fakultativer Leistungsinhalt

- Übermittlung mittels technischer Kommunikationseinrichtungen

1,23 €
12 Punkte

Die Gebührenordnungsposition 01430 ist im Arztfall nicht neben anderen Gebührenordnungspositionen und nicht mehrfach an demselben Tag berechnungsfähig.

Kommt in demselben Arztfall eine Versicherten-, Grund- und/oder Konsiliarpauschale zur Abrechnung, ist die Gebührenordnungsposition 01430 nicht berechnungsfähig.

01435 **Haus-/Fachärztliche Bereitschaftspauschale**

Obligater Leistungsinhalt

- Telefonische Beratung des Patienten im Zusammenhang mit einer Erkrankung durch den Arzt bei Kontaktaufnahme durch den Patienten

und/oder

- Anderer mittelbarer Arzt-Patienten-Kontakt gemäß 4.3.1 der Allgemeinen Bestimmungen

einmal im Behandlungsfall

9,04 €
88 Punkte

Die Gebührenordnungsposition 01435 ist im organisierten Not(-fall)dienst nicht berechnungsfähig.

Kommt in demselben Arztfall eine Versicherten-, Grund- und/oder Konsiliarpauschale zur Abrechnung, ist die Gebührenordnungsposition 01435 nicht berechnungsfähig.

Die Gebührenordnungsposition 01435 ist nicht neben anderen Gebührenordnungspositionen berechnungsfähig.

Die Gebührenordnungsposition 01435 ist bei Neugeborenen, Säuglingen, Kleinkindern und Kindern bis zum vollendeten 12. Lebensjahr zweimal im Behandlungsfall berechnungsfähig.

1 Allgemeine Gebührenordnungspositionen 01436–01440

01436 **Konsultationspauschale**

Obligater Leistungsinhalt

- Persönlicher Arzt-Patienten-Kontakt,
- Diagnostik und/oder Behandlung einer/von Erkrankung(en) eines Patienten im Rahmen einer Überweisung zur Durchführung von Auftragsleistungen (Indikations- oder Definitionsauftrag gemäß § 24 Abs. 7 Nr. 1 Bundesmantelvertrag-Ärzte (BMV-Ä)) an nicht ausschließlich auf Überweisung tätige Ärzte gemäß § 13 Abs. 4 Bundesmantelvertrag-Ärzte (BMV-Ä)

und/oder

- Diagnostik einer/von Erkrankungen eines Patienten im Rahmen einer Überweisung zur Konsiliaruntersuchung, Mitbehandlung oder Weiterbehandlung gemäß § 24 Abs. 7 Nrn. 2, 3 oder 4 Bundesmantelvertrag-Ärzte (BMV-Ä) zur Erbringung von Leistungen entsprechend der Gebührenordnungspositionen des Abschnitts 31.1, ggf. in mehreren Sitzungen

und/oder

- Diagnostik und/oder Behandlung einer/von Erkrankung(en) eines Patienten im Rahmen einer Überweisung zur Konsiliaruntersuchung, Mitbehandlung oder Weiterbehandlung gemäß § 24 Abs. 7 Nrn. 2, 3 oder 4 Bundesmantelvertrag-Ärzte (BMV-Ä) innerhalb derselben Arztgruppe gemäß § 24 Abs. 4 Bundesmantelvertrag-Ärzte (BMV-Ä), zur Durchführung von Leistungen entsprechend der Gebührenordnungspositionen der Abschnitte 31.2 und/oder 31.5, ggf in mehreren Sitzungen

und/oder

- Diagnostik und/oder Behandlung einer/von Erkrankung(en) eines Patienten im Rahmen einer Überweisung zur Konsiliaruntersuchung, Mitbehandlung oder Weiterbehandlung gemäß § 24 Abs. 7 Nrn. 2, 3 oder 4 Bundesmantelvertrag-Ärzte (BMV-Ä) innerhalb derselben Arztgruppe gemäß § 24 Abs. 4 Bundesmantelvertrag-Ärzte (BMV-Ä), zur Durchführung von Leistungen entsprechend der Gebührenordnungspositionen des Abschnitts 31.4

1,85 €
18 Punkte

Die Gebührenordnungsposition 01436 kann nicht neben Versicherten-, Grund- und/oder Konsiliarpauschalen berechnet werden.

Neben der Gebührenordnungsposition 01436 ist für die Berechnung der jeweiligen arztgruppenspezifischen Versicherten-, Grund- und/ oder Konsiliarpauschale in demselben Behandlungsfall mindestens ein weiterer persönlicher Arzt-Patienten-Kontakt notwendig.

Die Gebührenordnungsposition 01436 ist nicht neben den Gebührenordnungspositionen 03000, 03010, 03030, 04000, 04010, 04030 und 30700 berechnungsfähig.

01440 **Verweilen außerhalb der Praxis** ohne Erbringung weiterer berechnungsfähiger Gebührenordnungspositionen, wegen der Erkrankung erforderlich,

je vollendete 30 Minuten

25,27 €
246 Punkte

Die Gebührenordnungsposition 01440 ist im Zusammenhang mit der Erbringung von Leistungen in der Praxis nicht berechnungsfähig.

Die Gebührenordnungsposition 01440 ist nicht neben den Gebührenordnungspositionen 01416, 05210 bis 05212, 05230, 05310, 05320, 05330, 05331, 05340, 05341, 05350, 05372, 08410, 30708, 31820 bis 31828, 31830, 31831, 36820 bis 36828, 36830 und 36831 berechnungsfähig.

1.5 Ambulante praxisklinische Betreuung und Nachsorge

1. Haben an der Erbringung von Leistungen entsprechend der Gebührenordnungspositionen dieses Abschnitts mehrere Ärzte mitgewirkt, hat der die Gebührenordnungspositionen dieses Abschnitts abrechnende Vertragsarzt in einer der Quartalsabrechnung beizufügenden und von ihm zu unterzeichnenden Erklärung zu bestätigen, dass er mit den anderen Ärzten eine Vereinbarung darüber getroffen hat, wonach nur er allein in den jeweiligen Fällen diese Gebührenordnungspositionen abrechnet.
2. Die Gebührenordnungspositionen des Abschnitts 1.5 sind bei kurativ-stationärer (belegärztlicher) Behandlung nicht berechnungsfähig.

Zusatzpauschalen für Beobachtung und Betreuung

Obligater Leistungsinhalt

- Beobachtung und Betreuung eines Kranken mit konsumierender Erkrankung (fortgeschrittenes Malignom, HIV-Erkrankung im Stadium AIDS) in einer Arztpraxis oder praxisklinischen Einrichtung gemäß § 115 Abs. 2 SGB V unter parenteraler intravasaler Behandlung mittels Kathetersystem

und/oder

- Beobachtung und Betreuung eines Kranken in einer Arztpraxis oder praxisklinischen Einrichtung gemäß § 115 Abs. 2 SGB V unter parenteraler intravasaler Behandlung mit Zytostatika und/oder monoklonalen Antikörpern

und/oder

- Beobachtung und Betreuung eines kachektischen Patienten mit konsumierender Erkrankung während enteraler Ernährung über eine Magensonde oder Gastrostomie (PEG) in einer Praxis oder praxisklinischen Einrichtung gemäß § 115 Abs. 2 SGB V

und/oder

- Beobachtung und Betreuung einer Patientin, bei der ein i.v.-Zugang angelegt ist, am Tag der Eizellentnahme, entsprechend der Gebührenordnungsposition 08541

und/oder

- Beobachtung und Betreuung eines Patienten nach einer Punktion an Niere, Leber, Milz oder Pankreas

Fakultativer Leistungsinhalt

- Infusion(en)

01510	Dauer mehr als 2 Stunden	51,56 € 502 Punkte
01511	Dauer mehr als 4 Stunden	98,10 € 955 Punkte

1 Allgemeine Gebührenordnungspositionen 01512–01520

01512 Dauer mehr als 6 Stunden

Für die Behandlung mit monoklonalen Antikörpern ist nur die Gebührenordnungsposition 01510; in begründeten Ausnahmefällen unter Angabe des Präparates und der Infusionsdauer die Gebührenordnungsposition 01511 berechnungsfähig.

Die Gebührenordnungsposition 01510 ist nicht neben den Gebührenordnungspositionen 01511, 01512, 01520, 01521, 01530, 01531, 01857, 01910, 01911, 02100, 02101, 04564 bis 04566, 04572, 04573, 13610 bis 13612, 13620 bis 13622, 30708, 32247 und 34503 bis 34505 und nicht neben den Gebührenordnungspositionen des Abschnitts 31.5.3 sowie den Gebührenordnungspositionen des Kapitels 5 berechnungsfähig.

Die Gebührenordnungsposition 01511 ist nicht neben den Gebührenordnungspositionen 01510, 01512, 01520, 01521, 01530, 01531, 01857, 01910, 01911, 02100, 02101, 04564 bis 04566, 04572, 04573, 13610 bis 13612, 13620 bis 13622, 30708, 32247 und 34503 bis 34505 und nicht neben den Gebührenordnungspositionen des Abschnitts 31.5.3 sowie den Gebührenordnungspositionen des Kapitels 5 berechnungsfähig.

Die Gebührenordnungsposition 01512 ist nicht neben den Gebührenordnungspositionen 01510, 01511, 01520, 01521, 01530, 01531, 01857, 01910, 01911, 02100, 02101, 04564 bis 04566, 04572, 04573, 13610 bis 13612, 13620 bis 13622, 30708, 32247 und 34503 bis 34505 und nicht neben den Gebührenordnungspositionen des Abschnitts 31.5.3 sowie den Gebührenordnungspositionen des Kapitels 5 berechnungsfähig.

144,22 €
1404 Punkte

01520 **Zusatzpauschale für Beobachtung und Betreuung eines Kranken**, entsprechend den Inhalten der Vereinbarung zur invasiven Kardiologie gemäß § 135 Abs. 2 SGB V zur Ausführung und Abrechnung invasiver kardiologischer Leistungen

Obligater Leistungsinhalt

- Im unmittelbaren Anschluss an eine diagnostische Herzkatheteruntersuchung entsprechend der Gebührenordnungsposition 34291,
- Dauer mehr als 4 Stunden,

einmal im Behandlungsfall

Die Gebührenordnungsposition 01520 ist nicht neben den Gebührenordnungspositionen 01510 bis 01512, 01521, 01530, 01531, 01857, 01910, 01911, 02100, 02101, 04564 bis 04566, 04572, 04573, 13610 bis 13612, 13620 bis 13622, 30708, 32247 und 34503 bis 34505 und nicht neben den Gebührenordnungspositionen des Abschnitts 31.5.3 sowie den Gebührenordnungspositionen des Kapitels 5 berechnungsfähig.

Die Gebührenordnungsposition 01520 ist im Behandlungsfall nicht neben den Gebührenordnungspositionen 13310 und 13311 berechnungsfähig.

98,81 €
962 Punkte

01521 **Zusatzpauschale für Beobachtung und Betreuung eines Kranken**, entsprechend den Inhalten der Vereinbarung zur invasiven Kardiologie gemäß § 135 Abs. 2 SGB V zur Ausführung und Abrechnung invasiver kardiologischer Leistungen

Obligater Leistungsinhalt
- Im unmittelbaren Anschluss an eine therapeutische Herzkatheteruntersuchung entsprechend der Gebührenordnungsposition 34292,
- Dauer mehr als 12 Stunden,

einmal im Behandlungsfall

171,23 €
1667 Punkte

Die Gebührenordnungsposition 01521 ist nicht neben den Gebührenordnungspositionen 01510 bis 01512, 01520, 01530, 01531, 01857, 01910, 01911, 02100, 02101, 04564 bis 04566, 04572, 04573, 13610 bis 13612, 13620 bis 13622, 30708, 32247 und 34503 bis 34505 und nicht neben den Gebührenordnungspositionen des Abschnitts 31.5.3 sowie den Gebührenordnungspositionen des Kapitels 5 berechnungsfähig.

Die Gebührenordnungsposition 01521 ist im Behandlungsfall nicht neben den Gebührenordnungspositionen 13310 und 13311 berechnungsfähig.

01530 **Zusatzpauschale für Beobachtung und Betreuung** eines Kranken, entsprechend den Inhalten der Vereinbarung zur interventionellen Radiologie gemäß § 135 Abs. 2 SGB V zur Ausführung und Abrechnung diagnostischer angiologischer Leistungen

Obligater Leistungsinhalt
- Im unmittelbaren Anschluss an eine diagnostische angiologische Untersuchung entsprechend der Gebührenordnungsposition 34283,
- Dauer mehr als 4 Stunden,

einmal im Behandlungsfall

98,81 €
962 Punkte

Die Gebührenordnungsposition 01530 ist nicht neben den Gebührenordnungspositionen 01510 bis 01512, 01520, 01521, 01531, 01857, 01910, 01911, 02100, 02101, 04564 bis 04566, 04572, 04573, 13310, 13610 bis 13612, 13620 bis 13622, 30708, 32247 und 34503 bis 34505 und nicht neben den Gebührenordnungspositionen des Abschnitts 31.5.3 sowie den Gebührenordnungspositionen des Kapitels 5 berechnungsfähig.

Die Gebührenordnungsposition 01530 ist im Behandlungsfall nicht neben den Gebührenordnungspositionen 13311 und 34291 berechnungsfähig.

1 Allgemeine Gebührenordnungspositionen 01531–01600

01531 Zusatzpauschale für Beobachtung und Betreuung eines Kranken, entsprechend den Inhalten der Vereinbarung zur interventionellen Radiologie gemäß § 135 Abs. 2 SGB V zur Ausführung und Abrechnung therapeutischer angiologischer Leistungen

Obligater Leistungsinhalt
- Im unmittelbaren Anschluss an eine therapeutische angiologische Leistung entsprechend der Gebührenordnungspositionen 34284 und/oder 34285 und/oder 34286,
- Dauer mehr als 6 Stunden,

einmal im Behandlungsfall

171,23 €
1667 Punkte

Die Gebührenordnungsposition 01531 ist nicht neben den Gebührenordnungspositionen 01510 bis 01512, 01520, 01521, 01530, 01857, 01910, 01911, 02100, 02101, 04564 bis 04566, 04572, 04573, 13610 bis 13612, 13620 bis 13622, 30708, 32247 und 34503 bis 34505 und nicht neben den Gebührenordnungspositionen des Abschnitts 31.5.3 sowie den Gebührenordnungspositionen des Kapitels 5 berechnungsfähig.

Die Gebührenordnungsposition 01531 ist am Behandlungstag nicht neben der Gebührenordnungsposition 13310 berechnungsfähig.

Die Gebührenordnungsposition 01531 ist im Behandlungsfall nicht neben den Gebührenordnungspositionen 13311 und 34291 berechnungsfähig.

1.6 Schriftliche Mitteilungen, Gutachten

1. Für das Ausstellen von Auskünften, Bescheinigungen, Zeugnissen, Berichten und Gutachten auf besonderes Verlangen der Krankenkassen bzw. des Medizinischen Dienstes gelten die Regelungen gemäß § 36 Bundesmantelvertrag-Ärzte (BMV-Ä).
2. Zweitschriften und alle weiteren als der erste Ausdruck EDV-gespeicherter Dokumentationen von Berichten und Arztbriefen mit Ausnahme der Gebührenordnungsposition 01602 sind nicht nach den Gebührenordnungspositionen dieses Abschnitts berechnungsfähig.
3. Die für Reproduktion und Versendung entstandenen Kosten können nach den vertraglichen Regelungen zu den Pauschalerstattungen geltend gemacht werden.
4. Bei Probenuntersuchungen ohne Arzt-Patienten-Kontakt sind die Gebührenordnungspositionen 01600 und 01601 nicht berechnungsfähig.

01600 Ärztlicher Bericht über das Ergebnis einer Patientenuntersuchung

4,01 €
39 Punkte

Der Höchstwert für die Gebührenordnungsposition 01600 und 01601 beträgt 180 Punkte je Behandlungsfall. Der Höchstwert ist auch auf den Arztfall anzuwenden.

Die Gebührenordnungsposition 01600 ist in den berechnungsfähigen Gebührenordnungspositionen der Abschnitte 8.5, 31.2, 32.2, 32.3, 36.2 und der Kapitel 11, 12, 17, 19, 24, 25 und 34 enthalten.

Die Gebührenordnungsposition 01600 ist im Behandlungsfall nicht neben den Versicherten-, Grund- oder Konsiliarpauschalen berechnungsfähig.

Die Gebührenordnungsposition 01600 ist am Behandlungstag nicht neben den Gebührenordnungspositionen 31010 bis 31013 berechnungsfähig.

Die Gebührenordnungsposition 01600 ist im Behandlungsfall nicht neben den Gebührenordnungspositionen 01790 bis 01793, 01835 bis 01837, 03000, 03010, 03030, 04000, 04010, 04030, 25213 und 30700 berechnungsfähig.

Die Gebührenordnungsposition 01600 ist im Krankheitsfall nicht neben der Gebührenordnungsposition 01838 berechnungsfähig.

01601 **Ärztlicher Brief in Form einer individuellen schriftlichen Information** des Arztes an einen anderen Arzt über den Gesundheits- bzw. Krankheitszustand des Patienten

Obligater Leistungsinhalt

- Schriftliche Informationen zu
    - Anamnese,
    - Befund(e),
    - Epikritische Bewertung,
    - Schriftliche Informationen zur Therapieempfehlung

7,60 €
74 Punkte

Der Höchstwert für die Gebührenordnungspositionen 01600 und 01601 beträgt 180 Punkte je Behandlungsfall. Der Höchstwert ist auch auf den Arztfall anzuwenden.

Die Gebührenordnungsposition 01601 ist in den berechnungsfähigen Gebührenordnungspositionen der Abschnitte 8.5, 31.2, 32.2, 32.3, 36.2 und der Kapitel 11, 12, 17, 19, 24, 25 und 34 enthalten.

Die Gebührenordnungsposition 01601 ist im Behandlungsfall nicht neben den Versicherten-, Grund- oder Konsiliarpauschalen berechnungsfähig.

Die Gebührenordnungsposition 01601 ist am Behandlungstag nicht neben den Gebührenordnungspositionen 31010 bis 31013 berechnungsfähig.

Die Gebührenordnungsposition 01601 ist im Behandlungsfall nicht neben den Gebührenordnungspositionen 01790 bis 01793, 01835 bis 01837, 03000, 03010, 03030, 04000, 04010, 04030, 25213, 25214 und 30700 berechnungsfähig.

Die Gebührenordnungsposition 01601 ist im Krankheitsfall nicht neben der Gebührenordnungsposition 01838 berechnungsfähig.

01602 **Gebührenordnungsposition für die Mehrfertigung (z. B. Kopie) eines Berichtes oder Briefes** nach den Nrn. 01600, 01601, 01790, 01791, 01792, 01835, 01836, 01837, 08570, 08571, 08572, 11230, 11231 oder 11232 an den Hausarzt gemäß § 73 Abs. 1b SGB V

1,23 €
12 Punkte

Bei der Berechnung der Gebührenordnungsposition 01602 ist auf dem Behandlungsausweis die Arztabrechnungsnummer oder der Name des Hausarztes gemäß § 73 Abs. 1b SGB V anzugeben.

1 Allgemeine Gebührenordnungspositionen 01610–01623

01610	*Die Gebührenordnungsposition 01602 für die Kopie eines Berichtes oder Briefes an den Hausarzt ist nur berechnungsfähig, wenn bereits ein Bericht oder Brief an einen anderen Arzt erfolgt ist.* *Die Gebührenordnungsposition 01602 ist im Behandlungsfall nicht neben den Gebührenordnungspositionen 17210, 19210, 24210 bis 24212, 25210, 25211, 25213 und 25214 berechnungsfähig.* **Bescheinigung** zur Feststellung der Belastungsgrenze **(Muster 55)**	1,44 € 14 Punkte
01611	**Verordnung von medizinischer Rehabilitation** unter Verwendung des Vordrucks **Muster 61** gemäß Anlage 2 der Richtlinie des Gemeinsamen Bundesausschusses über Leistungen zur medizinischen Rehabilitation (Rehabilitations-Richtlinie) nach § 92 Abs. 1 SGB V	31,02 € 302 Punkte
01612	**Konsiliarbericht** eines Vertragsarztes **vor Aufnahme einer Psychotherapie** durch den Psychologischen Psychotherapeuten oder Kinder- und Jugendlichenpsychotherapeuten **(Muster 22)** gemäß den Psychotherapie-Richtlinien	3,80 € 37 Punkte
01620	**Kurze Bescheinigung oder kurzes Zeugnis,** nur auf besonderes Verlangen der Krankenkasse oder Ausstellung des vereinbarten Vordrucks nach dem **Muster 50** *Die Gebührenordnungsposition 01620 ist nicht neben der Gebührenordnungsposition 01735 berechnungsfähig.*	3,08 € 30 Punkte
01621	**Krankheitsbericht,** nur auf besonderes Verlangen der Krankenkasse oder Ausstellung der vereinbarten Vordrucke nach den **Mustern 11, 53 oder 56** *Die Gebührenordnungsposition 01621 ist nicht neben der Gebührenordnungsposition 01735 berechnungsfähig.*	4,52 € 44 Punkte
01622	**Ausführlicher schriftlicher Kurplan oder begründetes schriftliches Gutachten oder schriftliche gutachterliche Stellungnahme,** nur auf besonderes Verlangen der Krankenkasse oder **Ausstellung der vereinbarten Vordrucke nach den Mustern 20 a-d, 51 oder 52**	8,53 € 83 Punkte
01623	**Kurvorschlag** des Arztes zum Antrag auf ambulante Kur, Ausstellung des vereinbarten Vordrucks nach **Muster 25**	5,44 € 53 Punkte

1.7 Gesundheits- und Früherkennungsuntersuchungen, Mutterschaftsvorsorge, Empfängnisregelung und Schwangerschaftsabbruch (vormals Sonstige Hilfen)

1. Für die Berechnung der in diesem Abschnitt genannten Gebührenordnungspositionen sind die entsprechenden Richtlinien des Gemeinsamen Bundesausschusses maßgeblich.
2. Die gemäß diesen Richtlinien vorgeschriebenen (Bild-) Dokumentationen, notwendigen Bescheinigungen und Ultraschalluntersuchungen sind - soweit sie nicht gesondert in diesem Abschnitt aufgeführt sind - Bestandteil der Gebührenordnungspositionen.

3. Die Gebührenordnungspositionen der Abschnitte 1.7.4, 1.7.5 und 1.7.7 - mit Ausnahme der Gebührenordnungspositionen 01776, 01777, 01783, 01790, 01791, 01792, 01793, 01800, 01802 bis 01812, 01816, 01820, 01821, 01822, 01826, 01828, 01833, 01835, 01836, 01837, 01838, 01839, 01840, 01900, 01903, 01913, 01915 - sind vorbehaltlich der Regelung in Nummer 4 nur von Fachärzten für Frauenheilkunde berechnungsfähig. Die Gebührenordnungspositionen 01852, 01856, 01903 und 01913 sind nicht von Fachärzten für Frauenheilkunde berechnungsfähig. Die Gebührenordnungspositionen 01910 und 01911 können von allen Vertragsärzten - soweit dies berufsrechtlich zulässig ist - berechnet werden. Haben an der Erbringung der Gebührenordnungspositionen 01910 und 01911 mehrere Ärzte mitgewirkt, so hat der die Gebührenordnungsposition 01910 oder 01911 abrechnende Arzt in einer der Quartalsabrechnung beizufügenden und von ihm zu unterzeichnenden Erklärung zu bestätigen, dass er mit den anderen Ärzten eine Vereinbarung darüber getroffen hat, wonach nur er allein in den jeweiligen Fällen diese Gebührenordnungsposition abrechnet.
4. Die Gebührenordnungspositionen 01790 bis 01793 und 01835 bis 01839 sind nur von Ärzten berechnungsfähig, die berechtigt sind, Gebührenordnungspositionen des Kapitels 11 abzurechnen.
5. Für die Berechnung der Gebührenordnungspositionen 01852, 01856, 01857, 01903 und 01913 sind die Bestimmungen des Kapitels 5 maßgeblich.
6. Sind neben den Gebührenordnungspositionen dieses Abschnitts weitere ärztliche Leistungen gemäß den Richtlinien des Gemeinsamen Bundesausschusses notwendig, so sind diese nach den übrigen Gebührenordnungspositionen anzusetzen.

01700 **Grundpauschale für Fachärzte für Laboratoriumsmedizin, Mikrobiologie und Infektionsepidemiologie, Transfusionsmedizin und ermächtigte Fachwissenschaftler der Medizin** für die Erbringung von Laborleistungen gemäß den Richtlinien des Gemeinsamen Bundesausschusses über die ärztliche Betreuung während der Schwangerschaft und nach der Entbindung (Mutterschafts-Richtlinien) und/oder der Richtlinien des Gemeinsamen Bundesausschusses zur Empfängnisregelung und zum Schwangerschaftsabbruch bei Probeneinsendung,

je Behandlungsfall mit Auftragsleistung(en) der Abschnitte 1.7.4 und/oder 1.7.5

2,36 €
23 Punkte

Die Gebührenordnungsposition 01700 ist im Behandlungsfall nicht neben den Gebührenordnungspositionen 12220 und 12225 berechnungsfähig.

1 Allgemeine Gebührenordnungspositionen 01701–01704

01701 Grundpauschale für Vertragsärzte aus nicht in der Gebührenordnungsposition 01700 aufgeführten Arztgruppen für die Erbringung von Laborleistungen gemäß der Richtlinien des Gemeinsamen Bundesausschusses über die ärztliche Betreuung während der Schwangerschaft und nach der Entbindung (Mutterschafts-Richtlinien) und/oder der Richtlinien des Gemeinsamen Bundesausschusses zur Empfängnisregelung und zum Schwangerschaftsabbruch,

je Behandlungsfall bei Erbringung von Laboratoriumsuntersuchungen der Abschnitte 1.7.4 und/oder 1.7.5

0,51 €
5 Punkte

Die Gebührenordnungsposition 01701 ist im Behandlungsfall nicht neben den Gebührenordnungspositionen 12220 und 12225 berechnungsfähig.

1.7.1 **Früherkennung von Krankheiten bei Kindern**
1. Die erste Untersuchung nach den Richtlinien über die Früherkennung von Krankheiten bei Kindern wird ebenso wie die zweite Untersuchung auf einem nach Vorlage der Krankenversichertenkarte eines Elternteils ausgestellten Abrechnungsschein nach Muster 5 der Vordruckvereinbarung abgerechnet.

01704 Zuschlag für die **Beratung im Rahmen des Neugeborenen-Hörscreenings gemäß Anlage 6 der Kinder-Richtlinien des Gemeinsamen Bundesausschusses im Zusammenhang mit der Erbringung der Gebührenordnungsposition 01711**

Obligater Leistungsinhalt

– Aufklärung der Eltern (mindestens eines Personenberechtigten) des Neugeborenen zu Sinn, Zweck und Ziel des Neugeborenen-Hörscreenings,
– Aushändigung des Informationsblattes gemäß Anlage 7 der Kinder-Richtlinien (Merkblatt des G-BA zum Neugeborenen-Hörscreening)

2,88 €
28 Punkte

Die Beratung zum Neugeborenen-Hörscreening soll möglichst vor dem 2. Lebenstag des Neugeborenen erfolgen.

Die Gebührenordnungsposition 01704 ist im Krankheitsfall nicht neben den Gebührenordnungspositionen 01705 und 01706 berechnungsfähig.

01705 **Neugeborenen-Hörscreening** gemäß Anlage 6 der Kinder-Richtlinien des Gemeinsamen Bundesausschusses

Obligater Leistungsinhalt

- Durchführung der Erstuntersuchung des Neugeborenen mittels TEOAE (transitorisch evozierte otoakustische Emissionen) oder AABR (auditorisch evozierte Hirnstammpotenziale),
- Dokumentation zur Früherkennungsuntersuchung von Hörstörungen bei Neugeborenen im (gelben) Kinder-Untersuchungsheft,
- Veranlassung der Kontroll-AABR bei auffälliger Erstuntersuchung,
- Persönlicher-Arzt-Patienten-Kontakt,
- beidseitig,

Fakultativer Leistungsinhalt

- Aufklärung und Beratung der Eltern (mindestens eines Personenberechtigten) des Neugeborenen zu Sinn, Zweck und Ziel des Neugeborenen-Hörscreenings,
- Aushändigung des Informationsblattes gemäß Anlage 7 der Kinder-Richtlinien (Merkblatt des G-BA zum Neugeborenen-Hörscreening),

einmal im Krankheitsfall

16,13 €
157 Punkte

Die Gebührenordnungsposition 01705 ist nicht neben der Gebührenordnungsposition 01706 berechnungsfähig.

Die Gebührenordnungsposition 01705 ist am Behandlungstag nicht neben den Gebührenordnungspositionen 04436, 09324, 14331, 16321 und 20324 berechnungsfähig.

Die Gebührenordnungsposition 01705 ist im Krankheitsfall nicht neben der Gebührenordnungsposition 01704 berechnungsfähig.

01706 **Kontroll-AABR** gemäß Anlage 6 der Kinder-Richtlinien des Gemeinsamen Bundesausschusses nach auffälliger Erstuntersuchung entsprechend der Leistung nach der Gebührenordnungsposition 01705

Obligater Leistungsinhalt

- Durchführung einer Kontroll-AABR nach auffälligem Testergebnis der Erstuntersuchung mittels TEOAE oder AABR möglichst am selben Tag, spätestens bis zur U2,
- Dokumentation der Kontroll-AABR im Kinder-Untersuchungsheft,
- Persönlicher Arzt-Patienten-Kontakt,
- beidseitig,

Fakultativer Leistungsinhalt

- Aufklärung und Beratung der Eltern (mindestens eines Personenberechtigten),
- Organisation und Einleitung einer pädaudiologischen Konfirmationsdiagnostik bis zur zwölften Lebenswoche bei auffälligem Befund in der Kontroll-AABR,

einmal im Krankheitsfall

25,58 €
249 Punkte

Die Untersuchung kann in begründeten Ausnahmefällen auch spätestens bis zur U3 durchgeführt werden.

Die Gebührenordnungsposition 01706 ist nicht neben der Gebührenordnungsposition 01705 berechnungsfähig.

1 Allgemeine Gebührenordnungspositionen 01707–01711

Die Gebührenordnungsposition 01706 ist am Behandlungstag nicht neben den Gebührenordnungspositionen 04436, 09324, 14331, 16321 und 20324 berechnungsfähig.

Die Gebührenordnungsposition 01706 ist im Krankheitsfall nicht neben der Gebührenordnungsposition 01704 berechnungsfähig.

01707 **Erweitertes Neugeborenen-Screening gemäß der Kinder-Richtlinien des Gemeinsamen Bundesausschusses**

Obligater Leistungsinhalt
- Eingehende Aufklärung der Eltern bzw. der (des) Personenberechtigten des Neugeborenen zu Sinn, Zweck und Ziel des erweiterten Neugeborenen-Screenings,
- Aushändigung des Informationsblattes entsprechend Anlage 3 der Kinder-Richtlinien

Fakultativer Leistungsinhalt
- Probenentnahme von nativem Venen- oder Fersenblut als erste Blutprobe oder Kontrollblutprobe mit Probenaufbereitung im Rahmen des erweiterten Neugeborenen-Screenings gemäß der Kinder-Richtlinien,
- Versendung an das Screening-Labor

10,58 €
103 Punkte

Neben der Gebührenordnungsposition 01707 können Kostenpauschalen für die Versendung von Untersuchungsmaterial des Kapitels 40 berechnet werden.

01708 **Laboruntersuchungen im Rahmen des Neugeborenen-Screenings gemäß Anlage 2 der Kinder-Richtlinien des Gemeinsamen Bundesausschusses**

Obligater Leistungsinhalt
- Screeninguntersuchungen der Zielkrankheiten mittels Laboruntersuchungsverfahren bzw. mittels der Tandemmassenspektrometrie durch den berechtigten Laborarzt gemäß Anlage 2 der Kinder-Richtlinien,
- Befundübermittlung an den verantwortlichen Einsender

12,02 €
117 Punkte

Die Berechnung der Gebührenordnungsposition 01708 setzt eine Genehmigung der Kassenärztlichen Vereinigung gemäß der Anlage 2 der Richtlinien des Gemeinsamen Bundesausschusses über die Früherkennung von Krankheiten bei Kindern bis zur Vollendung des 6. Lebensjahres (Kinder-Richtlinien) voraus.

Komplexe für ärztliche Maßnahmen bei Kindern **zur Früherkennung von Krankheiten**, die ihre körperliche oder geistige Entwicklung in nicht geringfügigem Maße gefährden, entsprechend der Richtlinien des Gemeinsamen Bundesausschusses über die Früherkennung von Krankheiten bei Kindern (Kinder-Richtlinien) bzw. Jugendlichen (Richtlinien zur Jugendgesundheitsuntersuchung)

01711 **Neugeborenen-Erstuntersuchung (U1)**

12,94 €
126 Punkte

GOP	Leistung	Bewertung
01712	Neugeborenen-Basisuntersuchung am 3. bis 10. Lebenstag (U2), einschließlich der Überprüfung der erfolgten Blutentnahme zum erweiterten Neugeborenen-Screening	31,64 € 308 Punkte
01713	Untersuchung in der 4. bis 5. Lebenswoche (U3)	31,64 € 308 Punkte
01714	Untersuchung im 3. bis 4. Lebensmonat (U4)	31,64 € 308 Punkte
01715	Untersuchung im 6. bis 7. Lebensmonat (U5)	31,64 € 308 Punkte
01716	Untersuchung im 10. bis 12. Lebensmonat (U6)	31,64 € 308 Punkte
01717	Untersuchung im 21. bis 24. Lebensmonat (U7)	31,64 € 308 Punkte
01718	Untersuchung im 46. bis 48. Lebensmonat (U8)	31,64 € 308 Punkte
01719	Untersuchung im 60. bis 64. Lebensmonat (U9)	31,64 € 308 Punkte
01720	Jugendgesundheitsuntersuchung (J1)	36,46 € 355 Punkte
01723	Untersuchung im 34. bis 36. Lebensmonat (U7a)	36,46 € 355 Punkte

Die Gebührenordnungspositionen 01711 bis 01719 sind nicht neben den Gebührenordnungspositionen 03335, 03350, 03351, 04335, 04350 bis 04353, 22230, 27310 und 27311 berechnungsfähig.

Die Gebührenordnungsposition 01720 ist nicht neben den Gebührenordnungspositionen 03351, 04352, 04353 und 27310 berechnungsfähig.

Die Gebührenordnungsposition 01723 ist nicht neben den Gebührenordnungspositionen 03335, 03350, 03351, 04335, 04350, 04351, 04353, 22230, 27310 und 27311 berechnungsfähig.

Die Gebührenordnungspositionen 01711 bis 01720 und 01723 sind im Behandlungsfall nicht neben der Gebührenordnungsposition 04431 berechnungsfähig.

01721	Besuch im Rahmen einer Kinderfrüherkennungsuntersuchung nach den Gebührenordnungspositionen 01711 und 01712	20,34 € 198 Punkte

Die Gebührenordnungsposition 01721 ist nicht neben den Gebührenordnungspositionen 01410 bis 01415 und 01418 berechnungsfähig.

01722	Sonographische Untersuchung der Säuglingshüften entsprechend der Durchführungsempfehlung nach Anlage 5 der Kinder-Richtlinien	17,46 € 170 Punkte

Die Berechnung der Gebührenordnungsposition 01722 setzt eine Genehmigung der Kassenärztlichen Vereinigung nach der Ultraschall-Vereinbarung gemäß § 135 Abs. 2 SGB V voraus.

Die Gebührenordnungsposition 01722 ist nicht neben den Gebührenordnungspositionen 33050 und 33051 berechnungsfähig.

1.7.2 Früherkennung von Krankheiten bei Erwachsenen
1. Die Gebührenordnungspositionen 01745 und 01746 können berechnet werden von

1 Allgemeine Gebührenordnungspositionen 01730–01732

- Fachärzten für Allgemeinmedizin,
- Fachärzten für Innere und Allgemeinmedizin,
- Praktischen Ärzten,
- Ärzten ohne Gebietsbezeichnung,
- Fachärzten für Innere Medizin ohne Schwerpunktbezeichnung,

die gegenüber dem Zulassungsausschuss ihre Teilnahme an der hausärztlichen Versorgung gemäß § 73 Abs. 1a SGB V erklärt haben und über eine Genehmigung der Kassenärztlichen Vereinigung gemäß Abschnitt D. II. der Krebsfrüherkennungs-Richtlinie verfügen.

2. Die Gebührenordnungsposition 01745 kann von
- Fachärzten für Haut- und Geschlechtskrankheiten mit einer Genehmigung der Kassenärztlichen Vereinigung gemäß Abschnitt D. II. der Krebsfrüherkennungs-Richtlinie berechnet werden.

3. Abweichend zu den Anmerkungen hinter den Gebührenordnungspositionen 01732, 01745 und 01746 sind die Gebührenordnungspositionen 01732, 01745 und 01746 für Beteiligte derselben fachübergreifenden Berufsausübungsgemeinschaft nebeneinander berechnungsfähig.

01730	Untersuchung zur **Früherkennung von Krebserkrankungen bei der Frau** gemäß Abschnitt B. II. §§ 6 und 8 der Krebsfrüherkennungs-Richtlinie	18,49 € 180 Punkte

Die unter der Nr. 1 der Präambel zu Kapitel 3.1 genannten Vertragsärzte des hausärztlichen Versorgungsbereichs können die Gebührenordnungsposition 01730 berechnen, wenn sie nachweisen, dass sie diese Leistung bereits vor dem 31.Dezember 2002 abgerechnet haben oder über eine mindestens einjährige gynäkologische Weiterbildung verfügen.

Die Gebührenordnungsposition 01730 umfasst die entsprechend der Änderung der Krebsfrüherkennungs-Richtlinien durch den Gemeinsamen Bundesausschuss vom 19. Juli 2005 entstehenden Zusatzkosten durch die Abnahme des Bürstenabstrichs.

Im Quartal der Berechnung der Gebührenordnungsposition 01730 und im Folgequartal ist die Gebührenordnungsposition 01735 nicht berechnungsfähig.

Die Gebührenordnungsposition 01730 ist nicht neben der Gebührenordnungsposition 01825 berechnungsfähig.

01731	Untersuchung zur **Früherkennung von Krebserkrankungen beim Mann** gemäß Abschnitt C. § 25 der Krebsfrüherkennungs-Richtlinie	14,69 € 143 Punkte

01732	Untersuchung zur Früherkennung von Krankheiten gemäß den **Gesundheitsuntersuchungs-Richtlinien**	31,02 € 302 Punkte

Im Zusammenhang mit der Gebührenordnungsposition 01732 sind die Gebührenordnungspositionen 32880 bis 32882 für die in den Gesundheitsuntersuchungsrichtlinien geforderten Laboruntersuchungen berechnungsfähig.

Die Gebührenordnungsposition 01732 ist nicht neben den Gebührenordnungspositionen 27310, 32025, 32030, 32057 und 32060 berechnungsfähig.

Die Gebührenordnungsposition 01732 ist im Behandlungsfall nicht neben der Gebührenordnungsposition 01745 berechnungsfähig.

01733 **Zytologische Untersuchung** gemäß Abschnitt B. II. §§ 7 und 8 der Krebsfrüherkennungs-Richtlinie

Obligater Leistungsinhalt

- Zytologische Untersuchung eines oder mehrerer Abstriche, auch Bürstenabstriche, von Ekto- und/oder Endozervix

Fakultativer Leistungsinhalt

- Abstrichentnahme von Ekto- und/oder Endozervix, einschl. Kosten

7,60 €
74 Punkte

Die Berechnung der Gebührenordnungsposition 01733 setzt eine Genehmigung der Kassenärztlichen Vereinigung nach der Zytologie-Vereinbarung gemäß § 135 Abs. 2 SGB V voraus.

Die Gebührenordnungsposition 01733 ist bei demselben Material nicht neben den Gebührenordnungspositionen 01826, 19310 und 19311 berechnungsfähig.

01734 **Untersuchung auf Blut im Stuhl** gemäß Abschnitt D. III. der Krebsfrüherkennungs-Richtlinie, einschl. Kosten

Obligater Leistungsinhalt

- Ausgabe der Testbriefchen,
- Untersuchung auf Blut im Stuhl in drei Proben

2,57 €
25 Punkte

Die Gebührenordnungsposition 01734 ist im Behandlungsfall nicht neben den Gebührenordnungspositionen 32040 und 40150 berechnungsfähig.

01735 **Beratung** gemäß § 4 der Richtlinie des Gemeinsamen Bundesausschusses zur Umsetzung der Regelungen in § 62 SGB V für schwerwiegend chronisch Erkrankte **("Chroniker-Richtlinie") zu Früherkennungsuntersuchungen für nach dem 1. April 1987 geborene Frauen**

Obligater Leistungsinhalt

- Beratung gemäß § 4 der Richtlinie des Gemeinsamen Bundesausschusses zur Umsetzung der Regelungen in § 62 SGB V für schwerwiegend chronisch Erkrankte ("Chroniker-Richtlinie") über die Teilnahme und Motivation zur Teilnahme am Programm zur Früherkennung von Krebserkrankungen bei der Frau gemäß Abschnitt B. II. § 6 der Krebsfrüherkennungs-Richtlinie,
- Information über Inhalt, Ziel und Zweck des Programms, Häufigkeit und Krankheitsbild, Effektivität und Wirksamkeit der Früherkennungsmaßnahme,
- Information über Nachteile, Risiken und Vorgehensweise bei einem positiven Befund,
- Ausgabe des krankheitsbezogenen Merkblattes des Gemeinsamen Bundesausschusses,
- Ausstellung der Bescheinigung

10,58 €
103 Punkte

1 Allgemeine Gebührenordnungspositionen 01740

Die Gebührenordnungsposition 01735 kann gemäß Richtlinie nur von Ärzten berechnet werden, die berechtigt sind, die entsprechenden Untersuchungen durchzuführen.

Die Gebührenordnungsposition 01735 kann gemäß Richtlinie nur einmalig im Zeitraum von 2 Jahren nach Erreichen der Anspruchsberechtigung berechnet werden.

Bis zur Vereinbarung des Dokumentationsvordrucks für die Dokumentation gemäß § 4 der Chroniker-Richtlinie kann die Bescheinigung auf Muster 16 erfolgen.

Im Quartal der Berechnung der Gebührenordnungsposition 01735 und im Folgequartal ist die Gebührenordnungsposition 01730 nicht berechnungsfähig.

Die Gebührenordnungsposition 01735 ist nicht neben den Gebührenordnungspositionen 01620 und 01621 berechnungsfähig.

01740 **Beratung zur Früherkennung des kolorektalen Karzinoms**

Obligater Leistungsinhalt

- Beratung über die Teilnahme und Motivation zur Teilnahme am Programm zur Früherkennung des kolorektalen Karzinoms,
- Information über Inhalt, Ziel und Zweck des Programms, Häufigkeit und Krankheitsbild, Effektivität und Wirksamkeit der Früherkennungsmaßnahme,
- Information über Nachteile, Risiken und Vorgehensweise bei einem positivem Befund,
- Ausgabe des Merkblatts nach Anlage III der Krebsfrüherkennungs-Richtlinien,
- Möglichst frühzeitig nach Vollendung des 55. Lebensjahres

10,58 €
103 Punkte

01741 Koloskopischer Komplex gemäß den Krebsfrüherkennungs-Richtlinien

Obligater Leistungsinhalt
- Totale Koloskopie gemäß den Krebsfrüherkennungsrichtlinien mit Darstellung des Zökums,
- Patientenaufklärung zur Koloskopie und zur Prämedikation in angemessenem Zeitabstand vor dem Eingriff,
- Aufklärung zum Vorgehen und zu einer möglichen Polypenabtragung und anderer therapeutischer Maßnahmen in derselben Sitzung,
- Information zu Ablauf und Dauer der Darmreinigung,
- Foto-/Videodokumentation,
- Nachbeobachtung und -betreuung,
- Einhaltung der Maßnahmen der Überprüfung der Hygienequalität entsprechend der Qualitätssicherungsvereinbarung zur Koloskopie gemäß § 135 Abs. 2 SGB V,
- Vorhaltung der geeigneten Notfallausstattung entsprechend der Qualitätssicherungsvereinbarung zur Koloskopie gemäß § 135 Abs. 2 SGB V

Fakultativer Leistungsinhalt
- Lagekontrolle durch ein bildgebendes Verfahren,
- Aushändigung aller Substanzen zur Darmreinigung,
- Probeexzision(en),
- Gerinnungsuntersuchungen und kleines Blutbild,
- Prämedikation/Sedierung

199,79 €
1945 Punkte

Die Berechnung der Gebührenordnungsposition 01741 setzt eine Genehmigung der Kassenärztlichen Vereinigung gemäß § 135 Abs. 2 SGB V voraus.

Die Gebührenordnungsposition 01741 ist nicht neben den Gebührenordnungspositionen 02300 bis 02302, 02401, 04514, 04518, 10340 bis 10342, 13421, 13422 und 13425 berechnungsfähig.

Die Gebührenordnungsposition 01741 ist am Behandlungstag nicht neben den Gebührenordnungspositionen 32110 bis 32118 und 32120 berechnungsfähig.

01742 Zuschlag zu der Gebührenordnungsposition 01741

- Polypektomie(n) von Polypen mit einer Größe > 5 mm mittels Hochfrequenzdiathermieschlinge

und/oder

- Schlingenbiopsie(n) mittels Hochfrequenzdiathermieschlinge

und/oder

- Blutstillung(en)

29,58 €
288 Punkte

Die Gebührenordnungsposition 01742 ist nicht neben den Gebührenordnungspositionen 04515, 04520 und 13423 berechnungsfähig.

01743 Histologie bei Früherkennungskoloskopie

Obligater Leistungsinhalt
- Histologische Untersuchung eines im Rahmen einer Früherkennungskoloskopie gewonnenen Polypen mit mindestens 8 Schnitten

13,46 €
131 Punkte

1 Allgemeine Gebührenordnungspositionen 01745–01746

Die Gebührenordnungsposition 01743 ist bei demselben Material nicht neben der Gebührenordnungsposition 19310 berechnungsfähig.

01745 **Früherkennungsuntersuchung auf Hautkrebs** gemäß Abschnitt D. II. der Krebsfrüherkennungs-Richtlinie

Obligater Leistungsinhalt

- Anamnese,
- Visuelle Ganzkörperinspektion der gesamten Haut einschließlich des behaarten Kopfes sowie aller Intertrigines,
- Befundmitteilung einschließlich diesbezüglicher Beratung,
- Dokumentation gemäß Abschnitt D. II. der Krebsfrüherkennungs-Richtlinie

Fakultativer Leistungsinhalt

- Beratung über weitergehende Maßnahmen

21,98 €
214 Punkte

Erfolgt die Erstuntersuchung nicht durch einen Facharzt für Haut- und Geschlechtskrankheiten, so muss der Patient im Falle eines auffälligen Befundes zur Zweituntersuchung an einen entsprechenden Facharzt weitergeleitet werden.

Die visuelle Untersuchung mittels vergrößernden Sehhilfen, mit Ausnahme der Auflichtmikroskopie/Dermatoskopie, ist Bestandteil der Gebührenordnungsposition 01745.

Die Gebührenordnungsposition 01745 ist im Behandlungsfall nicht neben den Gebührenordnungspositionen 01732 und 01746 berechnungsfähig.

01746 **Zuschlag zur Gebührenordnungsposition 01732 für die Früherkennungsuntersuchung auf Hautkrebs** gemäß Abschnitt D. II. der Krebsfrüherkennungs-Richtlinie

Obligater Leistungsinhalt

- Anamnese,
- Visuelle Ganzkörperinspektion der gesamten Haut einschließlich des behaarten Kopfes sowie aller Intertrigines,
- Befundmitteilung einschließlich diesbezüglicher Beratung,
- Dokumentation gemäß Abschnitt D. II. der Krebsfrüherkennungs-Richtlinie

Fakultativer Leistungsinhalt

- Beratung über weitergehende Maßnahmen

17,46 €
170 Punkte

Die visuelle Untersuchung mittels vergrößernden Sehhilfen, mit Ausnahme der Auflichtmikroskopie/Dermatoskopie, ist Bestandteil der Gebührenordnungsposition 01746.

Die Gebührenordnungsposition 01746 ist im Behandlungsfall nicht neben der Gebührenordnungsposition 01745 berechnungsfähig.

1.7.3 **Früherkennung von Brustkrebs durch Mammographie-Screening** gemäß den Richtlinien des Gemeinsamen Bundesausschusses über die Früherkennung von Krebserkrankungen ("Krebsfrüherkennungs-Richtlinie") und den Regelungen des Bundesmantelvertrages-Ärzte (BMV-Ä)

II Arztgruppenübergreifende allgemeine GOP

1. Die Gebührenordnungspositionen dieses Abschnitts sind nur dann berechnungsfähig, wenn alle in den Richtlinien des Gemeinsamen Bundesausschusses über die Früherkennung von Krebserkrankungen gemäß § 25 Abs. 4 i. V. m. § 92 Abs. 1 und 4 SGB V und im Bundesmantelvertrag-Ärzte (BMV-Ä) (Anlage 9.2) sowie in der Ultraschallvereinbarung gemäß § 135 Abs. 2 SGB V bzw. in der Mammographie-Vereinbarung nach § 135 Abs. 2 SGB V aufgeführten Voraussetzungen erfüllt sind und - mit Ausnahme der Gebührenordnungsposition 01758 für behandelnde Frauen- und Hausärzte - eine Genehmigung der zuständigen Kassenärztlichen Vereinigung gemäß Anlage 9.2 Bundesmantelvertrag-Ärzte (BMV-Ä) vorliegt.
2. Die Berechnung der Gebührenordnungsposition 01759 setzt zusätzlich eine Genehmigung der Kassenärztlichen Vereinigung nach der Qualitätssicherungsvereinbarung zur Vakuumbiopsie der Brust gemäß § 135 Abs. 2 SGB V voraus.

01750 **Röntgenuntersuchung beider Mammae in zwei Ebenen** (Cranio-caudal, Medio-lateral-oblique) im Rahmen des Programms zur Früherkennung von Brustkrebs durch **Mammographie-Screening**

Obligater Leistungsinhalt
- Röntgenuntersuchung beider Mammae in je zwei Ebenen (Craniocaudal, Medio-lateral-oblique),
- Überprüfungen vor Erstellung der Screening-Mammographieaufnahmen,
- Erstellung der Screening-Mammographieaufnahmen,
- Organisation der Beurteilung der Screening-Mammographieaufnahmen,
- Ergänzende ärztliche Aufklärung,
- Organisation und Durchführung der Qualitätssicherungsmaßnahmen

Fakultativer Leistungsinhalt
- Durchführung der Konsensuskonferenz,
- Durchführung der multidisziplinären Fallkonferenzen,
- Eintragung(en) in ein Röntgennachweisheft

56,70 €
552 Punkte

Die Gebührenordnungsposition 01750 ist nur durch den Programmverantwortlichen Arzt gemäß § 3 Abs. 2 der Anlage 9.2 des Bundesmantelvertrags-Ärzte (BMV-Ä) berechnungsfähig.

Die Gebührenordnungsposition 01750 ist nicht neben den Gebührenordnungspositionen des Abschnitts 34.2.7 berechnungsfähig.

01752 **Konsiliarische Beurteilung von Mammographieaufnahmen** je Frau im Rahmen des Programms zur **Früherkennung von Brustkrebs** gemäß den Richtlinien über die Früherkennung von Krebserkrankungen

Obligater Leistungsinhalt
- Konsiliarische Beurteilung von Mammographieaufnahmen je Frau

Fakultativer Leistungsinhalt
- Teilnahme an Konsensuskonferenzen

4,21 €
41 Punkte

Die Gebührenordnungsposition 01752 ist nicht neben den Gebührenordnungspositionen des Abschnitts 34.2.7 berechnungsfähig.

1 Allgemeine Gebührenordnungspositionen 01753–01754

01753 **Abklärungsdiagnostik I** gemäß § 12 der Anlage 9.2 des Bundesmantelvertrags-Ärzte (BMV-Ä)

Obligater Leistungsinhalt
- Abklärungsdiagnostik gemäß § 12 der Anlage 9.2 des Bundesmantelvertrags-Ärzte (BMV-Ä)

Fakultativer Leistungsinhalt
- Durchführung einer Stanzbiopsie unter Ultraschallkontrolle,
- Durchführung einer Stanzbiopsie unter Röntgenkontrolle

91,93 €
895 Punkte

Entgegen der Nr. 4.3.2 der Allgemeinen Bestimmungen kann die Gebührenordnungsposition 01753 auch dann berechnet werden, wenn die Arztpraxis nicht über die Möglichkeit zur Erbringung von MRT-Untersuchungen verfügt.

Der Vertragsarzt, der gegenüber seiner Kassenärztlichen Vereinigung erklärt hat, die Gebührenordnungsposition 01753 zu berechnen, kann die Gebührenordnungsposition 01755 nicht veranlassen.

Die Berechnung der Gebührenordnungsposition 01753 setzt eine Genehmigung der Kassenärztlichen Vereinigung gemäß Anlage 9.2 des Bundesmantelvertrags-Ärzte (BMV-Ä) voraus, welche nicht gleichzeitig für die Gebührenordnungsposition 01754 erteilt werden kann.

Die Gebührenordnungsposition 01753 ist nur durch den programmverantwortlichen Arzt berechnungsfähig.

Die Gebührenordnungsposition 01753 ist nicht neben den Gebührenordnungspositionen 01754 und 01755 und nicht neben den Gebührenordnungspositionen des Abschnitts 34.2.7 berechnungsfähig.

01754 **Abklärungsdiagnostik II** gemäß § 12 der Anlage 9.2 des Bundesmantelvertrags-Ärzte (BMV-Ä)

Obligater Leistungsinhalt
- Abklärungsdiagnostik gemäß § 12 der Anlage 9.2 des Bundesmantelvertrags-Ärzte (BMV-Ä)

Fakultativer Leistungsinhalt
- Durchführung einer Stanzbiopsie unter Ultraschallkontrolle

64,51 €
628 Punkte

Entgegen Nr. 4.3.2 der Allgemeinen Bestimmungen kann die Gebührenordnungsposition 01754 auch dann berechnet werden, wenn die Arztpraxis nicht über die Möglichkeit zur Erbringung von MRT-Untersuchungen und Stanzbiopsien verfügt.

Die Berechnung der Gebührenordnungsposition 01754 setzt eine Genehmigung der Kassenärztlichen Vereinigung gemäß Anlage 9.2 des Bundesmantelvertrags-Ärzte (BMV-Ä) voraus, welche nicht gleichzeitig für die Gebührenordnungsposition 01753 erteilt werden kann.

Die Gebührenordnungsposition 01754 ist nur durch den programmverantwortlichen Arzt berechnungsfähig.

Die Gebührenordnungsposition 01754 ist nicht neben den Gebührenordnungspositionen 01753 und 01755 und nicht neben den Gebührenordnungspositionen des Abschnitts 34.2.7 berechnungsfähig.

01755 Stanzbiopsie(n) unter Röntgenkontrolle im Rahmen der Abklärungsdiagnostik gemäß § 19 der Anlage 9.2 des Bundesmantelvertrags-Ärzte (BMV-Ä) durch den Arzt, der nicht die Abklärungsdiagnostik nach der Gebührenordnungsposition 01753 oder 01754 durchführt

Obligater Leistungsinhalt

- Stanzbiopsie(n) unter Röntgenkontrolle

je Seite

115,15 €
1121 Punkte

Die Gebührenordnungsposition 01755 ist nur einmal je Seite berechnungsfähig.

Die Gebührenordnungsposition 01755 ist nicht neben den Gebührenordnungspositionen 01753 und 01754 und nicht neben den Gebührenordnungspositionen des Abschnitts 34.2.7 berechnungsfähig.

01756 Histologische Untersuchung eines durch eine Biopsie gewonnenen Materials gemäß § 20 der Anlage 9.2 des Bundesmantelvertrags-Ärzte (BMV-Ä)

Obligater Leistungsinhalt

- Histologische Untersuchung eines durch eine Biopsie gewonnenen Materials

je 3 Stanzen

9,96 €
97 Punkte

01757 Zuschlag zu der Gebührenordnungsposition 01756 für die Aufarbeitung eines durch eine Biopsie gewonnenen Materials der weiblichen Brust im Rahmen des Programms zur Früherkennung von Brustkrebs

Obligater Leistungsinhalt

- Aufarbeitung eines durch eine Biopsie gewonnenen Materials der weiblichen Brust

je 3 Stanzen

10,89 €
106 Punkte

01758 Teilnahme an einer multidisziplinären Fallkonferenz gemäß § 13 der Anlage 9.2 des Bundesmantelvertrags-Ärzte (BMV-Ä), ggf. auch Teilnahme des behandelnden Frauen- und Hausarztes

Obligater Leistungsinhalt

- Teilnahme an einer multidisziplinären Fallkonferenz

6,57 €
64 Punkte

Behandelnde Frauen- und Hausärzte dürfen die Gebührenordnungsposition 01758 unter Angabe des programmverantwortlichen Arztes auch ohne Genehmigung durch die Kassenärztliche Vereinigung gemäß den Richtlinien des Gemeinsamen Bundesausschusses über die Früherkennung von Krebserkrankungen berechnen.

Die Teilnahme der Frauen- und Hausärzte kann auch durch telefonische Zuschaltung erfolgen.

1 Allgemeine Gebührenordnungspositionen 01759–01770

01759 **Zuschlag zu der Gebührenordnungsposition 01753 oder 01755**für Vakuumbiopsie(n) der Mamma gemäß § 19 der Anlage 9.2 des Bundesmantelvertrags-Ärzte (BMV-Ä) und gemäß der Qualitätssicherungsvereinbarung zur Vakuumbiopsie der Brust nach § 135 Abs. 2 SGB V

Obligater Leistungsinhalt
- Vakuumbiopsie(n) unter Röntgenkontrolle mittels geeignetem Zielgerät,

je Seite

29,58 €
288 Punkte

Die Gebührenordnungsposition 01759 ist nicht neben den Gebührenordnungspositionen 34270, 34271, 34273 und 34275 berechnungsfähig.

1.7.4 Mutterschaftsvorsorge
1. Leistungen der Mutterschaftsvorsorge, die bei Vertretung, im Notfall oder bei Mit- bzw. Weiterbehandlung erbracht werden, sind nach den kurativen Gebührenordnungspositionen berechnungsfähig, wobei die nach Maßgabe der Kassenärztlichen Vereinigung für präventive Leistungen vorgegebene Kennzeichnung zu beachten ist.

01770 **Betreuung einer Schwangeren** gemäß den Richtlinien des Gemeinsamen Bundesausschusses über die ärztliche Betreuung während der Schwangerschaft und nach der Entbindung (Mutterschafts-Richtlinien)

Obligater Leistungsinhalt
- Beratungen und Untersuchungen gemäß den Mutterschafts-Richtlinien,
- Ultraschalluntersuchungen nach **Anlage 1a** ggf. mit Biometrie ohne systematische Untersuchung der fetalen Morphologie und **Anlage 1b** der Mutterschafts-Richtlinien,
- Bilddokumentation(en),

einmal im Behandlungsfall

112,27 €
1093 Punkte

Die Berechnung der Gebührenordnungsposition 01770 setzt eine Genehmigung der Kassenärztlichen Vereinigung nach der Ultraschall-Vereinbarung gemäß § 135 Abs. 2 SGB V voraus.

Die Gebührenordnungsposition 01770 kann für die Betreuung einer Schwangeren im Laufe eines Quartals nur von einem Vertragsarzt abgerechnet werden. Dies gilt auch, wenn mehrere Vertragsärzte in die Betreuung der Schwangeren eingebunden sind (z. B. bei Vertretung, im Notfall oder bei Mit- bzw. Weiterbehandlung).

Macht die Schwangere nach Aufklärung gemäß den Mutterschafts-Richtlinien Gebrauch von ihrem Recht auf Nichtwissen und verzichtet auf die Ultraschalluntersuchung(en) nach Abschnitt A Nr. 5 der Richtlinie, hat dieses keine Auswirkung auf die Berechnungsfähigkeit der Gebührenordnungsposition 01770.

Die Gebührenordnungsposition 01770 ist im Behandlungsfall nicht neben den Gebührenordnungspositionen 33043 und 33044 berechnungsfähig.

01771 Zuschlag im Zusammenhang mit der Gebührenordnungsposition 01770 bei der Ultraschalluntersuchung mit Biometrie und systematischer Untersuchung der fetalen Morphologie im 2. Trimenon gemäß Anlage 1a der Mutterschafts-Richtlinien

Obligater Leistungsinhalt

– Ultraschalluntersuchung(en) im 2. Trimenon nach Anlage 1a der Mutterschafts-Richtlinien mit Biometrie und systematischer Untersuchung der fetalen Morphologie,
– Bilddokumentation(en),
– Beratungen,

einmal im Behandlungsfall

45,20 €
440 Punkte

Die Berechnung der Gebührenordnungsposition 01771 setzt eine Genehmigung der Kassenärztlichen Vereinigung nach der Ultraschall-Vereinbarung gemäß § 135 Abs. 2 SGB V voraus.

Die Gebührenordnungsposition 01771 ist einmal je Schwangerschaft berechnungsfähig. Bei Mehrlingen ist die Gebührenordnungsposition 01771 entsprechend der Zahl der Mehrlinge mehrfach berechnungsfähig.

Die Gebührenordnungsposition 01771 ist im Behandlungsfall nicht neben den Gebührenordnungspositionen 33043 und 33044 berechnungsfähig.

01772 **Weiterführende sonographische Diagnostik I**

Obligater Leistungsinhalt

– Sonographische Untersuchungen zur differentialdiagnostischen Abklärung und/oder Überwachung von pathologischen Befunden bei Vorliegen der Indikationen gemäß **Anlage 1c I.** der Mutterschafts-Richtlinien,
– Bilddokumentation,

Fakultativer Leistungsinhalt

– In mehreren Sitzungen,

einmal im Behandlungsfall

39,24 €
382 Punkte

Die Berechnung der Gebührenordnungsposition 01772 setzt eine Genehmigung der Kassenärztlichen Vereinigung nach der Ultraschall-Vereinbarung gemäß § 135 Abs. 2 SGB V voraus.

Bei Mehrlingen ist die Gebührenordnungsposition 01772 entsprechend der Zahl der Mehrlinge mehrfach berechnungsfähig.

Die Gebührenordnungsposition 01772 ist im Behandlungsfall nicht neben den Gebührenordnungspositionen 33040, 33042 bis 33044, 33050 und 33081 berechnungsfähig.

1 Allgemeine Gebührenordnungspositionen 01773–01774

01773 **Weiterführende sonographische DiagnostikII**

Obligater Leistungsinhalt

- Sonographische Untersuchungen zur differentialdiagnostischen Abklärung und/oder Überwachung von pathologischen Befunden bei Vorliegen der Indikationen gemäß **Anlage 1c II.2** der Mutterschafts-Richtlinien,
- Bilddokumentation,

Fakultativer Leistungsinhalt

- In mehreren Sitzungen,

einmal im Behandlungsfall

61,22 €
596 Punkte

Die Berechnung der Gebührenordnungsposition 01773 setzt eine Genehmigung der Kassenärztlichen Vereinigung nach der Ultraschall-Vereinbarung gemäß § 135 Abs. 2 SGB V voraus.

Bei Mehrlingen ist die Gebührenordnungsposition 01773 entsprechend der Zahl der Mehrlinge mehrfach berechnungsfähig.

Die Gebührenordnungsposition 01773 ist nicht neben der Gebührenordnungsposition 33042 berechnungsfähig.

Die Gebührenordnungsposition 01773 ist im Behandlungsfall nicht neben den Gebührenordnungspositionen 33040, 33042 bis 33044, 33050 und 33081 berechnungsfähig.

01774 **Weiterführende sonographische Diagnostik des fetalen kardiovaskulären Systems** bei Verdacht auf Fehlbildung oder Erkrankung des Föten gemäß **Anlage 1d** der Mutterschafts-Richtlinien

Obligater Leistungsinhalt

- Farbcodierte duplexsonographische Echokardiographie(n),
- Bilddokumentation,

Fakultativer Leistungsinhalt

- Dopplersonographische Untersuchung einschließlich Frequenzspektrumanalyse,
- In mehreren Sitzungen,

einmal im Behandlungsfall

81,35 €
792 Punkte

Die Berechnung der Gebührenordnungsposition 01774 setzt eine Genehmigung der Kassenärztlichen Vereinigung nach der Ultraschall-Vereinbarung gemäß § 135 Abs. 2 SGB V voraus.

Bei Mehrlingen ist die Gebührenordnungsposition 01774 entsprechend der Zahl der Mehrlinge mehrfach berechnungsfähig.

Entgegen Nr. 4.3.2 der Allgemeinen Bestimmungen kann die Gebührenordnungsposition 01774 auch dann berechnet werden, wenn die Arztpraxis nicht über die Möglichkeit zur Durchführung einer Frequenzspektrumanalyse verfügt.

Die Gebührenordnungsposition 01774 ist im Behandlungsfall nicht neben den Gebührenordnungspositionen 33021, 33022, 33043, 33060 bis 33063 und 33070 bis 33075 berechnungsfähig.

01775 **Weiterführende sonographische Diagnostik des fetomaternalen Gefäßsystems** bei Verdacht auf Gefährdung oder Schädigung des Föten durch die in **Anlage 1d** der Mutterschafts-Richtlinien aufgeführten Indikationen

Obligater Leistungsinhalt
- Farbcodierte duplexsonographische Untersuchung(en) des fetomaternalen Gefäßsystems,
- Bilddokumentation,

Fakultativer Leistungsinhalt
- Dopplersonographische Untersuchung einschließlich Frequenzspektrumanalyse,
- In mehreren Sitzungen,

je Sitzung

48,48 €
472 Punkte

Die Gebührenordnungsposition 01775 ist im Behandlungsfall höchstens zweimal berechnungsfähig.

Die Berechnung der Gebührenordnungsposition 01775 setzt eine Genehmigung der Kassenärztlichen Vereinigung nach der Ultraschall-Vereinbarung gemäß § 135 Abs. 2 SGB V voraus.

Bei Mehrlingen ist die Gebührenordnungsposition 01775 entsprechend der Zahl der Mehrlinge mehrfach berechnungsfähig.

Entgegen Nr. 4.3.2 der Allgemeinen Bestimmungen kann die Gebührenordnungsposition 01775 auch dann berechnet werden, wenn die Arztpraxis nicht über die Möglichkeit zur Durchführung einer Frequenzspektrumanalyse verfügt.

Die Gebührenordnungsposition 01775 ist im Behandlungsfall nicht neben den Gebührenordnungspositionen 33021, 33022, 33043, 33060 bis 33063 und 33070 bis 33075 berechnungsfähig.

1 Allgemeine Gebührenordnungspositionen 01776–01777

01776 Vortest auf Gestationsdiabetes gemäß Abschnitt A Nr. 8 der Richtlinien des Gemeinsamen Bundesausschusses (G-BA) über die ärztliche Betreuung während der Schwangerschaft und nach der Entbindung (Mutterschafts-Richtlinien)

Obligater Leistungsinhalt
- Orale Gabe von 50g Glukoselösung (unabhängig vom Zeitpunkt der letzten Mahlzeit),
- Entnahme von Venenblut 1h nach Gabe von 50g Glukoselösung,
- Veranlassung der Bestimmung der Plasmaglukosekonzentration,
- Beratung zum Gestationsdiabetes,
- Dokumentation im Mutterpass,

Fakultativer Leistungsinhalt
- Veranlassung eines zeitnah durchzuführenden oralen Glukosetoleranztests (oGTT) einschließlich diesbezüglicher Beratung der Schwangeren bei Überschreitung des dafür in den o.g. Richtlinien des G-BA aufgeführten unteren Grenzwerts,
- Veranlassung der weiteren Betreuung der Schwangeren in enger Zusammenarbeit mit einem diabetologisch qualifizierten Arzt bei Überschreitung des in den o.g. Richtlinien des G-BA aufgeführten oberen Grenzwerts,

höchstens zweimal im Krankheitsfall

Die Gebührenordnungsposition 01776 ist nur einmal je Schwangerschaft berechnungsfähig.

In der Gebührenordnungsposition 01776 sind die Kosten für die Glukoselösung nicht enthalten.

10,89 €
106 Punkte

01777 Oraler Glukosetoleranztest (oGTT) zum Ausschluss/Nachweis eines Gestationsdiabetes gemäß Abschnitt A Nr. 8 der Richtlinien des Gemeinsamen Bundesausschusses (G-BA) über die ärztliche Betreuung während der Schwangerschaft und nach der Entbindung (Mutterschafts-Richtlinien)

Obligater Leistungsinhalt
- Orale Gabe von 75g Glukoselösung nach Einhaltung von mindestens 8h Nahrungskarenz,
- Dreimalige Entnahme von Venenblut (nüchtern, 1h sowie 2h nach Gabe der Glukoselösung),
- Veranlassung der Bestimmung der Plasmaglukosekonzentration,
- Beratung zum Gestationsdiabetes,
- Dokumentation im Mutterpass,

Fakultativer Leistungsinhalt
- Veranlassung der weiteren Betreuung der Schwangeren in enger Zusammenarbeit mit einem diabetologisch qualifizierten Arzt bei Überschreiten der in den o.g. Richtlinien des G-BA aufgeführten Grenzwerte,

höchstens zweimal im Krankheitsfall

Die Gebührenordnungsposition 01777 ist nur einmal je Schwangerschaft berechnungsfähig.

13,25 €
129 Punkte

In der Gebührenordnungsposition 01777 sind die Kosten für die Glukoselösung nicht enthalten.

Die Gebührenordnungsposition 01777 ist nur berechnungsfähig bei Schwangeren, deren Plasmaglukosekonzentration im Venenblut im Vortest auf Gestationsdiabetes nach der Gebührenordnungsposition 01776 in dem in den o.g. Richtlinien des G-BA für die Durchführung eines oGTT vorgesehenen Bereich lag.

01780 **Planung der Geburtsleitung** durch den betreuenden Arzt der Entbindungsklinik gemäß der Mutterschafts-Richtlinien

Obligater Leistungsinhalt
- Untersuchung(en),
- Besprechung mit der Schwangeren

Fakultativer Leistungsinhalt
- Externe kardiotokographische Untersuchung (CTG) gemäß Abschnitt B 4c und Anlage 2 der Mutterschafts-Richtlinien (Nr. 01786),
- Sonographische Untersuchung eines oder mehrerer weiblicher Genitalorgane, ggf. einschließlich Harnblase, mittels B-Mode-Verfahren (Nr. 33044)

35,75 €
348 Punkte

Die Gebührenordnungsposition 01780 ist nicht durch den Arzt berechnungsfähig, der die Schwangere während der Schwangerschaft betreut.

Die Berechnung der Gebührenordnungsposition 01780 setzt eine Genehmigung der Kassenärztlichen Vereinigung nach der Ultraschall-Vereinbarung gemäß § 135 Abs. 2 SGB V voraus.

Die Gebührenordnungsposition 01780 ist nicht neben weiteren Leistungen berechnungsfähig.

Die Gebührenordnungsposition 01780 ist im Behandlungsfall nicht neben den Gebührenordnungspositionen 01786 und 33042 bis 33044 berechnungsfähig.

01781 **Fruchtwasserentnahme** durch Amniozentese unter Ultraschallsicht

53,72 €
523 Punkte

Die Berechnung der Gebührenordnungsposition 01781 setzt eine Genehmigung der Kassenärztlichen Vereinigung nach der Ultraschall-Vereinbarung gemäß § 135 Abs. 2 SGB V voraus.

Die Gebührenordnungsposition 01781 ist nicht neben den Gebührenordnungspositionen 01782, 02340, 02341, 02343, 33042 bis 33044 und 33090 bis 33092 berechnungsfähig.

01782 **Transabdominale Blutentnahme** aus der Nabelschnur unter Ultraschallsicht

Obligater Leistungsinhalt
- Transabdominale Blutentnahme aus der Nabelschnur unter Ultraschallsicht

Fakultativer Leistungsinhalt
- Fruchtwasserentnahme durch Amniozentese unter Ultraschallsicht (Nr. 01781)

74,78 €
728 Punkte

1 Allgemeine Gebührenordnungspositionen 01783–01790

Die Berechnung der Gebührenordnungsposition 01782 setzt eine Genehmigung der Kassenärztlichen Vereinigung nach der Ultraschall-Vereinbarung gemäß § 135 Abs. 2 SGB V voraus.

Die Gebührenordnungsposition 01782 ist nicht neben den Gebührenordnungspositionen 01781, 02340, 02341, 02343, 33042 bis 33044 und 33090 bis 33092 berechnungsfähig.

01783	Quantitative Bestimmung von **Alpha-1-Feto-Protein (AFP)** im Fruchtwasser oder im Serum im Rahmen der Mutterschaftsvorsorge *Die Gebührenordnungsposition 01783 ist nicht neben der Gebührenordnungsposition 32350 berechnungsfähig.*	6,16 € 60 Punkte
01784	Amnioskopie	6,37 € 62 Punkte
01785	**Tokographische Untersuchung** vor der 28. Schwangerschaftswoche bei Verdacht auf vorzeitige Wehentätigkeit oder bei medikamentöser Wehenhemmung gemäß **Abschnitt B 4b** der Mutterschafts-Richtlinien *Die Gebührenordnungsposition 01785 ist nicht neben der Gebührenordnungsposition 01786 berechnungsfähig.*	9,66 € 94 Punkte
01786	**Externe kardiotokographische Untersuchung (CTG)** gemäß **Abschnitt B 4c und Anlage 2** der Mutterschafts-Richtlinien *Die Gebührenordnungsposition 01786 ist je Tag - auch bei Mehrlingsschwangerschaften - höchstens zweimal berechnungsfähig.* *Die Gebührenordnungsposition 01786 ist nicht neben der Gebührenordnungsposition 01785 berechnungsfähig.* *Die Gebührenordnungsposition 01786 ist im Behandlungsfall nicht neben der Gebührenordnungsposition 01780 berechnungsfähig.*	12,02 € 117 Punkte
01787	**Transzervikale Gewinnung von Chorionzottengewebe oder transabdominale Gewinnung von Plazentagewebe** unter Ultraschallsicht *Die Berechnung der Gebührenordnungsposition 01787 setzt eine Genehmigung der Kassenärztlichen Vereinigung nach der Ultraschall-Vereinbarung gemäß § 135 Abs. 2 SGB V voraus.* *Die Gebührenordnungsposition 01787 ist nicht neben den Gebührenordnungspositionen 02340, 02341, 02343, 33042 bis 33044 und 33090 bis 33092 berechnungsfähig.*	77,35 € 753 Punkte
01790	**Wissenschaftlich** begründete **humangenetische Beurteilung** *Obligater Leistungsinhalt* – Wissenschaftlich begründete humangenetische Beurteilung, *Fakultativer Leistungsinhalt* – Schriftliche Zusammenfassung für die oder den Begutachtete(n), einmal im Krankheitsfall *Die ausschließliche Befundmitteilung über die Inhalte der Untersuchungen der Gebührenordnungspositionen 01793, 01838, 08573, 11310 bis 11312 sowie 11320 bis 11322 ist nicht nach der Gebührenordnungsposition 01790 berechnungsfähig.*	18,69 € 182 Punkte

Die Gebührenordnungsposition 01790 ist im Behandlungsfall nicht neben den Gebührenordnungspositionen 01600, 01601, 01791, 01792, 01835 bis 01837 und 08570 bis 08572 berechnungsfähig.

Die Gebührenordnungsposition 01790 ist im Krankheitsfall nicht neben den Gebührenordnungspositionen 11230 bis 11232 berechnungsfähig.

01791 **Wissenschaftlich** begründete **humangenetische Beurteilung** auf der Grundlage **zugesandter Befunde**

Obligater Leistungsinhalt

– Wissenschaftlich begründete humangenetische Beurteilung auf der Grundlage zugesandter schriftlicher Befundunterlagen und ggf. zugesandter Bilddokumente,

Fakultativer Leistungsinhalt

– Schriftliche Zusammenfassung für die/den Begutachtete(n),

einmal im Krankheitsfall

37,59 €
366 Punkte

Die Gebührenordnungsposition 01791 ist im Behandlungsfall nicht neben den Gebührenordnungspositionen 01600, 01601, 01790, 01792, 01793, 01835 bis 01838 und 08570 bis 08573 berechnungsfähig.

Die Gebührenordnungsposition 01791 ist im Krankheitsfall nicht neben den Gebührenordnungspositionen 11230 bis 11232, 11310 bis 11312 und 11320 bis 11322 berechnungsfähig.

01792 Ausführliche **humangenetische Beurteilung** wegen evidentem **genetischen** und/oder **teratogenem Risiko**

Obligater Leistungsinhalt

– Ausführliche schriftliche wissenschaftlich begründete humangenetische Beurteilung bei Vorliegen eines evidenten genetischen und/oder teratogenen Risikos,
– Erhebung aller relevanten anamnestischen Daten,
– Detaillierte Analyse des Stammbaums über mindestens 3 Generationen,
– Quantifizierung des Risikos durch
    – Einbeziehung weitergehender Untersuchungen und/oder
    – Berechnung individueller Wahrscheinlichkeiten und/oder
    – Ermittlung genetisch bedingter Wiederholungsrisiken,

Fakultativer Leistungsinhalt

– Körperliche Untersuchung,
– Zusätzliche schriftliche Zusammenfassung für den oder die Begutachtete(n),
– In mehreren Sitzungen,

einmal im Krankheitsfall

153,97 €
1499 Punkte

Die Gebührenordnungsposition 01792 ist im Fall der Partnerberatung nur einmal berechnungsfähig.

1 Allgemeine Gebührenordnungspositionen 01793–01804

Die Gebührenordnungsposition 01792 ist im Behandlungsfall nicht neben den Gebührenordnungspositionen 01600, 01601, 01790, 01791, 01835 bis 01837 und 08570 bis 08572 berechnungsfähig.

Die Gebührenordnungsposition 01792 ist im Krankheitsfall nicht neben den Gebührenordnungspositionen 11230 bis 11232 berechnungsfähig.

01793 **Pränatale zytogenetische Untersuchung(en)** im Rahmen der Mutterschaftsvorsorge

Obligater Leistungsinhalt
- Chromosomenanalyse aus den Amnionzellen oder Chorionzotten, mit Anlage von mindestens 2 und Auswertung von mindestens einer Kultur,

Fakultativer Leistungsinhalt
- Chromosomenbandenanalyse aus unterschiedlichen Langzeit-Kultivierungen,
- Untersuchung von Chromosomenaberrationen an Metaphasechromosomen oder Interphasekernen mittels DNA-Hybridisierung,
- Fluoreszenz-in-situ-Hybridisierung (FISH),
- Fotografische Dokumentation,
- X-Chromatin-Bestimmung und/oder Y-Chromatin-Bestimmung,

je Fötus, einmal im Krankheitsfall

540,91 €
5266 Punkte

Die Gebührenordnungsposition 01793 ist im Behandlungsfall nicht neben den Gebührenordnungspositionen 01600, 01601, 01791, 01836, 08571 und 08573 berechnungsfähig.

Die Gebührenordnungsposition 01793 ist im Krankheitsfall nicht neben den Gebührenordnungspositionen 11231 und 11320 bis 11322 berechnungsfähig.

01800 **Treponemenantikörper-Nachweis** mittels TPHA/TPPA-Test (Lues-Suchreaktion) und/oder Immunoassay im Rahmen der Mutterschaftsvorsorge

4,52 €
44 Punkte

Die Gebührenordnungsposition 01800 ist nicht neben der Gebührenordnungsposition 32566 berechnungsfähig.

01802 **Rötelnantikörper-Bestimmung mittels Immunoassay** im Rahmen der Mutterschaftsvorsorge

9,96 €
97 Punkte

Die Gebührenordnungsposition 01802 ist nicht neben der Gebührenordnungsposition 32574 berechnungsfähig.

01803 **Untersuchung auf Rötelnantikörper der Klasse IgM mittels Immunoassay** bei auffälliger Rötelnanamnese im Rahmen der Mutterschaftsvorsorge

Fakultativer Leistungsinhalt
- Antikörperisolierung

9,96 €
97 Punkte

Die Gebührenordnungsposition 01803 ist nicht neben der Gebührenordnungsposition 32574 berechnungsfähig.

01804 **Bestimmung der Blutgruppe (A, B, 0) und des Rh-Faktors D** einschl. der Serumeigenschaften im Rahmen der Mutterschaftsvorsorge

8,53 €
83 Punkte

Die Gebührenordnungsposition 01804 ist nicht neben der Gebührenordnungsposition 32540 berechnungsfähig.

01805–01812 II Arztgruppenübergreifende allgemeine GOP

01805	**Untersuchung auf Dweak** im Rahmen der Mutterschaftsvorsorge *Die Gebührenordnungsposition 01805 ist nicht neben der Gebührenordnungsposition 32542 berechnungsfähig.*	6,68 € 65 Punkte
01806	**Bestimmung der Blutgruppenmerkmale C, c, E und e** im Rahmen der Mutterschaftsvorsorge *Die Gebührenordnungsposition 01806 ist nicht neben der Gebührenordnungsposition 32541 berechnungsfähig.*	4,21 € 41 Punkte
01807	**Antikörper-Nachweis** mittels indirekter Antiglobulintests gegen mindestens 2 Testerythrozyten-Präparationen (Antikörper-Suchtest) im Rahmen der Mutterschaftsvorsorge *Die Gebührenordnungsposition 01807 ist nicht neben der Gebührenordnungsposition 32545 berechnungsfähig.*	6,68 € 65 Punkte
01808	**Antikörper-Differenzierung** mittels indirekter Antiglobulintests gegen mindestens 8 Testerythrozyten-Präparationen bei positivem Ausfall des Antikörper-Suchtests im Rahmen der Mutterschaftsvorsorge *Die Gebührenordnungsposition 01808 ist nicht neben der Gebührenordnungsposition 32546 berechnungsfähig.*	14,18 € 138 Punkte
01809	**Quantitativer Antikörpernachweis** mittels indirektem Coombstest im Rahmen der Mutterschaftsvorsorge *Die Gebührenordnungsposition 01809 ist nicht neben der Gebührenordnungsposition 32554 berechnungsfähig.*	8,22 € 80 Punkte
01810	**Untersuchung auf Hepatitis B-Virus-Antigen (HBs-Ag)** bei einer Schwangeren im Rahmen der Mutterschaftsvorsorge *Die Gebührenordnungsposition 01810 ist nicht neben der Gebührenordnungsposition 32781 berechnungsfähig.*	5,65 € 55 Punkte
01811	**Untersuchung auf HIV-Antikörper** bei einer Schwangeren mittels Immunoassay im Rahmen der Mutterschaftsvorsorge *Die Gebührenordnungsposition 01811 ist nicht neben der Gebührenordnungsposition 32575 berechnungsfähig.*	4,21 € 41 Punkte
01812	**Glukosebestimmung im venösen Plasma** im Rahmen des Screenings auf Gestationsdiabetes nach den Gebührenordnungspositionen 01776 und 01777 zum Ausschluss/Nachweis eines Gestationsdiabetes gemäß Abschnitt A Nr. 8 der Richtlinien des Gemeinsamen Bundesausschusses (G-BA) über die ärztliche Betreuung während der Schwangerschaft und nach der Entbindung (Mutterschafts-Richtlinien) *Obligater Leistungsinhalt* – Bestimmung der Plasmaglukosekonzentration im Venenblut mittels standardgerechter und qualitätsgesicherter Glukosemessmethodik, – Angabe des Messergebnisses als Glukosekonzentration im venösen Plasma, je Untersuchung *Die Gebührenordnungsposition 01812 ist am Behandlungstag nicht neben den Gebührenordnungspositionen 32025 und 32057 berechnungsfähig.*	1,64 € 16 Punkte

1 Allgemeine Gebührenordnungspositionen 01815–01821

01815	Untersuchung und Beratung der Wöchnerin gemäß Abschnitt F.1. oder F.2. der Mutterschafts-Richtlinien	13,76 € 134 Punkte

01816 Chlamydia trachomatis - Nachweis im Urin gemäß Abschnitt A, Nr. 2 b der Mutterschaftsrichtlinie

Obligater Leistungsinhalt

– Nachweis von Chlamydia trachomatis im Urin mittels Nukleinsäureamplifizierendem Test (NAT),

Fakultativer Leistungsinhalt

– Pooling entsprechend der Richtlinie,

einmal im Krankheitsfall

8,73 €
85 Punkte

Die Gebührenordnungsposition 01816 ist nicht neben der Gebührenordnungsposition 32839 berechnungsfähig.

Die Gebührenordnungsposition 01816 ist im Krankheitsfall nicht neben den Gebührenordnungspositionen 01840 und 01915 berechnungsfähig.

1.7.5 Empfängnisregelung

01820 Ausstellung von Wiederholungsrezepten, Überweisungsscheinen oder Übermittlung von Befunden oder ärztlichen Anordnungen an den Patienten im Auftrag des Arztes durch das Praxispersonal, auch mittels technischer Kommunikationseinrichtungen, im Zusammenhang mit Empfängnisregelung, Sterilisation oder Schwangerschaftsabbruch

1,13 €
11 Punkte

Die Gebührenordnungsposition 01820 ist nicht neben anderen Gebührenordnungspositionen und nicht mehrfach an demselben Tag berechnungsfähig.

01821 Beratung im Rahmen der Empfängnisregelung

Obligater Leistungsinhalt

– Leistungen gemäß den Richtlinien zur Empfängnisregelung und zum Schwangerschaftsabbruch des Gemeinsamen Bundesausschusses,

einmal im Krankheitsfall

7,29 €
71 Punkte

Vertragsärzte im hausärztlichen Versorgungsbereich können die Gebührenordnungsposition 01821 berechnen, wenn sie nachweisen, dass sie diese Leistung bereits vor dem 31.12.2002 abgerechnet haben oder über eine mindestens einjährige gynäkologische Weiterbildung verfügen.

Die Gebührenordnungsposition 01821 ist nicht neben den Gebührenordnungspositionen 01850 und 01900 berechnungsfähig.

Die Gebührenordnungsposition 01821 ist im Behandlungsfall nicht neben der Gebührenordnungsposition 01822 berechnungsfähig.

01822 Beratung ggf. einschließlich Untersuchung im Rahmen der Empfängnisregelung

Obligater Leistungsinhalt
- Leistungen gemäß den Richtlinien zur Empfängnisregelung und zum Schwangerschaftsabbruch des Gemeinsamen Bundesausschusses,
- Beratung im Rahmen der Empfängnisregelung (Nr. 01821),

Fakultativer Leistungsinhalt
- Untersuchung gemäß den Richtlinien zur Empfängnisregelung und zum Schwangerschaftsabbruch des Gemeinsamen Bundesausschusses,

einmal im Behandlungsfall

11,61 €
113 Punkte

Vertragsärzte im hausärztlichen Versorgungsbereich können die Gebührenordnungsposition 01822 berechnen, wenn sie nachweisen, dass sie diese Leistung bereits vor dem 31.12.2002 abgerechnet haben oder über eine mindestens einjährige gynäkologische Weiterbildung verfügen.

Die Gebührenordnungsposition 01822 ist nicht neben der Gebührenordnungsposition 01850 berechnungsfähig.

Die Gebührenordnungsposition 01822 ist im Behandlungsfall nicht neben der Gebührenordnungsposition 01821 berechnungsfähig.

01825 Entnahme von Zellmaterial von der Ektozervix und aus der Endozervix im Rahmen der Empfängnisregelung, einschl. Kosten

Obligater Leistungsinhalt
- Entnahme von Zellmaterial von der Ektozervix und aus der Endozervix,
- Fixierung des Ausstriches

Fakultativer Leistungsinhalt
- Entnahme mittels Bürste

1,95 €
19 Punkte

Die Gebührenordnungsposition 01825 ist nicht neben der Gebührenordnungsposition 01730 berechnungsfähig.

01826 Zytologische Untersuchung im Rahmen der Empfängnisregelung

Obligater Leistungsinhalt
- Zytologische Untersuchung eines oder mehrerer Abstriche(s), auch Bürstenabstriche, von Ekto- und/oder Endozervix

Fakultativer Leistungsinhalt
- Abstrichentnahme von Ekto- und/oder Endozervix, einschl. Kosten

5,96 €
58 Punkte

Die Berechnung der Gebührenordnungsposition 01826 setzt eine Genehmigung der Kassenärztlichen Vereinigung nach der Zytologie-Vereinbarung gemäß § 135 Abs. 2 SGB V voraus.

Die Gebührenordnungsposition 01826 ist bei demselben Material nicht neben den Gebührenordnungspositionen 01733, 19310 und 19311 berechnungsfähig.

1 Allgemeine Gebührenordnungspositionen 01827–01830

01827 **Mikroskopische Untersuchung** des Nativabstrichs des Scheidensekrets im Rahmen der Empfängnisregelung
Obligater Leistungsinhalt
- Mikroskopische Untersuchung des Nativabstrichs des Scheidensekrets als Nativpräparat und/oder nach einfacher Färbung (z. B. mit Methylen-Blau, Fuchsin, Laktophenol-Blau, Lugolscher Lösung)

Fakultativer Leistungsinhalt
- Phasenkontrastdarstellung,
- Dunkelfeld

Die Gebührenordnungsposition 01827 ist nicht neben der Gebührenordnungsposition 32045 berechnungsfähig.

2,77 €
27 Punkte

01828 **Entnahme von Venenblut** für den Varicella-Zoster-Virus-Antikörper-Nachweis im Rahmen der Empfängnisregelung

einmal im Behandlungsfall

Vertragsärzte im hausärztlichen Versorgungsbereich können die Gebührenordnungsposition 01828 berechnen, wenn sie nachweisen, dass sie diese Leistung bereits vor dem 31.12.2002 abgerechnet haben oder über eine mindestens einjährige gynäkologische Weiterbildung verfügen.

Die Gebührenordnungsposition 01828 ist am Behandlungstag nicht neben den Gebührenordnungspositionen 08210 bis 08212 berechnungsfähig.

1,95 €
19 Punkte

01830 **Einlegen, Wechseln** oder **Entfernung** eines **Intrauterinpessars (IUP)** im Rahmen der Empfängnisregelung bei Frauen bis zum vollendeten 20. Lebensjahr

Obligater Leistungsinhalt
- Einlegen, Wechseln oder Entfernung eines Intrauterinpessars (IUP) im Rahmen der Empfängnisregelung bei Frauen bis zum vollendeten 20. Lebensjahr

Fakultativer Leistungsinhalt
- Sonographische Untersuchung eines oder mehrerer weiblicher Genitalorgane, ggf. einschließlich Harnblase, mittels B-Mode-Verfahren (Nr. 33044),
- Transkavitäre Untersuchung

Die Berechnung der Gebührenordnungsposition 01830 setzt eine Genehmigung der Kassenärztlichen Vereinigung nach der Ultraschall-Vereinbarung gemäß § 135 Abs. 2 SGB V voraus.

Die Gebührenordnungsposition 01830 ist nicht neben den Gebührenordnungspositionen 08330, 08331, 33044 und 33090 berechnungsfähig.

20,85 €
203 Punkte

01831 **Ultraschallkontrolle** nach Applikation eines Intrauterinpessars (IUP) gemäß der Richtlinie des Gemeinsamen Bundesausschusses zur Empfängnisregelung und zum Schwangerschaftsabbruch

Fakultativer Leistungsinhalt
- Transkavitäre Untersuchung

15,30 €
149 Punkte

Die Berechnung der Gebührenordnungsposition 01831 setzt eine Genehmigung der Kassenärztlichen Vereinigung nach der Ultraschall-Vereinbarung gemäß § 135 Abs. 2 SGB V voraus.

Die Gebührenordnungsposition 01831 ist nicht neben den Gebührenordnungspositionen 08331, 33042, 33044 und 33090 bis 33092 berechnungsfähig.

01832 **Subkutane Applikation eines Depot-Kontrazeptivums** im Rahmen der Empfängnisregelung bei Frauen bis zum vollendeten 20. Lebensjahr

Obligater Leistungsinhalt
- Subkutane Applikation eines Depot-Kontrazeptivums im Rahmen der Empfängnisregelung bei Frauen bis zum vollendeten 20. Lebensjahr

Fakultativer Leistungsinhalt
- Lokalanästhesie

6,68 €
65 Punkte

Die Gebührenordnungsposition 01832 ist nicht neben den Gebührenordnungspositionen 02360 und 08331 berechnungsfähig.

01833 **Varicella-Zoster-Virus-Antikörper-Nachweis** bei ungeklärter Immunitätslage im Rahmen der Empfängnisregelung (mindestens IgG-Nachweis),
einmal im Krankheitsfall

10,89 €
106 Punkte

Die Gebührenordnungsposition 01833 ist nicht neben der Gebührenordnungsposition 32629 berechnungsfähig.

01835 **Wissenschaftlich** begründete **humangenetische Beurteilung**

Obligater Leistungsinhalt
- Wissenschaftlich begründete humangenetische Beurteilung,

Fakultativer Leistungsinhalt
- Schriftliche Zusammenfassung für den/die Begutachtete(n),
einmal im Krankheitsfall

14,69 €
143 Punkte

Die ausschließliche Befundmitteilung über die Inhalte der Untersuchungen der Gebührenordnungspositionen 01793, 01838, 08573, 11310 bis 11312 sowie 11320 bis 11322 ist nicht nach der Gebührenordnungsposition 01835 berechnungsfähig.

Die Gebührenordnungsposition 01835 ist im Behandlungsfall nicht neben den Gebührenordnungspositionen 01600, 01601, 01790 bis 01792, 01836, 01837 und 08570 bis 08572 berechnungsfähig.

Die Gebührenordnungsposition 01835 ist im Krankheitsfall nicht neben den Gebührenordnungspositionen 11230 bis 11232 berechnungsfähig.

1 Allgemeine Gebührenordnungspositionen 01836–01837

01836 **Wissenschaftlich** begründete **humangenetische Beurteilung** auf der Grundlage **zugesandter Befunde**

Obligater Leistungsinhalt
- Wissenschaftlich begründete humangenetische Beurteilung auf der Grundlage zugesandter schriftlicher Befundunterlagen und ggf. zugesandter Bilddokumente,

Fakultativer Leistungsinhalt
- Schriftliche Zusammenfassung für die oder den Begutachtete(n),

einmal im Krankheitsfall

29,58 €
288 Punkte

Die Gebührenordnungsposition 01836 ist im Behandlungsfall nicht neben den Gebührenordnungspositionen 01600, 01601, 01790 bis 01793, 01835, 01837, 01838 und 08570 bis 08573 berechnungsfähig.

Die Gebührenordnungsposition 01836 ist im Krankheitsfall nicht neben den Gebührenordnungspositionen 11230 bis 11232, 11310 bis 11312 und 11320 bis 11322 berechnungsfähig.

01837 Ausführliche **humangenetische Beurteilung** wegen evidentem **genetischen** und/oder **teratogenem Risiko**

Obligater Leistungsinhalt
- Ausführliche schriftliche wissenschaftlich begründete humangenetische Beurteilung bei Vorliegen eines evidenten genetischen und/oder teratogenen Risikos,
- Erhebung aller relevanten anamnestischen Daten,
- Detaillierte Analyse des Stammbaums über mindestens 3 Generationen,
- Quantifizierung des Risikos durch
  - Einbeziehung weitergehender Untersuchungen
  und/oder
  - Berechnung individueller Wahrscheinlichkeiten
  und/oder
  - Ermittlung genetisch bedingter Wiederholungsrisiken,

Fakultativer Leistungsinhalt
- Körperliche Untersuchung,
- Zusätzliche schriftliche Zusammenfassung für die oder den Begutachtete(n),
- In mehreren Sitzungen,

einmal im Krankheitsfall

121,10 €
1179 Punkte

Die Gebührenordnungsposition 01837 ist im Fall der Partnerberatung nur einmal berechnungsfähig.

Die Gebührenordnungsposition 01837 ist im Behandlungsfall nicht neben den Gebührenordnungspositionen 01600, 01601, 01790 bis 01792, 01835, 01836 und 08570 bis 08572 berechnungsfähig.

Die Gebührenordnungsposition 01837 ist im Krankheitsfall nicht neben den Gebührenordnungspositionen 11230 bis 11232 berechnungsfähig.

01838 **Postnatale zytogenetische Untersuchung(en)** im Rahmen der Empfängnisregelung,
einmal im Krankheitsfall

Die Gebührenordnungsposition 01838 ist im Behandlungsfall nicht neben den Gebührenordnungspositionen 01791, 01836, 08571 und 08573 berechnungsfähig.

Die Gebührenordnungsposition 01838 ist im Krankheitsfall nicht neben den Gebührenordnungspositionen 01600, 01601 und 11231 berechnungsfähig.

143,09 €
1393 Punkte

01839 **Zuschlag** zu der Gebührenordnungsposition 01838 **für die spezielle Darstellung der Strukturen einzelner Chromosomen durch Anwendung besonderer Techniken**

Obligater Leistungsinhalt

- Chromosomenbandenanalyse aus unterschiedlichen Langzeit-Kultivierungen

und/oder

- Untersuchung von Chromosomenaberrationen an Metaphasechromosomen oder Interphasekernen mittels DNA-Hybridisierung

und/oder

- Fluoreszenz-in-situ-Hybridisierung (FISH),

Fakultativer Leistungsinhalt

- Fotografische Dokumentation,

je angewendetes Färbeverfahren oder je untersuchter Zielsequenz (je Sonde)

Die Gebührenordnungsposition 01839 ist nicht neben der Gebührenordnungsposition 11312 berechnungsfähig.

45,91 €
447 Punkte

01840 **Chlamydia trachomatis - Nachweis im Urin** gemäß Abschnitt B, Nr. 6 der Richtlinien des Gemeinsamen Bundesausschusses zur Empfängnisregelung und zum Schwangerschaftsabbruch

Obligater Leistungsinhalt

- Nachweis von Chlamydia trachomatis im Urin mittels Nukleinsäureamplifizierendem Test (NAT),

Fakultativer Leistungsinhalt

- Pooling entsprechend der Richtlinie,

einmal im Krankheitsfall

Die Gebührenordnungsposition 01840 ist nicht neben der Gebührenordnungsposition 32839 berechnungsfähig.

Die Gebührenordnungsposition 01840 ist im Krankheitsfall nicht neben den Gebührenordnungspositionen 01816 und 01915 berechnungsfähig.

6,88 €
67 Punkte

1 Allgemeine Gebührenordnungspositionen 01850–01855

1.7.6 Sterilisation

01850 **Beratung über Methoden, Risiken und Folgen einer Sterilisation sowie über alternative Maßnahmen zur Empfängnisverhütung**

Obligater Leistungsinhalt
- Leistungen gemäß der Richtlinien zur Empfängnisregelung und zum Schwangerschaftsabbruch des Gemeinsamen Bundesausschusses,

Fakultativer Leistungsinhalt
- Untersuchung zur Empfehlung einer geeigneten Operationsmethode,

einmal im Behandlungsfall

Die Gebührenordnungsposition 01850 ist nicht neben den Gebührenordnungspositionen 01821, 01822 und 01900 berechnungsfähig.

7,29 €
71 Punkte

01851 **Untersuchung zur Durchführung des operativen Eingriffs bei Sterilisation,**

einmal im Behandlungsfall

7,09 €
69 Punkte

01852 **Präanästhesiologische Untersuchung** einer Patientin im Zusammenhang mit der Durchführung einer Narkose nach der **Gebührenordnungsposition 01856**

Obligater Leistungsinhalt
- Überprüfung der Narkosefähigkeit der Patientin,
- Aufklärungsgespräch mit Dokumentation

Fakultativer Leistungsinhalt
- Auswertung ggf. vorhandener Befunde,
- In mehreren Sitzungen

einmal im Behandlungsfall

Die Gebührenordnungsposition 01852 ist nicht neben der Gebührenordnungsposition 05310 berechnungsfähig.

18,39 €
179 Punkte

01853 **Infiltrationsanästhesie** zur Durchführung der **Sterilisation beim Mann**

5,44 €
53 Punkte

01854 **Sterilisation des Mannes** bei einer Indikation gemäß der Richtlinien des Gemeinsamen Bundesausschusses
Der operative Eingriff ist nach OPS-301 zu codieren und auf dem Behandlungsschein anzugeben.

82,28 €
801 Punkte

01855 **Sterilisation der Frau** bei einer Indikation gemäß der Richtlinien des Gemeinsamen Bundesausschusses
Der operative Eingriff ist nach OPS-301 zu codieren und auf dem Behandlungsschein anzugeben.

133,84 €
1303 Punkte

01856 Narkose im Zusammenhang mit einer Sterilisation

Obligater Leistungsinhalt
- Anästhesie und/oder Narkose (Nr. 05330)

Fakultativer Leistungsinhalt
- Zuschlag zu der Gebührenordnungsposition 05330 bei Fortsetzung einer Anästhesie und/oder Narkose (Nr. 05331)

133,33 €
1298 Punkte

Die Gebührenordnungsposition 01856 ist nicht neben den Gebührenordnungspositionen 01220 bis 01222, 01913, 02100, 02101, 02320 bis 02323, 02330, 02331, 02342, 05372 und 30708 und nicht neben den Gebührenordnungspositionen der Abschnitte 5.3, 31.5.3 und 36.5.3 berechnungsfähig.

01857 Beobachtung und Betreuung nach Sterilisation im Anschluss an die Leistung entsprechend der Gebührenordnungsposition 01856

Obligater Leistungsinhalt
- Beobachtung und Betreuung für mindestens zwei Stunden,
- Stabilisierung und Kontrolle der Vitalfunktionen,
- Steuerung der postoperativen Analgesie,
- Abschlussuntersuchung,

Fakultativer Leistungsinhalt
- Infusion(en),
- Bestimmung der Blutgase und des Säure-Basen-Status,
- Postoperative Analgesie,

einmal im Behandlungsfall

51,56 €
502 Punkte

Der Vertragsarzt hat mit der Quartalsabrechnung zu dokumentieren, dass an der Beobachtung und Betreuung kein weiterer Vertragsarzt mitgewirkt hat.

Entgegen Nr. 4.3.2 der Allgemeinen Bestimmung kann die Gebührenordnungsposition 01857 auch dann berechnet werden, wenn die Arztpraxis nicht über die Möglichkeit zur Bestimmung der Blutgase und des Säure-Basen-Status verfügt.

Die Gebührenordnungsposition 01857 ist nicht neben den Gebührenordnungspositionen 01510 bis 01512, 01520, 01521, 01530, 01531, 01910, 01911, 02100, 02101, 02320 bis 02322, 02330, 02331, 05320, 05330, 05331, 05340, 05350, 05372, 13256, 31828, 32247 und 36884 und nicht neben den Gebührenordnungspositionen des Abschnitts 36.3 berechnungsfähig.

1 Allgemeine Gebührenordnungspositionen 01900–01902

1.7.7 Schwangerschaftsabbruch

01900 Beratung über die Erhaltung einer Schwangerschaft und über die ärztlich bedeutsamen Gesichtspunkte bei einem Schwangerschaftsabbruch

Obligater Leistungsinhalt
- Leistungen gemäß den Richtlinien zur Empfängnisregelung und zum Schwangerschaftsabbruch des Gemeinsamen Bundesausschusses,

Fakultativer Leistungsinhalt
- Schriftliche Feststellung der Indikation für den Schwangerschaftsabbruch,
- Klinische Untersuchung,
- Immunologische Schwangerschaftstests,

einmal im Behandlungsfall

Die Gebührenordnungsposition 01900 ist nicht neben den Gebührenordnungspositionen 01821 und 01850 berechnungsfähig.

8,32 €
81 Punkte

01901 Untersuchung zur Durchführung des operativen Eingriffs bei Schwangerschaftsabbruch

Obligater Leistungsinhalt
- Beratung über die Bedeutung des Eingriffs sowie über Ablauf, Folgen und Risiken möglicher physischer und psychischer Auswirkungen nach § 218c des StGB,
- Klinische Untersuchung,

einmal im Behandlungsfall

9,76 €
95 Punkte

01902 Ultraschalluntersuchung zur Feststellung des Schwangerschaftsalters vor einem geplanten Schwangerschaftsabbruch

Obligater Leistungsinhalt
- Sonographische Untersuchung eines oder mehrerer weiblicher Genitalorgane, ggf. einschließlich Harnblase, mittels B-Mode-Verfahren (Nr. 33044),
- Bilddokumentation,

einmal im Behandlungsfall

Die Berechnung der Gebührenordnungsposition 01902 setzt eine Genehmigung der Kassenärztlichen Vereinigung nach der Ultraschall-Vereinbarung gemäß § 135 Abs. 2 SGB V voraus.

Die Gebührenordnungsposition 01902 ist nicht neben den Gebührenordnungspositionen 33042 bis 33044 und 33081 berechnungsfähig.

15,30 €
149 Punkte

01903 Präanästhesiologische Untersuchung einer Patientin im Zusammenhang mit der Durchführung einer Narkose nach der **Gebührenordnungsposition 01913**

Obligater Leistungsinhalt
- Überprüfung der Narkosefähigkeit der Patientin,
- Aufklärungsgespräch mit Dokumentation,

Fakultativer Leistungsinhalt
- Auswertung ggf. vorhandener Befunde,
- In mehreren Sitzungen,

einmal im Behandlungsfall

Die Gebührenordnungsposition 01903 ist nicht neben der Gebührenordnungsposition 05310 berechnungsfähig.

18,39 €
179 Punkte

01904 **Durchführung eines Schwangerschaftsabbruchs** unter **medizinischer oder kriminologischer Indikation** bis zur vollendeten 12. Schwangerschaftswoche p. c. bzw. bis zur vollendeten 14. Schwangerschaftswoche p. m.

Obligater Leistungsinhalt
- Überprüfung der Indikation,
- Durchführung des operativen Schwangerschaftsabbruchs

Fakultativer Leistungsinhalt
- Erweiterung des Gebärmutterhalskanals,
- Intrazervikale oder vaginale Prostaglandinapplikation,
- Ultraschalluntersuchung(en)

Die Berechnung der Gebührenordnungsposition 01904 setzt eine Genehmigung der Kassenärztlichen Vereinigung nach der Ultraschall-Vereinbarung gemäß § 135 Abs. 2 SGB V voraus.

Der zur Berechnung der Gebührenordnungsposition 01904 erforderliche Leistungsinhalt beinhaltet im Rahmen der Überprüfung der Indikation auch die Beratung über die Bedeutung des Eingriffs sowie über Ablauffolgen und Risiken möglicher physischer und psychischer Auswirkungen nach § 218 c StGB.

Die Gebührenordnungsposition 01904 ist nicht neben den Gebührenordnungspositionen 33042 bis 33044 und 33081 berechnungsfähig.

99,02 €
964 Punkte

01905 **Durchführung eines Schwangerschaftsabbruchs** unter **medizinischer Indikation ab der** 13. Schwangerschaftswoche p. c. bzw. ab der 15. Schwangerschaftswoche p. m.

Obligater Leistungsinhalt
- Überprüfung der Indikation,
- Durchführung des Schwangerschaftsabbruchs

Fakultativer Leistungsinhalt
- Erweiterung des Gebärmutterhalskanals,
- Intrazervikale oder vaginale Prostaglandinapplikation,
- Ultraschalluntersuchung(en)

Die Berechnung der Gebührenordnungsposition 01905 setzt eine Genehmigung der Kassenärztlichen Vereinigung nach der Ultraschall-Vereinbarung gemäß § 135 Abs. 2 SGB V voraus.

113,20 €
1102 Punkte

1 Allgemeine Gebührenordnungspositionen 01906–01911

Der zur Berechnung der Gebührenordnungsposition 01905 erforderliche Leistungsinhalt beinhaltet im Rahmen der Überprüfung der Indikation auch die Beratung über die Bedeutung des Eingriffs sowie über Ablauffolgen und Risiken möglicher physischer und psychischer Auswirkungen nach § 218 c StGB.

Die Gebührenordnungsposition 01905 ist nicht neben der Gebührenordnungsposition 33044 berechnungsfähig.

01906 **Durchführung eines medikamentösen Schwangerschaftsabbruchs unter medizinischer oder kriminologischer Indikation** bis zum 63. Tag p.m.

Obligater Leistungsinhalt

- Überprüfung der Indikation,
- Durchführung des medikamentösen Schwangerschaftsabbruchs

Fakultativer Leistungsinhalt

- Erweiterung des Gebärmutterhalskanals,
- Applikation wehenfördernder Mittel,
- Ultraschalluntersuchung(en)

57,62 €
561 Punkte

Die Berechnung der Gebührenordnungsposition 01906 setzt eine Genehmigung der Kassenärztlichen Vereinigung nach der Ultraschall-Vereinbarung gemäß § 135 Abs. 2 SGB V voraus.

Der zur Berechnung der Gebührenordnungsposition 01906 erforderliche Leistungsinhalt beinhaltet im Rahmen der Überprüfung der Indikation auch die Beratung über die Bedeutung des Eingriffs sowie über Ablauffolgen und Risiken möglicher physischer und psychischer Auswirkungen nach § 218 c StGB.

Die Gebührenordnungsposition 01906 ist nicht neben den Gebührenordnungspositionen 33042 bis 33044 und 33081 berechnungsfähig.

Beobachtung und Betreuung nach Durchführung eines Schwangerschaftsabbruchs,

Obligater Leistungsinhalt

- Kontrolle von Atmung, Kreislauf, Vigilanz,
- Abschlussuntersuchung(en)

Fakultativer Leistungsinhalt

- Infusionstherapie,
- akute Schmerztherapie, mit Ausnahme der Gebührenordnungsposition des Anschnitts 30.7
- EKG-Monitoring

einmal im Behandlungsfall

51,56 €

01910 Dauer mehr als 2 Stunden

502 Punkte

103,75 €

01911 Dauer mehr als 4 Stunden

1010 Punkte

Die Gebührenordnungsposition 01911 ist nur nach Durchführung eines medikamentös ausgelösten Schwangerschaftsabbruchs entsprechend der Gebührenordnungsposition 01906 berechnungsfähig.

Die Gebührenordnungspositionen 01910 und 01911 sind nicht neben den Gebührenordnungspositionen 01857, 02100, 02101 und 30710 und nicht neben den Gebührenordnungspositionen der Abschnitte 1.5, 31.3 und 36.3 berechnungsfähig.

01912 **Kontrolluntersuchung(en)** nach einem durchgeführten **Schwangerschaftsabbruch** nach den Gebührenordnungspositionen 01904, 01905 oder 01906 zwischen dem 7. und 14. Tag nach Abbruch

Obligater Leistungsinhalt
- Beratung(en),
- Gynäkologische Untersuchung,
- Sonographische Untersuchung eines oder mehrerer weiblicher Genitalorgane, ggf. einschließlich Harnblase, mittels B-Mode-Verfahren (Nr. 33044),

einmal im Behandlungsfall

21,26 €
207 Punkte

Die Berechnung der Gebührenordnungsposition 01912 setzt eine Genehmigung der Kassenärztlichen Vereinigung nach der Ultraschall-Vereinbarung gemäß § 135 Abs. 2 SGB V voraus.

Die Gebührenordnungsposition 01912 ist nicht neben der Gebührenordnungsposition 33044 berechnungsfähig.

01913 **Narkose im Zusammenhang mit einem Schwangerschaftsabbruch**

Obligater Leistungsinhalt
- Anästhesie und/oder Narkose (Nr. 05330)

Fakultativer Leistungsinhalt
- Zuschlag zu der Gebührenordnungsposition 05330 bei Fortsetzung einer Anästhesie und/oder Narkose (Nr. 05331)

133,33 €
1298 Punkte

Die Gebührenordnungsposition 01913 ist nicht neben den Gebührenordnungspositionen 01220 bis 01222, 01856, 02100, 02101, 02320 bis 02323, 02330, 02331, 02342 und 05372 und nicht neben den Gebührenordnungspositionen der Abschnitte 5.3, 31.5.3 und 36.5.3 berechnungsfähig.

01915 **Chlamydia trachomatis - Nachweis im Urin** gemäß Abschnitt D, Nr. 3.3, a, (aa) der Richtlinien des Gemeinsamen Bundesausschusses zur Empfängnisregelung und zum Schwangerschaftsabbruch

Obligater Leistungsinhalt
- Nachweis von Chlamydia trachomatis im Urin mittels Nukleinsäureamplifizierendem Test (NAT),

Fakultativer Leistungsinhalt
- Pooling entsprechend der Richtlinie,

einmal im Krankheitsfall

6,88 €
67 Punkte

Die Gebührenordnungsposition 01915 ist nicht neben der Gebührenordnungsposition 32839 berechnungsfähig.

1 Allgemeine Gebührenordnungspositionen 01950

Die Gebührenordnungsposition 01915 ist im Krankheitsfall nicht neben den Gebührenordnungspositionen 01816 und 01840 berechnungsfähig.

1.8 Gebührenordnungspositionen bei Substitutionsbehandlung und diamorphingestützter Behandlung der Drogenabhängigkeit

1. Die Berechnung der Gebührenordnungspositionen dieses Abschnittes setzt eine Genehmigung der Kassenärztlichen Vereinigung nach den Richtlinien des Gemeinsamen Bundesausschusses zur substitutionsgestützten Behandlung Opiatabhängiger voraus.
2. Sofern nur die Leistungen entsprechend den Gebührenordnungspositionen 01950 bis 01952 erbracht werden, sind die spezifischen, auf die diamorphingestützte Behandlung bezogenen Anforderungen des § 2 Abs. 1 Satz 2, des § 2 Abs. 2 sowie des § 10 der Richtlinie des Gemeinsamen Bundesausschusses zur substitutionsgestützten Behandlung Opiatabhängiger nicht zu erfüllen.
3. Die Berechnung der Gebührenordnungspositionen 01955 und 01956 setzt voraus, dass die Einrichtung zusätzlich über eine Genehmigung der zuständigen Landesbehörde gemäß § 5 Abs. 9b Betäubungsmittel-Verschreibungsverordnung (BtMVV) verfügt.
4. Der Leistungsbedarf, welcher der Substitutionsbehandlung und/oder der diamorphingestützten Behandlung zuzuordnen ist, umfasst ausschließlich die Gebührenordnungspositionen 01950 bis 01952 sowie 01955 und 01956. Werden darüber hinaus bei demselben Patienten weitere Leistungen notwendig, sind diese dem übrigen kurativen Leistungsbereich zuzurechnen.

01950	Substitutionsgestützte Behandlung Opiatabhängiger nach den Richtlinien des Gemeinsamen Bundesausschusses, je Behandlungstag	4,01 € 39 Punkte

Neben der Gebührenordnungsposition 01950 sind arztgruppenspezifische Versicherten-, Grund- und Konsiliarpauschalen sowie die Gebührenordnungspositionen 01320 und 01321 nicht berechnungsfähig.

Die Gebührenordnungsposition 01950 ist nur bei persönlichem Arzt-Patienten-Kontakt berechnungsfähig.

Die Gebührenordnungspositionen 01410 bis 01415, 01420, 01430 und 01440 sind in demselben Behandlungsfall nur dann neben der Gebührenordnungsposition 01950 berechnungsfähig, wenn der Kranke aufgrund nicht in Zusammenhang mit der Substitutionsbehandlung stehenden Krankheitsbildern im Rahmen von Besuchen oder Visiten behandelt werden muss, weil er die Arztpraxis nicht aufsuchen kann.

Die Gebührenordnungsposition 01950 ist nicht neben den Gebührenordnungspositionen 01100 bis 01102, 01210, 01212, 01214, 01216, 01218 und 01418 berechnungsfähig.

Die Gebührenordnungsposition 01950 ist am Behandlungstag nicht neben den Gebührenordnungspositionen 01955 und 01956 berechnungsfähig.

| 01951–01955 | II Arztgruppenübergreifende allgemeine GOP |

| 01951 | Zuschlag zu der Gebührenordnungsposition 01950 für die Behandlung an **Samstagen, an Sonn- und gesetzlichen Feiertagen, am 24. und 31. Dezember**

Die Gebührenordnungsposition 01951 ist nicht neben den Gebührenordnungspositionen 01100 bis 01102, 01210, 01212, 01214, 01216 und 01218 berechnungsfähig.

Die Gebührenordnungsposition 01951 ist am Behandlungstag nicht neben der Gebührenordnungsposition 01956 berechnungsfähig. | 8,53 €
83 Punkte |

| 01952 | Zuschlag zu den **Gebührenordnungspositionen** 01950 oder 01955 **für das therapeutische Gespräch**

Obligater Leistungsinhalt
– Dauer mindestens 10 Minuten,
Fakultativer Leistungsinhalt
– Beratung und Instruktion der Bezugsperson(en),
höchstens viermal im Behandlungsfall | 12,33 €
120 Punkte |

| 01955 | **Diamorphingestützte Behandlung Opiatabhängiger** nach den Richtlinien des Gemeinsamen Bundesausschusses und der Betäubungsmittelverschreibungsverordnung (BtMVV), einschl. Kosten

Obligater Leistungsinhalt
– Parenterale Diamorphinabgabe(n),
– Alkoholatemtest (Nr. 32148) vor jeder Diamorphinabgabe,
– Postexpositionelle Überwachung nach jeder Diamorphinabgabe,
– Persönlicher Arzt-Patienten-Kontakt bei jeder Diamorphinabgabe,
Fakultativer Leistungsinhalt
– zusätzliche Methadonsubstitution (Nr. 01950),
je Behandlungstag

Neben der Gebührenordnungsposition 01955 sind arztgruppenspezifische Versicherten-, Grund- und Konsiliarpauschalen sowie die Gebührenordnungspositionen 01320 und 01321 nicht berechnungsfähig.

Die Gebührenordnungspositionen 01410 bis 01415, 01420, 01430 und 01440 sind in demselben Behandlungsfall nur dann neben der Gebührenordnungsposition 01955 berechnungsfähig, wenn der Kranke aufgrund nicht in Zusammenhang mit der diamorphingestützten Behandlung stehenden Krankheitsbildern im Rahmen von Besuchen oder Visiten behandelt werden muss, weil er die Arztpraxis/Einrichtung nicht aufsuchen kann.

Die Gebührenordnungsposition 01955 ist nicht neben der Gebührenordnungsposition 01418 berechnungsfähig.

Die Gebührenordnungsposition 01955 ist am Behandlungstag nicht neben den Gebührenordnungspositionen 01100 bis 01102, 01210, 01212, 01214, 01216, 01218, 01950 und 32148 berechnungsfähig. | 27,84 €
271 Punkte |

2 Allgemeine diagnostische und therapeutische GOP 01956–02100

| 01956 | Zuschlag zu der Gebührenordnungsposition 01955 für die Behandlung an Samstagen, an Sonn- und gesetzlichen Feiertagen, am 24. und 31. Dezember, je Behandlungstag | 17,05 €
166 Punkte |

Die Gebührenordnungsposition 01956 ist am Behandlungstag nicht neben den Gebührenordnungspositionen 01100 bis 01102, 01210, 01212, 01214, 01216, 01218, 01950 und 01951 berechnungsfähig.

2 Allgemeine diagnostische und therapeutische Gebührenordnungspositionen

2.1 Infusionen, Transfusionen, Reinfusionen, Programmierung von Medikamentenpumpen

| 02100 | Infusion
Obligater Leistungsinhalt
– Infusion
  – intravenös
  und/oder
  – in das Knochenmark
  und/oder
  – mittels Portsystem
  und/oder
  – intraarteriell
– Dauer mindestens 10 Minuten | 5,85 €
57 Punkte |

Erfolgt über denselben liegenden Zugang (z.B. Kanüle, Katheter) mehr als eine Infusion nach der Gebührenordnungsposition 02100 und/oder der Gebührenordnungsposition 02101 und/oder der Gebührenordnungsposition 30710, so sind die Gebührenordnungspositionen 02100 und/oder 02101 und/oder 30710 je Behandlungstag nur einmal berechnungsfähig.

Die Gebührenordnungsposition 02100 ist nicht neben den Gebührenordnungspositionen 01220 bis 01222, 01510 bis 01512, 01520, 01521, 01530, 01531, 01856, 01857, 01910, 01911, 01913, 02120, 02330, 02331, 06331, 06332, 13310, 13311, 30708, 30710, 31501 bis 31507, 31820 bis 31828, 31830, 31831, 36501 bis 36507, 36820 bis 36828, 36830, 36831 und 36882 und nicht neben den Gebührenordnungspositionen der Kapitel 5 und 34 berechnungsfähig.

Die Gebührenordnungsposition 02100 ist am Behandlungstag nicht neben den Gebührenordnungspositionen 31800, 31801, 36800 und 36801 berechnungsfähig.

Die Gebührenordnungsposition 02100 ist im Behandlungsfall nicht neben den Gebührenordnungspositionen 04410, 13545, 13550, 26330 und 34291 berechnungsfähig.

02101 Infusionstherapie

Obligater Leistungsinhalt

- Intravasale Infusionstherapie mit Zytostatika, Virustatika, Antimykotika und/oder Antibiotika bei einem Kranken mit konsumierender Erkrankung (fortgeschrittenes Malignom, HIV-Erkrankung im Stadium AIDS)

und/oder

- Intraperitoneale bzw. intrapleurale Infusionstherapie bei einem Kranken mit konsumierender Erkrankung (z. B. fortgeschrittenes Malignom),

und/oder

- Intravasale Infusionstherapie mit monoklonalen Antikörperpräparaten,
- Dauer mind. 60 Minuten

16,13 €
157 Punkte

Erfolgt über denselben liegenden Zugang (z. B. Kanüle, Katheter) mehr als eine Infusion nach der Gebührenordnungsposition 02100, der Gebührenordnungsposition 02101 und/oder der Gebührenordnungsposition 30710, so sind die Gebührenordnungspositionen 02100, 02101 und/oder 30710 je Behandlungstag nur einmal berechnungsfähig.

Die Gebührenordnungsposition 02101 ist nicht neben den Gebührenordnungspositionen 01220 bis 01222, 01856, 01857, 01910, 01911, 01913, 02120, 02330, 02331, 06331, 06332, 13310, 13311, 30708, 30712, 30720 bis 30724, 30730, 30731, 30740, 30750, 30751, 30760 und 36882 und nicht neben den Gebührenordnungspositionen der Abschnitte 1.5, 31.5.3 und 36.5.3 sowie den Gebührenordnungspositionen der Kapitel 5 und 34 berechnungsfähig.

Die Gebührenordnungsposition 02101 ist am Behandlungstag nicht neben den Gebührenordnungspositionen 31800, 31801, 36800 und 36801 berechnungsfähig.

Die Gebührenordnungsposition 02101 ist im Behandlungsfall nicht neben den Gebührenordnungspositionen 13545, 13550, 26330 und 34291 berechnungsfähig.

02110 Erste Transfusion

Obligater Leistungsinhalt

- Transfusion der ersten Blutkonserve

und/oder

- Transfusion der ersten Blutpräparation

und/oder

- Transfusion von Frischblut

Fakultativer Leistungsinhalt

- ABO-Identitätstest (Bedside-Test)

21,78 €
212 Punkte

Die Gabe von Humanalbumin ist nicht nach der Gebührenordnungsposition 02110 berechnungsfähig.

Die Gebührenordnungsposition 02110 ist im Behandlungsfall nicht neben der Gebührenordnungsposition 34291 berechnungsfähig.

2 Allgemeine diagnostische und therapeutische GOP 02111–02200

02111 **Jede weitere Transfusion** im Anschluss an die Gebührenordnungsposition 02110
Obligater Leistungsinhalt
- Weitere Transfusion im Anschluss an die Gebührenordnungsposition 02110,

Fakultativer Leistungsinhalt
- ABO-Identitätstest (Bedside-Test),

je Konserve bzw. Blutpräparation (auch Frischblut)

8,73 €
85 Punkte

Die Gabe von Humanalbumin ist nicht nach der Gebührenordnungsposition 02111 berechnungsfähig.

Die Gebührenordnungsposition 02111 ist im Behandlungsfall nicht neben der Gebührenordnungsposition 34291 berechnungsfähig.

02112 **Reinfusion**
Obligater Leistungsinhalt
- Mindestens 200 ml Eigenblut oder Eigenplasma,
- ABO-Identitätstest (Bedside-Test)

6,88 €
67 Punkte

Die Gebührenordnungsposition 02112 ist im Behandlungsfall nicht neben der Gebührenordnungsposition 34291 berechnungsfähig.

02120 **Erstprogrammierung** einer externen elektronisch programmierbaren **Medikamentenpumpe** zur Applikation von Zytostatika

12,02 €
117 Punkte

Die Gebührenordnungsposition 02120 ist nicht neben den Gebührenordnungspositionen 02100, 02101 und 30750 berechnungsfähig.

Die Gebührenordnungsposition 02120 ist im Behandlungsfall nicht neben der Gebührenordnungsposition 34291 berechnungsfähig.

2.2 Tuberkulintestung

02200 **Tuberkulintestung**
Obligater Leistungsinhalt
- Intrakutane Testung nach Mendel-Mantoux

oder
- Intrakutaner TINE-Test

oder
- Testung
  - kutan nach von Pirquet

  oder
  - perkutan nach Moro

  oder
  - mittels Pflaster (Hamburger-Test),

je Test

0,92 €
9 Punkte

2.3 Kleinchirurgische Eingriffe, Allgemeine therapeutische Leistungen

1. Die Vereinbarung von Qualitätssicherungsmaßnahmen beim ambulanten Operieren und bei stationsersetzenden Eingriffen gemäß § 15 des Vertrages nach § 115 b Abs. 1 SGB V gilt nicht für Leistungen dieses Abschnitts, sofern die Eingriffe nicht im Katalog zum Vertrag nach § 115 b SGB V genannt sind.
2. Operative Eingriffe setzen die Eröffnung von Haut und/oder Schleimhaut bzw. eine primäre Wundversorgung voraus.
3. Lokalanästhesien und Leitungsanästhesien sind, soweit erforderlich, Bestandteil der berechnungsfähigen Gebührenordnungspositionen.
4. Die Gebührenordnungspositionen 02300 bis 02302 sind bei Patienten mit den Diagnosen Nävuszellnävussyndrom (ICD-10-GM: D22.-) und/oder mehreren offenen Wunden (ICD-10-GM: T01.-) mehrfach in einer Sitzung - auch nebeneinander, jedoch insgesamt höchstens fünfmal am Behandlungstag - berechnungsfähig.

02300 Kleinchirurgischer Eingriff I und/oder primäre Wundversorgung und/oder Epilation

Obligater Leistungsinhalt

- Operativer Eingriff mit einer Dauer von bis zu 5 Minuten

und/oder

- Primäre Wundversorgung

und/oder

- Epilation durch Elektrokoagulation im Gesicht und/oder an den Händen bei krankhaftem und entstellendem Haarwuchs,

einmal am Behandlungstag

5,85 €
57 Punkte

Die Gebührenordnungsposition 02300 ist bei Neugeborenen, Säuglingen, Kleinkindern und Kindern bis zum vollendeten 12. Lebensjahr nach der Gebührenordnungsposition 31101 oder nach der Gebührenordnungsposition 36101 berechnungsfähig, sofern der Eingriff in Narkose erfolgt. Die Voraussetzungen gemäß § 115b SGB V müssen dabei nicht erfüllt sein, sofern die Eingriffe nicht im Katalog zum Vertrag nach § 115b SGB V genannt sind. In diesen Fällen ist die postoperative Behandlung nach den Gebührenordnungspositionen des Abschnitts 31.4 nicht berechnungsfähig. Die in der Präambel 31.2.1 Nr. 8 bzw. Präambel 36.2.1 Nr. 4 benannten Einschränkungen entfallen in diesen Fällen, es gelten die Abrechnungsausschlüsse der Gebührenordnungsposition 02300 entsprechend.

Die Gebührenordnungsposition 02300 ist nicht neben den Gebührenordnungspositionen 01741, 02301, 02302, 02311, 02321 bis 02323, 02330, 02331, 02340 bis 02343, 02350, 02360, 03331, 03332, 04331, 04332, 04410, 04511 bis 04514, 04516, 04518, 04520, 04521, 05320, 05330, 05331, 05340, 05341, 06331, 06332, 06340, 06350 bis 06352, 07310, 07311, 07330, 07340, 08311, 08320, 08330 bis 08334, 08340, 08341, 09310, 09315 bis 09317, 09350, 09351, 09360 bis 09362, 10320, 10322, 10324, 10340 bis 10342, 13257, 13260, 13400 bis 13402, 13410 bis 13412, 13420 bis 13424, 13430, 13431, 13435, 13545, 13550, 13551, 13662, 13663, 13670, 15310,

2 Allgemeine diagnostische und therapeutische GOP 02301

15321 bis 15323, 16232, 20334, 26320 bis 26325, 26330, 26340, 26341, 26350 bis 26352, 30601, 30610, 30611 und 36882 und nicht neben den Gebührenordnungspositionen der Abschnitte 18.3, 30.5, 31.5.3, 34.5 und 36.5.3 berechnungsfähig.

Die Gebührenordnungsposition 02300 ist am Behandlungstag nicht neben den Gebührenordnungspositionen 09329, 10343 und 10344 berechnungsfähig.

Die Gebührenordnungsposition 02300 ist im Behandlungsfall nicht neben den Gebührenordnungspositionen 02310, 02312, 10330 und 34291 berechnungsfähig.

Die Gebührenordnungsposition 02300 ist im Zeitraum von 21 Tagen nach Erbringung einer Leistung des Abschnitts 31.2 nicht neben den Gebührenordnungspositionen des Abschnitts 31.4 berechnungsfähig.

02301 **Kleinchirurgischer Eingriff II und/oder primäre Wundversorgung mittels Naht**

Obligater Leistungsinhalt
- Primäre Wundversorgung bei Säuglingen, Kleinkindern und Kindern

und/oder
- Primäre Wundversorgung mittels Naht und/oder Gewebekleber

und/oder
- Koagulation und/oder Kauterisation krankhafter Haut- und/oder Schleimhautveränderungen

und/oder
- Operative Entfernung einer oder mehrerer Geschwülste an der Harnröhrenmündung

und/oder
- Operative Entfernung eines unter der Oberfläche von Haut oder Schleimhaut gelegenen Fremdkörpers nach Aufsuchen durch Schnitt

und/oder
- Öffnung eines Körperkanalverschlusses an der Körperoberfläche oder Eröffnung eines Abszesses oder Exzision eines Furunkels

und/oder
- Verschiebeplastik zur Deckung eines Hautdefektes

und/oder
- Eröffnung eines subcutanen Panaritiums oder einer Paronychie,

einmal am Behandlungstag

13,25 €
129 Punkte

Die Gebührenordnungsposition 02301 ist bei Neugeborenen, Säuglingen, Kleinkindern und Kindern bis zum vollendeten 12. Lebensjahr nach der Gebührenordnungsposition 31101 oder nach der Gebührenordnungsposition 36101 berechnungsfähig, sofern der Eingriff in Narkose erfolgt. Die Voraussetzungen gemäß § 115b SGB V müssen dabei nicht erfüllt sein, sofern die Eingriffe nicht im Katalog zum Vertrag nach § 115b SGB V genannt sind. In diesen Fällen ist die postoperative Behandlung nach den Gebührenordnungspositionen des Abschnitts 31.4 nicht berechnungsfähig. Die in der Präambel 31.2.1 Nr. 8 bzw.

Präambel 36.2.1 Nr. 4 benannten Einschränkungen entfallen in diesen Fällen, es gelten die Abrechnungsausschlüsse der Gebührenordnungsposition 02301 entsprechend.

Die Gebührenordnungsposition 02301 ist nicht neben den Gebührenordnungspositionen 01741, 02300, 02302, 02311, 02321, 02322, 02331, 02340 bis 02343, 02350, 02360, 03331, 03332, 04331, 04332, 04410, 04511 bis 04514, 04516, 04518, 04520, 04521, 05320, 05330, 05331, 05340, 05341, 06331, 06332, 06340, 06350 bis 06352, 07310, 07311, 07330, 07340, 08311, 08320, 08330 bis 08334, 08340, 08341, 09310, 09315 bis 09317, 09350, 09351, 09360 bis 09362, 10320, 10322, 10324, 10340 bis 10342, 13257, 13260, 13400 bis 13402, 13410 bis 13412, 13420 bis 13424, 13430, 13431, 13545, 13550, 13551, 13662, 13663, 13670, 15310, 15321 bis 15323, 16232, 18310, 18311, 18320, 18330, 18331, 18340, 18700, 20334, 26320 bis 26325, 26330, 26340, 26341, 26350 bis 26352, 30601, 30610, 30611, 31820 bis 31828, 31830, 31831, 34500, 34501, 34503 bis 34505, 36820 bis 36828, 36830, 36831 und 36882 und nicht neben den Gebührenordnungspositionen des Abschnitts 30.5 berechnungsfähig.

Die Gebührenordnungsposition 02301 ist am Behandlungstag nicht neben den Gebührenordnungspositionen 09329, 10343 und 10344 berechnungsfähig.

Die Gebührenordnungsposition 02301 ist im Behandlungsfall nicht neben den Gebührenordnungspositionen 02310, 02312, 10330 und 34291 berechnungsfähig.

Die Gebührenordnungsposition 02301 ist im Zeitraum von 21 Tagen nach Erbringung einer Leistung des Abschnitts 31.2 nicht neben den Gebührenordnungspositionen des Abschnitts 31.4 berechnungsfähig.

2 Allgemeine diagnostische und therapeutische GOP 02302

02302 **Kleinchirurgischer Eingriff III und/oder primäre Wundversorgung bei Säuglingen, Kleinkindern und Kindern**

Obligater Leistungsinhalt
- Primäre Wundversorgung mittels Naht bei Säuglingen, Kleinkindern und Kindern

und/oder
- Exzision eines Bezirkes oder einer intradermalen Geschwulst aus der Haut des Gesichts mit Wundverschluss

und/oder
- Hochtouriges Schleifen von Bezirken der Haut bei schweren Entstellungen durch Naevi oder Narben

und/oder
- Exzision eines großen Bezirkes aus Haut und/oder Schleimhaut oder einer kleinen unter der Haut und/oder Schleimhaut gelegenen Geschwulst

und/oder
- Exzision und/oder Probeexzision von tiefliegendem Körpergewebe (z. B. Fettgewebe) und/oder aus einem Organ ohne Eröffnung einer Körperhöhle

und/oder
- Emmert-Plastik

und/oder
- Venae sectio,

einmal am Behandlungstag

24,55 €
239 Punkte

Die Gebührenordnungsposition 02302 ist bei Neugeborenen, Säuglingen, Kleinkindern und Kindern bis zum vollendeten 12. Lebensjahr nach der Gebührenordnungsposition 31101 oder nach der Gebührenordnungsposition 36101 berechnungsfähig, sofern der Eingriff in Narkose erfolgt. Die Voraussetzungen gemäß § 115b SGB V müssen dabei nicht erfüllt sein, sofern die Eingriffe nicht im Katalog zum Vertrag nach § 115b SGB V genannt sind. In diesen Fällen ist die postoperative Behandlung nach den Gebührenordnungspositionen des Abschnitts 31.4 nicht berechnungsfähig. Die in der Präambel 31.2.1 Nr. 8 bzw. Präambel 36.2.1 Nr. 4 benannten Einschränkungen entfallen in diesen Fällen, es gelten die Abrechnungsausschlüsse der Gebührenordnungsposition 02302 entsprechend.

Die Gebührenordnungsposition 02302 ist nicht neben den Gebührenordnungspositionen 01741, 02300, 02301, 02311, 02321, 02322, 02331, 02340 bis 02343, 02350, 02360, 03331, 03332, 04331, 04332, 04410, 04511 bis 04514, 04516, 04518, 04520, 04521, 05320, 05330, 05331, 05340, 05341, 06331, 06332, 06340, 06350 bis 06352, 07310, 07311, 07330, 07340, 08311, 08320, 08330 bis 08334, 08340, 08341, 09310, 09315 bis 09317, 09350, 09351, 09360 bis 09362, 10320, 10322, 10324, 10340 bis 10342, 13260, 13400 bis 13402, 13410 bis 13412, 13420 bis 13424, 13430, 13431, 13545, 13550, 13551, 13662, 13663, 13670, 15310, 15321 bis 15323, 16232, 18310, 18311, 18330, 18340, 18700, 20334, 26320 bis 26325, 26330, 26340, 26341, 26350 bis 26352, 30601, 30610, 30611, 31820 bis 31828, 31830, 31831, 34500, 34501, 34503 bis

02310 — II Arztgruppenübergreifende allgemeine GOP

34505, 36820 bis 36828, 36830, 36831 und 36882 und nicht neben den Gebührenordnungspositionen des Abschnitts 30.5 berechnungsfähig.

Die Gebührenordnungsposition 02302 ist am Behandlungstag nicht neben den Gebührenordnungspositionen 09329, 10343 und 10344 berechnungsfähig.

Die Gebührenordnungsposition 02302 ist im Behandlungsfall nicht neben den Gebührenordnungspositionen 02310, 02312, 10330 und 34291 berechnungsfähig.

Die Gebührenordnungsposition 02302 ist im Zeitraum von 21 Tagen nach Erbringung einer Leistung des Abschnitts 31.2 nicht neben den Gebührenordnungspositionen des Abschnitts 31.4 berechnungsfähig.

02310 **Behandlung einer/eines/von sekundär heilenden Wunde(n) und/oder Decubitalulcus (-ulcera)**

Obligater Leistungsinhalt

- Abtragung von Nekrosen
und/oder
- Wunddebridement
und/oder
- Anlage und/oder Wechsel eines Kompressionsverbandes
und/oder
- Einbringung und/oder Wechsel einer Wundtamponade,
- Mindestens 3 persönliche Arzt-Patienten-Kontakte im Behandlungsfall,

Fakultativer Leistungsinhalt

- Einbringung, Wechsel oder Entfernung von Antibiotikaketten,
- Anlage/Wechsel von Schienenverbänden,

einmal im Behandlungsfall

21,06 €
205 Punkte

Die Gebührenordnungsposition 02310 kann nicht berechnet werden beim diabetischen Fuß, beim chronisch venösen Ulcus cruris, bei der chronisch venösen Insuffizienz, beim postthrombotischen Syndrom, beim Lymphödem und bei oberflächlichen sowie tiefen Beinvenenthrombosen.

Die Gebührenordnungsposition 02310 ist nicht neben den Gebührenordnungspositionen 02312, 02313, 02350 und 15323 berechnungsfähig.

Die Gebührenordnungsposition 02310 ist im Behandlungsfall nicht neben den Gebührenordnungspositionen 02300 bis 02302, 02311, 02340, 02341, 02360, 07340, 10330, 10340 bis 10342, 18340 und 34291 berechnungsfähig.

Die Gebührenordnungsposition 02310 ist im Zeitraum von 21 Tagen nach Erbringung einer Leistung des Abschnitts 31.2 nicht neben den Gebührenordnungspositionen des Abschnitts 31.4 berechnungsfähig.

2 Allgemeine diagnostische und therapeutische GOP 02311–02312

02311 Behandlung des diabetischen Fußes

Obligater Leistungsinhalt
- Abtragung ausgedehnter Nekrosen der unteren Extremität beim diabetischen Fuß,
- Überprüfung und/oder Verordnung von geeignetem Schuhwerk,

Fakultativer Leistungsinhalt
- Verband,

je Bein, je Sitzung

14,38 €
140 Punkte

Die Gebührenordnungsposition 02311 kann nur dann berechnet werden, wenn der Vertragsarzt - im Durchschnitt der letzten 4 Quartale vor Antragstellung - je Quartal die Behandlung von mindestens 100 Patienten mit Diabetes mellitus durchgeführt hat und die Qualifikation zur Durchführung von programmierten Schulungen für Diabetiker nachweisen kann. Fachärzte für Chirurgie, Orthopädie und Dermatologie können diese Leistung auch dann berechnen, wenn sie die Qualifikation zur Durchführung von programmierten Schulungen für Diabetiker nicht nachweisen können.

Die Gebührenordnungsposition 02311 ist nicht neben den Gebührenordnungspositionen 02300 bis 02302, 02313, 02350, 02360, 10340 bis 10342, 30500 und 30501 berechnungsfähig.

Die Gebührenordnungsposition 02311 ist im Behandlungsfall nicht neben den Gebührenordnungspositionen 02310, 02312, 07310, 07311, 07340, 10330, 18310, 18311 und 18340 berechnungsfähig.

02312 Behandlungskomplex eines oder mehrerer chronisch venöser Ulcera cruris

Obligater Leistungsinhalt
- Abtragung von Nekrosen,
- Lokaltherapie unter Anwendung von Verbänden,
- Entstauende phlebologische Funktionsverbände,
- Fotodokumentation zu Beginn der Behandlung, danach alle 4 Wochen,

Fakultativer Leistungsinhalt
- Thromboseprophylaxe,
- Teilbäder,

je Bein, je Sitzung

5,65 €
55 Punkte

Die Gebührenordnungsposition 02312 unterliegt einer Höchstpunktzahl im Behandlungsfall von 4.244 Punkten. Der Höchstwert ist auch auf den Arztfall anzuwenden.

Die Gebührenordnungsposition 02312 ist nicht neben den Gebührenordnungspositionen 02310, 02350, 02360, 07340, 10330 und 18340 berechnungsfähig.

Die Gebührenordnungsposition 02312 ist im Behandlungsfall nicht neben den Gebührenordnungspositionen 02300 bis 02302, 02311, 07310, 07311, 10340 bis 10342, 18310 und 18311 berechnungsfähig.

02313 Kompressionstherapie bei der chronisch venösen Insuffizienz, beim postthrombotischen Syndrom, bei oberflächlichen und tiefen Beinvenenthrombosen und/oder beim Lymphödem

Obligater Leistungsinhalt
- Kompressionstherapie,
- Dokumentation des Beinumfangs an mindestens drei Messpunkten zu Beginn der Behandlung, danach alle vier Wochen,

je Bein, je Sitzung

5,85 €
57 Punkte

Die Gebührenordnungsposition 02313 unterliegt einer Höchstpunktzahl im Behandlungsfall von 4.244 Punkten. Der Höchstwert ist auch auf den Arztfall anzuwenden.

Die Gebührenordnungsposition 02313 ist nicht neben den Gebührenordnungspositionen 02310, 02311, 02350, 07340, 10330, 18340 und 30501 berechnungsfähig.

02320 Einführung einer Magenverweilsonde

4,52 €
44 Punkte

Die Gebührenordnungsposition 02320 ist nicht neben den Gebührenordnungspositionen 01220 bis 01222, 01856, 01857, 01913, 04513, 04521, 05330, 05331, 05340, 05370, 05371, 13412, 13420, 31821 bis 31828 und 36821 bis 36828 berechnungsfähig.

Die Gebührenordnungsposition 02320 ist im Behandlungsfall nicht neben der Gebührenordnungsposition 34291 berechnungsfähig.

02321 Legen eines suprapubischen Harnblasenkatheters

12,94 €
126 Punkte

Die Gebührenordnungsposition 02321 ist nicht neben den Gebührenordnungspositionen 01220 bis 01222, 01856, 01857, 01913, 02300 bis 02302, 02322, 02340, 02341, 05330, 05331, 05340, 05370, 05371, 10340 bis 10342, 31821 bis 31828 und 36821 bis 36828 berechnungsfähig.

Die Gebührenordnungsposition 02321 ist im Behandlungsfall nicht neben der Gebührenordnungsposition 34291 berechnungsfähig.

02322 Wechsel oder Entfernung eines suprapubischen Harnblasenkatheters

5,24 €
51 Punkte

Die Gebührenordnungsposition 02322 ist nicht neben den Gebührenordnungspositionen 01220 bis 01222, 01856, 01857, 01913, 02300 bis 02302, 02321, 02323, 02340, 02341, 05330, 05331, 05340, 05370, 05371, 10340 bis 10342, 31821 bis 31828 und 36821 bis 36828 berechnungsfähig.

Die Gebührenordnungsposition 02322 ist im Behandlungsfall nicht neben der Gebührenordnungsposition 34291 berechnungsfähig.

02323 Legen und/oder Wechsel eines transurethralen Dauerkatheters

7,09 €
69 Punkte

Die Gebührenordnungsposition 02323 ist nicht neben den Gebührenordnungspositionen 01220 bis 01222, 01856, 01913, 02300, 02322, 05330, 05331, 05340, 05370, 05371, 10340, 31821 bis 31828 und 36821 bis 36828 und nicht neben den Gebührenordnungspositionen des Abschnitts 36.3 berechnungsfähig.

Die Gebührenordnungsposition 02323 ist im Behandlungsfall nicht neben der Gebührenordnungsposition 34291 berechnungsfähig.

2 Allgemeine diagnostische und therapeutische GOP 02330–02340

02330 **Blutentnahme durch Arterienpunktion**
5,65 €
55 Punkte

Die Gebührenordnungsposition 02330 ist nicht neben den Gebührenordnungspositionen 01220 bis 01222, 01856, 01857, 01913, 02100, 02101, 02300, 02331, 02340, 02341, 04530, 04536, 05330, 05331, 05340, 05370, 05371, 10340, 13311, 13650, 13661, 31821 bis 31828, 34283 bis 34287, 34290 bis 34292, 36821 bis 36828, 36881 und 36882 berechnungsfähig.

Die Gebührenordnungsposition 02330 ist im Behandlungsfall nicht neben den Gebührenordnungspositionen 04410, 13545, 13550 und 34291 berechnungsfähig.

02331 **Intraarterielle Injektion**
7,60 €
74 Punkte

Die Gebührenordnungsposition 02331 ist nicht neben den Gebührenordnungspositionen 01220 bis 01222, 01856, 01857, 01913, 02100, 02101, 02300 bis 02302, 02330, 02340, 02341, 05330, 05331, 05340, 10340 bis 10342, 13311, 31821 bis 31828, 34283 bis 34287, 34290 bis 34292, 34504, 36821 bis 36828 und 36882 berechnungsfähig.

Die Gebührenordnungsposition 02331 ist im Behandlungsfall nicht neben den Gebührenordnungspositionen 04410, 13545, 13550 und 34291 berechnungsfähig.

02340 **Punktion I**

Obligater Leistungsinhalt

- Punktion der/des
  - Lymphknoten
  und/oder
  - Schleimbeutel
  und/oder
  - Ganglien
  und/oder
  - Serome
  und/oder
  - Hygrome
  und/oder
  - Hämatome
  und/oder
  - Wasserbrüche (Hydrocelen)
  und/oder
  - Ascites
  und/odor
  - Harnblase
  und/oder
  - Pleura-/Lunge
  und/oder
  - Schilddrüse
  und/oder
  - Prostata
  - Speicheldrüse

4,73 €
46 Punkte

Die Gebührenordnungsposition 02340 ist nicht neben den Gebührenordnungspositionen 01220 bis 01222, 01781, 01782, 01787, 02300 bis 02302, 02321, 02322, 02330, 02331, 02342, 02343, 04513, 05330, 05331, 05341, 05350, 05372, 08320, 08331, 09315 bis 09317, 10340 bis 10342, 13412, 13662, 13663, 13670, 26341, 31821 bis 31828, 31830, 31831, 34235, 34236, 34500, 34501, 34503 bis 34505, 36821 bis 36828, 36830 und 36831 berechnungsfähig.

Die Gebührenordnungsposition 02340 ist im Behandlungsfall nicht neben den Gebührenordnungspositionen 02310, 07310, 07311, 07320, 07330, 07340, 10330, 18310, 18311, 18320, 18330, 18340 und 34291 berechnungsfähig.

Die Gebührenordnungsposition 02340 ist im Zeitraum von 21 Tagen nach Erbringung einer Leistung des Abschnitts 31.2 nicht neben den Gebührenordnungspositionen des Abschnitts 31.4 berechnungsfähig.

02341 **Punktion II**

Obligater Leistungsinhalt

- Punktion der/des
  - Mammae
  und/oder
  - Knochenmarks
  und/oder
  - Leber
  und/oder
  - Nieren
  und/oder
  - Pankreas
  und/oder
  - Gelenke
  und/oder
  - Adnextumoren, ggf. einschl. Douglasraum
  und/oder
  - Hodens
  und/oder
  - Ascites als Entlastungspunktion unter Gewinnung von mindestens 250 ml Ascites-Flüssigkeit   12,02 €
  - Milz   117 Punkte

Die Gebührenordnungsposition 02341 ist nicht neben den Gebührenordnungspositionen 01220 bis 01222, 01781, 01782, 01787, 02300 bis 02302, 02321, 02322, 02330, 02331, 02342, 02343, 04513, 05330, 05331, 05341, 05350, 05372, 08320, 08331, 09315 bis 09317, 10340 bis 10342, 13412, 13662, 13663, 13670, 17371, 17373, 26341, 31821 bis 31828, 31830, 31831, 34235, 34236, 34500, 34501, 34503 bis 34505, 36821 bis 36828, 36830 und 36831 berechnungsfähig.

Die Gebührenordnungsposition 02341 ist im Behandlungsfall nicht neben den Gebührenordnungspositionen 02310, 07310, 07311, 07320, 07330, 07340, 10330, 18310, 18311, 18320, 18330, 18340 und 34291 berechnungsfähig.

2 Allgemeine diagnostische und therapeutische GOP 02342–02350

Die Gebührenordnungsposition 02341 ist im Zeitraum von 21 Tagen nach Erbringung einer Leistung des Abschnitts 31.2 nicht neben den Gebührenordnungspositionen des Abschnitts 31.4 berechnungsfähig.

02342 **Lumbalpunktion**

Obligater Leistungsinhalt
- Abklärung einer Hirn- oder Rückenmarkserkrankung mittels Lumbalpunktion,
- Mindestens zweistündige Nachbetreuung mit ärztlicher Abschlussuntersuchung

Fakultativer Leistungsinhalt
- Lokalanästhesie,
- Messung des Liquordrucks

40,37 €
393 Punkte

Die Gebührenordnungsposition 02342 kann nur von Fachärzten für Neurologie, Nervenheilkunde, Neurochirurgie, Innere Medizin, Fachärzten für Kinder- und Jugendmedizin oder von Fachärzten für Anästhesiologie berechnet werden.

Die Gebührenordnungsposition 02342 ist nicht neben den Gebührenordnungspositionen 01856, 01913, 02300 bis 02302, 02340, 02341, 10340 bis 10342, 34223, 34503 bis 34505, 36820 bis 36828, 36830 und 36831 und nicht neben den Gebührenordnungspositionen der Abschnitte 5.3 und 5.4 berechnungsfähig.

Die Gebührenordnungsposition 02342 ist im Behandlungsfall nicht neben der Gebührenordnungsposition 34291 berechnungsfähig.

02343 **Entlastungspunktion des Pleuraraums und/oder nichtoperative Pleuradrainage**

Obligater Leistungsinhalt
- Entlastungspunktion des Pleuraraums und Gewinnung von mindestens 250 ml Ergußflüssigkeit
und/oder
- Nichtoperative Anlage einer Pleuradrainage

Fakultativer Leistungsinhalt
- Lokalanästhesie

26,30 €
256 Punkte

Die Gebührenordnungsposition 02343 ist nicht neben den Gebührenordnungspositionen 01781, 01782, 01787, 02300 bis 02302, 02340, 02341, 05330, 05331, 09315, 09316, 10340 bis 10342, 13662, 13663, 13670, 31821 bis 31828, 34503 bis 34505 und 36821 bis 36828 berechnungsfähig.

Die Gebührenordnungsposition 02343 ist im Behandlungsfall nicht neben der Gebührenordnungsposition 34291 berechnungsfähig.

02350 **Fixierender Verband** mit Einschluss mindestens eines großen Gelenkes unter Verwendung unelastischer, individuell anmodellierbarer, nicht weiter verwendbarer Materialien

10,89 €
106 Punkte

Die Gebührenordnungsposition 02350 ist nicht neben den Gebührenordnungspositionen 02300 bis 02302, 02310 bis 02313, 10340 bis 10342 und 27332 berechnungsfähig.

Die Gebührenordnungsposition 02350 ist am Behandlungstag nicht neben den Gebührenordnungspositionen 31614 bis 31621 berechnungsfähig.

Die Gebührenordnungsposition 02350 ist im Behandlungsfall nicht neben den Gebührenordnungspositionen 07310, 07311, 07330, 07340, 10330, 18310, 18311, 18330, 18340 und 34291 berechnungsfähig.

Die Gebührenordnungsposition 02350 ist im Zeitraum von 21 Tagen nach Erbringung einer Leistung des Abschnitts 31.2 nicht neben den Gebührenordnungspositionen 31600 und 31614 bis 31621 berechnungsfähig.

02360 **Behandlung mit Lokalanästhetika**

Obligater Leistungsinhalt
- Mindestens 3 persönliche Arzt-Patienten-Kontakte im Behandlungsfall,
- Anwendung von Lokalanästhetika
    - zur Behandlung funktioneller Störungen und/oder
    - zur Schmerzbehandlung,

einmal im Behandlungsfall

9,66 €
94 Punkte

Die Gebührenordnungsposition 02360 ist nicht neben den Gebührenordnungspositionen 01832, 02300 bis 02302, 02311, 02312, 06350 bis 06352, 09315 bis 09317, 09351, 09360 bis 09362, 10340 bis 10342, 15321 bis 15323, 26350 bis 26352, 34503 und 34505 berechnungsfähig.

Die Gebührenordnungsposition 02360 ist im Behandlungsfall nicht neben den Gebührenordnungspositionen 02310, 07310, 07311, 07320, 07330, 07340, 10330, 16232, 18310, 18311, 18320, 18330, 18331, 18340 und 34291 berechnungsfähig.

Die Gebührenordnungsposition 02360 ist im Zeitraum von 21 Tagen nach Erbringung einer Leistung des Abschnitts 31.2 nicht neben den Gebührenordnungspositionen des Abschnitts 31.4 berechnungsfähig.

2.4 Diagnostische Verfahren, Tests

02400 **Durchführung des 13C-Harnstoff-Atemtests** ohne Analyse nach der Gebührenordnungsposition 32315

2,36 €
23 Punkte

Die Gebührenordnungsposition 02400 ist grundsätzlich nur berechnungsfähig zur Erfolgskontrolle nach Eradikationstherapie einer Helicobacter pylori-Infektion (frühestens 4 Wochen nach Ende der Therapie) oder bei Kindern mit begründetem Verdacht auf eine Ulcuserkrankung.

Die Gebührenordnungsposition 02400 ist nicht neben den Gebührenordnungspositionen 04511, 13400 und 32706 berechnungsfähig.

2 Allgemeine diagnostische und therapeutische GOP 02401–02501

02401	**H2-Atemtest, einschl. Kosten**	
	Obligater Leistungsinhalt	
	– Mehrere Probenentnahmen,	
	– Mehrere Messungen der H2-Konzentration,	11,09 €
	– Zeitbezogene Dokumentation der Messergebnisse	108 Punkte
	Die Gebührenordnungsposition 02401 ist nicht neben den Gebührenordnungspositionen 01741, 04514 und 13421 berechnungsfähig.	

2.5 Physikalisch-therapeutische Gebührenordnungspositionen

1. In den Gebührenordnungspositionen dieses Abschnitts sind alle Kosten enthalten mit Ausnahme der Arzneimittel und wirksamen Substanzen, die für Inhalationen, für die Thermotherapie, für die Iontophorese sowie für die Photochemotherapie erforderlich sind.

02500	**Einzelinhalationstherapie**	
	Obligater Leistungsinhalt	
	– Intermittierende Überdruckbeatmung und/oder	
	– Inhalation mittels alveolengängiger Teilchen (z. B. Ultraschallvernebelung),	1,44 €
	je Sitzung	14 Punkte
	Die Gebührenordnungsposition 02500 ist nicht neben der Gebührenordnungsposition 02501 berechnungsfähig.	

02501	**Einzelinhalationstherapie mit speziellem Verneblersystem** zur Pneumocystis carinii Prophylaxe	
	Obligater Leistungsinhalt	
	– Einzelinhalationstherapie mit speziellem Verneblersystem zur Pneumocystis carinii Prophylaxe,	4,52 €
	je Sitzung	44 Punkte
	Die Gebührenordnungsposition 02501 ist nicht neben der Gebührenordnungsposition 02500 berechnungsfähig.	

02510 **Wärmetherapie**

Obligater Leistungsinhalt
- Mittels Packungen mit Paraffinen

und/oder
- Mittels Peloiden

und/oder
- Mittels Heißluft

und/oder
- Mittels Kurz-, Dezimeterwelle

und/oder
- Mittels Mikrowelle

und/oder
- Mittels Hochfrequenzstrom

und/oder
- Mittels Infrarotbestrahlung

und/oder
- Mittels Ultraschall mit einer Leistungsdichte von weniger als 3 Watt pro cm^2,

je Sitzung

1,95 €
19 Punkte

02511 **Elektrotherapie unter Anwendung niederfrequenter und/oder mittelfrequenter Ströme**

Obligater Leistungsinhalt
- Galvanisation

und/oder
- Reizstrom

und/oder
- Neofaradischer Schwellstrom

und/oder
- Iontophorese

und/oder
- Amplituden-modulierte Mittelfrequenztherapie

und/oder
- Schwellstromtherapie

und/oder
- Interferenzstromtherapie,

je Sitzung

1,13 €
11 Punkte

Die Gebührenordnungsposition 02511 ist im Behandlungsfall höchstens achtmal berechnungsfähig.

Die Gebührenordnungsposition 02511 ist nicht neben den Gebührenordnungspositionen 07310, 07311, 16232, 18310 und 18311 berechnungsfähig.

2 Allgemeine diagnostische und therapeutische GOP 02512–02520

02512 Gezielte Elektrostimulation bei spastischen und/oder schlaffen Lähmungen

Obligater Leistungsinhalt
- Elektrostimulation,
- Festlegung der Reizparameter,

je Sitzung

1,95 €
19 Punkte

02520 Phototherapie eines Neugeborenen,
je Tag

10,17 €
99 Punkte

III Arztgruppenspezifische Gebührenordnungspositionen

III.a Hausärztlicher Versorgungsbereich

3 Hausärztlicher Versorgungsbereich

3.1 Präambel

1. Die in diesem Kapitel aufgeführten Gebührenordnungspositionen können - unbeschadet der Regelung gemäß 6.2 der Allgemeinen Bestimmungen - ausschließlich von
   - Fachärzten für Allgemeinmedizin,
   - Fachärzten für Innere und Allgemeinmedizin,
   - Praktischen Ärzten,
   - Ärzten ohne Gebietsbezeichnung,
   - Fachärzten für Innere Medizin ohne Schwerpunktbezeichnung, die gegenüber dem Zulassungsausschuss ihre Teilnahme an der hausärztlichen Versorgung gemäß § 73 Abs. 1a SGB V erklärt haben,

   berechnet werden. Sofern sich Regelungen im Kapitel 3 auf die Anzahl der Ärzte gemäß Präambel 3.1 Nr. 1 in einer Praxis beziehen, ist für die Bestimmung der Anzahl der Ärzte der Umfang der Tätigkeit laut Zulassungs- bzw. Genehmigungsbescheid zu berücksichtigen.

2. Fachärzte für Allgemeinmedizin, Fachärzte für Innere und Allgemeinmedizin, Praktische Ärzte und Ärzte ohne Gebietsbezeichnung können - wenn sie im Wesentlichen spezielle Leistungen erbringen - gemäß § 73 Abs. 1a SGB V auf deren Antrag die Genehmigung zur ausschließlichen Teilnahme an der fachärztlichen Versorgung erhalten. Nach Erhalt der Genehmigung können sie Gebührenordnungspositionen dieses Kapitels nicht mehr berechnen.

3. Ausser den in diesem Kapitel genannten Gebührenordnungspositionen sind von den in der Präambel genannten Vertragsärzten - unbeschadet der Regelungen gemäß 5 und 6.2 der Allgemeinen Bestimmungen - zusätzlich nachfolgende Gebührenordnungspositionen berechnungsfähig: 01100 bis 01102, 01210, 01212, 01214, 01216, 01218, 01220 bis 01222, 01320, 01321, 01410 bis 01416, 01418, 01425, 01426, 01430, 01435, 01436, 01600 bis 01602, 01611, 01620 bis 01623, 01704, 01707, 01711 bis 01723, 01730 bis 01732, 01734, 01735, 01740, 01745, 01746, 01758, 01776, 01777, 01812, 01816, 01820 bis 01822, 01828, 01840, 01915, 01950 bis 01952, 01955, 01956, 02300 bis 02302, 02310 bis 02313, 02500, 02501, 02510 bis 02512 und 02520.

4. Die Gebührenordnungspositionen 01730, 01735, 01816, 01821, 01822, 01828, 01840 und 01915 sind von den unter Nr. 1 genannten Vertragsärzten berechnungsfähig, wenn sie eine mindestens einjährige Weiterbildung im Gebiet Frauenheilkunde und Geburtshilfe nachweisen können oder wenn entsprechende Leistungen bereits vor dem 31.12.2002 durchgeführt und abgerechnet wurden.

III Arztgruppenspezifische Gebührenordnungspositionen

5. Ausser den in diesem Kapitel genannten Gebührenordnungspositionen sind bei Vorliegen der entsprechenden Qualifikationsvoraussetzungen von den in der Präambel genannten Vertragsärzten - unbeschadet der Regelungen gemäß 5 und 6.2 der Allgemeinen Bestimmungen - zusätzlich nachfolgende Gebührenordnungspositionen berechnungsfähig: 30400 bis 30402, 30410, 30411, 30420, 30421, 30430, 30800, 30900, 31912, 33000 bis 33002, 33010 bis 33012, 33040 bis 33044, 33050 bis 33052, 33060 bis 33062, 33076, 33080, 33081 und 33090 bis 33092, Gebührenordnungspositionen der Abschnitte 30.1, 30.2, 30.3, 30.5, 30.6, 30.7, 30.10, 30.12, 31.1, 31.4.2, 32.1, 32.2 und 36.6.2 sowie Gebührenordnungspositionen des Kapitels 35.
6. Bei der Berechnung der zusätzlich berechnungsfähigen Gebührenordnungspositionen in den Absätzen 3, 4 und 5 sind die Maßnahmen zur Qualitätssicherung gemäß § 135 Abs. 2 SGB V, die berufsrechtliche Verpflichtung zur grundsätzlichen Beschränkung auf das jeweilige Gebiet sowie die Richtlinien des Gemeinsamen Bundesausschusses zu beachten.
7. Werden die in den Versichertenpauschalen enthaltenen Leistungen entsprechend den Gebührenordnungspositionen 01600, 01601, 01610 und 01612 erbracht, sind für die Versendung bzw. den Transport die Kostenpauschalen nach den Nrn. 40120, 40122, 40124 und 40126 berechnungsfähig. Wird die in den Versichertenpauschalen enthaltene Leistung entsprechend der Gebührenordnungsposition 02400 erbracht, ist für die Erbringung der Leistung die Kostenpauschale nach der Nr. 40154 berechnungsfähig.
8. Abweichend von 5.1 der Allgemeinen Bestimmungen erfolgt in fachgleichen (Teil-)Berufsausübungsgemeinschaften zwischen Ärzten gemäß Nr. 1 dieser Präambel und in fachgleichen Praxen von Ärzten gemäß Nr. 1 dieser Präambel mit angestelltem/n Arzt/ Ärzten gemäß Nr. 1 dieser Präambel ein Aufschlag in Höhe von 22,5 % auf die Versichertenpauschalen nach den Gebührenordnungspositionen 03000 und 03030.
9. Für die Gebührenordnungsposition 03230 wird ein Punktzahlvolumen für die gemäß der Gebührenordnungsposition 03230 erbrachten und berechneten Gespräche gebildet. Das Punktzahlvolumen beträgt 45 Punkte multipliziert mit der Anzahl der Behandlungsfälle gemäß Nr. 10 dieser Präambel. In Berufsausübungsgemeinschaften, Medizinischen Versorgungszentren und Praxen mit angestellten Ärzten beträgt das Punktzahlvolumen 45 Punkte für jeden Behandlungsfall gemäß Nr. 10 dieser Präambel, bei dem ein Arzt gemäß Nr. 1 dieser Präambel vertragsärztliche Leistungen durchführt und berechnet. Über das Punktzahlvolumen hinausgehende Gespräche gemäß der Gebührenordnungsposition 03230 werden nicht vergütet.
10. Relevant für die Fallzählung - der Vergütung der Gebührenordnungsposition 03230, - gemäß Nr. 1 der Präambel zum Abschnitt 3.2.1.2, - der Vergütung der Gebührenordnungsposition 03060 sind alle Behandlungsfälle im Quartal gemäß § 21 Abs. 1 und Abs. 2 Bundesmantelvertrag-Ärzte (BMV-Ä), ausgenommen Notfälle im

3 Hausärztlicher Versorgungsbereich 03040

organisierten Not(-fall)dienst (Muster 19 der Vordruck-Vereinbarung) und Überweisungsfälle zur Durchführung ausschließlich von Probenuntersuchungen oder zur Befundung von dokumentierten Untersuchungsergebnissen und Behandlungsfälle, in denen ausschließlich Kostenerstattungen des Kapitels 40 berechnet werden, sowie stationäre (belegärztliche) Behandlungsfälle. In Berufsausübungsgemeinschaften, Medizinischen Versorgungszentren und Praxen mit angestellten Ärzten werden nur die o. g. Behandlungsfälle berücksichtigt, in denen ein Arzt gemäß Präambel 3.1 Nr. 1 vertragsärztliche Leistungen durchführt und berechnet.

11. Zusätzlich relevant für die Fallzählung gemäß Nr. 1 der Präambel 3.2.1.2 sowie zur Bemessung der Vergütung der Gebührenordnungsposition 03060 ist die Anzahl der selektivvertraglichen Behandlungsfälle im Quartal bei Ärzten, die an einem Selektivvertrag gemäß § 73b SGB V (HzV-Verträge) und/oder an einem Vertrag zur knappschaftsärztlichen Versorgung teilnehmen. Als Behandlungsfall werden ausschließlich selektivvertraglich eingeschriebene und/oder an der knappschaftsärztlichen Versorgung teilnehmende Versicherte mit tatsächlicher Inanspruchnahme von Leistungen eines Selektivvertrags gemäß § 73b SGB V / der knappschaftsärztlichen Versorgung gemäß Satz 1 Nr. 11 der Präambel 3.1 im jeweiligen Quartal gezählt. Dabei sind die selektivvertraglichen Behandlungsfälle von Versicherten zu zählen, bei denen im jeweiligen Quartal keine kollektivvertraglichen Leistungen gemäß § 73 SGB V von Ärzten gemäß § 73 Absatz 1a Nrn. 1, 3, 4 und 5 SGB V in derselben Praxis zusätzlich über die Kassenärztliche Vereinigung abgerechnet werden. Sofern bei diesen selektivvertraglichen Behandlungsfällen zusätzlich einzelne Leistungen des Einheitlichen Bewertungsmaßstabs erbracht werden, die nicht Bestandteil des Selektivvertrages gemäß § 73b SGB V / des Vertrages zur knappschaftsärztlichen Versorgung sind und somit grundsätzlich im Rahmen der kollektivvertraglichen Versorgung berechnet werden, sind diese nicht als kollektivvertragliche Behandlungsfälle gemäß Nr. 10 der Präambel 3.1 mitzuzählen.

3.2 Gebührenordnungspositionen der allgemeinen hausärztlichen Versorgung

3.2.1 Hausärztliche Versichertenpauschalen, Versorgungsbereichsspezifische Vorhaltung

03040 Zusatzpauschale zu den Gebührenordnungspositionen 03000 und 03030 für die Wahrnehmung des hausärztlichen Versorgungsauftrags gemäß § 73 Abs. 1 SGB V

Obligater Leistungsinhalt

– Vorhaltung der zur Erfüllung von Aufgaben der hausärztlichen Grundversorgung notwendigen Strukturen,
einmal im Behandlungsfall

14,79 €
144 Punkte

Bei der Nebeneinanderberechnung der Gebührenordnungsposition 03040 und der Gebührenordnungsposition 03030 in demselben Behandlungsfall ist ein Abschlag in Höhe von 50 % auf die Gebührenordnungsposition 03040 vorzunehmen. Bei zweimaliger Berechnung der Gebührenordnungsposition 03030 im Behandlungsfall neben der Gebührenordnungsposition 03040 ist kein Abschlag auf die Gebührenordnungsposition 03040 vorzunehmen.

Neben den Gebührenordnungspositionen des Abschnitts 1.2 ist für die Berechnung der Gebührenordnungsposition 03040 in demselben Behandlungsfall mindestens ein weiterer persönlicher Arzt-Patienten-Kontakt außerhalb des organisierten Not(-fall)dienstes gemäß der Gebührenordnungsposition 03000 notwendig.

Die Gebührenordnungsposition 03040 ist im Behandlungsfall nicht neben den Gebührenordnungspositionen der "Onkologie-Vereinbarung" (Anlage 7 des Bundesmantelvertrags-Ärzte (BMV-Ä)) berechnungsfähig. Diese Ausschlüsse finden in versorgungsbereichsübergreifenden Berufsausübungsgemeinschaften, Medizinischen Versorgungszentren und Praxen mit angestellten Ärzten keine Anwendung, sofern diese Leistungen von Vertragsärzten des fachärztlichen Versorgungsbereiches erbracht werden.

Die Gebührenordnungsposition 03040 ist im Behandlungsfall nicht neben Leistungen gemäß § 6 (Abgrenzungen der fachärztlichen Versorgung) Anlage 5 des Bundesmantelvertrags-Ärzte (BMV-Ä) berechnungsfähig. Diese Ausschlüsse finden in versorgungsbereichsübergreifenden Berufsausübungsgemeinschaften, Medizinischen Versorgungszentren und Praxen mit angestellten Ärzten keine Anwendung, sofern diese Leistungen von Vertragsärzten des fachärztlichen Versorgungsbereiches erbracht werden.

Bei Praxen mit weniger als 400 Behandlungsfällen je Arzt gemäß Nr. 10 der Präambel 3.1, in denen ein Arzt gemäß Nr. 1 der Präambel 3.1 vertragsärztliche Leistungen durchführt und berechnet (Behandlungsfälle der Praxis gemäß Nr. 10 der Präambel 3.1, in denen ein Arzt gemäß Nr. 1 der Präambel 3.1 vertragsärztliche Leistungen durchführt und berechnet, dividiert durch Anzahl der Ärzte gemäß Nr. 1 der Präambel 3.1), ist ein Abschlag in Höhe von 14 Punkten auf die Gebührenordnungsposition 03040 vorzunehmen. Bei Praxen mit mehr als 1200 Behandlungsfällen je Arzt gemäß Nr. 10 der Präambel 3.1, in denen ein Arzt gemäß Nr. 1 der Präambel 3.1 vertragsärztliche Leistungen durchführt und berechnet, ist ein Aufschlag in Höhe von 14 Punkten auf die Gebührenordnungsposition 03040 vorzunehmen. Für die Bestimmung der Anzahl der Ärzte gemäß Nr. 1 der Präambel 3.1 ist der Umfang der Tätigkeit laut Zulassungs- bzw. Genehmigungsbescheid zu berücksichtigen.

Die Gebührenordnungsposition 03040 wird durch die zuständige Kassenärztliche Vereinigung zugesetzt.

Die Gebührenordnungsposition 03040 ist im Behandlungsfall nicht neben den Gebührenordnungspositionen 35111 bis 35113, 35120, 35130, 35131, 35140 bis 35142 und 35150 und nicht neben den Gebührenordnungspositionen der Abschnitte 30.5, 30.7, 30.9 und 35.2

3 Hausärztlicher Versorgungsbereich 03000

berechnungsfähig. Diese Ausschlüsse finden in versorgungsbereichsübergreifenden Berufsausübungsgemeinschaften, Medizinischen Versorgungszentren und Praxen mit angestellten Ärzten keine Anwendung, sofern diese Leistungen von Vertragsärzten des fachärztlichen Versorgungsbereiches erbracht werden.

3.2.1.1 Hausärztliche Versichertenpauschalen

03000 Versichertenpauschale

Obligater Leistungsinhalt
- Persönlicher Arzt-Patienten-Kontakt,

Fakultativer Leistungsinhalt
- Allgemeine und fortgesetzte ärztliche Betreuung eines Patienten in Diagnostik und Therapie bei Kenntnis seines häuslichen und familiären Umfeldes,
- Koordination diagnostischer, therapeutischer und pflegerischer Maßnahmen, insbesondere auch mit anderen behandelnden Ärzten, nichtärztlichen Hilfen und flankierenden Diensten,
- Einleitung präventiver und rehabilitativer Maßnahmen sowie die Integration nichtärztlicher Hilfen und flankierender Dienste in die Behandlungsmaßnahmen,
- Erhebung von Behandlungsdaten und Befunden bei anderen Leistungserbringern und Übermittlung erforderlicher Behandlungsdaten und Befunde an andere Leistungserbringer, sofern eine schriftliche Einwilligung des Versicherten, die widerrufen werden kann, vorliegt,
- Dokumentation, insbesondere Zusammenführung, Bewertung und Aufbewahrung der wesentlichen Behandlungsdaten,
- Weitere persönliche oder andere Arzt-Patienten-Kontakte gemäß 4.3.1 der Allgemeinen Bestimmungen,
- In Anhang 1 aufgeführte Leistungen,

einmal im Behandlungsfall

	24,24 €
bis zum vollendeten 4. Lebensjahr	236 Punkte
	15,41 €
ab Beginn des 5. bis zum vollendeten 18. Lebensjahr	150 Punkte
	12,53 €
ab Beginn des 19. bis zum vollendeten 54. Lebensjahr	122 Punkte
	16,13 €
ab Beginn des 55. bis zum vollendeten 75. Lebensjahr	157 Punkte
	21,57 €
ab Beginn des 76. Lebensjahres	210 Punkte

Die Dokumentation der ggf. erfolgten schriftlichen, widerrufbaren Einwilligung des Versicherten zur Erhebung, Dokumentation und Übermittlung von Behandlungsdaten und Befunden an andere Leistungserbringer erfolgt nach Maßgabe der zuständigen Kassenärztlichen Vereinigung auf der Grundlage des § 73 SGB V und verbleibt beim Hausarzt.

III Arztgruppenspezifische Gebührenordnungspositionen

Bei Behandlung im organisierten Not(-fall)dienst sind anstelle der Versichertenpauschale nach der Gebührenordnungsposition 03000 die Notfallpauschalen nach den Gebührenordnungspositionen 01210, 01212, 01214, 01216 und 01218 zu berechnen.

Bei einer Behandlung im Rahmen einer nach Art und Umfang definierten Überweisung (Definitionsauftrag) ist die Versichertenpauschale nach der Gebührenordnungsposition 03000 nicht berechnungsfähig.

Erfolgt im Behandlungsfall lediglich eine Inanspruchnahme durch den Patienten unvorhergesehen im Zusammenhang mit der Erbringung der Leistungen entsprechend den Gebührenordnungspositionen 01100, 01101, 01411, 01412, 01415 oder 01418, so ist anstelle der Versichertenpauschale 03000 die Versichertenpauschale 03030 zu berechnen.

Die Gebührenordnungsposition 03000 ist nicht neben der Gebührenordnungsposition 01436 berechnungsfähig.

Die Gebührenordnungsposition 03000 ist im Behandlungsfall nicht neben den Gebührenordnungspositionen 01600, 01601, 03010 und 03030 berechnungsfähig.

03030 Versichertenpauschale bei unvorhergesehener Inanspruchnahme zwischen 19:00 und 7:00 Uhr, an Samstagen, Sonntagen, gesetzlichen Feiertagen, am 24.12. und 31.12. bei persönlichem Arzt-Patienten-Kontakt

Obligater Leistungsinhalt

- Persönlicher Arzt-Patienten-Kontakt im Zusammenhang mit der Erbringung der Leistungen entsprechend den Gebührenordnungspositionen 01100, 01101, 01411, 01412, 01415 oder 01418,

Fakultativer Leistungsinhalt

- In Anhang 1 aufgeführte Leistungen, höchstens zweimal im Behandlungsfall

7,91 €
77 Punkte

Die Versichertenpauschale nach der Nr. 03030 ist im belegärztlich-stationären Behandlungsfall nicht berechnungsfähig.

Erfolgt im Behandlungsfall lediglich eine Inanspruchnahme durch den Patienten unvorhergesehen im Zusammenhang mit der Erbringung der Leistungen entsprechend den Gebührenordnungspositionen 01100, 01101, 01411, 01412, 01415 oder 01418, so ist anstelle der Versichertenpauschale 03000 die Versichertenpauschale 03030 zu berechnen.

Die Gebührenordnungsposition 03030 ist nicht neben den Gebührenordnungspositionen 01210, 01212, 01214, 01216, 01218, 01436 und 30702 berechnungsfähig.

Die Gebührenordnungsposition 03030 ist im Behandlungsfall nicht neben den Gebührenordnungspositionen 01600, 01601, 03000 und 03010 berechnungsfähig.

3.2.1.2 Versorgungsbereichsspezifische Vorhaltung, ärztlich angeordnete Hilfeleistungen

1. Voraussetzung für die Berechnung der Gebührenordnungspositionen 03060, 03062 und 03063 ist die Genehmigung der Kassenärztlichen Vereinigung gemäß Anlage 8 zum Bundesmantelvertrag-Ärzte (BMV-Ä). Die Genehmigung wird erteilt, wenn der

3 Hausärztlicher Versorgungsbereich

Kassenärztlichen Vereinigung jährlich durch eine Erklärung der Praxis die Anstellung eines/von nicht-ärztlichen Praxisassistenten gemäß Anlage 8 zum Bundesmantelvertrag-Ärzte (BMV-Ä) mit mindestens 20 Wochenstunden angezeigt wurde. Weitere Voraussetzung für die Berechnung der Gebührenordnungspositionen 03060, 03062 und 03063 ist die Erfüllung einer der folgenden Bedingungen:
- Die Praxis hat in den letzten vier Quartalen durchschnittlich eine Mindestzahl von Behandlungsfällen gemäß Präambel 3.1 Nr. 10 und 11 je Quartal versorgt. Für die Bestimmung der Mindestzahl ist
- die Anzahl der Ärzte gemäß Nr. 1 der Präambel 3.1 der Praxis unter Berücksichtigung des Tätigkeitsumfangs laut Zulassungs- bzw. Genehmigungsbescheid zu ermitteln

und
- je Quartal bis zu einer Anzahl von 1 (entsprechend einem Arzt gemäß Präambel 3.1 Nr. 1 mit vollem Tätigkeitsumfang) mit 860 Behandlungsfällen und bei einer Anzahl größer 1 mit 640 Behandlungsfällen für jeden weiteren Arzt (entsprechend einem Arzt gemäß Präambel 3.1 Nr. 1 mit vollem Tätigkeitsumfang) zu multiplizieren.

oder
- Die Praxis hat in den letzten vier Quartalen durchschnittlich eine Mindestzahl von Behandlungsfällen gemäß Präambel 3.1 Nr. 10 und Nr. 11 je Quartal, die mindestens das 75. Lebensjahr vollendet haben, versorgt. Für die Bestimmung der Mindestzahl ist
- die Anzahl der Ärzte gemäß Nr. 1 der Präambel 3.1 der Praxis unter Berücksichtigung des Tätigkeitsumfangs laut Zulassungs- bzw. Genehmigungsbescheid zu ermitteln

und
- je Quartal bis zu einer Anzahl von 1 (entsprechend einem Arzt gemäß Präambel 3.1 Nr. 1 mit vollem Tätigkeitsumfang) mit 160 und bei einer Anzahl größer 1 mit 120 Behandlungsfällen für jeden weiteren Arzt (entsprechend einem Arzt gemäß Präambel 3.1 Nr. 1 mit vollem Tätigkeitsumfang) zu multiplizieren.

Sofern bei einem Arzt gemäß Präambel 3.1 Nr. 1 kein voller Tätigkeitsumfang laut Zulassungs- bzw. Genehmigungsbescheid vorliegt, ist die Mindestzahl von Behandlungsfällen gemäß Präambel 3.1 Nr. 10 und 11 entsprechend dem Tätigkeitsumfang anteilig zu ermitteln.Die Auflösung des Beschäftigungsverhältnisses mit den angestellten nicht-ärztlichen Praxisassistenten ist gemäß § 8 Abs. 5 der Anlage 8 zum BMV-Ä der Kassenärztlichen Vereinigung anzuzeigen.

2. Voraussetzung für die Berechnung der Gebührenordnungspositionen 03060, 03062 und 03063 durch Ärzte, die an einem Selektivvertrag gemäß § 73b SGB V (HzV-Verträge) und/oder einem Vertrag zur knappschaftsärztlichen Versorgung teilnehmen, ist der Nachweis aller selektivvertraglichen/knappschaftsärztlichen Behandlungsfälle gemäß Nr. 11 der Präambel 3.1 im Quartal gegenüber der Kassenärztlichen Vereinigung anhand der Gebührenordnungsposition 88194.

03060 III Arztgruppenspezifische Gebührenordnungspositionen

3. Erstmals zwei Jahre nach Erteilung der Genehmigung wird durch die Kassenärztliche Vereinigung geprüft, ob die Kriterien der Voraussetzung für die Berechnung der Gebührenordnungspositionen 03060, 03062 und 03063 weiterhinerfüllt sind. Anschließend daran erfolgt eine jährliche Prüfung durch die Kassenärztliche Vereinigung.
4. Die Gebührenordnungspositionen 03060, 03062 und 03063 können nur von delegierenden Vertragsärzten unter Berücksichtigung
   - der berufsrechtlichen Bestimmungen,
   - der Anlage 8 zu § 15 Abs. 1 BMV-Ä und
   - der Voraussetzungen dieser Präambel

   berechnet werden, sofern die in diesen Gebührenordnungspositionen erbrachten Leistungen von entsprechend qualifizierten nicht-ärztlichen Praxisassistenten erbracht werden.
5. Die Gebührenordnungspositionen 03060, 03062 und 03063 können vom delegierenden Vertragsarzt nur unter der Voraussetzung berechnet werden, dass die Tätigkeit des nicht-ärztlichen Praxisassistenten in ausreichender Form vom Arzt überwacht wird und dieser jederzeit erreichbar ist. Der Arzt ist im Falle des Hausbesuches regelmäßig, spätestens an dem auf den Besuch folgenden Werktag (außer Samstag), über die von dem nicht-ärztlichen Praxisassistenten erhobenen Befunde und Anweisungen zu informieren. Die von dem nicht-ärztlichen Praxisassistenten erhobenen Befunde, gegebenen Anweisungen bzw. durchgeführten Maßnahmen sind zu dokumentieren.
6. Neben den Gebührenordnungspositionen 03062 und 03063 können nur die folgenden Leistungen berechnet werden: Leistungen des Abschnitts 32.2 sowie die Gebührenordnungsposition 31600.
7. Die Gebührenordnungspositionen 03062 und 03063 können nur in Fällen berechnet werden, in denen eine Versichertenpauschale berechnet wurde.

03060 Zuschlag zu der Gebührenordnungsposition 03040

Obligater Leistungsinhalt

- Unterstützung der hausärztlichen Versorgung durch qualifizierte nicht-ärztliche Praxisassistenten gemäß Anlage 8 und/oder Anlage 24 zum Bundesmantelvertrag-Ärzte (BMV-Ä),

Fakultativer Leistungsinhalt

- Unterstützung bei der Betreuung von Patienten,
- Unterstützung bei der Koordination diagnostischer, therapeutischer und pflegerischer Maßnahmen, insbesondere auch mit anderen behandelnden Ärzten, nichtärztlichen Hilfen und flankierenden Diensten,
- Information und Beratung von Patienten, Angehörigen und Bezugspersonen,

je Behandlungsfall gemäß Präambel 3.1 Nr. 10

2,26 €
22 Punkte

Der Höchstwert für die Gebührenordnungsposition 03060 beträgt je Praxis 12.851 Punkte im Quartal.

3 Hausärztlicher Versorgungsbereich 03062

Sofern Fälle der tatsächlichen Inanspruchnahmen einer Arztpraxis gemäß Präambel 3.1 Nr. 11 mit in die Fallzählung einfließen, reduziert sich der Höchstwert um jeweils 22 Punkte je Fall gemäß Präambel 3.1 Nr. 11, jedoch auf nicht weniger als 0 Punkte.

Die Gebührenordnungsposition 03060 wird entsprechend der Erklärung der Praxis durch die zuständige Kassenärztliche Vereinigung bis zum Höchstwert zugesetzt.

03062 Gebührenordnungsposition einschl. **Wegekosten - entfernungsunabhängig** - für gemäß § 87 Abs. 2b Satz 5 SGB V **ärztlich angeordnete Hilfeleistungen anderer Personen** nach § 28 Abs. 1 Satz 2 SGB V, die in der Häuslichkeit der Patienten in Abwesenheit des Arztes erbracht werden, wenn die Voraussetzungen des § 3 der Anlage 8 zum Bundesmantelvertrag-Ärzte (BMV-Ä) vorliegen

Obligater Leistungsinhalt

- Persönlicher nicht-ärztlicher Praxisassistent-Patienten-Kontakt,
- Aufsuchen des Patienten zum Zweck der Versorgung in der Häuslichkeit,
- Dokumentation gemäß Nr. 5 der Präambel des Abschnitts 3.2.1.2,

Fakultativer Leistungsinhalt

- Leistungen gemäß § 5 Abs. 1 der Anlage 8 zum BMV-Ä,
- In Anhang 1 Spalte VP aufgeführte Leistungen,

je Sitzung

17,05 €
166 Punkte

Die Gebührenordnungsposition 03062 ist auch für den ersten Besuch des nicht-ärztlichen Praxisassistenten im Rahmen der postoperativen Versorgung nach der Gebührenordnungsposition 31600 berechnungsfähig.

Der mit dem gesonderten Aufsuchen beauftragte nicht-ärztliche Praxisassistent darf nur Leistungen erbringen, die vom Arzt im Einzelfall angeordnet worden sind.

Die Gebührenordnungsposition 03062 ist in begründetem Einzelfall neben Besuchen nach den Gebührenordnungspositionen 01410 bis 01413 und 01418 berechnungsfähig.

Die Gebührenordnungsposition 03062 ist nicht neben der Gebührenordnungsposition 03063 berechnungsfähig.

Die Gebührenordnungsposition 03062 ist am Behandlungstag nicht neben den Gebührenordnungspositionen 40240 und 40260 berechnungsfähig.

03063 Gebührenordnungsposition einschl. **Wegekosten - entfernungsunabhängig - für gemäß § 87 Abs. 2b Satz 5 SGB V ärztlich angeordnete Hilfeleistungen anderer Personen** nach § 28 Abs. 1 Satz 2 SGB V, die in der Häuslichkeit der Patienten in Abwesenheit des Arztes erbracht werden, für einen weiteren Patienten in derselben häuslichen Gemeinschaft, für einen Patienten in Alten- oder Pfelgeheimen und/oder für Patienten im Rahmen der weiteren postoperativen Behandlung gemäß der Gebührenordnungsposition 31600 bei Vorliegen der Voraussetzungen des § 3 der Anlage 8 zum Bundesmantelvertrag-Ärzte (BMV-Ä)

Obligater Leistungsinhalt

- Persönlicher nicht-ärztlicher Praxisassistent-Patienten-Kontakt,
- Aufsuchen eines weiteren Patienten in derselben sozialen Gemeinschaft (z. B. Familie) zum Zweck der Versorgung in der Häuslichkeit

und/oder

- Aufsuchen eines Patienten zum Zweck der Versorgung in Alten- oder Pflegeheimen

und/oder

- Aufsuchen eines Patienten zum Zweck der Versorgung in anderen beschützenden Einrichtungen

und/oder

- Aufsuchen eines Patienten zum Zweck der weiteren postoperativen Versorgung im Rahmen der Gebührenordnungsposition 31600,
- Dokumentation gemäß Nr. 5 der Präambel des Abschnitts 3.2.1.2,

Fakultativer Leistungsinhalt

- Leistungen gemäß § 5 Abs. 1 der Anlage 8 zum BMV-Ä,
- In Anhang 1 Spalte VP aufgeführte Leistungen,

je Sitzung

12,53 €
122 Punkte

Der mit dem gesonderten Aufsuchen beauftragte nicht-ärztliche Praxisassistent darf nur Leistungen erbringen, die vom Arzt im Einzelfall angeordnet worden sind.

Die Gebührenordnungsposition 03063 ist in begründetem Einzelfall neben Besuchen nach den Gebührenordnungspositionen 01410 bis 01413, 01415 und 01418 berechnungsfähig.

Die Gebührenordnungsposition 03063 ist nicht neben der Gebührenordnungsposition 03062 berechnungsfähig.

Die Gebührenordnungsposition 03063 ist am Behandlungstag nicht neben den Gebührenordnungspositionen 40240 und 40260 berechnungsfähig.

3.2.2 Chronikerpauschalen, Gesprächsleistung

Die Gebührenordnungspositionen 03220 und 03221 sind nur bei Patienten berechnungsfähig, die folgende Kriterien erfüllen:

- Vorliegen mindestens einer lang andauernden, lebensverändernden Erkrankung,
- Notwendigkeit einer kontinuierlichen ärztlichen Behandlung und Betreuung.

3 Hausärztlicher Versorgungsbereich 03220

Eine kontinuierliche ärztliche Behandlung liegt vor, wenn im Zeitraum der letzten vier Quartale wegen derselben gesicherten chronischen Erkrankung(en) jeweils mindestens ein Arzt-Patienten-Kontakt gemäß 4.3.1 der Allgemeinen Bestimmungen pro Quartal in mindestens drei Quartalen in derselben Praxis stattgefunden hat. Hierbei müssen in mindestens zwei Quartalen persönliche Arzt-Patienten-Kontakte stattgefunden haben. Die Gebührenordnungspositionen 03220 und 03221 können bei Neugeborenen und Säuglingen auch ohne die Voraussetzung der kontinuierlichen ärztlichen Behandlung berechnet werden. Eine kontinuierliche ärztliche Behandlung liegt auch vor, wenn der Patient mit mindestens einer lebensverändernden chronischen Erkrankung seinen ihn betreuenden Hausarzt gewechselt hat. In diesem Fall muss der die hausärztliche Betreuung übernehmende Hausarzt die bei einem anderen Hausarzt stattgefundenen Arzt-Patienten-Kontakte dokumentieren. Die Dokumentation ist mit der Abrechnung mittels einer kodierten Zusatznummer nachzuweisen.

03220 Zuschlag zu der Versichertenpauschale nach der Gebührenordnungsposition 03000 für die Behandlung und Betreuung eines Patienten mit mindestens einer lebensverändernden chronischen Erkrankung

Obligater Leistungsinhalt
- Persönlicher Arzt-Patienten-Kontakt,

Fakultativer Leistungsinhalt
- Fortlaufende Beratung hinsichtlich Verlauf und Behandlung der chronischen Erkrankung(en),
- Leitliniengestützte Behandlung der chronischen Erkrankung(en),
- Anleitung zum Umgang mit der/den chronischen Erkrankung(en),
- Koordination ärztlicher und/oder pflegerischer Maßnahmen im Zusammenhang mit der Behandlung der chronischen Erkrankung (en),
- Erstellung und ggf. Aktualisierung eines Medikationsplans und ggf. Anpassung der Selbstmedikation und der Arzneimittelhandhabung,
- Überprüfung und fortlaufende Kontrolle der Arzneimitteltherapie mit dem Ziel des wirtschaftlichen und versorgungsgerechten Umgangs mit Arzneimitteln,

einmal im Behandlungsfall

13,35 €
130 Punkte

Die Berechnung der Gebührenordnungsposition 03220 setzt die Angabe der gesicherten Diagnose(n) der chronischen Erkrankung(en) gemäß ICD-10-GM voraus.

Die Gebührenordnungsposition 03220 ist im Behandlungsfall nicht neben den Gebührenordnungspositionen der "Onkologie-Vereinbarung" (Anlage 7 des Bundesmantelvertrags-Ärzte (BMV-Ä)) berechnungsfähig. Diese Ausschlüsse finden in versorgungsbereichsübergreifenden Berufsausübungsgemeinschaften, Medizinischen Versorgungszentren und Praxen mit angestellten Ärzten keine Anwendung, sofern diese Leistungen von Vertragsärzten des fachärztlichen Versorgungsbereiches erbracht werden.

Die Gebührenordnungsposition 03220 ist im Behandlungsfall nicht neben Leistungen gemäß § 6 (Abgrenzungen der fachärztlichen Versorgung) Anlage 5 des Bundesmantelvertrags-Ärzte (BMV-Ä) berechnungsfähig. Diese Ausschlüsse finden in versorgungsbereichsübergreifenden Berufsausübungsgemeinschaften, Medizinischen Versorgungszentren und Praxen mit angestellten Ärzten keine Anwendung, sofern diese Leistungen von Vertragsärzten des fachärztlichen Versorgungsbereiches erbracht werden.

Die Gebührenordnungsposition 03220 ist im Behandlungsfall nicht neben den Gebührenordnungspositionen 35111 bis 35113, 35120, 35130, 35131, 35140 bis 35142 und 35150 und nicht neben den Gebührenordnungspositionen der Abschnitte 30.5, 30.7, 30.9 und 35.2 berechnungsfähig. Diese Ausschlüsse finden in versorgungsbereichsübergreifenden Berufsausübungsgemeinschaften, Medizinischen Versorgungszentren und Praxen mit angestellten Ärzten keine Anwendung, sofern diese Leistungen von Vertragsärzten des fachärztlichen Versorgungsbereiches erbracht werden.

Die Gebührenordnungsposition 03220 ist nicht neben den Gebührenordnungspositionen 03370 bis 03373 berechnungsfähig.

03221 Zuschlag zu der Gebührenordnungsposition 03220 für die intensive Behandlung und Betreuung eines Patienten mit mindestens einer lebensverändernden chronischen Erkrankung

Obligater Leistungsinhalt

- Mindestens zwei persönliche Arzt-Patienten-Kontakte,
- Überprüfung und/oder Anpassung und/oder Einleitung von Maßnahmen der leitliniengestützten Behandlung der chronischen Erkrankung(en),

Fakultativer Leistungsinhalt

- Fortlaufende Beratung hinsichtlich Verlauf und Behandlung der chronischen Erkrankung(en),
- Anleitung zum Umgang mit der/den chronischen Erkrankung(en),
- Koordination ärztlicher und/oder pflegerischer Maßnahmen in Zusammenhang mit der Behandlung der chronischen Erkrankung (en),
- Erstellung und ggf. Aktualisierung eines Medikationsplans und ggf. Anpassung der Selbstmedikation und der Arzneimittelhandhabung,
- Überprüfung und fortlaufende Kontrolle der Arzneimitteltherapie mit dem Ziel des wirtschaftlichen und versorgungsgerechten Umgangs mit Arzneimitteln,

einmal im Behandlungsfall

4,11 €
40 Punkte

3 Hausärztlicher Versorgungsbereich 03230–03242

03230 **Problemorientiertes ärztliches Gespräch, das aufgrund von Art und Schwere der Erkrankung erforderlich ist**

Obligater Leistungsinhalt
- Gespräch von mindestens 10 Minuten Dauer,
- mit einem Patienten

und/oder
- einer Bezugsperson,

Fakultativer Leistungsinhalt
- Beratung und Erörterung zu den therapeutischen, familiären, sozialen oder beruflichen Auswirkungen und deren Bewältigung im Zusammenhang mit der/den Erkrankung(en), die aufgrund von Art und Schwere das Gespräch erforderlich macht (machen),

je vollendete 10 Minuten

9,24 €
90 Punkte

Die Gebührenordnungsposition 03230 ist im Notfall und im organisierten Not(-fall)dienst nicht berechnungsfähig.

Bei der Nebeneinanderberechnung diagnostischer bzw. therapeutischer Gebührenordnungspositionen und der Gebührenordnungsposition 03230 ist eine mindestens 10 Minuten längere Arzt-Patienten-Kontaktzeit als in den entsprechenden Gebührenordnungspositionen angegeben Voraussetzung für die Berechnung der Gebührenordnungsposition 03230.

Die Gebührenordnungsposition 03230 ist nicht neben den Gebührenordnungspositionen 03370, 03372, 03373, 35100 und 35110 berechnungsfähig.

Die Gebührenordnungsposition 03230 ist im Behandlungsfall nicht neben der Gebührenordnungsposition 30700 berechnungsfähig.

3.2.3 Besondere Leistungen

03241 **Computergestützte Auswertung eines kontinuierlich aufgezeichneten Langzeit-EKG von mindestens 18 Stunden Dauer**

9,45 €
92 Punkte

Die Berechnung der Gebührenordnungsposition 03241 setzt eine Genehmigung der Kassenärztlichen Vereinigung nach der Vereinbarung zur Durchführung von Langzeitelektrokardiographischen Untersuchungen gemäß § 135 Abs. 2 SGB V voraus.

Die Gebührenordnungsposition 03241 ist nicht neben den Gebührenordnungspositionen 13253 und 27323 berechnungsfähig.

Die Gebührenordnungsposition 03241 ist im Behandlungsfall nicht neben den Gebührenordnungspositionen 13250, 13545 und 13550 berechnungsfähig.

03242 **Testverfahren bei Demenzverdacht**

Obligater Leistungsinhalt
- Beurteilung von Hirnleistungsstörungen mittels standardisierter Testverfahren bei Patienten mit Demenzverdacht (z. B. SKT, MMST, TFDD), je Test,

bis zu dreimal im Behandlungsfall

1,95 €
19 Punkte

Die Gebührenordnungsposition 03242 ist im Behandlungsfall nicht neben den Gebührenordnungspositionen 03240 und 03360 berechnungsfähig.

03321 Belastungs-Elektrokardiographie (Belastungs-EKG)

Obligater Leistungsinhalt

- Untersuchung in Ruhe und nach Belastung mit mindestens 12 Ableitungen sowie während physikalisch definierter und reproduzierbarer Belastung mit mindestens 3 Ableitungen und fortlaufender Kontrolle des Kurvenverlaufes,
- Wiederholte Blutdruckmessung

20,54 €
200 Punkte

Die Gebührenordnungsposition 03321 ist nicht neben den Gebührenordnungspositionen 13251, 17330 und 17332 berechnungsfähig.

Die Gebührenordnungsposition 03321 ist im Behandlungsfall nicht neben den Gebührenordnungspositionen 13250, 13545, 13550 und 27321 berechnungsfähig.

03322 Aufzeichnung eines Langzeit-EKG von mindestens 18 Stunden Dauer

6,88 €
67 Punkte

Die Berechnung der Gebührenordnungsposition 03322 setzt eine Genehmigung der Kassenärztlichen Vereinigung nach der Vereinbarung zur Durchführung von Langzeitelektrokardiographischen Untersuchungen gemäß § 135 Abs. 2 SGB V voraus.

Die Gebührenordnungsposition 03322 ist nicht neben den Gebührenordnungspositionen 13252 und 27322 berechnungsfähig.

Die Gebührenordnungsposition 03322 ist im Behandlungsfall nicht neben den Gebührenordnungspositionen 13250, 13545 und 13550 berechnungsfähig.

03324 Langzeit-Blutdruckmessung

Obligater Leistungsinhalt

- Automatisierte Aufzeichnung von mindestens 20 Stunden Dauer,
- Computergestützte Auswertung,
- Aufzeichnung der Blutdruckwerte mindestens alle 15 Minuten während der Wach- und mindestens alle 30 Minuten während der Schlafphase mit gleichzeitiger Registrierung der Herzfrequenz,
- Auswertung und Beurteilung des Befundes

8,01 €
78 Punkte

Die Gebührenordnungsposition 03324 ist nicht neben den Gebührenordnungspositionen 13254 und 27324 berechnungsfähig.

Die Gebührenordnungsposition 03324 ist im Behandlungsfall nicht neben den Gebührenordnungspositionen 13250, 13545 und 13550 berechnungsfähig.

03330 Spirographische Untersuchung

Obligater Leistungsinhalt

- Darstellung der Flussvolumenkurve,
- In- und exspiratorische Messungen,
- Graphische Registrierung

6,16 €
60 Punkte

Die Gebührenordnungsposition 03330 ist nicht neben den Gebührenordnungspositionen 13255 und 27330 berechnungsfähig.

3 Hausärztlicher Versorgungsbereich 03331–03335

Die Gebührenordnungsposition 03330 ist am Behandlungstag nicht neben der Gebührenordnungsposition 31013 berechnungsfähig.

Die Gebührenordnungsposition 03330 ist im Behandlungsfall nicht neben der Gebührenordnungsposition 13250 berechnungsfähig.

03331 Prokto-/Rektoskopischer Untersuchungskomplex

Obligater Leistungsinhalt
- Rektale Untersuchung,
- Proktoskopie

und/oder
- Rektoskopie,
- Patientenaufklärung,
- Information zum Ablauf der vorbereitenden Maßnahmen vor dem Eingriff und zu einer möglichen Sedierung und/oder Prämedikation,
- Nachbeobachtung und -betreuung

Fakultativer Leistungsinhalt

- Prämedikation/Sedierung

8,73 €
85 Punkte

Die Gebührenordnungsposition 03331 ist nicht neben den Gebührenordnungspositionen 02300 bis 02302, 04516, 08333, 13257 und 30600 berechnungsfähig.

Die Gebührenordnungsposition 03331 ist im Behandlungsfall nicht neben der Gebührenordnungsposition 13250 berechnungsfähig.

03335 Orientierende audiometrische Untersuchung nach vorausgegangener, dokumentierter, auffälliger Hörprüfung

Obligater Leistungsinhalt
- Untersuchung(en) ein und/oder beidseitig,
- Binaurikulare Untersuchung,
- Bestimmung(en) der Hörschwelle in Luftleitung mit mindestens 8 Prüffrequenzen

Fakultativer Leistungsinhalt

- Otoskopie,
- Kontinuierliche Frequenzänderung

9,04 €
88 Punkte

Die Gebührenordnungsposition 03335 ist nur berechnungsfähig bei Verwendung eines von der PTB bzw. eines entsprechend der EU-Richtlinie 93/42/EWG zugelassenen Audiometers mit mindestens einmal jährlich durchgeführter messtechnischer Kontrolle gemäß § 11 der Verordnung über das Errichten, Betreiben und Anwenden von Medizinprodukten (MPBetreibV) durch einen zugelassenen Wartungsdienst entsprechend der MPBetreib V. Der Vertragsarzt hat der zuständigen Kassenärztlichen Vereinigung die Bestätigung über die Durchführung der Wartung mit der nach dem Wartungsdienst erfolgenden Quartalsabrechnung beizulegen.

Entgegen Nr. 4.3.2 der Allgemeinen Bestimmungen kann die Gebührenordnungsposition 03335 auch dann berechnet werden, wenn durch die Arztpraxis die kontinuierliche Frequenzänderung nicht vorgehalten wird.

III Arztgruppenspezifische Gebührenordnungspositionen

Die Gebührenordnungsposition 03335 ist nicht neben den Gebührenordnungspositionen 01711 bis 01719, 01723, 03351 und 03352 berechnungsfähig.

03350 **Orientierende entwicklungsneurologische Untersuchung** eines Neugeborenen, Säuglings, Kleinkindes oder Kindes

Obligater Leistungsinhalt
- Beurteilung der altersgemäßen Haltungs- und Bewegungskontrolle,
- Beurteilung des Muskeltonus, der Eigen- und Fremdreflexe sowie der Hirnnerven

9,76 €
95 Punkte

Vertragsärzte des Hausärztlichen Versorgungsbereiches können die Gebührenordnungsposition 03350 berechnen, wenn sie nachweisen, dass sie diese Leistungen bereits vor dem 31.12.2002 abgerechnet haben und/oder über eine mindestens einjährige pädiatrische Weiterbildung verfügen.

Die Gebührenordnungsposition 03350 ist nicht neben den Gebührenordnungspositionen 01711 bis 01719, 01723, 03352 und 35142 berechnungsfähig.

03351 **Orientierende Untersuchung der Sprachentwicklung** eines Säuglings, Kleinkindes, Kindes oder Jugendlichen

Obligater Leistungsinhalt
- Standardisiertes Verfahren,
- Prüfung aktiver und passiver Wortschatz,
- Prüfung des Sprachverständnisses,
- Prüfung der Fein- und Grobmotorik,

Fakultativer Leistungsinhalt
- Orientierende audiometrische Untersuchung entsprechend der Leistung nach der Nr. 03335,

einmal im Behandlungsfall

17,05 €
166 Punkte

Vertragsärzte des hausärztlichen Versorgungsbereiches können die Gebührenordnungsposition 03351 berechnen, wenn sie nachweisen, dass sie diese Leistungen bereits vor dem 31.12.2002 abgerechnet haben und/oder über eine mindestens einjährige pädiatrische Weiterbildung verfügen.

Die Gebührenordnungsposition 03351 ist nicht neben den Gebührenordnungspositionen 01711 bis 01720, 01723, 03335 und 03352 berechnungsfähig.

03352 **Zuschlag** zu den Gebührenordnungspositionen 01712 bis 01720 und 01723 für die Erbringung des Inhalts der Gebührenordnungspositionen 03350 und/oder 03351 bei pathologischem Ergebnis einer Kinderfrüherkennungs- bzw. Jugendgesundheitsuntersuchung

7,40 €
72 Punkte

Die Gebührenordnungsposition 03352 ist nicht neben den Gebührenordnungspositionen 03335, 03350 und 03351 berechnungsfähig.

3 Hausärztlicher Versorgungsbereich

3.2.4 Hausärztliche geriatrische Versorgung

1. Die Gebührenordnungspositionen 03360 und 03362 sind nur bei Patienten berechnungsfähig, die aufgrund ihrer Krankheitsverläufe einen geriatrischen Versorgungsbedarf aufweisen und folgende Kriterien erfüllen:
   - Höheres Lebensalter (ab vollendetem 70. Lebensjahr)

   und
   - Geriatrietypische Morbidität (Patienten, bei denen mindestens ein nachfolgendes geriatrisches Syndrom dokumentiert ist) und/oder Vorliegen einer Pflegestufe
     - Multifaktoriell bedingte Mobilitätsstörung einschließlich Fallneigung und Altersschwindel,
     - Komplexe Beeinträchtigung kognitiver, emotionaler oder verhaltensbezogener Art,
     - Frailty-Syndrom (Kombinationen von unbeabsichtigtem Gewichtsverlust, körperlicher und/oder geistiger Erschöpfung, muskulärer Schwäche, verringerter Ganggeschwindigkeit und verminderter körperlicher Aktivität),
     - Dysphagie,
     - Inkontinenz(en),
     - Therapierefraktäres chronisches Schmerzsyndrom

   oder
   - Vorliegen einer der folgenden Erkrankungen: F00-F02 dementielle Erkrankungen, G30 Alzheimer-Erkrankung, G20.1 Primäres Parkinson-Syndrom mit mäßiger bis schwerer Beeinträchtigung und G20.2 Primäres Parkinson-Syndrom mit schwerster Beeinträchtigung auch bei Patienten, die das 70. Lebensjahr noch nicht vollendet haben.

2. Die Berechnung der Gebührenordnungspositionen 03360 und 03362 setzt die Angabe eines ICD-Kodes gemäß der ICD-10-GM voraus, der den geriatrischen Versorgungsbedarf dokumentiert.

03360 Hausärztlich-geriatrisches Basisassessment

Obligater Leistungsinhalt

- Persönlicher Arzt-Patienten-Kontakt,
- Erhebung und/oder Monitoring organbezogener und übergreifender motorischer, emotioneller und kognitiver Funktionseinschränkungen,
- Beurteilung der Selbstversorgungsfähigkeiten mittels standardisierter, wissenschaftlich validierter Testverfahren (z. B. Barthel-Index, PGBA, IADL nach Lawton/Brody, geriatrisches Screening nach LACHS),
- Beurteilung der Mobilität und Sturzgefahr durch standardisierte Testverfahren (z. B. Timed "up & go", Tandem-Stand, Esslinger Sturzrisikoassessment),

Fakultativer Leistungsinhalt

- Beurteilung von Hirnleistungsstörungen mittels standardisierter Testverfahren (z. B. MMST, SKT oder TFDD),
- Anleitung zur Anpassung des familiären und häuslichen Umfeldes an die ggf. vorhandene Fähigkeits- und Funktionsstörung,
- Anleitung zur Anpassung des Wohnraumes, ggf. Arbeitsplatzes,
- Abstimmung mit dem mitbehandelnden Arzt,

einmal im Behandlungsfall

12,53 €
122 Punkte

Die Gebührenordnungsposition 03360 ist im Krankheitsfall höchstens zweimal berechnungsfähig.

Die Gebührenordnungsposition 03360 ist nicht neben den Gebührenordnungspositionen 03370 bis 03373 berechnungsfähig.

Die Gebührenordnungsposition 03360 ist im Behandlungsfall nicht neben der Gebührenordnungsposition 03242 berechnungsfähig.

3 Hausärztlicher Versorgungsbereich 03362

03362 **Hausärztlich-geriatrischer Betreuungskomplex**

Obligater Leistungsinhalt
- Persönlicher Arzt-Patienten-Kontakt,
- Einleitung und/oder Koordination der Behandlung, ggf. Durchführung therapeutischer Maßnahmen zur Behandlung von geriatrischen Syndromen, z. B.
  - Stuhl- und/oder Harninkontinenz
  - Sturz, lokomotorische Probleme (z. B. Schwindel, Gangunsicherheit)
  - Frailty-Syndrom
  - Immobilität und verzögerte Remobilität
  - Hemiplegiesyndrom
  - Kognitive und neuropsychologische Störungen einschließlich Depression und Demenz
  - Metabolische Instabilität,
- Überprüfung, ggf. Priorisierung und Anpassung aller verordneten Arzneimittel und der Selbstmedikation sowie ggf. Überprüfung der Arzneimittelhandhabung,
- Erstellung und/oder Aktualisierung eines Medikationsplans,

Fakultativer Leistungsinhalt

- Verordnung und/oder Einleitung von physio- und/oder ergotherapeutischen und/oder logopädischen Maßnahmen,
- Koordination der pflegerischen Versorgung,

einmal im Behandlungsfall

16,33 €
159 Punkte

Für die Berechnung der Gebührenordnungsposition 03362 neben der Versichertenpauschale nach den Gebührenordnungspositionen 03000 oder 03030 ist in demselben Behandlungsfall mindestens ein weiterer persönlicher Arzt-Patienten-Kontakt notwendig.

Die Berechnung der Gebührenordnungsposition 03362 setzt das Vorliegen der Ergebnisse eines geriatrischen Basisassessments entsprechend den Inhalten der Gebührenordnungsposition 03360 voraus. Die Durchführung des geriatrischen Basisassessments darf nicht länger als vier Quartale zurückliegen.

Die Gebührenordnungsposition 03362 ist nicht neben den Gebührenordnungspositionen 03370 bis 03373 berechnungsfähig.

3.2.5 Palliativmedizinische Versorgung
1. Die Gebührenordnungspositionen 03370 bis 03373 sind für die Behandlung von schwerstkranken und sterbenden Patienten in jedem Alter berechnungsfähig, die an einer nicht heilbaren, fortschreitenden und so weit fortgeschrittenen Erkrankung leiden, dass dadurch nach fachlicher Einschätzung des behandelnden Arztes die Lebenserwartung auf Tage, Wochen oder Monate gesunken ist. Eine Erkrankung ist nicht heilbar, wenn nach dem allgemein anerkannten Stand der Medizin Behandlungsmaßnahmen nicht zur Beseitigung dieser Erkrankung führen können. Sie ist fortschreitend, wenn ihrem Verlauf trotz medizinischer Maßnahmen nach dem allgemein anerkannten Stand der Medizin nicht nachhaltig entgegengewirkt werden kann. Der behandelnde Arzt

ist verpflichtet, in jedem Einzelfall zu überprüfen, ob eine angemessene ambulante Versorgung in der Häuslichkeit (darunter fallen auch Pflege- und Hospizeinrichtungen) möglich ist.
2. Der grundsätzliche Anspruch eines Patienten auf eine spezialisierte ambulante Palliativversorgung (SAPV) im Sinne des § 37b SGB V wird durch das Erbringen der nachfolgenden Gebührenordnungspositionen nicht berührt.
3. Die Gebührenordnungspositionen 03371, 03372 und 03373 sind nicht bei Patienten berechnungsfähig, die eine Vollversorgung nach § 5 Abs. 2 der Richtlinie zur Verordnung von spezialisierter ambulanter Palliativversorgung (SAPV) des Gemeinsamen Bundesausschusses erhalten.
4. Die Gebührenordnungspositionen 03370 bis 03373 sind nicht berechnungsfähig, wenn der behandelnde Vertragsarzt äquivalente Leistungen bei dem Patienten im Rahmen der spezialisierten ambulanten Palliativversorgung gemäß § 37b SGB V i. V. m. § 132d Abs. 1 SGB V erbringt.

03370 **Palliativmedizinische Ersterhebung des Patientenstatus inkl. Behandlungsplan**

Obligater Leistungsinhalt

- Untersuchung des körperlichen und psychischen Zustandes des Patienten,
- Beratung und Aufklärung des Patienten und/oder der betreuenden Person zur Ermittlung des Patientenwillens und ggf. Erfassung des Patientenwillens,
- Erstellung und Dokumentation eines palliativmedizinischen Behandlungsplans unter Berücksichtigung des Patientenwillens,

einmal im Krankheitsfall

Die Gebührenordnungsposition 03370 ist nicht neben den Gebührenordnungspositionen 03220, 03221, 03230, 03360 und 03362 berechnungsfähig.

35,03 €
341 Punkte

03371 **Zuschlag zu der Versichertenpauschale 03000 für die palliativmedizinische Betreuung des Patienten in der Arztpraxis**

Obligater Leistungsinhalt

- Persönlicher Arzt-Patienten-Kontakt,
- Dauer mindestens 15 Minuten,
- Palliativmedizinische Betreuung des Patienten (z. B. Schmerztherapie, Symptomkontrolle),

Fakultativer Leistungsinhalt

- Koordinierung der palliativmedizinischen und -pflegerischen Versorgung in Zusammenarbeit mit anderen spezialisierten Leistungserbringern wie z. B. Vertragsärzten, Psychotherapeuten, Pflegediensten, psychosozialen Betreuungsdiensten, Hospizen,
- Anleitung und Beratung der Betreuungs- und Bezugspersonen,

einmal im Behandlungsfall

16,33 €
159 Punkte

4 Versorgungsbereich Kinder- und Jugendmedizin 03372–03373

Die Gebührenordnungsposition 03371 ist nicht neben den Gebührenordnungspositionen 03220, 03221, 03360, 03362, 03372 und 03373 berechnungsfähig.

03372 Zuschlag zu den Gebührenordnungspositionen 01410 oder 01413 für die palliativmedizinische Betreuung in der Häuslichkeit

Obligater Leistungsinhalt
- Persönlicher Arzt-Patienten-Kontakt,
- Dauer mindestens 15 Minuten,
- Palliativmedizinische Betreuung des Patienten (z. B. Schmerztherapie, Symptomkontrolle),

Fakultativer Leistungsinhalt
- Koordinierung der palliativmedizinischen und -pflegerischen Versorgung in Zusammenarbeit mit anderen spezialisierten Leistungserbringern wie z. B. Vertragsärzten, Psychotherapeuten, Pflegediensten, psychosozialen Betreuungsdiensten, Hospizen,
- Anleitung und Beratung der Betreuungs- und Bezugspersonen,

je vollendete 15 Minuten

12,74 €
124 Punkte

Der Höchstwert für die Gebührenordnungsposition 03372 beträgt am Behandlungstag 620 Punkte.

Die Gebührenordnungsposition 03372 ist nicht neben den Gebührenordnungspositionen 03220, 03221, 03230, 03360, 03362, 03371 und 03373 berechnungsfähig.

03373 Zuschlag zu den Gebührenordnungspositionen 01411, 01412 oder 01415 für die palliativmedizinische Betreuung in der Häuslichkeit

Obligater Leistungsinhalt
- Persönlicher Arzt-Patienten-Kontakt,
- Palliativmedizinische Betreuung des Patienten (z. B. Schmerztherapie, Symptomkontrolle),

je Besuch

12,74 €
124 Punkte

Die Gebührenordnungsposition 03373 ist für Besuche im Rahmen des organisierten Not(-fall)dienstes, für Besuche im Rahmen der Notfallversorgung durch nicht an der vertragsärztlichen Versorgung teilnehmende Ärzte, Institute und Krankenhäuser sowie für dringende Visiten auf der Belegstation nicht berechnungsfähig.

Die Gebührenordnungsposition 03373 ist nicht neben den Gebührenordnungspositionen 01100 bis 01102, 01210 bis 01212, 01214 bis 01219, 03220, 03221, 03230, 03360, 03362, 03371 und 03372 berechnungsfähig.

4 Versorgungsbereich Kinder- und Jugendmedizin

4.1 Präambel

1. Die in diesem Kapitel aufgeführten Gebührenordnungspositionen können - unbeschadet der Regelung gemäß 6.2 der Allgemeinen Bestimmungen - ausschließlich von
    - Fachärzten für Kinder- und Jugendmedizin
    berechnet werden.

III Arztgruppenspezifische Gebührenordnungspositionen

2. Fachärzte für Kinder- und Jugendmedizin können - wenn sie im Wesentlichen spezielle Leistungen erbringen - gemäß § 73 Abs. 1a SGB V auf deren Antrag die Genehmigung zur Teilnahme an der fachärztlichen Versorgung erhalten.
3. Die in der Präambel unter 1. aufgeführten Vertragsärzte können zusätzlich die arztgruppenspezifischen Leistungen entsprechend den Gebührenordnungspositionen 01520, 01521, 01530, 01531 sowie die Gebührenordnungspositionen der Abschnitte 4.4, 4.5, 11.3, 31.2, 31.3, 31.4.3, 31.5, 31.6, 32.3, 33 und 34 berechnen, wenn sie die Voraussetzungen zur Berechnung von Gebührenordnungspositionen gemäß Abschnitt 4.4 und/oder 4.5 erfüllen.
4. Wird ein Facharzt für Kinder- und Jugendmedizin mit Schwerpunkt oder Zusatzweiterbildung im Arztfall ausschließlich im hausärztlichen Versorgungsbereich tätig, sind die pädiatrischen Versichertenpauschalen aus Abschnitt 4.2.1 berechnungsfähig. Wird ein Facharzt für Kinder- und Jugendmedizin mit Schwerpunkt oder Zusatzweiterbildung im Arztfall im fachärztlichen Versorgungsbereich tätig, sind abweichend von 4.1 der Allgemeinen Bestimmungen die Versichertenpauschalen aus Abschnitt 4.2.1 mit einem Aufschlag in Höhe von 60 % der jeweiligen Punktzahl berechnungsfähig. Die Regelungen unter 6.1 der Allgemeinen Bestimmungen bleiben davon unberührt. Erfolgt die Behandlung eines Versicherten auf Überweisung zur Durchführung von Auftragsleistungen (Indikations- bzw. Definitionsauftrag gemäß § 24 Abs. 7 Nr. 1 Bundesmantelvertrag-Ärzte (BMV-Ä)) ist für den Facharzt für Kinder- und Jugendmedizin gemäß 4.1 der Allgemeinen Bestimmungen neben den Gebührenordnungspositionen seines Abschnitts die Gebührenordnungsposition 01436 - Konsultationspauschale - berechnungsfähig.
5. Ausser den in diesem Kapitel genannten Gebührenordnungspositionen sind von den in der Präambel genannten Vertragsärzten - unbeschadet der Regelungen gemäß 5 und 6.2 der Allgemeinen Bestimmungen - zusätzlich nachfolgende Gebührenordnungspositionen berechnungsfähig: 01100 bis 01102, 01210, 01212, 01214, 01216, 01218, 01220 bis 01222, 01320, 01321, 01410 bis 01416, 01418, 01425, 01426, 01430, 01435, 01436, 01600 bis 01602, 01611, 01620 bis 01623, 01704 bis 01707, 01711 bis 01723, 01816, 01820 bis 01822, 01828, 01840, 01915, 01950 bis 01952, 01955, 01956, 02300 bis 02302, 02310 bis 02313, 02500, 02501, 02510 bis 02512 und 02520.
6. Die Gebührenordnungspositionen 01816, 01821, 01822, 01828, 01840 und 01915 sind von Fachärzten für Kinder- und Jugendmedizin berechnungsfähig, wenn sie eine mindestens einjährige Weiterbildung im Gebiet Frauenheilkunde und Geburtshilfe nachweisen können oder wenn entsprechende Leistungen bereits vor dem 31.12.2002 durchgeführt und abgerechnet wurden.
7. Ausser den in diesem Kapitel genannten Gebührenordnungspositionen sind bei Vorliegen der entsprechenden Qualifikationsvoraussetzungen von den in der Präambel genannten Vertragsärzten - unbeschadet der Regelungen gemäß 5 und 6.2 der Allgemeinen Bestimmungen - zusätzlich nachfolgende Gebührenordnungsposi-

4 Versorgungsbereich Kinder- und Jugendmedizin

tionen berechnungsfähig: 30400 bis 30402, 30410, 30411, 30420, 30421, 30430, 30610, 30611, 30800, 31912, 33000 bis 33002, 33010 bis 33012, 33040 bis 33044, 33050 bis 33052, 33060 bis 33062, 33076, 33080, 33081 und 33090 bis 33092, Gebührenordnungspositionen der Abschnitte 30.1, 30.2, 30.3, 30.5, 30.7, 30.9, 30.10, 30.11, 30.12, 31.1, 31.4.2, 32.1, 32.2, 36.2, 36.3 und 36.6 sowie Gebührenordnungspositionen des Kapitels 35.

8. Bei der Berechnung der zusätzlichen Gebührenordnungspositionen in den Nrn. 3, 5, 6 und 7 sind die Maßnahmen zur Qualitätssicherung gemäß § 135 Abs. 2 SGB V, die berufsrechtliche Verpflichtung zur grundsätzlichen Beschränkung auf das jeweilige Gebiet sowie die Richtlinien des Gemeinsamen Bundesausschusses zu beachten.

9. Werden die in den Versichertenpauschalen enthaltenen Leistungen entsprechend den Gebührenordnungspositionen 01600, 01601, 01610 und 01612 erbracht, sind für die Versendung bzw. den Transport die Kostenpauschalen nach den Nrn. 40120, 40122, 40124 und 40126 berechnungsfähig. Wird die in den Versichertenpauschalen enthaltene Leistung entsprechend der Gebührenordnungsposition 02400 erbracht, ist für die Erbringung der Leistung die Kostenpauschale nach der Nr. 40154 berechnungsfähig.

10. Abweichend von 5.1 der Allgemeinen Bestimmungen erfolgt in fachgleichen (Teil-)Berufsausübungsgemeinschaften zwischen Ärzten gemäß Nr. 1 dieser Präambel und in fachgleichen Praxen von Ärzten gemäß Nr. 1 dieser Präambel mit angestelltem/n Arzt/Ärzten gemäß Nr. 1 dieser Präambel ein Aufschlag in Höhe von 22,5 % auf die Versichertenpauschalen nach den Gebührenordnungspositionen 04000 und 04030.

11. Für die Gebührenordnungsposition 04230 wird ein Punktzahlvolumen für die gemäß der Gebührenordnungsposition 04230 erbrachten und berechneten Gespräche gebildet. Das Punktzahlvolumen beträgt 45 Punkte multipliziert mit der Anzahl der Behandlungsfälle gemäß Nr. 12 dieser Präambel. In Berufsausübungsgemeinschaften, Medizinischen Versorgungszentren und Praxen mit angestellten Ärzten beträgt das Punktzahlvolumen 45 Punkte für jeden Behandlungsfall gemäß Nr. 12 dieser Präambel, bei dem ein Arzt gemäß Nr. 1 dieser Präambel vertragsärztliche Leistungen durchführt und berechnet. Über das Punktzahlvolumen hinausgehende Gespräche gemäß der Gebührenordnungsposition 04230 werden nicht vergütet.

12. Relevant für die Fallzählung der Vergütung der Gebührenordnungsposition 04230 sind Behandlungsfälle gemäß § 21 Abs. 1 und Abs. 2 Bundesmantelvertrag-Ärzte (BMV-Ä), ausgenommen Notfälle im organisierten Not(-fall)dienst (Muster 19 der Vordruck-Vereinbarung) und Überweisungsfälle zur Durchführung ausschließlich von Probenuntersuchungen oder zur Befundung von dokumentierten Untersuchungsergebnissen und Behandlungsfälle, in denen ausschließlich Kostenerstattungen des Kapitels 40 berechnet werden, sowie stationäre (belegärztliche) Behandlungsfälle.

4.2 Gebührenordnungspositionen der allgemeinen Kinder- und Jugendmedizin

4.2.1 Pädiatrische Versichertenpauschalen

04000 Versichertenpauschale

Obligater Leistungsinhalt
- Persönlicher Arzt-Patienten-Kontakt,

Fakultativer Leistungsinhalt
- Allgemeine und fortgesetzte ärztliche Betreuung eines Patienten in Diagnostik und Therapie bei Kenntnis seines häuslichen und familiären Umfeldes,
- Koordination diagnostischer, therapeutischer und pflegerischer Maßnahmen, insbesondere auch mit anderen behandelnden Ärzten, nichtärztlichen Hilfen und flankierenden Diensten,
- Einleitung präventiver und rehabilitativer Maßnahmen sowie die Integration nichtärztlicher Hilfen und flankierender Dienste in die Behandlungsmaßnahmen,
- Erhebung von Behandlungsdaten und Befunden bei anderen Leistungserbringern und Übermittlung erforderlicher Behandlungsdaten und Befunde an andere Leistungserbringer, sofern eine schriftliche Einwilligung des Versicherten, die widerrufen werden kann, vorliegt,
- Dokumentation, insbesondere Zusammenführung, Bewertung und Aufbewahrung der wesentlichen Behandlungsdaten,
- Weitere persönliche oder andere Arzt-Patienten-Kontakte gemäß 4.3.1 der Allgemeinen Bestimmungen,
- In Anhang 1 aufgeführte Leistungen,

einmal im Behandlungsfall

bis zum vollendeten 4. Lebensjahr	24,24 € 236 Punkte
ab Beginn des 5. bis zum vollendeten 18. Lebensjahr	15,41 € 150 Punkte
ab Beginn des 19. bis zum vollendeten 54. Lebensjahr	12,53 € 122 Punkte
ab Beginn des 55. bis zum vollendeten 75. Lebensjahr	16,13 € 157 Punkte
ab Beginn des 76. Lebensjahres	21,57 € 210 Punkte

Die Dokumentation der ggf. erfolgten schriftlichen, widerrufbaren Einwilligung des Versicherten zur Erhebung, Dokumentation und Übermittlung von Behandlungsdaten und Befunden an andere Leistungserbringer erfolgt nach Maßgabe der zuständigen Kassenärztlichen Vereinigung auf der Grundlage des § 73 SGB V und verbleibt beim Hausarzt.

4 Versorgungsbereich Kinder- und Jugendmedizin 04030

Bei Behandlung im organisierten Not(-fall)dienst sind anstelle der Versichertenpauschale nach der Gebührenordnungsposition 04000 die Notfallpauschalen nach den Gebührenordnungspositionen 01210, 01212, 01214, 01216 und 01218 zu berechnen.

Bei einer Behandlung im Rahmen einer nach Art und Umfang definierten Überweisung (Definitionsauftrag) ist die Versichertenpauschale nach der Gebührenordnungsposition 04000 nicht berechnungsfähig.

Erfolgt im Behandlungsfall lediglich eine Inanspruchnahme durch den Patienten unvorhergesehen im Zusammenhang mit der Erbringung der Leistungen entsprechend den Gebührenordnungspositionen 01100, 01101, 01411, 01412, 01415 oder 01418, so ist anstelle der Versichertenpauschale 04000 die Versichertenpauschale 04030 zu berechnen.

Die Gebührenordnungsposition 04000 ist nicht neben der Gebührenordnungsposition 01436 berechnungsfähig.

Die Gebührenordnungsposition 04000 ist im Behandlungsfall nicht neben den Gebührenordnungspositionen 01600, 01601, 04010 und 04030 berechnungsfähig.

04030 Versichertenpauschale bei unvorhergesehener Inanspruchnahme zwischen 19:00 und 7:00 Uhr, an Samstagen, Sonntagen, gesetzlichen Feiertagen, am 24.12. und 31.12. bei persönlichem Arzt-Patienten-Kontakt

Obligater Leistungsinhalt

– Persönlicher Arzt-Patienten-Kontakt im Zusammenhang mit der Erbringung der Leistungen entsprechend den Gebührenordnungspositionen 01100, 01101, 01411, 01412, 01415 oder 01418,

Fakultativer Leistungsinhalt

– In Anhang 1 aufgeführte Leistungen,

höchstens zweimal im Behandlungsfall

7,91 €
77 Punkte

Die Versichertenpauschale nach der Nr. 04030 ist im belegärztlich-stationären Behandlungsfall nicht berechnungsfähig.

Erfolgt im Behandlungsfall lediglich eine Inanspruchnahme durch den Patienten unvorhergesehen im Zusammenhang mit der Erbringung der Leistungen entsprechend den Gebührenordnungspositionen 01100, 01101, 01411, 01412, 01415 oder 01418, so ist anstelle der Versichertenpauschale 04000 die Versichertenpauschale 04030 zu berechnen.

Die Gebührenordnungsposition 04030 ist nicht neben den Gebührenordnungspositionen 01210, 01212, 01214, 01216, 01218, 01436 und 30702 berechnungsfähig.

Die Gebührenordnungsposition 04030 ist im Behandlungsfall nicht neben den Gebührenordnungspositionen 01600, 01601, 04000 und 04010 berechnungsfähig.

04040 Zusatzpauschale zu den Gebührenordnungspositionen 04000 und 04030 für die Wahrnehmung des hausärztlichen Versorgungsauftrags gemäß § 73 Abs. 1 SGB V

Obligater Leistungsinhalt
- Vorhaltung der zur Erfüllung von Aufgaben der hausärztlichen Grundversorgung notwendigen Strukturen,
einmal im Behandlungsfall

14,79 €
144 Punkte

Bei der Nebeneinanderberechnung der Gebührenordnungsposition 04040 und der Gebührenordnungsposition 04030 in demselben Behandlungsfall ist ein Abschlag in Höhe von 50 % auf die Gebührenordnungsposition 04040 vorzunehmen. Bei zweimaliger Berechnung der Gebührenordnungsposition 04030 im Behandlungsfall neben der Gebührenordnungsposition 04040 ist kein Abschlag auf die Gebührenordnungsposition 04040 vorzunehmen.

Neben den Gebührenordnungspositionen des Abschnitts 1.2 ist für die Berechnung der Gebührenordnungsposition 04040 in demselben Behandlungsfall mindestens ein weiterer persönlicher Arzt-Patienten-Kontakt außerhalb des organisierten Not(-fall)dienstes gemäß der Gebührenordnungsposition 04000 notwendig.

Die Gebührenordnungsposition 04040 ist im Behandlungsfall nicht neben den Gebührenordnungspositionen der "Onkologie-Vereinbarung" (Anlage 7 des Bundesmantelvertrags-Ärzte (BMV-Ä)) berechnungsfähig. Diese Ausschlüsse finden in versorgungsbereichsübergreifenden Berufsausübungsgemeinschaften, Medizinischen Versorgungszentren und Praxen mit angestellten Ärzten keine Anwendung, sofern diese Leistungen von Vertragsärzten des fachärztlichen Versorgungsbereiches erbracht werden.

Die Gebührenordnungsposition 04040 ist im Behandlungsfall nicht neben Leistungen gemäß § 6 (Abgrenzungen der fachärztlichen Versorgung) Anlage 5 des Bundesmantelvertrags-Ärzte (BMV-Ä) berechnungsfähig. Diese Ausschlüsse finden in versorgungsbereichsübergreifenden Berufsausübungsgemeinschaften, Medizinischen Versorgungszentren und Praxen mit angestellten Ärzten keine Anwendung, sofern diese Leistungen von Vertragsärzten des fachärztlichen Versorgungsbereiches erbracht werden.

Bei Praxen mit weniger als 400 Behandlungsfällen je Arzt gemäß Nr. 12 der Präambel 4.1, in denen ein Arzt gemäß Nr. 1 der Präambel 4.1 vertragsärztliche Leistungen durchführt und berechnet (Behandlungsfälle der Praxis gemäß Nr. 12 der Präambel 4.1, in denen ein Arzt gemäß Nr. 1 der Präambel 4.1 vertragsärztliche Leistungen durchführt und berechnet, dividiert durch Anzahl der Ärzte gemäß Nr. 1 der Präambel 4.1) ist ein Abschlag in Höhe von 14 Punkten auf die Gebührenordnungsposition 04040 vorzunehmen. Bei Praxen mit mehr als 1200 Behandlungsfällen je Arzt gemäß Nr. 12 der Präambel 4.1, in denen ein Arzt gemäß Nr. 1 der Präambel 4.1 vertragsärztliche Leistungen durchführt und berechnet, ist ein Aufschlag in Höhe von 14 Punkten auf die Gebührenordnungsposition 04040 vorzunehmen. Für die Bestim-

4 Versorgungsbereich Kinder- und Jugendmedizin

mung der Anzahl der Ärzte gemäß Nr. 1 der Präambel 4.1 ist der Umfang der Tätigkeit laut Zulassungs- bzw. Genehmigungsbescheid zu berücksichtigen.

Die Gebührenordnungsposition 04040 wird durch die zuständige Kassenärztliche Vereinigung zugesetzt.

Die Gebührenordnungsposition 04040 ist im Behandlungsfall nicht neben den Gebührenordnungspositionen 35111 bis 35113, 35120, 35130, 35131, 35140 bis 35142 und 35150 und nicht neben den Gebührenordnungspositionen der Abschnitte 30.5, 30.7, 30.9 und 35.2 berechnungsfähig. Diese Ausschlüsse finden in versorgungsbereichsübergreifenden Berufsausübungsgemeinschaften, Medizinischen Versorgungszentren und Praxen mit angestellten Ärzten keine Anwendung, sofern diese Leistungen von Vertragsärzten des fachärztlichen Versorgungsbereiches erbracht werden.

4.2.2 **Chronikerpauschalen, Gesprächsleistung**

Die Gebührenordnungspositionen 04220 und 04221 sind nur bei Patienten berechnungsfähig, die folgende Kriterien erfüllen:

- Vorliegen mindestens einer lang andauernden, lebensverändernden Erkrankung,
- Notwendigkeit einer kontinuierlichen ärztlichen Behandlung und Betreuung.

Eine kontinuierliche ärztliche Behandlung liegt vor, wenn im Zeitraum der letzten vier Quartale wegen derselben gesicherten chronischen Erkrankung(en) jeweils mindestens ein Arzt-Patienten-Kontakt gemäß 4.3.1 der Allgemeinen Bestimmungen pro Quartal in mindestens drei Quartalen in derselben Praxis stattgefunden hat. Hierbei müssen in mindestens zwei Quartalen persönliche Arzt-Patienten-Kontakte stattgefunden haben. Die Gebührenordnungspositionen 04220 und 04221 können bei Neugeborenen und Säuglingen auch ohne die Voraussetzung der kontinuierlichen ärztlichen Behandlung berechnet werden. Eine kontinuierliche ärztliche Behandlung liegt auch vor, wenn der Patient mit mindestens einer lebensverändernden chronischen Erkrankung seinen ihn betreuenden Hausarzt gewechselt hat. In diesem Fall muss der die hausärztliche Betreuung übernehmende Hausarzt die bei einem anderen Hausarzt stattgefundenen Arzt-Patienten-Kontakte dokumentieren. Die Dokumentation ist mit der Abrechnung mittels einer kodierten Zusatznummer nachzuweisen.

04220 III Arztgruppenspezifische Gebührenordnungspositionen

04220 Zuschlag zu der Versichertenpauschale nach der Gebührenordnungsposition 04000 für die Behandlung und Betreuung eines Patienten mit mindestens einer lebensverändernden chronischen Erkrankung

Obligater Leistungsinhalt
- Persönlicher Arzt-Patienten-Kontakt,

Fakultativer Leistungsinhalt
- Fortlaufende Beratung hinsichtlich Verlauf und Behandlung der chronischen Erkrankung(en),
- Leitliniengestützte Behandlung der chronischen Erkrankung(en),
- Anleitung zum Umgang mit der/den chronischen Erkrankung(en),
- Koordination ärztlicher und/oder pflegerischer Maßnahmen im Zusammenhang mit der Behandlung der chronischen Erkrankung(en),
- Erstellung und ggf. Aktualisierung eines Medikationsplans und ggf. Anpassung der Selbstmedikation und der Arzneimittelhandhabung,
- Überprüfung und fortlaufende Kontrolle der Arzneimitteltherapie mit dem Ziel des wirtschaftlichen und versorgungsgerechten Umgangs mit Arzneimitteln,

einmal im Behandlungsfall

13,35 €
130 Punkte

Die Berechnung der Gebührenordnungsposition 04220 setzt die Angabe der gesicherten Diagnose(n) der chronischen Erkrankung(en) gemäß ICD-10-GM voraus.

Die Gebührenordnungsposition 04220 ist im Behandlungsfall nicht neben den Gebührenordnungspositionen der "Onkologie-Vereinbarung" (Anlage 7 des Bundesmantelvertrags-Ärzte (BMV-Ä)) berechnungsfähig. Diese Ausschlüsse finden in versorgungsbereichsübergreifenden Berufsausübungsgemeinschaften, Medizinischen Versorgungszentren und Praxen mit angestellten Ärzten keine Anwendung, sofern diese Leistungen von Vertragsärzten des fachärztlichen Versorgungsbereiches erbracht werden.

Die Gebührenordnungsposition 04220 ist im Behandlungsfall nicht neben Leistungen gemäß § 6 (Abgrenzungen der fachärztlichen Versorgung) Anlage 5 des Bundesmantelvertrags-Ärzte (BMV-Ä) berechnungsfähig. Diese Ausschlüsse finden in versorgungsbereichsübergreifenden Berufsausübungsgemeinschaften, Medizinischen Versorgungszentren und Praxen mit angestellten Ärzten keine Anwendung, sofern diese Leistungen von Vertragsärzten des fachärztlichen Versorgungsbereiches erbracht werden.

Die Gebührenordnungsposition 04220 ist im Behandlungsfall nicht neben den Gebührenordnungspositionen 35111 bis 35113, 35120, 35130, 35131, 35140 bis 35142 und 35150 und nicht neben den Gebührenordnungspositionen der Abschnitte 4.4, 4.5, 30.5, 30.7, 30.9 und 35.2 berechnungsfähig. Diese Ausschlüsse finden in versorgungsbereichsübergreifenden Berufsausübungsgemeinschaften, Medizinischen Versorgungszentren und Praxen mit angestellten Ärzten keine Anwendung, sofern diese Leistungen von Vertragsärzten des fachärztlichen Versorgungsbereiches erbracht werden.

4 Versorgungsbereich Kinder- und Jugendmedizin 04221–04230

Die Gebührenordnungsposition 04220 ist nicht neben den Gebührenordnungspositionen 04370 bis 04373 berechnungsfähig.

04221 Zuschlag zu der Gebührenordnungsposition 04220 für die intensive Behandlung und Betreuung eines Patienten mit mindestens einer lebensverändernden chronischen Erkrankung

Obligater Leistungsinhalt
- Mindestens zwei persönliche Arzt-Patienten-Kontakte,
- Überprüfung und/oder Anpassung und/oder Einleitung von Maßnahmen der leitliniengestützten Behandlung der chronischen Erkrankung(en),

Fakultativer Leistungsinhalt
- Fortlaufende Beratung hinsichtlich Verlauf und Behandlung der chronischen Erkrankung(en),
- Anleitung zum Umgang mit der/den chronischen Erkrankung(en),
- Koordination ärztlicher und/oder pflegerischer Maßnahmen im Zusammenhang mit der Behandlung der chronischen Erkrankung (en),
- Erstellung und ggf. Aktualisierung eines Medikationsplans und ggf. Anpassung der Selbstmedikation und der Arzneimittelhandhabung,
- Überprüfung und fortlaufende Kontrolle der Arzneimitteltherapie mit dem Ziel des wirtschaftlichen und versorgungsgerechten Umgangs mit Arzneimitteln,

einmal im Behandlungsfall

4,11 €
40 Punkte

04230 **Problemorientiertes ärztliches Gespräch, das aufgrund von Art und Schwere der Erkrankung erforderlich ist**

Obligater Leistungsinhalt
- Gespräch von mindestens 10 Minuten Dauer,
- mit einem Patienten

und/oder
- einer Bezugsperson,

Fakultativer Leistungsinhalt
- Beratung und Erörterung zu den therapeutischen, familiären, sozialen oder beruflichen Auswirkungen und deren Bewältigung im Zusammenhang mit der/den Erkrankung(en), die aufgrund von Art und Schwere das Gespräch erforderlich macht (machen),

je vollendete 10 Minuten

Die Gebührenordnungsposition 04230 ist im Notfall und im organisierten Not(-fall)dienst nicht berechnungsfähig.

Bei der Nebeneinanderberechnung diagnostischer bzw. therapeutischer Gebührenordnungspositionen und der Gebührenordnungsposition 04230 ist eine mindestens 10 Minuten längere Arzt-Patienten-Kontaktzeit als in den entsprechenden Gebührenordnungspositionen angegeben Voraussetzung für die Berechnung der Gebührenordnungsposition 04230.

9,24 €
90 Punkte

04241–04243   III Arztgruppenspezifische Gebührenordnungspositionen

Die Gebührenordnungsposition 04230 ist nicht neben den Gebührenordnungspositionen 04370, 04372, 04373, 35100 und 35110 berechnungsfähig.

Die Gebührenordnungsposition 04230 ist im Behandlungsfall nicht neben der Gebührenordnungsposition 30700 berechnungsfähig.

4.2.3 Besondere Leistungen

04241 **Computergestützte Auswertung eines kontinuierlich aufgezeichneten Langzeit-EKG von mindestens 18 Stunden Dauer**   9,45 €
  92 Punkte

Die Berechnung der Gebührenordnungsposition 04241 setzt eine Genehmigung der Kassenärztlichen Vereinigung nach der Vereinbarung zur Durchführung von Langzeitelektrokardiographischen Untersuchungen gemäß § 135 Abs. 2 SGB V voraus.

Die Gebührenordnungsposition 04241 ist nicht neben den Gebührenordnungspositionen 13253 und 27323 berechnungsfähig.

Die Gebührenordnungsposition 04241 ist im Behandlungsfall nicht neben den Gebührenordnungspositionen 04410, 13250, 13545 und 13550 berechnungsfähig.

04242 **Funktionelle Entwicklungstherapie** bei Ausfallserscheinungen in bzw. im
- Motorik

und/oder
- Sensorik

und/oder
- Sprachbereich

und/oder
- Sozialverhalten,

Obligater Leistungsinhalt
- Einzelbehandlung,
- Dauer mindestens 15 Minuten,

je vollendete 15 Minuten   8,94 €
  87 Punkte

04243 **Funktionelle Entwicklungstherapie** bei Ausfallserscheinungen in bzw. im
- Motorik

und/oder
- Sensorik

und/oder
- Sprachbereich

und/oder
- Sozialverhalten

Obligater Leistungsinhalt
- Gruppenbehandlung mit bis zu 4 Teilnehmern,
- Dauer mindestens 15 Minuten,

je Teilnehmer, je vollendete 15 Minuten   4,21 €
  41 Punkte

4 Versorgungsbereich Kinder- und Jugendmedizin 04321–04330

04321 **Belastungs-Elektrokardiographie (Belastungs-EKG)**
Obligater Leistungsinhalt
- Untersuchung in Ruhe und nach Belastung mit mindestens 12 Ableitungen sowie während physikalisch definierter und reproduzierbarer Belastung mit mindestens 3 Ableitungen und fortlaufender Kontrolle des Kurvenverlaufes,
- Wiederholte Blutdruckmessung

20,54 €
200 Punkte

Die Gebührenordnungsposition 04321 ist nicht neben den Gebührenordnungspositionen 13251, 17330 und 17332 berechnungsfähig.

Die Gebührenordnungsposition 04321 ist im Behandlungsfall nicht neben den Gebührenordnungspositionen 04410, 04434, 13250, 13545, 13550 und 27321 berechnungsfähig.

04322 **Aufzeichnung eines Langzeit-EKG von mindestens 18 Stunden Dauer**

6,88 €
67 Punkte

Die Berechnung der Gebührenordnungsposition 04322 setzt eine Genehmigung der Kassenärztlichen Vereinigung nach der Vereinbarung zur Durchführung von Langzeit-elektrokardiographischen Untersuchungen gemäß § 135 Abs. 2 SGB V voraus.

Die Gebührenordnungsposition 04322 ist nicht neben den Gebührenordnungspositionen 13252 und 27322 berechnungsfähig.

Die Gebührenordnungsposition 04322 ist im Behandlungsfall nicht neben den Gebührenordnungspositionen 04410, 04434, 13250, 13545 und 13550 berechnungsfähig.

04324 **Langzeit-Blutdruckmessung**
Obligater Leistungsinhalt
- Automatisierte Aufzeichnung von mindestens 20 Stunden Dauer,
- Computergestützte Auswertung,
- Aufzeichnung der Blutdruckwerte mindestens alle 15 Minuten während der Wach- und mindestens alle 30 Minuten während der Schlafphase mit gleichzeitiger Registrierung der Herzfrequenz,
- Auswertung und Beurteilung des Befundes

8,01 €
78 Punkte

Die Gebührenordnungsposition 04324 ist nicht neben den Gebührenordnungspositionen 13254 und 27324 berechnungsfähig.

Die Gebührenordnungsposition 04324 ist im Behandlungsfall nicht neben den Gebührenordnungspositionen 04410, 13250, 13545 und 13550 berechnungsfähig.

04330 **Spirographische Untersuchung**
Obligater Leistungsinhalt
- Darstellung der Flussvolumenkurve,
- In- und exspiratorische Messungen,
- Graphische Registrierung

6,16 €
60 Punkte

Die Gebührenordnungsposition 04330 ist nicht neben den Gebührenordnungspositionen 13255 und 27330 berechnungsfähig.

Die Gebührenordnungsposition 04330 ist am Behandlungstag nicht neben der Gebührenordnungsposition 31013 berechnungsfähig.

Die Gebührenordnungsposition 04330 ist im Behandlungsfall nicht neben der Gebührenordnungsposition 13250 berechnungsfähig.

04331 **Prokto-/Rektoskopischer Untersuchungskomplex**

Obligater Leistungsinhalt
- Rektale Untersuchung,
- Proktoskopie

und/oder
- Rektoskopie,
- Patientenaufklärung,
- Information zum Ablauf der vorbereitenden Maßnahmen vor dem Eingriff und zu einer möglichen Sedierung und/oder Prämedikation,
- Nachbeobachtung und -betreuung

Fakultativer Leistungsinhalt
- Prämedikation/Sedierung

8,73 €
85 Punkte

Die Gebührenordnungsposition 04331 ist nicht neben den Gebührenordnungspositionen 02300 bis 02302, 04516, 08333, 13257 und 30600 berechnungsfähig.

Die Gebührenordnungsposition 04331 ist im Behandlungsfall nicht neben der Gebührenordnungsposition 13250 berechnungsfähig.

04335 **Orientierende audiometrische Untersuchung nach vorausgegangener, dokumentierter, auffälliger Hörprüfung**

Obligater Leistungsinhalt
- Untersuchung(en) ein- und/oder beidseitig,
- Binaurikulare Untersuchung,
- Bestimmung(en) der Hörschwelle in Luftleitung mit mindestens 8 Prüffrequenzen

Fakultativer Leistungsinhalt
- Otoskopie,
- Kontinuierliche Frequenzänderung

9,04 €
88 Punkte

Die Gebührenordnungsposition 04335 ist nur berechnungsfähig bei Verwendung eines von der PTB bzw. eines entsprechend der EU-Richtlinie 93/42/EWG zugelassenen Audiometers mit mindestens einmal jährlich durchgeführter messtechnischer Kontrolle gemäß § 11 der Verordnung über das Errichten, Betreiben und Anwenden von Medizinprodukten (MPBetreibV) durch einen zugelassenen Wartungsdienst entsprechend der MPBetreibV. Der Vertragsarzt hat der zuständigen Kassenärztlichen Vereinigung die Bestätigung über die Durchführung der Wartung mit der nach dem Wartungsdienst erfolgenden Quartalsabrechnung beizulegen.

Entgegen Nr. 4.3.2 der Allgemeinen Bestimmungen kann die Gebührenordnungsposition 04335 auch dann berechnet werden, wenn durch die Arztpraxis die kontinuierliche Frequenzänderung nicht vorgehalten wird.

Die Gebührenordnungsposition 04335 ist nicht neben den Gebührenordnungspositionen 01711 bis 01719, 01723, 04353 und 04354 berechnungsfähig.

4 Versorgungsbereich Kinder- und Jugendmedizin 04350–04352

04350	**Untersuchung und Beurteilung** der funktionellen Entwicklung eines Säuglings, Kleinkindes oder Kindes bis zum vollendeten 6. Lebensjahr *Obligater Leistungsinhalt* – Untersuchung von mindestens 4 Funktionsbereichen (Grobmotorik, Handfunktion, geistige Entwicklung, Perzeption, Sprache, Sozialverhalten oder Selbstständigkeit) nach standardisierten Verfahren, je Sitzung *Die Gebührenordnungsposition 04350 ist im Behandlungsfall höchstens zweimal berechnungsfähig.* *Die Gebührenordnungsposition 04350 ist nicht neben den Gebührenordnungspositionen 01711 bis 01719, 01723, 04351, 04352 und 04354 berechnungsfähig.*	17,46 € 170 Punkte
04351	**Orientierende entwicklungsneurologische Untersuchung** eines Neugeborenen, Säuglings, Kleinkindes oder Kindes *Obligater Leistungsinhalt* – Beurteilung der altersgemäßen Haltungs- und Bewegungskontrolle, – Beurteilung des Muskeltonus, der Eigen- und Fremdreflexe sowie der Hirnnerven *Die Gebührenordnungsposition 04351 ist nicht neben den Gebührenordnungspositionen 01711 bis 01719, 01723, 04350, 04352, 04354 und 35142 berechnungsfähig.*	9,76 € 95 Punkte
04352	**Erhebung des vollständigen Entwicklungsstatus** eines Neugeborenen, Säuglings, Kleinkindes, Kindes oder Jugendlichen mit Störungen im Bereich der Koordination, Visuomotorik, der kognitiven Wahrnehmungsfähigkeit unter Berücksichtigung entwicklungsneurologischer, psychologischer und sozialer Aspekte *Obligater Leistungsinhalt* – Erhebung des vollständigen Entwicklungsstatus, – Berücksichtigung entwicklungsneurologischer, psychologischer und sozialer Aspekte, *Fakultativer Leistungsinhalt* – Entwicklungsneurologische Untersuchungen entsprechend der Gebührenordnungsposition 04351, einmal im Behandlungsfall *Die Gebührenordnungsposition 04352 ist nicht neben den Gebührenordnungspositionen 01711 bis 01720, 01723, 04350, 04351 und 04354 berechnungsfähig.*	29,27 € 285 Punkte

04353 **Orientierende Untersuchung der Sprachentwicklung** eines Säuglings, Kleinkindes, Kindes oder Jugendlichen

Obligater Leistungsinhalt
- Standardisiertes Verfahren,
- Prüfung aktiver und passiver Wortschatz,
- Prüfung des Sprachverständnisses,
- Prüfung der Fein- und Grobmotorik,

Fakultativer Leistungsinhalt
- Orientierende audiometrische Untersuchung entsprechend der Gebührenordnungsposition 04335,

einmal im Behandlungsfall

17,05 €
166 Punkte

Die Gebührenordnungsposition 04353 ist nicht neben den Gebührenordnungspositionen 01711 bis 01720, 01723, 04335 und 04354 berechnungsfähig.

04354 **Zuschlag** zu den Gebührenordnungspositionen 01712 bis 01720 und 01723 für die Erbringung des Inhalts der Gebührenordnungspositionen 04351 und/oder 04353 bei pathologischem Ergebnis einer Kinderfrüherkennungs- bzw. Jugendgesundheitsuntersuchung

7,40 €
72 Punkte

Die Gebührenordnungsposition 04354 ist nicht neben den Gebührenordnungspositionen 04335 und 04350 bis 04353 berechnungsfähig.

4.2.4 Sozialpädiatrische Versorgung

1. Die Gebührenordnungsposition 04356 ist nur berechnungsfähig von Vertragsärzten gemäß Präambel 4.1 Nr. 1, die gegenüber der Kassenärztlichen Vereinigung eine sozialpädiatrische Qualifikation im Umfang von mindestens 40 Stunden gemäß dem Curriculum "Entwicklungs- und Sozialpädiatrie für die kinder- und jugendärztliche Praxis" der Bundesärztekammer oder eine ärztliche Tätigkeit von mindestens sechs Monaten - auch im Rahmen der Weiterbildungszeit - in einem Sozialpädiatrischen Zentrum bzw. in einer interdisziplinären Frühförderstelle nachweisen. Bis zum 30. Juni 2016 ist die Gebührenordnungsposition 04356 auch ohne Nachweis der Qualifikation berechnungsfähig, wenn Vertragsärzte gemäß Präambel 4.1 Nr. 1 die Leistung nach der Gebührenordnungsposition 04355 im Vorjahresquartal und in dem auf das Vorjahresquartal folgenden Quartal durchschnittlich in mindestens 50 Behandlungsfällen je Quartal abgerechnet haben.
2. Die Gebührenordnungsposition 04356 ist nur berechnungsfähig, wenn die Praxis mindestens folgende Kooperationen vorhält:
   - Logopädie,
   - Physiotherapie,
   - Ergotherapie,
   - Sozialpädiatrisches Zentrum,
   - Fachärzte für Kinder- und Jugendpsychiatrie und -psychotherapie.

4 Versorgungsbereich Kinder- und Jugendmedizin 04355

04355 **Sozialpädiatrisch orientierte eingehende Beratung, Erörterung und/ oder Abklärung**

Obligater Leistungsinhalt
– Persönlicher Arzt-Patienten-Kontakt,
– Dauer mindestens 15 Minuten,
– Als Einzelsitzung,
– Berücksichtigung krankheitsspezifischer, teilhabebezogener und prognostischer sowie entwicklungsabhängiger, familiendynamischer Faktoren,

Fakultativer Leistungsinhalt
– Erhebung der bestehenden Befunde und/oder Erkenntnisse,
– Befunderhebung(en) unter sozialpädiatrischen Kriterien zur (drohenden) Störung, körperlichen, psychischen oder psychosomatischen Erkrankung oder (drohenden) Behinderung oder bei Verdacht/Hinweisen auf Vernachlässigung und/oder Kindesmisshandlung:
  – Entwicklungsstand,
  – Intelligenz,
  – Körperlicher und neurologischer Befund,
  – Psychischer Befund,
  – Psychosozialer Hintergrund,
– Prüfung der Anwendung ganzheitlicher Förder- und/oder Therapieverfahren,
– Berücksichtigung der Therapieprinzipien der Sozialpädiatrie,
– Dokumentation unter Anwendung standardisierter Verfahren,
– Anleitung der Bezugsperson(en),
– Einleitung und/oder Koordination störungsspezifischer Maßnahmen,

einmal im Behandlungsfall

14,89 €
145 Punkte

Die Gebührenordnungsposition 04355 ist nur bei mindestens einer der im Folgenden genannten Erkrankungen berechnungsfähig: G25 Sonstige extrapyramidale Krankheiten und Bewegungsstörungen, G31 Sonstige degenerative Krankheiten des Nervensystems, anderenorts nicht klassifiziert, G40 Epilepsie, G43 Migräne, G44.2 Spannungskopfschmerz, G80 Infantile Zerebralparese, F45.0 Somatisierungsstörung, F45.1 Undifferenzierte Somatisierungsstörung, F45.2 Hypochondrische Störung, F45.3 Somatoforme autonome Funktionsstörung, F45.4 Anhaltende Schmerzstörung, F45.8 Sonstige somatoforme Störungen, F60-F69 Persönlichkeits- und Verhaltensstörungen, F80-F89 Entwicklungsstörungen, F90-F98 Verhaltens- und emotionale Störungen mit Beginn in der Kindheit und Jugend, R27.8 Sonstige Koordinationsstörungen, T73 Schäden durch sonstigen Mangel sowie T74 Missbrauch von Personen.

Bei der Nebeneinanderberechnung diagnostischer bzw. therapeutischer Gebührenordnungspositionen und der Gebührenordnungsposition 04355 ist eine mindestens 15 Minuten längere Arzt-Patienten-

04356 — III Arztgruppenspezifische Gebührenordnungspositionen

Kontaktzeit als in den entsprechenden Gebührenordnungspositionen angegeben Voraussetzung für die Berechnung der Gebührenordnungsposition 04355.

Die Gebührenordnungsposition 04355 ist nicht neben den Gebührenordnungspositionen 01210, 01212, 01214, 01216 und 01218 und nicht neben den Gebührenordnungspositionen der Abschnitte 30.3, 30.11, 35.1 und 35.2 berechnungsfähig.

04356 **Zuschlag** im Zusammenhang mit der Gebührenordnungsposition 04355 **für die weiterführende sozialpädiatrisch orientierte Versorgung**

Obligater Leistungsinhalt
- Persönlicher Arzt-Patienten-Kontakt
und/oder
- Persönlicher Kontakt des Arztes zu einer Bezugsperson,
- Erhebung und/oder Monitoring von lokalisierten oder übergreifenden motorischen, kognitiven, emotionellen und/oder organbedingten Einschränkungen und/oder Auffälligkeiten,
- Beratung zu weiterführenden Maßnahmen,
- Dauer mindestens 15 Minuten,

Fakultativer Leistungsinhalt
- Erstellung eines (interdisziplinären) Therapieplanes,
- Koordination der Heilmittelversorgung und der Schnittstelle zum Sozialpädiatrischen Zentrum,
- Untersuchung und Beratung zur Indikationsstellung einer Überweisung an ein Sozialpädiatrisches Zentrum oder eine vergleichbare Einrichtung,
- Einleitung/Überwachung medikamentöser Therapiemaßnahmen,
- Dokumentation unter Anwendung standardisierter Verfahren,
- Informationen zu entsprechenden helfenden Institutionen und/oder Personen,

höchstens zweimal im Krankheitsfall

20,03 €
195 Punkte

Die Gebührenordnungsposition 04356 ist nur bei mindestens einer der im Folgenden genannten Erkrankungen berechnungsfähig: G25 Sonstige extrapyramidale Krankheiten und Bewegungsstörungen, G31 Sonstige degenerative Krankheiten des Nervensystems, anderenorts nicht klassifiziert, G40 Epilepsie, G43 Migräne, G44.2 Spannungskopfschmerz, G80 Infantile Zerebralparese, F45.0 Somatisierungsstörung, F45.1 Undifferenzierte Somatisierungsstörung, F45.2 Hypochondrische Störung, F45.3 Somatoforme autonome Funktionsstörung, F45.4 Anhaltende Schmerzstörung, F45.8 Sonstige somatoforme Störungen, F60-F69 Persönlichkeits- und Verhaltensstörungen, F80-F89 Entwicklungsstörungen, F90-F98 Verhaltens- und emotionale Störungen mit Beginn in der Kindheit und Jugend, R27.8 Sonstige Koordinationsstörungen, T73 Schäden durch sonstigen Mangel sowie T74 Missbrauch von Personen.

Bei der Nebeneinanderberechnung diagnostischer bzw. therapeutischer Gebührenordnungspositionen und der Gebührenordnungsposition 04356 ist eine mindestens 15 Minuten längere Arzt-Patienten-

4 Versorgungsbereich Kinder- und Jugendmedizin 04370

Kontaktzeit als in den entsprechenden Gebührenordnungspositionen angegeben Voraussetzung für die Berechnung der Gebührenordnungsposition 04356.

Die Gebührenordnungsposition 04356 ist nicht neben den Gebührenordnungspositionen 01210, 01212, 01214, 01216 und 01218 und nicht neben den Gebührenordnungspositionen der Abschnitte 30.3, 30.11, 35.1 und 35.2 berechnungsfähig.

4.2.5 Palliativmedizinische Versorgung

1. Die Gebührenordnungspositionen 04370 bis 04373 sind für die Behandlung von schwerstkranken und sterbenden Patienten in jedem Alter berechnungsfähig, die an einer nicht heilbaren, fortschreitenden und so weit fortgeschrittenen Erkrankung leiden, dass dadurch nach fachlicher Einschätzung des behandelnden Arztes die Lebenserwartung auf Tage, Wochen oder Monate gesunken ist. Eine Erkrankung ist nicht heilbar, wenn nach dem allgemein anerkannten Stand der Medizin Behandlungsmaßnahmen nicht zur Beseitigung dieser Erkrankung führen können. Sie ist fortschreitend, wenn ihrem Verlauf trotz medizinischer Maßnahmen nach dem allgemein anerkannten Stand der Medizin nicht nachhaltig entgegengewirkt werden kann. Der behandelnde Arzt ist verpflichtet, in jedem Einzelfall zu überprüfen, ob eine angemessene ambulante Versorgung in der Häuslichkeit (darunter fallen auch Pflege- und Hospizeinrichtungen) möglich ist.
2. Der grundsätzliche Anspruch eines Patienten auf eine spezialisierte ambulante Palliativversorgung (SAPV) im Sinne des § 37b SGB V wird durch das Erbringen der nachfolgenden Gebührenordnungspositionen nicht berührt.
3. Die Gebührenordnungspositionen 04371, 04372 und 04373 sind nicht bei Patienten berechnungsfähig, die eine Vollversorgung nach § 5 Abs. 2 der Richtlinie zur Verordnung von spezialisierter ambulanter Palliativversorgung (SAPV) des Gemeinsamen Bundesausschusses erhalten.
4. Die Gebührenordnungspositionen 04370 bis 04373 sind nicht berechnungsfähig, wenn der behandelnde Vertragsarzt äquivalente Leistungen bei dem Patienten im Rahmen der spezialisierten ambulanten Palliativversorgung gemäß § 37b SGB V i. V. m. § 132d Abs. 1 SGB V erbringt.

04370 Palliativmedizinische Ersterhebung des Patientenstatus inkl. Behandlungsplan

Obligater Leistungsinhalt

- Untersuchung des körperlichen und psychischen Zustandes des Patienten,
- Beratung und Aufklärung des Patienten und/oder der betreuenden Person zur Ermittlung des Patientenwillens und ggf. Erfassung des Patientenwillens,
- Erstellung und Dokumentation eines palliativmedizinischen Behandlungsplans unter Berücksichtigung des Patientenwillens,

einmal im Krankheitsfall

Die Gebührenordnungsposition 04370 ist nicht neben den Gebührenordnungspositionen 04220, 04221 und 04230 berechnungsfähig.

35,03 €
341 Punkte

| 04371–04373 | III Arztgruppenspezifische Gebührenordnungspositionen |

04371 **Zuschlag zu der Versichertenpauschale 04000 für die palliativmedizinische Betreuung des Patienten in der Arztpraxis**

Obligater Leistungsinhalt
- Persönlicher Arzt-Patienten-Kontakt,
- Dauer mindestens 15 Minuten,
- Palliativmedizinische Betreuung des Patienten (z. B. Schmerztherapie, Symptomkontrolle),

Fakultativer Leistungsinhalt
- Koordinierung der palliativmedizinischen und -pflegerischen Versorgung in Zusammenarbeit mit anderen spezialisierten Leistungserbringern wie z. B. Vertragsärzten, Psychotherapeuten, Pflegediensten, psychosozialen Betreuungsdiensten, Hospizen,
- Anleitung und Beratung der Betreuungs- und Bezugspersonen,

einmal im Behandlungsfall

16,33 €
159 Punkte

Die Gebührenordnungsposition 04371 ist nicht neben den Gebührenordnungspositionen 04220, 04221, 04372 und 04373 berechnungsfähig.

04372 **Zuschlag zu den Gebührenordnungspositionen 01410 oder 01413 für die palliativmedizinische Betreuung in der Häuslichkeit**

Obligater Leistungsinhalt
- Persönlicher Arzt-Patienten-Kontakt,
- Dauer mindestens 15 Minuten,
- Palliativmedizinische Betreuung des Patienten (z. B. Schmerztherapie, Symptomkontrolle),

Fakultativer Leistungsinhalt
- Koordinierung der palliativmedizinischen und -pflegerischen Versorgung in Zusammenarbeit mit anderen spezialisierten Leistungserbringern wie z. B. Vertragsärzten, Psychotherapeuten, Pflegediensten, psychosozialen Betreuungsdiensten, Hospizen,
- Anleitung und Beratung der Betreuungs- und Bezugspersonen,

je vollendete 15 Minuten

12,74 €
124 Punkte

Der Höchstwert für die Gebührenordnungsposition 04372 beträgt am Behandlungstag 620 Punkte.

Die Gebührenordnungsposition 04372 ist nicht neben den Gebührenordnungspositionen 04220, 04221, 04230, 04371 und 04373 berechnungsfähig.

04373 **Zuschlag zu den Gebührenordnungspositionen 01411, 01412 oder 01415 für die palliativmedizinische Betreuung in der Häuslichkeit**

Obligater Leistungsinhalt
- Persönlicher Arzt-Patienten-Kontakt,
- Palliativmedizinische Betreuung des Patienten (z. B. Schmerztherapie, Symptomkontrolle),

je Besuch

12,74 €
124 Punkte

4 Versorgungsbereich Kinder- und Jugendmedizin 04410

Die Gebührenordnungsposition 04373 ist für Besuche im Rahmen des organisierten Not(-fall)dienstes, für Besuche im Rahmen der Notfallversorgung durch nicht an der vertragsärztlichen Versorgung teilnehmende Ärzte, Institute und Krankenhäuser sowie für dringende Visiten auf der Belegstation nicht berechnungsfähig.

Die Gebührenordnungsposition 04373 ist nicht neben den Gebührenordnungspositionen 01100 bis 01102, 01210 bis 01212, 01214 bis 01219, 04220, 04221, 04230, 04371 und 04372 berechnungsfähig.

4.4 Gebührenordnungspositionen der schwerpunktorientierten Kinder- und Jugendmedizin

4.4.1 Gebührenordnungspositionen der Kinder-Kardiologie

Die Gebührenordnungspositionen des Abschnitts 4.4.1 können - unter Berücksichtigung von 1.3 der Allgemeinen Bestimmungen - nur von Fachärzten für Kinder- und Jugendmedizin mit Schwerpunkt Kinder-Kardiologie berechnet werden.

04410 Zusatzpauschale Kinderkardiologie

Obligater Leistungsinhalt
- Duplex-Echokardiographische Untersuchung (Nr. 33022),
- Druckmessung(en),

Fakultativer Leistungsinhalt
- Infusion(en) (Nr. 02100),
- Arterielle Blutentnahme (Nr. 02330),
- Intraarterielle Injektion (Nr. 02331),
- Belastungs-EKG (Nr. 04321),
- Aufzeichnung Langzeit-EKG (Nr. 04322),
- Computergestützte Auswertung Langzeit-EKG (Nr. 04241),
- Langzeit-Blutdruckmessung (Nr. 04324),
- Doppler-Echokardiographische Untersuchung (Nr. 33021),
- Echokardiographische Untersuchung (Nr. 33020),
- Untersuchung mit Einschwemmkatheter in Ruhe,
- Untersuchung mit Einschwemmkatheter in Ruhe sowie während und nach physikalisch reproduzierbarer Belastung,
- Laufbandergometrie(n),
- Intraluminale Messung(en) des Arteriendrucks oder des zentralen Venendrucks,
- Messung(en) von Herzzeitvolumen und/oder Kreislaufzeiten,
- Applikation der Testsubstanz(en),

einmal im Behandlungsfall

69,75 €
679 Punkte

Die Berechnung der Gebührenordnungsposition 04410 setzt eine Genehmigung der Kassenärztlichen Vereinigung nach der Ultraschallvereinbarung gemäß § 135 Abs. 2 SGB V voraus.

Entgegen Nr. 4.3.2 der Allgemeinen Bestimmungen kann die Gebührenordnungsposition 04410 auch dann berechnet werden, wenn die Arztpraxis nicht über die Möglichkeit zur Erbringung von Einschwemmkathetern, der intraluminalen Messung des Arteriendrucks oder des zentralen Venendrucks, der Messung von Herzzeitvolumen und/oder Kreislaufzeiten und von Leistungsinhalten der Gebührenordnungspositionen 13300 und 13301 verfügt.

In der Gebührenordnungsposition 04410 sind die Kosten für den Einschwemmkatheter mit Ausnahme des Swan-Ganz-Katheters enthalten.

Die Gebührenordnungsposition 04410 ist nicht neben den Gebührenordnungspositionen 02300 bis 02302 berechnungsfähig.

Die Gebührenordnungsposition 04410 ist im Behandlungsfall nicht neben den Gebührenordnungspositionen 02100, 02330, 02331, 04212, 04220, 04221, 04241, 04321, 04322, 04324, 13545, 33020 bis 33022, 34283, 36882 und 36883 und nicht neben den Gebührenordnungspositionen der Abschnitte 4.4.2, 4.4.3 und 4.5 berechnungsfähig.

04418 **Kontrolle eines Herzschrittmachers und/oder eines implantierten Kardioverters bzw. Defibrillators**

Obligater Leistungsinhalt

- Funktionsanalyse eines Herzschrittmachers, auch mittels telemetrischer Abfrage

und/oder

- Funktionsanalyse eines implantierten Kardioverters bzw. Defibrillators,
- Überprüfung des Batteriezustandes,
- Überprüfung und Dokumentation der programmierbaren Parameter und Messwerte als Ausdruck durch das Programmiergerät,
- Kontrolle der Funktionsfähigkeit der Elektrode

Fakultativer Leistungsinhalt

- Umprogrammierung

52,49 €
511 Punkte

Die Berechnung der Gebührenordnungsposition 04418 setzt eine Genehmigung der Kassenärztlichen Vereinigung nach der Vereinbarung zur Herzschrittmacherkontrolle gemäß § 135 Abs. 2 SGB V voraus.

Die Gebührenordnungsposition 04418 ist im Behandlungsfall nicht neben den Gebührenordnungspositionen 04212, 04220, 04221 und 36881 bis 36883 und nicht neben den Gebührenordnungspositionen der Abschnitte 4.4.2, 4.4.3 und 4.5 berechnungsfähig.

04419 **Ergospirometrische Untersuchung**

Obligater Leistungsinhalt

- Ergospirometrische Untersuchung in Ruhe und unter physikalisch definierter und reproduzierbarer Belastungsstufe,
- Gleichzeitige obligatorische Untersuchung der Atemgase, Ventilationsparameter und der Herz-Kreislauf-Parameter
- Monitoring,
- Dokumentation mittels "9-FelderGraphik"

Fakultativer Leistungsinhalt

- Beratung der Bezugsperson(en)

41,81 €
407 Punkte

4 Versorgungsbereich Kinder- und Jugendmedizin 04420–04430

Die Gebührenordnungsposition 04419 ist im Behandlungsfall nicht neben den Gebührenordnungspositionen 04212, 04220, 04221 und 36881 bis 36883 und nicht neben den Gebührenordnungspositionen der Abschnitte 4.4.2, 4.4.3 und 4.5 berechnungsfähig.

04420 Behandlung eines Herz-Transplantatträgers

Obligater Leistungsinhalt
- Behandlung eines Transplantatträgers,
- Kontrolle der Transplantatfunktion(en),
- Überwachung des spezifischen Therapieschemas,

Fakultativer Leistungsinhalt
- Instruktion der Bezugsperson(en),
- Abstimmung mit dem Hausarzt,

einmal im Behandlungsfall

21,47 €
209 Punkte

Die Gebührenordnungsposition 04420 ist im Behandlungsfall nicht neben den Gebührenordnungspositionen 04212, 04220, 04221 und 36881 bis 36883 und nicht neben den Gebührenordnungspositionen der Abschnitte 4.4.2, 4.4.3 und 4.5 berechnungsfähig.

4.4.2 Neuropädiatrische Gebührenordnungspositionen

1. Die Gebührenordnungspositionen des Abschnitts 4.4.2 können - unter Berücksichtigung von 1.3 der Allgemeinen Bestimmungen - nur von Fachärzten für Kinder- und Jugendmedizin mit Schwerpunkt Neuropädiatrie berechnet werden.
2. Bei Vorliegen der entsprechenden Qualifikationsvoraussetzungen sind von den Fachärzten für Kinder- und Jugendmedizin mit Schwerpunkt Neuropädiatrie - unbeschadet der Regelungen gemäß 5 und 6.2 der Allgemeinen Bestimmungen - zusätzlich nachfolgende Gebührenordnungspositionen berechnungsfähig: Gebührenordnungspositionen des Abschnitts 30.11.

04430 Neuropädiatrisches Gespräch, Behandlung, Beratung, Erörterung und/oder Abklärung (Einzelbehandlung)

Obligater Leistungsinhalt
- Persönlicher Arzt-Patienten-Kontakt,
- Dauer mindestens 10 Minuten,
- als Einzelbehandlung,
- Berücksichtigung krankheitsspezifischer, behinderungsbezogener und prognostischer sowie entwicklungsabhängiger, sprachlicher und familiendynamischer Faktoren,

Fakultativer Leistungsinhalt
- Erhebung der biographischen Anamnese zur Störung, Erkrankung oder Behinderung,
- Vertiefte Exploration mit differentialdiagnostischer Einordnung eines neuropädiatrischen Krankheitsbildes und der möglichen Komorbiditäten,
- Syndrombezogene therapeutische Intervention,
- Anleitung der Bezugsperson(en),

je vollendete 10 Minuten

9,24 €
90 Punkte

04431 III Arztgruppenspezifische Gebührenordnungspositionen

Die Gebührenordnungsposition 04430 ist im Behandlungsfall nicht neben den Gebührenordnungspositionen 04212, 04220 und 04221 und nicht neben den Gebührenordnungspositionen der Abschnitte 4.4.1, 4.4.3 und 4.5 berechnungsfähig.

04431 **Ausführliche neurologisch-motoskopische Untersuchung** bei einem Säugling, Kleinkind, Kind oder Jugendlichen

Obligater Leistungsinhalt

- Prüfung von
    - altersgemäßer Haltungs- und Bewegungskontrolle,
    - muskulärem Ruhe- und Aktivitätstonus, Muskelkraft,
    - Eigen- und Fremdreflexen sowie der Hirnnerven,
    - Oberflächen- und Tiefensensibilität,
    - statischem und dynamischem Gleichgewicht,
    - Koordination, Bewegungsübergängen und -zwischenstufen,
    - Feinmotorik,

Fakultativer Leistungsinhalt

- Lateralisation, Mittellinienkreuzung,
- Motometrische Testung,

je vollendete 15 Minuten, höchstens zweimal im Behandlungsfall

8,94 €
87 Punkte

Die Gebührenordnungsposition 04431 ist im Behandlungsfall nicht neben den Gebührenordnungspositionen 01711 bis 01720, 01723, 04212, 04220 und 04221 und nicht neben den Gebührenordnungspositionen der Abschnitte 4.4.1, 4.4.3 und 4.5 berechnungsfähig.

4 Versorgungsbereich Kinder- und Jugendmedizin 04433–04434

04433 **Zusatzpauschale Koordination der neuropädiatrischen Betreuung** bei der fortgesetzten Betreuung von Patienten bei mindestens einer der Diagnosen:
- Epilepsie (G40, G41),
- Migräne (G43),
- infantile Zerebralparese, sonstige Lähmung (G80 bis G83),
- kombinierte Entwicklungsstörung (F83),
- tiefgreifende Entwicklungsstörung (F84 bis F89),
- geistige Behinderung (F70 bis F79),
- schwerwiegendes Fehlbildungssyndrom, Myelomeningocele (Q01 bis Q18, Q71 bis Q74, Q76 bis Q78, Q85 bis Q87, Q90 bis Q99),
- Hydrocephalus, Hypoxischer Hirnschaden (G91 bis G94),
- metabolische Erkrankung, Neuropathien, neurodegenerative Erkrankung (G10 bis G25, G32 bis G37, G50 bis G64),
- Muskeldystrophie, Myopathien (G70 bis G73),
- Zustand nach SHT III (S06.1 bis S06.9),
- Aufmerksamkeitsstörungen (F90),

Obligater Leistungsinhalt
- Ein persönlicher Arzt-Patienten-Kontakt

Fakultativer Leistungsinhalt
- Ärztliche Koordination intra- und/oder multiprofessioneller, komplementärer Versorgungsstrukturen und/oder -instanzen, psycho-, physio-, ergo- und/oder sprachtherapeutischer Einrichtungen und/oder multiprofessioneller Teams, der Gruppenarbeit mit Patienten, Angehörigen und Laienhelfern sowie der Anleitung der Eltern, einmal im Behandlungsfall

30,71 €
299 Punkte

Die Angabe der Diagnose nach ICD-10 ist Voraussetzung für die Berechnung der Gebührenordnungsposition 04433.

Die Gebührenordnungsposition 04433 ist im Behandlungsfall nicht neben den Gebührenordnungspositionen 04212, 04220 und 04221 und nicht neben den Gebührenordnungspositionen der Abschnitte 4.4.1, 4.4.3 und 4.5 berechnungsfähig.

04434 **Elektroenzephalographische Untersuchung** bei einem Neugeborenen, Säugling, Kleinkind, Kind oder Jugendlichen

Obligater Leistungsinhalt
- Ableitungsdauer mindestens 20 Minuten,
- Aufzeichnungsdauer mindestens 20 Minuten,
- Auswertung,
- Übergangswiderstandsmessung

Fakultativer Leistungsinhalt
- Provokation(en)

25,78 €
251 Punkte

Die für die Gebührenordnungsposition 04434 erforderliche Berichtspflicht gilt als erfüllt, wenn im Behandlungsfall ein Bericht/Arztbrief erstellt wurde.

Die Gebührenordnungsposition 04434 ist nicht neben den Gebührenordnungspositionen 04435, 14320, 14321, 16310, 16311, 21310, 21311, 30900 und 30901 berechnungsfähig.

Die Gebührenordnungsposition 04434 ist im Behandlungsfall nicht neben den Gebührenordnungspositionen 04212, 04220, 04221, 04321 und 04322 und nicht neben den Gebührenordnungspositionen der Abschnitte 4.4.1, 4.4.3 und 4.5 berechnungsfähig.

04435 **Pädiatrische Schlaf-EEG-Untersuchung** bei einem Neugeborenen, Säugling, Kleinkind, Kind oder Jugendlichen

Obligater Leistungsinhalt
– Ableitungsdauer mindestens 2 Stunden,
– Aufzeichnung inklusive vollständiger Einschlaf- und Aufwachphase,
– Auswertung

Fakultativer Leistungsinhalt
– Provokation(en),
– Polygraphie

56,29 €
548 Punkte

Die Gebührenordnungsposition 04435 ist nicht neben den Gebührenordnungspositionen 04434, 14320, 14321, 16310, 16311, 21310, 21311, 30900 und 30901 berechnungsfähig.

Die Gebührenordnungsposition 04435 ist im Behandlungsfall nicht neben den Gebührenordnungspositionen 04212, 04220 und 04221 und nicht neben den Gebührenordnungspositionen der Abschnitte 4.4.1, 4.4.3 und 4.5 berechnungsfähig.

04436 **Neurophysiologische Untersuchung (SEP, VEP, AEP, MEP)**

Obligater Leistungsinhalt
– Bestimmung somatosensibel evozierter Potenziale
und/oder
– Bestimmung visuell evozierter Potenziale
und/oder
– Bestimmung akustisch evozierter Potenziale
und/oder
– Bestimmung magnetisch evozierter Potenziale,
– beidseitig,
je Sitzung

27,01 €
263 Punkte

Die Gebührenordnungsposition 04436 ist im Behandlungsfall insgesamt höchstens zweimal berechnungsfähig.

Die Gebührenordnungsposition 04436 ist nicht neben den Gebührenordnungspositionen 14331, 16321 und 21321 berechnungsfähig.

Die Gebührenordnungsposition 04436 ist am Behandlungstag nicht neben den Gebührenordnungspositionen 01705 und 01706 berechnungsfähig.

Die Gebührenordnungsposition 04436 ist im Behandlungsfall nicht neben den Gebührenordnungspositionen 04212, 04220 und 04221 und nicht neben den Gebührenordnungspositionen der Abschnitte 4.4.1, 4.4.3 und 4.5 berechnungsfähig.

4 Versorgungsbereich Kinder- und Jugendmedizin 04437–04439

04437 **Zusatzpauschale Abklärung einer peripheren neuromuskulären Erkrankung** bei einem Neugeborenen, Säugling, Kleinkind, Kind oder Jugendlichen

Obligater Leistungsinhalt

- Elektromyographische Untersuchung(en) mit Oberflächen- und/ oder Nadelelektroden

und/oder

- Elektroneurographische Untersuchung(en) mit Bestimmung(en) der motorischen oder sensiblen Nervenleitgeschwindigkeit,
- Ein- und/oder beidseitig

18,90 €
184 Punkte

Die Gebührenordnungsposition 04437, 16322 und 27331 ist im Behandlungsfall höchstens dreimal berechnungsfähig.

Die Gebührenordnungsposition 04437 ist nicht neben den Gebührenordnungspositionen 16322 und 27331 berechnungsfähig.

Die Gebührenordnungsposition 04437 ist im Behandlungsfall nicht neben den Gebührenordnungspositionen 04212, 04220 und 04221 und nicht neben den Gebührenordnungspositionen der Abschnitte 4.4.1, 4.4.3 und 4.5 berechnungsfähig.

Die Gebührenordnungsposition 04437 ist im Zeitraum von 21 Tagen nach Erbringung einer Leistung des Abschnitts 31.2 nicht neben den Gebührenordnungspositionen 31614 bis 31621 berechnungsfähig.

04439 Elektronystagmo-/Okulographie, Blinkreflexprüfung

Obligater Leistungsinhalt

- Elektronystagmo-/Okulographie

und/oder

- Blinkreflexprüfung,
- Ein- und/oder beidseitig,

einmal im Behandlungsfall

12,94 €
126 Punkte

Die Gebührenordnungsposition 04439 ist im Behandlungsfall nicht neben den Gebührenordnungspositionen 04212, 04220, 04221, 14330, 16320 und 21320 und nicht neben den Gebührenordnungspositionen der Abschnitte 4.4.1, 4.4.3 und 4.5 berechnungsfähig.

4.4.3 Gebührenordnungspositionen der pädiatrischen Hämatologie und Onkologie

Die Gebührenordnungspositionen des Abschnitts 4.4.3 können - unter Berücksichtigung von 1.3 der Allgemeinen Bestimmungen - nur von Fachärzten für Kinder- und Jugendmedizin mit Schwerpunkt Kinder-Hämatologie und -Onkologie berechnet werden.

04441 Zusatzpauschale Behandlung einer laboratoriumsmedizinisch oder histologisch/zytologisch gesicherten, primär hämatologischen und/oder onkologischen und/oder immunologischen Systemerkrankung

Obligater Leistungsinhalt

– Behandlung einer laboratoriumsmedizinisch oder histologisch/zytologisch gesicherten, primär hämatologischen und/oder onkologischen und/oder immunologischen Systemerkrankung,
– Erstellung eines krankheitsspezifischen Therapiekonzeptes unter Berücksichtigung individueller Faktoren,

einmal im Behandlungsfall

Die Gebührenordnungsposition 04441 ist im Behandlungsfall nicht neben den Gebührenordnungspositionen 04212, 04220, 04221, 36882 und 36883 und nicht neben den Gebührenordnungspositionen der Abschnitte 4.4.1, 4.4.2 und 4.5 berechnungsfähig.

19,62 €
191 Punkte

04442 **Zusatzpauschale intensive, aplasieinduzierende und/oder toxizitätsadaptierte, antiproliferative Behandlung** bei einem Säugling, Kleinkind, Kind oder Jugendlichen

Obligater Leistungsinhalt

– Intensive, aplasieinduzierende
und/oder
– Toxizitätsadaptierte Behandlung,
– Erfassung und Dokumentation der Toxizität,

einmal im Behandlungsfall

Die Gebührenordnungsposition 04442 ist im Behandlungsfall nicht neben den Gebührenordnungspositionen 04212, 04220, 04221, 36882 und 36883 und nicht neben den Gebührenordnungspositionen der Abschnitte 4.4.1, 4.4.2 und 4.5 berechnungsfähig.

19,62 €
191 Punkte

04443 Zusatzpauschale intensivierte **Nachbetreuung nach Tumorbehandlung** und/oder allogener(n) oder autologer(n) **Transplantation(en) hämatopoetischer Stammzellen** bei einem Säugling, Kleinkind, Kind oder Jugendlichen

Obligater Leistungsinhalt

– Intensivierte Nachbetreuung nach Tumorbehandlung
und/oder
– Intensivierte Nachbehandlung nach allogener oder autologer Transplantation(en) hämatopoetischer Stammzellen
und/oder
– Nachbetreuung von Patienten mit Stammzellentransplantation

Fakultativer Leistungsinhalt

– Überwachung des spezifischen Therapieschemas
– Erfassung und Dokumentation der Toxizität

einmal im Behandlungsfall

Die Gebührenordnungsposition 04443 ist im Behandlungsfall nicht neben den Gebührenordnungspositionen 04212, 04220, 04221, 36882 und 36883 und nicht neben den Gebührenordnungspositionen der Abschnitte 4.4.1, 4.4.2 und 4.5 berechnungsfähig.

19,62 €
191 Punkte

4 Versorgungsbereich Kinder- und Jugendmedizin 04511

4.5 Pädiatrische Gebührenordnungspositionen mit Zusatzweiterbildung

4.5.1 Pädiatrisch-gastroenterologische Gebührenordnungspositionen
1. Die Gebührenordnungspositionen des Abschnitts 4.5.1 können - unter Berücksichtigung von 1.3 der Allgemeinen Bestimmungen - nur von Fachärzten für Kinder- und Jugendmedizin mit der Zusatzweiterbildung Kinder-Gastroenterologie berechnet werden.
2. Die Gebührenordnungsposition 04527 kann darüber hinaus von Fachärzten für Kinder- und Jugendmedizin mit der Zusatzweiterbildung "Kinder-Nephrologie" berechnet werden.

04511 Zusatzpauschale Ösophago-Gastroduodenoskopie

Obligater Leistungsinhalt
- Ösophagoskopie
und/oder
- Ösophagogastroskopie
und/oder
- Ösophagogastroduodenoskopie,
- Patientenaufklärung zur Untersuchung und zu den möglichen therapeutischen Maßnahmen in derselben Sitzung in angemessenem Zeitabstand vor dem Eingriff,
- Aufklärung und Instruktion der Bezugsperson(en),
- Information zum Ablauf der vorbereitenden Maßnahmen vor dem Eingriff und zu einer Sedierung und/oder Prämedikation,
- Nachbeobachtung und -betreuung,
- Foto-/Videodokumentation(en)

Fakultativer Leistungsinhalt
- 13 C Harnstoff Atemtest (Nr. 02400),
- Ureasenachweis, einschl. Kosten,
- Probeexzision(en),
- Probepunktion(en),
- Fremdkörperentfernung(en),
- Blutstillung(en),
- Prämedikation, Sedierung, ggf. unter Monitoring von Blutdruck und Pulsoximetrie

85,77 €
835 Punkte

Entgegen Nr. 4.3.2 der Allgemeinen Bestimmungen kann die Gebührenordnungsposition auch dann berechnet werden, wenn die Arztpraxis nicht über die Möglichkeit zur Durchführung des 13 C-Harnstoff-Atemtests nach der Gebührenordnungsposition 02400 verfügt.

Die Gebührenordnungsposition 04511 ist nicht neben den Gebührenordnungspositionen 02300 bis 02302, 02400 und 04513 berechnungsfähig.

Die Gebührenordnungsposition 04511 ist im Behandlungsfall nicht neben den Gebührenordnungspositionen 04212, 04220, 04221 und 36881 bis 36883 und nicht neben den Gebührenordnungspositionen der Abschnitte 4.4, 4.5.2, 4.5.3, 4.5.4 und 4.5.5 berechnungsfähig.

04512　Langzeit-ph-Metrie des Ösophagus von mindestens 12 Stunden Dauer mit Sondeneinführung

Obligater Leistungsinhalt
- Lagekontrolle der Sonde,
- Aufklärung und Instruktion der Bezugsperson(en)

Fakultativer Leistungsinhalt
- Fixierung der Sonde

52,69 €
513 Punkte

Die Gebührenordnungsposition 04512 ist nicht neben den Gebührenordnungspositionen 02300 bis 02302 und 04515 berechnungsfähig.

Die Gebührenordnungsposition 04512 ist im Behandlungsfall nicht neben den Gebührenordnungspositionen 04212, 04220, 04221 und 36881 bis 36883 und nicht neben den Gebührenordnungspositionen der Abschnitte 4.4, 4.5.2, 4.5.3, 4.5.4 und 4.5.5 berechnungsfähig.

04513　**Perkutane Gastrostomie** beim Säugling, Kleinkind, Kind oder Jugendlichen

Obligater Leistungsinhalt
- Perkutane Gastrostomie,
- Gastroskopie (Nr. 04511),
- Patientenaufklärung in angemessenem Zeitabstand vor dem Eingriff zur Untersuchung und zu den möglichen therapeutischen Maßnahmen in derselben Sitzung,
- Aufklärung und Instruktion der Bezugsperson(en),
- Information zum Ablauf der vorbereitenden Maßnahmen vor dem Eingriff und zu einer Sedierung und/oder Prämedikation,
- Nachbeobachtung und -betreuung

Fakultativer Leistungsinhalt
- Prämedikation/Sedierung,
- Endoskopische Durchführung,
- Lokalanästhesie,
- Einführen einer Verweilsonde,

101,69 €
990 Punkte

Die Gebührenordnungsposition 04513 ist nicht neben den Gebührenordnungspositionen 02300 bis 02302, 02320, 02340, 02341 und 04511 berechnungsfähig.

Die Gebührenordnungsposition 04513 ist im Behandlungsfall nicht neben den Gebührenordnungspositionen 04212, 04220, 04221 und 36881 bis 36883 und nicht neben den Gebührenordnungspositionen der Abschnitte 4.4, 4.5.2, 4.5.3, 4.5.4 und 4.5.5 berechnungsfähig.

4 Versorgungsbereich Kinder- und Jugendmedizin 04514

04514 **Zusatzpauschale Koloskopie** beim Säugling, Kleinkind, Kind oder Jugendlichen

Obligater Leistungsinhalt
- Totale Koloskopie mit Darstellung des Zökums,
- Patientenaufklärung zur Koloskopie und Prämedikation in angemessenem Zeitabstand vor dem Eingriff,
- Aufklärung und Instruktion der Bezugsperson(en),
- Aufklärung zum Vorgehen und zu einer möglichen Polyp(en)abtragung und anderer therapeutischer Maßnahmen in derselben Sitzung,
- Information zu Ablauf und Dauer der Darmreinigung,
- Aushändigung aller Substanzen zur Darmreinigung
- Foto-/Videodokumentation(en),
- Nachbeobachtung,
- Einhaltung der Maßnahmen der Überprüfung der Hygienequalität entsprechend der Qualitätssicherungsvereinbarung gemäß § 135 Abs. 2 SGB V,
- Vorhaltung der geeigneten Notfallausstattung entsprechend der Qualitätssicherungsvereinbarung gemäß § 135 SGB V

Fakultativer Leistungsinhalt
- Lagekontrolle durch ein bildgebendes Verfahren,
- Gerinnungsuntersuchungen und kleines Blutbild,
- Darstellung des terminalen Ileums,
- Probeexzision(en),
- Prämedikation, Sedierung ggf. unter Monitoring von Blutdruck und Pulsoximetrie

181,40 €
1766 Punkte

Die Berechnung der Gebührenordnungsposition 04514 setzt eine Genehmigung der Kassenärztlichen Vereinigung gemäß § 135 Abs. 2 SGB V voraus.

Die Gebührenordnungsposition 04514 ist nicht neben den Gebührenordnungspositionen 01741, 02300 bis 02302, 02401 und 04518 berechnungsfähig.

Die Gebührenordnungsposition 04514 ist im Behandlungsfall nicht neben den Gebührenordnungspositionen 04212, 04220, 04221 und 36881 bis 36883 und nicht neben den Gebührenordnungspositionen der Abschnitte 4.4, 4.5.2, 4.5.3, 4.5.4 und 4.5.5 berechnungsfähig.

04515 Zuschlag zu den Gebührenordnungspositionen 04511, 04513 und 04514

Obligater Leistungsinhalt
- Einführen eines jejunalen Schenkels durch den Pylorus bei gastroösophagealem Reflux oder Magenentleerungsstörung (PEJ)

und/oder
- Endoskopische Sklerosierungsbehandlung(en)

und/oder
- Ligatur(en) bei Varizen und Ulzeration(en)

und/oder
- Vollständige Entfernung eines oder mehrerer Polypen bzw. Mukosektomie mittels Hochfrequenzdiathermieschlinge

und/oder
- Ösophagus-Manometrie bei einem Säugling, Kleinkind, Kind oder Jugendlichen

60,81 €
592 Punkte

Die Gebührenordnungsposition 04515 ist nicht neben den Gebührenordnungspositionen 01742 und 04512 berechnungsfähig.

Die Gebührenordnungsposition 04515 ist im Behandlungsfall nicht neben den Gebührenordnungspositionen 04212, 04220, 04221 und 36881 bis 36883 und nicht neben den Gebührenordnungspositionen der Abschnitte 4.4, 4.5.2, 4.5.3, 4.5.4 und 4.5.5 berechnungsfähig.

04516 Zusatzpauschale Rektoskopie beim Säugling, Kleinkind, Kind oder Jugendlichen

Obligater Leistungsinhalt
- Rektoskopie,
- Patientenaufklärung in angemessenem Zeitabstand vor dem Eingriff,
- Aufklärung und Instruktion der Bezugsperson(en),
- Information zum Ablauf der vorbereitenden Maßnahmen vor dem Eingriff und zu einer Sedierung und/oder Prämedikation,
- Aufklärung zum Vorgehen und zu einer möglichen Polyp(en)abtragung und anderer therapeutischer Maßnahmen in derselben Sitzung,
- Nachbeobachtung und -betreuung,
- Information zu Ablauf und Dauer der Darmreinigung

Fakultativer Leistungsinhalt
- Blutstillung,
- Fremdkörperentfernung,
- Gewebebiopsie(n) und Veranlassung einer histologischen Untersuchung,
- Prämedikation, Sedierung, ggf. unter Monitoring von Blutdruck und Pulsoxymetrie

8,73 €
85 Punkte

Die Gebührenordnungsposition 04516 ist nicht neben den Gebührenordnungspositionen 02300 bis 02302, 03331, 04331, 08333, 13257 und 30600 berechnungsfähig.

4 Versorgungsbereich Kinder- und Jugendmedizin 04517–04518

Die Gebührenordnungsposition 04516 ist im Behandlungsfall nicht neben den Gebührenordnungspositionen 04212, 04220, 04221, 13250 und 36881 bis 36883 und nicht neben den Gebührenordnungspositionen der Abschnitte 4.4, 4.5.2, 4.5.3, 4.5.4 und 4.5.5 berechnungsfähig.

04517 **Rektumsaugbiopsie bei einem Säugling oder Kleinkind**

Obligater Leistungsinhalt

- Patientenaufklärung in angemessenem Zeitabstand vor dem Eingriff,
- Aufklärung und Instruktion der Bezugsperson(en),
- Information zum Ablauf der vorbereitenden Maßnahmen incl. Darmreinigung vor dem Eingriff und zu einer Sedierung,
- Nachbeobachtung und -betreuung,
- Darmreinigung,
- Mindestens 3 Biopsien in unterschiedlicher Höhe ab Anocutanlinie und Veranlassung einer histologischen Untersuchung einschließlich Acetylcholinesterase-Reaktion

Fakultativer Leistungsinhalt

- Prämedikation, Sedierung ggf. unter Monitoring von Blutdruck und Pulsoximetrie

19,11 €
186 Punkte

Die Gebührenordnungsposition 04517 ist im Behandlungsfall nicht neben den Gebührenordnungspositionen 04212, 04220, 04221 und 36881 bis 36883 und nicht neben den Gebührenordnungspositionen der Abschnitte 4.4, 4.5.2, 4.5.3, 4.5.4 und 4.5.5 berechnungsfähig.

04518 **Zusatzpauschale (Teil-)Koloskopie und/oder Sigmoidoskopie beim Säugling, Kleinkind, Kind oder Jugendlichen**

Obligater Leistungsinhalt

- (Teil-)Koloskopie entsprechend der Gebührenordnungsposition 04514 mindestens mit Darstellung des Kolon transversum

und/oder

- Sigmoidoskopie

110,94 €
1080 Punkte

Die Berechnung der Gebührenordnungsposition 04518 setzt eine Genehmigung der Kassenärztlichen Vereinigung gemäß § 135 Abs. 2 SGB V voraus.

Die Gebührenordnungsposition 04518 ist nicht neben den Gebührenordnungspositionen 01741, 02300 bis 02302 und 04514 berechnungsfähig.

Die Gebührenordnungsposition 04518 ist im Behandlungsfall nicht neben den Gebührenordnungspositionen 04220, 04221, 13422 und 36881 bis 36883 und nicht neben den Gebührenordnungspositionen der Abschnitte 4.4, 4.5.2, 4.5.3, 4.5.4 und 4.5.5 berechnungsfähig.

04520 **Zusätzliche Leistung(en) im Zusammenhang mit den Gebührenordnungspositionen 04514oder 04518**

Obligater Leistungsinhalt
- Fremdkörperentfernung(en)
und/oder
- Polypektomie(n) von Polypen mit einer Größe > 5 mm mittels Hochfrequenzdiathermieschlinge
und/oder
- Schlingenbiopsie(n) mittels Hochfrequenzdiathermieschlinge
und/oder
- Blutstillung(en)

26,91 €
262 Punkte

Die Gebührenordnungsposition 04520 ist nicht neben den Gebührenordnungspositionen 01742, 02300 bis 02302 und 13423 berechnungsfähig.

Die Gebührenordnungsposition 04520 ist im Behandlungsfall nicht neben den Gebührenordnungspositionen 04220, 04221, 04439, 04537 und 36881 bis 36883 berechnungsfähig.

04521 **Saugbiopsie des Dünndarms bei einem Säugling, Kleinkind, Kind oder Jugendlichen**

Obligater Leistungsinhalt
- Saugbiopsie des Dünndarms bei einem Säugling, Kleinkind, Kind oder Jugendlichen,
- Aufklärung und Instruktion der Bezugsperson(en)

Fakultativer Leistungsinhalt
- Durchleuchtung(en)

18,39 €
179 Punkte

Die Berechnung der Gebührenordnungsposition 04521 setzt eine Genehmigung der Kassenärztlichen Vereinigung nach der Vereinbarung zur Strahlendiagnostik und -therapie gemäß § 135 Abs. 2 SGB V voraus.

Die Gebührenordnungsposition 04521 ist nicht neben den Gebührenordnungspositionen 02300 bis 02302 und 02320 berechnungsfähig.

Die Gebührenordnungsposition 04521 ist im Behandlungsfall nicht neben den Gebührenordnungspositionen 04212, 04220, 04221 und 36881 bis 36883 und nicht neben den Gebührenordnungspositionen der Abschnitte 4.4, 4.5.2, 4.5.3, 4.5.4 und 4.5.5 berechnungsfähig.

04523 **Zusatzpauschale Behandlung eines Lebertransplantatträgers**

Obligater Leistungsinhalt
- Behandlung eines Leber-Transplantatträgers,
- Kontrolle der Transplantatfunktionen,
- Überwachung des spezifischen Therapieschemas,

Fakultativer Leistungsinhalt
- Beratung und Instruktion der Bezugsperson(en),
- Abstimmung mit dem Hausarzt,
einmal im Behandlungsfall

21,47 €
209 Punkte

4 Versorgungsbereich Kinder- und Jugendmedizin   04525–04527

Die Gebührenordnungsposition 04523 ist im Behandlungsfall nicht neben den Gebührenordnungspositionen 04220 und 04221 und nicht neben den Gebührenordnungspositionen der Abschnitte 4.4, 4.5.2, 4.5.3, 4.5.4 und 4.5.5 berechnungsfähig.

04525 **Zusatzpauschale Behandlung eines Dünndarmtransplantatträgers**

Obligater Leistungsinhalt

- Behandlung eines Dünndarm-Transplantatträgers,
- Kontrolle der Transplantatfunktionen,
- Überwachung des spezifischen Therapieschemas,

Fakultativer Leistungsinhalt

- Beratung und Instruktion der Bezugsperson(en),
- Abstimmung mit dem Hausarzt,

einmal im Behandlungsfall

21,47 €
209 Punkte

Die Gebührenordnungsposition 04525 ist im Behandlungsfall nicht neben den Gebührenordnungspositionen 04220 und 04221 und nicht neben den Gebührenordnungspositionen der Abschnitte 4.4, 4.5.2, 4.5.3, 4.5.4 und 4.5.5 berechnungsfähig.

04527 **Zusatzpauschale Behandlung eines Bauchspeicheldrüsen- oder Nieren-Bauchspeicheldrüsen-Transplantatträgers**

Obligater Leistungsinhalt

- Behandlung eines Bauchspeicheldrüsen- oder Nieren-Bauchspeicheldrüsen-Transplantatträgers,
- Kontrolle der Transplantatfunktionen,
- Überwachung des spezifischen Therapieschemas,

Fakultativer Leistungsinhalt

- Beratung und Instruktion der Bezugsperson(en),
- Abstimmung mit dem Hausarzt,

einmal im Behandlungsfall

21,47 €
209 Punkte

Bei der Behandlung von Nieren-/Bauchspeicheldrüsen-Transplantatträgern ist die Gebührenordnungsposition 04527 nur von Vertragsärzten, die über eine Genehmigung zur Durchführung von Blutreinigungsverfahren gemäß § 135 Abs. 2 SGB V verfügen, berechnungsfähig.

Die Gebührenordnungsposition 04527 ist im Behandlungsfall nicht neben den Gebührenordnungspositionen 04220, 04221 und 04561 und nicht neben den Gebührenordnungspositionen der Abschnitte 4.4, 4.5.2, 4.5.3 und 4.5.5 berechnungsfähig.

04528 Zusatzpauschale Durchführung einer Kapselendoskopie bei Erkrankungen des Dünndarms entsprechend der Richtlinie des Gemeinsamen Bundesausschusses (Nr. 16 in der Anlage 1 "Anerkannte Untersuchungs- und Behandlungsmethoden" der Richtlinien Methoden der vertragsärztlichen Versorgung) und entsprechend der Qualitätssicherungsvereinbarung Kapselendoskopie gemäß § 135 Abs. 2 SGB V

Obligater Leistungsinhalt

- Aufklärung zur Kapselendoskopie in angemessenem Zeitabstand vor der Untersuchung,
- Durchführung einer Kapselendoskopie bei Erkrankungen des Dünndarms,
- Dokumentation gemäß § 3 der Nr. 16 in der Anlage 1 "Anerkannte Untersuchungs- und Behandlungsmethoden" sowie § 7 und § 8 der Qualitätssicherungsvereinbarung Kapselendoskopie gemäß § 135 Abs. 2 SGB V,

Fakultativer Leistungsinhalt

- Aushändigung aller Substanzen zur Darmreinigung,
- Information zu Ablauf und Dauer der Darmreinigung,

einmal im Behandlungsfall

117,00 €
1139 Punkte

Die Gebührenordnungsposition 04528 enthält nicht die Kosten für die Untersuchungskapsel.

Die Berechnung der Gebührenordnungsposition 04528 setzt eine Genehmigung der Kassenärztlichen Vereinigung nach der Qualitätssicherungsvereinbarung Kapselendoskopie gemäß § 135 Abs. 2 SGB V voraus.

Die Gebührenordnungsposition 04528 ist im Behandlungsfall nicht neben den Gebührenordnungspositionen 04220 und 04221 und nicht neben den Gebührenordnungspositionen der Abschnitte 4.4, 4.5.2, 4.5.3, 4.5.4 und 4.5.5 berechnungsfähig.

04529 Zusatzpauschale Auswertung einer Untersuchung mittels Kapselendoskopie bei Erkrankungen des Dünndarms entsprechend der Richtlinie des Gemeinsamen Bundesausschusses (Nr. 16 in der Anlage 1 "Anerkannte Untersuchungs- und Behandlungsmethoden" der Richtlinien Methoden der vertragsärztlichen Versorgung) und entsprechend der Qualitätssicherungsvereinbarung Kapselendoskopie gemäß § 135 Abs. 2 SGB V

Obligater Leistungsinhalt

- Auswertung einer Untersuchung mittels Kapselendoskopie bei Erkrankungen des Dünndarms,
- Dokumentation gemäß § 3 der Nr. 16 in der Anlage 1 "Anerkannte Untersuchungs- und Behandlungsmethoden" sowie § 7 und § 8 der Qualitätssicherungsvereinbarung Kapselendoskopie gemäß § 135 Abs. 2 SGB V,

einmal im Behandlungsfall

250,12 €
2435 Punkte

4 Versorgungsbereich Kinder- und Jugendmedizin

Die Berechnung der Gebührenordnungsposition 04529 setzt eine Genehmigung der Kassenärztlichen Vereinigung nach der Qualitätssicherungsvereinbarung Kapselendoskopie gemäß § 135 Abs. 2 SGB V voraus.

Die Gebührenordnungsposition 04529 ist im Behandlungsfall nicht neben den Gebührenordnungspositionen 04220 und 04221 und nicht neben den Gebührenordnungspositionen der Abschnitte 4.4, 4.5.2, 4.5.3, 4.5.4 und 4.5.5 berechnungsfähig.

4.5.2 Pädiatrisch-pneumologische Gebührenordnungspositionen

1. Die Gebührenordnungspositionen des Abschnitts 4.5.2 können - unter Berücksichtigung von 1.3 der Allgemeinen Bestimmungen - nur von Fachärzten für Kinder- und Jugendmedizin mit der Zusatzweiterbildung Kinder-Pneumologie berechnet werden.
2. Die Gebührenordnungsposition 04537 kann darüber hinaus von Fachärzten für Kinder- und Jugendmedizin mit der Zusatzweiterbildung "Kinder-Kardiologie" berechnet werden.

04530 Zusatzpauschale pädiatrische Pneumologie

Obligater Leistungsinhalt
- Ganzkörperplethysmographische Lungenfunktionsdiagnostik mit graphischer(-en) Registrierung(en) ab dem vollendeten 5. Lebensjahr

und/oder
- Bestimmung des Atemwegwiderstandes (Resistance) mittels Oszillations- oder Verschlussdruckmethode und fortlaufender graphischer Registrierung bei Kindern bis zum vollendeten 6. Lebensjahr

und/oder
- Bestimmung(en) der Diffusionskapazität in Ruhe und/oder physikalisch definierter und reproduzierbarer Belastung ab dem vollendeten 5. Lebensjahr

und/oder
- Bestimmung(en) der Lungendehnbarkeit (Compliance) mittels Ösophaguskatheter,

Fakultativer Leistungsinhalt
- Bestimmung(en) des intrathorakalen Gasvolumens,
- Applikation(en) von bronchospasmolytisch wirksamen Substanzen,
- Bestimmung(en) der prozentualen Sauerstoffsättigung im Blut (Oxymetrie),
- Spirographische Untersuchung(en) mit Darstellung der Flussvolumenkurve bei in- und exspiratorischer Messung,
- Druckmessung an der Lunge mittels P0 I und Pmax und grafischer Registrierung bei Kindern ab dem 7. Lebensjahr und Jugendlichen,
- Bestimmung des Atemwegwiderstandes (Resistance) mittels Oszillations- oder Verschlussdruckmethode und fortlaufender graphischer Registrierung bei Kindern ab dem 7. Lebensjahr und Jugendlichen,
- Bestimmung des Säurebasenhaushalts und des Gasdrucks im Blut (Blutgasanalyse)
    - in Ruhe

und/oder
    - unter definierter und reproduzierbarer Belastung

und/oder
    - unter Sauerstoffinsufflation
- Bestimmung(en) des Residualvolumens mittels Fremdgasmethode,
- Bestimmung von Hämoglobin(en) (z.B. Met-Hb, CO-Hb) mittels des für die Oxymetrie bzw. für die Blutgasanalyse eingesetzten Gerätes,

einmal im Behandlungsfall

38,72 €
377 Punkte

Entgegen 4.3.2 der Allgemeinen Bestimmungen kann die Gebührenordnungsposition 04530 auch dann berechnet werden, wenn die Arztpraxis nicht über die Möglichkeit zur Bestimmung von Hämoglobin(en) (z.B. Met-Hb, CO-Hb) mittels des für die Oxymetrie bzw. für die Blutgasanalyse eingesetzten Gerätes verfügt.

4 Versorgungsbereich Kinder- und Jugendmedizin 04532–04535

Die Gebührenordnungsposition 04530 ist nicht neben der Gebührenordnungsposition 02330 berechnungsfähig.

Die Gebührenordnungsposition 04530 ist im Behandlungsfall nicht neben den Gebührenordnungspositionen 04212, 04220, 04221 und 04536 und nicht neben den Gebührenordnungspositionen der Abschnitte 4.4, 4.5.1, 4.5.3, 4.5.4 und 4.5.5 berechnungsfähig.

04532 **Zuschlag** zu der Gebührenordnungsposition 04530 **für die Durchführung eines unspezifischen bronchialen Provokationstests**

Obligater Leistungsinhalt
- Wiederholte Messungen mit Darstellung der Druckflusskurve

oder
- quantitativer inhalativer Mehrstufentest unter kontinuierlicher Registrierung der Druckflusskurve oder Flussvolumenkurve
- Nachbeobachtung von mindestens 30 Minuten Dauer

Fakultativer Leistungsinhalt
- Bronchospasmolysebehandlung nach Provokation

38,52 €
375 Punkte

Die Gebührenordnungsposition 04532 ist nicht mehrfach an demselben Tag berechnungsfähig. Voraussetzung für die Berechnung der Gebührenordnungsposition 04532 ist die Erfüllung der notwendigen sachlichen und personellen Bedingungen für eine gegebenenfalls erforderliche notfallmedizinische Versorgung.

Die Gebührenordnungsposition 04532 ist im Behandlungsfall nicht neben den Gebührenordnungspositionen 04212, 04220, 04221, 04536, 36882 und 36883 und nicht neben den Gebührenordnungspositionen der Abschnitte 4.4, 4.5.1, 4.5.3, 4.5.4 und 4.5.5 berechnungsfähig.

04534 **Ergospirometrische Untersuchung**

Obligater Leistungsinhalt
- Ergospirometrische Untersuchung in Ruhe und unter physikalisch definierter Belastung und reproduzierbarer Belastungsstufe ab dem vollendeten 5. Lebensjahr,
- Gleichzeitige obligatorische Untersuchung der Atemgase, Ventilationsparameter und der Herz-Kreislauf-Parameter,
- Monitoring,
- Dokumentation mittels "9-Felder-Graphik"

41,81 €
407 Punkte

Die Gebührenordnungsposition 04534 ist im Behandlungsfall nicht neben den Gebührenordnungspositionen 04212, 04220, 04221, 36882 und 36883 und nicht neben den Gebührenordnungspositionen der Abschnitte 4.4, 4.5.1, 4.5.3, 4.5.4 und 4.5.5 berechnungsfähig.

04535 **Schweißtest**

Schweißtest zur Mukoviszidose-Diagnostik

Obligater Leistungsinhalt
- Gewinnung von Schweiß zur Bestimmung des Elektrolytgehaltes,

je Untersuchung

8,01 €
78 Punkte

Die Gebührenordnungsposition 04535 ist höchstens zweimal im Krankheitsfall berechnungsfähig.

Die Gebührenordnungsposition 04535 ist im Behandlungsfall nicht neben den Gebührenordnungspositionen 04212, 04220, 04221, 36882 und 36883 und nicht neben den Gebührenordnungspositionen der Abschnitte 4.4, 4.5.1, 4.5.3, 4.5.4 und 4.5.5 berechnungsfähig.

04536 Bestimmung des Säurebasenhaushalts und Blutgasanalyse

Obligater Leistungsinhalt
– Bestimmung in Ruhe
und/oder
– Bei Belastung
und/oder
– Zur Indikationsstellung einer Sauerstoffinhalationstherapie

13,46 €
131 Punkte

Die Gebührenordnungsposition 04536 ist nicht neben den Gebührenordnungspositionen 02330, 13256, 13661, 32247 und 36884 berechnungsfähig.

Die Gebührenordnungsposition 04536 ist im Behandlungsfall nicht neben den Gebührenordnungspositionen 04212, 04220, 04221, 04530, 04532 und 13250 und nicht neben den Gebührenordnungspositionen der Abschnitte 4.4, 4.5.1, 4.5.3, 4.5.4, 4.5.5 und 36.6.3 berechnungsfähig.

04537 Zusatzpauschale Behandlung eines Lungen- oder Herz-Lungen-Transplantatträgers

Obligater Leistungsinhalt
– Behandlung eines Lungen- oder Herz-Lungen-Transplantatträgers,
– Kontrolle der Transplantatfunktionen,
– Überwachung des spezifischen Therapieschemas,

Fakultativer Leistungsinhalt
– Beratung und Instruktion der Bezugsperson(en),
– Abstimmung mit dem Hausarzt,
einmal im Behandlungsfall

21,47 €
209 Punkte

Die Gebührenordnungsposition 04537 ist im Behandlungsfall nicht neben den Gebührenordnungspositionen 04220, 04221, 04420 und 36881 bis 36883 und nicht neben den Gebührenordnungspositionen der Abschnitte 4.4.2, 4.4.3, 4.5.1, 4.5.3, 4.5.4 und 4.5.5 berechnungsfähig.

4.5.3 Gebührenordnungspositionen der pädiatrischen Rheumatologie

1. Die Gebührenordnungspositionen des Abschnitts 4.5.3 können - unter Berücksichtigung von 1.3 der Allgemeinen Bestimmungen - nur von Fachärzten für Kinder- und Jugendmedizin mit der Zusatzweiterbildung Kinder-Rheumatologie berechnet werden.

4 Versorgungsbereich Kinder- und Jugendmedizin 04550

04550 Zusatzpauschale pädiatrische Rheumatologie

Behandlung und/oder Betreuung eines Kindes oder Jugendlichen mit mindestens einer der nachfolgend genannten Indikationen:
- chronische Arthritis, Kollagenose, Vaskulitis,
- systemische autoinflammatorische Erkrankung (z.b. periodisches Fiebersyndrom, PAPA, Blau-Syndrom, chronische Osteitis/Osteomyelitis),
- andere entzündlich rheumatische Systemerkrankung (z.B. M. Behcet, Sarkoidose, chronische idiopathische Uveitis),
- chronisches, funktionsbeeinträchtigendes, lokalisiertes oder generalisiertes Schmerzsyndrom mit Manifestation am Bewegungsapparat (Fibromyalgie),

Obligater Leistungsinhalt
- Kontinuierliche Betreuung eines Kindes oder Jugendlichen mit chronischer rheumatischer Erkrankung,
- Erhebung der Krankheitsaktivität rheumatischer Erkrankungen bei Kindern und Jugendlichen mittels visueller Analogskala bzw. numerischer Ratingskala,
- Anleitung und Führung der Bezugsperson(en),
- Mindestens 2 Arzt-Patienten-Kontakte im Behandlungsfall,

Fakultativer Leistungsinhalt
- Aufstellung eines Behandlungsplanes mit Bezugsperson(en),
- Konsiliarische Erörterung mit dem überweisenden Arzt bzw. mit dem hausärztlichen Kinderarzt,
- Aufstellung eines Hilfsmittelplanes,
- Erprobung des Einsatzes von Hilfsmitteln, Therapiemitteln der physikalischen Medizin und Ergotherapie,
- Abstimmung mit dem Hilfsmitteltechniker,
- Überprüfung der qualitätsgerechten Zurichtung der Orthesen und Hilfsmittel,
- Beratung bezüglich Schule, Ausbildung und Berufswahl,

einmal im Behandlungsfall

19,62 €
191 Punkte

Die Gebührenordnungsposition 04550 ist im Behandlungsfall nicht neben den Gebührenordnungspositionen 04212, 04220, 04221 und 36881 bis 36883 und nicht neben den Gebührenordnungspositionen der Abschnitte 4.4, 4.5.1, 4.5.2, 4.5.4 und 4.5.5 berechnungsfähig.

04551	III Arztgruppenspezifische Gebührenordnungspositionen

04551 **Zusatzpauschale spezielle kinderrheumatologische Funktionsdiagnostik**

Pädiatrisch-Rheumatologische Funktionsdiagnostik bzw. rheumatologisches Assessment zur Verlaufskontrolle mindestens einer gesicherten rheumatologischen Erkrankung oder zur Abklärung bei Verdacht auf mindestens eine der nachfolgenden Erkrankungen:
- chronische Arthritis
- Kollagenose
- Vaskulitis
- systematische autoinflammatorische Erkrankung (z.B. periodisches Fiebersyndrom, PAPA, Blau-Syndrom, chronische Osteitis/ Osteomyelitis)
- andere entzündlich rheumatische Systemerkrankung (z.B. M. Behcet, Sarkoidose, chronische idiopathische Uveitis)
- chronisches, funktionsbeeinträchtigendes, lokalisiertes oder generalisiertes Schmerzsyndrom mit Manifestation am Bewegungsapparat (Fibromyalgie),

Obligater Leistungsinhalt

- Rheumatologische Untersuchung von Funktions- und Fähigkeitsstörungen mit Quantifizierung der Funktionseinschränkung mittels standardisiertem qualitätsgesichertem Fragebogen (Childhood Health Assessment Questionnaire = CHAQ)

und/oder
- Erhebung des BASDAI bei Jugendlichen mit Morbus Bechterew und/oder seronegativen Spondylarthritiden

und/oder
- Erhebung des SLEDAI und/oder ECLAM bei systemischem Lupus erythematodes

und/oder
- Erhebung des BIVAS bei Vaskulitiden

und/oder
- Erhebung des Disease-Activity-Scores (DAS) bei Myositiden,

Fakultativer Leistungsinhalt

- Erhebung der Krankheitsaktivität rheumatischer Erkrankungen bei Kindern und Jugendlichen mittels visueller Analogskala bzw. numerischer Ratingskala,

einmal im Behandlungsfall

16,54 €
161 Punkte

Die Gebührenordnungsposition 04551 ist im Behandlungsfall nicht neben den Gebührenordnungspositionen 04212, 04220, 04221 und 36881 bis 36883 und nicht neben den Gebührenordnungspositionen der Abschnitte 4.4, 4.5.1, 4.5.2, 4.5.4 und 4.5.5 berechnungsfähig.

4.5.4 **Gebührenordnungspositionen der pädiatrischen Nephrologie und Dialyse**

1. Die Gebührenordnungspositionen des Abschnitts 4.5.4 können - unter Berücksichtigung von 1.3 der Allgemeinen Bestimmungen - nur von Fachärzten für Kinder- und Jugendmedizin mit der Zusatzweiterbildung Kinder-Nephrologie berechnet werden.

4 Versorgungsbereich Kinder- und Jugendmedizin

2. Die Gebührenordnungspositionen 04560 und 04561 können - unter Berücksichtigung von 1.3 der Allgemeinen Bestimmungen - nur von Fachärzten für Kinder- und Jugendmedizin mit der Zusatzweiterbildung Kinder-Nephrologie und/oder Fachärzten für Kinder- und Jugendmedizin, die über eine Genehmigung zur Durchführung von Blutreinigungsverfahren gemäß § 135 Abs. 2 SGB V verfügen, berechnet werden. Die Berechnung der Gebührenordnungspositionen 04562, 04564 bis 04566 und 04572 und 04573 setzt eine Genehmigung der Kassenärztlichen Vereinigung nach der Vereinbarung zu den Blutreinigungsverfahren und/oder zur ambulanten Durchführung der LDL-Elimination als extrakorporales Hämotherapieverfahren gemäß § 135 Abs. 2 SGB V voraus.
3. Der Leistungsumfang der Gebührenordnungsposition 04564 bei Durchführung einer Zentrums- bzw. Praxisdialyse oder bei Apheresen entsprechend der Gebührenordnungsposition 04572 oder 04573 schließt die ständige Anwesenheit des Arztes ein. Der Leistungsumfang der Gebührenordnungsposition 04564 bei Heimdialyse oder zentralisierter Heimdialyse sowie der Gebührenordnungspositionen 04565 und 04566 schließt die ständige Bereitschaft des Arztes ein.
4. Neben den Gebührenordnungspositionen 04564 bis 04566, 04572 und 04573 sind aus den Abschnitten 1.1, 1.2, 1.3, und 1.4 nur die Gebührenordnungspositionen 01100, 01101, 01220 bis 01222, 01320 und 01321, 01411, 01412 und 01415 berechnungsfähig.
5. Die Leistungen entsprechend den Gebührenordnungspositionen der Abschnitte 2.1 und 2.3 sind, soweit es sich um Maßnahmen zum Anlegen, zur Steuerung und zur Beendigung der Dialyse bzw. von Apheresen handelt, nicht neben den Gebührenordnungspositionen 04564 bis 04573 berechnungsfähig.
6. Solange sich der Kranke in Dialyse- bzw. LDL-Apherese-Behandlung befindet, können die Gebührenordnungspositionen 32038, 32039, 32065, 32066, bzw. 32067, 32068, 32081, 32082, 32083, 32086 und 32112 weder von dem Arzt berechnet werden, dem diese Leistungen als Auftrag zugewiesen werden. Für die Gebührenordnungsposition 04565 gilt dies in gleicher Weise zusätzlich für die Gebührenordnungsposition 32036.

04560 **Zusatzpauschale kontinuierliche Betreuung eines chronisch niereninsuffizienten Patienten**

Obligater Leistungsinhalt

- Kontinuierliche Betreuung eines chronisch niereninsuffizienten Patienten mit einer glomerulären Filtrationsrate unter 40 ml/min/1,73 m² Körperoberfläche
und/oder
- Kontinuierliche Betreuung eines chronisch niereninsuffizienten Patienten mit nephrotischem Syndrom,
- Aufklärung über ein Dialyse-und/oder Transplantationsprogramm,

Fakultativer Leistungsinhalt

- Beratung und Instruktion der Bezugsperson(en),
- Eintragung und Vorbereitung in ein Dialyse- und/oder Transplantationsprogramm

einmal im Behandlungsfall

21,47 €
209 Punkte

Die Gebührenordnungsposition 04560 ist im Behandlungsfall nicht neben den Gebührenordnungspositionen 04212, 04220, 04221, 04562, 13256 und 32247 und nicht neben den Gebührenordnungspositionen der Abschnitte 4.4, 4.5.1, 4.5.2, 4.5.3, 4.5.5 und 36.6.3 berechnungsfähig.

04561 **Zusatzpauschale kindernephrologische Behandlung eines Nierentransplantatträgers**

Obligater Leistungsinhalt

- Behandlung eines Transplantatträgers,
- Kontrolle der Transplantatfunktion(en),
- Überwachung des spezifischen Therapieschemas,

Fakultativer Leistungsinhalt

- Beratung und Instruktion der Bezugsperson(en),
- Abstimmung mit dem Hausarzt,

einmal im Behandlungsfall

21,47 €
209 Punkte

Die Gebührenordnungsposition 04561 ist im Behandlungsfall nicht neben den Gebührenordnungspositionen 04212, 04220, 04221, 04562, 13256 und 32247 und nicht neben den Gebührenordnungspositionen der Abschnitte 4.4, 4.5.1, 4.5.2, 4.5.3, 4.5.5 und 36.6.3 berechnungsfähig.

04562 **Zusatzpauschale kontinuierliche Betreuung eines dialysepflichtigen Patienten**

Obligater Leistungsinhalt

- Kontinuierliche Betreuung eines dialysepflichtigen Patienten,

Fakultativer Leistungsinhalt

- Bestimmung der Blutgase und des Säure-Basen-Status (Nr. 32247),
- Beratung und Instruktion der Bezugsperson(en),

einmal im Behandlungsfall

31,02 €
302 Punkte

4 Versorgungsbereich Kinder- und Jugendmedizin

Die Gebührenordnungsposition 04562 ist im Behandlungsfall nicht neben den Gebührenordnungspositionen 04212, 04220, 04221, 04560, 04561, 13256 und 32247 und nicht neben den Gebührenordnungspositionen der Abschnitte 4.4, 4.5.1, 4.5.2, 4.5.3, 4.5.5 und 36.6.3 berechnungsfähig.

04564 **Zusatzpauschale kindernephrologische Betreuung** eines Säuglings, Kleinkindes, Kindes oder Jugendlichen bei **Hämodialyse** als Zentrums- bzw. **Praxishämodialyse, Heimdialyse** oder **zentralisierter Heimdialyse**, oder bei **intermittierender Peritonealdialyse (IPD)**, einschl. **Sonderverfahren** (z. B. Hämofiltration, Hämodiafiltration nach der Vereinbarung zu den Blutreinigungsverfahren gemäß § 135 Abs. 2 SGB V),

je Dialysetag

15,30 €
149 Punkte

Die Leistungen entsprechend der Gebührenorndungspositionen der Abschnitte 2.1 und 2.3 sind, soweit es sich um Maßnahmen zum Anlegen, zur Steuerung und zur Beendigung der Dialyse bzw. der Apherese handelt, nicht neben der Gebührenordnungsposition 04564 berechnungsfähig.

Die Gebührenordnungsposition 04564 ist nicht neben der Gebührenordnungsposition 01102 und nicht neben den Gebührenordnungspositionen des Abschnitts 1.5 berechnungsfähig.

Die Gebührenordnungsposition 04564 ist im Behandlungsfall nicht neben den Gebührenordnungspositionen 04212, 04220, 04221, 13256 und 32247 und nicht neben den Gebührenordnungspositionen der Abschnitte 4.4, 4.5.1, 4.5.2, 4.5.3, 4.5.5 und 36.6.3 berechnungsfähig.

04565 **Zusatzpauschale kindernephrologische Betreuung** bei Durchführung einer **Peritonealdialyse** (CAPD oder CCPD) eines Säuglings, Kleinkindes, Kindes oder Jugendlichen

je Dialysetag

7,60 €
74 Punkte

Die Leistungen entsprechend der Gebührenordnungspositionen der Abschnitte 2.1 und 2.3 sind, soweit es sich um Maßnahmen zum Anlegen, zur Steuerung und zur Beendigung der Dialyse bzw. der Apherese handelt, nicht neben der Gebührenordnungsposition 04565 berechnungsfähig.

Die Gebührenordnungsposition 04565 ist nicht neben der Gebührenordnungsposition 01102 und nicht neben den Gebührenordnungspositionen des Abschnitts 1.5 berechnungsfähig.

Die Gebührenordnungsposition 04565 ist im Behandlungsfall nicht neben den Gebührenordnungspositionen 04212, 04220, 04221, 13256 und 32247 und nicht neben den Gebührenordnungspositionen der Abschnitte 4.4, 4.5.1, 4.5.2, 4.5.3, 4.5.5 und 36.6.3 berechnungsfähig.

04566 **Zuschlag** zu den Gebührenordnungspositionen 04564 und 04565 für die Durchführung einer **Trainingsdialyse**

je vollendeter Trainingswoche

23,11 €
225 Punkte

Eine vollendete Trainingswoche umfasst mindestens 3 Hämodialysetage oder mindestens 4 von 7 Peritonealdialysetagen.

Die Leistungen entsprechend der Gebührenordnungspositionen der Abschnitte 2.1 und 2.3 sind, soweit es sich um Maßnahmen zum Anlegen, zur Steuerung und zur Beendigung der Dialyse bzw der Apherese handelt, nicht neben der Gebührenordnungsposition 04566 berechnungsfähig.

Die Gebührenordnungsposition 04566 ist nicht neben der Gebührenordnungsposition 01102 und nicht neben den Gebührenordnungspositionen des Abschnitts 1.5 berechnungsfähig.

Die Gebührenordnungsposition 04566 ist im Behandlungsfall nicht neben den Gebührenordnungspositionen 04212, 04220, 04221, 13256 und 32247 und nicht neben den Gebührenordnungspositionen der Abschnitte 4.4, 4.5.1, 4.5.2, 4.5.3, 4.5.5 und 36.6.3 berechnungsfähig.

04572 **Zusatzpauschale kindernephrologische Betreuung** bei einem Neugeborenen, Säugling, Kleinkind, Kind oder Jugendlichen bei **LDL-Apherese** gemäß der Vereinbarung zu den Blutreinigungsverfahren und/oder zur ambulanten LDL-Elimination als extrakorporales Hämotherapieverfahren gemäß § 135 Abs. 2 SGB V,

je Apherese

15,30 €
149 Punkte

Die Leistungen entsprechend der Gebührenordnungsposition der Abschnitte 2.1 und 2.3 sind, soweit es sich um Massnahmen zum Anlegen, zur Steuerung und zur Beendigung der Dialyse bzw. der Apherese handelt, nicht neben der Gebührenordnungsposition 04572 berechnungsfähig.

Die Gebührenordnungsposition 04572 ist nicht neben der Gebührenordnungsposition 01102 und nicht neben den Gebührenordnungspositionen des Abschnitts 1.5 berechnungsfähig.

Die Gebührenordnungsposition 04572 ist im Behandlungsfall nicht neben den Gebührenordnungspositionen 04212, 04220, 04221, 13256 und 32247 und nicht neben den Gebührenordnungspositionen der Abschnitte 4.4, 4.5.1, 4.5.2, 4.5.3, 4.5.5 und 36.6.3 berechnungsfähig.

04573 **Zusatzpauschale kindernephrologische Betreuung** bei einem Neugeborenen, Säugling, Kleinkind, Kind oder Jugendlichen bei einer **Apherese bei rheumatoider Arthritis** gemäß den Richtlinien des Gemeinsamen Bundesausschusses und gemäß der Vereinbarung zu den Blutreinigungsverfahren als extrakorporales Hämotherapieverfahren gemäß § 135 Abs. 2 SGB V,

je Apherese

15,30 €
149 Punkte

Die Leistungen entsprechend der Gebührenordnungsposition der Abschnitte 2.1 und 2.3 sind, soweit es sich um Massnahmen zum Anlegen, zur Steuerung und zur Beendigung der Dialyse bzw. der Apherese handelt, nicht neben der Gebührenordnungsposition 04573 berechnungsfähig.

5 Anästhesiologische Gebührenordnungspositionen 04580

Die Gebührenordnungsposition 04573 ist nicht neben der Gebührenordnungsposition 01102 und nicht neben den Gebührenordnungspositionen des Abschnitts 1.5 berechnungsfähig.

Die Gebührenordnungsposition 04573 ist im Behandlungsfall nicht neben den Gebührenordnungspositionen 04212, 04220, 04221, 13256 und 32247 und nicht neben den Gebührenordnungspositionen der Abschnitte 4.4, 4.5.1, 4.5.2, 4.5.3, 4.5.5 und 36.6.3 berechnungsfähig.

4.5.5 Gebührenordnungspositionen der pädiatrischen Endokrinologie und Diabetologie
Die Gebührenordnungspositionen des Abschnitts 4.5.5 können - unter Berücksichtigung von 1.3 der Allgemeinen Bestimmungen - nur von Fachärzten für Kinder- und Jugendmedizin mit der Zusatzweiterbildung Kinder-Endokrinologie und -Diabetologie berechnet werden.

04580 Zusatzpauschale Diagnostik und Behandlung eines Patienten mit morphologischen Veränderungen einer Hormondrüse und/oder mit einer laboratoriumsmedizinisch gesicherten Hormonüber- oder -unterfunktion

Obligater Leistungsinhalt

- Diagnostik und Behandlung eines Patienten mit morphologischen Veränderungen einer Hormondrüse und/oder mit einer laboratoriumsmedizinisch gesicherten Hormonüber- oder -unterfunktion,
- Einleitung, ggf. Durchführung und Verlaufskontrolle einer entsprechenden medikamentösen oder operativen Therapie bzw. Strahlentherapie,

Fakultativer Leistungsinhalt

- Einleitung einer endokrinologischen Stufendiagnostik (z. B. Insulin-Hypoglykämietest, Releasing-Hormon-Test, Durstversuch),
- Einbeziehung der Bezugsperson(en),

einmal im Behandlungsfall

17,05 €
166 Punkte

Die Gebührenordnungsposition 04580 ist im Behandlungsfall nicht neben den Gebührenordnungspositionen 04212, 04220 und 04221 und nicht neben den Gebührenordnungspositionen der Abschnitte 4.4, 4.5.1, 4.5.2, 4.5.3, 4.5.4 und 36.6.3 berechnungsfähig.

III.b Fachärztlicher Versorgungsbereich

5 Anästhesiologische Gebührenordnungspositionen

5.1 Präambel
1. Die in diesem Kapitel aufgeführten Gebührenordnungspositionen können ausschließlich von Fachärzten für Anästhesiologie berechnet werden.
2. Fachärzte für Allgemeinmedizin, Praktische Ärzte und Ärzte ohne Gebietsbezeichnung können - wenn sie im Wesentlichen anästhesiologische Leistungen erbringen - gemäß § 73 Abs. 1a SGB V auf deren Antrag die Genehmigung zur ausschließlichen Teilnahme an der fachärztlichen Versorgung erhalten und Gebührenordnungs-

III Arztgruppenspezifische Gebührenordnungspositionen

positionen dieses Kapitels berechnen. Nach Erhalt der Genehmigung können sie Gebührenordnungspositionen des Kapitels 3 nicht mehr berechnen.

3. Ausser den in diesem Kapitel genannten Gebührenordnungspositionen sind von den in der Präambel genannten Vertragsärzten - unbeschadet der Regelungen gemäß 5 und 6.2 der Allgemeinen Bestimmungen - zusätzlich nachfolgende Gebührenordnungspositionen berechnungsfähig: 01100 bis 01102, 01210, 01212, 01214, 01216, 01218, 01220 bis 01222, 01320, 01321, 01410 bis 01416, 01418, 01420, 01425, 01426, 01430, 01435, 01436, 01510 bis 01512, 01600 bis 01602, 01610 bis 01612, 01620 bis 01623, 01701, 01783, 01800, 01802 bis 01811, 01852, 01856, 01857, 01903, 01910, 01913, 01950 bis 01952, 01955, 01956, 02100, 02101, 02110 bis 02112, 02120, 02200, 02300 bis 02302, 02320 bis 02323, 02330, 02331, 02340 bis 02343, 02360 und 02510 bis 02512.

4. Ausser den in diesem Kapitel genannten Gebührenordnungspositionen sind bei Vorliegen der entsprechenden Qualifikationsvoraussetzungen von den in der Präambel genannten Vertragsärzten - unbeschadet der Regelungen gemäß 5 und 6.2 der Allgemeinen Bestimmungen - zusätzlich nachfolgende Gebührenordnungspositionen berechnungsfähig: 30400 bis 30402, 30410, 30411, 30420, 30421, 30610, 30611, 30800 und 36884, Gebührenordnungspositionen der Abschnitte 30.1, 30.2, 30.3, 30.5, 30.7, 30.12, 31.2, 31.3, 31.4.3, 31.5, 31.6, 36.2, 36.3, 36.5 und 36.6.2 sowie Gebührenordnungspositionen der Kapitel 32, 33 und 35.

5. Voraussetzung für die Berechnung von anästhesiologischen Gebührenordnungspositionen ist ein im Rahmen der Qualitätssicherung definiertes Narkosemanagement, das die notwendigen fachlichen und personellen Bedingungen (wie z. B. EKG-Monitoring, Ausrüstung zur Reanimations- und Schockbehandlung, Lagerungs- und Ruhemöglichkeiten für die Überwachungszeit) sowie eine entsprechende fachspezifische Dokumentation beinhaltet.

6. Zur Durchführung einer Regionalanästhesie und/oder Vollnarkose sind gemäß eines einheitlichen Qualitätsstandards eine dokumentierte präoperative Untersuchung und Beratung des Patienten zwecks Erfassung und Aufklärung über ein anästhesiologisches Risiko, die dokumentierte Durchführung des gewählten anästhesiologischen Verfahrens und eine dokumentierte postoperative Überwachung des Patienten erforderlich.

7. Bei der Berechnung der zusätzlich berechnungsfähigen Gebührenordnungspositionen in den Nummern 3 und 4 sind die Maßnahmen zur Qualitätssicherung gemäß § 135 Abs. 2 SGB V, die berufsrechtliche Verpflichtung zur grundsätzlichen Beschränkung auf das jeweilige Gebiet sowie die Richtlinien des Gemeinsamen Bundesausschusses zu beachten.

8. Die Erbringung von Narkosen gemäß Abschnitt 5.3 im Zusammenhang mit zahnärztlichen und/oder mund-, kiefer-, gesichtschirurgischen Eingriffen ist nur berechnungsfähig bei:

5 Anästhesiologische Gebührenordnungspositionen 05210–05212

- Kindern bis zum vollendeten 12. Lebensjahr, sofern wegen mangelnder Kooperationsfähigkeit und/oder durch den Eingriff bedingt eine andere Art der Schmerzausschaltung nicht möglich ist. Die ICD-Codierung ist mit Begründung anzugeben.
- Patienten mit mangelnder Kooperationsfähigkeit bei geistiger Behinderung und/oder schwerer Dyskinesie. Die ICD-Codierung ist mit Begründung anzugeben.
- Eingriffen entsprechend dem Abschnitt 31.2.8 des EBM, sofern eine Behandlung in Lokalanästhesie nicht möglich ist.
9. Die Erbringung von Narkosen gemäß Abschnitt 5.3 im Zusammenhang mit endoskopischen Untersuchungen der Verdauungswege ist nur berechnungsfähig bei Kindern bis zum vollendeten 12. Lebensjahr, bei Patienten mit mangelnder Kooperationsfähigkeit bei geistiger Behinderung und/oder schwerer Dyskinesie. Die ICD-Codierung ist mit Begründung anzugeben.
10. Außer bei den in der Präambel Nr. 8 und 9 genannten Indikationen können Narkosen gemäß Abschnitt 5.3 im Zusammenhang mit zahnärztlichen und/oder mund-, kiefer-, gesichtschirurgischen Eingriffen oder endoskopischen Untersuchungen der Verdauungswege nur berechnet werden bei Vorliegen von Kontraindikationen gegen die Durchführung des Eingriffs in Lokalanästhesie oder Analgosedierung. Die ICD-Codierung ist mit Begründung anzugeben.
11. Werden die in den Grundpauschalen enthaltenen Leistungen entsprechend den Gebührenordnungspositionen 01600 und 01601 erbracht, sind für die Versendung bzw. den Transport die Kostenpauschalen nach den Nrn. 40120, 40122, 40124 und 40126 berechnungsfähig.

5.2 Anästhesiologische Grundpauschalen

Grundpauschale

Obligater Leistungsinhalt

- Persönlicher Arzt-Patienten-Kontakt,

Fakultativer Leistungsinhalt

- Weitere persönliche oder andere Arzt-Patienten-Kontakte gemäß 4.3.1 der Allgemeinen Bestimmungen,
- Ärztlicher Bericht entsprechend der Gebührenordnungsposition 01600,
- Individueller Arztbrief entsprechend der Gebührenordnungsposition 01601,
- In Anhang 1 aufgeführte Leistungen,

einmal im Behandlungsfall

05210	für Versicherte bis zum vollendeten 5. Lebensjahr	9,96 € 97 Punkte
05211	für Versicherte ab Beginn des 6. bis zum vollendeten 59. Lebensjahr	9,76 € 95 Punkte
05212	für Versicherte ab Beginn des 60. Lebensjahres	11,40 € 111 Punkte

III Arztgruppenspezifische Gebührenordnungspositionen

Die Gebührenordnungspositionen 05210 bis 05212 sind nicht neben den Gebührenordnungspositionen 01436, 01440, 01510 bis 01512, 01520, 01521, 01530, 01531, 02100 und 02101 berechnungsfähig.

Die Gebührenordnungspositionen 05210 bis 05212 sind im Behandlungsfall nicht neben den Gebührenordnungspositionen 01600 und 01601 berechnungsfähig.

05220 **Zuschlag für dieanästhesiologische Grundversorgung** gemäß Allgemeiner Bestimmung 4.3.8 zu den Gebührenordnungspositionen 05210 bis 05212

einmal im Behandlungsfall

Der Zuschlag nach der Gebührenordnungsposition 05220 kann gemäß Allgemeiner Bestimmung 4.3.8 ausschließlich in Behandlungsfällen abgerechnet werden, in denen nur Leistungen der fachärztlichen Grundversorgung gemäß Anhang 3 und/oder regionaler Vereinbarungen erbracht und berechnet werden.

7,70 €
75 Punkte

05222 **Zuschlag zu der Gebührenordnungsposition 05220**

einmal im Behandlungsfall

Die Gebührenordnungsposition 05222 wird durch die zuständige Kassenärztliche Vereinigung zugesetzt.

2,05 €
20 Punkte

05230 **Aufwandserstattung für das Aufsuchen eines Kranken in der Praxis eines anderen Arztes oder Zahnarztes** zur Durchführung der Leistung entsprechend der Gebührenordnungspositionen 01856 oder 01913, von Anästhesien/Narkosen dieses Kapitels oder des Kapitels 31.

Die Gebührenordnungsposition 05230 ist für Partner derselben Berufsausübungsgemeinschaft oder Praxisgemeinschaft nicht berechnungsfähig.

Die Gebührenordnungsposition 05230 ist nicht neben den Gebührenordnungspositionen 01410 bis 01413, 01415, 01418, 01440, 01510 bis 01512, 01520, 01521, 01530, 01531, 02100 und 02101 berechnungsfähig.

5,85 €
57 Punkte

5.3 Diagnostische und therapeutische Gebührenordnungspositionen

05310 **Präanästhesiologische Untersuchung** bei einer ambulanten oder belegärztlichen Operation der Abschnitte 31.2 bzw. 36.2

Obligater Leistungsinhalt
- Überprüfung der Narkosefähigkeit des Patienten,
- Aufklärungsgespräch mit Dokumentation,

Fakultativer Leistungsinhalt
- Auswertung ggf. vorhandener Befunde,
- In mehreren Sitzungen,

einmal im Behandlungsfall

Für die Berechnung der Leistung nach der Nr. 05310 sind die Bestimmungen der Abschnitte 31.2 bzw. 36.2 zu beachten.

Die Gebührenordnungsposition 05310 ist nicht neben den Gebührenordnungspositionen 01220 bis 01222, 01440, 01510 bis 01512, 01520, 01521, 01530, 01531, 01852, 01856, 01903, 01913, 02100,

18,39 €
179 Punkte

5 Anästhesiologische Gebührenordnungspositionen 05320

02101, 02342, 05360, 05361, 05371, 30710, 30712, 30720 bis 30724, 30730, 30731, 30740, 30751, 30760, 31830, 31831, 36830 und 36831 berechnungsfähig.

05320 **Leitungsanästhesie eines Nerven oder Ganglions an der Schädelbasis**

Obligater Leistungsinhalt
- Leitungsanästhesie eines Nerven oder Ganglions an der Schädelbasis,
- Erfolgsnachweis durch fehlende Reaktion des Nervs oder Ganglions,
- Dokumentation mit Angabe des Nerven oder Ganglions

Fakultativer Leistungsinhalt   17,05 €
- Retrobulbäre Anästhesie   166 Punkte

Die Gebührenordnungsposition 05320 ist bei der Leitungsanästhesie der nervi occipitales oder auriculares nicht berechnungsfähig.

Die Gebührenordnungsposition 05320 ist nicht neben den Gebührenordnungspositionen 01220 bis 01222, 01440, 01510 bis 01512, 01520, 01521, 01530, 01531, 01856, 01857, 01913, 02100, 02101, 02300 bis 02302, 02342, 05330, 05331, 05340, 05341, 05360, 05361, 05371, 30708, 30710, 30712, 30720 bis 30724, 30730, 30731, 30740, 30751 und 30760 und nicht neben den Gebührenordnungspositionen der Abschnitte 31.5.3 und 36.5.3 berechnungsfähig.

05330 **Anästhesie und/oder Narkose,** bis zu einer Schnitt-Naht-Zeit bzw. Eingriffszeit von 15 Minuten, zuzüglich der prä- und postanästhesiologischen Rüstzeiten, mittels eines oder mehrerer der nachfolgend genannten Verfahren:
- Plexusanästhesie

und/oder
- Spinal- und/oder Periduralanästhesie

und/oder
- Intravenöse regionale Anästhesie einer Extremität

und/oder
- Kombinationsnarkose mit Maske, Larynxmaske und/oder endotracheale Intubation

Obligater Leistungsinhalt
- Anästhesien oder Narkose

Fakultativer Leistungsinhalt
- Anästhesien nach der Nr. 05320,
- Kontrolle der Katheterlage durch Injektion eines Lokalanästhetikums,
- Legen einer Blutleere,
- Infusion(en) (Nr. 02100),
- Magenverweilsondeneinführung (Nr. 02320),
- Anlage suprapubischer Harnblasenkatheter (Nr. 02321),
- Wechsel/Entfernung suprapubischer Harnblasenkatheter (Nr. 02322),
- Wechsel/Legen transurethraler Dauerkatheter (Nr. 02323),
- arterielle Blutentnahme (Nr. 02330),
- Multigasmessung,
- Gesteuerte Blutdrucksenkung,
- Dokumentierte Überwachung bis zur Stabilisierung der Vitalfunktionen

86,28 €
840 Punkte

Die Gebührenordnungsposition 05330 ist nicht neben den Gebührenordnungspositionen 01220 bis 01222, 01440, 01510 bis 01512, 01520, 01521, 01530, 01531, 01856, 01857, 01913, 02100, 02101, 02300 bis 02302, 02320 bis 02323, 02330, 02331, 02340 bis 02343, 05320, 05340, 05341, 05360, 05361, 05371, 30708, 30710, 30712, 30720 bis 30724, 30730, 30731, 30740, 30751 und 30760 und nicht neben den Gebührenordnungspositionen der Abschnitte 31.5.3 und 36.5.3 berechnungsfähig.

05331 Zuschlag zu der Gebührenordnungsposition 05330 **bei Fortsetzung einer Anästhesie und/oder Narkose,**
je weitere vollendete 15 Minuten Schnitt-Naht-Zeit bzw. Eingriffszeit

25,47 €
248 Punkte

Die Gebührenordnungsposition 05331 ist nicht neben den Gebührenordnungspositionen 01220 bis 01222, 01440, 01510 bis 01512, 01520, 01521, 01530, 01531, 01856, 01857, 01913, 02100, 02101, 02300 bis 02302, 02320 bis 02323, 02330, 02331, 02340 bis 02343, 05320, 05340, 05341, 05360, 05361, 05371, 30708, 30710, 30712,

5 Anästhesiologische Gebührenordnungspositionen 05340–05341

30720 bis 30724, 30730, 30731, 30740, 30751 und 30760 und nicht neben den Gebührenordnungspositionen der Abschnitte 31.5.3 und 36.5.3 berechnungsfähig.

05340 **Überwachung der Vitalfunktionen**

Obligater Leistungsinhalt
- Überwachung der Vitalfunktionen (Stand-by),
- Persönliche Anwesenheit des Arztes,
- Kontinuierliches EKG-Monitoring,

Fakultativer Leistungsinhalt
- Infusion(en) (Nr. 02100),
- Magenverweilsondeneinführung (Nr.02320),
- Anlage suprapubischer Harnblasenkatheter (Nr. 02321),
- Wechsel/Entfernung suprapubischer Harnblasenkatheter (Nr. 02322),
- Wechsel/Legen transurethraler Dauerkatheter (Nr. 02323),
- arterielle Blutentnahme (Nr. 02330),

je vollendete 15 Minuten Schnitt-Naht-Zeit bzw. Eingriffszeit

14,18 €
138 Punkte

Die Gebührenordnungsposition 05340 ist nicht neben den Gebührenordnungspositionen 01220 bis 01222, 01440, 01510 bis 01512, 01520, 01521, 01530, 01531, 01856, 01857, 01913, 02100, 02101, 02300 bis 02302, 02320 bis 02323, 02330, 02331, 02342, 05320, 05330, 05331, 05341, 05360, 05361, 05371, 30708, 30710, 30712, 30720 bis 30724, 30730, 30731, 30740, 30751 und 30760 und nicht neben den Gebührenordnungspositionen der Abschnitte 31.5.3 und 36.5.3 berechnungsfähig.

05341 Einleitung und Unterhaltung einer **Analgesie** und/oder Sedierung während eines operativen oder stationsersetzenden Eingriffs gemäß § 115b SGB V

Obligater Leistungsinhalt
- Verabreichung von Analgetika und/oder Sedativa,
- Intravenöser Zugang und/oder Infusion,
- Pulsoxymetrie,

je vollendete 10 Minuten

14,18 €
138 Punkte

Die Gebührenordnungsposition 05341 ist nicht neben den Gebührenordnungspositionen 01220 bis 01222, 01440, 01510 bis 01512, 01520, 01521, 01530, 01531, 01856, 01913, 02100, 02101, 02300 bis 02302, 02340 bis 02342, 05320, 05330, 05331, 05340, 05360, 05361, 05371, 30708, 30710, 30712, 30720 bis 30724, 30730, 30731, 30740, 30751 und 30760 und nicht neben den Gebührenordnungspositionen der Abschnitte 31.5.3 und 36.5.3 berechnungsfähig.

05350	III Arztgruppenspezifische Gebührenordnungspositionen

05350 **Beobachtung und Betreuung** eines Patienten nach einem operativen oder diagnostischen Eingriff im Anschluss an die Leistung entsprechend der Gebührenordnungsposition 05330

Obligater Leistungsinhalt
- Beobachtung und Betreuung für mindestens 2 Stunden,
- Stabilisierung und Kontrolle der Vitalfunktionen,
- Steuerung der postoperativen Analgesie,
- Abschlussuntersuchung,

Fakultativer Leistungsinhalt
- Infusion(en) (Nr. 02100),
- Bestimmung der Blutgase und des Säure-Basen-Status,
- Nachinjektion in einen zur postoperativen Analgesie gelegten Plexus-, Spinal-, oder Periduralkatheter,

je Sitzung

51,56 €
502 Punkte

Haben an der Beobachtung und Betreuung eines Patienten nach einem operativen oder diagnostischen Eingriff im Anschluss an die Leistung entsprechend der Gebührenordnungsposition 05330 mehrere Ärzte mitgewirkt, hat der die Gebührenordnungsposition 05350 abrechnende Arzt mit der Quartalsabrechnung zu bestätigen, dass kein anderer Vertragsarzt die Beobachtung und Betreuung berechnet hat.

Die Gebührenordnungsposition 05350 kann auch dann berechnet werden, wenn eine ambulante Anästhesie/Narkose nach der Gebührenordnungsposition 05330 zur Durchführung von vertragszahnärztlichen Leistungen erbracht wurde und die Beobachtung und Betreuung eines Kranken während der Aufwach- und/oder Erholungszeit bis zum Eintritt der Transportfähigkeit über mindestens zwei Stunden erfolgte.

Die Gebührenordnungsposition 05350 ist nicht neben den Gebührenordnungspositionen 01220 bis 01222, 01440, 01510 bis 01512, 01520, 01521, 01530, 01531, 01856, 01857, 01913, 02100, 02101, 02340 bis 02342, 05360, 05361, 05371, 13256, 30708, 30710, 30712, 30720 bis 30724, 30730, 30731, 30740, 30751, 30760, 32247 und 36884 und nicht neben den Gebührenordnungspositionen der Abschnitte 31.3, 31.5, 36.3 und 36.5 berechnungsfähig.

5.4 **Anästhesien und Analgesien im Zusammenhang mit der Erbringung von Leistungen des Abschnitts 8.4**
   1. Die Gebührenordnungspositionen dieses Abschnitts sind nur im Zusammenhang mit der Erbringung von Leistungen des Abschnitts 8.4 (auch bei Erbringung durch einen anderen Arzt) berechnungsfähig.
   2. Haben an der Erbringung einer dieser Leistungen mehrere Ärzte mitgewirkt, hat der die Gebührenordnungspositionen dieses Abschnittes abrechnende Arzt in einer der Quartalsabrechnung beizufügenden und von ihm unterzeichneten Erklärung zu bestätigen, dass er mit den anderen Ärzten eine Vereinbarung darüber getroffen hat, wonach nur er allein in den jeweiligen Fällen diese Gebührenordnungspositionen berechnet.

5 Anästhesiologische Gebührenordnungspositionen 05360–05361

05360 **Periduralanästhesie** im Zusammenhang mit der Erbringung einer Leistung entsprechend der Gebührenordnungspositionen 08411 bis 08416

Obligater Leistungsinhalt
- Anlage eines Katheters zur Durchführung einer Periduralanalgesie

Fakultativer Leistungsinhalt
- Kontrolle der Katheterlage durch Injektion eines Lokalanästhetikums,
- Injektion(en), Filterwechsel und Verbandswechsel

36,67 €
357 Punkte

Die Gebührenordnungsposition 05360 ist nicht neben den Gebührenordnungspositionen 02342, 05310, 05320, 05330, 05331, 05340, 05341, 05350, 30702, 30704, 30710, 30712, 30720 bis 30724, 30730, 30731, 30740, 30750, 30751, 30760, 30790 und 30791 und nicht neben den Gebührenordnungspositionen der Abschnitte 31.5 und 36.5 berechnungsfähig.

05361 **Dokumentierte Überwachung** im Anschluss an die Leistung entsprechend der Gebührenordnungsposition 05360

Obligater Leistungsinhalt
- kontinuierliches EKG-Monitoring,
- kontinuierliche Pulsoxymetrie,
- Zwischen- und Abschlussuntersuchungen,
- Dauer mindestens 30 Minuten

16,85 €
164 Punkte

Die Gebührenordnungsposition 05361 ist nicht neben der Gebührenordnungsposition 02342 und nicht neben den Gebührenordnungspositionen des Abschnitts 5.3 berechnungsfähig.

05370 **Anästhesie und/oder Narkose, bis zu einer Schnitt-Naht-Zeit von 15 Minuten,** zuzüglich der prä- und postanästhesiologischen Rüstzeiten, im Zusammenhang mit der Erbringung der Leistung entsprechend der Gebührenordnungsposition 08415, mittels eines oder mehrerer der nachfolgend genannten Verfahren:
- Spinal- und/oder Periduralanästhesie

und/oder

- Intubationsnarkose

Obligater Leistungsinhalt
- Anästhesie oder Narkose

Fakultativer Leistungsinhalt
- Injektion eines Lokalanästhetikums in den liegenden Katheter,
- Durchführung einer Spinalanästhesie,
- Infusion(en) (Nr. 02100),
- Magenverweilsondeneinführung (Nr. 02320),
- Anlage suprapubischer Harnblasenkatheter (Nr. 02321),
- Wechsel/Entfernung suprapubischer Harnblasenkatheter (Nr. 02322),
- Wechsel/Legen transurethraler Dauerkatheter (Nr. 02323),
- arterielle Blutentnahme (Nr. 02330),
- Multigasmessung,
- Dokumentierte Überwachung bis zur Stabilisierung der Vitalfunktionen

69,33 €
675 Punkte

Die Gebührenordnungsposition 05370 ist nicht neben den Gebührenordnungspositionen 02320 bis 02323, 02330 und 02342 und nicht neben den Gebührenordnungspositionen des Abschnitts 5.3 berechnungsfähig.

05371 **Zuschlag** zu der Gebührenordnungsposition 05370 **bei Fortsetzung einer Anästhesie und/oder Narkose,**

je weitere vollendete 15 Minuten Schnitt-Naht-Zeit

25,06 €
244 Punkte

Die Gebührenordnungsposition 05371 ist im Behandlungsfall höchstens zweimal berechnungsfähig.

Die Gebührenordnungsposition 05371 ist nicht neben den Gebührenordnungspositionen 02320 bis 02323, 02330 und 02342 und nicht neben den Gebührenordnungspositionen des Abschnitts 5.3 berechnungsfähig.

05372 **Beobachtung und Betreuung eines Patienten** im Anschluss an die Leistung entsprechend der Gebührenordnungsposition 05370

Obligater Leistungsinhalt
- Beobachtung und Betreuung für mindestens 2 Stunden,
- Stabilisierung und Kontrolle der Vitalfunktionen,
- Steuerung der postoperativen Analgesie,
- Abschlussuntersuchung

Fakultativer Leistungsinhalt
- Bestimmung der Blutgase und des Säure-Basen-Status,
- Nachinjektion(en) in den liegenden Periduralkatheter

52,28 €
509 Punkte

6 Augenärztliche Gebührenordnungspositionen

Die Gebührenordnungsposition 05372 ist nicht neben den Gebührenordnungspositionen 01220 bis 01222, 01440, 01856, 01857, 01913, 02340 bis 02342, 13256, 30708, 30710, 30712, 30720 bis 30724, 30730, 30731, 30740, 30751, 30760, 32247 und 36884 berechnungsfähig.

6 Augenärztliche Gebührenordnungspositionen

6.1 Präambel

1. Die in diesem Kapitel aufgeführten Gebührenordnungspositionen können ausschließlich von Fachärzten für Augenheilkunde berechnet werden.
2. Ausser den in diesem Kapitel genannten Gebührenordnungspositionen sind von den in der Präambel genannten Vertragsärzten - unbeschadet der Regelungen gemäß 5 und 6.2 der Allgemeinen Bestimmungen - zusätzlich nachfolgende Gebührenordnungspositionen berechnungsfähig: 01100 bis 01102, 01210, 01212, 01214, 01216, 01218, 01220 bis 01222, 01320, 01321, 01410 bis 01416, 01418, 01420, 01430, 01435, 01436, 01440, 01510 bis 01512, 01600 bis 01602, 01610 bis 01612, 01620 bis 01623, 01701, 01783, 01800, 01802 bis 01811, 01950, 01955, 01956, 02100, 02101, 02110 bis 02112, 02120, 02200, 02300 bis 02302, 02310, 02320, 02323, 02330, 02331, 02340, 02341, 02360 und 02510 bis 02512.
3. Ausser den in diesem Kapitel genannten Gebührenordnungspositionen sind bei Vorliegen der entsprechenden Qualifikationsvoraussetzungen von den in der Präambel genannten Vertragsärzten - unbeschadet der Regelungen gemäß 5 und 6.2 der Allgemeinen Bestimmungen - zusätzlich nachfolgende Gebührenordnungspositionen berechnungsfähig: 30400 bis 30402, 30410, 30411, 30420, 30421, 30800 und 36884, Gebührenordnungspositionen der Abschnitte 30.1, 30.2, 30.3, 30.7.1, 30.7.2, 30.12, 31.2, 31.3, 31.4.3, 31.5, 31.6, 36.2, 36.3, 36.5 und 36.6.2 sowie Gebührenordnungspositionen der Kapitel 32, 33, 34 und 35.
4. Bei der Berechnung der zusätzlich berechnungsfähigen Gebührenordnungspositionen in den Nummern 2 und 3 sind die Maßnahmen zur Qualitätssicherung gemäß § 135 Abs. 2 SGB V, die berufsrechtliche Verpflichtung zur grundsätzlichen Beschränkung auf das jeweilige Gebiet sowie die Richtlinien des Gemeinsamen Bundesausschusses zu beachten.
5. Werden die in den Grundpauschalen enthaltenen Leistungen entsprechend den Gebührenordnungspositionen 01600 und 01601 erbracht, sind für die Versendung bzw. den Transport die Kostenpauschalen nach den Nrn. 40120, 40122, 40124 und 40126 berechnungsfähig.
6. Die Gebührenordnungsposition 06225 kann nur in Behandlungsfällen berechnet werden, in denen die augenärztliche Behandlung ausschließlich durch (einen) konservativ(e) tätige(n) Augenarzt/-ärzte erfolgt ist. Ein Augenarzt ist konservativ tätig:

III Arztgruppenspezifische Gebührenordnungspositionen

- sofern der Augenarzt in dem Quartal keine der folgenden Leistungen erbracht und berechnet hat: 31101 bis 31108, 31321 bis 31328, 31331 bis 31338, 31350, 31351, 31362, 36101 bis 36108, 36321 bis 36328, 36331 bis 36338, 36350, 36351
- sofern der Augenarzt in dem Quartal keine Leistung(en) erbracht und berechnet hat, die auf regionaler Ebene den o.g. Leistungen entsprechen oder in regional vereinbarten Pauschalen enthalten sind.

Erfolgt in einem Behandlungsfall die Inanspruchnahme sowohl eines/von konservativ tätigen Augenarztes/-ärzten als auch eines/von nicht konservativ tätigen Augenarztes/-ärzten gemäß obiger Definition, so kann die Gebührenordnungsposition 06225 nicht berechnet werden.Mit der Abgabe der Abrechnung erfolgt die Erklärung des Arztes, dass die genannten Voraussetzungen zur Abrechnung der Gebührenordnungsposition 06225 für alle Behandlungsfälle, auch außerhalb der kollektiv-vertraglichen Versorgung, erfüllt worden sind.

6.2 Augenärztliche Grundpauschalen

Grundpauschale

Obligater Leistungsinhalt
- Persönlicher Arzt-Patienten-Kontakt,

Fakultativer Leistungsinhalt
- Weitere persönliche oder andere Arzt-Patienten-Kontakte gemäß 4.3.1 der Allgemeinen Bestimmungen,
- Ärztlicher Bericht entsprechend der Gebührenordnungsposition 01600,
- Individueller Arztbrief entsprechend der Gebührenordnungsposition 01601,
- Klinisch-neurologische augenärztliche Basisdiagnostik,
- Bestimmung des Visus,
- Subjektive und objektive Refraktionsbestimmung,
- Bestimmung des Interferenzvisus,
- Untersuchung des Dämmerungssehens,
- Tonometrische Untersuchung,
- Gonioskopie,
- Spaltlampenmikroskopie,
- Beurteilung des zentralen Fundus,
- Messung der Hornhautkrümmungsradien,
- Prüfung der Augenstellung und Beweglichkeit in neun Hauptblickrichtungen,
- Prüfung der Kopfhaltung bei binokularer Sehanforderung in Ferne und Nähe,
- Prüfung der Simultanperzeption, Fusion und Stereopsis,
- Prüfung auf Heterophorie und (Pseudo-)Strabismus,
- Prüfung der Pupillenfunktion,
- Prüfung des Farbsinns,
- Prüfung der Tränenwege durch Messung der Sekretionsmenge und Durchgängigkeit,
- Bestimmung der break-up time,
- Entnahme von Abstrichmaterial aus dem Bindehautsack,
- Anpassung einfacher vergrößernder Sehhilfen,
- Kontrolle vorhandener Sehhilfen,
- In Anhang 1 aufgeführte Leistungen,

einmal im Behandlungsfall

06210	für Versicherte bis zum vollendeten 5. Lebensjahr	15,82 €	154 Punkte
06211	für Versicherte ab Beginn des 6. bis zum vollendeten 59. Lebensjahr	13,05 €	127 Punkte
06212	für Versicherte ab Beginn des 60. Lebensjahres	15,41 €	150 Punkte

Die Gebührenordnungspositionen 06210 bis 06212 sind nicht neben der Gebührenordnungsposition 01436 berechnungsfähig.

Die Gebührenordnungspositionen 06210 bis 06212 sind im Behandlungsfall nicht neben den Gebührenordnungspositionen 01600 und 01601 berechnungsfähig.

06220 **Zuschlag für dieaugenärztliche Grundversorgung** gemäß Allgemeiner Bestimmung 4.3.8 zu den Gebührenordnungspositionen 06210 bis 06212

einmal im Behandlungsfall

Der Zuschlag nach der Gebührenordnungsposition 06220 kann gemäß Allgemeiner Bestimmung 4.3.8 ausschließlich in Behandlungsfällen abgerechnet werden, in denen nur Leistungen der fachärztlichen Grundversorgung gemäß Anhang 3 und/oder regionaler Vereinbarungen erbracht und berechnet werden.

2,16 €
21 Punkte

06222 **Zuschlag zu der Gebührenordnungsposition 06220**

einmal im Behandlungsfall

Die Gebührenordnungsposition 06222 wird durch die zuständige Kassenärztliche Vereinigung zugesetzt.

0,62 €
6 Punkte

06225 **Zuschlag zu den Grundpauschalen nach den Nrn. 06210 bis 06212für die Behandlung eines Versicherten ausschließlich durch (einen) konservativ tätige(n) Augenarzt/-ärzte gemäß Nr. 6 der Präambel 6.1**

Obligater Leistungsinhalt

- Persönlicher Arzt-Patienten-Kontakt,

einmal im Behandlungsfall

11,40 €
111 Punkte

6.3 **Diagnostische und therapeutische Gebührenordnungspositionen**

06310 Fortlaufende **Tonometrie**

Obligater Leistungsinhalt

- Verlaufsbestimmung des Augeninnendrucks durch mindestens 4 tonometrische Untersuchungen an demselben Tag
und/oder
- Bestimmung des Abflusswiderstandes mittels fortlaufender Tonometrie,
- Ein- und/oder beidseitig

Die Gebührenordnungsposition 06310 ist am Behandlungstag nicht neben den Gebührenordnungspositionen 31716 bis 31731 berechnungsfähig.

Die Gebührenordnungsposition 06310 ist im Zeitraum von 21 Tagen nach Erbringung einer Leistung des Abschnitts 31.2 nicht neben den Gebührenordnungspositionen 31716 bis 31723 berechnungsfähig.

9,04 €
88 Punkte

6 Augenärztliche Gebührenordnungspositionen 06312–06321

06312	Elektrophysiologische Untersuchung *Obligater Leistungsinhalt* – Bestimmung visuell evozierter Hirnpotentiale und/oder – Elektrookulographie und/oder – Elektroretinographie, – Ein- und/oder beidseitig, einmal im Behandlungsfall	18,39 € 179 Punkte
06320	Zusatzpauschale Untersuchung und Behandlung einer krankhaften Störung des binokularen Sehens für Versicherte bis zum vollendeten 5. Lebensjahr *Obligater Leistungsinhalt* – Quantitative Untersuchung des Binokularsehens, – Beurteilung des Fundus mit Fixationsprüfung(en) und/oder – Prüfung auf Trennschwierigkeiten mit enggestellten Reihenoptotypen, *Fakultativer Leistungsinhalt* – Refraktionsbestimmung in Zykloplegie, – Anpassung einer Prismenbrille, – Messung der Akkommodationsbreite, – Durchführung pleoptischer Übungen, – Durchführung orthoptischer Übungen, – Okklusionstherapie, einmal im Behandlungsfall *Die Gebührenordnungsposition 06320 ist im Behandlungsfall nicht neben der Gebührenordnungsposition 06321 berechnungsfähig.*	21,78 € 212 Punkte
06321	Zusatzpauschale Untersuchung und ggf. Behandlung einer krankhaften Störung des binokularen Sehens für Versicherte ab Beginn des 6. Lebensjahres *Obligater Leistungsinhalt* – Quantitative Untersuchung des Binokularsehens, – Beurteilung des Fundus mit Fixationsprüfung(en) und/oder – Prüfung auf Trennschwierigkeiten mit enggestellten Reihenoptotypen, *Fakultativer Leistungsinhalt* – Refraktionsbestimmung in Zykloplegie, – Anpassung einer Prismenbrille, – Messung der Akkommodationsbreite, – Durchführung pleoptischer Übungen, – Durchführung orthoptischer Übungen, – Okklusionstherapie, einmal im Behandlungsfall *Die Gebührenordnungsposition 06321 ist im Behandlungsfall nicht neben der Gebührenordnungsposition 06320 berechnungsfähig.*	18,49 € 180 Punkte

06330 Perimetrie

Obligater Leistungsinhalt

- Rechnerisch gestützte schwellenbestimmende Perimetrie an mindestens 50 Prüforten

und/oder

- Indikationsbezogene gleichwertige Perimetrie,
- Dokumentation,
- Ein- und/oder beidseitig

Fakultativer Leistungsinhalt

- Statistische Trendanalyse

14,38 €
140 Punkte

06331 Fluoreszenzangiographische Untersuchung der terminalen Strombahn am Augenhintergrund einschl. Applikation des Teststoffes (Fluoreszein-Natrium oder Indozyanin), einschl. Sachkosten

Obligater Leistungsinhalt

- Fluoreszenzangiographische Untersuchung der terminalen Strombahn am Augenhintergrund,
- Applikation des Teststoffes (Fluoreszein-Natrium oder Indozyanin),
- Befundauswertung,
- Ein- und/oder beidseitig

44,89 €
437 Punkte

Die Gebührenordnungsposition 06331 ist nicht neben den Gebührenordnungspositionen 02100, 02101, 02300 bis 02302 und 06350 bis 06352 berechnungsfähig.

Die Gebührenordnungsposition 06331 ist im Behandlungsfall nicht neben der Gebührenordnungsposition 06332 berechnungsfähig.

06332 Photodynamische Therapie(n) mit Verteporfin gemäß den Beschlüssen des Bundesausschusses der Ärzte und Krankenkassen bzw. des Gemeinsamen Bundesausschusses einschließlich Sachkosten mit Ausnahme von Verteporfin

Obligater Leistungsinhalt

- Fluoreszenzangiographie(n),
- Beurteilung des zentralen Fundus,
- Untersuchung mit der Spaltlampe,
- Aufklärung des Patienten,
- Vorbereitung und Applikation von Verteporfin,
- Berechnung und Einstellung des Areals,
- Laserbeleuchtung,
- Nachbetreuung,
- Lichtschutzmaßnahmen,

Fakultativer Leistungsinhalt

- Nachfolgende fluoreszenzangiographische Untersuchung(en) bei akuter Visusverschlechterung,
- Tonometrie,

einmal im Behandlungsfall

229,16 €
2231 Punkte

6 Augenärztliche Gebührenordnungspositionen 06333–06334

Die Berechnung der Gebührenordnungsposition 06332 setzt eine Genehmigung der Kassenärztlichen Vereinigung gemäß der Qualitätssicherungsvereinbarung nach § 135 Abs. 2 SGB V voraus.

Die Gebührenordnungsposition 06332 ist nicht neben den Gebührenordnungspositionen 02100, 02101, 02300 bis 02302 und 06350 bis 06352 berechnungsfähig.

Die Gebührenordnungsposition 06332 ist im Behandlungsfall nicht neben der Gebührenordnungsposition 06331 berechnungsfähig.

06333 Binokulare Untersuchung des gesamten Augenhintergrundes

Obligater Leistungsinhalt

- Binokulare Untersuchung des gesamten Augenhintergrundes in Mydriasis

5,24 €
51 Punkte

06334 Zusatzpauschale für die Betreuung eines Patienten nach Durchführung einer intravitrealen Medikamenteneingabe am rechten Auge nach den Gebührenordnungspositionen 31371, 31373, 36371 oder 36373

Obligater Leistungsinhalt

- Persönlicher Arzt-Patienten-Kontakt,
- Beratung und Betreuung hinsichtlich Verlauf und Behandlung der intravitreal behandelten Erkrankung(en)

Fakultativer Leistungsinhalt

- Koordination ärztlicher Maßnahmen im Zusammenhang mit der Behandlung der intravitreal behandelten Erkrankung(en)

10,27 €
100 Punkte

Die Gebührenordnungsposition 06334 ist im Zeitraum von 6 Wochen nach intravitrealer Medikamenteneingabe in das rechte Auge nicht berechnungsfähig. Das Datum der letzten intravitrealen Medikamenteneingabe in das rechte Auge ist anzugeben.

Die Gebührenordnungsposition 06334 ist im Zeitraum von 28 Tagen einmal berechnungsfähig.

Die Gebührenordnungsposition 06334 ist höchstens 6-mal innerhalb von 12 Monaten nach der letzten intravitrealen Medikamenteneingabe in das rechte Auge berechnungsfähig.

Sofern bei der Erbringung der Gebührenordnungsposition 06334 bei einem Patienten mehrere Ärzte ggf. praxisübergreifend beteiligt sind, hat der eine Gebührenordnungsposition abrechnende Arzt sicherzustellen, dass die Untersuchung frühestens 6 Wochen nach intravitrealer Medikamenteneingabe in das rechte Auge, höchstens einmal innerhalb von 28 Tagen und höchstens 6-mal innerhalb von 12 Monaten nach der letzten intravitrealen Medikamenteneingabe in das rechte Auge erfolgt.

06335	Zusatzpauschale für die Betreuung eines Patienten nach Durchführung einer intravitrealen Medikamenteneingabe am linken Auge nach den Gebührenordnungspositionen 31372, 31373, 36372 oder 36373	
	Obligater Leistungsinhalt – Persönlicher Arzt-Patienten-Kontakt, – Beratung und Betreuung hinsichtlich Verlauf und Behandlung der intravitreal behandelten Erkrankung(en) *Fakultativer Leistungsinhalt* – Koordination ärztlicher Maßnahmen im Zusammenhang mit der Behandlung der intravitreal behandelten Erkrankung(en)	10,27 € 100 Punkte

Die Gebührenordnungsposition 06335 ist im Zeitraum von 6 Wochen nach intravitrealer Medikamenteneingabe in das linke Auge nicht berechnungsfähig. Das Datum der letzten intravitrealen Medikamenteneingabe in das linke Auge ist anzugeben.

Die Gebührenordnungsposition 06335 ist im Zeitraum von 28 Tagen einmal berechnungsfähig.

Die Gebührenordnungsposition 06335 ist höchstens 6-mal innerhalb von 12 Monaten nach der letzten intravitrealen Medikamenteneingabe in das linke Auge berechnungsfähig.

Sofern bei der Erbringung der Gebührenordnungsposition 06335 bei einem Patienten mehrere Ärzte ggf. praxisübergreifend beteiligt sind, hat der eine Gebührenordnungsposition abrechnende Arzt sicherzustellen, dass die Untersuchung frühestens 6 Wochen nach intravitrealer Medikamenteneingabe in das linke Auge, höchstens einmal innerhalb von 28 Tagen und höchstens 6-mal innerhalb von 12 Monaten nach der letzten intravitrealen Medikamenteneingabe in das linke Auge erfolgt.

06340	Anpassung einer Verbandlinse bei vorliegender Indikation gemäß den Richtlinien des Gemeinsamen Bundesausschusses über die Verordnung von Hilfsmitteln in der vertragsärztlichen Versorgung	
	Obligater Leistungsinhalt – Mindestens 3 Arzt-Patienten-Kontakte im Behandlungsfall, *Fakultativer Leistungsinhalt* – Bestimmung der Tränensekretionsmenge, – Anpassung einer Verbandlinse für das andere Auge, einmal im Behandlungsfall	13,46 € 131 Punkte

Die Gebührenordnungsposition 06340 ist nicht neben den Gebührenordnungspositionen 02300 bis 02302 und 06350 bis 06352 berechnungsfähig.

Die Gebührenordnungsposition 06340 ist am Behandlungstag nicht neben den Gebührenordnungspositionen 31708 bis 31731 berechnungsfähig.

Die Gebührenordnungsposition 06340 ist im Behandlungsfall nicht neben den Gebührenordnungspositionen 06341 und 06342 berechnungsfähig.

6 Augenärztliche Gebührenordnungspositionen 06341–06350

06341 **Erstanpassung und Auswahl der Kontaktlinse(n) gemäß den Richtlinien des Gemeinsamen Bundesausschusses über die Verordnung von Hilfsmitteln in der vertragsärztlichen Versorgung**

Obligater Leistungsinhalt
- Refraktionsbestimmung mit der (den) Kontaktlinse(n),
- Mindestens 2 Arzt-Patienten-Kontakte im Behandlungsfall,

Fakultativer Leistungsinhalt
- Bestimmung der Tränensekretionsmenge,
- Untersuchung der Linse und des Linsensitzes mit Fluorescein,

einmal im Behandlungsfall

Die Gebührenordnungsposition 06341 ist im Behandlungsfall nicht neben den Gebührenordnungspositionen 06340 und 06342 berechnungsfähig.

42,53 €
414 Punkte

06342 **Prüfung auf Sitz und Verträglichkeit einer (von) gemäß den Richtlinien des Gemeinsamen Bundesausschusses über die Verordnung von Hilfsmitteln in der vertragsärztlichen Versorgung verordneten Kontaktlinse(n)**

Obligater Leistungsinhalt
- Refraktionsbestimmung mit der (den) Kontaktlinse(n),

Fakultativer Leistungsinhalt
- Untersuchung(en) der Linse(n) und des Linsensitzes,
- Untersuchung(en) mit Fluorescein,

einmal im Behandlungsfall

Die Gebührenordnungsposition 06342 ist im Behandlungsfall nicht neben den Gebührenordnungspositionen 06340 und 06341 berechnungsfähig.

7,81 €
76 Punkte

06343 **Bestimmung und/oder Anpassung von und/oder Einweisung in den Gebrauch von Fernrohr-, Lupenbrillen oder elektronischen Sehhilfen (z. B. Bildschirmvergrößerung),**

einmal im Behandlungsfall

21,26 €
207 Punkte

06350 **Kleinchirurgischer Eingriff am Auge I und/oder primäre Wundversorgung am Auge**

Obligater Leistungsinhalt
- Operativer Eingriff am Auge mit einer Dauer von bis zu 5 Minuten
und/oder
- Einführung von/einer Verweilsonde(n)
und/oder
- Primäre Wundversorgung am Auge
und/oder
- (Peri-)Orbitale operative Entfernung von Warzen oder anderen papillomvirusbedingten Hautveränderungen,

einmal am Behandlungstag

7,09 €
69 Punkte

III Arztgruppenspezifische Gebührenordnungspositionen

Die Gebührenordnungspositionen 06350 bis 06352 sind bei Patienten mit den Diagnosen Nävuszellnävussyndrom (ICD-10-GM: D22.-) und/ oder mehreren offenen Wunden (ICD-10-GM: T01.-) mehrfach in einer Sitzung - auch nebeneinander, jedoch insgesamt höchstens fünfmal je Behandlungstag - berechnungsfähig.

Die Gebührenordnungsposition 06350 ist bei Neugeborenen, Säuglingen, Kleinkindern und Kindern bis zum vollendeten 12. Lebensjahr nach der Gebührenordnungsposition 31321 oder 36321 berechnungsfähig, sofern der Eingriff in Narkose erfolgt. Die Voraussetzungen gemäß § 115b SGB V müssen dabei nicht erfüllt sein, sofern die Eingriffe nicht im Katalog zum Vertrag nach § 115b SGB V genannt sind. In diesen Fällen ist die postoperative Behandlung nach den Gebührenordnungspositionen der Abschnitte 31.4.2 und 31.4.3 nicht berechnungsfähig. Die in der Präambel 31.2.1 Nr. 8 bzw. Präambel 36.2.1 Nr. 4 benannten Einschränkungen entfallen in diesen Fällen, es gelten die Abrechnungsausschlüsse der Gebührenordnungsposition 06350 entsprechend.

Lokalanästhesien und Leitungsanästhesien sind, soweit erforderlich, Bestandteil der Gebührenordnungsposition 06350.

Die Gebührenordnungsposition 06350 ist nicht neben den Gebührenordnungspositionen 02300 bis 02302, 02360, 06331, 06332, 06340, 06351 und 06352 berechnungsfähig.

Die Gebührenordnungsposition 06350 ist im Zeitraum von 21 Tagen nach Erbringung einer Leistung des Abschnitts 31.2 nicht neben den Gebührenordnungspositionen des Abschnitts 31.4.3 berechnungsfähig.

06351 **Kleinchirurgischer Eingriff am Auge II und/oder primäre Wundversorgung am Auge mittels Naht**

Obligater Leistungsinhalt

– Primäre Wundversorgung am Auge mittels Naht
und/oder
– (Peri-)Orbitale Exzision von Haut- oder Schleimhaut
und/oder
– Operative Lösung von Verwachsungen der Bindehaut ohne plastische Deckung
und/oder
– Operation des Flügelfells
und/oder
– Thermo- oder Kryotherapie der Hornhaut und/oder der Bindehaut, einmal am Behandlungstag

12,12 €
118 Punkte

Die Gebührenordnungspositionen 06350 bis 06352 sind bei Patienten mit den Diagnosen Nävuszellnävussyndrom (ICD-10-GM: D22.-) und/ oder mehreren offenen Wunden (ICD-10-GM: T01.-) mehrfach in einer Sitzung - auch nebeneinander, jedoch insgesamt höchstens fünfmal je Behandlungstag - berechnungsfähig.

Die Gebührenordnungsposition 06351 ist bei Neugeborenen, Säuglingen, Kleinkindern und Kindern bis zum vollendeten 12. Lebensjahr nach der Gebührenordnungsposition 31321 oder 36321 berechnungs-

6 Augenärztliche Gebührenordnungspositionen 06352

fähig, sofern der Eingriff in Narkose erfolgt. Die Voraussetzungen gemäß § 115b SGB V müssen dabei nicht erfüllt sein, sofern die Eingriffe nicht im Katalog zum Vertrag nach § 115b SGB V genannt sind. In diesen Fällen ist die postoperative Behandlung nach den Gebührenordnungspositionen der Abschnitte 31.4.2 und 31.4.3 nicht berechnungsfähig. Die in der Präambel 31.2.1 Nr. 8 bzw. Präambel 36.2.1 Nr. 4 benannten Einschränkungen entfallen in diesen Fällen, es gelten die Abrechnungsausschlüsse der Gebührenordnungsposition 06351 entsprechend.

Lokalanästhesien und Leitungsanästhesien sind, soweit erforderlich, Bestandteil der Gebührenordnungsposition 06351.

Die Gebührenordnungsposition 06351 ist nicht neben den Gebührenordnungspositionen 02300 bis 02302, 02360, 06331, 06332, 06340, 06350 und 06352 berechnungsfähig.

Die Gebührenordnungsposition 06351 ist im Zeitraum von 21 Tagen nach Erbringung einer Leistung des Abschnitts 31.2 nicht neben den Gebührenordnungspositionen des Abschnitts 31.4.3 berechnungsfähig.

06352 **Kleinchirurgischer Eingriff am Auge III und/oder primäre Wundversorgung am Auge bei Säuglingen, Kleinkindern und Kindern**

Obligater Leistungsinhalt

- Primäre Wundversorgung am Auge bei Säuglingen, Kleinkindern und Kindern

und/oder

- Entfernung eines oder mehrerer festsitzender Fremdkörper am Auge

und/oder

- Operation des evertierten Tränenpünktchens

und/oder

- Hintere Sklerotomie

und/oder

- Entfernung einer Bindehaut- oder Lidgeschwulst (Chalazion)

und/oder

- Sondierung des Tränen-Nasenganges bei Säuglingen und Kleinkindern oder Sprengung von Strikturen der Tränenwege, ggf. beidseitig

und/oder

- Naht einer Bindehaut- oder einer nicht perforierenden Hornhaut- oder Lederhautwunde, ggf. einschließlich Ausschneidung der Wundränder,

einmal am Behandlungstag

Die Gebührenordnungspositionen 06350 bis 06352 sind bei Patienten mit den Diagnosen Nävuszellnävussyndrom (ICD-10-GM: D22.-) und/ oder mehreren offenen Wunden (ICD-10-GM: T01.-) mehrfach in einer Sitzung - auch nebeneinander, jedoch insgesamt höchstens fünfmal je Behandlungstag - berechnungsfähig.

26,30 €
256 Punkte

III Arztgruppenspezifische Gebührenordnungspositionen

Die Gebührenordnungsposition 06352 ist bei Neugeborenen, Säuglingen, Kleinkindern und Kindern bis zum vollendeten 12. Lebensjahr nach der Gebührenordnungsposition 31321 oder 36321 berechnungsfähig, sofern der Eingriff in Narkose erfolgt. Die Voraussetzungen gemäß § 115b SGB V müssen dabei nicht erfüllt sein, sofern die Eingriffe nicht im Katalog zum Vertrag nach § 115b SGB V genannt sind. In diesen Fällen ist die postoperative Behandlung nach den Gebührenordnungspositionen der Abschnitte 31.4.2 und 31.4.3 nicht berechnungsfähig. Die in der Präambel 31.2.1 Nr. 8 bzw. Präambel 36.2.1 Nr. 4 benannten Einschränkungen entfallen in diesen Fällen, es gelten die Abrechnungsausschlüsse der Gebührenordnungsposition 06352 entsprechend.

Lokalanästhesien und Leitungsanästhesien sind, soweit erforderlich, Bestandteil der Gebührenordnungsposition 06352.

Die Gebührenordnungsposition 06352 ist nicht neben den Gebührenordnungspositionen 02300 bis 02302, 02360, 06331, 06332, 06340, 06350 und 06351 berechnungsfähig.

Die Gebührenordnungsposition 06352 ist im Zeitraum von 21 Tagen nach Erbringung einer Leistung des Abschnitts 31.2 nicht neben den Gebührenordnungspositionen des Abschnitts 31.4.3 berechnungsfähig.

7 Chirurgische, kinderchirurgische und plastisch-chirurgische Gebührenordnungspositionen

7.1 Präambel

1. Die in diesem Kapitel aufgeführten Gebührenordnungspositionen können ausschließlich von
   - Fachärzten für Chirurgie,
   - Fachärzten für Kinderchirurgie,
   - Fachärzten für Plastische und Ästhetische Chirurgie
   berechnet werden.
2. Fachärzte für Allgemeinmedizin, Praktische Ärzte und Ärzte ohne Gebietsbezeichnung können - wenn sie im Wesentlichen chirurgische Leistungen erbringen - gemäß § 73 Abs. 1a SGB V auf deren Antrag die Genehmigung zur ausschließlichen Teilnahme an der fachärztlichen Versorgung erhalten und Gebührenordnungspositionen dieses Kapitels berechnen. Nach Erhalt der Genehmigung können sie Gebührenordnungspositionen des Kapitels 3 nicht mehr berechnen.
3. Die in der Präambel unter 1. aufgeführten Vertragsärzte können die arztgruppenspezifischen Gebührenordnungspositionen nach den Nrn. 13310, 13400, 13401, 13402, 13410, 13411, 13412, 13420, 13421, 13422, 13423, 13424, 13662, 13663, 13664 und 13670, sowie bei Vorliegen der entsprechenden Qualifikationsvoraussetzungen die Gebührenordnungsposition 08320 berechnen. Fachärzte für Kinderchirurgie können darüber hinaus die arztgruppenspezifischen Gebührenordnungspositionen nach den Nrn. 26310, 26311, 26313 und 26320 berechnen.

7 Chirurg., kinderchirurg. u. plastisch-chirurg. GOP

4. Ausser den in diesem Kapitel genannten Gebührenordnungspositionen sind von den in der Präambel genannten Vertragsärzten - unbeschadet der Regelungen gemäß 5 und 6.2 der Allgemeinen Bestimmungen - zusätzlich nachfolgende Gebührenordnungspositionen berechnungsfähig: 01100 bis 01102, 01210, 01212, 01214, 01216, 01218, 01220 bis 01222, 01320, 01321, 01410 bis 01416, 01418, 01420, 01422, 01424 bis 01426, 01430, 01435, 01436, 01440, 01510 bis 01512, 01520, 01521, 01530, 01531, 01600 bis 01602, 01610 bis 01612, 01620 bis 01623, 01701, 01731, 01734, 01740 bis 01742, 01758, 01783, 01800, 01802 bis 01811, 01850, 01851, 01853 bis 01855, 01857, 01904, 01905, 01950 bis 01952, 01955, 01956, 02100, 02101, 02110 bis 02112, 02120, 02200, 02300 bis 02302, 02310 bis 02313, 02320 bis 02323, 02330, 02331, 02340, 02341, 02343, 02350, 02360, 02400, 02401, 02500 und 02510 bis 02512.
5. Ausser den in diesem Kapitel genannten Gebührenordnungspositionen sind bei Vorliegen der entsprechenden Qualifikationsvoraussetzungen von den in der Präambel genannten Vertragsärzten - unbeschadet der Regelungen gemäß 5 und 6.2 der Allgemeinen Bestimmungen - zusätzlich nachfolgende Gebührenordnungspositionen berechnungsfähig: 30400 bis 30402, 30410, 30411, 30420, 30421, 30800 und 36884, Gebührenordnungspositionen der Abschnitte 30.1, 30.2, 30.3, 30.5, 30.6, 30.7, 30.12, 31.2, 31.3, 31.4.3, 31.5, 31.6, 36.2, 36.3, 36.5 und 36.6.2 sowie Gebührenordnungspositionen der Kapitel 32, 33, 34 und 35.
6. Bei der Berechnung der zusätzlich berechnungsfähigen Gebührenordnungspositionen in den Nummern 4 und 5 sind die Maßnahmen zur Qualitätssicherung gemäß § 135 Abs. 2 SGB V, die berufsrechtliche Verpflichtung zur grundsätzlichen Beschränkung auf das jeweilige Gebiet sowie die Richtlinien des Gemeinsamen Bundesausschusses zu beachten.
7. Werden die in den Grundpauschalen enthaltenen Leistungen entsprechend den Gebührenordnungspositionen 01600 und 01601 erbracht, sind für die Versendung bzw. den Transport die Kostenpauschalen nach den Nrn. 40120, 40122, 40124 und 40126 berechnungsfähig.

7.2 Chirurgische Grundpauschalen

Grundpauschale

Obligater Leistungsinhalt
- Persönlicher Arzt-Patienten-Kontakt,

Fakultativer Leistungsinhalt
- Weitere persönliche oder andere Arzt-Patienten-Kontakte gemäß 4.3.1 der Allgemeinen Bestimmungen,
- Ärztlicher Bericht entsprechend der Gebührenordnungsposition 01600,
- Individueller Arztbrief entsprechend der Gebührenordnungsposition 01601,
- In Anhang 1 aufgeführte Leistungen,

einmal im Behandlungsfall

07210	für Versicherte bis zum vollendeten 5. Lebensjahr	21,57 €	210 Punkte
07211	für Versicherte ab Beginn des 6. bis zum vollendeten 59. Lebensjahr	22,70 €	221 Punkte
07212	für Versicherte ab Beginn des 60. Lebensjahres	26,19 €	255 Punkte

Die Gebührenordnungspositionen 07210 bis 07212 sind nicht neben der Gebührenordnungsposition 01436 berechnungsfähig.

Die Gebührenordnungspositionen 07210 bis 07212 sind im Behandlungsfall nicht neben den Gebührenordnungspositionen 01600 und 01601 berechnungsfähig.

07220 **Zuschlag für die chirurgische Grundversorgung** gemäß Allgemeiner Bestimmung 4.3.8 zu den Gebührenordnungspositionen 07210 bis 07212
einmal im Behandlungsfall

3,29 €
32 Punkte

Der Zuschlag nach der Gebührenordnungsposition 07220 kann gemäß Allgemeiner Bestimmung 4.3.8 ausschließlich in Behandlungsfällen abgerechnet werden, in denen nur Leistungen der fachärztlichen Grundversorgung gemäß Anhang 3 und/oder regionaler Vereinbarungen erbracht und berechnet werden.

07222 **Zuschlag zu der Gebührenordnungsposition 07220**
einmal im Behandlungsfall

0,92 €
9 Punkte

Die Gebührenordnungsposition 07222 wird durch die zuständige Kassenärztliche Vereinigung zugesetzt.

7 Chirurg., kinderchirurg. u. plastisch-chirurg. GOP 07310

7.3 Diagnostische und therapeutische Gebührenordnungspositionen

07310 Zusatzpauschale Behandlung und ggf. Diagnostik von Erkrankung(en) des Stütz- und Bewegungsapparates (angeboren, traumatisch, posttraumatisch, perioperativ), entzündlicher(n) Erkrankung(en) des Stütz- und Bewegungsapparates, Skelettanomalie(n) bei Neugeborenen, Säuglingen, Kleinkindern und Kindern

Obligater Leistungsinhalt
- Funktionsdiagnostik (ggf. segmental) und Differentialdiagnostik,
- Dokumentation von Bewegungseinschränkungen (z. B. nach der Neutral-Null-Methode),
- Weiterführende neurologische Diagnostik,
- Mindestens 3 Arzt-Patienten-Kontakte im Behandlungsfall,

Fakultativer Leistungsinhalt
- Anlage und/oder Wiederanlage eines immobilisierenden Verbandes unter Einschluss mindestens eines großen Gelenkes und/oder Frakturen,
- Anlage und/oder Wiederanlage eines Schienenverbandes,
- Anlage und/oder Wiederanlage einer Orthese,
- Mobilisation(en) nach Funktionsdiagnostik,
- Anleitung zur Durchführung von Bewegungsübungen,
- Durchführung einer Thromboseprophylaxe,
- Gelenkpunktion(en) und/oder intraarticuläre Injektionen,

einmal im Behandlungsfall

22,19 €
216 Punkte

Die Gebührenordnungsposition 07310 ist nicht neben den Gebührenordnungspositionen 02300 bis 02302 und 02511 berechnungsfähig.

Die Gebührenordnungsposition 07310 ist am Behandlungstag nicht neben den Gebührenordnungspositionen 31614 bis 31621 berechnungsfähig.

Die Gebührenordnungsposition 07310 ist im Behandlungsfall nicht neben den Gebührenordnungspositionen 02311, 02312, 02340, 02341, 02350, 02360, 07311, 07320, 07330, 07340, 07345 und 18310 berechnungsfähig.

Die Gebührenordnungsposition 07310 ist im Zeitraum von 21 Tagen nach Erbringung einer Leistung des Abschnitts 31.2 nicht neben den Gebührenordnungspositionen 31601, 31602 und 31608 bis 31637 berechnungsfähig.

07311 III Arztgruppenspezifische Gebührenordnungspositionen

07311 Zusatzpauschale Behandlung und ggf. Diagnostik von Erkrankung(en) des Stütz- und Bewegungsapparates (angeboren, erworben, degenerativ, posttraumatisch, perioperativ), entzündlicher(n) Erkrankung(en) des Stütz- und Bewegungsapparates bei Jugendlichen und Erwachsenen

Obligater Leistungsinhalt
- Funktionsdiagnostik (ggf. segmental) und Differentialdiagnostik,
- Dokumentation von Bewegungseinschränkungen (z. B. nach der Neutral-Null-Methode),
- Weiterführende neurologische Diagnostik,
- Mindestens 3 Arzt-Patienten-Kontakte im Behandlungsfall,

Fakultativer Leistungsinhalt
- Anlage und/oder Wiederanlage eines immobilisierenden Verbandes unter Einschluss mindestens eines großen Gelenkes und/oder Frakturen,
- Anlage und/oder Wiederanlage eines Schienenverbandes,
- Anlage und/oder Wiederanlage einer Orthese,
- Mobilisation(en) nach Funktionsdiagnostik,
- Anleitung zur Durchführung von Bewegungsübungen,
- Durchführung einer Thromboseprophylaxe,
- Gelenkpunktion(en) und/oder intraarticuläre Injektionen,

einmal im Behandlungsfall

22,29 €
217 Punkte

Die Gebührenordnungsposition 07311 ist nicht neben den Gebührenordnungspositionen 02300 bis 02302 und 02511 berechnungsfähig.

Die Gebührenordnungsposition 07311 ist am Behandlungstag nicht neben den Gebührenordnungspositionen 31614 bis 31621 berechnungsfähig.

Die Gebührenordnungsposition 07311 ist im Behandlungsfall nicht neben den Gebührenordnungspositionen 02311, 02312, 02340, 02341, 02350, 02360, 07310, 07320, 07330, 07340, 07345 und 18311 berechnungsfähig.

Die Gebührenordnungsposition 07311 ist im Zeitraum von 21 Tagen nach Erbringung einer Leistung des Abschnitts 31.2 nicht neben den Gebührenordnungspositionen 31601, 31602 und 31608 bis 31637 berechnungsfähig.

07320 Zusatzpauschale Diagnostik und/oder Therapie bei visceralchirurgischer(n) Erkrankung(e)n und/oder Eingriff(en)

Obligater Leistungsinhalt
- Diagnostik und/oder Therapie bei visceralchirurgischen Erkrankungen und/oder Eingriffen

und/oder
- Einleitung/Koordinierung interdisziplinärer Diagnostik und/oder Therapie

und/oder
- Wiederholte eingehende symptombezogene Untersuchung,
- Mindestens 2 Arzt-Patienten-Kontakte im Behandlungsfall,

Fakultativer Leistungsinhalt
- Manuelle Reposition(en) von Hernien, eines Darmprolaps und/ oder eines Anus praeter-Prolaps,
- Wundbehandlungen,

einmal im Behandlungsfall

Die Gebührenordnungsposition 07320 ist am Behandlungstag nicht neben den Gebührenordnungspositionen 31614 bis 31621 und 31630 bis 31637 berechnungsfähig.

Die Gebührenordnungsposition 07320 ist im Behandlungsfall nicht neben den Gebührenordnungspositionen 02340, 02341, 02360, 07310, 07311, 07330, 07340 und 07345 berechnungsfähig.

Die Gebührenordnungsposition 07320 ist im Zeitraum von 21 Tagen nach Erbringung einer Leistung des Abschnitts 31.2 nicht neben den Gebührenordnungspositionen 31601, 31602 und 31608 bis 31637 berechnungsfähig.

15,61 €
152 Punkte

07330 Zusatzpauschale Behandlung eines Patienten mit einer Funktionsstörung der Hand

Obligater Leistungsinhalt
- Behandlung eines Patienten mit einer Funktionsstörung der Hand mit einer Leistungseinschränkung mindestens in einer Funktionsebene,
- Dokumentation der Leistungseinschränkung mit Angabe des Bewegungsumfangs,
- Erstellung eines Behandlungsplanes

und/oder
- Anlage und/oder Wiederanlage eines immobilisierenden Verbandes

und/oder
- Anlage und/oder Wiederanlage eines Schienenverbandes

und/oder
- Anlage und/oder Wiederanlage einer Orthese,
- Mindestens 3 Arzt-Patienten-Kontakte im Behandlungsfall,

Fakultativer Leistungsinhalt
- Anleitung zur Durchführung von Bewegungsübungen,
- Lokale Infiltrationsbehandlung,

einmal im Behandlungsfall

22,29 €
217 Punkte

Die Gebührenordnungsposition 07330 ist nur von Fachärzten für Chirurgie oder Plastische Chirurgie mit der Zusatzbezeichnung Handchirurgie und von Fachärzten für Chirurgie nach Antrag und Genehmigung durch die zuständige Kassenärztliche Vereinigung berechnungsfähig.

Die Gebührenordnungsposition 07330 ist nicht neben den Gebührenordnungspositionen 02300 bis 02302 berechnungsfähig.

Die Gebührenordnungsposition 07330 ist am Behandlungstag nicht neben den Gebührenordnungspositionen 31614 bis 31621 berechnungsfähig.

Die Gebührenordnungsposition 07330 ist im Behandlungsfall nicht neben den Gebührenordnungspositionen 02340, 02341, 02350, 02360, 07310, 07311, 07320, 07340, 07345 und 18330 berechnungsfähig.

Die Gebührenordnungsposition 07330 ist im Zeitraum von 21 Tagen nach Erbringung einer Leistung des Abschnitts 31.2 nicht neben den Gebührenordnungspositionen 31601, 31602 und 31608 bis 31637 berechnungsfähig.

07340   Behandlung einer/eines/von sekundär heilenden Wunde(n), Verbrennung(en) ab 2. Grades, septischen Wundheilungsstörung(en), Abszesses/n, septischen Knochenprozesses/n und/oder Decubitalulcus (-ulcera)

Obligater Leistungsinhalt

- Abtragung von Nekrosen
und/oder
- Wunddebridement
und/oder
- Anlage und/oder Wechsel eines Kompressionsverbandes
und/oder
- Einbringung und/oder Wechsel einer Wundtamponade,
- Mindestens 5 Arzt-Patienten-Kontakte im Behandlungsfall,

Fakultativer Leistungsinhalt

- Einbringung, Wechsel oder Entfernung von Antibiotikaketten,
- Anlage/Wechsel von Schienenverbänden,

einmal im Behandlungsfall

27,94 €
272 Punkte

Die Leistung nach der Nr. 07340 kann nicht berechnet werden beim diabetischen Fuß, beim chronisch venösen Ulcus cruris, bei der chronisch venösen Insuffizienz, beim postthrombotischen Syndrom, beim Lymphödem und bei oberflächlichen sowie tiefen Beinvenenthrombosen.

Die Gebührenordnungsposition 07340 ist nicht neben den Gebührenordnungspositionen 02300 bis 02302, 02312 und 02313 berechnungsfähig.

Die Gebührenordnungsposition 07340 ist am Behandlungstag nicht neben den Gebührenordnungspositionen 31614 bis 31621 berechnungsfähig.

7 Chirurg., kinderchirurg. u. plastisch-chirurg. GOP 07345

Die Gebührenordnungsposition 07340 ist im Behandlungsfall nicht neben den Gebührenordnungspositionen 02310, 02311, 02340, 02341, 02350, 02360, 07310, 07311, 07320 und 07330 berechnungsfähig.

Die Gebührenordnungsposition 07340 ist im Zeitraum von 21 Tagen nach Erbringung einer Leistung des Abschnitts 31.2 nicht neben den Gebührenordnungspositionen des Abschnitts 31.4.3 berechnungsfähig.

07345 **Zusatzpauschale Behandlung und/oder Betreuung** eines Patienten mit einer gesicherten **onkologischen Erkrankung bei laufender onkologischer Therapie oder Betreuung im Rahmen der Nachsorge**

Obligater Leistungsinhalt
- Behandlung und/oder Betreuung eines Patienten mit einer laboratoriumsmedizinisch oder histologisch/zytologisch gesicherten onkologischen Erkrankung,
- Fortlaufende Beratung zum Umgang mit der onkologischen Erkrankung,
- Verlaufskontrolle und Dokumentation des Therapieerfolges,
- Erstellung, Überprüfung und Anpassung eines die onkologische Erkrankung begleitenden spezifischen Therapiekonzeptes unter Berücksichtigung individueller Faktoren,
- Kontrolle und/oder Behandlung ggf. auftretender therapiebedingter Nebenwirkungen,
- Planung und Koordination der komplementären Arznei-, Heil- und Hilfsmittelversorgung unter besonderer Berücksichtigung der gesicherten onkologischen Erkrankung,

Fakultativer Leistungsinhalt
- Anleitung und Führung der Bezugs- und Betreuungsperson(en),
- Fortlaufende Überprüfung des häuslichen, familiären und sozialen Umfelds im Hinblick auf die Grunderkrankung,
- Konsiliarische Erörterung/Fachliche Beratung und regelmäßiger Informationsaustausch mit dem onkologisch verantwortlichen Arzt sowie mit weiteren mitbehandelnden Ärzten,
- Überprüfung und Koordination supportiver Maßnahmen,
- Einleitung und/oder Koordination der psychosozialen Betreuung des Patienten und seiner Familie und/oder Bezugs- und Betreuungsperson(en),
- Ggf. Hinzuziehung komplementärer Dienste bzw. häuslicher Krankenpflege,

einmal im Behandlungsfall

19,62 €
191 Punkte

Die Gebührenordnungsposition 07345 ist nur bei mindestens einer der im Folgenden genannten Erkrankungen berechnungsfähig: Bösartige Neubildungen der Verdauungsorgane C15-C26, des Knochens und des Gelenkknorpels C40-C41, der Haut C43-C44, des mesothelialen Gewebes und des Weichteilgewebes C45-C49, der Brustdrüse C50.-, der Schilddrüse und sonstiger endokriner Drüsen C73-C75, Bösartige Neubildungen sonstiger und ungenau bezeichneter Lokalisation C76, Sekundäre und nicht näher bezeichnete bösartige Neubildungen C77-C80.

III Arztgruppenspezifische Gebührenordnungspositionen

Die Gebührenordnungsposition 07345 ist bei laufender medikamentöser, im Sinne einer systemischen Chemotherapie mit z. B. zytostatischen Substanzen, operativer und/oder strahlentherapeutischer Behandlung und/oder bei Betreuung im Rahmen der Nachsorge bis höchstens 2 Jahre nach Beendigung einer medikamentösen, operativen und/oder strahlentherapeutischen Behandlung eines Patienten mit gesicherter onkologischer Erkrankung berechnungsfähig.

Die Gebührenordnungsposition 07345 ist im Behandlungsfall nicht neben den Gebührenordnungspositionen 07310, 07311, 07320 und 07330 berechnungsfähig.

8 Frauenärztliche, geburtshilfliche und reproduktionsmedizinische Gebührenordnungspositionen

8.1 Präambel

1. Die in diesem Kapitel aufgeführten Gebührenordnungspositionen können ausschließlich von Fachärzten für Frauenheilkunde und Geburtshilfe berechnet werden.
2. Fachärzte für Allgemeinmedizin, Praktische Ärzte und Ärzte ohne Gebietsbezeichnung können - wenn sie im Wesentlichen frauenärztliche Leistungen erbringen - gemäß § 73 Abs. 1a SGB V auf deren Antrag die Genehmigung zur ausschließlichen Teilnahme an der fachärztlichen Versorgung erhalten und Gebührenordnungspositionen dieses Kapitels berechnen. Nach Erhalt der Genehmigung können sie Gebührenordnungspositionen des Kapitels 3 nicht mehr berechnen.
3. Die in der Präambel unter 1. aufgeführten Vertragsärzte können die arztgruppenspezifischen Gebührenordnungspositionen 05360, 05361, 05372 und 19331 sowie bei Vorliegen der entsprechenden Qualifikationsvoraussetzungen die Gebührenordnungspositionen 19310 bis 19312 berechnen.
4. Ausser den in diesem Kapitel genannten Gebührenordnungspositionen sind von den in der Präambel genannten Vertragsärzten - unbeschadet der Regelungen gemäß 5 und 6.2 der Allgemeinen Bestimmungen - zusätzlich nachfolgende Gebührenordnungspositionen berechnungsfähig: 01100 bis 01102, 01210, 01212, 01214, 01216, 01218, 01220 bis 01222, 01320, 01321, 01410 bis 01416, 01418, 01420, 01422, 01424 bis 01426, 01430, 01435, 01436, 01440, 01510 bis 01512, 01600 bis 01602, 01610 bis 01612, 01620 bis 01623, 01701, 01704, 01707, 01711, 01730, 01733 bis 01735, 01740, 01750, 01752 bis 01755, 01758, 01759, 01770 bis 01777, 01780 bis 01787, 01790 bis 01792, 01800, 01802 bis 01812, 01815, 01816, 01820 bis 01822, 01825 bis 01828, 01830 bis 01833, 01835 bis 01837, 01840, 01850, 01851, 01855, 01857, 01900 bis 01902, 01904 bis 01906, 01910 bis 01912, 01915, 01950 bis 01952, 01955, 01956, 02100, 02101, 02110 bis 02112, 02120, 02200, 02300 bis 02302, 02310, 02320 bis 02323, 02330, 02331, 02340, 02341, 02343, 02360 und 02510 bis 02512.

8 Frauenärztl., geburtshilfl. u. reproduktionsmediz. GOP 08210–08212

5. Ausser den in diesem Kapitel genannten Gebührenordnungspositionen sind bei Vorliegen der entsprechenden Qualifikationsvoraussetzungen von den in der Präambel genannten Vertragsärzten - unbeschadet der Regelungen gemäß 5 und 6.2 der Allgemeinen Bestimmungen - zusätzlich nachfolgende Gebührenordnungspositionen berechnungsfähig: 30400 bis 30402, 30410, 30411, 30420, 30421, 30610, 30611, 30800 und 36884, Gebührenordnungspositionen der Abschnitte 30.1, 30.2, 30.3, 30.5, 30.7.1, 30.7.2, 30.12, 31.2, 31.3, 31.4.3, 31.5, 31.6, 36.2, 36.3, 36.5 und 36.6.2 sowie Gebührenordnungspositionen der Kapitel 32, 33, 34 und 35.
6. Bei der Berechnung der zusätzlichen Gebührenordnungspositionen in den Nummern 4 und 5 sind die Maßnahmen zur Qualitätssicherung gemäß § 135 Abs. 2 SGB V, die berufsrechtliche Verpflichtung zur grundsätzlichen Beschränkung auf das jeweilige Gebiet sowie die Richtlinien des Gemeinsamen Bundesausschusses zu beachten.
7. Werden die in den Grundpauschalen enthaltenen Leistungen entsprechend den Gebührenordnungspositionen 01600 und 01601 erbracht, sind für die Versendung bzw. den Transport die Kostenpauschalen nach den Nrn. 40120, 40122, 40124 und 40126 berechnungsfähig.

8.2 Frauenärztliche Grundpauschalen

Grundpauschale

Obligater Leistungsinhalt

– Persönlicher Arzt-Patienten-Kontakt,

Fakultativer Leistungsinhalt

– Weitere persönliche oder andere Arzt-Patienten-Kontakte gemäß 4.3.1 der Allgemeinen Bestimmungen,
– Ärztlicher Bericht entsprechend der Gebührenordnungsposition 01600,
– Individueller Arztbrief entsprechend der Gebührenordnungsposition 01601,
– Untersuchung und Behandlung der Harninkontinenz,
– Sterilitätsbehandlung mittels Gonadotropinstimulation und/oder Antiöstrogenen,
– Diagnostik und Behandlung einer Patientin mit einer morphologischen Veränderung einer Hormondrüse und/oder mit einer laboratoriumsmedizinisch gesicherten Hormonüber- oder -unterfunktion,
– In Anhang 1 aufgeführte Leistungen,

einmal im Behandlungsfall

GOP	Beschreibung	Euro	Punkte
08210	für Versicherte bis zum vollendeten 5. Lebensjahr	11,61 €	113 Punkte
08211	für Versicherte ab Beginn des 6. bis zum vollendeten 59. Lebensjahr	14,89 €	145 Punkte
08212	für Versicherte ab Beginn des 60. Lebensjahres	15,10 €	147 Punkte

Die Gebührenordnungspositionen 08210 bis 08212 sind nicht neben der Gebührenordnungsposition 01436 berechnungsfähig.

Die Gebührenordnungspositionen 08210 bis 08212 sind am Behandlungstag nicht neben der Gebührenordnungsposition 01828 berechnungsfähig.

Die Gebührenordnungspositionen 08210 bis 08212 sind im Behandlungsfall nicht neben den Gebührenordnungspositionen 01600 und 01601 berechnungsfähig.

08220 **Zuschlag für die gynäkologische Grundversorgung** gemäß Allgemeiner Bestimmung 4.3.8 zu den Gebührenordnungspositionen 08210 bis 08212

einmal im Behandlungsfall

2,47 €
24 Punkte

Der Zuschlag nach der Gebührenordnungsposition 08220 kann gemäß Allgemeiner Bestimmung 4.3.8 ausschließlich in Behandlungsfällen abgerechnet werden, in denen nur Leistungen der fachärztlichen Grundversorgung gemäß Anhang 3 und/oder regionaler Vereinbarungen erbracht und berechnet werden.

08222 **Zuschlag zu der Gebührenordnungsposition 08220**

einmal im Behandlungsfall

0,62 €
6 Punkte

Die Gebührenordnungsposition 08222 wird durch die zuständige Kassenärztliche Vereinigung zugesetzt.

08230 **Zuschlag zur Grundpauschale im Rahmen der Reproduktionsmedizin, bei denen Gebührenordnungspositionen 08530, 08531, 08550, 08551, 08552, 08560 oder 08561 berechnet werden**

einmal im Behandlungsfall

20,85 €
203 Punkte

08231 **Zuschlag zur Grundpauschale im Rahmen der Geburtshilfe, bei denen Gebührenordnungspositionen des Abschnitts 8.4 berechnet werden**

einmal im Behandlungsfall

9,24 €
90 Punkte

8.3 Diagnostische und therapeutische Gebührenordnungspositionen

08310 **Apparative Untersuchung einer Patientin mit Harninkontinenz**

Obligater Leistungsinhalt
- Elektromanometrische Druckmessung der Blase und des Abdomens,
- EMG,
- Fortlaufende grafische Registrierung,
- Messung des Abdominaldruckes,

Fakultativer Leistungsinhalt
- Urethrozystoskopie (Nr. 08311),
- Urethradruckprofilmessung mit fortlaufender Registrierung,
- Physikalische Funktionsteste,

einmal im Behandlungsfall

62,14 €
605 Punkte

8 Frauenärztl., geburtshilfl. u. reproduktionsmediz. GOP 08311–08331

Die Gebührenordnungsposition 08310 ist nicht neben den Gebührenordnungspositionen 08311, 30420 und 30421 berechnungsfähig.

08311 Urethro(-zysto)skopie

Obligater Leistungsinhalt
- Urethro(-zysto)skopie,
- Patientenaufklärung zur Untersuchung und zu den möglichen therapeutischen Maßnahmen in derselben Sitzung, in angemessenem Zeitabstand vor dem Eingriff,
- Information zum Ablauf der vorbereitenden Maßnahmen vor dem Eingriff und zu einer möglichen Sedierung und/oder Prämedikation,
- Nachbeobachtung und -betreuung

Fakultativer Leistungsinhalt
- Prämedikation/Sedierung,
- Lokalanästhesie,
- Probeexzision(en),
- Schlitzung des/der Harnleiterostiums/-ostien,
- Fremdkörperentfernung aus der weiblichen Harnröhre unter urethroskopischer Sicht

27,94 €
272 Punkte

Die Gebührenordnungsposition 08311 ist nicht neben den Gebührenordnungspositionen 02300 bis 02302, 08310 und 26311 berechnungsfähig.

08320 Stanzbiopsie(n) der Mamma unter Ultraschallsicht

Obligater Leistungsinhalt
- Stanzbiopsie(n) der Mamma,
- Lokalanästhesie,
- Mamma - Sonographie (Nr. 33041),
- Veranlassung einer histologischen Untersuchung,

Fakultativer Leistungsinhalt
- Optische Führungshilfe bei Sonographie (Nr. 33091),

je Seite

43,45 €
423 Punkte

Die Berechnung der Gebührenordnungsposition 08320 setzt eine Genehmigung der Kassenärztlichen Vereinigung nach der Ultraschall-Vereinbarung gemäß § 135 Abs. 2 SGB V voraus.

Die Gebührenordnungsposition 08320 ist nicht neben den Gebührenordnungspositionen 02300 bis 02302, 02340, 02341, 33041, 33091 und 33092 berechnungsfähig.

08330 Einlegen, Wechseln oder Entfernen eines Ringes oder Pessars, intrauterin oder vaginal, wegen einer Krankheit

Fakultativer Leistungsinhalt
- Lokalanästhesie

6,68 €
65 Punkte

Die Gebührenordnungsposition 08330 ist nicht neben den Gebührenordnungspositionen 01830 und 02300 bis 02302 berechnungsfähig.

08331 Subkutane Applikation eines Depot-Kontrazeptivums, wegen einer Krankheit

6,68 €
65 Punkte

Die Gebührenordnungsposition 08331 ist nicht neben den Gebührenordnungspositionen 01830 bis 01832, 02300 bis 02302, 02340 und 02341 berechnungsfähig.

08332 Vaginoskopie bei einem Kind bis zum vollendeten 12. Lebensjahr oder bei Patientinnen mit Vaginalstenose
Die Gebührenordnungsposition 08332 ist nicht neben den Gebührenordnungspositionen 02300 bis 02302 berechnungsfähig.

7,40 €
72 Punkte

08333 Zusatzpauschale Prokto-/Rektoskopie

Obligater Leistungsinhalt
- Rektale Untersuchung,
- Proktoskopie

und/oder
- Rektoskopie,
- Patientenaufklärung,
- Information zum Ablauf der vorbereitenden Maßnahmen vor dem Eingriff und zu einer möglichen Sedierung und/oder Prämedikation,
- Nachbeobachtung und -betreuung

Fakultativer Leistungsinhalt
- Prämedikation/Sedierung

8,73 €
85 Punkte

Die Gebührenordnungsposition 08333 ist nicht neben den Gebührenordnungspositionen 02300 bis 02302, 03331, 04331, 04516, 13257 und 30600 berechnungsfähig.

Die Gebührenordnungsposition 08333 ist im Behandlungsfall nicht neben der Gebührenordnungsposition 13250 berechnungsfähig.

08334 Zuschlag zu der Gebührenordnungsposition 08333 für die Polypentfernung(en)

Obligater Leistungsinhalt
- Vollständige Entfernung eines oder mehrerer Polypen mittels Hochfrequenzdiathermieschlinge,
- Veranlassung einer histologischen Untersuchung

5,85 €
57 Punkte

Die Gebührenordnungsposition 08334 ist nicht neben den Gebührenordnungspositionen 02300 bis 02302, 03332, 04332, 13260 und 30601 berechnungsfähig.

Die Gebührenordnungsposition 08334 ist im Behandlungsfall nicht neben der Gebührenordnungsposition 13250 berechnungsfähig.

08340 Gewinnung von Zellmaterial aus der Gebärmutterhöhle,einschl. Kosten

Obligater Leistungsinhalt
- Gewinnung von Zellmaterial aus der Gebärmutterhöhle,
- Aufbereitung zur zytologischen Untersuchung

8,22 €
80 Punkte

Die Gebührenordnungsposition 08340 ist nicht neben den Gebührenordnungspositionen 02300 bis 02302 berechnungsfähig.

08341 Prüfung der Eileiter auf Durchgängigkeit mittels sonographischer Kontrastmitteluntersuchung

Obligater Leistungsinhalt
- Prüfung der Eileiter auf Durchgängigkeit,
- Bilddokumentation,
- Sonographische Untersuchung,
- Kontrastmitteleinbringung(en),

einmal im Behandlungsfall

11,40 €
111 Punkte

Die Berechnung der Gebührenordnungsposition 08341 setzt eine Genehmigung der Kassenärztlichen Vereinigung nach der Ultraschall-Vereinbarung gemäß § 135 Abs. 2 SGB V voraus.

Die Gebührenordnungsposition 08341 ist nicht neben den Gebührenordnungspositionen 02300 bis 02302, 33042 bis 33044 und 33090 berechnungsfähig.

Die Gebührenordnungsposition 08341 ist im Zyklusfall nicht neben den Gebührenordnungspositionen 33091 und 33092 berechnungsfähig.

08345

08345 Zusatzpauschale Behandlung und/oder Betreuung eines Patienten mit einer gesicherten onkologischen Erkrankung bei laufender onkologischer Therapie oder Betreuung im Rahmen der Nachsorge

Obligater Leistungsinhalt
- Behandlung und/oder Betreuung eines Patienten mit einer laboratoriumsmedizinisch oder histologisch/zytologisch gesicherten onkologischen Erkrankung,
- Fortlaufende Beratung zum Umgang mit der onkologischen Erkrankung,
- Verlaufskontrolle und Dokumentation des Therapieerfolges,
- Erstellung, Überprüfung und Anpassung eines die onkologische Erkrankung begleitenden spezifischen Therapiekonzeptes unter Berücksichtigung individueller Faktoren,
- Kontrolle und/oder Behandlung ggf. auftretender therapiebedingter Nebenwirkungen,
- Planung und Koordination der komplementären Arznei-, Heil- und Hilfsmittelversorgung unter besonderer Berücksichtigung der gesicherten onkologischen Erkrankung,

Fakultativer Leistungsinhalt
- Anleitung und Führung der Bezugs- und Betreuungsperson(en),
- Fortlaufende Überprüfung des häuslichen, familiären und sozialen Umfelds im Hinblick auf die Grunderkrankung,
- Konsiliarische Erörterung/Fachliche Beratung und regelmäßiger Informationsaustausch mit dem onkologisch verantwortlichen Arzt sowie mit weiteren mitbehandelnden Ärzten,
- Überprüfung und Koordination supportiver Maßnahmen,
- Einleitung und/oder Koordination der psychosozialen Betreuung des Patienten und seiner Familie und/oder Bezugs- und Betreuungsperson(en),
- Ggf. Hinzuziehung komplementärer Dienste bzw. häuslicher Krankenpflege,

einmal im Behandlungsfall

19,62 €
191 Punkte

Die Gebührenordnungsposition 08345 ist nur bei mindestens einer der im Folgenden genannten Erkrankungen berechnungsfähig: Bösartige Neubildungen der Brustdrüse C50.-, der weiblichen Genitalorgane C51-C58, Bösartige Neubildungen sonstiger und ungenau bezeichneter Lokalisationen, Becken C76.3, Sekundäre und nicht näher bezeichnete bösartige Neubildungen C77-C80.

Die Gebührenordnungsposition 08345 ist bei laufender medikamentöser, im Sinne einer systemischen Chemotherapie mit z. B. zytostatischen Substanzen, operativer und/oder strahlentherapeutischer Behandlung und/oder bei Betreuung im Rahmen der Nachsorge bis höchstens 2 Jahre nach Beendigung einer medikamentösen, operativen und/oder strahlentherapeutischen Behandlung eines Patienten mit gesicherter onkologischer Erkrankung berechnungsfähig.

8 Frauenärztl., geburtshilfl. u. reproduktionsmediz. GOP 08410–08414

8.4 Geburtshilfe

08410 Verweilen im Gebärraum ohne Erbringung weiterer berechnungsfähiger Leistungen, wegen der Betreuung einer Geburt erforderlich,
je vollendete 30 Minuten
Die Gebührenordnungsposition 08410 ist nur bei belegärztlicher Behandlung berechnungsfähig.
Die Gebührenordnungsposition 08410 ist nicht neben der Gebührenordnungsposition 01440 berechnungsfähig.

25,27 €
246 Punkte

08411 Betreuung und Leitung einer Geburt
Obligater Leistungsinhalt
– Erst- und Folgeuntersuchungen der Gebärenden,
– Abschlussuntersuchung nach beendeter Geburt
Fakultativer Leistungsinhalt
– Kardiotokographische Leistungen während der Geburt,
– Blutentnahmen beim Feten unter der Geburt,
– Lösung des Eipols,
– Dehnung des Muttermundes,
– Intrazervikale Prostaglandinapplikation,
– Eröffnung der Fruchtblase,
– Naht eines oder mehrerer Zervixrisse(s),
– Naht von Scheidenrissen,
– Naht von Dammrissen,
– Episiotomie,
– Naht einer Episiotomie

208,52 €
2030 Punkte

08412 **Zuschlag** zu der Gebührenordnungsposition **08411** bei Leitung und Betreuung einer **komplizierten Geburt**
Obligater Leistungsinhalt
– bei Beckenendlage und/oder Mehrlingsschwangerschaft
und/oder
– bei Vakuum-Extraktion und/oder bei Entbindung durch Forceps

53,21 €
518 Punkte

08413 **Äußere Wendung,**
je Sitzung
Die Gebührenordnungsposition 08413 ist nicht neben der Gebührenordnungsposition 08414 berechnungsfähig.

28,14 €
274 Punkte

08414 **Innere oder kombinierte Wendung**
Obligater Leistungsinhalt
– Innere Wendung,
– In Anästhesie
und/oder
– Operationsbereitschaft
Die Gebührenordnungsposition 08414 ist nicht neben der Gebührenordnungsposition 08413 berechnungsfähig.

42,32 €
412 Punkte

III Arztgruppenspezifische Gebührenordnungspositionen

08415 **Zuschlag** zur Gebührenordnungsposition 08411 bei Leitung und Betreuung einer Geburt **bei Schnittentbindung**

Obligater Leistungsinhalt
- Schnittentbindung

Fakultativer Leistungsinhalt
- Eingriffe an den Adnexen,
- Instrumentelle Dilatation der Zervix,
- Entfernung der Nachgeburt,
- Entfernung von Nachgeburtsresten

70,88 €
690 Punkte

Die Gebührenordnungsposition 08415 ist nicht neben der Gebührenordnungsposition 08416 berechnungsfähig.

08416 **Entfernung der Nachgeburt im Zusammenhang mit der Leistung entsprechend der Gebührenordnungsposition 08411**

Obligater Leistungsinhalt
- Entfernung der Nachgeburt durch inneren Eingriff,
- Entfernung von Nachgeburtsresten durch inneren Eingriff

Fakultativer Leistungsinhalt
- Abrasio

29,07 €
283 Punkte

Die Gebührenordnungsposition 08416 ist nicht neben der Gebührenordnungsposition 08415 berechnungsfähig.

8.5 Reproduktionsmedizin

1. Die Gebührenordnungspositionen 08520, 08531, 08541, 08542, 08550, 08551, 08552, 08560 und 08561 sind für zugelassene Ärzte, ermächtigte Ärzte oder ermächtigte ärztlich geleitete Einrichtungen berechnungsfähig, die eine Genehmigung gemäß § 121 a SGB V nachweisen können.
2. Die Gebührenordnungsposition 08521 ist nur für Ärzte, die zum Führen der Gebietsbezeichnung Frauenarzt berechtigt sind, sowie von solchen anderen Ärzten berechnungsfähig, die über spezielle Kenntnisse auf dem Gebiet der Reproduktionsmedizin verfügen. Darüber hinaus ist für die Berechnung der Nachweis der Berechtigung zur Teilnahme an der psychosomatischen Grundversorgung notwendig. Ferner ist die Gebührenordnungsposition 08521 nicht von dem Arzt berechnungsfähig, der die Maßnahme zur künstlichen Befruchtung durchführt.
3. Die Gebührenordnungsposition 08530 ist nur von solchen Ärzten berechnungsfähig, die zur Führung der Gebietsbezeichnung Frauenarzt berechtigt sind.
4. Die Berechnung der Gebührenordnungspositionen 08531, 08541, 08542, 08550, 08551, 08552, 08560 und 08561 setzt eine Genehmigung gemäß den Richtlinien über künstliche Befruchtung voraus.
5. Die Gebührenordnungspositionen 08570, 08571, 08572, 08573 und 08574 sind nur von Ärzten mit der Gebietsbezeichnung Humangenetik und/oder von Ärzten mit der Zusatzbezeichnung Medizinische Genetik berechnungsfähig.

8 Frauenärztl., geburtshilfl. u. reproduktionsmediz. GOP 08510

6. Der Zyklusfall umfasst den 1. bis 28. Zyklustag für Patientinnen mit endogen gesteuertem Zyklus (Spontanzyklus) bzw. vom 1. Stimulationstag bis 14 Tage nach der Eizellentnahme für Patientinnen ohne endogen gesteuerten Zyklus.
7. Der Reproduktionsfall umfasst die nach Maßgabe der Richtlinien über künstliche Befruchtung berechnungsfähigen Zyklusfälle.
8. Die in den Richtlinien über künstliche Befruchtung angegebene Höchstzahl berechnungsfähiger Zyklen ist bei der Abrechnung der Gebührenordnungspositionen 08530, 08531, 08541, 08550 und 08560 verbindlich. Für die Gebührenordnungsposition 08521 ist die Krankenkasse der Ehefrau, für die Gebührenordnungspositionen 08520, 08540, 08570, 08571, 08572, 08573 und 08574 die Krankenkasse des Ehemannes leistungspflichtig.
9. Ärzte, die zum Führen der Gebietsbezeichnung Frauenarzt berechtigt sind, können neben der Gebührenordnungsposition 08540 im Behandlungsfall nur die Gebührenordnungspositionen 01102, 08211, 08510 und 08520 sowie die vertraglich vereinbarten Kostenpauschalen 32575, 32576, 32614, 32618, 32660 und 32781 auf dem Behandlungsausweis des Ehemannes berechnen. Ärzte, die zum Führen der Gebietsbezeichnung Frauenarzt mit Zusatzbezeichnung Medizinische Genetik berechtigt sind, können zusätzlich die Gebührenordnungspositionen 08570 bis 08574 und Gebührenordnungspositionen des Abschnitts 11.3 berechnen.
10. In den Gebührenordnungspositionen 08550, 08551, 08552, 08560 und 08561 sind alle zur Durchführung erforderlichen Leistungen des behandelnden Arztes und alle von ihm in diesem Zusammenhang veranlassten Leistungen enthalten, mit Ausnahme derjenigen nach den Nrn. 12.1, 12.2, 12.6 und 16. der Richtlinien über künstliche Befruchtung und mit Ausnahme der Kosten für Arzneimittel.
11. Die Gebührenordnungspositionen 08550, 08551, 08552, 08560 und 08561 und deren Leistungsbestandteile können im Laufe eines Kalendervierteljahres nur von einem Arzt abgerechnet werden. Dies gilt auch, wenn mehrere Ärzte in die Behandlung eingebunden sind.
12. Die Gebührenordnungspositionen 08550, 08551, 08560 und 08561 sind nicht berechnungsfähig, wenn zur Eizellgewinnung ein stationärer Aufenthalt von mehr als zwei Tagen Dauer erfolgt.
13. Gemäß § 27a SGB V ist vor Beginn der Maßnahmen zur künstlichen Befruchtung der Krankenkasse ein Behandlungsplan zur Genehmigung vorzulegen. Die gemäß Behandlungsplan im Zusammenhang mit Maßnahmen zur künstlichen Befruchtung erbrachten Leistungen sind nach Maßgabe der Kassenärztlichen Vereinigung zu kennzeichnen.
14. In den Gebührenordnungspositionen des Abschnitts 8.5 sind die Leistungen entsprechend den Gebührenordnungspositionen 01600 und 01601 enthalten.

08510	Erstellung eines Behandlungsplans gemäß § 27a Abs. 3 SGB V	6,88 € 67 Punkte

08520–08540   III Arztgruppenspezifische Gebührenordnungspositionen

08520   **Beratung des Ehepaares** gemäß Nr. 16 der Richtlinien über künstliche Befruchtung, einmal im Reproduktionsfall

8,32 €
81 Punkte

08521   **Beratung des Ehepaares** gemäß Nr. 14 der Richtlinien über künstliche Befruchtung **einschließlich** einer **Bescheinigung** nach Nr. 15, einmal im Reproduktionsfall

Die Gebührenordnungsposition 08521 ist im Behandlungsfall nicht neben den Gebührenordnungspositionen 35100 und 35110 berechnungsfähig.

Die Gebührenordnungsposition 08521 ist im Reproduktionsfall nicht neben der Gebührenordnungsposition 08530 berechnungsfähig.

11,40 €
111 Punkte

08530   **Intrazervikale, intrauterine oder intratubare homologe Insemination im Spontanzyklus** gemäß Nr. 10.1 der Richtlinien über künstliche Befruchtung, ggf. nach Auslösen der Ovulation durch HCG-Gabe, ggf. nach Stimulation mit Antiöstrogenen, einmal im Zyklusfall

Die Gebührenordnungsposition 08530 ist im Behandlungsfall nicht neben den Gebührenordnungspositionen 08550 bis 08552, 08560 und 08561 berechnungsfähig.

Die Gebührenordnungsposition 08530 ist im Reproduktionsfall nicht neben der Gebührenordnungsposition 08521 berechnungsfähig.

Die Gebührenordnungsposition 08530 ist im Zyklusfall nicht neben der Gebührenordnungsposition 08531 berechnungsfähig.

11,09 €
108 Punkte

08531   **Intrazervikale, intrauterine oder intratubare homologe Insemination nach hormoneller Stimulation** gemäß Nr. 10.2 der Richtlinien über künstliche Befruchtung **mit Gonadotropinen,** einmal im Zyklusfall

Die Gebührenordnungsposition 08531 ist im Behandlungsfall nicht neben den Gebührenordnungspositionen 08550 bis 08552, 08560 und 08561 berechnungsfähig.

Die Gebührenordnungsposition 08531 ist im Zyklusfall nicht neben der Gebührenordnungsposition 08530 berechnungsfähig.

19,93 €
194 Punkte

08540   **Gewinnung und Untersuchung(en) des Spermas** gemäß Nr. 12.2 der Richtlinien zur künstlichen Befruchtung, **Aufbereitung** und **Kapazitation,** ggf. einschl. **laboratoriumsmedizinischer** Untersuchung(en)

Die Gebührenordnungsposition 08540 ist im Behandlungsfall nicht neben der Gebührenordnungsposition 32190 berechnungsfähig.

17,26 €
168 Punkte

8 Frauenärztl., geburtshilfl. u. reproduktionsmediz. GOP 08541–08552

08541	Ultraschallgezielte und/oder laparoskopische Eizellentnahme gemäß Nr. 12.6 der Richtlinien zur künstlichen Befruchtung im Zusammenhang mit Nr. 10.3, 10.4 und 10.5, ggf. einschl. **Zusammenführung von Ei- und Samenzellen, mikroskopischer** Beurteilung der **Reifestadien der Eizellen** (bei Maßnahmen nach Nr. 10.4) oder der **Eizellkultur** (bei Maßnahmen nach Nr. 10.3 und 10.5), ggf. einschl. **intratubarer Transfer** bei Maßnahmen nach Nr. 10.4, einmal im Zyklusfall *Die Gebührenordnungsposition 08541 ist im Zyklusfall nicht neben den Gebührenordnungspositionen 33042 bis 33044, 33081 und 33090 bis 33092 berechnungsfähig.*	53,62 € 522 Punkte
08542	**Zuschlag** zu der Gebührenordnungsposition **08541** bei **ambulanter Durchführung**	45,91 € 447 Punkte
08550	**In-vitro-Fertilisation (IVF)** mit anschließendem **Embryo-Transfer (ET)**, ggf. als Zygotentransfer und/oder als intratubarer **Embryo-Transfer (EIFT)** gemäß 10.3 der Richtlinien zur künstlichen Befruchtung, einschl. aller zur Durchführung erforderlichen Leistungen im Zyklusfall außer den Maßnahmen nach 12.1, 12.2. und 12.6, einschl. der Kosten für Nährmedien und Transferkatheter, einmal im Zyklusfall *Die Gebührenordnungsposition 08550 ist im Behandlungsfall nicht neben den Gebührenordnungspositionen 08530 und 08531 berechnungsfähig.* *Die Gebührenordnungsposition 08550 ist im Zyklusfall nicht neben den Gebührenordnungspositionen 08551, 08552, 08560, 08561, 33042 bis 33044, 33081 und 33090 bis 33092 und nicht neben den Gebührenordnungspositionen des Kapitels 32 berechnungsfähig.*	901,04 € 8772 Punkte
08551	**Maßnahmen zur In-vitro-Fertilisation (IVF)** entsprechend der Gebührenordnungsposition 08550 bis zum **Ausbleiben der Zellteilung**, einmal im Zyklusfall *Die Gebührenordnungsposition 08551 ist im Behandlungsfall nicht neben den Gebührenordnungspositionen 08530 und 08531 berechnungsfähig.* *Die Gebührenordnungsposition 08551 ist im Zyklusfall nicht neben den Gebührenordnungspositionen 08550, 08552, 08560, 08561, 33042 bis 33044, 33081 und 33090 bis 33092 und nicht neben den Gebührenordnungspositionen des Kapitels 32 berechnungsfähig.*	768,23 € 7479 Punkte
08552	**Maßnahmen zur In-vitro-Fertilisation (IVF)** entsprechend der Gebührenordnungspositionen 08550 bzw. 08560 bis frühestens zwei Tage vor der geplanten Follikelpunktion, **vom ersten Zyklustag bis zum Tag des Abbruchs**, einmal im Zyklusfall *Die Gebührenordnungsposition 08552 ist im Behandlungsfall nicht neben den Gebührenordnungspositionen 08530 und 08531 berechnungsfähig.*	204,51 € 1991 Punkte

Die Gebührenordnungsposition 08552 ist im Zyklusfall nicht neben den Gebührenordnungspositionen 08550, 08551, 08560, 08561, 33042 bis 33044, 33081 und 33090 bis 33092 und nicht neben den Gebührenordnungspositionen des Kapitels 32 berechnungsfähig.

08560 **In-vitro-Fertilisation (IVF) mit anschließendem Embryo-Transfer (ET)**, einschl. intrazytoplasmatischer Spermieninjektion (ICSI), ggf. als Zygotentransfer und/oder als intratubarer Embryo-Transfer (EIFT) gemäß 10.5 der Richtlinien zur künstlichen Befruchtung, einschl. aller zur Durchführung erforderlichen Leistungen im Zyklusfall außer den Maßnahmen nach 12.1, 12.2 und 12.6, einschl. der Kosten für Nährmedien und Transferkatheter,

einmal im Zyklusfall

1.269,39 €
12358 Punkte

Die Gebührenordnungsposition 08560 ist im Behandlungsfall nicht neben den Gebührenordnungspositionen 08530 und 08531 berechnungsfähig.

Die Gebührenordnungsposition 08560 ist im Zyklusfall nicht neben den Gebührenordnungspositionen 08550 bis 08552, 08561, 33042 bis 33044, 33081, 33090 bis 33092, 34260 und 34270 und nicht neben den Gebührenordnungspositionen des Kapitels 32 berechnungsfähig.

08561 **Maßnahmen zur In-vitro-Fertilisation (IVF)** einschl. intrazytoplasmatischer Spermieninjektion (ICSI) entsprechend der Gebührenordnungsposition **08560 bis zum Ausbleiben der Zellteilung,**

einmal im Zyklusfall

1.136,78 €
11067 Punkte

Die Gebührenordnungsposition 08561 ist im Behandlungsfall nicht neben den Gebührenordnungspositionen 08530 und 08531 berechnungsfähig.

Die Gebührenordnungsposition 08561 ist im Zyklusfall nicht neben den Gebührenordnungspositionen 08550 bis 08552, 08560, 33042 bis 33044, 33081 und 33090 bis 33092 und nicht neben den Gebührenordnungspositionen des Kapitels 32 berechnungsfähig.

08570 **Humangenetische Abklärung** gemäß Nr. 16 der Richtlinien über künstliche Befruchtung eines **Verdachts** auf **genetisches** und/oder **teratogenes Risiko** mit Erhebung aller relevanten anamnestischen Daten einschl. einer detaillierten Analyse des Stammbaums und abschließender Beratung, ggf. in mehreren Sitzungen. Abfassung einer schriftlichen wissenschaftlich begründeten humangenetischen Stellungnahme, im Zusammenhang mit einer Maßnahme nach Nr. 10.5 der Richtlinien über künstliche Befruchtung,

einmal im Reproduktionsfall

14,69 €
143 Punkte

Die Gebührenordnungsposition 08570 ist im Fall der Partnerberatung nur einmal berechnungsfähig.

Die Gebührenordnungsposition 08570 ist im Behandlungsfall nicht neben den Gebührenordnungspositionen 01790 bis 01792, 01835 bis 01837, 08571 und 08572 berechnungsfähig.

Die Gebührenordnungsposition 08570 ist im Krankheitsfall nicht neben den Gebührenordnungspositionen 11230 bis 11232 berechnungsfähig.

08571 **Ausführliches schriftliches wissenschaftlich begründetes humangenetisches Gutachten** auf der Grundlage **zugesandter schriftlicher Befundunterlagen** und ggf. zugesandter Bilddokumente und/oder auf der Grundlage von Ergebnissen **zyto- und/oder molekulargenetischer** Untersuchungen im Zusammenhang mit einer Maßnahme nach Nr. 10.5 der Richtlinien über künstliche Befruchtung,

einmal im Reproduktionsfall

29,58 €
288 Punkte

Die Gebührenordnungsposition 08571 ist im Fall der Partnerberatung nur einmal berechnungsfähig.

Die Gebührenordnungsposition 08571 ist im Behandlungsfall nicht neben den Gebührenordnungspositionen 01790 bis 01793, 01835 bis 01838, 08570, 08572, 11311, 11312 und 11320 bis 11322 berechnungsfähig.

Die Gebührenordnungsposition 08571 ist im Krankheitsfall nicht neben den Gebührenordnungspositionen 11230 bis 11232 und 11310 berechnungsfähig.

08572 **Humangenetische Beratung und Begutachtung im Zusammenhang** mit einer Maßnahme nach Nr. 10.5 der Richtlinien über künstliche Befruchtung bei **evidentem genetischen** und/oder **teratogenen** Risiko mit Erhebung aller relevanten anamnestischen Daten und detaillierter Analyse des Stammbaums über mindestens 3 Generationen, ggf. in mehreren Sitzungen, ggf. einschl. körperlicher Untersuchung. Quantifizierung des Risikos durch Einbeziehung der Ergebnisse **weitergehender** (z. B. zyto- und/oder molekulargenetischer) **Untersuchungen** und/oder durch **Berechnung individueller Wahrscheinlichkeiten**. Abfassung eines **wissenschaftlich begründeten humangenetischen Gutachtens**, ggf. einschl. einer zusätzlichen schriftlichen **Zusammenfassung** für den oder die Begutachtete(n),

einmal im Reproduktionsfall

121,10 €
1179 Punkte

Die Gebührenordnungsposition 08572 ist im Fall der Partnerberatung nur einmal berechnungsfähig.

Die Gebührenordnungsposition 08572 ist im Behandlungsfall nicht neben den Gebührenordnungspositionen 01790 bis 01792, 01835 bis 01837, 08570, 08571 und 11230 bis 11232 berechnungsfähig.

08573 **Chromosomenanalyse aus Zellen des hämatopoetischen Systems** im Zusammenhang mit einer Maßnahme nach Nr. 10.5 der Richtlinien über künstliche Befruchtung,

Obligater Leistungsinhalt

- Chromosomenanalyse aus Zellen des hämatopoetischen Systems,
- Vorangegangene Kultivierung,

Fakultativer Leistungsinhalt

- X-Chromatin und/oder Y-Chromatin-Bestimmung,

einmal im Reproduktionsfall

143,09 €
1393 Punkte

III Arztgruppenspezifische Gebührenordnungspositionen

08574

Die Gebührenordnungsposition 08573 ist im Behandlungsfall nicht neben den Gebührenordnungspositionen 01791, 01793, 01836, 01838, 11231, 11310 und 11311 berechnungsfähig.

08574 Spezielle Darstellung der Strukturen einzelner Chromosomen durch Anwendung besonderer Techniken im Zusammenhang mitder Gebührenordnungsposition 08573

Obligater Leistungsinhalt

- Chromosomenbandenanalyse aus unterschiedlichen Langzeit-Kultivierungen
und/oder
- Untersuchung von Chromosomenaberrationen an Metaphasechromosomen oder Interphasekernen mittels DNA-Hybridisierung
und/oder
- Fluoreszenz-in-situ-Hybridisierung (FISH),

Fakultativer Leistungsinhalt

- Fotografische Dokumentation,

je angewendetes Färbeverfahren oder je untersuchter Zielsequenz (je Sonde) 45,91 €
447 Punkte

Die Gebührenordnungsposition 08574 ist nicht neben der Gebührenordnungsposition 11312 berechnungsfähig.

9 Hals-Nasen-Ohrenärztliche Gebührenordnungspositionen

9.1 Präambel

1. Die in diesem Kapitel aufgeführten Gebührenordnungspositionen können ausschließlich von Fachärzten für Hals-Nasen-Ohren-Heilkunde berechnet werden.
2. Ausser den in diesem Kapitel genannten Gebührenordnungspositionen sind von den in der Präambel genannten Vertragsärzten - unbeschadet der Regelungen gemäß 5 und 6.2 der Allgemeinen Bestimmungen - zusätzlich nachfolgende Gebührenordnungspositionen berechnungsfähig: 01100 bis 01102, 01210, 01212, 01214, 01216, 01218, 01220 bis 01222, 01320, 01321, 01410 bis 01416, 01418, 01420, 01425, 01426, 01430, 01435, 01436, 01440, 01510 bis 01512, 01600 bis 01602, 01610 bis 01612, 01620 bis 01623, 01701, 01705, 01706, 01783, 01800, 01802 bis 01811, 01950 bis 01952, 01955, 01956, 02100, 02101, 02110 bis 02112, 02120, 02200, 02300 bis 02302, 02310, 02320, 02323, 02330, 02331, 02340, 02341, 02343, 02360, 02500 und 02510 bis 02512.
3. Ausser den in diesem Kapitel genannten Gebührenordnungspositionen sind bei Vorliegen der entsprechenden Qualifikationsvoraussetzungen von den in der Präambel genannten Vertragsärzten - unbeschadet der Regelungen gemäß 5 und 6.2 der Allgemeinen Bestimmungen - zusätzlich nachfolgende Gebührenordnungspositionen berechnungsfähig: 30400 bis 30402, 30410, 30411, 30420, 30421, 30800 und 36884, Gebührenordnungspositionen der Abschnitte 30.1, 30.2, 30.3, 30.7.1, 30.7.2, 30.9, 30.12, 31.2, 31.3, 31.4.3, 31.5, 31.6, 36.2, 36.3, 36.5 und 36.6.2 sowie Gebührenordnungspositionen der Kapitel 32, 33, 34 und 35.

9 Hals-Nasen-Ohrenärztliche Gebührenordnungspositionen

4. Bei der Berechnung der zusätzlichen Gebührenordnungspositionen in den Nummern 2 und 3 sind die Maßnahmen zur Qualitätssicherung gemäß § 135 Abs. 2 SGB V, die berufsrechtliche Verpflichtung zur grundsätzlichen Beschränkung auf das jeweilige Gebiet sowie die Richtlinien des Gemeinsamen Bundesausschusses zu beachten.
5. Werden die in den Grundpauschalen enthaltenen Leistungen entsprechend den Gebührenordnungspositionen 01600 und 01601 erbracht, sind für die Versendung bzw. den Transport die Kostenpauschalen nach den Nrn. 40120, 40122, 40124 und 40126 berechnungsfähig.
6. Neben den in diesem Kapitel genannten Gebührenordnungspositionen sind die Gebührenordnungspositionen 20338, 20339, 20340, 20377 und 20378 für die unter Nr. 1 genannten Ärzte nur berechnungsfähig, wenn die Arztpraxis über folgende technische Mindestvoraussetzungen verfügt:
   - Verwendung eines gemäß den Vorgaben des Gesetzes über Medizinprodukte (MPG) zugelassenen Audiometers mit entsprechend vorgegebenen Referenzwerten von Hörschwellen und mindestens einmal jährlich durchgeführter messtechnischer Kontrolle gemäß § 11 der Verordnung über das Errichten, Betreiben und Anwenden von Medizinprodukten (MPBetreibV) durch einen zugelassenen Wartungsdienst entsprechend der MPBetreibV. Der Vertragsarzt hat der zuständigen Kassenärztlichen Vereinigung die Bestätigung über die Durchführung der Wartung mit der nach dem Wartungsdienst erfolgenden Quartalsabrechnung beizulegen.
   - Eine Kinderaudiometrieanlage mit einer Mindestausstattung von fünf Audiometrielautsprechern mit Störschalllautsprecher(n) entsprechend DIN EN 60645, mindestens Klasse 2 (im Halbkreis angeordnet, 0 Grad, 45 Grad, 90 Grad, Mindestausgangsleistung 90dB) passiv sprachsimulierendes Rauschen, Mindestabstand der Lautsprecher vom Patienten 1 m, Konditionierungsleuchten für jeden Richtungslautsprecher oder Bilddarbietung rechts und links, zweikanaliges Audiometer mit schmalbandigem frequenzspezifischem Prüfgeräusch sowie mindestens einer Powerbox mit einer Ausgangsleistung von mindestens 100 dB aktiv voraus.
   - Eine zweikanalige BERA für die Untersuchung(en) mittels elektrischer Reaktionsaudiometrie.

9.2 Hals-Nasen-Ohrenärztliche Grundpauschalen

Grundpauschale

Obligater Leistungsinhalt
- Persönlicher Arzt-Patienten-Kontakt,

Fakultativer Leistungsinhalt
- Weitere persönliche oder andere Arzt-Patienten-Kontakte gemäß 4.3.1 der Allgemeinen Bestimmungen,
- Ärztlicher Bericht entsprechend der Gebührenordnungsposition 01600,
- Individueller Arztbrief entsprechend der Gebührenordnungsposition 01601,
- Endoskopische organbezogene Untersuchung(en),
- Ohrmikroskopie,
- In Anhang 1 aufgeführte Leistungen,

einmal im Behandlungsfall

09210	für Versicherte bis zum vollendeten 5. Lebensjahr	24,65 € 240 Punkte
09211	für Versicherte ab Beginn des 6. bis zum vollendeten 59. Lebensjahr	20,34 € 198 Punkte
09212	für Versicherte ab Beginn des 60. Lebensjahres	21,06 € 205 Punkte

Die Gebührenordnungspositionen 09210 bis 09212 sind nicht neben der Gebührenordnungsposition 01436 berechnungsfähig.

Die Gebührenordnungspositionen 09210 bis 09212 sind im Behandlungsfall nicht neben den Gebührenordnungspositionen 01600 und 01601 berechnungsfähig.

09220	Zuschlag für die Hals-Nasen-Ohrenärztliche Grundversorgung gemäß Allgemeiner Bestimmung 4.3.8 zu den Gebührenordnungspositionen 09210 bis 09212 einmal im Behandlungsfall	2,77 € 27 Punkte

Der Zuschlag nach der Gebührenordnungsposition 09220 kann gemäß Allgemeiner Bestimmung 4.3.8 ausschließlich in Behandlungsfällen abgerechnet werden, in denen nur Leistungen der fachärztlichen Grundversorgung gemäß Anhang 3 und/oder regionaler Vereinbarungen erbracht und berechnet werden.

09222	Zuschlag zu der Gebührenordnungsposition 09220 einmal im Behandlungsfall	0,72 € 7 Punkte

Die Gebührenordnungsposition 09222 wird durch die zuständige Kassenärztliche Vereinigung zugesetzt.

9.3 Diagnostische und therapeutische Gebührenordnungspositionen

09310	Tamponade der hinteren Nasenabschnitte und/oder des Nasenrachenraumes	13,97 € 136 Punkte

Die Gebührenordnungsposition 09310 ist nicht neben den Gebührenordnungspositionen 02300 bis 02302 und 09360 bis 09362 berechnungsfähig.

9 Hals-Nasen-Ohrenärztliche Gebührenordnungspositionen 09311–09314

Die Gebührenordnungsposition 09310 ist am Behandlungstag nicht neben der Gebührenordnungsposition 09329 berechnungsfähig.

09311 **Lupenlaryngoskopie**

Obligater Leistungsinhalt
- Untersuchung des Kehlkopfes mittels Endoskop (Laryngoskop)

Fakultativer Leistungsinhalt
- Untersuchung der oberen Trachea

Die Gebührenordnungsposition 09311 ist nicht neben der Gebührenordnungsposition 20310 berechnungsfähig.

7,81 €
76 Punkte

09312 **Schwebe- oder Stützlaryngoskopie**

Obligater Leistungsinhalt
- Schwebe- oder Stützlaryngoskopie in Narkose

Die Gebührenordnungsposition 09312 ist nicht neben den Gebührenordnungspositionen 09313, 09314 und 20311 bis 20313 berechnungsfähig.

17,67 €
172 Punkte

09313 **Direkte Laryngoskopie mittels Endoskop** beim Neugeborenen, Säugling, Kleinkind oder Kind bis zum vollendeten 5. Lebensjahr

Obligater Leistungsinhalt
- Direkte Laryngoskopie mittels Endoskop
und/oder
- Direkte Laryngoskopie mittels Operationsmikroskop

Fakultativer Leistungsinhalt
- Schwebe- oder Stützlaryngoskopie (Nr. 09312)

Die Gebührenordnungsposition 09313 ist nicht neben den Gebührenordnungspositionen 09312, 20311 und 20312 berechnungsfähig.

19,41 €
189 Punkte

09314 **Stroboskopische Untersuchung der Stimmlippen**

Obligater Leistungsinhalt
- Stimmlippenstroboskopie,
- Schriftliche Auswertung,
- Dokumentation

Die Gebührenordnungsposition 09314 ist nicht neben den Gebührenordnungspositionen 09312, 09318, 20313 und 20314 berechnungsfähig.

8,53 €
83 Punkte

09315 Bronchoskopie

Obligater Leistungsinhalt
- Bronchoskopie,
- Patientenaufklärung zur Untersuchung und zu den möglichen therapeutischen Maßnahmen in derselben Sitzung, in angemessenem Zeitabstand vor dem Eingriff,
- Information zum Ablauf der vorbereitenden Maßnahmen vor dem Eingriff und zu einer möglichen Sedierung und/oder Prämedikation,
- Nachbeobachtung und -betreuung,
- Oberflächenanästhesie,
- Überwachung der Vitalparameter und der Sauerstoffsättigung

Fakultativer Leistungsinhalt
- Prämedikation/Sedierung,
- Probeexzision(en),
- Probepunktion(en)

101,49 €
988 Punkte

Die Gebührenordnungsposition 09315 ist nicht neben den Gebührenordnungspositionen 02300 bis 02302, 02340, 02341, 02343, 02360, 09360 bis 09362 und 13662 berechnungsfähig.

09316 Zuschlag zu der Gebührenordnungsposition 09315 für

- Fremdkörperentfernung

und/oder

- Blutstillung

und/oder

- Perbronchiale Biopsie

und/oder

- Sondierung von peripheren Rundherden

und/oder

- Broncho-alveoläre Lavage

Fakultativer Leistungsinhalt
- Röntgenübersichtsaufnahme(n) der Brustorgane (Nr. 34240)
- Röntgenübersichtsaufnahme(n) der Brustorgane (Nr. 34241)

24,86 €
242 Punkte

Die Gebührenordnungsposition 09316 ist nicht neben den Gebührenordnungspositionen 02300 bis 02302, 02340, 02341, 02343, 02360, 09360 bis 09362, 34240 und 34241 berechnungsfähig.

9 Hals-Nasen-Ohrenärztliche Gebührenordnungspositionen 09317–09320

09317 Ösophagoskopie

Obligater Leistungsinhalt
- Bougierung des Ösophagus,
- Patientenaufklärung zur Untersuchung und zu den möglichen therapeutischen Maßnahmen in derselben Sitzung, in angemessenem Zeitabstand vor dem Eingriff,
- Information zum Ablauf der vorbereitenden Maßnahmen vor dem Eingriff und zu einer möglichen Sedierung und/oder Prämedikation,
- Nachbeobachtung und -betreuung

Fakultativer Leistungsinhalt
- Prämedikation/Sedierung,
- Probeexzision,
- Probepunktion,
- Fremdkörperentfernung(en)

34,31 €
334 Punkte

Die Gebührenordnungsposition 09317 ist nicht neben den Gebührenordnungspositionen 02300 bis 02302, 02340, 02341, 02360 und 09360 bis 09362 berechnungsfähig.

09318 Videostroboskopie

Obligater Leistungsinhalt
- Videostroboskopische Untersuchung der Stimmlippen zur Bestimmung der Schwingungsperioden, -phasen, -amplituden und des Glottisschlusses bei unterschiedlichen Intensitäten und Frequenzen, in bewegtem und stehendem Bild,
- Bilddokumentation

15,61 €
152 Punkte

Die Gebührenordnungsposition 09318 ist nicht neben den Gebührenordnungspositionen 09314, 20313 und 20314 berechnungsfähig.

09320 Tonschwellenaudiometrische Untersuchung

Obligater Leistungsinhalt
- Untersuchung(en) ein- und/oder beidseitig,
- Bestimmung der Hörschwelle in Luft- und/oder Knochenleitung mit 8 bis 12 Prüffrequenzen oder mittels kontinuierlicher Frequenzänderung

Fakultativer Leistungsinhalt
- Vertäubung,
- Bestimmung der Intensitätsbreite

15,10 €
147 Punkte

Die Gebührenordnungsposition 09320 ist nur berechnungsfähig bei Verwendung eines von der PTB bzw. eines entsprechend der EU-Richtlinie 93/42/EWG zugelassenen Audiometers mit mindestens einmal jährlich durchgeführter messtechnischer Kontrolle gemäß § 11 der Verordnung über das Errichten, Betreiben und Anwenden von Medizinprodukten (MPBetreibV) durch einen zugelassenen Wartungsdienst entsprechend der MPBetreibV. Der Vertragsarzt hat der zuständigen Kassenärztlichen Vereinigung die Bestätigung über die Durchführung der Wartung mit der nach dem Wartungsdienst erfolgenden Quartalsabrechnung beizulegen.

Bei audiometrischen Untersuchungen mit Kopfhörern müssen sowohl für Normalhörige als auch für Schwerhörige die Bedingungen der DIN ISO 8253 - 1 erfüllt sein. Zusätzlich muss diese Norm auch für audiometrische Untersuchungen von Schwerhörigen oder Patienten mit unklarem Hörvermögen im freien Schallfeld erfüllt sein. Bei audiometrischen Untersuchungen zur Bestimmung der Hörschwelle im freien Schallfeld über Lautsprecher bei Normalhörigen muss zusätzlich die DIN ISO 8253 - 2 erfüllt sein.

Die Gebührenordnungsposition 09320 ist nicht neben den Gebührenordnungspositionen 09321, 20320 und 20321 berechnungsfähig.

Die Gebührenordnungsposition 09320 ist am Behandlungstag nicht neben der Gebührenordnungsposition 20338 berechnungsfähig.

Die Gebührenordnungsposition 09320 ist im Behandlungsfall nicht neben den Gebührenordnungspositionen 09372 bis 09374 und 20372 bis 20374 berechnungsfähig.

09321 **Sprachaudiometrische Bestimmung(en) des Hörvermögens** im Zusammenhang mit der Erbringung der Leistung entsprechend der Gebührenordnungsposition 09320

Obligater Leistungsinhalt

- Untersuchung(en) ein- und/oder beidseitig, getrennt für das rechte und linke Ohr über Kopfhörer,
- Spachaudiometrie bei vorausgegangener Tonschwellenaudiometrie entsprechend der Gebührenordnungsposition 09320

und/oder

- Hörfeldskalierungen (mindestens 4 Frequenzen)

Fakultativer Leistungsinhalt

- Überschwellige audiometrische Untersuchungen (z. B. Bestimmung der Tinnitus-Verdeckungs-Kurve, SISI-Test, Lüscher-Test, Langenbeck-Geräuschaudiogramm),
- Störgeräusch(e),
- Messung im freien Schallfeld,
- Benutzung von Hörhilfen

15,30 €
149 Punkte

Die Gebührenordnungsposition 09321 ist nicht neben den Gebührenordnungspositionen 09320, 09335, 09336, 20320, 20321, 20335 und 20336 berechnungsfähig.

Die Gebührenordnungsposition 09321 ist am Behandlungstag nicht neben den Gebührenordnungspositionen 09343, 20338 bis 20340 und 20343 berechnungsfähig.

Die Gebührenordnungsposition 09321 ist im Behandlungsfall nicht neben den Gebührenordnungspositionen 09372 bis 09374 und 20372 bis 20374 berechnungsfähig.

9 Hals-Nasen-Ohrenärztliche Gebührenordnungspositionen 09322–09324

09322 **Zuschlag** zu der Gebührenordnungsposition 09320 für die Durchführung einer **Kinderaudiometrie an einer sonstigen Kinderaudiometrieanlage**

Obligater Leistungsinhalt

- Kinderaudiometrie beim Säugling, Kleinkind oder Kind,
- Unter Anwendung kindgerechter Hilfen,
- Unter Anwendung einer sonstigen kinderaudiometrischen Einrichtung

3,29 €
32 Punkte

Die Gebührenordnungsposition 09322 ist nicht neben den Gebührenordnungspositionen 09335, 20322 und 20335 berechnungsfähig.

Die Gebührenordnungsposition 09322 ist am Behandlungstag nicht neben der Gebührenordnungsposition 20338 berechnungsfähig.

09323 **Reflexbestimmung an den Mittelohrmuskeln** mittels Impedanzmessung

Obligater Leistungsinhalt

- Reflexbestimmung an den Mittelohrmuskeln mittels Impedanzmessung,
- Mindestens vier Prüfsequenzen,
- Ipsi- und/oder kontralaterale Ableitung,
- Ein- und/oder beidseitig

8,01 €
78 Punkte

Die Gebührenordnungsposition 09323 ist nicht neben den Gebührenordnungspositionen 09324, 20323 und 20324 berechnungsfähig.

Die Gebührenordnungsposition 09323 ist am Behandlungstag nicht neben der Gebührenordnungsposition 20338 berechnungsfähig.

Die Gebührenordnungsposition 09323 ist im Behandlungsfall nicht neben den Gebührenordnungspositionen 09372 und 20372 berechnungsfähig.

09324 **Abklärung einer vestibulo-cochleären Erkrankung mittels Messung(en) otoakustischer Emissionen**

Obligater Leistungsinhalt

- Untersuchung(en) ein- und/oder beidseitig,
- Messung(en) otoakustischer Emissionen, einschließlich Tympanometrie

12,33 €
120 Punkte

Die Berechnung der Gebührenordnungsposition 09324 setzt eine Genehmigung der Kassenärztlichen Vereinigung nach der Vereinbarung zur Bestimmung der otoakustischen Emissionen gemäß § 135 Abs. 1 SGB V voraus.

Die Gebührenordnungsposition 09324 ist nicht neben den Gebührenordnungspositionen 09323, 09327, 20323, 20324, 20327 und 20371 berechnungsfähig.

Die Gebührenordnungsposition 09324 ist am Behandlungstag nicht neben den Gebührenordnungspositionen 01705 und 01706 berechnungsfähig.

09325 Prüfung der Labyrinthe mit nystagmographischer Aufzeichnung

Obligater Leistungsinhalt

- Untersuchung(en) ein- und/oder beidseitig,
- Nystagmographische Dokumentation unter Verwendung von ENG, CNG oder VNG

26,91 €
262 Punkte

Die Gebührenordnungsposition 09325 ist nicht neben den Gebührenordnungspositionen 09327, 20325, 20327 und 20371 berechnungsfähig.

09326 Abklärung einer retro-cochleären Erkrankung

Obligater Leistungsinhalt

- Untersuchung(en) ein- und/oder beidseitig,
- Untersuchung mittels elektrischer Reaktionsaudiometrie (BERA)

34,31 €
334 Punkte

Die Gebührenordnungsposition 09326 ist nicht neben den Gebührenordnungspositionen 09327, 20326 und 20327 berechnungsfähig.

09327 Hörschwellenbestimmung

Obligater Leistungsinhalt

- Untersuchung(en) ein- und/oder beidseitig,
- Untersuchung(en) mittels elektrischer Reaktionsaudiometrie (BERA, MMN),
- Sedierung oder Schlafauslösung

Fakultativer Leistungsinhalt

- Abklärung einer vestibulo-cochleären Erkrankung mittels Messung(en) otoakustischer Emissionen (Nr. 09324),
- Prüfung der Labyrinthe mit nystagmographischer Aufzeichnung (Nr. 09325),
- Abklärung einer retro-cochleären Erkrankung (Nr. 09326)

55,78 €
543 Punkte

Die Gebührenordnungsposition 09327 ist nicht neben den Gebührenordnungspositionen 09324 bis 09326 und 20324 bis 20327 berechnungsfähig.

09329 Zusatzpauschale bei der Behandlung eines Patienten mit akuter, schwer stillbarer Nasenblutung

Obligater Leistungsinhalt

- Rhinoendoskopie,
- Lokalanästhesie und/oder Einbringen von Medikamenten,
- Dauer mindestens 25 Minuten,

Fakultativer Leistungsinhalt

- Tamponade der vorderen Nasenabschnitte,
- Tamponade der hinteren Nasenabschnitte und/oder des Nasenrachenraumes (Nr. 09310),
- Einbringen haemostyptischer Substanzen,

einmal am Behandlungstag

29,99 €
292 Punkte

Die Gebührenordnungsposition 09329 ist am Behandlungstag nicht neben den Gebührenordnungspositionen 02300 bis 02302, 09310 und 09360 bis 09362 berechnungsfähig.

9 Hals-Nasen-Ohrenärztliche Gebührenordnungspositionen 09330–09331

09330 Zusatzpauschale Untersuchung der Stimme

Obligater Leistungsinhalt
- Phonationsdauer,
- Erfassung psychovegetativer Stigmata,
- Dauer mindestens 20 Minuten,
- Standardisierte Dokumentation,
- Differenzierende Beurteilung(en) von
  - Stimmqualität,
  - Stimmleistung,
  - Sprechstimmlage,
  - Stimmumfang,
  - Stimmintensität,
  - Stimmeinsatz,
  - Stimmresonanz

Fakultativer Leistungsinhalt
- Stimmfeldmessung mittels Schallpegelmessung bis 110 dB mit graphischer Darstellung der frequenzbezogenen Schallpegel für minimale und maximale Lautstärke,
- Zusatzpauschale(n) Untersuchung des Sprechens und der Sprache (Nr. 09331)

20,85 €
203 Punkte

Die Gebührenordnungsposition 09330 ist nicht neben den Gebührenordnungspositionen 09332, 09333, 20332 und 20333 berechnungsfähig.

Die Gebührenordnungsposition 09330 ist im Behandlungsfall nicht neben den Gebührenordnungspositionen 09331, 20330 und 20331 berechnungsfähig.

09331 Zusatzpauschale Untersuchung des Sprechens und der Sprache

Obligater Leistungsinhalt
- Dauer mindestens 15 Minuten,
- Standardisierte Dokumentation,
- Prüfung(en)
  - der Sprachentwicklung,
  - des aktiven und des passiven Wortschatzes,
  - der Grammatik und Syntax,
  - der Artikulationsleistungen,
  - der prosodischen Faktoren,
  - des Redeflusses,
  - des Sprachverständnisses,
  - der zentralen Sprachverarbeitung

Fakultativer Leistungsinhalt
- Standardisierte(r) Sprachentwicklungstest(s),
- Zusatzpauschale(n) Untersuchung der Stimme (Nr. 09330)

29,99 €
292 Punkte

Die Gebührenordnungsposition 09331 ist nicht neben den Gebührenordnungspositionen 09332 und 20330 bis 20332 berechnungsfähig.

Die Gebührenordnungsposition 09331 ist im Behandlungsfall nicht neben der Gebührenordnungsposition 09330 berechnungsfähig.

III Arztgruppenspezifische Gebührenordnungspositionen

09332 **Zusatzpauschale Abklärung einer Aphasie, Dysarthrie und/oder Dysphagie**

Obligater Leistungsinhalt
- Eingehende Untersuchung auf
  - Aphasie
  und/oder
  - Dysarthrie
  und/oder
  - Dysphagie,
- Anwendung standardisierter Verfahren

33,28 €
324 Punkte

Die Gebührenordnungsposition 09332 ist nicht neben den Gebührenordnungspositionen 09330, 09331 und 20330 bis 20332 berechnungsfähig.

09333 **Stimmfeldmessung**

Obligater Leistungsinhalt
- Stimmfeldmessung mittels Schallpegelmessung bis 110 dB,
- Messung von Stimmumfang und Dynamikbreite der Stimme,
- Graphische Darstellung der frequenzbezogenen Schallpegel für minimale und maximale Lautstärke

6,16 €
60 Punkte

Die Gebührenordnungsposition 09333 ist nicht neben den Gebührenordnungspositionen 09330, 20330 und 20333 berechnungsfähig.

09335 **Zuschlag** zu der Gebührenordnungsposition 09320 bei Durchführung einer **Kinderaudiometrie an einer speziellen Kinderaudiometrieanlage**

Obligater Leistungsinhalt
- Beobachtungsaudiometrie
und/oder
- konditionierte Bestimmung der Hörschwelle
und/oder
- Spielaudiometrie,
- an einer Kinderaudiometrieanlage,
- im freien Schallfeld und/oder mit Kopfhörern,
- bis zum vollendeten 12. Lebensjahr,
- ein- und/oder beidseitig

14,38 €
140 Punkte

Die Berechnung der Gebührenordnungsposition 09335 setzt eine Kinderaudiometrieanlage mit einer Mindestausstattung von fünf Audiometrielautsprechern mit Störschalllautsprecher(n) entsprechend EN 60645 (im Halbkreis angeordnet, 0 Grad, 45 Grad, 90 Grad, Mindestausgangsleistung 90 dB) passiv sprachsimulierendes Rauschen, Mindestabstand der Lautsprecher vom Patienten 1 m, Konditionierungsleuchten für jeden Richtungslautsprecher oder Bilddarbietung rechts und links, zweikanaliges Audiometer mit schmalbandigem frequenzspezifischem Prüfgeräusch sowie mindestens einer Powerbox mit einer Ausgangsleistung von mindestens 100 dB aktiv voraus.

Die Gebührenordnungsposition 09335 ist nicht neben den Gebührenordnungspositionen 09321, 09322, 20321, 20322 und 20335 berechnungsfähig.

9 Hals-Nasen-Ohrenärztliche Gebührenordnungspositionen 09336

Die Gebührenordnungsposition 09335 ist am Behandlungstag nicht neben der Gebührenordnungsposition 20338 berechnungsfähig.

09336 **Kindersprachaudiometrie an einer speziellen Kinderaudiometrieanlage**

Obligater Leistungsinhalt
- Kinderaudiometrische Untersuchung(en) des Sprachgehörs,
- an einer Kinderaudiometrieanlage,
- Verwendung von Kindersprachtests entsprechend dem Sprachentwicklungsalter,
- im freien Schallfeld und/oder mit Kopfhörern,
- bis zum vollendeten 12. Lebensjahr,
- ein- und/oder beidseitig

Fakultativer Leistungsinhalt
- Bilddarbietung

17,26 €
168 Punkte

Die Gebührenordnungsposition 09336 ist nur berechnungsfähig bei Verwendung eines von der PTB bzw. eines entsprechend der EU-Richtlinie 93/42/EWG zugelassenen Audiometers mit mindestens einmal jährlich durchgeführter messtechnischer Kontrolle gemäß § 11 der Verordnung über das Errichten, Betreiben und Anwenden von Medizinprodukten (MPBetreibV) durch einen zugelassenen Wartungsdienst entsprechend der MPBetreibV. Der Vertragsarzt hat der zuständigen Kassenärztlichen Vereinigung die Bestätigung über die Durchführung der Wartung mit der nach dem Wartungsdienst erfolgenden Quartalsabrechnung beizulegen.

Die Berechnung der Gebührenordnungsposition 09336 setzt eine Kinderaudiometrieanlage mit einer Mindestausstattung von fünf Audiometrielautsprechern mit Störschalllautsprecher(n) entsprechend EN 60645 (im Halbkreis angeordnet, 0 Grad, 45 Grad, 90 Grad, Mindestausgangsleistung 90 dB) passiv sprachsimulierendes Rauschen, Mindestabstand der Lautsprecher vom Patienten 1 m, Konditionierungsleuchten für jeden Richtungslautsprecher oder Bilddarbietung rechts und links, zweikanaliges Audiometer mit schmalbandigem frequenzspezifischem Prüfgeräusch sowie mindestens einer Powerbox mit einer Ausgangsleistung von mindestens 100 dB aktiv voraus.

Die Gebührenordnungsposition 09336 ist nicht neben den Gebührenordnungspositionen 09321, 20321 und 20336 berechnungsfähig.

Die Gebührenordnungsposition 09336 ist am Behandlungstag nicht neben den Gebührenordnungspositionen 20338 bis 20340 berechnungsfähig.

09343 **Zusatzpauschale bei der Diagnostik des Tinnitus**

Obligater Leistungsinhalt
- Tinnitusmatching,
- Messung der Verdeckbarkeit und/oder Maskierung,
- Beratung zum Umgang mit der Tinnituserkrankung (Dauer mindestens 10 Minuten),

Fakultativer Leistungsinhalt
- Planung und Koordination der komplementären Heil- und Hilfsmittelversorgung,
- Einleitung und/oder Koordination weiterführender Behandlungen,

einmal im Behandlungsfall

15,82 €
154 Punkte

Die Gebührenordnungsposition 09343 ist am Behandlungstag nicht neben den Gebührenordnungspositionen 09321 und 20321 berechnungsfähig.

Die Gebührenordnungsposition 09343 ist im Behandlungsfall nicht neben der Gebührenordnungsposition 20343 berechnungsfähig.

9 Hals-Nasen-Ohrenärztliche Gebührenordnungspositionen 09345

09345 Zusatzpauschale Behandlung und/oder Betreuung eines Patienten mit einer gesicherten onkologischen Erkrankung bei laufender onkologischer Therapie oder Betreuung im Rahmen der Nachsorge

Obligater Leistungsinhalt
- Behandlung und/oder Betreuung eines Patienten mit einer laboratoriumsmedizinisch oder histologisch/zytologisch gesicherten onkologischen Erkrankung,
- Fortlaufende Beratung zum Umgang mit der onkologischen Erkrankung,
- Verlaufskontrolle und Dokumentation des Therapieerfolges,
- Erstellung, Überprüfung und Anpassung eines die onkologische Erkrankung begleitenden spezifischen Therapiekonzeptes unter Berücksichtigung individueller Faktoren,
- Kontrolle und/oder Behandlung ggf. auftretender therapiebedingter Nebenwirkungen,
- Planung und Koordination der komplementären Arznei-, Heil- und Hilfsmittelversorgung unter besonderer Berücksichtigung der gesicherten onkologischen Erkrankung,

Fakultativer Leistungsinhalt
- Anleitung und Führung der Bezugs- und Betreuungsperson(en),
- Fortlaufende Überprüfung des häuslichen, familiären und sozialen Umfelds im Hinblick auf die Grunderkrankung,
- Konsiliarische Erörterung/Fachliche Beratung und regelmäßiger Informationsaustausch mit dem onkologisch verantwortlichen Arzt sowie mit weiteren mitbehandelnden Ärzten,
- Überprüfung und Koordination supportiver Maßnahmen,
- Einleitung und/oder Koordination der psychosozialen Betreuung des Patienten und seiner Familie und/oder Bezugs- und Betreuungsperson(en),
- Ggf. Hinzuziehung komplementärer Dienste bzw. häuslicher Krankenpflege,

einmal im Behandlungsfall

19,62 €
191 Punkte

Die Gebührenordnungsposition 09345 ist nur bei mindestens einer der im Folgenden genannten Erkrankungen berechnungsfähig: Bösartige Neubildungen der Lippe, der Mundhöhle und des Pharynx C00-C14, der Nasenhöhle, des Mittelohres, der Nebenhöhlen und des Larynx C30-C32, der oberen Atmungswege, Teil nicht näher bezeichnet C39.0, Kaposi-Sarkom des Gaumens C46.2, Bösartige Neubildungen der Haut des Kopf- und Gesichtsbereichs C43.0-C43.4, C44.0-C44.4, des Bindegewebes und sonstiger Weichteile des Kopfes, des Gesichtes und des Halses C49.0, Bösartige Neubildung ungenau bezeichneter Lokalisation des Atmungssystems C39.9 sowie ungenau bezeichneter Lokalisation Kopf, Gesicht und Hals C76.0, Sekundäre und nicht näher bezeichnete bösartige Neubildungen C77-C80.

Die Gebührenordnungsposition 09345 ist bei laufender medikamentöser, im Sinne einer systemischen Chemotherapie mit z. B. zytostatischen Substanzen, operativer und/oder strahlentherapeutischer Behandlung und/oder bei Betreuung im Rahmen der Nachsorge bis höchstens 2 Jahre nach Beendigung einer medikamentösen, operativen und/oder strahlentherapeutischen Behandlung eines Patienten mit gesicherter onkologischer Erkrankung berechnungsfähig.

09350 **Wechsel und/oder Entfernung einer pharyngo-trachealen Sprechprothese**

Obligater Leistungsinhalt

- Wechsel und/oder Entfernung einer pharyngo-trachealen Sprechprothese,
- Absaugung

Die Gebührenordnungsposition 09350 ist nicht neben den Gebührenordnungspositionen 02300 bis 02302 und 09360 bis 09362 berechnungsfähig.

13,66 €
133 Punkte

09351 **Anlage einer Paukenhöhlendrainage**

Obligater Leistungsinhalt

- Anlage einer Paukenhöhlendrainage,
- Inzision des Trommelfells,
- Entleerung der Paukenhöhle,
- Einlegen eines Verweilröhrchens,

höchstens zweimal am Behandlungstag
Lokalanästhesien und Leitungsanästhesien sind, soweit erforderlich, Bestandteil der Gebührenordnungsposition 09351.

17,26 €
168 Punkte

Die Gebührenordnungsposition 09351 ist bei Neugeborenen, Säuglingen, Kleinkindern und Kindern bis zum vollendeten 12. Lebensjahr nach der Gebührenordnungsposition 31231 berechnungsfähig, sofern der Eingriff in Narkose erfolgt. Die Voraussetzungen gemäß § 115 b SGB V müssen dabei nicht erfüllt sein, sofern die Eingriffe nicht im Katalog zum Vertrag nach § 115b SGB V genannt sind. In diesen Fällen ist die postoperative Behandlung nach den Gebührenordnungspositionen des Abschnitts 31.4.3 nicht berechnungsfähig. Die in der Präambel 31.2.1 Nr. 8 benannten Einschränkungen entfallen in diesen Fällen, es gelten die Abrechnungsausschlüsse der Gebührenordnungsposition 09351 entsprechend.

Die Gebührenordnungsposition 09351 ist nicht neben den Gebührenordnungspositionen 02300 bis 02302, 02360 und 09360 bis 09362 berechnungsfähig.

09360 **Kleinchirurgischer Eingriff I im Hals-Nasen-Ohren-Mund-Bereich**

Obligater Leistungsinhalt

- Operativer Eingriff mit einer Dauer bis zu 5 Minuten im Hals-Nasen-Ohren-Mund-Bereich,

einmal am Behandlungstag

6,16 €
60 Punkte

Die Gebührenordnungspositionen 09360 bis 09362 sind bei Patienten mit den Diagnosen Nävuszellnävussyndrom (ICD-10-GM: D22.-) und/ oder mehreren offenen Wunden (ICD-10-GM: T01.-) mehrfach in einer Sitzung - auch nebeneinander, jedoch insgesamt höchstens fünfmal je Behandlungstag - berechnungsfähig.

9 Hals-Nasen-Ohrenärztliche Gebührenordnungspositionen 09360

Die Gebührenordnungsposition 09360 ist bei Neugeborenen, Säuglingen, Kleinkindern und Kindern bis zum vollendeten 12. Lebensjahr nach der Gebührenordnungsposition 31231 oder nach der Gebührenordnungsposition 36231 berechnungsfähig, sofern der Eingriff in Narkose erfolgt. Die Voraussetzungen gemäß § 115b SGB V müssen dabei nicht erfüllt sein, sofern die Eingriffe nicht im Katalog zum Vertrag nach § 115b SGB V genannt sind. In diesen Fällen ist die postoperative Behandlung nach den Leistungen der Abschnitte 31.4.2 und 31.4.3 nicht berechnungsfähig. Die in der Präambel 31.2.1 Nr. 8 bzw. Präambel 36.2.1 Nr. 4 benannten Einschränkungen entfallen in diesen Fällen, es gelten die Abrechnungsausschlüsse der Gebührenordnungsposition 09360 entsprechend.

Lokalanästhesien und Leitungsanästhesien sind, soweit erforderlich, Bestandteil der Gebührenordnungsposition 09360.

Die Gebührenordnungsposition 09360 ist nicht neben den Gebührenordnungspositionen 02300 bis 02302, 02360, 09310, 09315 bis 09317, 09350, 09351, 09361 und 09362 berechnungsfähig.

Die Gebührenordnungsposition 09360 ist am Behandlungstag nicht neben der Gebührenordnungsposition 09329 berechnungsfähig.

Die Gebührenordnungsposition 09360 ist im Zeitraum von 21 Tagen nach Erbringung einer Leistung des Abschnitts 31.2 nicht neben den Gebührenordnungspositionen des Abschnitts 31.4.3 berechnungsfähig.

09361 Kleinchirurgischer Eingriff II im Hals-Nasen-Ohren-Mund-Bereich und/ oder primäre Wundversorgung im Hals-Nasen-Ohren-Mund-Bereich

Obligater Leistungsinhalt
- Primäre Wundversorgung
und/oder
- Entfernung festsitzender Fremdkörper aus dem Hals-Nasen-Ohren-Mund-Bereich
und/oder
- Eröffnung eines Abszesses ohne Eröffnung einer Körperhöhle (auch Furunkel, Karbunkel) im Hals-Nasen-Ohren-Mund-Bereich
und/oder
- Punktion einer Kieferhöhle
und/oder
- Parazentese
und/oder
- Entfernung von Granulationen vom Trommelfell und/oder aus der Paukenhöhle
und/oder
- Geschlossene Reposition einer Nasenbeinfraktur
und/oder
- (Wieder-)Eröffnung eines peritonsillären Abszesses
und/oder
- Sondierung und/oder Bougierung einer Stirnhöhle vom Naseninnern aus
und/oder
- Aufrichtung und/oder Schienung des Trommelfells bei frischer Verletzung,

einmal am Behandlungstag

13,25 €
129 Punkte

Die Gebührenordnungspositionen 09360 bis 09362 sind bei Patienten mit den Diagnosen Nävuszellnävussyndrom (ICD-10-GM: D22.-) und/ oder mehreren offenen Wunden (ICD-10-GM: T01.-) mehrfach in einer Sitzung - auch nebeneinander, jedoch insgesamt höchstens fünfmal je Behandlungstag - berechnungsfähig.

Die Gebührenordnungsposition 09361 ist bei Neugeborenen, Säuglingen, Kleinkindern und Kindern bis zum vollendeten 12. Lebensjahr nach der Gebührenordnungsposition 31231 oder nach der Gebührenordnungsposition 36231 berechnungsfähig, sofern der Eingriff in Narkose erfolgt. Die Voraussetzungen gemäß § 115b SGB V müssen dabei nicht erfüllt sein, sofern die Eingriffe nicht im Katalog zum Vertrag nach § 115b SGB V genannt sind. In diesen Fällen ist die postoperative Behandlung nach den Gebührenordnungspositionen der Abschnitte 31.4.2 und 31.4.3 nicht berechnungsfähig. Die in der Präambel 31.2.1 Nr. 8 bzw. Präambel 36.2.1 Nr. 4 benannten Einschränkungen entfallen in diesen Fällen, es gelten die Abrechnungsausschlüsse der Gebührenordnungsposition 09361 entsprechend.

Lokalanästhesien und Leitungsanästhesien sind, soweit erforderlich, Bestandteil der Gebührenordnungsposition 09361.

9 Hals-Nasen-Ohrenärztliche Gebührenordnungspositionen 09362

Die Gebührenordnungsposition 09361 ist nicht neben den Gebührenordnungspositionen 02300 bis 02302, 02360, 09310, 09315 bis 09317, 09350, 09351, 09360 und 09362 berechnungsfähig.

Die Gebührenordnungsposition 09361 ist am Behandlungstag nicht neben der Gebührenordnungsposition 09329 berechnungsfähig.

Die Gebührenordnungsposition 09361 ist im Zeitraum von 21 Tagen nach Erbringung einer Leistung des Abschnitts 31.2 nicht neben den Gebührenordnungspositionen des Abschnitts 31.4.3 berechnungsfähig.

09362 **Kleinchirurgischer Eingriff III im Hals-Nasen-Ohren-Mund-Bereich und/oder primäre Wundversorgung bei Säuglingen, Kleinkindern und Kindern im Hals-Nasen-Ohren-Mund-Bereich**

Obligater Leistungsinhalt
- Primäre Wundversorgung bei Säuglingen, Kleinkindern und Kindern im Hals-Nasen-Ohren-Mund-Bereich

und/oder
- Entfernung von Speichelsteinen mit Gangschlitzung

und/oder
- Anbohrung einer Stirnhöhle von außen

und/oder
- Entfernung von Polypen aus der Paukenhöhle

und/oder
- Galvanokaustik oder Kürettement im Kehlkopf

und/oder
- Fensterung einer Kieferhöhle, ggf. einschl. Absaugung,

einmal am Behandlungstag

22,50 €
219 Punkte

Die Gebührenordnungspositionen 09360 bis 09362 sind bei Patienten mit den Diagnosen Nävuszellnävussyndrom (ICD-10-GM: D22.-) und/oder mehreren offenen Wunden (ICD-10-GM: T01.-) mehrfach in einer Sitzung - auch nebeneinander, jedoch insgesamt höchstens fünfmal je Behandlungstag - berechnungsfähig.

Die Gebührenordnungsposition 09362 ist bei Neugeborenen, Säuglingen, Kleinkindern und Kindern bis zum vollendeten 12. Lebensjahr nach der Gebührenordnungsposition 31231 oder nach der Gebührenordnungsposition 36231 berechnungsfähig, sofern der Eingriff in Narkose erfolgt. Die Voraussetzungen gemäß § 115b SGB V müssen dabei nicht erfüllt sein, sofern die Eingriffe nicht im Katalog zum Vertrag nach § 115b SGB V genannt sind. In diesen Fällen ist die postoperative Behandlung nach den Leistungen der Abschnitte 31.4.2 und 31.4.3 nicht berechnungstähig. Die in der Präambel 31.2.1 Nr. 8 bzw. Präambel 36.2.1 Nr. 4 benannten Einschränkungen entfallen in diesen Fällen, es gelten die Abrechnungsausschlüsse der Gebührenordnungsposition 09362 entsprechend.

Lokalanästhesien und Leitungsanästhesien sind, soweit erforderlich, Bestandteil der Gebührenordnungsposition 09362.

Die Gebührenordnungsposition 09362 ist nicht neben den Gebührenordnungspositionen 02300 bis 02302, 02360, 09310, 09315 bis 09317, 09350, 09351, 09360 und 09361 berechnungsfähig.

III Arztgruppenspezifische Gebührenordnungspositionen

Die Gebührenordnungsposition 09362 ist am Behandlungstag nicht neben der Gebührenordnungsposition 09329 berechnungsfähig.

Die Gebührenordnungsposition 09362 ist im Zeitraum von 21 Tagen nach Erbringung einer Leistung des Abschnitts 31.2 nicht neben den Gebührenordnungspositionen des Abschnitts 31.4.3 berechnungsfähig.

09364 Zusatzpauschale für die Nachsorge der operativen Behandlung eines Patienten mit chronischer Sinusitis nach ICD J32.-

Obligater Leistungsinhalt

– Absaugung unter endoskopischer und/oder mikroskopischer Kontrolle,

Fakultativer Leistungsinhalt

– Lokalanästhesie und/oder Einbringen von Medikamenten,

einmal am Behandlungstag

8,53 €
83 Punkte

Die Gebührenordnungspositionen 09364 und/oder 20364 sind in Summe höchstens zehnmal im Behandlungsfall berechnungsfähig.

Die Gebührenordnungsposition 09364 ist höchstens zehnmal im Behandlungsfall berechnungsfähig.

Die Gebührenordnungsposition 09364 ist nur in einem Zeitraum von 28 Tagen nach stationärer operativer Behandlung berechnungsfähig, das Datum der Entlassung ist auf dem Behandlungsschein anzugeben.

Die Gebührenordnungsposition 09364 ist im Zeitraum von 21 Tagen nach Erbringung einer Leistung des Abschnitts 31.2 nicht neben den Gebührenordnungspositionen des Abschnitts 31.4.3 berechnungsfähig.

09365 Zusatzpauschale für die postoperative Nachsorge nach Tympanoplastik Typ II bis V

Obligater Leistungsinhalt

– Ohrmikroskopie,
– Pflege und Reinigung des Gehörganges und/oder des Mittelohres,

Fakultativer Leistungsinhalt

– Einbringen von Medikamenten,
– Tympanoskopie,

einmal am Behandlungstag

8,53 €
83 Punkte

Die Gebührenordnungspositionen 09365 und/oder 20365 sind in Summe höchstens viermal im Behandlungsfall berechnungsfähig.

Die Gebührenordnungsposition 09365 ist höchstens viermal im Behandlungsfall berechnungsfähig.

Die Gebührenordnungsposition 09365 ist nur in einem Zeitraum von 28 Tagen nach stationärer operativer Behandlung berechnungsfähig, das Datum der Entlassung ist auf dem Behandlungsschein anzugeben.

Die Gebührenordnungsposition 09365 ist im Zeitraum von 21 Tagen nach Erbringung einer Leistung des Abschnitts 31.2 nicht neben den Gebührenordnungspositionen des Abschnitts 31.4.3 berechnungsfähig.

9 Hals-Nasen-Ohrenärztliche Gebührenordnungspositionen 09372–09373

09372 Pauschale zur Neuverordnung eines Hörgerätes/von Hörgeräten beim Jugendlichen oder Erwachsenen bei Schwerhörigkeit

Obligater Leistungsinhalt
- Ohrmikroskopie,
- Ton- und Sprachaudiometrie,
- Reflexbestimmung an den Mittelohrmuskeln mittels Impedanzmessung,
- Bestimmung der Unbehaglichkeitsschwelle,
- Untersuchung(en) ein- und/oder beidseitig,
- Anwendung eines Fragebogens gemäß der Qualitätssicherungsvereinbarung Hörgeräteversorgung,
- Beratung über Versorgungsmöglichkeiten,
- Verordnung eines Hörgerätes/von Hörgeräten,

einmal im Krankheitsfall

48,17 €
469 Punkte

Die Berechnung der Gebührenordnungsposition 09372 setzt eine Genehmigung der Kassenärztlichen Vereinigung nach der Qualitätssicherungsvereinbarung Hörgeräteversorgung gemäß § 135 Abs. 2 SGB V voraus.

Die Gebührenordnungsposition 09372 ist am Behandlungstag nicht neben den Gebührenordnungspositionen 09373 und 20373 berechnungsfähig.

Die Gebührenordnungsposition 09372 ist im Behandlungsfall nicht neben den Gebührenordnungspositionen 09320, 09321, 09323, 09374, 20320, 20321, 20323 und 20374 berechnungsfähig.

Die Gebührenordnungsposition 09372 ist im Krankheitsfall nicht neben der Gebührenordnungsposition 20372 berechnungsfähig.

09373 Zusatzpauschale für die erste Nachuntersuchung nach erfolgter Hörgeräteversorgung beim Jugendlichen oder Erwachsenen

Obligater Leistungsinhalt
- Ohrmikroskopie,
- Ton- und Sprachaudiometrie im freien Schallfeld unter Benutzung eines Hörgerätes/von Hörgeräten in einem schallisolierten Raum,
- Anwendung eines Fragebogens gemäß der Qualitätssicherungsvereinbarung Hörgeräteversorgung,
- Kontrolle der Hörgerätehandhabung,
- Kontrolle des Sitzes des Hörgerätes/von Hörgeräten,
- Untersuchung(en) ein- und/oder beidseitig,

einmal im Krankheitsfall

41,19 €
401 Punkte

Die Berechnung der Gebührenordnungsposition 09373 setzt eine Genehmigung der Kassenärztlichen Vereinigung nach der Qualitätssicherungsvereinbarung Hörgeräteversorgung gemäß § 135 Abs. 2 SGB V voraus.

Die Gebührenordnungsposition 09373 ist am Behandlungstag nicht neben den Gebührenordnungspositionen 09372, 09374, 20372 und 20374 berechnungsfähig.

Die Gebührenordnungsposition 09373 ist im Behandlungsfall nicht neben den Gebührenordnungspositionen 09320, 09321, 20320 und 20321 berechnungsfähig.

Die Gebührenordnungsposition 09373 ist im Krankheitsfall nicht neben der Gebührenordnungsposition 20373 berechnungsfähig.

09374 **Zusatzpauschale für die Nachsorge(n) bei Hörgeräteversorgung beim Jugendlichen oder Erwachsenen**

Obligater Leistungsinhalt

- Ohrmikroskopie,
- Ton- und/oder Sprachaudiometrie im freien Schallfeld unter Benutzung eines Hörgerätes/von Hörgeräten in einem schallisolierten Raum,
- Kontrolle der Hörgerätehandhabung,
- Kontrolle des Sitzes des Hörgerätes/von Hörgeräten,
- Untersuchung(en) ein- und/oder beidseitig,

höchstens zweimal im Krankheitsfall

35,64 €
347 Punkte

Die Gebührenordnungsposition 09374 ist nicht vor Ablauf von 3 Monaten nach Verordnung eines Hörgerätes/von Hörgeräten berechnungsfähig.

Die Berechnung der Gebührenordnungsposition 09374 setzt eine Genehmigung der Kassenärztlichen Vereinigung nach der Qualitätssicherungsvereinbarung Hörgeräteversorgung gemäß § 135 Abs. 2 SGB V voraus.

Die Gebührenordnungsposition 09374 ist am Behandlungstag nicht neben den Gebührenordnungspositionen 09373 und 20373 berechnungsfähig.

Die Gebührenordnungsposition 09374 ist im Behandlungsfall nicht neben den Gebührenordnungspositionen 09320, 09321, 09372, 20320, 20321, 20372 und 20374 berechnungsfähig.

09375 **Zuschlag** zu den Gebührenordnungspositionen 09373 und 09374 für die **Koordination des Arztes mit dem Hörgeräteakustiker** innerhalb von 7 Tagen nach Durchführung der Leistung entsprechend der Gebührenordnungspositionen 09373 und 09374

Obligater Leistungsinhalt

- Dokumentation entsprechend der Qualitätssicherungsvereinbarung Hörgeräteversorgung gemäß § 135 Abs. 2 SGB V,
- Mitteilung der durch den Arzt aktuell erhobenen Befunde an den Hörgeräteakustiker,

einmal am Behandlungstag

6,37 €
62 Punkte

Die Gebührenordnungsposition 09375 ist im Behandlungsfall höchstens zweimal berechnungsfähig.

Wegepauschalen sind im Zusammenhang mit der Gebührenordnungsposition 09375 nicht berechnungsfähig.

Die Gebührenordnungsposition 09375 ist im Behandlungsfall nicht neben der Gebührenordnungsposition 20375 berechnungsfähig.

10 Hautärztliche Gebührenordnungspositionen

10.1 Präambel

1. Die in diesem Kapitel aufgeführten Gebührenordnungspositionen können ausschließlich von Fachärzten für Haut- und Geschlechtskrankheiten berechnet werden.
2. Fachärzte für Allgemeinmedizin, Praktische Ärzte und Ärzte ohne Gebietsbezeichnung können - wenn sie im Wesentlichen hautärztliche Leistungen erbringen - gemäß § 73 Abs. 1a SGB V auf deren Antrag die Genehmigung zur ausschließlichen Teilnahme an der fachärztlichen Versorgung erhalten und Gebührenordnungspositionen dieses Kapitels berechnen. Nach Erhalt der Genehmigung können sie Gebührenordnungspositionen des Kapitels 3 nicht mehr berechnen.
3. Ausser den in diesem Kapitel genannten Gebührenordnungspositionen sind von den in der Präambel genannten Vertragsärzten - unbeschadet der Regelungen gemäß 5 und 6.2 der Allgemeinen Bestimmungen - zusätzlich nachfolgende Gebührenordnungspositionen berechnungsfähig: 01100 bis 01102, 01210, 01212, 01214, 01216, 01218, 01220 bis 01222, 01320, 01321, 01410 bis 01416, 01418, 01420, 01425, 01426, 01430, 01435, 01436, 01440, 01510 bis 01512, 01600 bis 01602, 01610 bis 01612, 01620 bis 01623, 01701, 01731, 01734, 01740, 01745, 01950 bis 01952, 01955, 01956, 02100, 02101, 02110 bis 02112, 02120, 02200, 02300 bis 02302, 02310 bis 02313, 02320 bis 02323, 02330, 02331, 02340, 02341, 02343, 02350, 02360, 02500 und 02510 bis 02512.
4. Ausser den in diesem Kapitel genannten Gebührenordnungspositionen sind bei Vorliegen der entsprechenden Qualifikationsvoraussetzungen von den in der Präambel genannten Vertragsärzten - unbeschadet der Regelungen gemäß 5 und 6.2 der Allgemeinen Bestimmungen - zusätzlich nachfolgende Gebührenordnungspositionen berechnungsfähig: 30800 und 36884, Gebührenordnungspositionen der Abschnitte 30.1, 30.2, 30.3, 30.4, 30.5, 30.6, 30.7.1, 30.7.2, 30.12, 31.2, 31.3, 31.4.3, 31.5, 31.6, 36.2, 36.3, 36.5 und 36.6.2 sowie Gebührenordnungspositionen der Kapitel 32, 33, 34 und 35.
5. Neben den in diesem Kapitel genannten Gebührenordnungspositionen sind von den in der Präambel genannten Vertragsärzten zusätzlich die Gebührenordnungspositionen nach den Nrn. 19310 bis 19312, 19315 und 19320 berechnungsfähig. Diese Vertragsärzte können die Gebührenordnungspositionen 19310 bis 19312 und 19320 berechnen, wenn sie eine mindestens zweijährige dermatohistologische Weiterbildung nachweisen können. Die Berechnung der Gebührenordnungsposition 19315 setzt eine Genehmigung der Kassenärztlichen Vereinigung nach der Qualitätssicherungsvereinbarung Histopathologie Hautkrebs-Screening gemäß § 135 Abs. 2 SGB V voraus.
6. Bei der Berechnung der zusätzlichen Gebührenordnungspositionen in den Nummern 3 und 4 sind die Maßnahmen zur Qualitätssicherung gemäß § 135 Abs. 2 SGB V, die berufsrechtliche

III Arztgruppenspezifische Gebührenordnungspositionen

Verpflichtung zur grundsätzlichen Beschränkung auf das jeweilige Gebiet sowie die Richtlinien des Gemeinsamen Bundesausschusses zu beachten.

7. Ausser den in diesem Kapitel genannten Gebührenordnungspositionen sind bei Vorliegen der entsprechenden Qualifikationsvoraussetzungen von den in der Präambel genannten Vertragsärzten - unbeschadet der Regelungen gemäß 5 und 6.2 der Allgemeinen Bestimmungen - zusätzlich die Gebührenordnungspositionen des Abschnitts 11.3 berechnungsfähig.

8. Werden die in den Grundpauschalen enthaltenen Leistungen entsprechend den Gebührenordnungspositionen 01600 und 01601 erbracht, sind für die Versendung bzw. den Transport die Kostenpauschalen nach den Nrn. 40120, 40122, 40124 und 40126 berechnungsfähig.

9. Die Berechnung der Gebührenordnungsposition 10350 setzt eine Genehmigung der Kassenärztlichen Vereinigung nach der Qualitätssicherungsvereinbarung Balneophototherapie gemäß § 135 Abs. 2 SGB V voraus. Die Erbringung der Leistung nach der Gebührenordnungsposition 10350 muss in einer ärztlich geleiteten Betriebsstätte (einschließlich Apparategemeinschaft) in Anwesenheit eines Facharztes für Haut- und Geschlechtskrankheiten erfolgen.

10.2 Hautärztliche Grundpauschalen

Grundpauschale

Obligater Leistungsinhalt

- Persönlicher Arzt-Patienten-Kontakt,

Fakultativer Leistungsinhalt

- Weitere persönliche oder andere Arzt-Patienten-Kontakte gemäß 4.3.1 der Allgemeinen Bestimmungen,
- Ärztlicher Bericht entsprechend der Gebührenordnungsposition 01600,
- Individueller Arztbrief entsprechend der Gebührenordnungsposition 01601,
- In Anhang 1 aufgeführte Leistungen,

einmal im Behandlungsfall

10210	für Versicherte bis zum vollendeten 5. Lebensjahr	13,25 € 129 Punkte
10211	für Versicherte ab Beginn des 6. bis zum vollendeten 59. Lebensjahr	14,38 € 140 Punkte
10212	für Versicherte ab Beginn des 60. Lebensjahres	14,69 € 143 Punkte

Die Gebührenordnungspositionen 10210 bis 10212 sind nicht neben der Gebührenordnungsposition 01436 berechnungsfähig.

Die Gebührenordnungspositionen 10210 bis 10212 sind im Behandlungsfall nicht neben den Gebührenordnungspositionen 01600 und 01601 berechnungsfähig.

10 Hautärztliche Gebührenordnungspositionen 10220–10320

10220 Zuschlag für die hautärztliche **Grundversorgung** gemäß Allgemeiner Bestimmung 4.3.8 zu den Gebührenordnungspositionen 10210 bis 10212
einmal im Behandlungsfall
Der Zuschlag nach der Gebührenordnungsposition 10220 kann gemäß Allgemeiner Bestimmung 4.3.8 ausschließlich in Behandlungsfällen abgerechnet werden, in denen nur Leistungen der fachärztlichen Grundversorgung gemäß Anhang 3 und/oder regionaler Vereinbarungen erbracht und berechnet werden.

1,85 €
18 Punkte

10222 Zuschlag zu der Gebührenordnungsposition 10220
einmal im Behandlungsfall
Die Gebührenordnungsposition 10222 wird durch die zuständige Kassenärztliche Vereinigung zugesetzt.

0,51 €
5 Punkte

10.3 Diagnostische und therapeutische Gebührenordnungspositionen
1. Die Gebührenordnungspositionen 10343 und 10344 sind nur für die (Teil-)Exzision von kleinen malignomverdächtigen oder malignen Hautveränderungen im Rahmen des Hautkrebsscreenings gemäß Abschnitt D. II. der Krebsfrüherkennungs-Richtlinie berechnungsfähig. Exzisionen bzw. radikale Exzisionen von großen malignomverdächtigen oder malignen Hautveränderungen sind über die entsprechenden Gebührenordnungspositionen des Kapitels 31 bzw. 36 berechnungsfähig. Dabei gilt die Definition der Begriffe klein/groß, kleinflächig/großflächig, lokal/radikal und ausgedehnt nach den Allgemeinen Bestimmungen 4.3.7.
2. Die Gebührenordnungspositionen 10343 und 10344 sind bei Patienten mit mehreren verdächtigen Hautveränderungen gemäß Abschnitt D. II. der Krebsfrüherkennungs-Richtlinie nebeneinander und/oder mehrfach in einer Sitzung - jedoch insgesamt höchstens fünfmal am Behandlungstag - berechnungsfähig.

10310 Bestimmung der Erythemschwelle

Obligater Leistungsinhalt

- Bestimmung der Erythemschwelle,
- Überprüfung(en) der lokalen Hautreaktion(en)

Fakultativer Leistungsinhalt

- Nachkontrolle(n)

8,01 €
78 Punkte

10320 Behandlung von Naevi flammei

Obligater Leistungsinhalt

- Therapie mittels gepulstem Farbstofflaser,
- Metrische und fotografische Dokumentation vor Beginn und nach Abschluss der Therapie,

Fakultativer Leistungsinhalt

- Behandlung in mehreren Sitzungen,

bis zu 1 cm2 Gesamtfläche des behandelten Areals und für jeden weiteren cm2 je einmal

19,11 €
186 Punkte

10322 III Arztgruppenspezifische Gebührenordnungspositionen

Die Behandlung seniler Angiome ist nicht Bestandteil dieser Gebührenordnungsposition.

Die Gebührenordnungspositionen 10320, 10322 und 10324 sind unabhängig von der Zahl der Sitzungen nur einmal je cm² Gesamtfläche des behandelten Areals berechnungsfähig.

Beträgt die insgesamt für die Gebührenordnungspositionen 10320, 10322 und 10324 abgerechnete Gesamtpunktzahl in einer (Neben-) Betriebsstätte mehr als 89.822 Punkte im Quartal, wird die Bewertung der darüber hinaus abgerechneten Gebührenordnungspositionen 10320, 10322 und 10324 jeweils um 67 Punkte gemindert.

Die Gebührenordnungsposition 10320 ist nicht neben den Gebührenordnungspositionen 02300 bis 02302 und 10340 bis 10342 berechnungsfähig.

Die Gebührenordnungsposition 10320 ist am Behandlungstag nicht neben den Gebührenordnungspositionen 10343 und 10344 berechnungsfähig.

Die Gebührenordnungsposition 10320 ist im Behandlungsfall nicht neben den Gebührenordnungspositionen 10324 und 10330 berechnungsfähig.

10322 Behandlung von Hämangiomen

Obligater Leistungsinhalt
- Therapie mittels gepulstem Farbstofflaser,
- Metrische und fotografische Dokumentation vor Beginn und nach Abschluss der Therapie,

Fakultativer Leistungsinhalt
- Behandlung in mehreren Sitzungen,

bis zu 1 cm2 Gesamtfläche des behandelten Areals und für jeden weiteren cm2 je einmal

15,61 €
152 Punkte

Die Behandlung seniler Angiome ist nicht Bestandteil dieser Leistung.

Die Gebührenordnungspositionen 10320, 10322 und 10324 sind unabhängig von der Zahl der Sitzungen nur einmal je cm² Gesamtfläche des behandelten Areals berechnungsfähig.

Beträgt die insgesamt für die Gebührenordnungspositionen 10320, 10322 und 10324 abgerechnete Gesamtpunktzahl in einer (Neben-) Betriebsstätte mehr als 89.822 Punkte im Quartal, wird die Bewertung der darüber hinaus abgerechneten Gebührenordnungspositionen 10320, 10322 und 10324 jeweils um 67 Punkte gemindert.

Die Gebührenordnungsposition 10322 ist nicht neben den Gebührenordnungspositionen 02300 bis 02302 und 10340 bis 10342 berechnungsfähig.

Die Gebührenordnungsposition 10322 ist am Behandlungstag nicht neben den Gebührenordnungspositionen 10343 und 10344 berechnungsfähig.

Die Gebührenordnungsposition 10322 ist im Behandlungsfall nicht neben den Gebührenordnungspositionen 10324 und 10330 berechnungsfähig.

10 Hautärztliche Gebührenordnungspositionen 10324–10330

10324 **Behandlung von Naevi flammei und/oder Hämangiomen**

Obligater Leistungsinhalt
- Therapie mittels Laser,
- Metrische und fotografische Dokumentation vor Beginn und nach Abschluss der Therapie,

Fakultativer Leistungsinhalt
- Behandlung in mehreren Sitzungen,

bis zu 1 cm2 Gesamtfläche des behandelten Areals und für jeden weiteren cm2 je einmal   15,30 €
149 Punkte

Die Behandlung seniler Angiome ist nicht Bestandteil dieser Leistung.

Die Gebührenordnungspositionen 10320, 10322 und 10324 sind unabhängig von der Zahl der Sitzungen nur einmal je cm² Gesamtfläche des behandelten Areals berechnungsfähig.

Beträgt die insgesamt für die Gebührenordnungspositionen 10320, 10322 und 10324 abgerechnete Gesamtpunktzahl in einer (Neben-) Betriebsstätte mehr als 89.822 Punkte im Quartal, wird die Bewertung der darüber hinaus abgerechneten Gebührenordnungspositionen 10320, 10322 und 10324 jeweils um 67 Punkte gemindert.

Die Gebührenordnungsposition 10324 ist nicht neben den Gebührenordnungspositionen 02300 bis 02302 und 10340 bis 10342 berechnungsfähig.

Die Gebührenordnungsposition 10324 ist am Behandlungstag nicht neben den Gebührenordnungspositionen 10343 und 10344 berechnungsfähig.

Die Gebührenordnungsposition 10324 ist im Behandlungsfall nicht neben den Gebührenordnungspositionen 10320, 10322 und 10330 berechnungsfähig.

10330 **Behandlungskomplex einer ausgedehnten offenen Wunde**

Obligater Leistungsinhalt
- Mindestens 5 persönliche Arzt-Patienten-Kontakte im Behandlungsfall,
- Behandlung
  - einer offenen Wunde
  und/oder
  - einer Verbrennung
  und/oder
  - einer septischen Wundheilungsstörung,

Fakultativer Leistungsinhalt
- Abtragung von Nekrosen,
- Wunddebridement,
- Anlage und/oder Wechsel eines Kompressionsverbandes,
- Einbringung und/oder Wechsel einer Wundtamponade,
- Anlage/Wechsel von Schienenverbänden,
- Einbringung, Wechsel oder Entfernung von Antibiotikaketten,

einmal im Behandlungsfall   27,94 €
272 Punkte

Die Leistung nach der Nr. 10330 kann nicht berechnet werden beim diabetischen Fuß, beim chronisch venösen Ulcus cruris, bei der chronisch venösen Insuffizienz, beim postthrombotischen Syndrom, beim Lymphödem und bei oberflächlichen sowie tiefen Beinvenenthrombosen.

Die Gebührenordnungsposition 10330 ist nicht neben den Gebührenordnungspositionen 02312 und 02313 berechnungsfähig.

Die Gebührenordnungsposition 10330 ist im Behandlungsfall nicht neben den Gebührenordnungspositionen 02300 bis 02302, 02310, 02311, 02340, 02341, 02350, 02360, 10320, 10322, 10324 und 10340 bis 10342 berechnungsfähig.

Die Gebührenordnungsposition 10330 ist im Zeitraum von 21 Tagen nach Erbringung einer Leistung des Abschnitts 31.2 nicht neben den Gebührenordnungspositionen des Abschnitts 31.4.3 berechnungsfähig.

10340 Kleinchirurgischer Eingriff I und/oder primäre Wundversorgung und/oder Epilation

Obligater Leistungsinhalt

- Operativer Eingriff mit einer Dauer von bis zu 5 Minuten
und/oder
- Primäre Wundversorgung
und/oder
- Epilation durch Elektrokoagulation im Gesicht und/oder an den Händen bei krankhaftem und entstellendem Haarwuchs,

einmal am Behandlungstag

5,85 €
57 Punkte

Die Gebührenordnungspositionen 10340 bis 10342 sind bei Patienten mit den Diagnosen Nävuszellnävussyndrom (ICD-10-GM: D22.-) und/oder mehreren offenen Wunden (ICD-10-GM: T01.-) mehrfach in einer Sitzung - auch nebeneinander, jedoch insgesamt höchstens fünfmal je Behandlungstag - berechnungsfähig.

Die Gebührenordnungsposition 10340 ist bei Neugeborenen, Säuglingen, Kleinkindern und Kindern bis zum vollendeten 12. Lebensjahr nach der Gebührenordnungsposition 31101 oder 36101 berechnungsfähig, sofern der Eingriff in Narkose erfolgt. Die Voraussetzungen gemäß § 115b SGB V müssen dabei nicht erfüllt sein, sofern die Eingriffe nicht im Katalog zum Vertrag nach § 115b SGB V genannt sind. In diesen Fällen ist die postoperative Behandlung nach der Gebührenordnungspositionen der Abschnitte 31.4.2 und 31.4.3 nicht berechnungsfähig. Die in der Präambel 31.2.1 Nr. 8 bzw. Präambel 36.2.1 Nr. 4 benannten Einschränkungen entfallen in diesen Fällen, es gelten die Abrechnungsausschlüsse der Gebührenordnungsposition 10340 entsprechend.

Lokalanästhesien und Leitungsanästhesien sind, soweit erforderlich, Bestandteil der Gebührenordnungsposition 10340.

10 Hautärztliche Gebührenordnungspositionen

Die Gebührenordnungsposition 10340 ist nicht neben den Gebührenordnungspositionen 01741, 02300 bis 02302, 02311, 02321 bis 02323, 02330, 02331, 02340 bis 02343, 02350, 02360, 10320, 10322, 10324, 10341 und 10342 und nicht neben den Gebührenordnungspositionen der Abschnitte 30.5 und 30.6 berechnungsfähig.

Die Gebührenordnungsposition 10340 ist am Behandlungstag nicht neben den Gebührenordnungspositionen 10343 und 10344 berechnungsfähig.

Die Gebührenordnungsposition 10340 ist im Behandlungsfall nicht neben den Gebührenordnungspositionen 02310, 02312 und 10330 berechnungsfähig.

Die Gebührenordnungsposition 10340 ist im Zeitraum von 21 Tagen nach Erbringung einer Leistung des Abschnitts 31.2 nicht neben den Gebührenordnungspositionen des Abschnitts 31.4.3 berechnungsfähig.

10341 **Kleinchirurgischer Eingriff II und/oder primäre Wundversorgung**

Obligater Leistungsinhalt
- Primäre Wundversorgung bei Säuglingen, Kleinkindern und Kindern

und/oder
- Primäre Wundversorgung mittels Naht und/oder Gewebekleber

und/oder
- Koagulation und/oder Kauterisation krankhafter Haut- und/oder Schleimhautveränderungen

und/oder
- Operative Entfernung einer oder mehrerer Geschwülste an der Harnröhrenmündung

und/oder
- Operative Entfernung eines unter der Oberfläche von Haut oder Schleimhaut gelegenen Fremdkörpers nach Aufsuchen durch Schnitt

und/oder
- Öffnung eines Körperkanalverschlusses an der Körperoberfläche oder Eröffnung eines Abszesses oder Exzision eines Furunkels

und/oder
- Verschiebeplastik zur Deckung eines Hautdefektes

und/oder
- Eröffnung eines subcutanen Panaritiums oder einer Paronychie,

einmal am Behandlungstag

13,25 €
129 Punkte

Die Gebührenordnungspositionen 10340 bis 10342 sind bei Patienten mit den Diagnosen Nävuszellnävussyndrom (ICD-10-GM: D22.-) und/ oder mehreren offenen Wunden (ICD-10-GM: T01.-) mehrfach in einer Sitzung - auch nebeneinander, jedoch insgesamt höchstens fünfmal je Behandlungstag - berechnungsfähig.

Die Gebührenordnungsposition 10341 ist bei Neugeborenen, Säuglingen, Kleinkindern und Kindern bis zum vollendeten 12. Lebensjahr nach der Gebührenordnungsposition 31101 oder 36101 berechnungsfähig, sofern der Eingriff in Narkose erfolgt. Die Voraussetzungen gemäß § 115b SGB V müssen dabei nicht erfüllt sein, sofern die Eingriffe nicht im Katalog zum Vertrag nach § 115b SGB V genannt sind. In diesen Fällen ist die postoperative Behandlung nach den Gebührenordnungspositionen der Abschnitte 31.4.2 und 31.4.3 nicht berechnungsfähig. Die in der Präambel 31.2.1 Nr. 8 bzw. Präambel 36.2.1 Nr. 4 benannten Einschränkungen entfallen in diesen Fällen, es gelten die Abrechnungsausschlüsse der Gebührenordnungsposition 10341 entsprechend.

Lokalanästhesien und Leitungsanästhesien sind, soweit erforderlich, Bestandteil der Gebührenordnungsposition 10341.

Die Gebührenordnungsposition 10341 ist nicht neben den Gebührenordnungspositionen 01741, 02300 bis 02302, 02311, 02321, 02322, 02331, 02340 bis 02343, 02350, 02360, 10320, 10322, 10324, 10340 und 10342 und nicht neben den Gebührenordnungspositionen der Abschnitte 30.5 und 30.6 berechnungsfähig.

Die Gebührenordnungsposition 10341 ist am Behandlungstag nicht neben den Gebührenordnungspositionen 10343 und 10344 berechnungsfähig.

Die Gebührenordnungsposition 10341 ist im Behandlungsfall nicht neben den Gebührenordnungspositionen 02310, 02312 und 10330 berechnungsfähig.

Die Gebührenordnungsposition 10341 ist im Zeitraum von 21 Tagen nach Erbringung einer Leistung des Abschnitts 31.2 nicht neben den Gebührenordnungspositionen des Abschnitts 31.4.3 berechnungsfähig.

10 Hautärztliche Gebührenordnungspositionen 10342

10342 Kleinchirurgischer Eingriff III und/oder primäre Wundversorgung bei Säuglingen, Kleinkindern und Kindern

Obligater Leistungsinhalt
- Primäre Wundversorgung einer Wunde mittels Naht bei Säuglingen, Kleinkindern und Kindern
und/oder
- Exzision eines Bezirkes oder einer intradermalen Geschwulst aus der Haut des Gesichts mit Wundverschluss
und/oder
- Hochtouriges Schleifen von Bezirken der Haut bei schweren Entstellungen durch Naevi oder Narben
und/oder
- Exzision eines großen Bezirkes aus Haut und/oder Schleimhaut oder einer kleinen unter der Haut und/oder Schleimhaut gelegenen Geschwulst
und/oder
- Exzision und/oder Probeexzision von tiefliegendem Körpergewebe (z. B. Fettgewebe) und/oder aus einem Organ ohne Eröffnung einer Körperhöhle (z. B. Zunge)
und/oder
- Emmert-Plastik
und/oder
- Venae sectio,   24,55 €
einmal am Behandlungstag   239 Punkte

Die Gebührenordnungspositionen 10340 bis 10342 sind bei Patienten mit den Diagnosen Nävuszellnävussyndrom (ICD-10-GM: D22.-) und/ oder mehreren offenen Wunden (ICD-10-GM: T01.-) mehrfach in einer Sitzung - auch nebeneinander, jedoch insgesamt höchstens fünfmal je Behandlungstag - berechnungsfähig.

Die Gebührenordnungsposition 10342 ist bei Neugeborenen, Säuglingen, Kleinkindern und Kindern bis zum vollendeten 12. Lebensjahr nach der Gebührenordnungsposition 31101 oder 36101 berechnungsfähig, sofern der Eingriff in Narkose erfolgt. Die Voraussetzungen gemäß § 115b SGB V müssen dabei nicht erfüllt sein, sofern die Eingriffe nicht im Katalog zum Vertrag nach § 115b SGB V genannt sind. In diesen Fällen ist die postoperative Behandlung nach den Gebührenordnungspositionen der Abschnitte 31.4.2 und 31.4.3 nicht berechnungsfähig. Die in der Präambel 31.2.1 Nr. 8 bzw. Präambel 36.2.1 Nr. 4 benannten Einschränkungen entfallen in diesen Fällen, es gelten die Abrechnungsausschlüsse der Gebührenordnungsposition 10342 entsprechend.

Lokalanästhesien und Leitungsanästhesien sind, soweit erforderlich, Bestandteil der Gebührenordnungsposition 10342.

Die Gebührenordnungsposition 10342 ist nicht neben den Gebührenordnungspositionen 01741, 02300 bis 02302, 02311, 02321, 02322, 02331, 02340 bis 02343, 02350, 02360, 10320, 10322, 10324, 10340 und 10341 und nicht neben den Gebührenordnungspositionen der Abschnitte 30.5 und 30.6 berechnungsfähig.

Die Gebührenordnungsposition 10342 ist am Behandlungstag nicht neben den Gebührenordnungspositionen 10343 und 10344 berechnungsfähig.

Die Gebührenordnungsposition 10342 ist im Behandlungsfall nicht neben den Gebührenordnungspositionen 02310, 02312 und 10330 berechnungsfähig.

Die Gebührenordnungsposition 10342 ist im Zeitraum von 21 Tagen nach Erbringung einer Leistung des Abschnitts 31.2 nicht neben den Gebührenordnungspositionen des Abschnitts 31.4.3 berechnungsfähig.

10343 **(Teil-)Exzision einer malignomverdächtigen oder malignen Hautveränderung am Körperstamm oder an den Extremitäten mit Ausnahme der in der Gebührenordnungsposition 10344 genannten Regionen**

Obligater Leistungsinhalt
- (Teil-)Exzision einer kleinen malignomverdächtigen oder malignen Hautveränderung,
- Veranlassung einer histologischen Untersuchung,
- Dokumentation gemäß Abschnitt D. II. der Krebsfrüherkennungs-Richtlinie

Fakultativer Leistungsinhalt
- Wundverschluss

13,97 €
136 Punkte

Die Vereinbarung von Qualitätssicherungsmaßnahmen beim ambulanten Operieren und bei stationsersetzenden Eingriffen gemäß § 15 des Vertrages nach § 115b Abs. 1 SGB V gilt nicht für die Leistung der Gebührenordnungsposition 10343, sofern der Eingriff nicht im Katalog zum Vertrag nach § 115b SGB V genannt ist.

Die Gebührenordnungsposition 10343 ist am Behandlungstag nicht neben den Gebührenordnungspositionen 02300 bis 02302, 10320, 10322, 10324 und 10340 bis 10342 berechnungsfähig.

10344 **(Teil-)Exzision einer kleinen malignomverdächtigen oder malignen Hautveränderung im Kopf-/Gesichtsbereich oder an der Hand**

Obligater Leistungsinhalt
- (Teil-)Exzision einer kleinen malignomverdächtigen oder malignen Hautveränderung,
- Veranlassung einer histologischen Untersuchung,
- Dokumentation gemäß Abschnitt D. II. der Krebsfrüherkennungs-Richtlinie

Fakultativer Leistungsinhalt
- Wundverschluss

25,27 €
246 Punkte

Die Vereinbarung von Qualitätssicherungsmaßnahmen beim ambulanten Operieren und bei stationsersetzenden Eingriffen gemäß § 15 des Vertrages nach § 115b Abs. 1 SGB V gilt nicht für die Leistung nach der Gebührenordnungsposition 10344, sofern der Eingriff nicht im Katalog zum Vertrag nach § 115b SGB V genannt ist.

Die Gebührenordnungsposition 10344 ist am Behandlungstag nicht neben den Gebührenordnungspositionen 02300 bis 02302, 10320, 10322, 10324 und 10340 bis 10342 berechnungsfähig.

10 Hautärztliche Gebührenordnungspositionen 10345

10345 Zusatzpauschale Behandlung und/oder Betreuung eines Patienten mit einer gesicherten onkologischen Erkrankung bei laufender onkologischer Therapie oder Betreuung im Rahmen der Nachsorge

Obligater Leistungsinhalt
– Behandlung und/oder Betreuung eines Patienten mit einer laboratoriumsmedizinisch oder histologisch/zytologisch gesicherten onkologischen Erkrankung,
– Fortlaufende Beratung zum Umgang mit der onkologischen Erkrankung,
– Verlaufskontrolle und Dokumentation des Therapieerfolges,
– Erstellung, Überprüfung und Anpassung eines die onkologische Erkrankung begleitenden spezifischen Therapiekonzeptes unter Berücksichtigung individueller Faktoren,
– Kontrolle und/oder Behandlung ggf. auftretender therapiebedingter Nebenwirkungen,
– Planung und Koordination der komplementären Arznei-, Heil- und Hilfsmittelversorgung unter besonderer Berücksichtigung der gesicherten onkologischen Erkrankung,

Fakultativer Leistungsinhalt
– Anleitung und Führung der Bezugs- und Betreuungsperson(en),
– Fortlaufende Überprüfung des häuslichen, familiären und sozialen Umfelds im Hinblick auf die Grunderkrankung,
– Konsiliarische Erörterung/Fachliche Beratung und regelmäßiger Informationsaustausch mit dem onkologisch verantwortlichen Arzt sowie mit weiteren mitbehandelnden Ärzten,
– Überprüfung und Koordination supportiver Maßnahmen,
– Einleitung und/oder Koordination der psychosozialen Betreuung des Patienten und seiner Familie und/oder Bezugs- und Betreuungsperson(en),
– Ggf. Hinzuziehung komplementärer Dienste bzw. häuslicher Krankenpflege,

einmal im Behandlungsfall

19,62 €
191 Punkte

Die Gebührenordnungsposition 10345 ist nur bei mindestens einer der im Folgenden genannten Erkrankungen berechnungsfähig: Melanom und sonstige bösartige Neubildungen der Haut C43-C44, Kaposi-Sarkom C46, Bösartige Neubildung sonstiger und ungenau bezeichneter Lokalisationen C76, Sekundäre und nicht näher bezeichnete bösartige Neubildungen C77-C80, Mycosis fungoides C84.0.

Die Gebührenordnungsposition 10345 ist bei laufender medikamentöser, im Sinne einer systemischen Chemotherapie mit z. B. zytostatischen Substanzen, operativer und/oder strahlentherapeutischer Behandlung und/oder bei Betreuung im Rahmen der Nachsorge bis höchstens 2 Jahre nach Beendigung einer medikamentösen, operativen und/oder strahlentherapeutischen Behandlung eines Patienten mit gesicherter onkologischer Erkrankung berechnungsfähig.

10350	**Balneophototherapie** entsprechend der Richtlinie des Gemeinsamen Bundesausschusses (Nr. 15 in der Anlage 1 "Anerkannte Untersuchungs- und Behandlungsmethoden" der Richtlinien Methoden der vertragsärztlichen Versorgung) und entsprechend der Qualitätssicherungsvereinbarung zur Balneophototherapie gemäß § 135 Abs. 2 SGB V, einschließlich Kosten,	

Obligater Leistungsinhalt

- Balneophototherapie für Psoriasis gemäß § 1 der Nummer 15 in der Anlage 1 "Anerkannte Untersuchungs- und Behandlungsmethoden",
- Dokumentation,

Fakultativer Leistungsinhalt

- Eingangsuntersuchung,
- Untersuchung im Verlauf,

einmal am Behandlungstag

40,88 €
398 Punkte

Bei allen Verfahren zu Balneophototherapie ist eine Behandlungshäufigkeit von 3 bis 5 Anwendungen pro Woche anzustreben. Gemäß dem Beschluss des Gemeinsamen Bundesausschusses ist die Behandlung mittels Balneophototherapie auf höchstens 35 Einzelanwendungen beschränkt (Behandlungszyklus). Ein neuer Behandlungszyklus kann frühestens 6 Monate nach Abschluss eines vorangegangenen Behandlungszyklus erfolgen.

Die Gebührenordnungsposition 10350 enthält alle Kosten, einschließlich der Kosten für die Mittel zur Herstellung der lichtsensibilisierenden Lösung gemäß § 2 Abs. 3 des G-BA-Beschlusses Balneophototherapie für die Bade-PUVA und Sprechstundenbedarf.

Die Gebührenordnungsposition 10350 ist am Behandlungstag nicht neben den Gebührenordnungspositionen 30430 und 30431 berechnungsfähig.

11 Humangenetische Gebührenordnungspositionen

11.1 Präambel

1. Die in diesem Kapitel aufgeführten Gebührenordnungspositionen können ausschließlich von
    - Fachärzten für Humangenetik,
    - Vertragsärzten mit der Zusatzbezeichnung Medizinische Genetik,
    - Vertragsärzten, die Auftragsleistungen des Kapitels 11 erbringen und über eine Genehmigung zur Abrechnung der Gebührenordnungspositionen dieses Kapitels verfügen,
   berechnet werden.
2. Ausser den in diesem Kapitel genannten Gebührenordnungspositionen sind von den in der Präambel genannten Vertragsärzten - unbeschadet der Regelungen gemäß 5 und 6.2 der Allgemeinen Bestimmungen - zusätzlich nachfolgende Gebührenordnungspositionen berechnungsfähig: 01210, 01212, 01214, 01216, 01218, 01220 bis 01222, 01320, 01321, 01416, 01420, 01422, 01424,

11 Humangenetische Gebührenordnungspositionen

01430, 01435, 01436, 01610, 01611, 01620, 01621, 01701, 01783, 01790 bis 01793, 01800, 01802 bis 01811, 01835 bis 01839, 02100, 02101, 02200, 02300 und 02330.
3. Ausser den in diesem Kapitel genannten Gebührenordnungspositionen sind bei Vorliegen der entsprechenden Qualifikationsvoraussetzungen von den in der Präambel genannten Vertragsärzten - unbeschadet der Regelungen gemäß 5 und 6.2 der Allgemeinen Bestimmungen - zusätzlich nachfolgende Gebührenordnungspositionen berechnungsfähig: Gebührenordnungspositionen des Abschnitts 30.12 sowie Gebührenordnungspositionen des Kapitels 32.
4. Die in der Präambel unter 1. aufgeführten Vertragsärzte können die arztgruppenspezifischen Leistungen entsprechend den Gebührenordnungspositionen 08570 bis 08574 berechnen.
5. Gebührenordnungspositionen dieses Kapitels, die im Zusammenhang mit den Gebührenordnungspositionen 01790 bis 01792 und 01793, 01835 bis 01838 und 08570, 08571, 08572 bis 08574 erbracht werden, sind nach Maßgabe der Kassenärztlichen Vereinigung zu kennzeichnen.
6. Bei der Berechnung der zusätzlichen Gebührenordnungspositionen in den Nummern 2 und 3 sind die Maßnahmen zur Qualitätssicherung gemäß § 135 Abs. 2 SGB V, die berufsrechtliche Verpflichtung zur grundsätzlichen Beschränkung auf das jeweilige Gebiet sowie die Richtlinien des Gemeinsamen Bundesausschusses zu beachten.
7. In den Gebührenordnungspositionen dieses Kapitels sind die Leistungen entsprechend den Gebührenordnungspositionen 01600 bis 01602 enthalten.
8. Werden die in den Grundpauschalen enthaltenen Leistungen entsprechend den Gebührenordnungspositionen 01600 und 01601 erbracht, sind für die Versendung bzw. den Transport die Kostenpauschalen nach den Nrn. 40120, 40122, 40124 und 40126 berechnungsfähig.
9. Die Qualifikationsvoraussetzungen für die Berechnung von Gebührenordnungspositionen des Abschnitts 32.3.14 gemäß Nr. 3 gelten bei den in Nr. 1 genannten Vertragsärzten als erfüllt.
10. Für Vertragsärzte mit der Zusatzbezeichnung Medizinische Genetik sind die Gebührenordnungspositionen 11210 bis 11212 nicht berechnungsfähig.
11. Sofern (eine) genetische Untersuchung(en) mit (einer) Gebührenordnungsposition(en) des Abschnitts 11.4 vorgenommen werden kann, sind die Gebührenordnungspositionen 11320 bis 11322 nicht berechnungsfähig.
12. Die Arztpraxis, die auf Überweisung kurativ-ambulante Auftragsleistungen nach den Gebührenordnungspositionen 11310 bis 11322 des Abschnitts 11.3 EBM oder den Gebührenordnungspositionen des Abschnitts 11.4 EBM durchführt, teilt der überweisenden Arztpraxis zum Zeitpunkt der abgeschlossenen Untersuchung die Gebührenordnungspositionen dieser Leistungen und die Höhe der Kosten gemäß der regionalen Euro-GO getrennt nach Leistungen der Abschnitte 11.3 und 11.4 EBM mit. Im Falle der Weiterüber-

weisung eines Auftrages oder eines Teilauftrages hat jede weiter überweisende Arztpraxis dem vorhergehenden Überweiser die Angaben nach Satz 1 sowohl über die selbst erbrachten Leistungen als auch über die Leistungen mitzuteilen, die ihr von der Arztpraxis gemeldet wurden, an die sie weiterüberwiesen hatte.

11.2 Humangenetische Grundpauschalen

Grundpauschale

Obligater Leistungsinhalt
- Persönlicher Arzt-Patienten-Kontakt,

Fakultativer Leistungsinhalt
- Weitere persönliche oder andere Arzt-Patienten-Kontakte gemäß 4.3.1 der Allgemeinen Bestimmungen,
- Ärztlicher Bericht entsprechend der Gebührenordnungsposition 01600,
- Individueller Arztbrief entsprechend der Gebührenordnungsposition 01601,
- Klärung der genetischen Fragestellung,
- Humangenetische Eigenanamnese,
- Humangenetische Familienanamnese,
- In Anhang 1 aufgeführte Leistungen,

einmal im Behandlungsfall

11210	für Versicherte bis zum vollendeten 5. Lebensjahr	38,31 € 373 Punkte
11211	für Versicherte ab Beginn des 6. bis zum vollendeten 59. Lebensjahr	42,73 € 416 Punkte
11212	für Versicherte ab Beginn des 60. Lebensjahres	40,16 € 391 Punkte

Die Gebührenordnungspositionen 11210 bis 11212 sind nicht neben der Gebührenordnungsposition 01436 berechnungsfähig.

Die Gebührenordnungspositionen 11210 bis 11212 sind im Behandlungsfall nicht neben den Gebührenordnungspositionen 01600 und 01601 berechnungsfähig.

11220 Zusatzpauschale zu den Gebührenordnungspositionen 11210 bis 11212 für eine humangenetische Beratung und/oder Erörterung von insgesamt mindestens 80 Minuten Dauer

Obligater Leistungsinhalt
- Persönlicher Arzt-Patienten-Kontakt,
- Beratung und/oder Erörterung bei einem Patienten mit unbekannter humangenetischer Diagnose bei Erstkontakt im Krankheitsfall,
- Weitere Beratung und/oder Erörterung,

Fakultativer Leistungsinhalt
- Einbeziehung von Vertrauenspersonen,
- In mehreren Sitzungen,

einmal im Krankheitsfall

46,22 €
450 Punkte

11 Humangenetische Gebührenordnungspositionen 11230–11231

Für die Nebeneinanderberechnung der Gebührenordnungsposition 11220 und der Gebührenordnungspositionen 11210 bis 11212 ist eine Arzt-Patienten-Kontaktzeit von insgesamt mindestens 80 Minuten Voraussetzung für die Berechnung der Gebührenordnungsposition 11220.

11.3 Diagnostische Gebührenordnungspositionen

11230 **Wissenschaftlich begründete humangenetische Beurteilung**

Obligater Leistungsinhalt
- Wissenschaftlich begründete humangenetische Beurteilung,

Fakultativer Leistungsinhalt
- Schriftliche Zusammenfassung für den/die Begutachtete(n), einmal im Krankheitsfall

14,69 €
143 Punkte

Die ausschließliche Befundmitteilung über die Inhalte der Untersuchungen der Gebührenordnungspositionen 01793, 01838, 08573, 11310 bis 11312 sowie 11320 bis 11322 ist nicht nach der Gebührenordnungsposition 11230 berechnungsfähig.

Die Gebührenordnungsposition 11230 ist im Behandlungsfall nicht neben der Gebührenordnungsposition 08572 berechnungsfähig.

Die Gebührenordnungsposition 11230 ist im Krankheitsfall nicht neben den Gebührenordnungspositionen 01790 bis 01792, 01835 bis 01837, 08570, 08571, 11231 und 11232 berechnungsfähig.

11231 **Wissenschaftlich begründete humangenetische Beurteilung** auf der Grundlage **zugesandter Befunde**

Obligater Leistungsinhalt
- Wissenschaftlich begründete humangenetische Beurteilung auf der Grundlage zugesandter schriftlicher Befundunterlagen und ggf. zugesandter Bilddokumente,

Fakultativer Leistungsinhalt
- Schriftliche Zusammenfassung für den/die Begutachtete(n), einmal im Krankheitsfall

29,58 €
288 Punkte

Die Gebührenordnungsposition 11231 ist im Behandlungsfall nicht neben den Gebührenordnungspositionen 08572 und 08573 berechnungsfähig.

Die Gebührenordnungsposition 11231 ist im Krankheitsfall nicht neben den Gebührenordnungspositionen 01790 bis 01793, 01835 bis 01838, 08570, 08571, 11230, 11232, 11310 bis 11312 und 11320 bis 11322 berechnungsfähig.

11232	Ausführliche **humangenetische Beurteilung** wegen evidentem **genetischen** und/oder **teratogenem Risiko**

Obligater Leistungsinhalt

- Ausführliche schriftliche wissenschaftlich begründete humangenetische Beurteilung bei Vorliegen eines evidenten genetischen und/oder teratogenen Risikos,
- Erhebung aller relevanten anamnestischen Daten,
- Detaillierte Analyse des Stammbaums über mindestens 3 Generationen,
- Quantifizierung des Risikos durch
    - Einbeziehung weitergehender Untersuchungen
  und/oder
    - Berechnung individueller Wahrscheinlichkeiten
  und/oder
    - Ermittlung genetisch bedingter Wiederholungsrisiken,

Fakultativer Leistungsinhalt

- Körperliche Untersuchung,
- Zusätzliche schriftliche Zusammenfassung für den oder die Begutachtete(n),
- In mehreren Sitzungen,

einmal im Krankheitsfall

121,10 €
1179 Punkte

Die Gebührenordnungsposition 11232 ist im Fall der Partnerberatung nur einmal berechnungsfähig.

Die Gebührenordnungsposition 11232 ist im Behandlungsfall nicht neben der Gebührenordnungsposition 08572 berechnungsfähig.

Die Gebührenordnungsposition 11232 ist im Krankheitsfall nicht neben den Gebührenordnungspositionen 01790 bis 01792, 01835 bis 01837, 08570, 08571, 11230 und 11231 berechnungsfähig.

11310	**Chromosomenanalyse** aus Zellen des **hämatopoetischen Systems**

Obligater Leistungsinhalt

- Chromosomenanalyse aus Zellen des hämatopoetischen Systems,

Fakultativer Leistungsinhalt

- Vorangegangene Kultivierung,
- X-Chromatin-Bestimmung und/oder Y-Chromatin-Bestimmung,

je Untersuchung

143,09 €
1393 Punkte

Die Gebührenordnungsposition 11310 ist im Behandlungsfall nicht neben der Gebührenordnungsposition 08573 berechnungsfähig.

Die Gebührenordnungsposition 11310 ist im Krankheitsfall nicht neben den Gebührenordnungspositionen 01791, 01836, 08571 und 11231 berechnungsfähig.

11 Humangenetische Gebührenordnungspositionen 11311–11312

11311 Chromosomenanalyse aus Fibroblasten

Obligater Leistungsinhalt
- Chromosomenanalyse aus Fibroblasten,
- Vorangegangene Kultivierung,

Fakultativer Leistungsinhalt
- X-Chromatin-Bestimmung und/oder Y-Chromatin-Bestimmung,

je Untersuchung

163,12 €
1588 Punkte

Die Gebührenordnungsposition 11311 ist im Behandlungsfall nicht neben den Gebührenordnungspositionen 08571 und 08573 berechnungsfähig.

Die Gebührenordnungsposition 11311 ist im Krankheitsfall nicht neben den Gebührenordnungspositionen 01791, 01836 und 11231 berechnungsfähig.

11312 Spezielle Darstellung der Strukturen einzelner Chromosomen durch die Anwendung besonderer Techniken im Zusammenhang mit den Gebührenordnungspositionen 11310 oder 11311

Obligater Leistungsinhalt
- Chromosomenbandenanalyse aus unterschiedlichen Langzeit-Kultivierungen

und/oder
- Untersuchung von Chromosomenaberrationen an Metaphasechromosomen oder Interphasekernen mittels DNA-Hybridisierung

und/oder
- Fluoreszenz-in-situ-Hybridisierung (FISH),

Fakultativer Leistungsinhalt
- Fotografische Dokumentation,

je angewendetes Färbeverfahren oder je untersuchter Zielsequenz (je Sonde)

45,91 €
447 Punkte

Die Gebührenordnungsposition 11312 ist nicht neben den Gebührenordnungspositionen 01839 und 08574 berechnungsfähig.

Die Gebührenordnungsposition 11312 ist im Behandlungsfall nicht neben der Gebührenordnungsposition 08571 berechnungsfähig.

Die Gebührenordnungsposition 11312 ist im Krankheitsfall nicht neben den Gebührenordnungspositionen 01791, 01836 und 11231 berechnungsfähig.

11320 Nachweis oder Ausschluss einer krankheitsrelevanten oder krankheitsauslösenden genomischen Mutation mittels Hybridisierung mit einer mutationssequenzspezifischen Sonde

Obligater Leistungsinhalt
- Hybridisierung menschlicher DNA oder eines Nukleinsäureamplifikates genomischer menschlicher DNA mit einer markierten mutationssequenzspezifischen Sonde,
- Auswertung der erhobenen Befunde,

Fakultativer Leistungsinhalt
- Extraktion menschlicher DNA aus Zellen oder Gewebeproben,
- Nukleinsäureamplifikation,
- Spaltung menschlicher DNA mittels eines Restriktionsenzyms,
- Southern-Transfer einschließlich Auswertung,
- ggf. weitere vorbereitende Schritte,

je Sonde und Mutation

19,82 €
193 Punkte

Die Berechnung setzt die Begründung, die die Art der Erkrankung enthält, und die Angabe der Art der Untersuchung (Gennummer, Genname nach OMIM) und den Multiplikator (Anzahl der durchgeführten Hybridisierungen) voraus.

Sonden, die nicht dem Ausschluss oder Nachweis der Mutation dienen, sind nicht gesondert berechnungsfähig. Hierunter fallen insbesondere Sonden, die zur Amplifikations-, Kontaminations- oder Identitätskontrolle eingesetzt werden.

Zum Nachweis oder Ausschluss einer krankheitsrelevanten genomischen Mutation ist diese Leistung nicht als Screening-Leistung, sondern nur im begründeten Einzelfall berechnungsfähig.

Die Gebührenordnungsposition 11320 ist im Behandlungsfall nicht neben der Gebührenordnungsposition 08571 berechnungsfähig.

Die Gebührenordnungsposition 11320 ist im Krankheitsfall nicht neben den Gebührenordnungspositionen 01791, 01793, 01836 und 11231 berechnungsfähig.

11321 Nachweis oder Ausschluss einer krankheitsrelevanten oder krankheitsauslösenden genomischen Mutation mittels sequenzspezifischer und nicht-trägergebundener Nukleinsäureamplifikation

Obligater Leistungsinhalt
- Nukleinsäureamplifikation menschlicher DNA,
- Auswertung der erhobenen Befunde,

Fakultativer Leistungsinhalt
- Extraktion menschlicher DNA aus Zellen oder Gewebeproben,
- Spaltung menschlicher DNA mittels eines Restriktionsenzyms,
- Elektrophoretische Auftrennung und Auswertung,

je unterschiedlicher Zielsequenz (Primerpaar)

16,02 €
156 Punkte

Die Berechnung setzt die Begründung, die die Art der Erkrankung enthält, und die Angabe der Art der Untersuchung (Gennummer, Genname nach OMIM) und den Multiplikator (Anzahl der unterschiedlichen Zielsequenzen) voraus.

11 Humangenetische Gebührenordnungspositionen 11322

Primerpaare, die nicht dem Ausschluss oder Nachweis der Mutation dienen, sind nicht gesondert berechnungsfähig. Hierunter fallen insbesondere Primerpaare, die zur Amplifikations-, Kontaminations- oder Identitätskontrolle eingesetzt werden.

Zum Nachweis oder Ausschluss einer krankheitsrelevanten genomischen Mutation ist diese Leistung nicht als Screening-Leistung, sondern nur im begründeten Einzelfall berechnungsfähig.

Die Gebührenordnungsposition 11321 ist im Behandlungsfall nicht neben der Gebührenordnungsposition 08571 berechnungsfähig.

Die Gebührenordnungsposition 11321 ist im Krankheitsfall nicht neben den Gebührenordnungspositionen 01791, 01793, 01836 und 11231 berechnungsfähig.

11322 Nachweis oder Ausschluss einer krankheitsrelevanten oder krankheitsauslösenden genomischen Mutation mittels Sequenzierung menschlicher DNA nach der Kettenabbruchmethode nach Sanger

Obligater Leistungsinhalt
- Einzelstrangsequenzierung menschlicher DNA nach der Kettenabbruchmethode nach Sanger,
- Auswertung der erhobenen Befunde,

Fakultativer Leistungsinhalt
- Doppelstrangsequenzierung,
- Extraktion menschlicher DNA aus Zellen oder Gewebeproben,
- Nukleinsäureamplifikation,
- Spaltung menschlicher DNA mittels eines Restriktionsenzyms,

je Ansatz

71,80 €
699 Punkte

Die Berechnung setzt die Begründung, die die Art der Erkrankung enthält, und die Angabe der Art der Untersuchung (Gennummer, Genname nach OMIM) und den Multiplikator (Anzahl der Sequenzierungen) voraus.

Sequenzierungen, die nicht dem Ausschluss oder Nachweis der Mutation dienen, sind nicht gesondert berechnungsfähig. Hierunter fallen insbesondere Sequenzierungen, die als Amplifikations-, Kontaminations- oder Identitätskontrolle eingesetzt werden.

Die Sequenzierung ist nur in einer Richtung berechnungsfähig, die Sequenzierung des komplementären Stranges ist nicht gesondert berechnungsfähig.

Zum Nachweis oder Ausschluss einer krankheitsrelevanten genomischen Mutation ist diese Leistung nicht als Screening-Leistung, sondern nur im begründeten Einzelfall berechnungsfähig.

Die Gebührenordnungsposition 11322 ist im Behandlungsfall nicht neben der Gebührenordnungsposition 08571 berechnungsfähig.

Die Gebührenordnungsposition 11322 ist im Krankheitsfall nicht neben den Gebührenordnungspositionen 01791, 01793, 01836 und 11231 berechnungsfähig.

III Arztgruppenspezifische Gebührenordnungspositionen

11.4 Indikationsbezogene molekulargenetische Stufendiagnostik

1. Die Berechnung der Gebührenordnungspositionen dieses Abschnitts setzt die Angabe voraus, ob die Leistung als diagnostischer, prädiktiver oder als vorgeburtlicher Test erbracht wurde.
2. Vor Durchführung einer Leistung nach den Gebührenordnungspositionen dieses Abschnitts ist durch die verantwortliche ärztliche Person zu klären, ob ein Indexpatient bekannt ist. In diesem Fall hat die verantwortliche ärztliche Person Angaben zum Indexpatienten (Mutation, Erkrankung, genetischer Verwandtschaftsgrad) als Vorbefund mitzuteilen. Liegen zum Indexpatienten keine oder nur unvollständige Informationen vor, so ist dies mit einer Begründung anzugeben. Gegenüber der Kassenärztlichen Vereinigung ist lediglich die Kenntnis der Information anzugeben.
3. Als Indexpatient wird eine erkrankte und genetisch mit dem Versicherten verwandte Person und als Anlageträger ein (noch) symptomfreier Versicherter mit nachgewiesener Mutation bezeichnet. Eine Risikoperson ist ein Versicherter mit formalgenetisch möglicher Anlageträgerschaft. Die Untersuchung auf Anlageträgerschaft setzt eine Indikation gemäß § 3 Nr. 8 Gendiagnostikgesetz voraus.
4. Ist (Sind) bei dem Indexpatient die krankheitsauslösende(n) Mutation(en) molekulargenetisch gesichert und gemäß Präambel Nr. 2 übermittelt, so sind nur die Gebührenordnungspositionen "bei bekannter Mutation" berechnungsfähig. Wird das Untersuchungsziel durch die Beschränkung auf die bekannte(n) Mutation(en) des Indexpatienten nicht erreicht, sind darüber hinausgehende Untersuchungen nur mit besonderer Begründung berechnungsfähig.
5. Die Berechnung der Gebührenordnungspositionen des Abschnitts 11.4.2 setzt die Einhaltung der Qualitätssicherungsvereinbarung gemäß § 135 Abs. 2 SGB V voraus.
6. Für indikationsbezogene Leistungen, die nach Abschnitt 11.4.2 berechnungsfähig sind, ist eine Stufendiagnostik durchzuführen. Wenn das Untersuchungsziel nicht erreicht wurde, sind nach erneuter Indikationsstellung durch die verantwortliche ärztliche Person für weitere indizierte Untersuchungen die Gebührenordnungspositionen 11310 bis 11322 neben den Gebührenordnungspositionen des Abschnittes 11.4 berechnungsfähig.
7. Die vollständige Untersuchung eines Gens umfasst mindestens die Analyse der kodierenden Sequenzen (Exone) und der transskriptions- und translationsrelevanten flankierenden Signalsequenzen.

11.4.1 Untersuchungen bei Risikoallelen

11330 Faktor-V-Leiden-Mutation

Obligater Leistungsinhalt
- Untersuchung auf diese Mutation,
einmal im Krankheitsfall

31,02 €
302 Punkte

Die Gebührenordnungsposition 11330 ist im Krankheitsfall nicht neben der Gebührenordnungsposition 32860 berechnungsfähig.

11 Humangenetische Gebührenordnungspositionen 11331–11352

11331 Prothrombin G20210A-Mutation

Obligater Leistungsinhalt
- Untersuchung auf diese Mutation,
einmal im Krankheitsfall
Die Gebührenordnungsposition 11331 ist im Krankheitsfall nicht neben der Gebührenordnungsposition 32861 berechnungsfähig.

31,02 €
302 Punkte

11332 HLA-B27

Obligater Leistungsinhalt
- Untersuchung auf die Anwesenheit des Haplotyps HLA-B27,
einmal im Krankheitsfall
Die Gebührenordnungsposition 11332 ist im Krankheitsfall nicht neben der Gebührenordnungsposition 32862 berechnungsfähig.

31,02 €
302 Punkte

11333 MTHFR-C677T-Mutation

Obligater Leistungsinhalt
- Untersuchung auf die Mutation bei erhöhter Homocystein-Konzentration im Plasma (> 50 µmol pro Liter),
einmal im Krankheitsfall
Die Gebührenordnungsposition 11333 ist im Krankheitsfall nicht neben der Gebührenordnungsposition 32863 berechnungsfähig.

31,02 €
302 Punkte

11334 Hämochromatose

Obligater Leistungsinhalt
- Untersuchung auf die C282Y- und die H63D-Mutation des HFE (Hämochromatose)-Gens,
einmal im Krankheitsfall

52,90 €
515 Punkte

11.4.2 Untersuchungen bei monogenen Erkrankungen

11351 Cystische Fibrose - mehrere Mutationen

Obligater Leistungsinhalt
- Untersuchung auf die häufigsten Mutationen (mindestens 25) am CFTR-Gen,
einmal im Krankheitsfall

419,09 €
4080 Punkte

11352 Cystische Fibrose - vollständige Untersuchung

Obligater Leistungsinhalt
- vollständige Untersuchung des CFTR-Gens,
einmal im Krankheitsfall
Die Gebührenordnungsposition 11352 ist nur berechnungsfähig, wenn die diagnostische Fragestellung auf Grund der Analyse-Ergebnisse entsprechend der Gebührenordnungspositionen 11351 und 11354 nicht vollständig beantwortet werden konnte.

1.742,92 €
16968 Punkte

11354–11372 III Arztgruppenspezifische Gebührenordnungspositionen

11354 Cystische Fibrose - bei bekannter Mutation
Obligater Leistungsinhalt
- Untersuchung auf eine bekannte Mutation,
je bekannter Mutation einmal im Krankheitsfall

82,59 €
804 Punkte

11360 Fragiles X-Syndrom - Analyse einer Repeat-Expansion - auch bei bekannter Mutation
Obligater Leistungsinhalt
- Untersuchung auf eine CGG-Expansion im FMR1-Gen,
einmal im Krankheitsfall

82,59 €
804 Punkte

11361 Fragiles X-Syndrom - weitergehende Untersuchung - auch bei bekannter Mutation
Obligater Leistungsinhalt
- Untersuchung auf eine CGG-Expansion mit Analyse des Methylierungsstatus im FMR1-Gen beim Patienten oder bei weiblichen Risikopersonen,
einmal im Krankheitsfall

311,24 €
3030 Punkte

Die Gebührenordnungsposition 11361 ist nur berechnungsfähig, wenn die diagnostische Fragestellung oder die Fragestellung nach Anlageträgerschaft auf Grund der Analyseergebnisse entsprechend der Gebührenordnungsposition 11360 nicht vollständig beantwortet werden konnte.

11370 Muskeldystrophie Typ Duchenne/Becker - Untersuchung auf Deletionen und Duplikationen - auch bei bekannter Mutation
Obligater Leistungsinhalt
- Untersuchung auf große Deletionen und Duplikationen im Dystrophin-Gen,
einmal im Krankheitsfall

335,27 €
3264 Punkte

11371 Muskeldystrophie Typ Duchenne/Becker - vollständige Untersuchung
Obligater Leistungsinhalt
- Vollständige Untersuchung des Dystrophin-Gens,
einmal im Krankheitsfall

5.099,64 €
49647 Punkte

Die Gebührenordnungsposition 11371 ist nur berechnungsfähig, wenn die diagnostische Fragestellung auf Grund des Analyseergebnisses entsprechend der Gebührenordnungsposition 11370 nicht vollständig beantwortet werden konnte.

11372 Muskeldystrophie Typ Duchenne/Becker - bei bekannter Mutation
Obligater Leistungsinhalt
- Untersuchung auf eine bekannte Mutation im Dystrophin-Gen,
je bekannter Mutation einmal im Krankheitsfall

84,23 €
820 Punkte

11 Humangenetische Gebührenordnungspositionen 11380–11396

11380 Chorea Huntington - auch bei bekannter Mutation
Obligater Leistungsinhalt
- Untersuchung auf eine CAG-Repeat-Expansion im Huntingtin-Gen,

einmal im Krankheitsfall

137,74 €
1341 Punkte

11390 Myotone Dystrophie Typ 1 (DM1, Curshman-Steinert) - Analyse einer Repeat-Expansion - auch bei bekannter Mutation
Obligater Leistungsinhalt
- Untersuchung auf eine CTG-Expansion des DMPK-Gens mittels PCR und Fragmentanalyse,

einmal im Krankheitsfall

82,59 €
804 Punkte

11391 Myotone Dystrophie Typ 1 (DM1, Curshman-Steinert) - weitergehende Untersuchung - auch bei bekannter Mutation
Obligater Leistungsinhalt
- Untersuchung auf eine CTG-Expansion des DMPK-Gens mittels Southern-Blot-Hybridisierung,

einmal im Krankheitsfall

311,24 €
3030 Punkte

Die Gebührenordnungsposition 11391 ist nur berechnungsfähig, wenn die Fragestellung auf Grund der Analyseergebnisse entsprechend der Gebührenordnungsposition 11390 nicht vollständig beantwortet werden konnte.

11395 Myotone Dystrophie Typ 2 (DM2, PROMM) - Analyse einer Repeat-Expansion - auch bei bekannter Mutation
Obligater Leistungsinhalt
- Untersuchung auf eine CCTG-Expansion des ZNF-9-Gens mittels PCR und Fragmentanalyse,

einmal im Krankheitsfall

82,59 €
804 Punkte

11396 Myotone Dystrophie Typ 2 (DM2, PROMM) - weitergehende Untersuchung - auch bei bekannter Mutation
Obligater Leistungsinhalt
- Untersuchung auf eine CCTG-Expansion des ZNF-9-Gens mittels Southern-Blot-Hybridisierung,

einmal im Krankheitsfall

311,24 €
3030 Punkte

Die Gebührenordnungsposition 11396 ist nur berechnungsfähig, wenn die Fragestellung auf Grund der Analyseergebnisse entsprechend der Gebührenordnungsposition 11395 nicht vollständig beantwortet werden konnte.

11400–11411   III Arztgruppenspezifische Gebührenordnungspositionen

11400 **Hämophilie A - Analyse einer Inversion - auch bei bekannter Mutation**
Obligater Leistungsinhalt
- Untersuchung auf eine Inversion in Intron 22 und Intron 1 des F8-Gens,

einmal im Krankheitsfall

82,59 €
804 Punkte

11401 **Hämophilie A - vollständige Untersuchung**
Obligater Leistungsinhalt
- Vollständige Untersuchung des F8-Gens auf Deletionen und Mutationen,

einmal im Krankheitsfall

2.297,90 €
22371 Punkte

Die Gebührenordnungsposition 11401 ist nur berechnungsfähig, wenn die diagnostische Fragestellung auf Grund des Analyseergebnisses entsprechend der Gebührenordnungsposition 11400 nicht vollständig beantwortet werden konnte.

11403 **Hämophilie A - bei bekannter Mutation**
Obligater Leistungsinhalt
- Untersuchung auf eine Deletion im F8-Gen bei bekannter Deletion,

je bekannter Mutation einmal im Krankheitsfall

167,53 €
1631 Punkte

11404 **Hämophilie A - bei bekannter Mutation**
Obligater Leistungsinhalt
- Untersuchung auf eine Mutation im F8-Gen,

je bekannter Mutation einmal im Krankheitsfall

84,23 €
820 Punkte

11410 **Spinale Muskelatrophie - Untersuchung auf eine Deletion und Duplikation - auch bei bekannter Mutation**
Obligater Leistungsinhalt
- Untersuchung auf eine Deletion und Duplikation des SMN1- und SMN2-Gens,

einmal im Krankheitsfall

167,53 €
1631 Punkte

11411 **Spinale Muskelatrophie - vollständige Untersuchung**
Obligater Leistungsinhalt
- Vollständige Untersuchung des SMN1- und SMN2-Gens,

einmal im Krankheitsfall

544,20 €
5298 Punkte

Soweit beim Versicherten eine Untersuchung nach der Gebührenordnungsposition 11410 eine homozygote Deletion ergeben hat, ist die Gebührenordnungsposition 11411 nicht berechnungsfähig.

Soweit bei einer Risikoperson eine Untersuchung nach der Gebührenordnungsposition 11410 eine heterozygote Deletion ergeben hat, ist die Gebührenordnungsposition 11411 nicht berechnungsfähig.

11 Humangenetische Gebührenordnungspositionen 11412–11430

11412 Spinale Muskelatrophie - bei bekannter Mutation
Obligater Leistungsinhalt
- Untersuchung auf eine Mutation des SMN1-Gens oder SMN2-Gens bei bekannter Mutation,
je bekannter Mutation einmal im Krankheitsfall

84,23 €
820 Punkte

11420 Sensorineurale Schwerhörigkeit Typ I - Untersuchung auf eine Mutation im GJB2-Gen
Obligater Leistungsinhalt
- Untersuchung auf eine Mutation im GJB2-Gen (Connexin 26),
einmal im Krankheitsfall

168,35 €
1639 Punkte

11421 Sensorineurale Schwerhörigkeit Typ I - Untersuchung auf eine Mutation im GJB6-Gen - auch bei bekannter Mutation
Obligater Leistungsinhalt
- Untersuchung auf eine Deletion im GJB6-Gen (Connexin 30),
einmal im Krankheitsfall

82,59 €
804 Punkte

11422 Sensorineurale Schwerhörigkeit Typ I - bei bekannter Mutation im GJB2-Gen
Obligater Leistungsinhalt
- Untersuchung auf eine Mutation im GJB2-Gen (Connexin 26) bei bekannter Mutation,
einmal im Krankheitsfall

84,23 €
820 Punkte

11430 Lynch-Syndrom (Hereditäres non-polypöses kolorektales Karzinom, HNPCC) - Untersuchung bei Vorliegen von Tumormaterial
Obligater Leistungsinhalt
- Untersuchung auf Mikrosatelliteninstabilität am Tumormaterial des Versicherten oder des Indexpatienten,
einmal im Krankheitsfall
Die Gebührenordnungsposition 11430 ist im Krankheitsfall nicht neben der Gebührenordnungsposition 11432 berechnungsfähig.

324,38 €
3158 Punkte

11431–11440   III Arztgruppenspezifische Gebührenordnungspositionen

11431 **Lynch-Syndrom** (Hereditäres non-polypöses kolorektales Karzinom, HNPCC) - **weitergehende Untersuchung bei Vorliegen einer Mikrosatelliteninstabilität** entsprechend der Gebührenordnungsposition 11430 oder einer Expressionsminderung eines Gens (MLH1, PMS2, MSH2 oder MSH6) um mehr als 50% im Tumormaterial

Obligater Leistungsinhalt

- Untersuchung auf Deletionen und Mutationen der Gene MLH1 und PMS2 oder MSH2 und MSH6 in der Keimbahn bei vorbekannter Mikrosatelliteninstabilität oder Expressionsminderung eines Gens im Tumormaterial des Versicherten oder des Indexpatienten,
einmal im Krankheitsfall

2.779,34 €
27058 Punkte

Die Gebührenordnungsposition 11431 ist im Krankheitsfall nicht neben der Gebührenordnungsposition 11432 berechnungsfähig.

11432 **Lynch-Syndrom** (Hereditäres non-polypöses kolorektales Karzinom, HNPCC) - **Untersuchung, wenn kein Tumormaterial vorliegt**

Obligater Leistungsinhalt

- Untersuchung auf Deletionen, Duplikationen und Mutationen der Gene MLH1, MSH2, MSH6 bzw. PMS2,
einmal im Krankheitsfall

3.052,47 €
29717 Punkte

Die Gebührenordnungsposition 11432 ist im Krankheitsfall nicht neben den Gebührenordnungspositionen 11430 und 11431 berechnungsfähig.

11433 **Lynch-Syndrom** (Hereditäres non-polypöses kolorektales Karzinom, HNPCC) - **bei bekannter Mutation**

Obligater Leistungsinhalt

- Untersuchung auf eine Mutation im Gen MLH1, MSH2, MSH6 bzw. PMS2 bei bekannter Mutation,
einmal im Krankheitsfall

99,02 €
964 Punkte

11434 **Lynch-Syndrom** (Hereditäres non-polypöses kolorektales Karzinom, HNPCC) - **bei bekannter Mutation**

Obligater Leistungsinhalt

- Untersuchung auf eine Deletion und Duplikation im Gen MLH1, MSH2, MSH6 oder PMS2 bei bekannter Deletion,
einmal im Krankheitsfall

197,12 €
1919 Punkte

11440 **Hereditäres Mamma- und Ovarialkarzinom (HBOC) - Mutationsanalyse im BRCA1-Gen**

Obligater Leistungsinhalt

- Untersuchung auf Mutationen (große Deletionen, Duplikationen und Mutationen) des BRCA1-Gens,
einmal im Krankheitsfall

2.095,86 €
20404 Punkte

11 Humangenetische Gebührenordnungspositionen 11441–11500

11441 **Hereditäres Mamma- und Ovarialkarzinom (HBOC) - Mutationsanalyse im BRCA2-Gen**

Obligater Leistungsinhalt

- Untersuchung auf Mutationen (Deletionen, Duplikationen oder Mutationen) des BRCA2-Gens,
einmal im Krankheitsfall

2.171,77 €
21143 Punkte

Die Gebührenordnungsposition 11441 ist nur berechnungsfähig, wenn die diagnostische Fragestellung auf Grund des Analyse-Ergebnisses entsprechend der Gebührenordnungsposition 11440 nicht vollständig beantwortet werden konnte.

11442 **Hereditäres Mamma- und Ovarialkarzinom (HBOC) - bei bekannter Mutation**

Obligater Leistungsinhalt

- Untersuchung auf eine Mutation im BRCA1-Gen oder BRCA2-Gen bei bekannter Mutation,
einmal im Krankheitsfall

99,02 €
964 Punkte

11443 **Hereditäres Mamma- und Ovarialkarzinom (HBOC) - bei bekannter Mutation**

Obligater Leistungsinhalt

- Untersuchung auf eine Deletion und Duplikation im BRCA1-Gen oder BRCA2-Gen bei bekannter Deletion,
einmal im Krankheitsfall

197,12 €
1919 Punkte

11500 **Geistige Entwicklungsstörung ungeklärter Ätiologie - Analyse auf Mikrodeletion und Mikroduplikation**

Obligater Leistungsinhalt

- Untersuchung auf Mikrodeletionen und Mikroduplikationen mittels Mikroarray-Analyse. Gesamtgenomische Auflösung des Arrays: 200kb oder besser,
einmal im Krankheitsfall

1.254,80 €
12216 Punkte

Voraussetzung für die Berechnungsfähigkeit der Gebührenordnungsposition 11500 ist die Erfüllung einer der folgenden Kriterien:

- *Es liegt eine isolierte Intelligenzminderung, die mindestens einem IQ kleiner 70 entspricht, - dokumentiert im Rahmen einer neuropädiatrischen und/oder entwicklungsneurologischen Vordiagnostik klinisch und/oder mit standardisierten Testverfahren - bei einem Menschen älter als 3 Jahre vor.*
- *Es liegt eine geistige Behinderung in Kombination mit dysmorphologischen Merkmalen mit Beteiligung von zwei oder mehr Systemen vor.*
- *Es liegt eine tiefgreifende Entwicklungsstörung des Autismus-Formenkreises oder eine Fehlbildung und schwere Funktionsstörung des Gehirns, die nicht einer bekannten Ursache zuzuordnen ist, vor.*

III Arztgruppenspezifische Gebührenordnungspositionen

- *Postnatal liegen multiple angeborene Fehlbildungen vor.*
- *Postnatal liegen multiple dysmorphologische Merkmale, die zytogenetisch nicht erfassbare chromosomale Aberrationen als Ursache implizieren, vor.*

Die Berechnung der Gebührenordnungsposition 11500 setzt die Begründung, die die Art der Erkrankung enthält, voraus.

Neben der Gebührenordnungsposition 11500 sind die Gebührenordnungspositionen 11312, 11320, 11321 und 11322 im Behandlungsfall nur berechnungsfähig, sofern die Untersuchungen für die nähere Bestimmung der Chromosomenaberration erforderlich sind. Der Höchstwert der Gebührenordnungspositionen 11312, 11320, 11321 und 11322 im Behandlungsfall neben der Gebührenordnungsposition 11500 beträgt 3.713 Punkte.

12 Laboratoriumsmedizinische Gebührenordnungspositionen

12.1 Präambel

1. Die in diesem Kapitel aufgeführten Gebührenordnungspositionen können ausschließlich von
   - Fachärzten für Laboratoriumsmedizin,
   - Fachärzten für Mikrobiologie und Infektionsepidemiologie,
   - Fachärzten für Transfusionsmedizin,
   - Ermächtigten Fachwissenschaftlern der Medizin,
   - Vertragsärzten, die Auftragsleistungen des Kapitels 32 erbringen und ggf. über eine Genehmigung zur Abrechnung von Gebührenordnungspositionen des Speziallabors nach der Vereinbarung zu den Laboratoriumsuntersuchungen gemäß § 135 Abs. 2 SGB V verfügen,

   berechnet werden.

2. Ausser den in diesem Kapitel genannten Gebührenordnungspositionen sind von den in der Präambel genannten Vertragsärzten - unbeschadet der Regelungen gemäß 5 und 6.2 der Allgemeinen Bestimmungen - zusätzlich nachfolgende Gebührenordnungspositionen berechnungsfähig: 01210, 01212, 01214, 01216, 01218, 01220 bis 01222, 01416, 01420, 01422, 01424, 01430, 01435, 01610, 01611, 01620, 01621, 01700, 01701, 01708, 01783, 01793, 01800, 01802 bis 01812, 01816, 01828, 01833, 01838 bis 01840, 01915, 02100, 02101, 02200, 02300, 02330, 02400 und 02401.

3. Ausser den in diesem Kapitel genannten Gebührenordnungspositionen sind bei Vorliegen der entsprechenden Qualifikationsvoraussetzungen von den in der Präambel genannten Vertragsärzten - unbeschadet der Regelungen gemäß 5 und 6.2 der Allgemeinen Bestimmungen - zusätzlich nachfolgende Gebührenordnungspositionen berechnungsfähig: 30948, Gebührenordnungspositionen des Abschnitts 30.12.2 sowie Gebührenordnungspositionen des Kapitels 32.

4. Bei der Berechnung der zusätzlichen Gebührenordnungspositionen in den Nummern 2 und 3 sind die Maßnahmen zur Qualitätssicherung gemäß § 135 Abs. 2 SGB V, die berufsrechtliche

12 Laboratoriumsmedizinische Gebührenordnungspositionen 12210–12220

Verpflichtung zur grundsätzlichen Beschränkung auf das jeweilige Gebiet sowie die Richtlinien des Gemeinsamen Bundesausschusses zu beachten.

5. In den Gebührenordnungspositionen dieses Kapitels sind die Leistungen entsprechend den Gebührenordnungspositionen 01600 bis 01602 enthalten.

6. Ausser den in diesem Kapitel genannten Gebührenordnungspositionen sind bei Vorliegen der entsprechenden Qualifikationsvoraussetzungen von Fachärzten für Transfusionsmedizin zusätzlich die Gebührenordnungspositionen 02110, 02111 und 02112 berechnungsfähig.

7. Ausser den in diesem Kapitel genannten Gebührenordnungspositionen sind bei Vorliegen der entsprechenden Qualifikationsvoraussetzungen von den in der Präambel genannten Vertragsärzten - unbeschadet der Regelungen gemäß 5 und 6.2 der Allgemeinen Bestimmungen - zusätzlich die Gebührenordnungspositionen des Abschnitts 11.3 und 11.4 berechnungsfähig. Die Qualifikationsvoraussetzungen für die Berechnung von Gebührenordnungspositionen der Abschnitte 11.3 und 11.4 gemäß Satz 1 gelten bei Fachärzten für Laboratoriumsmedizin und ermächtigten Fachwissenschaftlern der Medizin als erfüllt.

8. Werden die in den Grund- und Konsiliarpauschalen enthaltenen Leistungen entsprechend den Gebührenordnungspositionen 01600 und 01601 erbracht, sind für die Versendung bzw. den Transport die Kostenpauschalen nach den Nrn. 40120, 40122, 40124 und 40126 berechnungsfähig.

12.2 Laboratoriumsmedizinische Pauschalen

12210 Konsiliarpauschale

Obligater Leistungsinhalt

– Persönlicher Arzt-Patienten-Kontakt im Rahmen von Auftragsleistungen des Kapitels 32,

Fakultativer Leistungsinhalt

– Entnahme von Körpermaterial für Laboratoriumsuntersuchungen,

einmal im Behandlungsfall

8,22 €
80 Punkte

Die Gebührenordnungsposition 12210 ist für Fachärzte für Transfusionsmedizin auch dann berechnungsfähig, wenn keine Auftragsleistung aus dem Kapitel 32 vorliegt.

Die Gebührenordnungsposition 12210 ist im Behandlungsfall nicht neben den Gebührenordnungspositionen 01600 und 01601 berechnungsfähig.

12220 Grundpauschale für Fachärzte für Laboratoriumsmedizin, Mikrobiologie und Infektionsepidemiologie, Transfusionsmedizin und ermächtigte Fachwissenschaftler der Medizin bei Probeneinsendungen,

je kurativ-ambulanten Behandlungsfall mit Auftragsleistung(en) des Kapitels 32

1,44 €
14 Punkte

III Arztgruppenspezifische Gebührenordnungspositionen

Die Grundpauschale nach der Nr. 12220 wird ab dem 6001. bis zum 12000. Behandlungsfall mit Auftragsleistungen des Kapitels 32 mit 4 Punkten je kurativ-ambulanten Behandlungsfall mit Auftragsleistungen des Kapitels 32 bewertet.

Die Grundpauschale nach der Nr. 12220 wird ab dem 12001. und jedem weiteren Behandlungsfall mit Auftragsleistungen des Kapitels 32 mit 1 Punkt je kurativ-ambulanten Behandlungsfall mit Auftragsleistungen des Kapitels 32 bewertet.

Bei Berufsausübungsgemeinschaften ist die fallzahlbezogene Abstaffelung der Grundpauschale nach der Nr. 12220 je beteiligten Vertragsarzt anzuwenden.

Bei Berufsausübungsgemeinschaften zwischen den in den Nrn. 12220 und 12225 genannten Arztgruppen ist für die Höhe der Leistungsbewertung und Abstaffelung die Regelung nach der Nr. 12220 anzuwenden.

Die Gebührenordnungsposition 12220 ist im Behandlungsfall nicht neben den Gebührenordnungspositionen 01700, 01701 und 32001 berechnungsfähig.

12225 Grundpauschale für Vertragsärzte aus nicht in der Nr. 12220 aufgeführten Arztgruppen bei Probeneinsendung,

je kurativ-ambulanten Behandlungsfall mit Auftragsleistung(en) des Kapitels 32   0,51 €
5 Punkte

Die Grundpauschale nach der Nr. 12225 wird ab dem 12001. und jedem weiteren Behandlungsfall mit Auftragsleistungen des Kapitels 32 mit 1 Punkt je kurativ-ambulanten Behandlungsfall mit Auftragsleistungen des Kapitels 32 bewertet.

Bei Berufsausübungsgemeinschaften ist die fallzahlbezogene Abstaffelung der Grundpauschale nach der Nr. 12225 je beteiligten Vertragsarzt anzuwenden.

Bei Berufsausübungsgemeinschaften zwischen den in den Nrn. 12220 und 12225 genannten Arztgruppen ist für die Höhe der Leistungsbewertung und Abstaffelung die Regelung nach der Nr. 12220 anzuwenden.

Die Gebührenordnungsposition 12225 ist im Behandlungsfall nicht neben den Gebührenordnungspositionen 01700, 01701 und 32001 berechnungsfähig.

13 Gebührenordnungspositionen der Inneren Medizin

13.1 Präambel

1. Die in diesem Kapitel aufgeführten Gebührenordnungspositionen können ausschließlich von Fachärzten für Innere Medizin, die nicht an der hausärztlichen Versorgung gemäß § 73 Abs. 1a SGB V teilnehmen, berechnet werden.
2. Fachärzte für Allgemeinmedizin, Praktische Ärzte und Ärzte ohne Gebietsbezeichnung können - wenn sie im Wesentlichen internistische Leistungen erbringen - gemäß § 73 Abs. 1a SGB V auf deren Antrag die Genehmigung zur ausschließlichen Teilnahme an der fachärztlichen Versorgung erhalten und Gebührenordnungsposi-

13 Gebührenordnungspositionen der Inneren Medizin

tionen dieses Kapitels berechnen. Nach Erhalt der Genehmigung können sie Gebührenordnungspositionen des Kapitels 3 nicht mehr berechnen.
3. Fachärzte für Innere Medizin mit Schwerpunkt können in diesem Kapitel entweder nur die Gebührenordnungspositionen ihres jeweiligen Schwerpunktes in den Abschnitten 13.3.1, 13.3.2, 13.3.3, 13.3.4, 13.3.5, 13.3.6, 13.3.7, 13.3.8 oder die Grundpauschale ihres Schwerpunktes sowie die Leistung nach Nr. 13250 oder die Grundpauschale ihres Schwerpunktes sowie die Gebührenordnungspositionen 13400, 13402, 13421, 13422, 13423 und 13552 berechnen.
4. Fachärzte für Innere Medizin ohne Schwerpunkt können in diesem Kapitel neben Gebührenordnungspositionen des Abschnitts 13.2.1 die Gebührenordnungsposition 13250 sowie zusätzlich die Gebührenordnungspositionen 13400, 13402, 13421, 13422, 13423, 13435 oder 13552 berechnen. Bei einer in Art und Umfang definierten Überweisung (Definitionsauftrag) können Fachärzte für Innere Medizin ohne Schwerpunkt im Behandlungsfall anstelle der Gebührenordnungsposition 13250 die Gebührenordnungspositionen des Unterabschnitts 13.2.2.3 berechnen.
5. Erfolgt eine in Art und Umfang definierte Überweisung (Definitionsauftrag) zu einer in der Gebührenordnungsposition 13250 oder der Gebührenordnungspositionen der Abschnitte 13.3.1, 13.3.2, 13.3.3, 13.3.4, 13.3.5, 13.3.6, 13.3.7, 13.3.8 enthaltenen Teilleistungen, so können Fachärzte für Innere Medizin mit Schwerpunkt im Behandlungsfall anstelle der Komplexleistung die entsprechenden Gebührenordnungspositionen des Unterabschnitts 13.2.2.3 oder die entsprechenden Gebührenordnungspositionen der Bereiche II und IV berechnen.
6. Ausser den in diesem Kapitel genannten Gebührenordnungspositionen sind von den in der Präambel genannten Vertragsärzten - unbeschadet der Regelungen gemäß 5 und 6.2 der Allgemeinen Bestimmungen - zusätzlich nachfolgende Gebührenordnungspositionen berechnungsfähig: 01100 bis 01102, 01210, 01212, 01214, 01216, 01218, 01220 bis 01222, 01320, 01321, 01410 bis 01416, 01418, 01420, 01422, 01424 bis 01426, 01430, 01435, 01436, 01440, 01510 bis 01512, 01520, 01521, 01530, 01531, 01600 bis 01602, 01610 bis 01612, 01620 bis 01623, 01701, 01731, 01732, 01734, 01740 bis 01742, 01776, 01777, 01783, 01800, 01802 bis 01812, 01820, 01950 bis 01952, 01955, 01956, 02100, 02101, 02110 bis 02112, 02120, 02200, 02300 bis 02302, 02310 bis 02313, 02320 bis 02323, 02330, 02331, 02340 bis 02343, 02350, 02360, 02400, 02401, 02500, 02501 und 02510 bis 02512.
7. Ausser den in diesem Kapitel genannten Gebührenordnungspositionen sind bei Vorliegen der entsprechenden Qualifikationsvoraussetzungen von den in der Präambel genannten Vertragsärzten - unbeschadet der Regelungen gemäß 5 und 6.2 der Allgemeinen Bestimmungen - zusätzlich nachfolgende Gebührenordnungspositionen berechnungsfähig: 30400 bis 30402, 30410, 30411, 30420, 30421 und 30800, Gebührenordnungspositionen der Abschnitte

30.1, 30.2, 30.3, 30.5, 30.6, 30.7, 30.9, 30.10, 30.12, 31.2, 31.3, 31.4.3, 31.5 und 31.6 sowie Gebührenordnungspositionen der Kapitel 32, 33, 34, 35 und 36.

8. Bei der Berechnung der zusätzlichen Gebührenordnungspositionen in den Nummern 6 und 7 sind die Maßnahmen zur Qualitätssicherung gemäß § 135 Abs. 2 SGB V, die berufsrechtliche Verpflichtung zur grundsätzlichen Beschränkung auf das jeweilige Gebiet sowie die Richtlinien des Gemeinsamen Bundesausschusses zu beachten.

9. Ausser den in diesem Kapitel genannten Gebührenordnungspositionen sind bei Vorliegen der entsprechenden Qualifikationsvoraussetzungen von den in der Präambel genannten Vertragsärzten - unbeschadet der Regelungen gemäß 5 und 6.2 der Allgemeinen Bestimmungen - zusätzlich die Gebührenordnungspositionen des Abschnitts 11.3 berechnungsfähig.

10. Werden die in den Grundpauschalen enthaltenen Leistungen entsprechend den Gebührenordnungspositionen 01600 und 01601 erbracht, sind für die Versendung bzw. den Transport die Kostenpauschalen nach den Nrn. 40120, 40122, 40124 und 40126 berechnungsfähig.

13.2 Gebührenordnungspositionen der allgemeinen internistischen Grundversorgung

13.2.1 Internistische Grundpauschalen

Grundpauschale

Obligater Leistungsinhalt

– Persönlicher Arzt-Patienten-Kontakt,

Fakultativer Leistungsinhalt

– Weitere persönliche oder andere Arzt-Patienten-Kontakte gemäß 4.3.1 der Allgemeinen Bestimmungen,
– Ärztlicher Bericht entsprechend der Gebührenordnungsposition 01600,
– Individueller Arztbrief entsprechend der Gebührenordnungsposition 01601,
– In Anhang 1 aufgeführte Leistungen,

einmal im Behandlungsfall

13210	für Versicherte bis zum vollendeten 5. Lebensjahr	12,74 € 124 Punkte
13211	für Versicherte ab Beginn des 6. bis zum vollendeten 59. Lebensjahr	20,75 € 202 Punkte
13212	für Versicherte ab Beginn des 60. Lebensjahres	22,19 € 216 Punkte

13 Gebührenordnungspositionen der Inneren Medizin 13220–13222

Die Gebührenordnungspositionen 13210 bis 13212 sind nicht neben der Gebührenordnungsposition 01436 berechnungsfähig.

Die Gebührenordnungspositionen 13210 bis 13212 sind im Behandlungsfall nicht neben den Gebührenordnungspositionen 01600, 01601, 13390 bis 13392, 13401, 13410 bis 13412, 13420, 13424, 13430, 13431, 13540 bis 13542, 13545, 13550, 13551, 13560, 13561 und 36881 bis 36884 und nicht neben den Gebührenordnungspositionen der Abschnitte 13.3.1, 13.3.2, 13.3.4, 13.3.6, 13.3.7 und 13.3.8 berechnungsfähig.

13220 Zuschlag für die allgemeine internistische Grundversorgung gemäß Allgemeiner Bestimmung 4.3.8 zu den Gebührenordnungspositionen 13210 bis 13212

einmal im Behandlungsfall

4,21 €
41 Punkte

Der Zuschlag nach der Gebührenordnungsposition 13220 kann gemäß Allgemeiner Bestimmung 4.3.8 ausschließlich in Behandlungsfällen abgerechnet werden, in denen nur Leistungen der fachärztlichen Grundversorgung gemäß Anhang 3 und/oder regionaler Vereinbarungen erbracht und berechnet werden.

13222 Zuschlag zu der Gebührenordnungsposition 13220

einmal im Behandlungsfall

1,13 €
11 Punkte

Die Gebührenordnungsposition 13222 wird durch die zuständige Kassenärztliche Vereinigung zugesetzt.

13.2.2 Allgemeine internistische Gebührenordnungspositionen

13.2.2.1 Präambel

1. Die Gebührenordnungspositionen dieses Unterabschnittes können von allen Fachärzten für Innere Medizin mit und ohne Schwerpunkt berechnet werden, die an der fachärztlichen Versorgung teilnehmen. Neben den in diesem Kapitel genannten Gebührenordnungspositionen sind bei Vorliegen der entsprechenden Qualifikationsvoraussetzungen von den in der Präambel genannten Vertragsärzten - unbeschadet der Regelungen gemäß 5 und 6.2 der Allgemeinen Bestimmungen - zusätzlich nachfolgende qualifikationsgebundene Gebührenordnungspositionen berechnungsfähig: Gebührenordnungspositionen 30400 bis 30402, 30410, 30411, 30420 und 30421, 30800, sowie Gebührenordnungspositionen der Kapitel bzw. Abschnitte: 30.1, 30.2, 30.3, 30.5, 30.6, 30.7, 30.9, 31.2, 31.3, 31.4.3, 31.5, 31.6, 32, 33, 34 und 35.

13.2.2.2 Allgemeine diagnostisch-internistische Gebührenordnungspositionen

13250 Zusatzpauschale fachinternistische Behandlung

Obligater Leistungsinhalt
- Erhebung des Ganzkörperstatus

und/oder
- Elektrokardiographische Untersuchung in Ruhe und nach Belastung (Belastungs-EKG) mit mindestens 12 Ableitungen sowie während physikalisch definierter und reproduzierbarer Belastung mit mindestens 3 Ableitungen und fortlaufender Kontrolle des Kurvenverlaufes mit wiederholter Blutdruckmessung

und/oder
- Aufzeichnung eines Langzeit-EKG von mindestens 18 Stunden Dauer und computergestützte Auswertung eines kontinuierlich aufgezeichneten Langzeit-EKG von mindestens 18 Stunden Dauer

und/oder
- Langzeitblutdruckmessung mit
  - Automatisierter Aufzeichnung von mindestens 20 Stunden Dauer,
  - Computergestützter Auswertung,
  - Aufzeichnung der Blutdruckwerte mindestens alle 15 Minuten während der Wach- und mindestens alle 30 Minuten während der Schlafphase mit gleichzeitiger Registrierung der Herzfrequenz,
  - Auswertung und Beurteilung des Befundes

und/oder
- Spirographische Untersuchung mit
  - Darstellung der Flussvolumenkurve,
  - In- und exspiratorischen Messungen,
  - Graphischer Registrierung

und/oder
- Bestimmung der Blutgase und des Säure-Basen-Status
  - in Ruhe und/oder bei Belastung

und/oder
- zur Indikationsstellung einer Sauerstoffinhalationstherapie

und/oder
- Prokto-/Rektoskopischer Untersuchungskomplex mit
  - Rektoskopie, ggf. einschließlich Polypenentfernung(en),
  - Patientenaufklärung,
  - Information zum Ablauf der vorbereitenden Maßnahmen vor dem Eingriff und zu einer möglichen Sedierung und/oder Prämedikation,
  - Nachbeobachtung und -betreuung

und/oder
- Allergologische Basisdiagnostik (einschl. Kosten)
  - Allergologische Anamnese,
  - Prick-Testung, mindestens 10 Tests,

Fakultativer Leistungsinhalt
- Klinisch-neurologische Basisdiagnostik,
- Prämedikation/Sedierung,
- Proktoskopie,
- Rektale Palpation,

einmal im Behandlungsfall

16,13 €
157 Punkte

13 Gebührenordnungspositionen der Inneren Medizin 13251–13252

Die Erbringung von Langzeit-EKG-Untersuchungen setzt eine Genehmigung der Kassenärztlichen Vereinigung zur Durchführung von Langzeitelektrokardiographischen Untersuchungen gemäß § 135 Abs. 2 SGB V voraus.

Entgegen Nr. 4.3.2 der Allgemeinen Bestimmungen kann die Gebührenordnungsposition 13250 mit Ausnahme der Aufzeichnung und Auswertung eines Langzeit-EKG auch dann berechnet werden, wenn die Arztpraxis nicht über eine Genehmigung der Kassenärztlichen Vereinigung zur Durchführung von Langzeitelektrokardiographischen Untersuchungen gemäß § 135 Abs. 2 SGB V verfügt.

Die Gebührenordnungsposition 13250 ist nicht neben den Gebührenordnungspositionen 30600 und 32247 berechnungsfähig.

Die Gebührenordnungsposition 13250 ist im Behandlungsfall nicht neben den Gebührenordnungspositionen 03241, 03321, 03322, 03324, 03330 bis 03332, 04241, 04321, 04322, 04324, 04330 bis 04332, 04516, 04536, 08333, 08334, 13300, 13301, 13310, 13311, 13350, 13410 bis 13412, 13420, 13430, 13431, 13437, 13438, 13500 bis 13502, 13545, 13550, 13551, 13560, 13561, 13600 bis 13602, 13610 bis 13612, 13620 bis 13622, 13650, 13651, 13660 bis 13664, 13670, 13675, 13677, 13700, 13701, 22230, 27310, 27311, 27321 bis 27324, 27330, 30110, 30111, 30120 bis 30123 und 36881 bis 36884 und nicht neben den Gebührenordnungspositionen des Abschnitts 13.2.2.3 berechnungsfähig.

13.2.2.3 Weitere, nur bei Definitionsauftrag berechnungsfähige Gebührenordnungspositionen

13251 Elektrokardiographische Untersuchung (Belastungs-EKG)

Obligater Leistungsinhalt
- Untersuchung in Ruhe und nach Belastung mit mindestens 12 Ableitungen sowie während physikalisch definierter und reproduzierbarer Belastung mit mindestens 3 Ableitungen und fortlaufender Kontrolle des Kurvenverlaufes,
- Wiederholte Blutdruckmessung

20,54 €
200 Punkte

Die Gebührenordnungsposition 13251 ist nicht neben den Gebührenordnungspositionen 03321, 04321, 17330, 17332 und 27321 berechnungsfähig.

Die Gebührenordnungsposition 13251 ist im Behandlungsfall nicht neben den Gebührenordnungspositionen 13250, 13545, 13550, 13551, 13560, 13561 und 36881 bis 36884 und nicht neben den Gebührenordnungspositionen der Abschnitte 13.3.1, 13.3.2, 13.3.3, 13.3.4, 13.3.7 und 13.3.8 berechnungsfähig.

13252 Aufzeichnung eines Langzeit-EKG von mindestens 18 Stunden Dauer

6,88 €
67 Punkte

Die Berechnung der Gebührenordnungsposition 13252 setzt eine Genehmigung der Kassenärztlichen Vereinigung nach der Vereinbarung zur Durchführung von Langzeitelektrokardiographischen Untersuchungen gemäß § 135 Abs. 2 SGB V voraus.

Die Gebührenordnungsposition 13252 ist nicht neben den Gebührenordnungspositionen 03322, 04322 und 27322 berechnungsfähig.

III Arztgruppenspezifische Gebührenordnungspositionen

Die Gebührenordnungsposition 13252 ist im Behandlungsfall nicht neben den Gebührenordnungspositionen 13250, 13545, 13550, 13551, 13560, 13561 und 36881 bis 36884 und nicht neben den Gebührenordnungspositionen der Abschnitte 13.3.1, 13.3.2, 13.3.3, 13.3.4, 13.3.6, 13.3.7 und 13.3.8 berechnungsfähig.

13253 Computergestützte Auswertung eines kontinuierlich aufgezeichneten Langzeit-EKG von mindestens 18 Stunden Dauer

9,45 €
92 Punkte

Die Berechnung der Gebührenordnungsposition 13253 setzt eine Genehmigung der Kassenärztlichen Vereinigung nach der Vereinbarung zur Durchführung von Langzeitelektrokardiographischen Untersuchungen gemäß § 135 Abs. 2 SGB V voraus.

Die Gebührenordnungsposition 13253 ist nicht neben den Gebührenordnungspositionen 03241, 04241 und 27323 berechnungsfähig.

Die Gebührenordnungsposition 13253 ist im Behandlungsfall nicht neben den Gebührenordnungspositionen 13250, 13545, 13550, 13551, 13560, 13561 und 36881 bis 36884 und nicht neben den Gebührenordnungspositionen der Abschnitte 13.3.1, 13.3.2, 13.3.3, 13.3.4, 13.3.6, 13.3.7 und 13.3.8 berechnungsfähig.

13254 Langzeit-Blutdruckmessung

Obligater Leistungsinhalt

- Automatisierte Aufzeichnung von mindestens 20 Stunden Dauer,
- Computergestützte Auswertung,
- Aufzeichnung der Blutdruckwerte mindestens alle 15 Minuten während der Wach- und mindestens alle 30 Minuten während der Schlafphase mit gleichzeitiger Registrierung der Herzfrequenz,
- Auswertung und Beurteilung des Befundes

8,01 €
78 Punkte

Die Gebührenordnungsposition 13254 ist nicht neben den Gebührenordnungspositionen 03324, 04324 und 27324 berechnungsfähig.

Die Gebührenordnungsposition 13254 ist im Behandlungsfall nicht neben den Gebührenordnungspositionen 13250, 13545, 13550, 13551, 13560, 13561 und 36881 bis 36884 und nicht neben den Gebührenordnungspositionen der Abschnitte 13.3.1, 13.3.2, 13.3.3, 13.3.4, 13.3.7 und 13.3.8 berechnungsfähig.

13255 Spirographische Untersuchung

Obligater Leistungsinhalt

- Darstellung der Flussvolumenkurve,
- In- und exspiratorische Messungen,
- Graphische Registrierung

6,16 €
60 Punkte

Die Gebührenordnungsposition 13255 ist nicht neben den Gebührenordnungspositionen 03330, 04330 und 27330 berechnungsfähig.

Die Gebührenordnungsposition 13255 ist im Behandlungsfall nicht neben den Gebührenordnungspositionen 13250, 13545, 13550, 13551, 13560, 13561 und 36881 bis 36884 und nicht neben den Gebührenordnungspositionen der Abschnitte 13.3.1, 13.3.2, 13.3.3, 13.3.4, 13.3.6, 13.3.7 und 13.3.8 berechnungsfähig.

13 Gebührenordnungspositionen der Inneren Medizin 13256–13258

13256 Bestimmung der **Blutgase und des Säure-Basen-Status**

Obligater Leistungsinhalt
- Bestimmung in Ruhe
und/oder
- Bestimmung bei Belastung
und/oder
- Zur Indikationsstellung einer Sauerstoffinhalationstherapie

7,60 €
74 Punkte

Die Gebührenordnungsposition 13256 ist nicht neben den Gebührenordnungspositionen 01857, 04536, 05350, 05372, 32247 und 36884 berechnungsfähig.

Die Gebührenordnungsposition 13256 ist im Behandlungsfall nicht neben den Gebührenordnungspositionen 04560 bis 04562, 04564 bis 04566, 04572, 04573, 13250, 13545, 13550, 13551, 13560, 13561 und 36881 bis 36884 und nicht neben den Gebührenordnungspositionen der Abschnitte 13.3.1, 13.3.2, 13.3.3, 13.3.4, 13.3.6, 13.3.7 und 13.3.8 berechnungsfähig.

13257 **Zusatzpauschale Prokto-/Rektoskopie**

Obligater Leistungsinhalt
- Rektale Untersuchung,
- Proktoskopie
und/oder
- Rektoskopie,
- Patientenaufklärung,
- Information zum Ablauf der vorbereitenden Maßnahmen vor dem Eingriff und zu einer möglichen Sedierung und/oder Prämedikation,
- Nachbeobachtung und -betreuung

Fakultativer Leistungsinhalt
- Prämedikation/Sedierung

8,73 €
85 Punkte

Die Gebührenordnungsposition 13257 ist nicht neben den Gebührenordnungspositionen 02300, 02301, 03331, 04331, 04516, 08333 und 30600 berechnungsfähig.

Die Gebührenordnungsposition 13257 ist im Behandlungsfall nicht neben den Gebührenordnungspositionen 13250, 13545, 13550, 13551, 13560, 13561 und 36881 bis 36884 und nicht neben den Gebührenordnungspositionen der Abschnitte 13.3.1, 13.3.2, 13.3.3, 13.3.4, 13.3.6, 13.3.7 und 13.3.8 berechnungsfähig.

13258 **Allergologische Basisdiagnostik (einschl. Kosten)**

Obligater Leistungsinhalt
- Allergologische Anamnese,
- Prick-Testung, mindestens 10 Tests,

einmal im Behandlungsfall

8,22 €
80 Punkte

Die Gebührenordnungsposition 13258 ist im Behandlungsfall nicht neben den Gebührenordnungspositionen 13250, 13545, 13550, 13551, 13560, 13561, 30110, 30111, 30120 bis 30123 und 36881 bis

13260–13292   III Arztgruppenspezifische Gebührenordnungspositionen

36884 und nicht neben den Gebührenordnungspositionen der Abschnitte 13.3.1, 13.3.2, 13.3.3, 13.3.4, 13.3.6, 13.3.7 und 13.3.8 berechnungsfähig.

13260 **Zuschlag** zu der Gebührenordnungsposition 13257 **für Polypenentfernung(en)**

Obligater Leistungsinhalt
- vollständige Entfernung eines oder mehrerer Polypen mittels Hochfrequenzdiathermieschlinge,
- Veranlassung einer histologischen Untersuchung

5,85 €
57 Punkte

Die Gebührenordnungsposition 13260 ist nicht neben den Gebührenordnungspositionen 02300 bis 02302, 03332, 04332, 08334, 30600 und 30601 berechnungsfähig.

Die Gebührenordnungsposition 13260 ist im Behandlungsfall nicht neben den Gebührenordnungspositionen 13545, 30600, 30601 und 36881 bis 36884 und nicht neben den Gebührenordnungspositionen der Abschnitte 13.3.1, 13.3.2, 13.3.3, 13.3.4, 13.3.6, 13.3.7 und 13.3.8 berechnungsfähig.

13.3 Schwerpunktorientierte internistische Versorgung

13.3.1 Angiologische Gebührenordnungspositionen

1. Die Gebührenordnungspositionen des Abschnitts 13.3.1 können - unter Berücksichtigung von 1.3 der Allgemeinen Bestimmungen - nur von Fachärzten für Innere Medizin mit Schwerpunkt Angiologie berechnet werden.

Grundpauschale

Obligater Leistungsinhalt
- Persönlicher Arzt-Patienten-Kontakt,

Fakultativer Leistungsinhalt
- Weitere persönliche oder andere Arzt-Patienten-Kontakte gemäß 4.3.1 der Allgemeinen Bestimmungen,
- Ärztlicher Bericht entsprechend der Gebührenordnungsposition 01600,
- Individueller Arztbrief entsprechend der Gebührenordnungsposition 01601,
- In Anhang 1 aufgeführte Leistungen,

einmal im Behandlungsfall

18,39 €
13290 für Versicherte bis zum vollendeten 5. Lebensjahr   179 Punkte

20,75 €
13291 für Versicherte ab Beginn des 6. bis zum vollendeten 59. Lebensjahr   202 Punkte

21,26 €
13292 für Versicherte ab Beginn des 60. Lebensjahres   207 Punkte

13 Gebührenordnungspositionen der Inneren Medizin 13294–13296

Die Gebührenordnungspositionen 13290 bis 13292 sind nicht neben der Gebührenordnungsposition 01436 berechnungsfähig.

Die Gebührenordnungspositionen 13290 bis 13292 sind im Behandlungsfall nicht neben den Gebührenordnungspositionen 01600, 01601, 13210 bis 13212, 13390 bis 13392, 13401, 13410 bis 13412, 13420, 13424 bis 13426, 13430, 13431, 13435, 13437 bis 13439, 13540 bis 13542, 13545, 13550, 13551, 13560 und 13561 und nicht neben den Gebührenordnungspositionen der Abschnitte 13.3.2, 13.3.4, 13.3.6, 13.3.7 und 13.3.8 berechnungsfähig.

13294 **Zuschlag** zu den Gebührenordnungspositionen 13290 bis 13292 **für die angiologisch-internistische Grundversorgung**

einmal im Behandlungsfall

4,21 €
41 Punkte

Der Zuschlag nach der Gebührenordnungsposition 13294 kann nur in Behandlungsfällen abgerechnet werden, in denen ausschließlich die Gebührenordnungspositionen 13290, 13291, 13292, 13296 und/oder 32001 berechnet werden.

13296 **Zuschlag zu der Gebührenordnungsposition 13294**

einmal im Behandlungsfall

1,13 €
11 Punkte

Die Gebührenordnungsposition 13296 wird durch die zuständige Kassenärztliche Vereinigung zugesetzt.

13300 Zusatzpauschale Angiologie

Obligater Leistungsinhalt
- Sonographische Untersuchung(en) der extrakraniellen hirnversorgenden Gefäße mittels Duplex-Verfahren von mindestens 6 Gefäßabschnitten (Nr. 33070)
und/oder
- Sonographische Untersuchung(en) der intrakraniellen hirnversorgenden Gefäße mittels Duplex-Verfahren (Nr. 33071)
und/oder
- Sonographische Untersuchung(en) der extremitätenver- und/oder entsorgenden Gefäße mittels Duplex-Verfahren (Nr. 33072)
und/oder
- Sonographische Untersuchung(en) der abdominellen und/oder retroperitonealen Gefäße oder des Mediastinums mittels Duplex-Verfahren (Nr. 33073),
- Farbcodierte Untersuchung(en) (Nr. 33075),

Fakultativer Leistungsinhalt
- Sonographische Untersuchung(en) extrakranieller hirnversorgender Gefäße und der Periorbitalarterien mittels CW-Doppler-Verfahren an mindestens 12 Ableitungsstellen (Nr. 33060),
- Sonographische Untersuchung(en) der extremitätenver- und entsorgenden Gefäße mittels CW-Doppler-Verfahren an mindestens 3 Ableitungsstellen (Nr. 33061),
- Sonographische Untersuchung(en) der Venen einer Extremität mittels B-Mode-Verfahren von mindestens 8 Beschallungsstellen (Nr. 33076),
- Kontrastmitteleinbringung(en),
- Verschlussplethysmographische Untersuchung(en) in Ruhe, mit reaktiver Hyperämie,
- Photoplethysmographie(n),
- Kapilarmikroskopische Untersuchung(en) mit Bilddokumentation, Funktionstest(en),
- Blutige Venendruckmessung(en) in Ruhe, mit Belastung und graphischer Registrierung,

einmal im Behandlungsfall

63,07 €
614 Punkte

Die Berechnung der Gebührenordnungsposition 13300 setzt eine Genehmigung der Kassenärztlichen Vereinigung nach der Ultraschallvereinbarung gemäß § 135 Abs. 2 SGB V voraus.

Entgegen Nr. 4.3.2 der Allgemeinen Bestimmungen kann die Gebührenordnungsposition 13300 auch dann berechnet werden, wenn die Arztpraxis nicht über die Möglichkeit zur Erbringung von verschlussplethysmographischen bzw. photoplethysmographischen, kapilarmikroskopischen sowie blutigen phlebodynamometrischen Untersuchungen oder der Leistung entsprechend der Gebührenordnungsposition 33071 verfügt.

Entgegen Nr. 2.1.3 der Allgemeinen Bestimmungen kann in schwerpunktübergreifenden Berufsausübungsgemeinschaften und in Medizinischen Versorgungszentren die Gebührenordnungsposition 13300 neben der Gebührenordnungsposition 13550 berechnet werden.

13 Gebührenordnungspositionen der Inneren Medizin 13301–13310

Die Gebührenordnungsposition 13300 ist im Behandlungsfall nicht neben den Gebührenordnungspositionen 30500, 33060, 33061, 33063, 33070 bis 33073, 33075 und 33076 und nicht neben den Gebührenordnungspositionen der Abschnitte 13.2.1, 13.2.2, 13.3.2, 13.3.3, 13.3.4, 13.3.5, 13.3.6, 13.3.7 und 13.3.8 berechnungsfähig.

13301 **Laufband-Ergometrie im Zusammenhang mit der Gebührenordnungsposition 13300**

Obligater Leistungsinhalt
- Laufband-Ergometrie zur Objektivierung der Gehfähigkeit unter fortlaufender Monitorkontrolle

Fakultativer Leistungsinhalt
- Bestimmung des Dopplerdruckindex nach Belastung,
- Kaltluftprovokation

6,88 €
67 Punkte

Die Gebührenordnungsposition 13301 ist im Behandlungsfall nicht neben den Gebührenordnungspositionen 13210 bis 13212 und nicht neben den Gebührenordnungspositionen der Abschnitte 13.2.2, 13.3.2, 13.3.3, 13.3.4, 13.3.5, 13.3.6, 13.3.7 und 13.3.8 berechnungsfähig.

13310 **Zusatzpauschale intermittierende fibrinolytische Therapie und/oder Prostanoid-Therapie** im fortgeschrittenen Stadium (ab Stadium IIb) der peripheren arteriellen Verschlusskrankheit nach Fontaine

Obligater Leistungsinhalt
- Intermittierende fibrinolytische Therapie im fortgeschrittenen Stadium (ab Stadium IIb) der peripheren arteriellen Verschlusskrankheit nach Fontaine

und/oder
- Prostanoid-Therapie im fortgeschrittenen Stadium (ab Stadium IIb) der peripheren arteriellen Verschlusskrankheit nach Fontaine

Fakultativer Leistungsinhalt
- Nachbetreuung von mindestens 60 Minuten Dauer,
- EKG-Monitoring

25,99 €
253 Punkte

Die Gebührenordnungsposition 13310 ist nicht neben den Gebührenordnungspositionen 01530, 02100 und 02101 berechnungsfähig.

Die Gebührenordnungsposition 13310 ist am Behandlungstag nicht neben der Gebührenordnungsposition 01531 berechnungsfähig.

Die Gebührenordnungsposition 13310 ist im Behandlungsfall nicht neben den Gebührenordnungspositionen 01520, 01521, 13210 bis 13212, 36881 und 36882 und nicht neben den Gebührenordnungspositionen der Abschnitte 13.2.2, 13.3.2, 13.3.3, 13.3.4, 13.3.5, 13.3.6, 13.3.7 und 13.3.8 berechnungsfähig.

13311	Systemische fibrinolytische Therapie arterieller oder venöser Thrombosen bei belegärztlicher Behandlung	

13311 Systemische fibrinolytische Therapie arterieller oder venöser Thrombosen bei belegärztlicher Behandlung

Obligater Leistungsinhalt
- Systemische Fibrinolyse arterieller oder venöser Thrombosen bei belegärztlicher Behandlung

Fakultativer Leistungsinhalt
- Nachbetreuung von mindestens 60 Minuten Dauer,
- EKG-Monitoring

9,24 €
90 Punkte

Die Gebührenordnungsposition 13311 ist nicht neben den Gebührenordnungspositionen 02100, 02101, 02330 und 02331 berechnungsfähig.

Die Gebührenordnungsposition 13311 ist im Behandlungsfall nicht neben den Gebührenordnungspositionen 01520, 01521, 01530, 01531, 13210 bis 13212, 36881 und 36882 und nicht neben den Gebührenordnungspositionen der Abschnitte 13.2.2, 13.3.2, 13.3.3, 13.3.4, 13.3.5, 13.3.6, 13.3.7 und 13.3.8 berechnungsfähig.

13.3.2 Endokrinologische Gebührenordnungspositionen

1. Die Gebührenordnungspositionen des Abschnitts 13.3.2 können - unter Berücksichtigung von 1.3 der Allgemeinen Bestimmungen - nur von Fachärzten für Innere Medizin mit Schwerpunkt Endokrinologie berechnet werden.

Grundpauschale

Obligater Leistungsinhalt
- Persönlicher Arzt-Patienten-Kontakt,

Fakultativer Leistungsinhalt
- Weitere persönliche oder andere Arzt-Patienten-Kontakte gemäß 4.3.1 der Allgemeinen Bestimmungen,
- Ärztlicher Bericht entsprechend der Gebührenordnungsposition 01600,
- Individueller Arztbrief entsprechend der Gebührenordnungsposition 01601,
- In Anhang 1 aufgeführte Leistungen,

einmal im Behandlungsfall

13340	für Versicherte bis zum vollendeten 5. Lebensjahr	16,74 € 163 Punkte
13341	für Versicherte ab Beginn des 6. bis zum vollendeten 59. Lebensjahr	23,11 € 225 Punkte
13342	für Versicherte ab Beginn des 60. Lebensjahres	22,29 € 217 Punkte

13 Gebührenordnungspositionen der Inneren Medizin 13344–13350

Die Gebührenordnungspositionen 13340 bis 13342 sind nicht neben der Gebührenordnungsposition 01436 berechnungsfähig.

Die Gebührenordnungspositionen 13340 bis 13342 sind im Behandlungsfall nicht neben den Gebührenordnungspositionen 01600, 01601, 13210 bis 13212, 13390 bis 13392, 13401, 13410 bis 13412, 13420, 13424 bis 13426, 13430, 13431, 13435, 13437 bis 13439, 13540 bis 13542, 13545, 13550, 13551, 13560 und 13561 und nicht neben den Gebührenordnungspositionen der Abschnitte 13.3.1, 13.3.4, 13.3.6, 13.3.7 und 13.3.8 berechnungsfähig.

13344	Zuschlag zu den Gebührenordnungspositionen 13340 bis 13342 für die endokrinologisch-internistische Grundversorgung	
	einmal im Behandlungsfall	4,21 € 41 Punkte
	Der Zuschlag nach der Gebührenordnungsposition 13344 kann nur in Behandlungsfällen abgerechnet werden, in denen ausschließlich die Gebührenordnungspositionen 13340, 13341, 13342, 13346 und/oder 32001 berechnet werden.	
13346	Zuschlag zu der Gebührenordnungsposition 13344	
	einmal im Behandlungsfall	1,13 € 11 Punkte
	Die Gebührenordnungsposition 13346 wird durch die zuständige Kassenärztliche Vereinigung zugesetzt.	
13350	Zusatzpauschale Diagnostik und Behandlung eines Patienten mit morphologischen Veränderungen einer Hormondrüse und/oder mit einer laboratoriumsmedizinisch gesicherten Hormonüber- oder -unterfunktion	
	Obligater Leistungsinhalt	
	– Diagnostik und Behandlung eines Patienten mit morphologischen Veränderungen einer Hormondrüse und/oder mit einer laboratoriumsmedizinisch gesicherten Hormonüber- oder -unterfunktion, – Einleitung, ggf. Durchführung und Verlaufskontrolle einer medikamentösen oder operativen Therapie bzw. Strahlentherapie,	
	Fakultativer Leistungsinhalt	
	– Einleitung einer endokrinologischen Stufendiagnostik (z. B. Durstversuch, Metopirontest, Insulinhypoglykämietest, Releasing-Hormon-Test), – Einbeziehung der Bezugsperson(en),	
	einmal im Behandlungsfall	17,05 € 166 Punkte
	Die Gebührenordnungsposition 13350 ist im Behandlungsfall nicht neben den Gebührenordnungspositionen 13210 bis 13212 und nicht neben den Gebührenordnungspositionen der Abschnitte 13.2.2, 13.3.1, 13.3.3, 13.3.4, 13.3.5, 13.3.6, 13.3.7, 13.3.8 und 36.6.3 berechnungsfähig.	
13.3.3	**Gastroenterologische Gebührenordnungspositionen** 1. Die Gebührenordnungspositionen des Abschnitts 13.3.3 können - unter Berücksichtigung von 1.3 der Allgemeinen Bestimmungen - nur von Fachärzten für Innere Medizin mit Schwerpunkt Gastroenterologie berechnet werden.	

2. Die Gebührenordnungspositionen 13421 bis 13423 können darüber hinaus von allen in der Präambel 13.1 unter 1. aufgeführten Vertragsärzten nach Genehmigung durch die Kassenärztliche Vereinigung berechnet werden. Die Gebührenordnungspositionen 13400 und 13402 können von allen in der Präambel 13.1 unter 1. aufgeführten Vertragsärzten berechnet werden.
3. Die Gebührenordnungsposition 13439 kann darüber hinaus von Fachärzten für Innere Medizin mit der Schwerpunktbezeichnung "Nephrologie" berechnet werden.

Grundpauschale

Obligater Leistungsinhalt

– Persönlicher Arzt-Patienten-Kontakt,

Fakultativer Leistungsinhalt

– Weitere persönliche oder andere Arzt-Patienten-Kontakte gemäß 4.3.1 der Allgemeinen Bestimmungen,
– Ärztlicher Bericht entsprechend der Gebührenordnungsposition 01600,
– Individueller Arztbrief entsprechend der Gebührenordnungsposition 01601,
– In Anhang 1 aufgeführte Leistungen,

einmal im Behandlungsfall

13390	für Versicherte bis zum vollendeten 5. Lebensjahr	11,09 €	108 Punkte
13391	für Versicherte ab Beginn des 6. bis zum vollendeten 59. Lebensjahr	19,62 €	191 Punkte
13392	für Versicherte ab Beginn des 60. Lebensjahres	20,34 €	198 Punkte

Die Gebührenordnungspositionen 13390 bis 13392 sind nicht neben der Gebührenordnungsposition 01436 berechnungsfähig.

Die Gebührenordnungspositionen 13390 bis 13392 sind im Behandlungsfall nicht neben den Gebührenordnungspositionen 01600, 01601, 13210 bis 13212, 13540 bis 13542, 13545, 13550, 13551, 13560 und 13561 und nicht neben den Gebührenordnungspositionen der Abschnitte 13.3.1, 13.3.2, 13.3.4, 13.3.6, 13.3.7 und 13.3.8 berechnungsfähig.

13394	**Zuschlag** zu den Gebührenordnungspositionen 13390 bis 13392 **für die gastroenterologisch-internistische Grundversorgung** einmal im Behandlungsfall	4,21 €	41 Punkte

Der Zuschlag nach der Gebührenordnungsposition 13394 kann nur in Behandlungsfällen abgerechnet werden, in denen ausschließlich die Gebührenordnungspositionen 13390, 13391, 13392, 13396 und/oder 32001 berechnet werden.

13396	**Zuschlag zu der Gebührenordnungsposition 13394** einmal im Behandlungsfall	1,13 €	11 Punkte

Die Gebührenordnungsposition 13396 wird durch die zuständige Kassenärztliche Vereinigung zugesetzt.

13 Gebührenordnungspositionen der Inneren Medizin 13400

13400 Zusatzpauschale Ösophago-Gastroduodenoskopie

Obligater Leistungsinhalt
- Ösophagoskopie
und/oder
- Ösophagogastroskopie
und/oder
- Ösophagogastroduodenoskopie,
- Patientenaufklärung zur Untersuchung und zu den möglichen therapeutischen Maßnahmen in derselben Sitzung in angemessenem Zeitabstand vor dem Eingriff,
- Information zum Ablauf der vorbereitenden Maßnahmen vor dem Eingriff und zu einer möglichen Sedierung und/oder Prämedikation,
- Nachbeobachtung und -betreuung,
- Foto-/Videodokumentation(en)

Fakultativer Leistungsinhalt
- 13C-Harnstoff-Atemtest (Nr. 02400),
- Ureasenachweis, einschl. Kosten,
- Probeexzision,
- Probepunktion,
- Fremdkörperentfernung(en),
- Blutstillung(en),   85,77 €
- Prämedikation/Sedierung   835 Punkte

Entgegen Nr. 4.3.2 der Allgemeinen Bestimmungen kann die Gebührenordnungsposition auch dann berechnet werden, wenn die Arztpraxis nicht über die Möglichkeit zur Durchführung des 13C-Harnstoff-Atemtests nach der Gebührenordnungsposition 02400 verfügt.

Die Gebührenordnungsposition 13400 ist nicht neben den Gebührenordnungspositionen 02300 bis 02302, 02400, 13411, 13412, 13430 und 13431 berechnungsfähig.

Die Gebührenordnungsposition 13400 ist im Behandlungsfall nicht neben den Gebührenordnungspositionen 13300, 13301, 13310, 13350, 13500 bis 13502, 13545, 13550, 13551, 13560, 13561, 13600 bis 13602, 13610 bis 13612, 13620 bis 13622, 13650, 13651, 13660 bis 13664, 13670, 13675, 13677, 13700, 13701 und 36881 bis 36883 und nicht neben den Gebührenordnungspositionen des Abschnitts 13.2.2.3 berechnungsfähig.

13401	Zusätzliche Leistung(en) im Zusammenhang mit der Gebührenordnungsposition 13400

Obligater Leistungsinhalt

- Langzeit-pH-Metrie des Ösophagus von mindestens 12 Stunden Dauer mit Sondeneinführung

und/oder

- Endoskopische Sklerosierungsbehandlung(en)

und/oder

- Ligatur(en) bei Varizen und Ulzeration(en)

und/oder

- Durchzugsmanometrie des Ösophagus

und/oder

- Therapeutische Mukosektomie(n) mittels Hochfrequenzelektroschlinge

52,69 €
513 Punkte

Die Gebührenordnungsposition 13401 ist nicht neben den Gebührenordnungspositionen 02300 bis 02302 berechnungsfähig.

Die Gebührenordnungsposition 13401 ist im Behandlungsfall nicht neben den Gebührenordnungspositionen 13210 bis 13212, 13251 bis 13258, 13260 und 36881 bis 36883 und nicht neben den Gebührenordnungspositionen der Abschnitte 13.3.1, 13.3.2, 13.3.4, 13.3.5, 13.3.6, 13.3.7 und 13.3.8 berechnungsfähig.

13402	Polypektomie(n) im Zusammenhang mit der Gebührenordnungsposition 13400

Obligater Leistungsinhalt

- Vollständige Entfernung eines oder mehrerer Polypen mittels Hochfrequenzdiathermieschlinge,
- Veranlassung einer histologischen Untersuchung

28,56 €
278 Punkte

Die Gebührenordnungsposition 13402 ist nicht neben den Gebührenordnungspositionen 02300 bis 02302 und 13423 berechnungsfähig.

Die Gebührenordnungsposition 13402 ist im Behandlungsfall nicht neben den Gebührenordnungspositionen 13300, 13301, 13310, 13350, 13500 bis 13502, 13545, 13550, 13551, 13560, 13561, 13600 bis 13602, 13610 bis 13612, 13620 bis 13622, 13650, 13651, 13660 bis 13664, 13670, 13675, 13677, 13700, 13701 und 36881 bis 36883 und nicht neben den Gebührenordnungspositionen des Abschnitts 13.2.2.3 berechnungsfähig.

13 Gebührenordnungspositionen der Inneren Medizin 13410–13411

13410 Bougierung des Ösophagus oder Kardiasprengung

Obligater Leistungsinhalt

- Bougierung des Ösophagus
  und/oder
- Dehnung des unteren Ösophagussphinkters (Kardiasprengung),
- Patientenaufklärung in angemessenem Zeitabstand vor dem Eingriff zur Untersuchung und zu den möglichen therapeutischen Maßnahmen in derselben Sitzung,
- Information zum Ablauf der vorbereitenden Maßnahmen vor dem Eingriff und zu einer möglichen Sedierung und/oder Prämedikation,
- Nachbeobachtung und -betreuung

Fakultativer Leistungsinhalt

- Prämedikation/Sedierung

25,27 €
246 Punkte

Die Gebührenordnungsposition 13410 ist nicht neben den Gebührenordnungspositionen 02300 bis 02302 berechnungsfähig.

Die Gebührenordnungsposition 13410 ist im Behandlungsfall nicht neben den Gebührenordnungspositionen 13210 bis 13212 und 36881 bis 36883 und nicht neben den Gebührenordnungspositionen der Abschnitte 13.2.2, 13.3.1, 13.3.2, 13.3.4, 13.3.5, 13.3.6, 13.3.7 und 13.3.8 berechnungsfähig.

13411 Einsetzen einer Ösophagusprothese

Obligater Leistungsinhalt

- Einsetzen einer Ösophagusprothese,
- Gastroskopie (Nr. 13400),
- Patientenaufklärung in angemessenem Zeitabstand vor dem Eingriff zur Untersuchung und zu den möglichen therapeutischen Maßnahmen in derselben Sitzung,
- Information zum Ablauf der vorbereitenden Maßnahmen vor dem Eingriff und zu einer möglichen Sedierung und/oder Prämedikation,
- Nachbeobachtung und -betreuung

Fakultativer Leistungsinhalt

- Prämedikation/Sedierung

86,28 €
840 Punkte

Die Gebührenordnungsposition 13411 ist nicht neben den Gebührenordnungspositionen 02300 bis 02302 und 13400 berechnungsfähig.

Die Gebührenordnungsposition 13411 ist im Behandlungsfall nicht neben den Gebührenordnungspositionen 13210 bis 13212 und 36881 bis 36883 und nicht neben den Gebührenordnungspositionen der Abschnitte 13.2.2, 13.3.1, 13.3.2, 13.3.4, 13.3.5, 13.3.6, 13.3.7 und 13.3.8 berechnungsfähig.

III Arztgruppenspezifische Gebührenordnungspositionen

13412 Perkutane Gastrostomie

Obligater Leistungsinhalt
- Perkutane Gastrostomie,
- Gastroskopie (Nr. 13400),
- Patientenaufklärung in angemessenem Zeitabstand vor dem Eingriff zur Untersuchung und zu den möglichen therapeutischen Maßnahmen in derselben Sitzung,
- Information zum Ablauf der vorbereitenden Maßnahmen vor dem Eingriff und zu einer möglichen Sedierung und/oder Prämedikation,
- Nachbeobachtung und -betreuung

Fakultativer Leistungsinhalt
- Prämedikation/Sedierung,
- Endoskopische Durchführung,
- Lokalanästhesie,
- Einführen einer Verweilsonde

101,69 €
990 Punkte

Die Gebührenordnungsposition 13412 ist nicht neben den Gebührenordnungspositionen 02300 bis 02302, 02320, 02340, 02341 und 13400 berechnungsfähig.

Die Gebührenordnungsposition 13412 ist im Behandlungsfall nicht neben den Gebührenordnungspositionen 13210 bis 13212 und 36881 bis 36883 und nicht neben den Gebührenordnungspositionen der Abschnitte 13.2.2, 13.3.1, 13.3.2, 13.3.4, 13.3.5, 13.3.6, 13.3.7 und 13.3.8 berechnungsfähig.

13420 Saugbiopsie des Dünndarms beim Kleinkind oder Kind

Obligater Leistungsinhalt
- Saugbiopsie des Dünndarms beim Kleinkind oder Kind

Fakultativer Leistungsinhalt
- Durchleuchtung(en)

18,39 €
179 Punkte

Die Berechnung der Gebührenordnungsposition 13420 setzt eine Genehmigung der Kassenärztlichen Vereinigung nach der Vereinbarung zur Strahlendiagnostik und -therapie gemäß § 135 Abs. 2 SGB V voraus.

Die Gebührenordnungsposition 13420 ist nicht neben den Gebührenordnungspositionen 02300 bis 02302 und 02320 berechnungsfähig.

Die Gebührenordnungsposition 13420 ist im Behandlungsfall nicht neben den Gebührenordnungspositionen 13210 bis 13212 und 36881 bis 36883 und nicht neben den Gebührenordnungspositionen der Abschnitte 13.2.2, 13.3.1, 13.3.2, 13.3.4, 13.3.5, 13.3.6, 13.3.7 und 13.3.8 berechnungsfähig.

13 Gebührenordnungspositionen der Inneren Medizin 13421–13422

13421 Zusatzpauschale Koloskopie

Obligater Leistungsinhalt

- Totale Koloskopie mit Darstellung des Zökums,
- Patientenaufklärung zur Koloskopie und zur Prämedikation in angemessenem Zeitabstand vor dem Eingriff,
- Aufklärung zum Vorgehen und zu einer möglichen Polypenabtragung und anderer therapeutischer Maßnahmen in derselben Sitzung,
- Information zu Ablauf und Dauer der Darmreinigung,
- Foto-/Videodokumentation,
- Nachbeobachtung und -betreuung,
- Einhaltung der Maßnahmen der Überprüfung der Hygienequalität entsprechend der Qualitätssicherungsvereinbarung zur Koloskopie gemäß § 135 Abs. 2 SGB V,
- Vorhaltung der geeigneten Notfallausstattung entsprechend der Qualitätssicherungsvereinbarung zur Koloskopie gemäß § 135 Abs. 2 SGB V

Fakultativer Leistungsinhalt

- Lagekontrolle durch ein bildgebendes Verfahren,
- Probeexzision(en),
- Aushändigung aller Substanzen zur Darmreinigung,
- Gerinnungsuntersuchungen und kleines Blutbild,
- Prämedikation/Sedierung,
- Darstellung des terminalen Ileums

181,40 €
1766 Punkte

Die Berechnung der Gebührenordnungsposition 13421 setzt eine Genehmigung der Kassenärztlichen Vereinigung gemäß § 135 Abs. 2 SGB V voraus.

Die Gebührenordnungsposition 13421 ist nicht neben den Gebührenordnungspositionen 01741, 02300 bis 02302, 02401, 13422, 13430 und 13431 berechnungsfähig.

Die Gebührenordnungsposition 13421 ist im Behandlungsfall nicht neben den Gebührenordnungspositionen 13251 bis 13258, 13300, 13301, 13310, 13350, 13500 bis 13502, 13545, 13550, 13551, 13560, 13561, 13600 bis 13602, 13610 bis 13612, 13620 bis 13622, 13650, 13651, 13660 bis 13664, 13670, 13675, 13677, 13700, 13701 und 36881 bis 36883 berechnungsfähig.

13422 Zusatzpauschale (Teil-)Koloskopie

Obligater Leistungsinhalt

- (Teil-)Koloskopie entsprechend der Gebührenordnungsposition 13421 mindestens mit Darstellung des Kolon transversum

110,91 €
1080 Punkte

Die Berechnung der Gebührenordnungsposition 13422 setzt eine Genehmigung der Kassenärztlichen Vereinigung gemäß § 135 Abs. 2 SGB V voraus.

Die Gebührenordnungsposition 13422 ist nicht neben den Gebührenordnungspositionen 01741, 02300 bis 02302 und 13421 berechnungsfähig.

Die Gebührenordnungsposition 13422 ist im Behandlungsfall nicht neben den Gebührenordnungspositionen 04518, 13300, 13301, 13310, 13350, 13500 bis 13502, 13545, 13550, 13551, 13560, 13561, 13600 bis 13602, 13610 bis 13612, 13620 bis 13622, 13650, 13651, 13660 bis 13664, 13670, 13675, 13677, 13700, 13701 und 36881 bis 36883 und nicht neben den Gebührenordnungspositionen des Abschnitts 13.2.2.3 berechnungsfähig.

13423 Zusätzliche Leistung(en) im Zusammenhang mit den Gebührenordnungspositionen 13421 oder 13422

Obligater Leistungsinhalt

- Fremdkörperentfernung(en)
und/oder
- Polypektomie(n) von Polypen mit einer Größe > 5 mm mittels Hochfrequenzdiathermieschlinge
und/oder
- Schlingenbiopsie(n) mittels Hochfrequenzdiathermieschlinge
und/oder
- Blutstillung(en)

26,91 €
262 Punkte

Die Gebührenordnungsposition 13423 ist nicht neben den Gebührenordnungspositionen 01742, 02300 bis 02302, 04520 und 13402 berechnungsfähig.

Die Gebührenordnungsposition 13423 ist im Behandlungsfall nicht neben den Gebührenordnungspositionen 13300, 13301, 13310, 13350, 13500 bis 13502, 13545, 13550, 13551, 13560, 13561, 13600 bis 13602, 13610 bis 13612, 13620 bis 13622, 13650, 13651, 13660 bis 13664, 13670, 13675, 13677, 13700, 13701 und 36881 bis 36883 und nicht neben den Gebührenordnungspositionen des Abschnitts 13.2.2.3 berechnungsfähig.

13424 Laservaporisation(en) und/oder Argon-Plasma-Koagulation(en) im Zusammenhang mit den Gebührenordnungspositionen 13400, 13421 und 13422

Obligater Leistungsinhalt

- Laservaporisation(en) und/oder Argon-Plasma-Koagulation(en)

43,55 €
424 Punkte

Die Gebührenordnungsposition 13424 ist nicht neben den Gebührenordnungspositionen 02300 bis 02302 berechnungsfähig.

Die Gebührenordnungsposition 13424 ist im Behandlungsfall nicht neben den Gebührenordnungspositionen 13210 bis 13212 und 36881 bis 36883 und nicht neben den Gebührenordnungspositionen der Abschnitte 13.2.2.3, 13.3.1, 13.3.2, 13.3.4, 13.3.5, 13.3.6, 13.3.7 und 13.3.8 berechnungsfähig.

13 Gebührenordnungspositionen der Inneren Medizin 13425–13426

13425 **Zusatzpauschale Durchführung einer Kapselendoskopie bei Erkrankungen des Dünndarms** entsprechend der Richtlinie des Gemeinsamen Bundesausschusses (Nr. 16 in der Anlage 1 "Anerkannte Untersuchungs- und Behandlungsmethoden" der Richtlinien Methoden der vertragsärztlichen Versorgung) und entsprechend der Qualitätssicherungsvereinbarung Kapselendoskopie gemäß § 135 Abs. 2 SGB V

Obligater Leistungsinhalt

- Aufklärung zur Kapselendoskopie in angemessenem Zeitabstand vor der Untersuchung,
- Durchführung einer Kapselendoskopie bei Erkrankungen des Dünndarms,
- Dokumentation gemäß § 3 der Nr. 16 in der Anlage 1 "Anerkannte Untersuchungs- und Behandlungsmethoden" sowie § 7 und § 8 der Qualitätssicherungsvereinbarung Kapselendoskopie gemäß § 135 Abs. 2 SGB V,

Fakultativer Leistungsinhalt

- Aushändigung aller Substanzen zur Darmreinigung,
- Information zu Ablauf und Dauer der Darmreinigung,

einmal im Behandlungsfall

117,00 €
1139 Punkte

Die Gebührenordnungsposition 13425 enthält nicht die Kosten für die Untersuchungskapsel.

Die Berechnung der Gebührenordnungsposition 13425 setzt eine Genehmigung der Kassenärztlichen Vereinigung nach der Qualitätssicherungsvereinbarung Kapselendoskopie gemäß § 135 Abs. 2 SGB V voraus.

Die Gebührenordnungsposition 13425 ist nicht neben den Gebührenordnungspositionen 01741, 13430 und 13431 berechnungsfähig.

Die Gebührenordnungsposition 13425 ist im Behandlungsfall nicht neben den Gebührenordnungspositionen 36881 bis 36883 und nicht neben den Gebührenordnungspositionen der Abschnitte 13.2.2.3, 13.3.1, 13.3.2, 13.3.4, 13.3.5, 13.3.6, 13.3.7 und 13.3.8 berechnungsfähig.

13426 **Zusatzpauschale Auswertung einer Untersuchung mittels Kapselendoskopie bei Erkrankungen des Dünndarms** entsprechend der Richtlinie des Gemeinsamen Bundesausschusses (Nr. 16 in der Anlage 1 "Anerkannte Untersuchungs- und Behandlungsmethoden" der Richtlinien Methoden der vertragsärztlichen Versorgung) und entsprechend der Qualitätssicherungsvereinbarung Kapselendoskopie gemäß § 135 Abs. 2 SGB V

Obligater Leistungsinhalt

- Auswertung einer Untersuchung mittels Kapselendoskopie bei Erkrankungen des Dünndarms,
- Dokumentation gemäß § 3 der Nr. 16 in der Anlage 1 "Anerkannte Untersuchungs- und Behandlungsmethoden" sowie § 7 und § 8 der Qualitätssicherungsvereinbarung Kapselendoskopie gemäß § 135 Abs. 2 SGB V,

einmal im Behandlungsfall

250,12 €
2435 Punkte

Die Berechnung der Gebührenordnungsposition 13426 setzt eine Genehmigung der Kassenärztlichen Vereinigung nach der Qualitätssicherungsvereinbarung Kapselendoskopie gemäß § 135 Abs. 2 SGB V voraus.

Die Gebührenordnungsposition 13426 ist im Behandlungsfall nicht neben den Gebührenordnungspositionen 36881 bis 36883 und nicht neben den Gebührenordnungspositionen der Abschnitte 13.2.2.3, 13.3.1, 13.3.2, 13.3.4, 13.3.5, 13.3.6, 13.3.7 und 13.3.8 berechnungsfähig.

13430 Zusatzpauschale bilio-pankreatische Diagnostik

Obligater Leistungsinhalt

- Endoskopische Sondierung(en) der Papilla vateri,
- Patientenaufklärung in angemessenem Zeitabstand vor dem Eingriff,
- Information zum Ablauf der vorbereitenden Maßnahmen vor dem Eingriff und zu einer möglichen Sedierung und/oder Prämedikation,
- Nachbeobachtung und -betreuung,
- Endoskopische Einbringung(en) von Kontrastmittel(n),
- Röntgendokumentation(en),
- Dokumentation

Fakultativer Leistungsinhalt

- Entnahme von Sekret(en), Bürstenbiopsien,
- Probeexzision(en),
- Foto-/Videodokumentation(en),
- Prämedikation/Sedierung

146,78 €
1429 Punkte

Die Berechnung der Gebührenordnungsposition 13430 setzt eine Genehmigung der Kassenärztlichen Vereinigung nach der Vereinbarung zur Strahlendiagnostik und -therapie gemäß § 135 Abs. 2 SGB V voraus.

Die Gebührenordnungsposition 13430 ist nicht neben den Gebührenordnungspositionen 02300 bis 02302, 13400, 13421, 13425, 13431 und 34250 berechnungsfähig.

Die Gebührenordnungsposition 13430 ist im Behandlungsfall nicht neben den Gebührenordnungspositionen 13210 bis 13212, 13250 und 36881 bis 36883 und nicht neben den Gebührenordnungspositionen der Abschnitte 13.2.2.3, 13.3.1, 13.3.2, 13.3.4, 13.3.5, 13.3.6, 13.3.7 und 13.3.8 berechnungsfähig.

13 Gebührenordnungspositionen der Inneren Medizin 13431

13431 Zusatzpauschale bilio-pankreatische Therapie

Obligater Leistungsinhalt
- Endoskopische Sondierung(en) der Papilla vateri entsprechend der Gebührenordnungsposition 13430 mit
  - Papillotomie(n)
  und/oder
  - Zertrümmerung von Steinen
  und/oder
  - Extraktion von Steinen
  und/oder
  - Legen einer Verweilsonde
  und/oder
  - Platzierung und/oder Entfernung einer Drainage im Gallen- oder Pankreasgang,
- Patientenaufklärung zur Untersuchung und zu den möglichen therapeutischen Maßnahmen in derselben Sitzung in angemessenem Zeitabstand vor dem Eingriff,
- Information zum Ablauf der vorbereitenden Maßnahmen vor dem Eingriff und zu einer möglichen Sedierung und/oder Prämedikation,
- Nachbeobachtung und -betreuung,
- Röntgendokumentation(en),
- Dokumentation

Fakultativer Leistungsinhalt
- Prämedikation/Sedierung,
- Endoskopische Einbringung(en) von Kontrastmittel(n),
- Foto-/Videodokumentation

210,67 €
2051 Punkte

Die Berechnung der Gebührenordnungsposition 13431 setzt eine Genehmigung der Kassenärztlichen Vereinigung nach der Vereinbarung zur Strahlendiagnostik und -therapie gemäß § 135 Abs. 2 SGB V voraus.

Die Gebührenordnungsposition 13431 ist nicht neben den Gebührenordnungspositionen 02300 bis 02302, 13400, 13421, 13425, 13430 und 34250 berechnungsfähig.

Die Gebührenordnungsposition 13431 ist im Behandlungsfall nicht neben den Gebührenordnungspositionen 13210 bis 13212, 13250 und 36881 bis 36883 und nicht neben den Gebührenordnungspositionen der Abschnitte 13.2.2.3, 13.3.1, 13.3.2, 13.3.4, 13.3.5, 13.3.6, 13.3.7 und 13.3.8 berechnungsfähig.

13435 Zusatzpauschale Behandlung und/oder Betreuung eines Patienten mit einer gesicherten onkologischen Erkrankung bei laufender onkologischer Therapie oder Betreuung im Rahmen der Nachsorge

Obligater Leistungsinhalt
- Behandlung und/oder Betreuung eines Patienten mit einer laboratoriumsmedizinisch oder histologisch/zytologisch gesicherten onkologischen Erkrankung,
- Fortlaufende Beratung zum Umgang mit der onkologischen Erkrankung,
- Verlaufskontrolle und Dokumentation des Therapieerfolges,
- Erstellung, Überprüfung und Anpassung eines die onkologische Erkrankung begleitenden spezifischen Therapiekonzeptes unter Berücksichtigung individueller Faktoren,
- Kontrolle und/oder Behandlung ggf. auftretender therapiebedingter Nebenwirkungen,
- Planung und Koordination der komplementären Arznei-, Heil- und Hilfsmittelversorgung unter besonderer Berücksichtigung der gesicherten onkologischen Erkrankung,

Fakultativer Leistungsinhalt
- Anleitung und Führung der Bezugs- und Betreuungsperson(en),
- Fortlaufende Überprüfung des häuslichen, familiären und sozialen Umfelds im Hinblick auf die Grunderkrankung,
- Konsiliarische Erörterung/Fachliche Beratung und regelmäßiger Informationsaustausch mit dem onkologisch verantwortlichen Arzt sowie mit weiteren mitbehandelnden Ärzten,
- Überprüfung und Koordination supportiver Maßnahmen,
- Einleitung und/oder Koordination der psychosozialen Betreuung des Patienten und seiner Familie und/oder Bezugs- und Betreuungsperson(en),
- Ggf. Hinzuziehung komplementärer Dienste bzw. häuslicher Krankenpflege,

einmal im Behandlungsfall

19,62 €
191 Punkte

Die Gebührenordnungsposition 13435 ist nur bei mindestens einer der im Folgenden genannten Erkrankungen berechnungsfähig: Bösartige Neubildungen der Verdauungsorgane C15-C26, Bösartige Neubildungen sonstiger und ungenau bezeichneter Lokalisation Abdomen C76.2, Sekundäre und nicht näher bezeichnete bösartige Neubildungen C77-C80.

Die Gebührenordnungsposition 13435 ist bei laufender medikamentöser, im Sinne einer systemischen Chemotherapie mit z. B. zytostatischen Substanzen, operativer und/oder strahlentherapeutischer Behandlung und/oder bei Betreuung im Rahmen der Nachsorge bis höchstens 2 Jahre nach Beendigung einer medikamentösen, operativen und/oder strahlentherapeutischen Behandlung eines Patienten mit gesicherter onkologischer Erkrankung berechnungsfähig.

Die Gebührenordnungsposition 13435 ist nicht neben der Gebührenordnungsposition 02300 berechnungsfähig.

13 Gebührenordnungspositionen der Inneren Medizin   13437-13439

Die Gebührenordnungsposition 13435 ist im Behandlungsfall nicht neben den Gebührenordnungspositionen der Abschnitte 13.2.2.3, 13.3.1, 13.3.2, 13.3.4, 13.3.5, 13.3.6, 13.3.7 und 13.3.8 berechnungsfähig.

13437 Zusatzpauschale Behandlung eines Lebertransplantatträgers

Obligater Leistungsinhalt
- Behandlung eines Leber-Transplantatträgers,
- Kontrolle der Transplantatfunktionen,
- Überwachung des spezifischen Therapieschemas,

Fakultativer Leistungsinhalt
- Beratung und Instruktion der Bezugsperson(en),
- Abstimmung mit dem Hausarzt,

einmal im Behandlungsfall

21,47 €
209 Punkte

Die Gebührenordnungsposition 13437 ist im Behandlungsfall nicht neben den Gebührenordnungspositionen 13210 bis 13212 und nicht neben den Gebührenordnungspositionen der Abschnitte 13.2.2, 13.3.1, 13.3.2, 13.3.4, 13.3.5, 13.3.6, 13.3.7 und 13.3.8 berechnungsfähig.

13438 Zusatzpauschale Behandlung eines Dünndarmtransplantatträgers

Obligater Leistungsinhalt
- Behandlung eines Dünndarm-Transplantatträgers,
- Kontrolle der Transplantatfunktionen,
- Überwachung des spezifischen Therapieschemas,

Fakultativer Leistungsinhalt
- Beratung und Instruktion der Bezugsperson(en),
- Abstimmung mit dem Hausarzt,

einmal im Behandlungsfall

21,47 €
209 Punkte

Die Gebührenordnungsposition 13438 ist im Behandlungsfall nicht neben den Gebührenordnungspositionen 13210 bis 13212 und nicht neben den Gebührenordnungspositionen der Abschnitte 13.2.2, 13.3.1, 13.3.2, 13.3.4, 13.3.5, 13.3.6, 13.3.7 und 13.3.8 berechnungsfähig.

13439 Zusatzpauschale Behandlung eines Bauchspeicheldrüsen- oder Nieren-Bauchspeicheldrüsen-Transplantatträgers

Obligater Leistungsinhalt
- Behandlung eines Bauchspeicheldrüsen- oder Nieren-Bauchspeicheldrüsen-Transplantatträgers,
- Kontrolle der Transplantatfunktionen,
- Überwachung des spezifischen Therapieschemas,

Fakultativer Leistungsinhalt
- Beratung und Instruktion der Bezugsperson(en),
- Abstimmung mit dem Hausarzt,

einmal im Behandlungsfall

21,47 €
209 Punkte

Bei der Behandlung von Nieren-/Bauchspeicheldrüsen-Transplantatträgern ist die Gebührenordnungsposition 13439 nur von Vertragsärzten, die über eine Genehmigung zur Durchführung von Blutreinigungsverfahren gemäß § 135 Abs. 2 SGB V verfügen, berechnungsfähig.

Die Gebührenordnungsposition 13439 ist im Behandlungsfall nicht neben den Gebührenordnungspositionen 13210 bis 13212, 13250, 13601, 13622 und 32247 und nicht neben den Gebührenordnungspositionen der Abschnitte 13.3.1, 13.3.2, 13.3.4, 13.3.5, 13.3.7 und 13.3.8 berechnungsfähig.

13.3.4 Hämato-/Onkologische Gebührenordnungspositionen

1. Die Gebührenordnungspositionen des Abschnitts 13.3.4 können - unter Berücksichtigung von 1.3 der Allgemeinen Bestimmungen - nur von Fachärzten für Innere Medizin mit Schwerpunkt Hämatologie und Internistische Onkologie berechnet werden.

Grundpauschale

Obligater Leistungsinhalt

– Persönlicher Arzt-Patienten-Kontakt,

Fakultativer Leistungsinhalt

– Weitere persönliche oder andere Arzt-Patienten-Kontakte gemäß 4.3.1 der Allgemeinen Bestimmungen,
– Ärztlicher Bericht entsprechend der Gebührenordnungsposition 01600,
– Individueller Arztbrief entsprechend der Gebührenordnungsposition 01601,
– In Anhang 1 aufgeführte Leistungen,

einmal im Behandlungsfall

13490	für Versicherte bis zum vollendeten 5. Lebensjahr	23,83 € 232 Punkte
13491	für Versicherte ab Beginn des 6. bis zum vollendeten 59. Lebensjahr	31,43 € 306 Punkte
13492	für Versicherte ab Beginn des 60. Lebensjahres	32,87 € 320 Punkte

Die Gebührenordnungspositionen 13490 bis 13492 sind nicht neben der Gebührenordnungsposition 01436 berechnungsfähig.

Die Gebührenordnungspositionen 13490 bis 13492 sind im Behandlungsfall nicht neben den Gebührenordnungspositionen 01600, 01601, 13210 bis 13212, 13390 bis 13392, 13401, 13410 bis 13412, 13420, 13424 bis 13426, 13430, 13431, 13435, 13437 bis 13439, 13540 bis 13542, 13545, 13550, 13551, 13560 und 13561 und nicht neben den Gebührenordnungspositionen der Abschnitte 13.3.1, 13.3.2, 13.3.6, 13.3.7 und 13.3.8 berechnungsfähig.

13494	Zuschlag zu den Gebührenordnungspositionen 13490 bis 13492 für die hämato-/onkologisch-internistische Grundversorgung einmal im Behandlungsfall	4,21 € 41 Punkte

13 Gebührenordnungspositionen der Inneren Medizin 13496–13501

Der Zuschlag nach der Gebührenordnungsposition 13494 kann nur in Behandlungsfällen abgerechnet werden, in denen ausschließlich die Gebührenordnungspositionen 13490, 13491, 13492, 13496 und/oder 32001 berechnet werden.

13496 Zuschlag zu der Gebührenordnungsposition 13494

einmal im Behandlungsfall

Die Gebührenordnungsposition 13496 wird durch die zuständige Kassenärztliche Vereinigung zugesetzt.

1,13 €
11 Punkte

13500 Zusatzpauschale Behandlung einer laboratoriumsmedizinisch oder histologisch/zytologisch gesicherten, primär hämatologischen und/oder onkologischen und/oder immunologischen Systemerkrankung

Obligater Leistungsinhalt

- Behandlung einer laboratoriumsmedizinisch oder histologisch/zytologisch gesicherten, primär hämatologischen und/oder onkologischen und/oder immunologischen Systemerkrankung,
- Erstellung eines krankheitsspezifischen Therapiekonzeptes unter Berücksichtigung individueller Faktoren,

einmal im Behandlungsfall

Die Gebührenordnungsposition 13500 ist im Behandlungsfall nicht neben den Gebührenordnungspositionen 13210 bis 13212, 36882 und 36883 und nicht neben den Gebührenordnungspositionen der Abschnitte 13.2.2, 13.3.1, 13.3.2, 13.3.3, 13.3.5, 13.3.6, 13.3.7 und 13.3.8 berechnungsfähig.

19,62 €
191 Punkte

13501 Zusatzpauschale intensivierte Nachbetreuung nach allogener(n) oder autologer(n) Transplantation(en) hämatopoetischer Stammzellen

Obligater Leistungsinhalt

- Intensivierte Nachbetreuung nach allogener oder autologer Transplantation(en) hämatopoetischer Stammzellen,
- Nachbetreuung von Patienten mit Stammzelltransplantation,

Fakultativer Leistungsinhalt

- Überwachung des spezifischen Therapieschemas,
- Erfassung und Dokumentation der Toxizität,

einmal im Behandlungsfall

Die Gebührenordnungsposition 13501 ist im Behandlungsfall nicht neben den Gebührenordnungspositionen 13210 bis 13212, 36882 und 36883 und nicht neben den Gebührenordnungspositionen der Abschnitte 13.2.2, 13.3.1, 13.3.2, 13.3.3, 13.3.5, 13.3.6, 13.3.7 und 13.3.8 berechnungsfähig.

19,62 €
191 Punkte

13502	Zusatzpauschale intensive, aplasieinduzierende und/oder toxizitäts-adaptierte antiproliferative Behandlung	

Obligater Leistungsinhalt

- Intensive, aplasieinduzierende
und/oder
- Toxizitätsadaptierte Behandlung,
- Erfassung und Dokumentation der Toxizität,

einmal im Behandlungsfall

19,62 €
191 Punkte

Die Gebührenordnungsposition 13502 ist im Behandlungsfall nicht neben den Gebührenordnungspositionen 13210 bis 13212, 36882 und 36883 und nicht neben den Gebührenordnungspositionen der Abschnitte 13.2.2, 13.3.1, 13.3.2, 13.3.3, 13.3.5, 13.3.6, 13.3.7 und 13.3.8 berechnungsfähig.

13.3.5 Kardiologische Gebührenordnungspositionen

1. Die Gebührenordnungspositionen des Abschnitts 13.3.5 können - unter Berücksichtigung von 1.3 der Allgemeinen Bestimmungen nur von Fachärzten für Innere Medizin mit Schwerpunkt Kardiologie berechnet werden.
2. Die Gebührenordnungsposition 13552 kann darüber hinaus von allen in der Präambel 13.1 unter 1. aufgeführten Vertragsärzten nach Genehmigung durch die Kassenärztliche Vereinigung berechnet werden.
3. Für Praxen, die über die Möglichkeit der Erbringung der Stressechokardiographie bei physikalischer Stufenbelastung (Vorhalten eines Kippliege-Ergometers) verfügen, ist die Gebührenordnungsposition 13545 nicht berechnungsfähig.
4. Für Praxen, die nicht über die Möglichkeit der Erbringung der Stressechokardiographie bei physikalischer Stufenbelastung (Vorhalten eines Kippliege-Ergometers) verfügen, ist die Gebührenordnungsposition 13550 nicht berechnungsfähig.

Grundpauschale

Obligater Leistungsinhalt

- Persönlicher Arzt-Patienten-Kontakt,

Fakultativer Leistungsinhalt

- Weitere persönliche oder andere Arzt-Patienten-Kontakte gemäß 4.3.1 der Allgemeinen Bestimmungen,
- Ärztlicher Bericht entsprechend der Gebührenordnungsposition 01600,
- Individueller Arztbrief entsprechend der Gebührenordnungsposition 01601,
- In Anhang 1 aufgeführte Leistungen,

einmal im Behandlungsfall

13540	für Versicherte bis zum vollendeten 5. Lebensjahr	14,69 € 143 Punkte
13541	für Versicherte ab Beginn des 6. bis zum vollendeten 59. Lebensjahr	21,26 € 207 Punkte

13 Gebührenordnungspositionen der Inneren Medizin 13542–13545

13542 für Versicherte ab Beginn des 60. Lebensjahres
Die Gebührenordnungspositionen 13540 bis 13542 sind nicht neben der Gebührenordnungsposition 01436 berechnungsfähig.

Die Gebührenordnungspositionen 13540 bis 13542 sind im Behandlungsfall nicht neben den Gebührenordnungspositionen 01600, 01601, 13210 bis 13212, 13390 bis 13392, 13401, 13410 bis 13412, 13420, 13424 bis 13426, 13430, 13431, 13435, 13437 bis 13439 und 36881 bis 36883 und nicht neben den Gebührenordnungspositionen der Abschnitte 13.3.1, 13.3.2, 13.3.4, 13.3.6, 13.3.7 und 13.3.8 berechnungsfähig.

21,98 €
214 Punkte

13543 Zuschlag zu den Gebührenordnungspositionen 13540 bis 13542 für die kardiologisch-internistische Grundversorgung
einmal im Behandlungsfall
Der Zuschlag nach der Gebührenordnungsposition 13543 kann nur in Behandlungsfällen abgerechnet werden, in denen ausschließlich die Gebührenordnungspositionen 13540, 13541, 13542, 13544 und/oder 32001 berechnet werden.

4,21 €
41 Punkte

13544 Zuschlag zu der Gebührenordnungsposition 13543
einmal im Behandlungsfall
Die Gebührenordnungsposition 13544 wird durch die zuständige Kassenärztliche Vereinigung zugesetzt.

1,13 €
11 Punkte

13545 Zusatzpauschale Kardiologie I

Obligater Leistungsinhalt
- Duplex-Echokardiographische Untersuchung (Nr. 33022),
- Druckmessung(en),

Fakultativer Leistungsinhalt
- Infusion(en) (Nr. 02100),
- Arterielle Blutentnahme (Nr. 02330),
- Intraarterielle Injektion (Nr. 02331),
- Belastungs-EKG (Nr. 13251),
- Aufzeichnung Langzeit-EKG (Nr. 13252),
- Computergestützte Auswertung Langzeit-EKG (Nr. 13253),
- Langzeit-Blutdruckmessung (Nr. 13254),
- Doppler-Echokardiographische Untersuchung (Nr. 33021),
- Echokardiographische Untersuchung (Nr. 33020),
- Untersuchung mittels Einschwemmkatheter in Ruhe,
- Untersuchung mittels Einschwemmkatheter in Ruhe sowie während und nach physikalisch definierter und reproduzierbarer Belastung,
- Laufbandergometrie(n),
- Intraluminale Messung(en) des Arteriendrucks oder des zentralen Venendrucks,
- Messung(en) von Herzzeitvolumen und/oder Kreislaufzeiten,
- Applikation der Testsubstanz(en),
einmal im Behandlungsfall

69,75 €
679 Punkte

13545 III Arztgruppenspezifische Gebührenordnungspositionen

Die Berechnung der Gebührenordnungsposition 13545 setzt eine Genehmigung der Kassenärztlichen Vereinigung nach der Ultraschallvereinbarung gemäß § 135 Abs. 2 SGB V voraus.

Entgegen Nr. 4.3.2 der Allgemeinen Bestimmungen kann die Gebührenordnungsposition 13545 auch dann berechnet werden, wenn die Arztpraxis nicht über die Möglichkeit zur Erbringung von Einschwemmkathetern, der intraluminalen Messung des Arteriendrucks oder des zentralen Venendrucks, der Messung von Herzzeitvolumen und/oder Kreislaufzeiten und von Leistungsinhalten der Gebührenordnungspositionen 13300 und 13301 verfügt.

In schwerpunktübergreifenden Berufsausübungsgemeinschaften und in medizinischen Versorgungszentren kann die Gebührenordnungsposition 13545 neben der Gebührenordnungsposition 13300 berechnet werden.

In der Gebührenordnungsposition 13545 sind die Kosten für den Einschwemmkatheter mit Ausnahme des Swan-Ganz-Katheters enthalten.

Die Gebührenordnungsposition 13545 ist nicht neben den Gebührenordnungspositionen 02300 bis 02302 berechnungsfähig.

Die Gebührenordnungsposition 13545 ist im Behandlungsfall nicht neben den Gebührenordnungspositionen 02100, 02101, 02330, 02331, 03241, 03321, 03322, 03324, 04241, 04321, 04322, 04324, 04410, 13210 bis 13212, 13250, 13550, 27321 bis 27324, 30500, 33020 bis 33022, 33030, 33031, 36882 und 36883 und nicht neben den Gebührenordnungspositionen der Abschnitte 13.2.2.3, 13.3.1, 13.3.2, 13.3.3, 13.3.4, 13.3.6, 13.3.7 und 13.3.8 berechnungsfähig.

13 Gebührenordnungspositionen der Inneren Medizin 13550

13550 Zusatzpauschale Kardiologie II

Obligater Leistungsinhalt
- Duplex-Echokardiographische Untersuchung (Nr. 33022) und/oder
- Zweidimensionale echokardiographische Untersuchung in Ruhe und unter physikalisch definierter und reproduzierbarer Stufenbelastung (Stressechokardiographie), (Nr. 33030) und/oder
- Zweidimensionale echokardiographische Untersuchung in Ruhe und unter standardisierter pharmakologischer Stufenbelastung (Stressechokardiographie), (Nr. 33031),
- Druckmessung(en),

Fakultativer Leistungsinhalt
- Infusion(en) (Nr. 02100),
- Arterielle Blutentnahme (Nr. 02330),
- Intraarterielle Injektion (Nr. 02331),
- Belastungs-EKG (Nr. 13251),
- Aufzeichnung Langzeit-EKG (Nr. 13252),
- Computergestützte Auswertung Langzeit-EKG (Nr. 13253),
- Langzeit-Blutdruckmessung (Nr. 13254),
- Echokardiographische Untersuchung (Nr. 33020),
- Doppler-Echokardiographische Untersuchung (Nr. 33021),
- Untersuchung mittels Einschwemmkatheter in Ruhe,
- Untersuchung mittels Einschwemmkatheter in Ruhe sowie während und nach physikalisch definierter und reproduzierbarer Belastung,
- Laufbandergometrie(n),
- Intraluminale Messung(en) des Arteriendrucks oder des zentralen Venendrucks,
- Messung(en) von Herzzeitvolumen und/oder Kreislaufzeiten,
- Applikation der Testsubstanz(en),

einmal im Behandlungsfall

85,36 €
831 Punkte

Die Berechnung der Gebührenordnungsposition 13550 setzt eine Genehmigung der Kassenärztlichen Vereinigung nach der Ultraschallvereinbarung gemäß § 135 Abs. 2 SGB V voraus.

Entgegen Nr. 4.3.2 der Allgemeinen Bestimmungen kann die Gebührenordnungsposition 13550 auch dann berechnet werden, wenn die Arztpraxis nicht über die Möglichkeit zur Erbringung von Einschwemmkathetern, der intraluminalen Messung des Arteriendrucks oder des zentralen Venendrucks, der Messung von Herzzeitvolumen und/oder Kreislaufzeiten und von Leistungsinhalten der Gebührenordnungspositionen 13300 und 13301 verfügt.

Entgegen Nr. 2.1.3 der Allgemeinen Bestimmungen kann in schwerpunktübergreifenden Berufsausübungsgemeinschaften und in medizinischen Versorgungszentren die Gebührenordnungsposition 13550 neben der Gebührenordnungsposition 13300 berechnet werden.

In der Gebührenordnungsposition 13550 sind die Kosten für den Einschwemmkatheter mit Ausnahme des Swan-Ganz-Katheters enthalten.

Die Gebührenordnungsposition 13550 ist nicht neben den Gebührenordnungspositionen 02300 bis 02302 berechnungsfähig.

Die Gebührenordnungsposition 13550 ist im Behandlungsfall nicht neben den Gebührenordnungspositionen 02100, 02101, 02330, 02331, 03241, 03321, 03322, 03324, 04241, 04321, 04322, 04324, 13210 bis 13212, 13545, 27321 bis 27324, 30500, 33020 bis 33022, 33030, 33031, 36882 und 36883 und nicht neben den Gebührenordnungspositionen der Abschnitte 13.2.2, 13.3.1, 13.3.2, 13.3.3, 13.3.4, 13.3.6, 13.3.7 und 13.3.8 berechnungsfähig.

13551   Elektrostimulation des Herzens

Obligater Leistungsinhalt

- Temporäre transvenöse Elektrostimulation des Herzens,
- Elektrodeneinführung,
- EKG-Monitoring

Fakultativer Leistungsinhalt

- Elektrokardiographische Untersuchung mittels intrakavitärer Ableitung

52,49 €
511 Punkte

Die Gebührenordnungsposition 13551 ist nicht neben den Gebührenordnungspositionen 01222 und 02300 bis 02302 berechnungsfähig.

Die Gebührenordnungsposition 13551 ist im Behandlungsfall nicht neben den Gebührenordnungspositionen 13210 bis 13212 und 36881 bis 36883 und nicht neben den Gebührenordnungspositionen der Abschnitte 13.2.2, 13.3.1, 13.3.2, 13.3.3, 13.3.4, 13.3.6, 13.3.7 und 13.3.8 berechnungsfähig.

13552   Funktionsanalyse eines Herzschrittmachers und/oder eines implantierten Kardioverters bzw. Defibrillators

Obligater Leistungsinhalt

- Funktionsanalyse eines Herzschrittmachers, auch mittels telemetrischer Abfrage,

und/oder

- Funktionsanalyse eines implantierten Kardioverters bzw. Defibrillators, auch mittels telemetrischer Abfrage,
- Überprüfung des Batteriezustandes,
- Überprüfung und Dokumentation der programmierbaren Parameter und Messwerte durch Ausdruck des Programmiergerätes,
- Kontrolle der Funktionsfähigkeit der Elektrode

Fakultativer Leistungsinhalt

- Umprogrammierung

28,66 €
279 Punkte

Die Berechnung der Gebührenordnungsposition 13552 setzt eine Genehmigung der Kassenärztlichen Vereinigung nach der Vereinbarung zur Herzschrittmacherkontrolle gemäß § 135 Abs. 2 SGB V voraus.

Die Gebührenordnungsposition 13552 ist im Behandlungsfall nicht neben den Gebührenordnungspositionen 13300, 13301, 13310, 13311, 13350, 13400 bis 13402, 13410 bis 13412, 13420 bis 13426,

13 Gebührenordnungspositionen der Inneren Medizin 13560–13561

13430, 13431, 13435, 13437 bis 13439, 13500 bis 13502, 13600 bis 13602, 13610 bis 13612, 13620 bis 13622, 13650, 13651, 13660 bis 13664, 13670, 13675, 13700, 13701 und 36881 bis 36883 berechnungsfähig.

13560 Ergospirometrische Untersuchung

Obligater Leistungsinhalt

- Ergospirometrische Untersuchung in Ruhe und unter physikalisch definierter Belastung und reproduzierbarer Belastungsstufe,
- Gleichzeitige obligatorische Untersuchung der Atemgase, Ventilationsparameter und der Herz-Kreislauf-Parameter,
- Monitoring,
- Dokumentation mittels "9-Felder-Graphik"

41,81 €
407 Punkte

Die Gebührenordnungsposition 13560 ist im Behandlungsfall nicht neben den Gebührenordnungspositionen 13210 bis 13212 und 36881 bis 36883 und nicht neben den Gebührenordnungspositionen der Abschnitte 13.2.2, 13.3.1, 13.3.2, 13.3.3, 13.3.4, 13.3.6, 13.3.7 und 13.3.8 berechnungsfähig.

13561 Zusatzpauschale Behandlung eines Herz-Transplantatträgers

Obligater Leistungsinhalt

- Behandlung eines Transplantatträgers,
- Kontrolle der Transplantatfunktion(en),
- Überwachung des spezifischen Therapieschemas,

Fakultativer Leistungsinhalt

- Instruktion der Bezugsperson(en),
- Abstimmung mit dem Hausarzt,

einmal im Behandlungsfall

21,47 €
209 Punkte

Die Gebührenordnungsposition 13561 ist im Behandlungsfall nicht neben den Gebührenordnungspositionen 13210 bis 13212 und 36881 bis 36883 und nicht neben den Gebührenordnungspositionen der Abschnitte 13.2.2, 13.3.1, 13.3.2, 13.3.3, 13.3.4, 13.3.6, 13.3.7 und 13.3.8 berechnungsfähig.

13.3.6 Gebührenordnungspositionen der Nephrologie und Dialyse

1. Die Gebührenordnungspositionen 13590 bis 13592, 13600 und 13601 können - unter Berücksichtigung von 1.3 der Allgemeinen Bestimmungen - nur von Fachärzten für Innere Medizin mit dem Schwerpunkt Nephrologie und/oder Vertragsärzten, die über eine Genehmigung zur Durchführung von Blutreinigungsverfahren gemäß § 135 Abs. 2 SGB V verfügen, berechnet werden. Die Berechnung der Gebührenordnungspositionen 13602, 13610 bis 13612 und 13620 bis 13622 setzt eine Genehmigung der Kassenärztlichen Vereinigung nach der Vereinbarung zu den Blutreinigungsverfahren und/oder zur ambulanten Durchführung der LDL-Elimination als extrakorporales Hämotherapieverfahren gemäß § 135 Abs. 2 SGB V voraus.
2. Der Leistungsumfang der Gebührenordnungsposition 13610 bei Durchführung einer Zentrums- bzw. Praxisdialyse oder bei Apheresen entsprechend der Gebührenordnungsposition 13620, 13621 oder 13622 schließt die ständige Anwesenheit des Arztes ein. Der

Leistungsumfang der Gebührenordnungsposition 13610 bei Heimdialyse oder zentralisierter Heimdialyse sowie der Gebührenordnungspositionen 13611 und 13612 schließt die ständige Bereitschaft des Arztes ein.
3. Neben den Gebührenordnungspositionen 13610, 13611, 13612, 13620, 13621 und 13622 sind aus den Abschnitten 1.1, 1.2, 1.3 und 1.4 nur die Gebührenordnungspositionen 01100, 01101, 01220, 01221, 01222, 01320, 01321, 01411, 01412 und 01415 berechnungsfähig.
4. Die Gebührenordnungspositionen nach den Abschnitten 2.1 und 2.3 sind, soweit es sich um Maßnahmen zum Anlegen, zur Steuerung und zur Beendigung der Dialyse bzw. von Apheresen handelt, nicht neben den Gebührenordnungspositionen 13610 bis 13612 und 13620 bis 13622 berechnungsfähig.
5. Solange sich der Kranke in Dialyse- bzw. LDL-Apherese-Behandlung befindet, können die Gebührenordnungspositionen 32038, 32039, 32065, 32066 bzw. 32067, 32068, 32081, 32082, 32083, 32086 und 32112 weder von dem die Dialyse bzw. LDL-Apherese durchführenden noch von dem Arzt berechnet werden, dem diese Leistungen als Auftrag zugewiesen werden. Für die Gebührenordnungsposition 13611 gilt dies in gleicher Weise zusätzlich für die Gebührenordnungsposition 32036.
6. Entgegen der Beschränkung der Erbringung von Gebührenordnungspositionen des Abschnitts 13.2.2.3 auf Definitionsaufträge sind auf Grund der Vorgaben der Anlage 9.1.3 des Bundesmantelvertrags-Ärzte (BMV-Ä) die Gebührenordnungspositionen 13251 und 13254 für Fachärzte für Innere Medizin mit der Schwerpunktbezeichnung "Nephrologie" und/oder Vertragsärzten, die über eine Genehmigung zur Durchführung von Blutreinigungsverfahren gemäß § 135 Abs. 2 SGB V verfügen, berechnungsfähig.
Die Leistungen nach der Anlage 9.1 des Bundesmantelvertrags-Ärzte (BMV-Ä) sind durch Fachärzte für Innere Medizin mit Schwerpunktbezeichnung "Nephrologie" und/oder Vertragsärzten, die über eine Genehmigung zur Durchführung von Blutreinigungsverfahren gemäß § 135 Abs. 2 SGB V verfügen, berechnungsfähig.

Grundpauschale

Obligater Leistungsinhalt

– Persönlicher Arzt-Patienten-Kontakt,

Fakultativer Leistungsinhalt

– Weitere persönliche oder andere Arzt-Patienten-Kontakte gemäß 4.3.1 der Allgemeinen Bestimmungen,
– Ärztlicher Bericht entsprechend der Gebührenordnungsposition 01600,
– Individueller Arztbrief entsprechend der Gebührenordnungsposition 01601,
– In Anhang 1 aufgeführte Leistungen,

einmal im Behandlungsfall

13590	für Versicherte bis zum vollendeten 5. Lebensjahr	14,89 € 145 Punkte

13 Gebührenordnungspositionen der Inneren Medizin 13591–13600

13591	für Versicherte ab Beginn des 6. bis zum vollendeten 59. Lebensjahr	25,27 € 246 Punkte
13592	für Versicherte ab Beginn des 60. Lebensjahres	26,19 € 255 Punkte

Die Gebührenordnungspositionen 13590 bis 13592 sind nicht neben der Gebührenordnungsposition 01436 berechnungsfähig.

Die Gebührenordnungspositionen 13590 bis 13592 sind im Behandlungsfall nicht neben den Gebührenordnungspositionen 01600, 01601, 13210 bis 13212, 13390 bis 13392, 13401, 13410 bis 13412, 13420, 13424 bis 13426, 13430, 13431, 13435, 13437, 13438, 13540 bis 13542, 13545, 13550, 13551, 13560 und 13561 und nicht neben den Gebührenordnungspositionen der Abschnitte 13.3.1, 13.3.2, 13.3.4, 13.3.7 und 13.3.8 berechnungsfähig.

13594 Zuschlag zu den Gebührenordnungspositionen 13590 bis 13592 **für die nephrologisch-internistische Grundversorgung**

einmal im Behandlungsfall

4,21 €
41 Punkte

Der Zuschlag nach der Gebührenordnungsposition 13594 kann nur in Behandlungsfällen abgerechnet werden, in denen ausschließlich die Gebührenordnungspositionen 13590, 13591, 13592, 13596 und/oder 32001 berechnet werden.

13596 **Zuschlag zu der Gebührenordnungsposition 13594**

einmal im Behandlungsfall

1,13 €
11 Punkte

Die Gebührenordnungsposition 13596 wird durch die zuständige Kassenärztliche Vereinigung zugesetzt.

13600 **Zusatzpauschale kontinuierliche Betreuung eines chronisch niereninsuffizienten Patienten**

Obligater Leistungsinhalt
- Kontinuierliche Betreuung eines chronisch niereninsuffizienten Patienten mit einer glomerulären Filtrationsrate unter 40 ml/min/1,73 m² Körperoberfläche
und/oder
- Kontinuierliche Betreuung eines chronisch niereninsuffizienten Patienten mit nephrotischem Syndrom,
- Aufklärung über ein Dialyse- und/oder Transplantationsprogramm,

Fakultativer Leistungsinhalt
- Beratung und Instruktion der Bezugsperson(en),
- Eintragung und Vorbereitung in ein Dialyse- und/oder Transplantationsprogramm,

einmal im Behandlungsfall

21,47 €
209 Punkte

Die Gebührenordnungsposition 13600 ist nur von Fachärzten für Innere Medizin mit der Schwerpunktbezeichnung "Nephrologie" und/oder Vertragsärzten, die über eine Genehmigung zur Durchführung von Blutreinigungsverfahren gemäß § 135 Abs. 2 SGB V verfügen, berechnungsfähig.

Die Gebührenordnungsposition 13600 ist im Behandlungsfall nicht neben den Gebührenordnungspositionen 13210 bis 13212, 13250, 13252, 13253, 13255 bis 13258, 13602 und 32247 und nicht neben den Gebührenordnungspositionen der Abschnitte 13.3.1, 13.3.2, 13.3.3, 13.3.4, 13.3.5, 13.3.7, 13.3.8 und 36.6.3 berechnungsfähig.

13601 **Zusatzpauschale Behandlung eines Nieren-Transplantatträgers**

Obligater Leistungsinhalt

- Behandlung eines Nieren-Transplantatträgers,
- Kontrolle der Transplantatfunktionen,
- Überwachung des spezifischen Therapieschemas,

Fakultativer Leistungsinhalt

- Beratung und Instruktion der Bezugsperson(en),
- Abstimmung mit dem Hausarzt,

einmal im Behandlungsfall

21,47 €
209 Punkte

Die Gebührenordnungsposition 13601 ist nur von Fachärzten für Innere Medizin mit der Schwerpunktbezeichnung "Nephrologie" und/oder Vertragsärzten, die über eine Genehmigung zur Durchführung von Blutreinigungsverfahren gemäß § 135 Abs. 2 SGB V verfügen, berechnungsfähig.

Die Gebührenordnungsposition 13601 ist im Behandlungsfall nicht neben den Gebührenordnungspositionen 13210 bis 13212, 13250, 13252, 13253, 13255 bis 13258, 13602 und 32247 und nicht neben den Gebührenordnungspositionen der Abschnitte 13.3.1, 13.3.2, 13.3.3, 13.3.4, 13.3.5, 13.3.7, 13.3.8 und 36.6.3 berechnungsfähig.

13602 **Zusatzpauschale kontinuierliche Betreuung** eines **dialysepflichtigen** Patienten

Obligater Leistungsinhalt

- Kontinuierliche Betreuung eines dialysepflichtigen Patienten,

Fakultativer Leistungsinhalt

- Bestimmung der Blutgase und des Säure-Basen-Status (Nr. 13256),

einmal im Behandlungsfall

31,02 €
302 Punkte

Die Gebührenordnungsposition 13602 ist nur von Fachärzten für Innere Medizin mit der Schwerpunktbezeichnung "Nephrologie" und/oder Vertragsärzten, die über eine Genehmigung zur Durchführung von Blutreinigungsverfahren gemäß § 135 Abs. 2 SGB V verfügen, berechnungsfähig.

Die Gebührenordnungsposition 13602 ist im Behandlungsfall nicht neben den Gebührenordnungspositionen 13210 bis 13212, 13250, 13252, 13253, 13255 bis 13258, 13260, 13600, 13601 und 32247 und nicht neben den Gebührenordnungspositionen der Abschnitte 13.3.1, 13.3.2, 13.3.3, 13.3.4, 13.3.5, 13.3.7, 13.3.8 und 36.6.3 berechnungsfähig.

13 Gebührenordnungspositionen der Inneren Medizin 13610–13612

13610	Zusatzpauschale ärztliche Betreuung bei **Hämodialyse** als **Zentrums-** bzw. **Praxishämodialyse, Heimdialyse** oder **zentralisierter Heimdialyse,** oder bei **intermittierender Peritonealdialyse** (IPD), einschl. **Sonderverfahren** (z. B. Hämofiltration, Hämodiafiltration nach der Vereinbarung zu den Blutreinigungsverfahren gemäß § 135 Abs. 2 SGB V),	
	je Dialysetag	15,30 €
		149 Punkte

Die Leistungen entsprechend der Gebührenordnungspositionen der Abschnitte 2.1 und 2.3 sind, soweit es sich um Maßnahmen zum Anlegen, zur Steuerung und zur Beendigung der Dialyse bzw. der Apherese handelt, nicht neben der Gebührenordnungsposition 13610 berechnungsfähig.

Die Gebührenordnungsposition 13610 ist nicht neben der Gebührenordnungsposition 01102 und nicht neben den Gebührenordnungspositionen des Abschnitts 1.5 berechnungsfähig.

Die Gebührenordnungsposition 13610 ist im Behandlungsfall nicht neben den Gebührenordnungspositionen 13210 bis 13212, 13250, 13252, 13253, 13255 bis 13258 und 32247 und nicht neben den Gebührenordnungspositionen der Abschnitte 13.3.1, 13.3.2, 13.3.3, 13.3.4, 13.3.5, 13.3.7, 13.3.8 und 36.6.3 berechnungsfähig.

13611	Zusatzpauschale ärztliche Betreuung bei Durchführung einer **Peritonealdialyse (CAPD oder CCPD),**	
	je Dialysetag	7,60 €
		74 Punkte

Die Leistungen entsprechend der Gebührenorndungspositionen der Abschnitte 2.1 und 2.3 sind, soweit es sich um Maßnahmen zum Anlegen, zur Steuerung und zur Beendigung der Dialyse bzw. der Apherese handelt, nicht neben der Gebührenordnungsposition 13611 berechnungsfähig.

Die Gebührenordnungsposition 13611 ist nicht neben der Gebührenordnungsposition 01102 und nicht neben den Gebührenordnungspositionen des Abschnitts 1.5 berechnungsfähig.

Die Gebührenordnungsposition 13611 ist im Behandlungsfall nicht neben den Gebührenordnungspositionen 13210 bis 13212, 13250, 13252, 13253, 13255 bis 13258 und 32247 und nicht neben den Gebührenordnungspositionen der Abschnitte 13.3.1, 13.3.2, 13.3.3, 13.3.4, 13.3.5, 13.3.7, 13.3.8 und 36.6.3 berechnungsfähig.

13612	**Zuschlag** zu den Gebührenordnungspositionen 13610 oder 13611 für die Durchführung einer **Trainingsdialyse,**	
	je vollendeter Trainingswoche	23,11 €
		225 Punkte

Eine vollendete Trainingswoche umfasst mindestens 3 Hämodialysetage oder mindestens 4 von 7 Peritonealdialysetagen.

Die Leistungen der Abschnitte 2.1 und 2.3 sind, soweit es sich um Maßnahmen zum Anlegen, zur Steuerung und zur Beendigung der Dialyse bzw. der Apherese handelt, nicht neben der Gebührenordnungsposition 13612 berechnungsfähig.

Die Gebührenordnungsposition 13612 ist nicht neben der Gebührenordnungsposition 01102 und nicht neben den Gebührenordnungspositionen des Abschnitts 1.5 berechnungsfähig.

Die Gebührenordnungsposition 13612 ist im Behandlungsfall nicht neben den Gebührenordnungspositionen 13210 bis 13212, 13250, 13252, 13253, 13255 bis 13258 und 32247 und nicht neben den Gebührenordnungspositionen der Abschnitte 13.3.1, 13.3.2, 13.3.3, 13.3.4, 13.3.5, 13.3.7, 13.3.8 und 36.6.3 berechnungsfähig.

13620 Zusatzpauschale ärztliche Betreuung bei **LDL-Apherese** gemäß Nr. 1 Anlage I "Anerkannte Untersuchungs- und Behandlungsmethoden" der Richtlinie Methoden vertragsärztlicher Versorgung des Gemeinsamen Bundesausschusses und gemäß der Vereinbarung zu den Blutreinigungsverfahren und/oder zur ambulanten LDL-Elimination als extrakorporales Hämotherapieverfahren gemäß § 135 Abs. 2 SGB V, ausgenommen bei isolierter Lp(a)-Erhöhung,

je Apherese

15,30 €
149 Punkte

Die Leistungen entsprechend der Gebührenordnungspositionen der Abschnitte 2.1 und 2.3 sind, soweit es sich um Maßnahmen zum Anlegen, zur Steuerung und zur Beendigung der Dialyse bzw. der Apherese handelt, nicht neben der Gebührenordnungsposition 13620 berechnungsfähig.

Die Gebührenordnungsposition 13620 ist nicht neben den Gebührenordnungspositionen 01102, 01510 bis 01512, 01520, 01521, 01530 und 01531 berechnungsfähig.

Die Gebührenordnungsposition 13620 ist im Behandlungsfall nicht neben den Gebührenordnungspositionen 13210 bis 13212, 13250, 13252, 13253, 13255 bis 13258 und 32247 und nicht neben den Gebührenordnungspositionen der Abschnitte 13.3.1, 13.3.2, 13.3.3, 13.3.4, 13.3.5, 13.3.7, 13.3.8 und 36.6.3 berechnungsfähig.

13621 Zusatzpauschale ärztliche Betreuung bei einer **Apherese bei rheumatoider Arthritis** gemäß den Richtlinien des Gemeinsamen Bundesausschusses und gemäß der Vereinbarung zu den Blutreinigungsverfahren als extrakorporales Hämotherapieverfahren gemäß § 135 Abs. 2 SGB V,

je Apherese

15,30 €
149 Punkte

Die Leistungen entsprechend der Gebührenordnungspositionen der Abschnitte 2.1 und 2.3 sind, soweit es sich um Maßnahmen zum Anlegen, zur Steuerung und zur Beendigung der Dialyse bzw. der Apherese handelt, nicht neben der Gebührenordnungsposition 13621 berechnungsfähig.

Die Gebührenordnungsposition 13621 ist nicht neben den Gebührenordnungspositionen 01102, 01510 bis 01512, 01520, 01521, 01530 und 01531 berechnungsfähig.

Die Gebührenordnungsposition 13621 ist im Behandlungsfall nicht neben den Gebührenordnungspositionen 13210 bis 13212, 13250, 13252, 13253, 13255 bis 13258 und 32247 und nicht neben den Gebührenordnungspositionen der Abschnitte 13.3.1, 13.3.2, 13.3.3, 13.3.4, 13.3.5, 13.3.7, 13.3.8 und 36.6.3 berechnungsfähig.

13 Gebührenordnungspositionen der Inneren Medizin 13622–13640

13622	Zusatzpauschale ärztliche Betreuung bei LDL-Apherese gemäß Nr. 1 Anlage I "Anerkannte Untersuchungs- und Behandlungsmethoden" der Richtlinie Methoden vertragsärztlicher Versorgung des Gemeinsamen Bundesausschusses und gemäß der Vereinbarung zu den Blutreinigungsverfahren und/oder zur ambulanten LDL-Elimination als extrakorporales Hämotherapieverfahren gemäß § 135 Abs. 2 SGB V, bei isolierter Lp(a)-Erhöhung,	
	je Apherese	15,30 € 149 Punkte

Die Gebührenordnungsposition 13622 ist einmal pro Behandlungswoche berechnungsfähig.

Die Leistungen entsprechend der Gebührenordnungspositionen der Abschnitte 2.1 und 2.3 sind, soweit es sich um Maßnahmen zum Anlegen, zur Steuerung und zur Beendigung der Dialyse bzw. der Apherese handelt, nicht neben der Gebührenordnungsposition 13622 berechnungsfähig.

Die Gebührenordnungsposition 13622 ist nicht neben den Gebührenordnungspositionen 01102, 01510 bis 01512, 01520, 01521, 01530 und 01531 berechnungsfähig.

Die Gebührenordnungsposition 13622 ist im Behandlungsfall nicht neben den Gebührenordnungspositionen 13210 bis 13212, 13250, 13252, 13253, 13255 bis 13258 und 32247 und nicht neben den Gebührenordnungspositionen der Abschnitte 13.3.1, 13.3.2, 13.3.3, 13.3.4, 13.3.5, 13.3.7, 13.3.8 und 36.6.3 berechnungsfähig.

13.3.7 Pneumologische Gebührenordnungspositionen

1. Die Gebührenordnungspositionen des Abschnitts 13.3.7 können - unter Berücksichtigung von 1.3 der Allgemeinen Bestimmungen - nur von Fachärzten für Innere Medizin mit Schwerpunkt Pneumologie und Lungenärzten berechnet werden.
2. Die Gebührenordnungsposition 13677 kann darüber hinaus von Fachärzten für Innere Medizin mit der Schwerpunktbezeichnung "Kardiologie" berechnet werden.

Grundpauschale

Obligater Leistungsinhalt

– Persönlicher Arzt-Patienten-Kontakt,

Fakultativer Leistungsinhalt

– Weitere persönliche oder andere Arzt-Patienten-Kontakte gemäß 4.3.1 der Allgemeinen Bestimmungen,
– Ärztlicher Bericht entsprechend der Gebührenordnungsposition 01600,
– Individueller Arztbrief entsprechend der Gebührenordnungsposition 01601,
– In Anhang 1 aufgeführte Leistungen,

einmal im Behandlungsfall

13640	für Versicherte bis zum vollendeten 5. Lebensjahr	16,85 € 164 Punkte

III Arztgruppenspezifische Gebührenordnungspositionen

13641	für Versicherte ab Beginn des 6. bis zum vollendeten 59. Lebensjahr	20,75 € 202 Punkte
13642	für Versicherte ab Beginn des 60. Lebensjahres	21,57 € 210 Punkte

Die Gebührenordnungspositionen 13640 bis 13642 sind nicht neben der Gebührenordnungsposition 01436 berechnungsfähig.

Die Gebührenordnungspositionen 13640 bis 13642 sind im Behandlungsfall nicht neben den Gebührenordnungspositionen 01600, 01601, 13210 bis 13212, 13390 bis 13392, 13401, 13410 bis 13412, 13420, 13424 bis 13426, 13430, 13431, 13435, 13437 bis 13439, 13540 bis 13542, 13545, 13550, 13551, 13560 und 13561 und nicht neben den Gebührenordnungspositionen der Abschnitte 13.3.1, 13.3.2, 13.3.4, 13.3.6 und 13.3.8 berechnungsfähig.

13644 **Zuschlag** zu den Gebührenordnungspositionen 13640 bis 13642 **für die pneumologisch-internistische Grundversorgung**

einmal im Behandlungsfall

4,21 €
41 Punkte

Der Zuschlag nach der Gebührenordnungsposition 13644 kann nur in Behandlungsfällen abgerechnet werden, in denen ausschließlich die Gebührenordnungspositionen 13640, 13641, 13642, 13646 und/oder 32001 berechnet werden.

13646 **Zuschlag zu der Gebührenordnungsposition 13644**

einmal im Behandlungsfall

1,13 €
11 Punkte

Die Gebührenordnungsposition 13646 wird durch die zuständige Kassenärztliche Vereinigung zugesetzt.

13 Gebührenordnungspositionen der Inneren Medizin 13650

13650 Zusatzpauschale Pneumologisch-Diagnostischer Komplex

Obligater Leistungsinhalt
- Ganzkörperplethysmographische Lungenfunktionsdiagnostik mit grafischer(-en) Registrierung(en)
und/oder
- Bestimmung des Atemwegwiderstandes (Resistance) mittels Oszillations- oder Verschlussdruckmethode und fortlaufender graphischer Registrierung bei Kindern bis zum vollendeten 6. Lebensjahr
und/oder
- Bestimmung(en) der Diffusionskapazität in Ruhe und/oder unter physikalisch definierter und reproduzierbarer Belastung
und/oder
- Bestimmung(en) der Lungendehnbarkeit (Compliance) mittels Ösophaguskatheter,

Fakultativer Leistungsinhalt
- Bestimmung(en) des intrathorakalen Gasvolumens,
- Applikation(en) von broncholytisch wirksamen Substanzen,
- Bestimmung(en) der prozentualen Sauerstoffsättigung im Blut (Oxymetrie),
- Spirographische Untersuchung(en) mit Darstellung der Flussvolumenkurve und in- und exspiratorischer Messung,
- Druckmessung an der Lunge mittels P0 I und Pmax und grafischer Registrierung,
- Bestimmung des Atemwegswiderstandes (Resistance) mittels Oszillations- oder Verschlussdruckmethode und fortlaufender graphischer Registrierung bei Kindern ab dem 7. Lebensjahr, Jugendlichen und Erwachsenen,
- Bestimmung von Hämoglobin(en) (z. B. Met-Hb, CO-Hb) mittels des für die Oxymetrie bzw. für die Blutgasanalyse eingesetzten Geräts,
- Bestimmung des Säurebasenhaushalts und des Gasdrucks im Blut (Blutgasanalyse)
  - in Ruhe
  und/oder
  - unter definierter und reproduzierbarer Belastung
  und/oder
  - unter Sauerstoffinsufflation,
- Bestimmung(en) des Residualvolumens mittels Fremdgasmethode,

einmal im Behandlungsfall

38,72 €
377 Punkte

Entgegen Nr. 4.3.2 der Allgemeinen Bestimmungen kann die Gebührenordnungsposition 13650 auch dann berechnet werden, wenn die Arztpraxis nicht über die Möglichkeit zur Bestimmung von Hämoglobin(en) (z. B. Met-Hb, CO-Hb) mittels des für die Oxymetrie bzw. für die Blutgasanalyse eingesetzten Gerätes verfügt.

Die Gebührenordnungsposition 13650 ist nicht neben der Gebührenordnungsposition 02330 berechnungsfähig.

13651–13660   III Arztgruppenspezifische Gebührenordnungspositionen

Die Gebührenordnungsposition 13650 ist im Behandlungsfall nicht neben den Gebührenordnungspositionen 13210 bis 13212 und 13661 und nicht neben den Gebührenordnungspositionen der Abschnitte 13.2.2, 13.3.1, 13.3.2, 13.3.3, 13.3.4, 13.3.5, 13.3.6 und 13.3.8 berechnungsfähig.

13651   Zuschlag zu der Gebührenordnungsposition 13650 für die Durchführung eines unspezifischen bronchialen Provokationstests

Obligater Leistungsinhalt

- Quantitativer inhalativer Mehrstufentest unter kontinuierlicher Registrierung der Druckflusskurve oder Flussvolumenkurve,
- Nachbeobachtung von mindestens 30 Minuten Dauer

Fakultativer Leistungsinhalt

- Bronchospasmolysebehandlung nach Provokation

38,52 €
375 Punkte

Die Gebührenordnungsposition 13651 ist nicht mehrfach an demselben Tag berechnungsfähig.

Voraussetzung für die Berechnung der Gebührenordnungsposition 13651 ist die Erfüllung der notwendigen sachlichen und personellen Bedingungen für eine gegebenenfalls erforderliche notfallmedizinische Versorgung.

Die Gebührenordnungsposition 13651 ist nicht neben der Gebührenordnungsposition 30122 berechnungsfähig.

Die Gebührenordnungsposition 13651 ist im Behandlungsfall nicht neben den Gebührenordnungspositionen 13210 bis 13212, 13661, 36882 und 36883 und nicht neben den Gebührenordnungspositionen der Abschnitte 13.2.2, 13.3.1, 13.3.2, 13.3.3, 13.3.4, 13.3.5, 13.3.6 und 13.3.8 berechnungsfähig.

13660   Ergospirometrische Untersuchung

Obligater Leistungsinhalt

- Ergospirometrische Untersuchung in Ruhe und unter physikalisch definierter Belastung und reproduzierbarer Belastungsstufe,
- Gleichzeitige obligatorische Untersuchung der Atemgase, Ventilationsparameter und der Herz-Kreislauf-Parameter,
- Monitoring,
- Dokumentation mittels "9-Felder-Graphik"

41,81 €
407 Punkte

Die Gebührenordnungsposition 13660 ist im Behandlungsfall nicht neben den Gebührenordnungspositionen 13210 bis 13212, 36882 und 36883 und nicht neben den Gebührenordnungspositionen der Abschnitte 13.2.2, 13.3.1, 13.3.2, 13.3.3, 13.3.4, 13.3.5, 13.3.6 und 13.3.8 berechnungsfähig.

13 Gebührenordnungspositionen der Inneren Medizin 13661–13662

13661 **Bestimmung des Säurebasenhaushalts und Blutgasanalyse**

Obligater Leistungsinhalt
- Bestimmung des Säurebasenhaushalts und des Gasdrucks im Blut (Blutgasanalyse)
- in Ruhe

und/oder
- unter definierter und reproduzierbarer Belastung

und/oder
- unter Sauerstoffinsufflation

13,46 €
131 Punkte

Die Gebührenordnungsposition 13661 ist nur bei Vorliegen einer nach Art und Umfang definierten Überweisung berechnungsfähig.

Die Gebührenordnungsposition 13661 ist nicht neben den Gebührenordnungspositionen 02330, 04536 und 32247 berechnungsfähig.

Die Gebührenordnungsposition 13661 ist im Behandlungsfall nicht neben den Gebührenordnungspositionen 13210 bis 13212, 13650 und 13651 und nicht neben den Gebührenordnungspositionen der Abschnitte 13.2.2, 13.3.1, 13.3.2, 13.3.3, 13.3.4, 13.3.5, 13.3.6, 13.3.8 und 36.6.3 berechnungsfähig.

13662 **Bronchoskopie**

Obligater Leistungsinhalt
- Bronchoskopie,
- Patientenaufklärung zur Untersuchung und zu den möglichen therapeutischen Maßnahmen in derselben Sitzung in angemessenem Zeitabstand vor dem Eingriff,
- Information zum Ablauf der vorbereitenden Maßnahmen vor dem Eingriff und zu einer möglichen Sedierung und/oder Prämedikation,
- Nachbeobachtung und -betreuung,
- Oberflächenanästhesie,
- Überwachung der Vitalparameter und der Sauerstoffsättigung

Fakultativer Leistungsinhalt
- Prämedikation/Sedierung,
- Probeexzision(en),
- Probepunktion(en)

101,49 €
988 Punkte

Die Gebührenordnungsposition 13662 ist nicht neben den Gebührenordnungspositionen 02300 bis 02302, 02340, 02341, 02343 und 09315 berechnungsfähig.

Die Gebührenordnungsposition 13662 ist im Behandlungsfall nicht neben den Gebührenordnungspositionen 13210 bis 13212, 36882 und 36883 und nicht neben den Gebührenordnungspositionen der Abschnitte 13.2.2, 13.3.1, 13.3.2, 13.3.3, 13.3.4, 13.3.5, 13.3.6 und 13.3.8 berechnungsfähig.

III Arztgruppenspezifische Gebührenordnungspositionen

13663 **Zuschlag** zu der Gebührenordnungsposition 13662 für
- Fremdkörperentfernung
und/oder
- Blutstillung
und/oder
- Perbronchiale Biopsie
und/oder
- Sondierung von peripheren Rundherden
und/oder
- Broncho-alveoläre Lavage

Fakultativer Leistungsinhalt   24,86 €
- Gebührenordnungsposition 34240 und/oder 34241   242 Punkte

Die Gebührenordnungsposition 13663 ist nicht neben den Gebührenordnungspositionen 02300 bis 02302, 02340, 02341, 02343, 34240 und 34241 berechnungsfähig.

Die Gebührenordnungsposition 13663 ist im Behandlungsfall nicht neben den Gebührenordnungspositionen 13210 bis 13212, 36882 und 36883 und nicht neben den Gebührenordnungspositionen der Abschnitte 13.2.2, 13.3.1, 13.3.2, 13.3.3, 13.3.4, 13.3.5, 13.3.6 und 13.3.8 berechnungsfähig.

13664 **Zuschlag** zu der Gebührenordnungsposition 13662

Obligater Leistungsinhalt   37,80 €
- Laservaporisation(en) und/oder Argon-Plasma-Koagulation(en)   368 Punkte

Die Gebührenordnungsposition 13664 ist im Behandlungsfall nicht neben den Gebührenordnungspositionen 13210 bis 13212, 13250 bis 13258, 13260, 13290 bis 13292, 13300, 13301, 13310, 13311, 13340 bis 13342, 13350, 13390 bis 13392, 13400 bis 13402, 13410 bis 13412, 13420 bis 13426, 13430, 13431, 13435, 13437 bis 13439, 13490 bis 13492, 13500 bis 13502, 13540 bis 13542, 13545, 13550, 13551, 13560, 13561, 13590 bis 13592, 13600 bis 13602, 13610 bis 13612, 13620 bis 13622, 13690 bis 13692, 13700, 13701, 36882 und 36883 berechnungsfähig.

13 Gebührenordnungspositionen der Inneren Medizin 13670

13670 Thorakoskopie

Obligater Leistungsinhalt
- Endoskopische Untersuchung des Pleuraraums,
- Gewebeentnahme aus der Pleura bzw. Lunge,
- Einbringen der Drainage,
- Patientenaufklärung zur Untersuchung und zu den möglichen therapeutischen Maßnahmen in derselben Sitzung in angemessenem Zeitabstand vor dem Eingriff,
- Information zum Ablauf der vorbereitenden Maßnahmen vor dem Eingriff und zu einer möglichen Sedierung und/oder Prämedikation,
- Nachbeobachtung und -betreuung,
- Überwachung der Vitalparameter und der Sauerstoffsättigung

Fakultativer Leistungsinhalt
- Prämedikation/Sedierung,
- Medikamentöse Pleurodese,
- Probepunktion(en)

86,59 €
843 Punkte

Die Gebührenordnungsposition 13670 ist nur von Fachärzten für Innere Medizin berechnungsfähig, die die Voraussetzungen gemäß § 115b SGB V erfüllen.

Die Gebührenordnungsposition 13670 ist nicht neben den Gebührenordnungspositionen 02300 bis 02302, 02340, 02341 und 02343 berechnungsfähig.

Die Gebührenordnungsposition 13670 ist im Behandlungsfall nicht neben den Gebührenordnungspositionen 13210 bis 13212, 36882 und 36883 und nicht neben den Gebührenordnungspositionen der Abschnitte 13.2.2, 13.3.1, 13.3.2, 13.3.3, 13.3.4, 13.3.5, 13.3.6 und 13.3.8 berechnungsfähig.

13675 Zusatzpauschale Behandlung und/oder Betreuung eines Patienten mit einer gesicherten onkologischen Erkrankung bei laufender onkologischer Therapie oder Betreuung im Rahmen der Nachsorge

Obligater Leistungsinhalt
- Behandlung und/oder Betreuung eines Patienten mit einer laboratoriumsmedizinisch oder histologisch/zytologisch gesicherten onkologischen Erkrankung,
- Fortlaufende Beratung zum Umgang mit der onkologischen Erkrankung,
- Verlaufskontrolle und Dokumentation des Therapieerfolges,
- Erstellung, Überprüfung und Anpassung eines die onkologische Erkrankung begleitenden spezifischen Therapiekonzeptes unter Berücksichtigung individueller Faktoren,
- Kontrolle und/oder Behandlung ggf. auftretender therapiebedingter Nebenwirkungen,
- Planung und Koordination der komplementären Arznei-, Heil- und Hilfsmittelversorgung unter besonderer Berücksichtigung der gesicherten onkologischen Erkrankung,

Fakultativer Leistungsinhalt
- Anleitung und Führung der Bezugs- und Betreuungsperson(en),
- Fortlaufende Überprüfung des häuslichen, familiären und sozialen Umfelds im Hinblick auf die Grunderkrankung,
- Konsiliarische Erörterung/Fachliche Beratung und regelmäßiger Informationsaustausch mit dem onkologisch verantwortlichen Arzt sowie mit weiteren mitbehandelnden Ärzten,
- Überprüfung und Koordination supportiver Maßnahmen,
- Einleitung und/oder Koordination der psychosozialen Betreuung des Patienten und seiner Familie und/oder Bezugs- und Betreuungsperson(en),
- Ggf. Hinzuziehung komplementärer Dienste bzw. häuslicher Krankenpflege,

einmal im Behandlungsfall

19,62 €
191 Punkte

Die Gebührenordnungsposition 13675 ist nur bei mindestens einer der im Folgenden genannten Erkrankungen berechnungsfähig: Bösartige Neubildungen der Trachea, der Bronchien, der Lunge, des Thymus, des Herzens, des Mediastinums und der Pleura C33-C38, der Atmungsorgane und sonstiger intrathorakalen Organe mehrere Teilbereiche überlappend C39.8, bösartige Neubildungen ungenau bezeichneter Lokalisation des Atmungssystems C39.9 - bösartige Neubildungen des mesothelialen Gewebes (Pleura) C45.0 sowie bösartige Neubildungen ungenau bezeichneter Lokalisation Thorax C76.1, sekundäre und nicht näher bezeichnete bösartige Neubildungen C77-C80.

Die Gebührenordnungsposition 13675 ist bei laufender medikamentöser, im Sinne einer systemischen Chemotherapie mit z. B. zytostatischen Substanzen, operativer und/oder strahlentherapeutischer Behandlung und/oder bei Betreuung im Rahmen der Nachsorge bis

13 Gebührenordnungspositionen der Inneren Medizin 13677–13691

höchstens 2 Jahre nach Beendigung einer medikamentösen, operativen und/oder strahlentherapeutischen Behandlung eines Patienten mit gesicherter onkologischer Erkrankung berechnungsfähig.

Die Gebührenordnungsposition 13675 ist im Behandlungsfall nicht neben den Gebührenordnungspositionen 13210 bis 13212, 13250 und 36882 und nicht neben den Gebührenordnungspositionen der Abschnitte 13.3.1, 13.3.2, 13.3.3, 13.3.4, 13.3.5, 13.3.6 und 13.3.8 berechnungsfähig.

13677 Zusatzpauschale Behandlung eines Lungen- oder Herz-Lungen-Transplantatträgers

Obligater Leistungsinhalt

- Behandlung eines Lungen- oder Herz-Lungen-Transplantatträgers,
- Kontrolle der Transplantatfunktionen,
- Überwachung des spezifischen Therapieschemas,

Fakultativer Leistungsinhalt

- Beratung und Instruktion der Bezugsperson(en),
- Abstimmung mit dem Hausarzt,

einmal im Behandlungsfall

21,47 €
209 Punkte

Die Gebührenordnungsposition 13677 ist im Behandlungsfall nicht neben den Gebührenordnungspositionen 13561 und 36881 bis 36883 und nicht neben den Gebührenordnungspositionen der Abschnitte 13.2.2, 13.3.1, 13.3.2, 13.3.3, 13.3.4, 13.3.6 und 13.3.8 berechnungsfähig.

13.3.8 Gebührenordnungspositionen der Rheumatologie

1. Die Gebührenordnungspositionen des Abschnitts 13.3.8 können - unter Berücksichtigung von 1.3 der Allgemeinen Bestimmungen - nur von Fachärzten für Innere Medizin mit Schwerpunkt Rheumatologie berechnet werden.

Grundpauschale

Obligater Leistungsinhalt

- Persönlicher Arzt-Patienten-Kontakt,

Fakultativer Leistungsinhalt

- Weitere persönliche oder andere Arzt-Patienten-Kontakte gemäß 4.3.1 der Allgemeinen Bestimmungen,
- Ärztlicher Bericht entsprechend der Gebührenordnungsposition 01600,
- Individueller Arztbrief entsprechend der Gebührenordnungsposition 01601,
- In Anhang 1 aufgeführte Leistungen,

einmal im Behandlungsfall

13690 für Versicherte bis zum vollendeten 5. Lebensjahr

14,89 €
145 Punkte

13691 für Versicherte ab Beginn des 6. bis zum vollendeten 59. Lebensjahr

27,01 €
263 Punkte

| 13692 | für Versicherte ab Beginn des 60. Lebensjahres | 26,50 €
258 Punkte |

13692 für Versicherte ab Beginn des 60. Lebensjahres

Die Gebührenordnungspositionen 13690 bis 13692 sind nicht neben der Gebührenordnungsposition 01436 berechnungsfähig.

Die Gebührenordnungspositionen 13690 bis 13692 sind im Behandlungsfall nicht neben den Gebührenordnungspositionen 01600, 01601, 13210 bis 13212, 13390 bis 13392, 13401, 13410 bis 13412, 13420, 13424 bis 13426, 13430, 13431, 13435, 13437 bis 13439, 13540 bis 13542, 13545, 13550, 13551, 13560 und 13561 und nicht neben den Gebührenordnungspositionen der Abschnitte 13.3.1, 13.3.2, 13.3.4, 13.3.6 und 13.3.7 berechnungsfähig.

13694 **Zuschlag** zu den Gebührenordnungspositionen 13690 bis 13692 **für die rheumatologisch-internistische Grundversorgung**

einmal im Behandlungsfall

4,21 €
41 Punkte

Der Zuschlag nach der Gebührenordnungsposition 13694 kann nur in Behandlungsfällen abgerechnet werden, in denen ausschließlich die Gebührenordnungspositionen 13690, 13691, 13692, 13696 und/oder 32001 berechnet werden.

13696 **Zuschlag zu der Gebührenordnungsposition 13694**

einmal im Behandlungsfall

1,13 €
11 Punkte

Die Gebührenordnungsposition 13696 wird durch die zuständige Kassenärztliche Vereinigung zugesetzt.

13700 **Zusatzpauschale Behandlung eines Patienten mit mindestens einer der nachfolgend genannten Indikationen**

- Poly- und Oligoarthritis,
- Seronegativer Spondarthritis,
- Kollagenose,
- Vaskulitis,
- Myositis

einmal im Behandlungsfall

19,62 €
191 Punkte

Die Gebührenordnungsposition 13700 ist im Behandlungsfall nicht neben den Gebührenordnungspositionen 13210 bis 13212 und 36881 bis 36883 und nicht neben den Gebührenordnungspositionen der Abschnitte 13.2.2, 13.3.1, 13.3.2, 13.3.3, 13.3.4, 13.3.5, 13.3.6 und 13.3.7 berechnungsfähig.

14 GOP d. Kinder- und Jugendpsychiatrie und -psychotherapie 13701

13701 Zusatzpauschale Rheumatologische Funktionsdiagnostik bzw. rheumatologisches Assessment mittels Untersuchungsinventaren

Obligater Leistungsinhalt

- Rheumatologische Untersuchung von Funktions- und Fähigkeitsstörungen mit Quantifizierung der Funktionseinschränkung mittels standardisierter qualitätsgesicherter Fragebögen (FFbH bzw. HAQ bei rheumatoider Arthritis, BASFI bzw. FFbH bei seronegativer Spondylarthritis)

und/oder

- Erhebung des Disease-Activity-Scores (DAS) bei rheumatoider Arthritis

und/oder

- Erhebung des BASDAI bei Morbus Bechterew und/oder seronegativen Spondylarthritiden

und/oder

- Erhebung des SLEDAI und/oder ECLAM bei systemischem Lupus erythematodes

und/oder

- Erhebung des BIVAS bei Vaskulitiden,

Fakultativer Leistungsinhalt

- Kapillarmikroskopische Untersuchungen,
- Aufstellung eines Behandlungsplanes,
- Aufstellung eines Hilfsmittelplanes,
- Erprobung des Einsatzes von Hilfsmitteln, Therapiemittel der physikalischen Medizin und Ergotherapie,
- Abstimmung mit dem Hilfsmitteltechniker,
- Überprüfung der qualitätsgerechten Zurichtung der Orthesen und Hilfsmittel,
- Anleitung zur Anpassung des Wohnraumes und Arbeitsplatzes in Absprache mit dem Hausarzt,

einmal im Behandlungsfall

16,54 €
161 Punkte

Die Gebührenordnungsposition 13701 ist im Behandlungsfall nicht neben den Gebührenordnungspositionen 13210 bis 13212 und 36881 bis 36883 und nicht neben den Gebührenordnungspositionen der Abschnitte 13.2.2, 13.3.1, 13.3.2, 13.3.3, 13.3.4, 13.3.5, 13.3.6 und 13.3.7 berechnungsfähig.

14 Gebührenordnungspositionen der Kinder- und Jugendpsychiatrie und -psychotherapie

14.1 Präambel

1. Die in diesem Kapitel aufgeführten Gebührenordnungspositionen können ausschließlich von Fachärzten für Kinder- und Jugendpsychiatrie bzw. Fachärzten für Kinder- und Jugendpsychiatrie und -psychotherapie berechnet werden.
2. Ausser den in diesem Kapitel genannten Gebührenordnungspositionen sind von den in der Präambel genannten Vertragsärzten - unbeschadet der Regelungen gemäß 5 und 6.2 der Allgemeinen Bestimmungen - zusätzlich nachfolgende Gebührenordnungspositionen berechnungsfähig: 01100 bis 01102, 01210, 01212, 01214,

01216, 01218, 01220 bis 01222, 01320, 01321, 01410 bis 01416, 01418, 01420, 01422, 01424 bis 01426, 01430, 01435, 01436, 01440, 01600 bis 01602, 01610 bis 01612, 01620 bis 01623, 01950 bis 01952, 01955, 01956, 02100, 02101, 02200, 02300 bis 02302, 02320, 02330 und 02510 bis 02512.
3. Ausser den in diesem Kapitel genannten Gebührenordnungspositionen sind bei Vorliegen der entsprechenden Qualifikationsvoraussetzungen von den in der Präambel genannten Vertragsärzten - unbeschadet der Regelungen gemäß 5 und 6.2 der Allgemeinen Bestimmungen - zusätzlich nachfolgende Gebührenordnungspositionen berechnungsfähig: 30400 bis 30402, 30410, 30411, 30420 und 30421, Gebührenordnungspositionen der Abschnitte 30.1, 30.2, 30.3, 30.7.1, 30.7.2, 30.8, 30.11 und 36.6.2 sowie Gebührenordnungspositionen der Kapitel 32, 33, 34 und 35.
4. Bei der Berechnung der zusätzlichen Gebührenordnungspositionen in den Nummern 2 und 3 sind die Maßnahmen zur Qualitätssicherung gemäß § 135 Abs. 2 SGB V, die berufsrechtliche Verpflichtung zur grundsätzlichen Beschränkung auf das jeweilige Gebiet sowie die Richtlinien des Gemeinsamen Bundesausschusses zu beachten.
5. Werden die in den Grundpauschalen enthaltenen Leistungen entsprechend den Gebührenordnungspositionen 01600 und 01601 erbracht, sind für die Versendung bzw. den Transport die Kostenpauschalen nach den Nrn. 40120, 40122, 40124 und 40126 berechnungsfähig.

14.2 Kinder- und jugendpsychiatrische und -psychotherapeutische Grundpauschalen

Grundpauschale

Obligater Leistungsinhalt

- Persönlicher Arzt-Patienten-Kontakt,

Fakultativer Leistungsinhalt

- Weitere persönliche oder andere Arzt-Patienten-Kontakte gemäß 4.3.1 der Allgemeinen Bestimmungen,
- Ärztlicher Bericht entsprechend der Gebührenordnungsposition 01600,
- Individueller Arztbrief entsprechend der Gebührenordnungsposition 01601,
- Beratung und Behandlung bis zu 10 Minuten Dauer,
- Erhebung des vollständigen psychiatrischen Status,
- Erhebung des vollständigen neurologischen Status,
- In Anhang 1 aufgeführte Leistungen,

einmal im Behandlungsfall

14210	für Versicherte bis zum vollendeten 5. Lebensjahr	25,58 € 249 Punkte
14211	für Versicherte ab Beginn des 6. bis zum vollendeten 21. Lebensjahr	26,19 € 255 Punkte

14 GOP d. Kinder- und Jugendpsychiatrie und -psychotherapie 14214–14220

Die Gebührenordnungsposition nach der Nr. 14211 ist auch bei Versicherten jenseits des vollendeten 21. Lebensjahres berechnungsfähig, wenn die Behandlung vor Vollendung des 21. Lebensjahres begonnen wurde.

Die Gebührenordnungspositionen 14210 und 14211 sind nicht neben der Gebührenordnungsposition 01436 berechnungsfähig.

Die Gebührenordnungspositionen 14210 und 14211 sind am Behandlungstag nicht neben der Gebührenordnungsposition 14222 berechnungsfähig.

Die Gebührenordnungspositionen 14210 und 14211 sind im Behandlungsfall nicht neben den Gebührenordnungspositionen 01600 und 01601 berechnungsfähig.

14214	Zuschlag für die kinder- und jugendpsychiatrische Grundversorgung gemäß Allgemeiner Bestimmung 4.3.8 zu den Gebührenordnungspositionen 14210 und 14211 einmal im Behandlungsfall *Der Zuschlag nach der Gebührenordnungsposition 14214 kann gemäß Allgemeiner Bestimmung 4.3.8 ausschließlich in Behandlungsfällen abgerechnet werden, in denen nur Leistungen der fachärztlichen Grundversorgung gemäß Anhang 3 und/oder regionaler Vereinbarungen erbracht und berechnet werden.*	8,73 € 85 Punkte
14216	Zuschlag zu der Gebührenordnungsposition 14214 einmal im Behandlungsfall *Die Gebührenordnungsposition 14216 wird durch die zuständige Kassenärztliche Vereinigung zugesetzt.*	2,36 € 23 Punkte
14.3	Diagnostische und therapeutische Gebührenordnungspositionen	
14220	Kinder- und jugendpsychiatrisches Gespräch, kinder- und jugendpsychiatrische Behandlung, Beratung, Erörterung und/oder Abklärung *Obligater Leistungsinhalt* – Persönlicher Arzt-Patienten-Kontakt, – Dauer mindestens 10 Minuten, – Einzelbehandlung, – Berücksichtigung – entwicklungsphysiologischer Faktoren, – entwicklungspsychologischer Faktoren, – entwicklungssoziologischer Faktoren, – familiendynamischer Faktoren, *Fakultativer Leistungsinhalt* – Erhebung der biographischen Anamnese zur Psychopathologie, – Vertiefte Exploration mit differentialdiagnostischer Einordnung eines psychiatrischen Krankheitsbildes, – Syndrombezogene therapeutische Intervention, – Anleitung der Bezugsperson(en), je vollendete 10 Minuten	13,97 € 136 Punkte

III Arztgruppenspezifische Gebührenordnungspositionen

Bei der Nebeneinanderberechnung der Gebührenordnungspositionen 14210, 14211 und 14220 ist eine Arzt-Patienten-Kontaktzeit von mindestens 20 Minuten Voraussetzung für die Berechnung der Gebührenordnungsposition 14220.

Bei der Nebeneinanderberechnung diagnostischer bzw. therapeutischer Gebührenordnungspositionen und der Gebührenordnungsposition 14220 ist eine mindestens 10 Minuten längere Arzt-Patienten-Kontaktzeit als in den entsprechenden Gebührenordnungspositionen angegeben Voraussetzung für die Berechnung der Gebührenordnungsposition 14220.

Die Gebührenordnungsposition 14220 ist nicht neben den Gebührenordnungspositionen 01210, 01212, 01214, 01216, 01218, 14221, 14222, 14310, 14311, 14313, 14314 und 30930 bis 30933 und nicht neben den Gebührenordnungspositionen der Abschnitte 30.3, 35.1 und 35.2 berechnungsfähig.

14221 **Kinder- und jugendpsychiatrische Behandlung** eines Kleinkindes, Kindes oder Jugendlichen **(Gruppenbehandlung)**

Obligater Leistungsinhalt

- Persönlicher Arzt-Patienten-Kontakt,
- Dauer mindestens 25 Minuten,
- Gruppenbehandlung,
- Mindestens 3, höchstens 6 Teilnehmer,
- Berücksichtigung
    - entwicklungsphysiologischer Faktoren,
    - entwicklungspsychologischer Faktoren,
    - entwicklungssoziologischer Faktoren,
    - familiendynamischer Faktoren,

Fakultativer Leistungsinhalt

- Syndrombezogene therapeutische Intervention,
- Anleitung der Bezugsperson(en),

je Teilnehmer, höchstens zweimal am Behandlungstag

13,76 €
134 Punkte

Bei der Nebeneinanderberechnung der Gebührenordnungspositionen 14210, 14211 und 14221 ist eine Gesprächsdauer von mindestens 35 Minuten Voraussetzung für die Berechnung der Gebührenordnungsposition 14221.

Die Gebührenordnungsposition 14221 ist nicht neben den Gebührenordnungspositionen 01210, 01212, 01214, 01216, 01218, 14220, 14310, 14311 und 30930 bis 30933 und nicht neben den Gebührenordnungspositionen der Abschnitte 30.3, 35.1 und 35.2 berechnungsfähig.

14222 Eingehende situationsbezogene **Anleitung der Bezugs- oder Kontaktperson(en)** eines Kleinkindes, Kindes oder Jugendlichen mit psychopathologisch definiertem Krankheitsbild

Obligater Leistungsinhalt

- Anleitung der Bezugs- oder Kontaktperson(en),
- Dauer mindestens 10 Minuten,

je vollendete 10 Minuten

9,24 €
90 Punkte

14 GOP d. Kinder- und Jugendpsychiatrie und -psychotherapie 14240–14311

Die Gebührenordnungsposition 14222 ist nicht neben den Gebührenordnungspositionen 14220 und 30930 bis 30933 und nicht neben den Gebührenordnungspositionen der Abschnitte 35.1 und 35.2 berechnungsfähig.

Die Gebührenordnungsposition 14222 ist am Behandlungstag nicht neben den Gebührenordnungspositionen 14210 und 14211 berechnungsfähig.

14240 **Ärztliche Koordination bei psychiatrischer Betreuung**

Obligater Leistungsinhalt

- Ärztliche Koordination
  - intra- und/oder multiprofessioneller, extramuraler komplementärer Versorgungsstrukturen und/oder -instanzen,
  - psycho-, ergo- und/oder sprachtherapeutischer Einrichtungen und/ oder multiprofessioneller Teams,
  - der Gruppenarbeit mit Patienten, Angehörigen und Laienhelfern,

einmal im Behandlungsfall

20,34 €
198 Punkte

Die Gebührenordnungsposition 14240 kann nur in Quartalen mit persönlichem Arzt-Patienten-Kontakt berechnet werden.

Die Gebührenordnungsposition 14240 ist im Behandlungsfall nicht neben den Gebührenordnungspositionen 14313, 14314 und 21232 berechnungsfähig.

14310 **Funktionelle Entwicklungstherapie (Einzelbehandlung)** eines Kleinkindes, Kindes oder Jugendlichen im Rahmen eines kinder- und jugendpsychiatrischen Behandlungskonzeptes bei Ausfallerscheinungen des (Psycho)-Sozialverhaltens und/oder der Ich-Funktion und/oder von Sensorik und Motorik

Obligater Leistungsinhalt

- Einzelbehandlung,
- Dauer mindestens 15 Minuten,

je vollendete 15 Minuten

8,94 €
87 Punkte

Die Gebührenordnungsposition 14310 ist nicht neben den Gebührenordnungspositionen 14220, 14221, 14311 und 30930 bis 30933 und nicht neben den Gebührenordnungspositionen der Abschnitte 30.3, 35.1 und 35.2 berechnungsfähig.

14311 **Funktionelle Entwicklungstherapie (Gruppenbehandlung)** eines Kleinkindes, Kindes oder Jugendlichen im Rahmen eines kinder- und jugendpsychiatrischen Behandlungskonzeptes bei Ausfallerscheinungen des (Psycho)-Sozialverhaltens und/oder der Ich-Funktion und/oder von Sensorik und Motorik

Obligater Leistungsinhalt

- Gruppenbehandlung mit bis zu 3 Teilnehmern,
- Dauer mindestens 15 Minuten,

je Teilnehmer, je vollendete 15 Minuten

4,21 €
41 Punkte

Die Gebührenordnungsposition 14311 ist nicht neben den Gebührenordnungspositionen 14220, 14221, 14310 und 30930 bis 30933 und nicht neben den Gebührenordnungspositionen der Abschnitte 30.3, 35.1 und 35.2 berechnungsfähig.

14312 **Untersuchung und Beurteilung der funktionellen Entwicklung** eines Neugeborenen, Säuglings, Kleinkindes oder Kindes bis zum vollendeten 6. Lebensjahr

Obligater Leistungsinhalt

– Untersuchung von mindestens 4 Funktionsbereichen (Grobmotorik, Handfunktion, geistige Entwicklung, Perzeption, Sprache, Sozialverhalten oder Selbständigkeit) nach standardisierten Verfahren,

je Sitzung

17,46 €
170 Punkte

14313 **Zusatzpauschale kontinuierliche Mitbetreuung** eines Patienten mit einer psychiatrischen Erkrankung **in der häuslichen und/oder familiären Umgebung**

Obligater Leistungsinhalt

– Kontinuierliche Mitbetreuung eines in der familiären und/oder häuslichen Umgebung versorgten Patienten mit einer kinder- und jugendpsychiatrischen Erkrankung,
– Mindestens 2 Arzt-Patienten-Kontakte im Behandlungsfall,

Fakultativer Leistungsinhalt

– Erstellung eines Behandlungsplans unter Einbeziehung der Bezugsperson(en),

einmal im Behandlungsfall

38,52 €
375 Punkte

Die Gebührenordnungsposition 14313 ist nur bei mindestens einer der im folgenden genannten Erkrankungen berechnungsfähig: F07.0 Organische Hirnstörung mit Verhaltensstörung, Schizophrenie, schizotype und wahnhafte Störungen, F10.- bis F16.- Störungen durch Alkohol, Opioide, Cannabinoide, Sedativa oder Hypnotika, Kokain, Stimulanzien, Halluzinogene (inkl. bei Substitutions- und Aversivbehandlung), F20 bis F29, F30, F31.2, F31.4, F31.5, F32.2, F32.3, F33.3, F34.1, F41.1 generalisierte Angststörungen, F42.1/42.2 schwere Zwangsrituale, F50.0 Anorexia nervosa, F71.8 Verhaltensstörung bei mittelgradiger Intelligenzminderung, F72.1 Schwere Intelligenzminderung mit deutlicher Verhaltensstörung, F73.1 Schwerste Intelligenzminderung mit deutlicher Verhaltensstörung, F79.1 Schwachsinn mit deutlicher Verhaltensstörung, F84-F84.4 tiefgreifende Entwicklungsstörungen einschließlich Autismus, F90.1 schwere hyperkinetische Störung mit Störung des Sozialverhaltens, F93.1 phobische emotionale Störungen des Kindesalters (Schulphobien), F94.0 elektiver Mutismus, F95.2 Tourette-Syndrom, F98.4 stereotype Bewegungsstörungen.

Die Gebührenordnungsposition 14313 ist nicht neben der Gebührenordnungsposition 14220 berechnungsfähig.

14 GOP d. Kinder- und Jugendpsychiatrie und -psychotherapie 14314–14320

Die Gebührenordnungsposition 14313 ist im Behandlungsfall nicht neben den Gebührenordnungspositionen 14240 und 14314 berechnungsfähig.

14314 **Zusatzpauschale kontinuierliche Mitbetreuung** eines Patienten mit einer psychiatrischen Erkrankung **in beschützenden Einrichtungen oder Pflegeheimen**

Obligater Leistungsinhalt

– Kontinuierliche Mitbetreuung eines in beschützenden Einrichtungen oder Pflegeheimen mit Pflegepersonal versorgten Patienten mit einer kinder- und jugendpsychiatrischen Erkrankung,

Fakultativer Leistungsinhalt

– Erstellung eines Behandlungsplans unter Einbeziehung der Bezugsperson(en),

einmal im Behandlungsfall

21,47 €
209 Punkte

Die Gebührenordnungsposition 14314 ist nur bei mindestens einer der im folgenden genannten Erkrankungen berechnungsfähig: F07.0 Organische Hirnstörung mit Verhaltensstörung, Schizophrenie, schizotype und wahnhafte Störungen, F10.- bis F16.- Störungen durch Alkohol, Opioide, Cannabinoide, Sedativa oder Hypnotika, Kokain, Stimulanzien, Halluzinogene (inkl. bei Substitutions- und Aversivbehandlung), F20 bis F29, F30, F31.2, F31.4, F31.5, F32.2, F32.3, F33.3, F34.1, F41.1 generalisierte Angststörungen, F42.1/42.2 schwere Zwangsrituale, F50.0 Anorexia nervosa, F71.8 Verhaltensstörung bei mittelgradiger Intelligenzminderung, F72.1 Schwere Intelligenzminderung mit deutlicher Verhaltensstörung, F73.1 Schwerste Intelligenzminderung mit deutlicher Verhaltensstörung, F79.1 Schwachsinn mit deutlicher Verhaltensstörung, F84-F84.4 tiefgreifende Entwicklungsstörungen einschließlich Autismus, F90.1 schwere hyperkinetische Störung mit Störung des Sozialverhaltens, F93.1 phobische emotionale Störungen des Kindesalters (Schulphobien), F94.0 elektiver Mutismus, F95.2 Tourette-Syndrom, F98.4 stereotype Bewegungsstörungen.

Die Gebührenordnungsposition 14314 ist nicht neben der Gebührenordnungsposition 14220 berechnungsfähig.

Die Gebührenordnungsposition 14314 ist im Behandlungsfall nicht neben den Gebührenordnungspositionen 14240, 14313, 16231 und 21231 berechnungsfähig.

14320 **Elektroenzephalographische Untersuchung**

Obligater Leistungsinhalt

– Ableitungsdauer mindestens 20 Minuten,
– Aufzeichnungsdauer mindestens 20 Minuten,
– Auswertung,
– Übergangswiderstandsmessung

Fakultativer Leistungsinhalt

– Provokation(en)

25,78 €
251 Punkte

Die für die Gebührenordnungsposition 14320 erforderliche Berichtspflicht ist erfüllt, wenn sie einmal im Behandlungsfall erfolgt ist.

Die Gebührenordnungsposition 14320 ist nicht neben den Gebührenordnungspositionen 04434, 04435, 14321, 16310, 16311, 21310, 21311, 30900 und 30901 berechnungsfähig.

14321 Langzeitelektroenzephalographische (Schlaf-)Untersuchung

Obligater Leistungsinhalt
- Ableitungsdauer mindestens 2 Stunden,
- Aufzeichnung,
- Auswertung

Fakultativer Leistungsinhalt
- Provokation(en),
- Polygraphie

56,29 €
548 Punkte

Die Gebührenordnungsposition 14321 ist nicht neben den Gebührenordnungspositionen 04434, 04435, 14320, 16310, 16311, 21310, 21311, 30900 und 30901 berechnungsfähig.

14330 Elektronystagmo-/Okulographie, Blinkreflexprüfung

Obligater Leistungsinhalt
- Elektronystagmo-/Okulographie

und/oder
- Blinkreflexprüfung,
- Ein- und/oder beidseitig,

einmal im Behandlungsfall

12,94 €
126 Punkte

Die Gebührenordnungsposition 14330 ist im Behandlungsfall nicht neben den Gebührenordnungspositionen 04439, 16320 und 21320 berechnungsfähig.

14331 Neurophysiologische Untersuchung (SEP, VEP, AEP, MEP)

Obligater Leistungsinhalt
- Bestimmung somatosensibel evozierter Potentiale

und/oder
- Bestimmung visuell evozierter Potentiale

und/oder
- Bestimmung akustisch evozierter Potentiale

und/oder
- Bestimmung magnetisch evozierter Potentiale,
- Beidseitig,

je Sitzung

27,01 €
263 Punkte

Die Gebührenordnungsposition 14331 ist im Behandlungsfall höchstens zweimal berechnungsfähig.

Die Gebührenordnungsposition 14331 ist nicht neben den Gebührenordnungspositionen 04436, 16321 und 21321 berechnungsfähig.

Die Gebührenordnungsposition 14331 ist am Behandlungstag nicht neben den Gebührenordnungspositionen 01705 und 01706 berechnungsfähig.

15 GOP der Mund-, Kiefer- und Gesichtschirurgie

15 Gebührenordnungspositionen der Mund-, Kiefer- und Gesichtschirurgie

15.1 Präambel

1. Die in diesem Kapitel aufgeführten Gebührenordnungspositionen können ausschließlich von Fachärzten für Mund-, Kiefer- und Gesichtschirurgie berechnet werden.
2. Ausser den in diesem Kapitel genannten Gebührenordnungspositionen sind von den in der Präambel genannten Vertragsärzten - unbeschadet der Regelungen gemäß 5 und 6.2 der Allgemeinen Bestimmungen - zusätzlich nachfolgende Gebührenordnungspositionen berechnungsfähig: 01100 bis 01102, 01210, 01212, 01214, 01216, 01218, 01220 bis 01222, 01320, 01321, 01410 bis 01416, 01418, 01420, 01425, 01426, 01430, 01435, 01436, 01440, 01510 bis 01512, 01600 bis 01602, 01610 bis 01612, 01620 bis 01623, 01783, 01800, 01802 bis 01811, 02100, 02101, 02110 bis 02112, 02120, 02200, 02300 bis 02302, 02310, 02320, 02323, 02330, 02340, 02341, 02343, 02350, 02360, 02500 und 02510 bis 02512.
3. Ausser den in diesem Kapitel genannten Gebührenordnungspositionen sind bei Vorliegen der entsprechenden Qualifikationsvoraussetzungen von den in der Präambel genannten Vertragsärzten - unbeschadet der Regelungen gemäß 5 und 6.2 der Allgemeinen Bestimmungen - zusätzlich nachfolgende Gebührenordnungspositionen berechnungsfähig: 30400 bis 30402, 30410, 30411, 30420, 30421, 30800 und 36884, Gebührenordnungspositionen der Abschnitte 30.1, 30.2, 30.3, 30.7.1, 30.7.2, 30.12, 31.2, 31.3, 31.4.3, 31.5, 31.6, 36.2, 36.3, 36.5 und 36.6.2 sowie Gebührenordnungspositionen der Kapitel 32, 33, 34 und 35.
4. Bei der Berechnung der zusätzlichen Gebührenordnungspositionen in den Nummern 2 und 3 sind die Maßnahmen zur Qualitätssicherung gemäß § 135 Abs. 2 SGB V, die berufsrechtliche Verpflichtung zur grundsätzlichen Beschränkung auf das jeweilige Gebiet sowie die Richtlinien des Gemeinsamen Bundesausschusses zu beachten.
5. Werden die in den Grundpauschalen enthaltenen Leistungen entsprechend den Gebührenordnungspositionen 01600 und 01601 erbracht, sind für die Versendung bzw. den Transport die Kostenpauschalen nach den Nrn. 40120, 40122, 40124 und 40126 berechnungsfähig.

15.2 Mund-, Kiefer- und Gesichtschirurgische Grundpauschalen

Grundpauschale

Obligater Leistungsinhalt
- Persönlicher Arzt-Patienten-Kontakt,

Fakultativer Leistungsinhalt
- Weitere persönliche oder andere Arzt-Patienten-Kontakte gemäß 4.3.1 der Allgemeinen Bestimmungen,
- Ärztlicher Bericht entsprechend der Gebührenordnungsposition 01600,
- Individueller Arztbrief entsprechend der Gebührenordnungsposition 01601,
- In Anhang 1 aufgeführte Leistungen,

einmal im Behandlungsfall

15210	für Versicherte bis zum vollendeten 5. Lebensjahr	12,74 € 124 Punkte
15211	für Versicherte ab Beginn des 6. bis zum vollendeten 59. Lebensjahr	11,30 € 110 Punkte
15212	für Versicherte ab Beginn des 60. Lebensjahres	10,58 € 103 Punkte

Die Gebührenordnungspositionen 15210 bis 15212 sind nicht neben der Gebührenordnungsposition 01436 berechnungsfähig.

Die Gebührenordnungspositionen 15210 bis 15212 sind im Behandlungsfall nicht neben den Gebührenordnungspositionen 01600 und 01601 berechnungsfähig.

15.3 Diagnostische und therapeutische Gebührenordnungspositionen

15310 Zusatzpauschale Behandlung von Patienten mit Myoarthropathien der Kiefergelenke

Obligater Leistungsinhalt
- Behandlung von Patienten mit Myoarthropathien der Kiefergelenke,
- Bissregistrierung,

Fakultativer Leistungsinhalt
- Manuelle Therapie,

einmal im Behandlungsfall

6,37 €
62 Punkte

Die Gebührenordnungsposition 15310 ist nicht neben den Gebührenordnungspositionen 02300 bis 02302 und 15321 bis 15323 berechnungsfähig.

15311 Situationsmodell(e)

Obligater Leistungsinhalt
- Abformung eines und/oder beider Kiefer für Situationsmodelle,
- Bissregistrierung

4,73 €
46 Punkte

Die Gebührenordnungsposition 15311 ist nicht neben der Gebührenordnungsposition 15323 berechnungsfähig.

15 GOP der Mund-, Kiefer- und Gesichtschirurgie 15321

15321 Kleinchirurgischer Eingriff im Mund-Kiefer-Gesichts-Bereich I

Obligater Leistungsinhalt
- Operativer Eingriff mit einer Dauer bis zu 5 Minuten im Mund-Kiefer-Gesichts-Bereich

und/oder
- Extraktion von bis zu zwei einwurzeligen oder eines mehrwurzeligen Zahnes,

einmal am Behandlungstag

9,96 €
97 Punkte

Die Gebührenordnungspositionen 15321 bis 15323 sind bei Patienten mit mehreren offenen Wunden (ICD-10-GM: T01.-) mehrfach in einer Sitzung - auch nebeneinander, jedoch insgesamt höchstens fünfmal je Behandlungstag - berechnungsfähig.

Die Gebührenordnungsposition 15321 ist bei Neugeborenen, Säuglingen, Kleinkindern und Kindern bis zum vollendeten 12. Lebensjahr nach der Gebührenordnungsposition 31221 oder 36221 berechnungsfähig, sofern der Eingriff in Narkose erfolgt. Die Voraussetzungen gemäß § 115b SGB V müssen dabei nicht erfüllt sein, sofern die Eingriffe nicht im Katalog zum Vertrag nach § 115b SGB V genannt sind. In diesen Fällen ist die postoperative Behandlung nach den Gebührenordnungspositionen der Abschnitte 31.4.2 und 31.4.3 nicht berechnungsfähig. Die in der Präambel 31.2.1 Nr. 8 bzw. Präambel 36.2.1 Nr. 4 benannten Einschränkungen entfallen in diesen Fällen, es gelten die Abrechnungsausschlüsse der Gebührenordnungsposition 15321 entsprechend.

Lokalanästhesien und Leitungsanästhesien sind, soweit erforderlich, Bestandteil der Gebührenordnungsposition 15321.

Die Gebührenordnungsposition 15321 ist nicht neben den Gebührenordnungspositionen 02300 bis 02302, 02360, 15310, 15322 und 15323 berechnungsfähig.

Die Gebührenordnungsposition 15321 ist im Zeitraum von 21 Tagen nach Erbringung einer Leistung des Abschnitts 31.2 nicht neben den Gebührenordnungspositionen des Abschnitts 31.4.3 berechnungsfähig.

15322 Kleinchirurgischer Eingriff II im Mund-Kiefer-Gesichts-Bereich und/ oder primäre Wundversorgung im Mund-Kiefer-Gesichts-Bereich

Obligater Leistungsinhalt
- Primäre Wundversorgung

und/oder
- Operative Blutstillung einer konservativ unstillbaren Blutung im Mund-Kiefer-Bereich

und/oder
- Extraktion von 3 oder 4 einwurzeligen oder 2 mehrwurzeligen Zähnen

und/oder
- Entfernung festsitzender Fremdkörper aus dem Mund-Kiefer-Gesichts-Bereich

und/oder
- Transorale Eröffnung eines dentogenen, submucösen Abszesses ohne Eröffnung einer Körperhöhle (auch Furunkel/Karbunkel) im Mund-Kiefer-Gesichts-Bereich

und/oder
- Probeexzision aus der Zunge und/oder aus der Mundhöhle

und/oder
- Punktion einer Kieferhöhle

und/oder
- Extirpation von Kieferzysten durch Präparation von der Alveole aus

und/oder
- Reposition eines Zahnes

und/oder
- Wurzelspitzenresektion im Frontzahnbereich,

einmal am Behandlungstag

16,54 €
161 Punkte

Die Gebührenordnungspositionen 15321 bis 15323 sind bei Patienten mit mehreren offenen Wunden (ICD-10-GM: T01.-) mehrfach in einer Sitzung - auch nebeneinander, jedoch insgesamt höchstens fünfmal am Behandlungstag - berechnungsfähig.

Die Gebührenordnungsposition 15322 ist bei Neugeborenen, Säuglingen, Kleinkindern und Kindern bis zum vollendeten 12. Lebensjahr nach der Gebührenordnungsposition 31221 oder 36221 berechnungsfähig, sofern der Eingriff in Narkose erfolgt. Die Voraussetzungen gemäß § 115b SGB V müssen dabei nicht erfüllt sein, sofern die Eingriffe nicht im Katalog zum Vertrag nach § 115b SGB V genannt sind. In diesen Fällen ist die postoperative Behandlung nach den Gebührenordnungspositionen der Abschnitte 31.4.2 und 31.4.3 nicht berechnungsfähig. Die in der Präambel 31.2.1 Nr. 8 bzw. Präambel 36.2.1 Nr. 4 benannten Einschränkungen entfallen in diesen Fällen, es gelten die Abrechnungsausschlüsse der Gebührenordnungsposition 15322 entsprechend.

Lokalanästhesien und Leitungsanästhesien sind, soweit erforderlich, Bestandteil der Gebührenordnungsposition 15322.

Die Gebührenordnungsposition 15322 ist nicht neben den Gebührenordnungspositionen 02300 bis 02302, 02360, 15310, 15321 und 15323 berechnungsfähig.

15 GOP der Mund-, Kiefer- und Gesichtschirurgie 15323

Die Gebührenordnungsposition 15322 ist im Zeitraum von 21 Tagen nach Erbringung einer Leistung des Abschnitts 31.2 nicht neben den Gebührenordnungspositionen des Abschnitts 31.4.3 berechnungsfähig.

15323 **Kleinchirurgischer Eingriff III im Mund-Kiefer-Gesichts-Bereich und/ oder primäre Wundversorgung bei Säuglingen, Kleinkindern und Kindern im Mund-Kiefer-Gesichts-Bereich**

Obligater Leistungsinhalt
- Primäre Wundversorgung bei Säuglingen, Kleinkindern und Kindern bis zum vollendeten 12. Lebensjahr im Mund-Kiefer-Gesichts-Bereich

und/oder
- Eröffnung eines subperiostalen oder tiefen Abszesses im Mund-Kiefer-Gesichts-Bereich, ggf. auch von extraoral

und/oder
- Entfernung eines tief zerstörten Zahnes auch durch Osteotomie

und/oder
- Resektion einer Wurzelspitze an einem Seitenzahn

und/oder
- Lippen- oder Zungenbandplastik oder Gingivektomie von bis zu vier Zähnen

und/oder
- Knochenresektion am Alveolarfortsatz zur Formung eines Prothesenlagers im Frontzahnbereich oder in einer Kieferhälfte

und/oder
- Reimplantation eines Zahnes

und/oder
- Manuelle Reposition eines zahntragenden Bruchstückes des Alveolarfortsatzes,

einmal am Behandlungstag

30,20 €
294 Punkte

Die Gebührenordnungspositionen 15321 bis 15323 sind bei Patienten mit mehreren offenen Wunden (ICD-10-GM: T01.-) mehrfach in einer Sitzung - auch nebeneinander, jedoch insgesamt höchstens fünfmal am Behandlungstag - berechnungsfähig.

Die Gebührenordnungsposition 15323 ist bei Neugeborenen, Säuglingen, Kleinkindern und Kindern bis zum vollendeten 12. Lebensjahr nach der Gebührenordnungsposition 31221 oder 36221 berechnungsfähig, sofern der Eingriff in Narkose erfolgt. Die Voraussetzungen gemäß § 115b SGB V müssen dabei nicht erfüllt sein, sofern die Eingriffe nicht im Katalog zum Vertrag nach § 115b SGB V genannt sind. In diesen Fällen ist die postoperative Behandlung nach den Gebührenordnungspositionen der Abschnitte 31.4.2 und 31.4.3 nicht berechnungsfähig. Die in der Präambel 31.2.1 Nr. 8 bzw. Präambel 36.2.1 Nr. 4 benannten Einschränkungen entfallen in diesen Fällen, es gelten die Abrechnungsausschlüsse der Gebührenordnungsposition 15323 entsprechend.

Lokalanästhesien und Leitungsanästhesien sind, soweit erforderlich, Bestandteil der Gebührenordnungsposition 15323.

III Arztgruppenspezifische Gebührenordnungspositionen

Die Gebührenordnungsposition 15323 ist nicht neben den Gebührenordnungspositionen 02300 bis 02302, 02310, 02360, 15310, 15311, 15321 und 15322 berechnungsfähig.

Die Gebührenordnungsposition 15323 ist im Zeitraum von 21 Tagen nach Erbringung einer Leistung des Abschnitts 31.2 nicht neben den Gebührenordnungspositionen des Abschnitts 31.4.3 berechnungsfähig.

15324 **Zuschlag** zu den Gebührenordnungspositionen 15321 bis 15323 für die zusätzliche Wurzelkanalbehandlung

Obligater Leistungsinhalt
- Wurzelkanalaufarbeitung
und/oder
- Wurzelkanalfüllung

13,66 €
133 Punkte

Die Gebührenordnungsposition kann je behandeltem Wurzelkanal einmalig berechnet werden.

Die Gebührenordnungsposition 15324 ist im Zeitraum von 21 Tagen nach Erbringung einer Leistung des Abschnitts 31.2 nicht neben den Gebührenordnungspositionen des Abschnitts 31.4.3 berechnungsfähig.

15 GOP der Mund-, Kiefer- und Gesichtschirurgie 15345

15345 Zusatzpauschale Behandlung und/oder Betreuung eines Patienten mit einer gesicherten onkologischen Erkrankung bei laufender onkologischer Therapie oder Betreuung im Rahmen der Nachsorge

Obligater Leistungsinhalt
- Behandlung und/oder Betreuung eines Patienten mit einer laboratoriumsmedizinisch oder histologisch/zytologisch gesicherten onkologischen Erkrankung,
- Fortlaufende Beratung zum Umgang mit der onkologischen Erkrankung,
- Verlaufskontrolle und Dokumentation des Therapieerfolges,
- Erstellung, Überprüfung und Anpassung eines die onkologische Erkrankung begleitenden spezifischen Therapiekonzeptes unter Berücksichtigung individueller Faktoren,
- Kontrolle und/oder Behandlung ggf. auftretender therapiebedingter Nebenwirkungen,
- Planung und Koordination der komplementären Arznei-, Heil- und Hilfsmittelversorgung unter besonderer Berücksichtigung der gesicherten onkologischen Erkrankung,

Fakultativer Leistungsinhalt
- Anleitung und Führung der Bezugs- und Betreuungsperson(en),
- Fortlaufende Überprüfung des häuslichen, familiären und sozialen Umfelds im Hinblick auf die Grunderkrankung,
- Konsiliarische Erörterung/Fachliche Beratung und regelmäßiger Informationsaustausch mit dem onkologisch verantwortlichen Arzt sowie mit weiteren mitbehandelnden Ärzten,
- Überprüfung und Koordination supportiver Maßnahmen,
- Einleitung und/oder Koordination der psychosozialen Betreuung des Patienten und seiner Familie und/oder Bezugs- und Betreuungsperson(en),
- Ggf. Hinzuziehung komplementärer Dienste bzw. häuslicher Krankenpflege,

einmal im Behandlungsfall

19,62 €
191 Punkte

Die Gebührenordnungsposition 15345 ist nur bei mindestens einer der im Folgenden genannten Erkrankungen berechnungsfähig: Bösartige Neubildungen der Lippe, der Mundhöhle und des Pharynx C00-C14, der Nasenhöhle, des Mittelohres, der Nebenhöhlen und des Larynx C30-C32, der oberen Atmungswege, Teil nicht näher bezeichnet C39.0, Kaposi-Sarkom des Gaumens C46.2, Bösartige Neubildungen des Knochens im Kopf- und Gesichtsbereich C41.0-C41.1, der Haut des Kopf- und Gesichtsbereichs C43.0-C43.4, C44.0-C44.4, des Bindegewebes und sonstiger Weichteile des Kopfes, der peripheren Nerven des Kopfes, des Gesichtes und des Halses C47.0, des Gesichtes und des Halses C49.0, Bösartige Neubildung ungenau bezeichneter Lokalisation des Atmungssystems C39.9 sowie ungenau bezeichneter Lokalisation Kopf, Gesicht und Hals C76.0, Sekundäre und nicht näher bezeichnete bösartige Neubildungen C77-C80.

Die Gebührenordnungsposition 15345 ist bei laufender medikamentöser, im Sinne einer systemischen Chemotherapie mit z. B. zytostatischen Substanzen, operativer und/oder strahlentherapeutischer Be-

III Arztgruppenspezifische Gebührenordnungspositionen

handlung und/oder bei Betreuung im Rahmen der Nachsorge bis höchstens 2 Jahre nach Beendigung einer medikamentösen, operativen und/oder strahlentherapeutischen Behandlung eines Patienten mit gesicherter onkologischer Erkrankung berechnungsfähig.

16 Neurologische und neurochirurgische Gebührenordnungspositionen

16.1 Präambel

1. Die in diesem Kapitel aufgeführten Gebührenordnungspositionen können ausschließlich von
   - Fachärzten für Neurologie,
   - Fachärzten für Nervenheilkunde,
   - Fachärzten für Neurologie und Psychiatrie,
   - Fachärzten für Neurochirurgie

   berechnet werden.
2. Fachärzte für Nervenheilkunde sowie Fachärzte für Neurologie und Psychiatrie berechnen abweichend von Nr. 6 der Allgemeinen Bestimmungen immer die Grundpauschalen nach den Gebührenordnungspositionen 21213 bis 21215 sowie den Zuschlag für die nervenheilkundliche Grundversorgung nach der Gebührenordnungsposition 21225.
3. Ausser den in diesem Kapitel genannten Gebührenordnungspositionen sind von den in der Präambel genannten Vertragsärzten - unbeschadet der Regelungen gemäß 5 und 6.2 der Allgemeinen Bestimmungen - zusätzlich nachfolgende Gebührenordnungspositionen berechnungsfähig: 01100 bis 01102, 01210, 01212, 01214, 01216, 01218, 01220 bis 01222, 01320, 01321, 01410 bis 01416, 01418, 01420, 01422, 01424 bis 01426, 01430, 01435, 01436, 01440, 01510 bis 01512, 01600 bis 01602, 01610 bis 01612, 01620 bis 01623, 01783, 01800, 01802 bis 01811, 01950 bis 01952, 01955, 01956, 02100, 02101, 02110 bis 02112, 02120, 02200, 02300 bis 02302, 02310, 02311, 02320 bis 02323, 02330, 02331, 02340 bis 02343, 02350, 02360, 02500 und 02510 bis 02512.
4. Ausser den in diesem Kapitel genannten Gebührenordnungspositionen sind bei Vorliegen der entsprechenden Qualifikationsvoraussetzungen von den in der Präambel genannten Vertragsärzten - unbeschadet der Regelungen gemäß 5 und 6.2 der Allgemeinen Bestimmungen - zusätzlich nachfolgende Gebührenordnungspositionen berechnungsfähig: 30400 bis 30402, 30410, 30411, 30420, 30421 und 36884, Gebührenordnungspositionen der Abschnitte 30.1, 30.2, 30.3, 30.7, 30.8, 30.9, 30.11, 30.12, 31.2, 31.3, 31.4.3, 31.5, 31.6, 36.2, 36.3, 36.5 und 36.6.2 sowie Gebührenordnungspositionen der Kapitel 32, 33, 34 und 35.
5. Bei der Berechnung der Gebührenordnungspositionen in den Nummern 3 und 4 sind die Maßnahmen zur Qualitätssicherung gemäß § 135 Abs. 2 SGB V, die berufsrechtliche Verpflichtung zur grundsätzlichen Beschränkung auf das jeweilige Gebiet sowie die Richtlinien des Gemeinsamen Bundesausschusses zu beachten.
6. Die Gebührenordnungsposition 16232 ist nur von Fachärzten für Neurochirurgie berechnungsfähig.

16 Neurologische und neurochirurgische GOP 16210–16215

7. Werden die in den Grundpauschalen enthaltenen Leistungen entsprechend den Gebührenordnungspositionen 01600 und 01601 erbracht, sind für die Versendung bzw. den Transport die Kostenpauschalen nach den Nrn. 40120, 40122, 40124 und 40126 berechnungsfähig.

16.2 Neurologische Grundpauschalen

Grundpauschale

Obligater Leistungsinhalt
- Persönlicher Arzt-Patienten-Kontakt,

Fakultativer Leistungsinhalt
- Weitere persönliche oder andere Arzt-Patienten-Kontakte gemäß 4.3.1 der Allgemeinen Bestimmungen,
- Ärztlicher Bericht entsprechend der Gebührenordnungsposition 01600,
- Individueller Arztbrief entsprechend der Gebührenordnungsposition 01601,
- Beratung und Behandlung bis zu 10 Minuten Dauer,
- Erhebung des vollständigen neurologischen Status, ggf. zusätzlich ergänzende Erhebung des psychiatrischen Status bei neurologischen Fällen,
- Erhebung des vollständigen psychiatrischen Status, ggf. zusätzlich ergänzende Erhebung des neurologischen Status bei psychiatrischen Fällen,
- In Anhang 1 aufgeführte Leistungen,

einmal im Behandlungsfall

GOP	Beschreibung	Preis	Punkte
16210	für Versicherte bis zum vollendeten 5. Lebensjahr	24,65 €	240 Punkte
16211	für Versicherte ab Beginn des 6. bis zum vollendeten 59. Lebensjahr	23,42 €	228 Punkte
16212	für Versicherte ab Beginn des 60. Lebensjahres	23,63 €	230 Punkte

Die Gebührenordnungspositionen 16210 bis 16212 sind nicht neben der Gebührenordnungsposition 01436 berechnungsfähig.

Die Gebührenordnungspositionen 16210 bis 16212 sind im Behandlungsfall nicht neben den Gebührenordnungspositionen 01600 und 01601 berechnungsfähig.

16215 Zuschlag für die neurologische Grundversorgung gemäß Allgemeiner Bestimmung 4.3.8 zu den Gebührenordnungspositionen 16210 bis 16212

einmal im Behandlungsfall

4,01 €
39 Punkte

Der Zuschlag nach der Gebührenordnungsposition 16215 kann gemäß Allgemeiner Bestimmung 4.3.8 ausschließlich in Behandlungsfällen abgerechnet werden, in denen nur Leistungen der fachärztlichen Grundversorgung gemäß Anhang 3 und/oder regionaler Vereinbarungen erbracht und berechnet werden.

| 16217–16222 | III Arztgruppenspezifische Gebührenordnungspositionen |

16217 Zuschlag zu der Gebührenordnungsposition 16215
einmal im Behandlungsfall
Die Gebührenordnungsposition 16217 wird durch die zuständige Kassenärztliche Vereinigung zugesetzt.

1,03 €
10 Punkte

16.3 Diagnostische und therapeutische Gebührenordnungspositionen

16220 **Neurologisches Gespräch, neurologische Behandlung, Beratung, Erörterung und/oder Abklärung**

Obligater Leistungsinhalt
- Dauer mindestens 10 Minuten,
- Als Einzelbehandlung,

Fakultativer Leistungsinhalt
- Erhebung neuropsychologischer/verhaltensneurologischer Befunde,
- Vertiefte Exploration und differentialdiagnostische Einordnung,
- Syndrombezogene therapeutische Intervention,
- Anleitung von Bezugspersonen,

je vollendete 10 Minuten

9,24 €
90 Punkte

Bei der Nebeneinanderberechnung der Gebührenordnungspositionen 16210 bis 16212 oder 21213 bis 21215 und der Gebührenordnungsposition 16220 ist eine Arzt-Patienten-Kontaktzeit von mindestens 20 Minuten Voraussetzung für die Berechnung der Gebührenordnungsposition 16220.

Bei der Nebeneinanderberechnung diagnostischer bzw. therapeutischer Gebührenordnungspositionen und der Gebührenordnungsposition 16220 ist eine mindestens 10 Minuten längere Arzt-Patienten-Kontaktzeit als in den entsprechenden Gebührenordnungspositionen angegeben Voraussetzung für die Berechnung der Gebührenordnungsposition 16220.

Die Gebührenordnungsposition 16220 ist nicht neben den Gebührenordnungspositionen 01210, 01212, 01214, 01216, 01218, 21220, 21221 und 30930 bis 30933 und nicht neben den Gebührenordnungspositionen der Abschnitte 30.3, 35.1 und 35.2 berechnungsfähig.

16222 **Zuschlag** zu der Gebührenordnungsposition 16220**bei Patienten mit schweren neuropsychologischen und verhaltensneurologischen Störungen** auf Basis der in der Anmerkung genannten Erkrankungen

Fakultativer Leistungsinhalt
- Erhebung einer/von Fremdanamnese(n),

einmal im Behandlungsfall

11,61 €
113 Punkte

Die Gebührenordnungsposition 16222 ist zusätzlich nur berechnungsfähig bei Patienten mit schweren Einschränkungen der Kommunikationsfähigkeit und/oder der kognitiven Fähigkeiten und mindestens einer der im Folgenden genannten Erkrankungen: A81 Atypische Virus-Infektionen des Zentralnervensystems (z. B. Creutzfeldt-Jakob-Krankheit), C71.- bis C72.- Bösartige Neubildungen des Gehirns und des

16 Neurologische und neurochirurgische GOP 16230

Rückenmarkes, F00.- bis F03.- Demenz, F06.9 Hirnorganisches Syndrom, F07.- Organische Hirnstörung mit Verhaltensstörung, F70.- bis F79.- Intelligenzstörung, G09.- Folgen einer Enzephalomyelitis, G10.- bis G13.- Systematrophien, G20.- Morbus Parkinson, G35.- Multiple Sklerose, G40.- Epilepsie, G61.- Guillain-Barree-Syndrom und chronisch inflammatorisch demyelisierende Polyneuritis, G70.- und G71.- Myasthenia gravis, Muskeldystrophien und Myopathien, G80.- bis G82.- Hemi-/Paraparese, Hemi-/Paraplegie, G83.- Diplegie/Monoplegie, G91.- Hydrocephalus, G95.0 bis G95.2 Sonstige Erkrankungen des Rückenmarkes, I60.- bis I69.- Hirnblutungen und Hirninfarkte, M33.- Polymyositis, R47.- Aphasie.

16230 **Zusatzpauschale kontinuierliche Mitbetreuung** eines Patienten mit einer Erkrankung des zentralen Nervensystems und/oder des peripheren Nervensystems **in der häuslichen und/oder familiären Umgebung**

Obligater Leistungsinhalt

- Kontinuierliche Mitbetreuung eines Patienten mit einer Erkrankung des zentralen Nervensystems und/oder des peripheren Nervensystems in der familiären und/oder häuslichen Umgebung versorgten Patienten mit einer neurologischen Erkrankung,
- Erhebung ergänzender neurologischer Untersuchungsbefunde,
- Einbeziehung sozialer und biographischer Ereignisse,
- Mindestens zwei persönliche Arzt-Patienten-Kontakte im Behandlungsfall,

Fakultativer Leistungsinhalt

- Einleitung und/oder Führung einer Therapie mit Immunsuppressiva oder Immunmodulatoren, Antiepilektika, Parkinsonmitteln, Clozapin,
- Krankheits- und Therapiemonitoring mittels spezifischer Messskalen,
- Ergänzende Familienanamnese, Führung und Betreuung von Angehörigen bei Erkrankten mit gestörter Kommunikationsfähigkeit,
- Erstellung eines Behandlungsplans unter Einbeziehung der Bezugsperson(en),

einmal im Behandlungsfall

38,52 €
375 Punkte

Die Gebührenordnungsposition 16230 ist nur bei mindestens einer der im folgenden genannten Erkrankungen berechnungsfähig: A81 Atypische Virus-Infektionen des Zentralnervensystems (z. B. Creutzfeldt-Jakob-Krankheit), C71.- bis C72.- Bösartige Neubildungen des Gehirns und des Rückenmarkes, F00.- bis F03.- Demenz, F06.9 Hirnorganisches Syndrom, G09.- Folgen einer Enzephalomyelitis, G10.- bis G13.- Systematrophien, G20.- Morbus Parkinson, G35.- Multiple Sklerose, G40.- Epilepsie, G43.- Migräne, G50.- Krankheiten des N. trigeminus, G54.- Krankheiten von Nervenwurzeln und Nervenplexus, G55.-* Kompression von Nervenwurzeln und Nervenplexus bei anderorts klassifizierten Krankheiten, G60.- Hereditäre und idiopathische Neuropathie, G61.- Guillain-Barree-Syndrom und chron. inflammatorisch demyelisierende Polyneuritis, G70.- und G71.- Myasthenia gravis, Muskeldystrophien und Myopathien, G80.- bis G82.- Hemi-/Paraparese, Hemi-/Paraplegie, G83.- Diplegie/Monoplegie, G91.- Hydroce-

III Arztgruppenspezifische Gebührenordnungspositionen

phalus, G95.- Sonstige Erkrankungen des Rückenmarkes, I60.- bis I69.- Hirnblutungen und Hirninfarkte, M33.- Polymyositis, M79.- Neuralgie, R26.- Störungen des Ganges und der Mobilität, R47.- Aphasie.

Die Gebührenordnungsposition 16230 ist im Behandlungsfall nicht neben den Gebührenordnungspositionen 16231 und 16233 berechnungsfähig.

16231 **Zusatzpauschale kontinuierliche Mitbetreuung** eines Patienten mit einer neurologischen Erkrankung **in beschützenden Einrichtungen oder Pflege- und Altenheimen**

Obligater Leistungsinhalt

– Kontinuierliche Mitbetreuung eines in beschützenden Einrichtungen oder Pflege- und Altenheimen mit Pflegepersonal versorgten Patienten mit einer neurologischen Erkrankung,

Fakultativer Leistungsinhalt

– Erstellung eines Behandlungsplans unter Einbeziehung der Bezugsperson(en),

einmal im Behandlungsfall

21,47 €
209 Punkte

Die Gebührenordnungsposition 16231 ist nur bei mindestens einer der im folgenden genannten Erkrankungen berechnungsfähig: A81 Atypische Virus-Infektionen des Zentralnervensystems (z.B. Creutzfeldt-Jakob-Krankheit), C71.- bis C72.- Bösartige Neubildungen des Gehirns und des Rückenmarkes, F00.- bis F03.- Demenz, F06.9 Hirnorganisches Syndrom, G09.- Folgen einer Enzephalomyelitis, G10.- bis G13.- Systematrophien, G20.- Morbus Parkinson, G35.- Multiple Sklerose, G40.- Epilepsie, G43.- Migräne, G50.- Krankheiten des N. trigeminus, G54.- Krankheiten von Nervenwurzeln und Nervenplexus, G55.-* Kompression von Nervenwurzeln und Nervenplexus bei anderenorts klassifizierten Krankheiten, G60.- Hereditäre und idiopathische Neuropathie, G61.- Guillain-Barree-Syndrom und chron. inflammatorisch demyelisierende Polyneuritis, G70.- und G71.- Myasthenia gravis, Muskeldystrophien und Myopathien, G80.- bis G82.- Hemi-/Paraparese, Hemi-/Paraplegie, G83.- Diplegie/Monoplegie, G91.- Hydrocephalus, G95.- Sonstige Erkrankungen des Rückenmarkes, I60.- bis I69.- Hirnblutungen und Hirninfarkte, M33.- Polymyositis, M79.- Neuralgie, R26.- Störungen des Ganges und der Mobilität, R47.- Aphasie.

Die Gebührenordnungsposition 16231 ist nicht neben den Gebührenordnungspositionen 16311 und 21311 berechnungsfähig.

Die Gebührenordnungsposition 16231 ist im Behandlungsfall nicht neben den Gebührenordnungspositionen 14314, 16230, 16233 und 21231 berechnungsfähig.

16 Neurologische und neurochirurgische GOP

16232 Diagnostik und/oder Behandlung von Erkrankungen der Wirbelsäule bei Jugendlichen und Erwachsenen

Obligater Leistungsinhalt
- Diagnostik und/oder Therapie von Erkrankungen der Wirbelsäule
und/oder
- Segmentale Funktionsdiagnostik und Differentialdiagnostik,
- Mindestens zwei persönliche Arzt-Patienten-Kontakte im Behandlungsfall,

Fakultativer Leistungsinhalt
- Anlage und/oder Wiederanlage einer Orthese,
- Mobilisationen nach Funktionsdiagnostik,
- Anleitung zur Durchführung von Bewegungsübungen,
- Behandlung mit Lokalanästhetika,
- Haltungsschulung,

einmal im Behandlungsfall

15,41 €
150 Punkte

Die Gebührenordnungsposition 16232 ist nicht neben den Gebührenordnungspositionen 02300 bis 02302 und 02511 berechnungsfähig.

Die Gebührenordnungsposition 16232 ist am Behandlungstag nicht neben den Gebührenordnungspositionen 31614 bis 31621 berechnungsfähig.

Die Gebührenordnungsposition 16232 ist im Behandlungsfall nicht neben der Gebührenordnungsposition 02360 berechnungsfähig.

16233 Zusatzpauschale Mitbetreuung eines Patienten mit einer Erkrankung des zentralen Nervensystems und/oder des peripheren Nervensystems in der häuslichen und/oder familiären Umgebung

Obligater Leistungsinhalt
- Mitbetreuung eines, mit einer Erkrankung des zentralen Nervensystems und/oder des peripheren Nervensystems in der familiären und/oder häuslichen Umgebung versorgten, Patienten mit einer neurologischen Erkrankung,
- Erhebung ergänzender neurologischer Untersuchungsbefunde,
- Einbeziehung sozialer und biografischer Ereignisse,
- Ein persönlicher Arzt-Patienten-Kontakt im Behandlungsfall,
- Dauer mindestens 15 Minuten,

Fakultativer Leistungsinhalt
- Einleitung und/oder Führung einer Therapie mit Immunsuppressiva oder Immunmodulatoren, Antiepileptika, Parkinsonmitteln, Clozapin,
- Krankheits- und Therapiemonitoring mittels spezifischer Messskalen,
- Ergänzende Familienanamnese, Führung und Betreuung von Angehörigen bei Erkrankten mit gestörter Kommunikationsfähigkeit,
- Erstellung eines Behandlungsplans unter Einbeziehung der Bezugsperson(en),

einmal im Behandlungsfall

30,71 €
299 Punkte

Die Gebührenordnungsposition 16233 ist nur bei mindestens einer der im folgenden genannten Erkrankungen berechnungsfähig: A81 Atypische Virus-Infektionen des Zentralnervensystems (z. B. Creutzfeldt-Jakob-Krankheit), C71.- bis C72.- Bösartige Neubildungen des Gehirns und des Rückenmarks, F00. bis F03. Demenz, F06.9 Hirnorganisches Syndrom, G09.- Folgen einer Enzephalomyelitis, G10.- bis G13.- Systematrophien, G20.- Morbus Parkinson, G35.- Multiple Sklerose, G40.- Epilepsie, G43.- Migräne, G50.- Krankheiten des N. trigeminus, G54.- Krankheiten von Nervenwurzeln und Nervenplexus, G55.-* Kompression von Nervenwurzeln und Nervenplexus bei anderenorts klassifizierten Krankheiten, G60.- Hereditäre und idiopathische Neuropathie, G61.- Guillain-Barré-Syndrom und chron. inflammatorisch demyelisierende Polyneuritis, G70.- und G71.- Myasthenia gravis, Muskeldystrophien und Myopathien, G80.- bis G82.- Hemi-/Paraparese, Hemi./Paraplegie, G83.- Diplegie/Monoplegie, G91.- Hydrocephalus, G95.- Sonstige Erkrankungen des Rückenmarks, I60.- bis I69.- Hirnblutungen und Hirninfarkte, M33.- Polymyositis, M79.- Neuralgie, R26.- Störungen des Ganges und der Mobilität, R47.- Aphasie.

Die Gebührenordnungsposition 16233 ist im Behandlungsfall nicht neben den Gebührenordnungspositionen 16230 und 16231 berechnungsfähig.

16310 **Elektroenzephalographische Untersuchung**

Obligater Leistungsinhalt

- Ableitungsdauer mindestens 20 Minuten,
- Aufzeichnungsdauer mindestens 20 Minuten,
- Auswertung,
- Übergangswiderstandsmessung

Fakultativer Leistungsinhalt

- Provokation(en)

25,78 €
251 Punkte

Die für die Gebührenordnungsposition 16310 erforderliche Berichtspflicht ist erfüllt, wenn sie einmal im Behandlungsfall erfüllt wurde.

Die Gebührenordnungsposition 16310 ist nicht neben den Gebührenordnungspositionen 04434, 04435, 14320, 14321, 16311, 21310, 21311, 30900 und 30901 berechnungsfähig.

16311 **Langzeitelektroenzephalographische (Schlaf-)Untersuchung**

Obligater Leistungsinhalt

- Ableitungsdauer mindestens 2 Stunden,
- Aufzeichnung,
- Auswertung

Fakultativer Leistungsinhalt

- Provokation(en),
- Polygraphie

56,29 €
548 Punkte

Die Gebührenordnungsposition 16311 ist nicht neben den Gebührenordnungspositionen 04434, 04435, 14320, 14321, 16231, 16310, 21310, 21311, 30900 und 30901 berechnungsfähig.

16 Neurologische und neurochirurgische GOP 16320–16322

16320 Elektronystagmo-/Okulographie, Blinkreflexprüfung

Obligater Leistungsinhalt

- Elektronystagmo-/Okulographie
und/oder
- Blinkreflexprüfung,
- Ein- und/oder beidseitig,
einmal im Behandlungsfall

12,94 €
126 Punkte

Die Gebührenordnungsposition 16320 ist im Behandlungsfall nicht neben den Gebührenordnungspositionen 04439, 14330 und 21320 berechnungsfähig.

16321 Neurophysiologische Untersuchung (SEP, VEP, AEP, MEP)

Obligater Leistungsinhalt

- Bestimmung somatosensibel evozierter Potentiale
und/oder
- Bestimmung visuell evozierter Potentiale
und/oder
- Bestimmung akustisch evozierter Potentiale
und/oder
- Bestimmung magnetisch evozierter Potentiale,
- Beidseitig,
je Sitzung

27,01 €
263 Punkte

Die Gebührenordnungsposition 16321 ist im Behandlungsfall insgesamt höchstens zweimal berechnungsfähig.

Die Gebührenordnungsposition 16321 ist nicht neben den Gebührenordnungspositionen 04436, 14331 und 21321 berechnungsfähig.

Die Gebührenordnungsposition 16321 ist am Behandlungstag nicht neben den Gebührenordnungspositionen 01705 und 01706 berechnungsfähig.

16322 Zusatzpauschale Abklärung einer peripheren neuromuskulären Erkrankung

Obligater Leistungsinhalt

- Elektromyographische Untersuchung(en) mit Oberflächen- und/oder Nadelelektroden
und/oder
- Elektroneurographische Untersuchung(en) mit Bestimmung(en) der motorischen oder sensiblen Nervenleitgeschwindigkeit,
- Beidseitig,
je Sitzung

18,90 €
184 Punkte

Die Gebührenordnungsposition 16322 ist im Behandlungsfall insgesamt höchstens zweimal berechnungsfähig.

Die Gebührenordnungsposition 16322 ist nicht neben den Gebührenordnungspositionen 04437 und 27331 berechnungsfähig.

Die Gebührenordnungsposition 16322 ist im Zeitraum von 21 Tagen nach Erbringung einer Leistung des Abschnitts 31.2 nicht neben den Gebührenordnungspositionen 31614 bis 31621 berechnungsfähig.

16340	Testverfahren bei Demenzverdacht

Obligater Leistungsinhalt

- Durchführung standardisierter Testverfahren bei Patienten mit Demenzverdacht (z. B. SKT, MMST, TFDD),

bis zu dreimal im Behandlungsfall

Die Gebührenordnungspositionen 16340 und 21340 sind im Bedarfsfall insgesamt höchstens dreimal berechnungsfähig.

1,95 €
19 Punkte

Die Gebührenordnungsposition 16340 ist nicht neben der Gebührenordnungsposition 16371 berechnungsfähig.

16371	Anwendung und Auswertung des Aachener Aphasietests (AAT) als Eingangsdiagnostik vor der Erstverordnung einer Stimm-, Sprech- und/ oder Sprachtherapie gemäß der Richtlinie des Gemeinsamen Bundesausschusses über die Verordnung von Heilmitteln in der vertragsärztlichen Versorgung (Heilmittel-Richtlinien)

Obligater Leistungsinhalt

- Aachener Aphasietest (AAT),
- Schriftliche Dokumentation,

einmal im Behandlungsfall

40,16 €
391 Punkte

Die Gebührenordnungsposition 16371 ist nicht neben der Gebührenordnungsposition 16340 berechnungsfähig.

Die Gebührenordnungsposition 16371 ist im Behandlungsfall nicht neben den Gebührenordnungspositionen 20371 und 35300 bis 35302 berechnungsfähig.

17 Nuklearmedizinische Gebührenordnungspositionen

17.1 Präambel

1. Die in diesem Kapitel aufgeführten Gebührenordnungspositionen können ausschließlich von Fachärzten für Nuklearmedizin und Vertragsärzten, die über eine Genehmigung zur Ausführung und Abrechnung nuklearmedizinischer Leistungen gemäß der Vereinbarungen zur Strahlendiagnostik und -therapie gemäß § 135 Abs. 2 SGB V verfügen, berechnet werden. Für Vertragsärzte, die über eine Genehmigung zur Ausführung und Abrechnung nuklearmedizinischer Leistungen gemäß der Vereinbarungen zur Strahlendiagnostik und -therapie gemäß § 135 Abs. 2 SGB V verfügen, sind die Gebührenordnungspositionen 17210 und 17214 nicht berechnungsfähig.
2. Ausser den in diesem Kapitel genannten Gebührenordnungspositionen sind von den in der Präambel genannten Vertragsärzten - unbeschadet der Regelungen gemäß 5 und 6.2 der Allgemeinen Bestimmungen - zusätzlich nachfolgende Gebührenordnungspositionen berechnungsfähig: 01102, 01210, 01212, 01214, 01216, 01218, 01220 bis 01222, 01414, 01416, 01422, 01424, 01430, 01435, 01610, 01611, 01620 bis 01622, 02100, 02101, 02200, 02300, 02320, 02323, 02330, 02331, 02340, 02341 und 02343.

17 Nuklearmedizinische Gebührenordnungspositionen 17210–17310

3. Ausser den in diesem Kapitel genannten Gebührenordnungspositionen sind bei Vorliegen der entsprechenden Qualifikationsvoraussetzungen von den in der Präambel genannten Vertragsärzten - unbeschadet der Regelungen gemäß 5 und 6.2 der Allgemeinen Bestimmungen - zusätzlich nachfolgende Gebührenordnungspositionen berechnungsfähig: 30400 bis 30402, 30410, 30411, 30420 und 30421, Gebührenordnungspositionen der Abschnitte 30.1, 30.2, 30.3, 30.7.1, 30.7.2, 30.12 und 36.6.2 sowie Gebührenordnungspositionen der Kapitel 32, 33, 34 und 35.
4. Bei der Berechnung der zusätzlichen Gebührenordnungspositionen in den Nummern 2 und 3 sind die Maßnahmen zur Qualitätssicherung gemäß § 135 Abs. 2 SGB V, die berufsrechtliche Verpflichtung zur grundsätzlichen Beschränkung auf das jeweilige Gebiet sowie die Richtlinien des Gemeinsamen Bundesausschusses zu beachten.
5. In den Gebührenordnungspositionen dieses Kapitels sind die Leistungen entsprechend den Gebührenordnungspositionen 01600 bis 01602 enthalten.
6. Werden die in den Konsiliarpauschalen enthaltenen Leistungen entsprechend den Gebührenordnungspositionen 01600 und 01601 erbracht, sind für die Versendung bzw. den Transport die Kostenpauschalen nach den Nrn. 40120, 40122, 40124 und 40126 berechnungsfähig.

17.2 Nuklearmedizinische Konsiliarpauschalen

17210 Konsiliarpauschale
Obligater Leistungsinhalt
- Persönlicher Arzt-Patienten-Kontakt,
- Überprüfung der vorliegenden Indikation,

Fakultativer Leistungsinhalt
- Veranlassung und Durchführung der Aufnahme(n) bzw. Messung (en),
- Interpretation,
- In Anhang 1 aufgeführte Leistungen,
einmal im Behandlungsfall

9,04 €
88 Punkte

Die Gebührenordnungsposition 17210 ist im Behandlungsfall nicht neben den Gebührenordnungspositionen 01600 bis 01602 berechnungsfähig.

17214 Zuschlag zur Konsiliarpauschale 17210 bei Neugeborenen, Säuglingen, Kleinkindern und Kindern

6,37 €
62 Punkte

17.3 Diagnostische und therapeutische Gebührenordnungspositionen

17310 Teilkörperszintigraphische Untersuchung

47,04 €
458 Punkte

Bei der Abrechnung der Gebührenordnungsposition 17310 ist das untersuchte Organ bzw. sind die untersuchten Organe anzugeben.

Die Gebührenordnungsposition 17310 ist nicht neben den Gebührenordnungspositionen 17311, 17312, 17320, 17321, 17330 bis 17333, 17340, 17341, 17350, 17351 und 17370 bis 17373 berechnungsfähig.

| 17311–17330 | III Arztgruppenspezifische Gebührenordnungspositionen |

17311	**Ganzkörperszintigraphische Untersuchung** *Die Gebührenordnungsposition 17311 ist nicht neben den Gebührenordnungspositionen 17310, 17320, 17321, 17330 bis 17333, 17340, 17341, 17350, 17351 und 17372 berechnungsfähig.*	67,59 € 658 Punkte
17312	**Zuschlag** zu der Gebührenordnungsposition 17311 für die Verwendung eines Ganzkörperzusatzes *Die Gebührenordnungsposition 17312 ist nicht neben der Gebührenordnungsposition 17310 berechnungsfähig.*	17,26 € 168 Punkte
17320	**Quantitative und qualitative szintigraphische Untersuchung der Schilddrüse** *Obligater Leistungsinhalt* – Untersuchung mittels Gammakamera, – Rechnergestützte Auswertung zur Erstellung globaler und ggf. regionaler Funktionsparameter (z. B. thyreoidale Jodaktivität [TJ], 99m-TC-Thyreoidea-Uptake [TcTU], Radiojodclearance [RJC], Radiojod-Thyreoidea-Uptake [RJTU]), einmal im Behandlungsfall *Die Gebührenordnungsposition 17320 ist nicht neben den Gebührenordnungspositionen 17310, 17311, 17321, 17361 bis 17363 und 17370 berechnungsfähig.*	41,60 € 405 Punkte
17321	**Radiojod-Zweiphasentest** *Obligater Leistungsinhalt* – Quantitative und qualitative szintigraphische Untersuchung der Schilddrüse (Nr.17320), – Mehrmalige Aktivitätsmessung über der Schilddrüse, einmal im Behandlungsfall *Die Gebührenordnungsposition 17321 ist nicht neben den Gebührenordnungspositionen 17310, 17311, 17320 und 17361 bis 17363 berechnungsfähig.*	62,25 € 606 Punkte
17330	**Zusatzpauschale Szintigraphische Untersuchung des Herzmuskels (Belastungsuntersuchung)** *Obligater Leistungsinhalt* – Untersuchung unter physikalisch definierter und reproduzierbarer bzw. unter pharmakodynamischer Stufenbelastung *Fakultativer Leistungsinhalt* – Belastungs-EKG-Untersuchung *Die Gebührenordnungsposition 17330 ist nicht neben den Gebührenordnungspositionen 03321, 04321, 13251, 17310 und 17311 berechnungsfähig.* *Die Gebührenordnungsposition 17330 ist im Behandlungsfall nicht neben der Gebührenordnungsposition 27321 berechnungsfähig.*	98,81 € 962 Punkte

17 Nuklearmedizinische Gebührenordnungspositionen 17331–17351

17331	Zusatzpauschale Szintigraphische Untersuchung des Herzmuskels in Ruhe *Die Gebührenordnungsposition 17331 ist nicht neben den Gebührenordnungspositionen 17310 und 17311 berechnungsfähig.*	72,11 € 702 Punkte
17332	Zusatzpauschale nuklearmedizinische Herzfunktionsdiagnostik (Belastungsuntersuchung) *Obligater Leistungsinhalt* – Untersuchung unter physikalisch definierter und reproduzierbarer bzw. unter pharmakodynamischer Stufenbelastung, – Bestimmung der Auswurffraktion *Fakultativer Leistungsinhalt* – Belastungs-EKG-Untersuchung *Die Gebührenordnungsposition 17332 ist nicht neben den Gebührenordnungspositionen 03321, 04321, 13251, 17310, 17311 und 17361 berechnungsfähig.* *Die Gebührenordnungsposition 17332 ist im Behandlungsfall nicht neben der Gebührenordnungsposition 27321 berechnungsfähig.*	95,22 € 927 Punkte
17333	Zusatzpauschale nuklearmedizinische Herzfunktionsdiagnostik *Obligater Leistungsinhalt* – Untersuchung in Ruhe, – Bestimmung der Auswurffraktion *Die Gebührenordnungsposition 17333 ist nicht neben den Gebührenordnungspositionen 17310, 17311 und 17361 berechnungsfähig.*	43,96 € 428 Punkte
17340	Zusatzpauschale Nierenfunktionsdiagnostik mit Bestimmung der seitengetrennten tubulären und/oder glomerulären Clearance *Die Gebührenordnungsposition 17340 ist nicht neben den Gebührenordnungspositionen 17310, 17311 und 17361 bis 17363 berechnungsfähig.*	80,43 € 783 Punkte
17341	Zuschlag zu der Gebührenordnungsposition 17340 bei Durchführung einer interventionellen Maßnahme (Verabreichung von Diuretika, Lagewechsel) *Die Gebührenordnungsposition 17341 ist nicht neben den Gebührenordnungspositionen 17310, 17311 und 17361 bis 17363 berechnungsfähig.*	50,54 € 492 Punkte
17350	Zusatzpauschale nuklearmedizinisch-hämatologische Untersuchung(en) (z. B. Bestimmung(en) der Eisenkinetik, Zellmarkierungen, Lokalisationsdiagnostik) *Die Gebührenordnungsposition 17350 ist nicht neben den Gebührenordnungspositionen 17310, 17311 und 17361 bis 17363 berechnungsfähig.*	61,94 € 603 Punkte
17351	Zusatzpauschale nuklearmedizinisch-intestinale Funktionsdiagnostik *Die Gebührenordnungsposition 17351 ist nicht neben den Gebührenordnungspositionen 17310, 17311 und 17361 bis 17363 berechnungsfähig.*	61,94 € 603 Punkte

17360–17371 III Arztgruppenspezifische Gebührenordnungspositionen

17360	**Zuschlag** zu den Gebührenordnungspositionen 17310 oder 17311 für die szintigraphische Untersuchung der Extravasalphase im Rahmen einer **Mehrphasenszintigraphie**	16,54 € 161 Punkte
	Der Zuschlag nach der Nr. 17360 ist an demselben Behandlungstag nicht mehrfach berechnungsfähig.	
	Die Gebührenordnungsposition 17360 ist nicht neben den Gebührenordnungspositionen 17361 und 17363 berechnungsfähig.	
17361	**Zuschlag** zu den Gebührenordnungspositionen 17310 oder 17311 für die **sequentielle Aufnahmetechnik**	16,54 € 161 Punkte
	Die Gebührenordnungsposition 17361 ist nicht neben den Gebührenordnungspositionen 17320, 17321, 17332, 17333, 17340, 17341, 17350, 17351, 17360, 17362, 17363 und 17370 bis 17373 berechnungsfähig.	
17362	**Zuschlag** für die **Einkopf-Single-Photonen- Emissions-Computertomographie (SPECT)**	69,03 € 672 Punkte
	Die Gebührenordnungsposition 17362 ist nicht neben den Gebührenordnungspositionen 17320, 17321, 17340, 17341, 17350, 17351, 17361 und 17363 berechnungsfähig.	
17363	**Zuschlag** für die **Zwei- oder Mehrkopf-Single- Photonen-Emissions-Computertomographie (SPECT)**	107,34 € 1045 Punkte
	Die Gebührenordnungsposition 17363 ist nicht neben den Gebührenordnungspositionen 17320, 17321, 17340, 17341, 17350, 17351 und 17360 bis 17362 berechnungsfähig.	
17370	**Radiojodtherapie** von Schilddrüsenerkrankungen, einschl. der erforderlichen Kontrollmessungen	58,65 € 571 Punkte
	Die Gebührenordnungsposition 17370 ist nur bei kurativ-stationärer (belegärztlicher) Behandlung berechnungsfähig.	
	Die Gebührenordnungsposition 17370 ist nicht neben den Gebührenordnungspositionen 17310, 17320 und 17361 berechnungsfähig.	
17371	**Zusatzpauschale Radiosynoviorthese an einem kleinen Gelenk oder Anwendung von offenen Radionukliden in vorgeformten Körperhöhlen**	
	Obligater Leistungsinhalt	
	– Radiosynoviorthese an einem kleinen Gelenk (mit Ausnahme der in der Gebührenordnungsposition 17373 genannten Gelenke) oder – Anwendung von offenen Radionukliden in vorgeformten Körperhöhlen, – Dokumentation(en),	
	Fakultativer Leistungsinhalt	
	– Gelenkpunktion(en) (Nr. 02341), – Kontrolle der Nadellage mittels bildgebender Verfahren, – Szintigraphische Kontrollmessung(en), höchstens viermal am Behandlungstag	29,07 € 283 Punkte

Wird die Gebührenordnungsposition 17373 an demselben Behandlungstag einmal/zweimal berechnet, reduziert sich die Berechnungsfähigkeit der Gebührenordnungsposition 17371 dementsprechend auf höchstens dreimal/zweimal je Behandlungstag.

Die Gebührenordnungsposition 17371 ist nicht neben den Gebührenordnungspositionen 02341, 17310, 17361, 34235 und 34236 berechnungsfähig.

17372 **Zusatzpauschale Radionuklidtherapie** von Knochenmetastasen, blutbildenden Organen, Geschwülsten und/oder Geschwulstmetastasen in einer Körperhöhle oder in einem Hohlorgan oder von Entzündungen

Obligater Leistungsinhalt

- Radionuklidtherapie,
- Szintigraphische Kontrollmessung(en) der Bremsstrahlung

33,59 €
327 Punkte

Die Gebührenordnungsposition 17372 ist bei Behandlung des M. Bechterew nicht berechnungsfähig.

Die Gebührenordnungsposition 17372 ist nicht neben den Gebührenordnungspositionen 17310, 17311 und 17361 berechnungsfähig.

17373 **Zusatzpauschale Radiosynoviorthese an großen oder mittleren Gelenken**

Obligater Leistungsinhalt

- Radiosynoviorthese an Knie- oder Hüft- oder Schulter- oder Ellenbogen- oder Hand- oder unterem und/oder oberem Sprunggelenk,
- Teilkörperszintigraphische Untersuchung (Nr. 17310),
- Dokumentation(en),

Fakultativer Leistungsinhalt

- Gelenkpunktion(en) (Nr. 02341),
- Kontrolle der Nadellage mittels bildgebender Verfahren,

einmal je Gelenk, höchstens zweimal am Behandlungstag

79,50 €
774 Punkte

Entgegen Nr. 4.3.2 der Allgemeinen Bestimmungen kann die Gebührenordnungsposition 17373 bei der Radiosynoviorthese am Kniegelenk auch dann berechnet werden, wenn die Arztpraxis nicht über die Möglichkeit von Durchleuchtungen verfügt.

Die Gebührenordnungsposition 17373 ist nicht neben den Gebührenordnungspositionen 02341, 17310, 17361, 34235 und 34236 berechnungsfähig.

18 Orthopädische Gebührenordnungspositionen

18.1 Präambel

1. Die in diesem Kapitel aufgeführten Gebührenordnungspositionen können ausschließlich von
   - Fachärzten für Orthopädie,
   - Fachärzten für Orthopädie und Unfallchirurgie,

   berechnet werden.
2. Ausser den in diesem Kapitel genannten Gebührenordnungspositionen sind von den in der Präambel genannten Vertragsärzten - unbeschadet der Regelungen gemäß 5 und 6.2 der Allgemeinen Bestimmungen - zusätzlich nachfolgende Gebührenordnungsposi-

III Arztgruppenspezifische Gebührenordnungspositionen

tionen berechnungsfähig: 01100 bis 01102, 01210, 01212, 01214, 01216, 01218, 01220 bis 01222, 01320, 01321, 01410 bis 01416, 01418, 01420, 01422, 01424 bis 01426, 01430, 01435, 01436, 01440, 01510 bis 01512, 01600 bis 01602, 01610 bis 01612, 01620 bis 01623, 01722, 01783, 01800, 01802 bis 01808, 01810, 01811, 01950 bis 01952, 01955, 01956, 02100, 02101, 02110 bis 02112, 02120, 02200, 02300 bis 02302, 02310 bis 02313, 02320, 02323, 02330, 02331, 02340, 02341, 02350, 02360 und 02510 bis 02512.
3. Ausser den in diesem Kapitel genannten Gebührenordnungspositionen sind bei Vorliegen der entsprechenden Qualifikationsvoraussetzungen von den in der Präambel genannten Vertragsärzten - unbeschadet der Regelungen gemäß 5 und 6.2 der Allgemeinen Bestimmungen - zusätzlich nachfolgende Gebührenordnungspositionen berechnungsfähig: 30400 bis 30402, 30410, 30411, 30420, 30421, 30800 und 36884, Gebührenordnungspositionen der Abschnitte 30.1, 30.2, 30.3, 30.7, 30.12, 31.2, 31.3, 31.4.3, 31.5, 31.6, 36.2, 36.3, 36.5 und 36.6.2 sowie Gebührenordnungspositionen der Kapitel 32, 33, 34 und 35.
4. Bei der Berechnung der zusätzlichen Gebührenordnungspositionen in den Nummern 2 und 3 sind die Maßnahmen zur Qualitätssicherung gemäß § 135 Abs. 2 SGB V, die berufsrechtliche Verpflichtung zur grundsätzlichen Beschränkung auf das jeweilige Gebiet sowie die Richtlinien des Gemeinsamen Bundesausschusses zu beachten.
5. Werden die in den Grundpauschalen enthaltenen Leistungen entsprechend den Gebührenordnungspositionen 01600 und 01601 erbracht, sind für die Versendung bzw. den Transport die Kostenpauschalen nach den Nrn. 40120, 40122, 40124 und 40126 berechnungsfähig.

18.2 Orthopädische Grundpauschalen

Grundpauschale

Obligater Leistungsinhalt

- Persönlicher Arzt-Patienten-Kontakt,

Fakultativer Leistungsinhalt

- Weitere persönliche oder andere Arzt-Patienten-Kontakte gemäß 4.3.1 der Allgemeinen Bestimmungen,
- Ärztlicher Bericht entsprechend der Gebührenordnungsposition 01600,
- Individueller Arztbrief entsprechend der Gebührenordnungsposition 01601,
- In Anhang 1 aufgeführte Leistungen,

einmal im Behandlungsfall

18210	für Versicherte bis zum vollendeten 5. Lebensjahr	17,98 €	175 Punkte
18211	für Versicherte ab Beginn des 6. bis zum vollendeten 59. Lebensjahr	18,69 €	182 Punkte

18 Orthopädische Gebührenordnungspositionen 18212–18310

18212 für Versicherte ab Beginn des 60. Lebensjahres
Die Gebührenordnungspositionen 18210 bis 18212 sind nicht neben der Gebührenordnungsposition 01436 berechnungsfähig.

Die Gebührenordnungspositionen 18210 bis 18212 sind im Behandlungsfall nicht neben den Gebührenordnungspositionen 01600 und 01601 berechnungsfähig.

21,57 €
210 Punkte

18220 Zuschlag für die orthopädische Grundversorgung gemäß Allgemeiner Bestimmung 4.3.8 zu den Gebührenordnungspositionen 18210 bis 18212

einmal im Behandlungsfall

Der Zuschlag nach der Gebührenordnungsposition 18220 kann gemäß Allgemeiner Bestimmung 4.3.8 ausschließlich in Behandlungsfällen abgerechnet werden, in denen nur Leistungen der fachärztlichen Grundversorgung gemäß Anhang 3 und/oder regionaler Vereinbarungen erbracht und berechnet werden.

3,18 €
31 Punkte

18222 Zuschlag zu der Gebührenordnungsposition 18220
einmal im Behandlungsfall
Die Gebührenordnungsposition 18222 wird durch die zuständige Kassenärztliche Vereinigung zugesetzt.

0,82 €
8 Punkte

18.3 Diagnostische und therapeutische Gebührenordnungspositionen

18310 Zusatzpauschale Behandlung und ggf. Diagnostik von Erkrankungen des Stütz- und Bewegungsapparates (angeboren, traumatisch, posttraumatisch, perioperativ) und/oder von (einer) entzündlichen Erkrankung(en) des Stütz- und Bewegungsapparates und/oder von (einer) Skelettanomalie(n) bei Neugeborenen, Säuglingen, Kleinkindern und Kindern

Obligater Leistungsinhalt
- Funktionsdiagnostik (ggf. segmental) und Differentialdiagnostik,
- Dokumentation von Bewegungseinschränkungen (z. B. nach der Neutral-Null-Methode),
- Weiterführende neurologische Diagnostik,
- Mindestens 3 Arzt-Patienten-Kontakte im Behandlungsfall,

Fakultativer Leistungsinhalt
- Anlage und/oder Wiederanlage eines immobilisierenden Verbandes unter Einschluss mindestens eines großen Gelenkes und/oder einer/mehrerer Fraktur(en),
- Anlage und/oder Wiederanlage eines Schienenverbandes,
- Anlage und/oder Wiederanlage einer Orthese,
- Mobilisation(en) nach Funktionsdiagnostik,
- Anleitung zur Durchführung von Bewegungsübungen,
- Durchführung einer Thromboseprophylaxe,
- Gelenkpunktion(en) und/oder intraarticuläre Injektionen,

einmal im Behandlungsfall
Die Gebührenordnungsposition 18310 ist nicht neben den Gebührenordnungspositionen 02300 bis 02302 und 02511 berechnungsfähig.

22,19 €
216 Punkte

III Arztgruppenspezifische Gebührenordnungspositionen

Die Gebührenordnungsposition 18310 ist am Behandlungstag nicht neben den Gebührenordnungspositionen 31614 bis 31621 berechnungsfähig.

Die Gebührenordnungsposition 18310 ist im Behandlungsfall nicht neben den Gebührenordnungspositionen 02311, 02312, 02340, 02341, 02350, 02360, 07310, 18311, 18320, 18330, 18340 und 18700 berechnungsfähig.

Die Gebührenordnungsposition 18310 ist im Zeitraum von 21 Tagen nach Erbringung einer Leistung des Abschnitts 31.2 nicht neben den Gebührenordnungspositionen 31601, 31602 und 31608 bis 31637 berechnungsfähig.

18311 Zusatzpauschale Behandlung und ggf. Diagnostik von Erkrankungen des Stütz- und Bewegungsapparates (angeboren, erworben, degenerativ, posttraumatisch, perioperativ) und/oder einer entzündlichen Erkrankung des Stütz- und Bewegungsapparates bei Jugendlichen und bei Erwachsenen(außer degenerativen und funktionellen Erkrankungen der Wirbelsäule)

Obligater Leistungsinhalt

- Funktionsdiagnostik (ggf. segmental) und Differentialdiagnostik,
- Dokumentation von Bewegungseinschränkungen (z. B. nach der Neutral-Null-Methode),
- Weiterführende neurologische Diagnostik,
- Mindestens 3 Arzt-Patienten-Kontakte im Behandlungsfall,

Fakultativer Leistungsinhalt

- Anlage und/oder Wiederanlage eines immobilisierenden Verbandes unter Einschluss mindestens eines großen Gelenkes und/oder einer/mehrerer Fraktur(en),
- Anlage und/oder Wiederanlage eines Schienenverbandes,
- Anlage und/oder Wiederanlage einer Orthese,
- Mobilisation(en) nach Funktionsdiagnostik,
- Anleitung zur Durchführung von Bewegungsübungen,
- Durchführung einer Thromboseprophylaxe,
- Gelenkpunktion(en) und/oder intraartikuläre Injektionen,

einmal im Behandlungsfall

22,29 €
217 Punkte

Die Gebührenordnungsposition 18311 ist nicht neben den Gebührenordnungspositionen 02300 bis 02302 und 02511 berechnungsfähig.

Die Gebührenordnungsposition 18311 ist am Behandlungstag nicht neben den Gebührenordnungspositionen 31614 bis 31621 berechnungsfähig.

Die Gebührenordnungsposition 18311 ist im Behandlungsfall nicht neben den Gebührenordnungspositionen 02311, 02312, 02340, 02341, 02350, 02360, 07311, 18310, 18320, 18330, 18340 und 18700 berechnungsfähig.

Die Gebührenordnungsposition 18311 ist im Zeitraum von 21 Tagen nach Erbringung einer Leistung des Abschnitts 31.2 nicht neben den Gebührenordnungspositionen 31601, 31602 und 31608 bis 31637 berechnungsfähig.

18 Orthopädische Gebührenordnungspositionen 18320

18320 Zusatzpauschale Orthopädische oder orthopädisch-rheumatologische Funktionsdiagnostik bzw. Assessment mittels Untersuchungsinventaren

Obligater Leistungsinhalt

- Rheumatologische Untersuchung von Funktions- und Fähigkeitsstörungen mit Quantifizierung der Funktionseinschränkung mittels standardisierter qualitätsgesicherter Fragebögen (FFvH bzw. HAQ bei rheumatoider Arthritis, BASFI bzw. FFbH bei seronegativer Spondylarthritis)

und/oder

- Erhebung des Disease-Activity-Scores (DAS) bei rheumatoider Arthritis

und/oder

- Erhebung des BASDAI bei M. Bechterew und/oder seronegativen Spondylarthritiden

und/oder

- Erhebung des SLEDAI bei systemischem Lupus erythematodes

und/oder

- Erhebung des BIVAS bei Vaskulitiden,

Fakultativer Leistungsinhalt

- Kapillarmikroskopische Untersuchungen,
- Aufstellung eines Behandlungsplanes,
- Aufstellung eines Hilfsmittelplanes,
- Erprobung des Einsatzes von Hilfsmitteln, Therapiemitteln der physikalischen Medizin und Ergotherapie,
- Abstimmung mit dem Hilfsmitteltechniker,
- Überprüfung der qualitätsgerechten Zurichtung der Orthesen und Hilfsmittel,
- Anleitung zur Anpassung des Wohnraumes und des Arbeitsplatzes in Absprache mit dem Hausarzt,

einmal im Behandlungsfall

16,54 €
161 Punkte

Die Gebührenordnungsposition 18320 ist nicht neben den Gebührenordnungspositionen 02300 und 02301 berechnungsfähig.

Die Gebührenordnungsposition 18320 ist am Behandlungstag nicht neben den Gebührenordnungspositionen 31614 bis 31621 berechnungsfähig.

Die Gebührenordnungsposition 18320 ist im Behandlungsfall nicht neben den Gebührenordnungspositionen 02340, 02341, 02360, 18310, 18311, 18330 und 18340 berechnungsfähig.

Die Gebührenordnungsposition 18320 ist im Zeitraum von 21 Tagen nach Erbringung einer Leistung des Abschnitts 31.2 nicht neben den Gebührenordnungspositionen 31601, 31602 und 31608 bis 31637 berechnungsfähig.

18330 III Arztgruppenspezifische Gebührenordnungspositionen

18330 Zusatzpauschale Diagnostik und/oder orthopädische Therapie eines Patienten mit einer Funktionsstörung der Hand

Obligater Leistungsinhalt
- Behandlung eines Patienten mit einer Funktionsstörung der Hand mit einer Leistungseinschränkung mindestens in einer Funktionsebene,
- Dokumentation der Leistungseinschränkung mit Angabe des Bewegungsumfangs,
- Erstellung eines Behandlungsplans

und/oder
- Anlage und/oder Wiederanlage eines immobilisierenden Verbandes

und/oder
- Anlage und/oder Wiederanlage eines Schienenverbandes

und/oder
- Anlage und/oder Wiederanlage einer Orthese,
- Mindestens 3 Arzt-Patienten-Kontakte im Behandlungsfall,

Fakultativer Leistungsinhalt
- Anleitung zur Durchführung von Bewegungsübungen,
- Lokale Infiltrationsbehandlung,

einmal im Behandlungsfall

22,29 €
217 Punkte

Die Gebührenordnungsposition 18330 ist nur von Fachärzten für Orthopädie bzw. Fachärzten für Orthopädie und Unfallchirurgie mit der Zusatzbezeichnung Handchirurgie und von Fachärzten für Orthopädie bzw. Fachärzten für Orthopädie und Unfallchirurgie nach Antrag und Genehmigung durch die zuständige Kassenärztliche Vereinigung berechnungsfähig.

Die Gebührenordnungsposition 18330 ist nicht neben den Gebührenordnungspositionen 02300 bis 02302 berechnungsfähig.

Die Gebührenordnungsposition 18330 ist am Behandlungstag nicht neben den Gebührenordnungspositionen 31614 bis 31621 berechnungsfähig.

Die Gebührenordnungsposition 18330 ist im Behandlungsfall nicht neben den Gebührenordnungspositionen 02340, 02341, 02350, 02360, 07330, 18310, 18311, 18320, 18340 und 18700 berechnungsfähig.

Die Gebührenordnungsposition 18330 ist im Zeitraum von 21 Tagen nach Erbringung einer Leistung des Abschnitts 31.2 nicht neben den Gebührenordnungspositionen 31601, 31602 und 31608 bis 31637 berechnungsfähig.

18 Orthopädische Gebührenordnungspositionen 18331–18340

18331 Zusatzpauschale Diagnostik und/oder Behandlung von degenerativen Erkrankungen der Wirbelsäule bei Jugendlichen und bei Erwachsenen

Obligater Leistungsinhalt
- Diagnostik und/oder Therapie von Erkrankungen der Wirbelsäule und/oder
- Segmentale Funktionsdiagnostik und Differentialdiagnostik und/oder
- Weiterführende neurologische Diagnostik,
- Mindestens 2 Arzt-Patienten-Kontakte im Behandlungsfall,

Fakultativer Leistungsinhalt
- Anlage und/oder Wiederanlage einer Orthese,
- Mobilisationen nach Funktionsdiagnostik,
- Anleitung zur Durchführung von Bewegungsübungen,
- Behandlung mit Lokalanästhetika,
- Haltungsschulung,

einmal im Behandlungsfall

17,26 €
168 Punkte

Die Gebührenordnungsposition 18331 ist nicht neben den Gebührenordnungspositionen 02300 und 02301 berechnungsfähig.

Die Gebührenordnungsposition 18331 ist am Behandlungstag nicht neben den Gebührenordnungspositionen 31614 bis 31621 berechnungsfähig.

Die Gebührenordnungsposition 18331 ist im Behandlungsfall nicht neben den Gebührenordnungspositionen 02360 und 18700 berechnungsfähig.

18340 Behandlung einer/eines/von sekundär heilenden Wunde(n), septischen Wundheilungsstörung(en), Abszesses/n, septischen Knochenprozesses/n und/oder Decubitalulcus (-ulcera)

Obligater Leistungsinhalt
- Abtragung von Nekrosen und/oder
- Wunddebridement und/oder
- Anlage und/oder Wechsel eines Kompressionsverbandes und/oder
- Einbringung und/oder Wechsel einer Wundtamponade,
- Mindestens 5 Arzt-Patienten-Kontakte im Behandlungsfall,

Fakultativer Leistungsinhalt
- Einbringung, Wechsel oder Entfernung von Antibiotikaketten,
- Anlage/Wechsel von Schienenverbänden,

einmal im Behandlungsfall

27,94 €
272 Punkte

Die Leistung nach der Nr. 18340 kann nicht berechnet werden beim diabetischen Fuß, beim chronisch venösen Ulcus cruris, bei der chronisch venösen Insuffizienz, beim postthrombotischen Syndrom, beim Lymphödem und bei oberflächlichen sowie tiefen Beinvenenthrombosen.

III Arztgruppenspezifische Gebührenordnungspositionen

18700

Die Gebührenordnungsposition 18340 ist nicht neben den Gebührenordnungspositionen 02300 bis 02302, 02312 und 02313 berechnungsfähig.

Die Gebührenordnungsposition 18340 ist am Behandlungstag nicht neben den Gebührenordnungspositionen 31614 bis 31621 berechnungsfähig.

Die Gebührenordnungsposition 18340 ist im Behandlungsfall nicht neben den Gebührenordnungspositionen 02310, 02311, 02340, 02341, 02350, 02360, 18310, 18311, 18320, 18330 und 18700 berechnungsfähig.

Die Gebührenordnungsposition 18340 ist im Zeitraum von 21 Tagen nach Erbringung einer Leistung des Abschnitts 31.2 nicht neben den Gebührenordnungspositionen des Abschnitts 31.4.3 berechnungsfähig.

18700 Zusatzpauschale Behandlung eines Patienten mit mindestens einer der nachfolgend genannten Indikationen:

Obligater Leistungsinhalt
- Rheumatoide Arthritis,
- Seronegative Spondylarthritis,
- Kollagenose,
- Myositis,

einmal im Behandlungsfall

21,78 €
212 Punkte

Die Gebührenordnungsposition 18700 kann nur von Fachärzten für Orthopädie mit Schwerpunkt Rheumatologie bzw. Fachärzten für Orthopädie und Unfallchirurgie mit der Zusatzbezeichnung Orthopädische Rheumatologie berechnet werden.

Die Gebührenordnungsposition 18700 ist nicht neben den Gebührenordnungspositionen 02300 bis 02302 berechnungsfähig.

Die Gebührenordnungsposition 18700 ist im Behandlungsfall nicht neben den Gebührenordnungspositionen 18310, 18311, 18330, 18331 und 18340 berechnungsfähig.

Die Gebührenordnungsposition 18700 ist im Zeitraum von 21 Tagen nach Erbringung einer Leistung des Abschnitts 31.2 nicht neben den Gebührenordnungspositionen 31601, 31602 und 31608 bis 31637 berechnungsfähig.

19 Pathologische Gebührenordnungspositionen

19.1 Präambel

1. Die in diesem Kapitel aufgeführten Gebührenordnungspositionen können ausschließlich von
   - Fachärzten für Pathologie,
   - Fachärzten für Neuropathologie,
   - Vertragsärzten, die gemäß Präambel zu ihren Kapiteln zur Abrechnung von Gebührenordnungspositionen dieses Kapitels berechtigt sind,

   berechnet werden.

19 Pathologische Gebührenordnungspositionen

2. Ausser den in diesem Kapitel genannten Gebührenordnungspositionen sind von den in der Präambel genannten Vertragsärzten - unbeschadet der Regelungen gemäß 5 und 6.2 der Allgemeinen Bestimmungen - zusätzlich nachfolgende Gebührenordnungspositionen berechnungsfähig: 01210, 01212, 01214, 01216, 01218, 01416, 01435, 01620, 01621, 01733, 01743, 01756 bis 01758, 01826, 02100, 02101, 02200 und 02300.
3. Ausser den in diesem Kapitel genannten Gebührenordnungspositionen sind bei Vorliegen der entsprechenden Qualifikationsvoraussetzungen von den in der Präambel genannten Vertragsärzten - unbeschadet der Regelungen gemäß 5 und 6.2 der Allgemeinen Bestimmungen - zusätzlich nachfolgende Gebührenordnungspositionen berechnungsfähig: Gebührenordnungspositionen des Abschnitts 30.12 sowie Gebührenordnungspositionen des Kapitels 32.
4. Die fachliche Befähigung zur Erbringung der Leistungen entsprechend den Gebührenordnungspositionen 32819, 32820, 32825, 32826 und 32859 gilt für Fachärzte für Pathologie und Fachärzte für Neuropathologie mit der Berechtigung zum Führen der jeweiligen Arztbezeichnung als nachgewiesen.
5. Die fachliche Befähigung zur Erbringung der Leistungen entsprechend den Gebührenordnungspositionen 11320, 11321 und 11322 gilt für die in der Präambel unter 1. genannten Ärzte mit dem Erwerb der fakultativen Weiterbildung "Molekularpathologie" als nachgewiesen.
6. Ein Organ bzw. Gewebe einheitlicher histologischer Struktur oder ein Organteil bzw. Gewebeteil unterschiedlich definierter histologischer Struktur oder unterschiedlich definierter Lokalisation wird nachfolgend als je ein Material bezeichnet. Histologische Untersuchungen eines Materials ohne topographische oder pathogenetische Beziehung zum Krankheitsprozess sind nicht berechnungsfähig.
7. In den Gebührenordnungspositionen dieses Kapitels sind die Leistungen entsprechend den Gebührenordnungspositionen 01600 bis 01602 enthalten.
8. Bei der Berechnung der zusätzlichen Gebührenordnungspositionen in den Nummern 2 und 3 sind die Maßnahmen zur Qualitätssicherung gemäß § 135 Abs. 2 SGB V, die berufsrechtliche Verpflichtung zur grundsätzlichen Beschränkung auf das jeweilige Gebiet sowie die Richtlinien des Gemeinsamen Bundesausschusses zu beachten.
9. Ausser den in diesem Kapitel genannten Gebührenordnungspositionen sind bei Vorliegen der entsprechenden Qualifikationsvoraussetzungen von den in der Präambel genannten Vertragsärzten - unbeschadet der Regelungen gemäß 5 und 6.2 der Allgemeinen Bestimmungen - zusätzlich nachfolgende Gebührenordnungspositionen berechnungsfähig: Gebührenordnungspositionen des Abschnitts 11.3. Bei Vorliegen der Qualitätsvoraussetzungen entsprechend der Qualitätssicherungsvereinbarung Molekulargenetik gemäß § 135 Abs. 2 SGB V ist von den in der Präambel genannten Vertragsärzten - unbeschadet der Regelungen gemäß 5 und 6.2

III Arztgruppenspezifische Gebührenordnungspositionen

der Allgemeinen Bestimmungen - zusätzlich nachfolgende Gebührenordnungsposition berechnungsfähig: Gebührenordnungsposition 11430.

10. Werden die in den Konsiliarpauschalen enthaltenen Leistungen entsprechend den Gebührenordnungspositionen 01600 und 01601 erbracht, sind für die Versendung bzw. den Transport die Kostenpauschalen nach den Nrn. 40120, 40122, 40124 und 40126 berechnungsfähig.
11. Die Berechnung der Gebührenordnungsposition 19315 setzt eine Genehmigung der Kassenärztlichen Vereinigung nach der Qualitätssicherungsvereinbarung Histopathologie Hautkrebs-Screening gemäß § 135 Abs. 2 SGB V voraus. Die Berechnung der Gebührenordnungsposition 11430 setzt eine Genehmigung der Kassenärztlichen Vereinigung nach der Qualitätssicherungsvereinbarung Molekulargenetik gemäß § 135 Abs. 2 SGB V voraus.

19.2 Pathologische Konsiliarpauschalen

19210 Konsiliarpauschale

Obligater Leistungsinhalt

– Persönlicher Arzt-Patienten-Kontakt,

Fakultativer Leistungsinhalt

– Entnahme von Material für histologische und zytologische Untersuchungen,
– In Anhang 1 aufgeführte Leistungen,

einmal im Behandlungsfall

Die Gebührenordnungsposition 19210 ist im Behandlungsfall nicht neben den Gebührenordnungspositionen 01600 bis 01602 berechnungsfähig.

6,57 €
64 Punkte

19.3 Diagnostische Gebührenordnungspositionen

19310 Histologische oder zytologische Untersuchung eines Materials

Obligater Leistungsinhalt

– Histologische Untersuchung

oder

– Zytologische Untersuchung

Fakultativer Leistungsinhalt

– Aufbereitung

Die Gebührenordnungsposition 19310 ist bei demselben Material nicht neben den Gebührenordnungspositionen 01733, 01743, 01826, 19311 und 19315 berechnungsfähig.

8,53 €
83 Punkte

19 Pathologische Gebührenordnungspositionen 19311–19315

19311 **Zytologische Untersuchung** eines Materials

Obligater Leistungsinhalt
- Zytologische Untersuchung eines oder mehrerer Abstriche von Ekto- und/oder Endozervix

oder
- Zytologische Untersuchung von Urin auf Tumorzellen

Fakultativer Leistungsinhalt
- Aufbereitung,
- Untersuchung von Bürstenabstrichen

5,96 €
58 Punkte

Die Gebührenordnungsposition 19311 ist bei demselben Material nicht neben den Gebührenordnungspositionen 01733, 01826, 19310 und 19331 berechnungsfähig.

19312 **Zuschlag** zu den Gebührenordnungspositionen 19310, 19311 und 19315 für die histologische oder zytologische Untersuchung eines Materials unter Anwendung von Sonderverfahren

Obligater Leistungsinhalt
- Anwendung eines histo- oder zytochemischen Sonderverfahrens (Nachweis von organischen und anorganischen Stoffen oder Enzymaktivitäten durch definierte chemische Reaktionen)

und/oder
- Anwendung eines optischen Sonderverfahrens (Morphometrie, Interferenz- oder Polarisationsmikroskopie),

Fakultativer Leistungsinhalt
- Aufbereitung,

je Material, höchstens fünfmal

5,24 €
51 Punkte

19313 **Zuschlag** zu der Gebührenordnungsposition 19310 und 19315 für die **histologische** und/oder **zytologische Sofortuntersuchung** eines Materials während einer **Operation** (z. B. Schnellschnitt)

24,86 €
242 Punkte

19314 **Zuschlag** zu der Gebührenordnungsposition 19310 **für die Einbettung in Kunststoff** zur Anwendung technischer Sonderverfahren (z. B. Semidünnschnitttechnik, Elektronenmikroskopie, Knochenuntersuchung ohne Entkalkung)

37,18 €
362 Punkte

19315 **Histopathologische Untersuchung** entsprechend der Qualitätssicherungsvereinbarung zur histopathologischen Untersuchung im Rahmen des Hautkrebs-Screenings gemäß § 135 Abs. 2 SGB V

8,53 €
83 Punkte

Die Gebührenordnungsposition 19315 kann bei demselben Material nur mit besonderer Begründung (z. B. Differenzialdiagnostik bei Lymphom) neben den Gebührenordnungspositionen 11320 bis 11322 berechnet werden. Die Begründung ist einschließlich des ICD-10-Kodes für die betreffende Erkrankung bei der Abrechnung anzugeben.

Die Gebührenordnungsposition 19315 ist bei demselben Material nicht neben der Gebührenordnungsposition 19310 berechnungsfähig.

19320	Histologische oder zytologische Untersuchung eines Materials unter Anwendung eines immunchemischen Sonderverfahrens

Obligater Leistungsinhalt
- Histologische oder zytologische Untersuchung unter Anwendung eines immunhisto- oder immunzytochemischen Sonderverfahrens (Nachweis von antigenen Strukturen durch definierte immunchemische Reaktionen) unter Angabe der Art der antigenen Zielstruktur(en),

Fakultativer Leistungsinhalt
- Aufbereitung,

je Material, höchstens fünfmal

25,06 €
244 Punkte

Die Gebührenordnungsposition 19320 ist für Rezeptorennachweise nicht neben den Gebührenordnungspositionen 19321 und 19322 berechnungsfähig.

19321 Immunhistochemischer und/oder immunzytochemischer Nachweis von Rezeptoren

Obligater Leistungsinhalt
- Histologische oder zytologische Untersuchung zum immunhistochemischen und/oder immunzytochemischen Nachweis eines Rezeptors unter Angabe der Art des Rezeptors,

Fakultativer Leistungsinhalt
- Aufbereitung,

je Material, höchstens zweimal

36,46 €
355 Punkte

Neben der Gebührenordnungsposition 19321 ist für Rezeptorennachweise die Gebührenordnungsposition 19320 nicht berechnungsfähig.

19322 Immunhistochemischer Nachweis des HER2-Rezeptors

Obligater Leistungsinhalt
- Histologische Untersuchung zum immunhistochemischen Nachweis des HER2-Rezeptors

Fakultativer Leistungsinhalt
- Aufbereitung

53,93 €
525 Punkte

Neben der Gebührenordnungsposition 19322 sind für den HER2-Rezeptor-Nachweis die Gebührenordnungspositionen 19320 und 19321 nicht berechnungsfähig.

19330 Zytologische Untersuchung eines Materials mit DNA-Bestimmung

Obligater Leistungsinhalt
- Densitometrische DNA-Bestimmung an mindestens 100 Zellkernen nach Spezialfärbung,
- Auswertung und Dokumentation

29,38 €
286 Punkte

19331 Zytologische Untersuchung zur Diagnostik der hormonellen Funktion

Obligater Leistungsinhalt
- Zytologische Untersuchung eines oder mehrerer speziell gefärbter Abstriche zur Diagnostik der hormonellen Funktion

2,77 €
27 Punkte

20 GOP d. Fachärzte f. Sprach-, Stimm- u. kindl. Hörstörungen 19332

Die Gebührenordnungsposition 19331 ist bei demselben Material nicht neben der Gebührenordnungsposition 19311 berechnungsfähig.

19332 Histologisch-topographiespezifische Bestimmung(en) und Identifizierung(en) der zu untersuchenden Zell- oder Gewebestruktur(en) an morphologischem Untersuchungsgut in Zusammenhang mit den Gebührenordnungspositionen 11320, 11321 und 11322

Obligater Leistungsinhalt
- Mikrodissektion(en) unter mikroskopischer Kontrolle,
- Korrelation der molekularpathologischen Ergebnisse mit der Vordiagnostik,
- Erstellung einer Konsensusdiagnose

Fakultativer Leistungsinhalt
- Entparaffinierung der Gewebeschnitte,
- Individuelles Design spezifischer Primer-Paare bzw. DNA-Sequenzen,
- Makrodissektion(en) unter mikroskopischer Kontrolle,
- Erstellung von Dünnschnitten bei formalinfixiertem, paraffineingebettetem Gewebe oder von Ausstrichen,
- Gewebespezifischer Verdau

27,22 €
265 Punkte

20 Gebührenordnungspositionen der Fachärzte für Sprach-, Stimm- und kindliche Hörstörungen

20.1 Präambel

1. Die in diesem Kapitel aufgeführten Gebührenordnungspositionen können ausschließlich von Fachärzten für Sprach-, Stimm- und kindliche Hörstörungen (Phoniater und Pädaudiologen) berechnet werden.
2. Ausser den in diesem Kapitel genannten Gebührenordnungspositionen sind von den in der Präambel genannten Vertragsärzten - unbeschadet der Regelungen gemäß 5 und 6.2 der Allgemeinen Bestimmungen - zusätzlich nachfolgende Gebührenordnungspositionen berechnungsfähig: 01100 bis 01102, 01210, 01212, 01214, 01216, 01218, 01220 bis 01222, 01320, 01321, 01410 bis 01416, 01418, 01420, 01430, 01435, 01436, 01440, 01510 bis 01512, 01600 bis 01602, 01610 bis 01612, 01620 bis 01623, 01701, 01705, 01706, 02100, 02101, 02110 bis 02112, 02200, 02300 bis 02302, 02500 und 02510 bis 02512.
3. Ausser den in diesem Kapitel genannten Gebührenordnungspositionen sind bei Vorliegen der entsprechenden Qualifikationsvoraussetzungen von den in der Präambel genannten Vertragsärzten - unbeschadet der Regelungen gemäß 5 und 6.2 der Allgemeinen Bestimmungen - zusätzlich nachfolgende Gebührenordnungspositionen berechnungsfähig: 30400 bis 30402, 30410, 30411, 30420, 30421 und 30800, Gebührenordnungspositionen der Abschnitte 30.1, 30.2, 30.3, 30.7.1, 30.7.2, 30.12, 31.4.3 und 36.6.2 sowie Gebührenordnungspositionen der Kapitel 32, 33 und 35.

III Arztgruppenspezifische Gebührenordnungspositionen

4. Bei der Berechnung der zusätzlichen Gebührenordnungspositionen in den Nummern 2 und 3 sind die Maßnahmen zur Qualitätssicherung gemäß § 135 Abs. 2 SGB V, die berufsrechtliche Verpflichtung zur grundsätzlichen Beschränkung auf das jeweilige Gebiet sowie die Richtlinien des Gemeinsamen Bundesausschusses zu beachten.
5. Werden die in den Grundpauschalen enthaltenen Leistungen entsprechend den Gebührenordnungspositionen 01600 und 01601 erbracht, sind für die Versendung bzw. den Transport die Kostenpauschalen nach den Nrn. 40120, 40122, 40124 und 40126 berechnungsfähig.
6. Neben den in diesem Kapitel genannten Gebührenordnungspositionen sind die Gebührenordnungspositionen 20338, 20339, 20340, 20377 und 20378 nur berechnungsfähig, wenn die Arztpraxis über folgende technische Mindestvoraussetzungen verfügt:
   - Verwendung eines gemäß den Vorgaben des Gesetzes über Medizinprodukte (MPG) zugelassenen Audiometers mit entsprechend vorgegebenen Referenzwerten von Hörschwellen und mindestens einmal jährlich durchgeführter messtechnischer Kontrolle gemäß § 11 der Verordnung über das Errichten, Betreiben und Anwenden von Medizinprodukten (MPBetreibV) durch einen zugelassenen Wartungsdienst entsprechend der MPBetreibV. Der Vertragsarzt hat der zuständigen Kassenärztlichen Vereinigung die Bestätigung über die Durchführung der Wartung mit der nach dem Wartungsdienst erfolgenden Quartalsabrechnung beizulegen.
   - Eine Kinderaudiometrieanlage mit einer Mindestausstattung von fünf Audiometrielautsprechern mit Störschalllautsprecher(n) entsprechend DIN EN 60645, mindestens Klasse 2 (im Halbkreis angeordnet, 0 Grad, 45 Grad, 90 Grad, Mindestausgangsleistung 90dB) passiv sprachsimulierendes Rauschen, Mindestabstand der Lautsprecher vom Patienten 1 m, Konditionierungsleuchten für jeden Richtungslautsprecher oder Bilddarbietung rechts und links, zweikanaliges Audiometer mit schmalbandigem frequenzspezifischem Prüfgeräusch sowie mindestens einer Powerbox mit einer Ausgangsleistung von mindestens 100 dB aktiv voraus.
   - Eine zweikanalige BERA für die Untersuchung(en) mittels elektrischer Reaktionsaudiometrie.

20.2 Phoniatrische und pädaudiologische Grundpauschalen

Grundpauschale

Obligater Leistungsinhalt
- Persönlicher Arzt-Patienten-Kontakt,

Fakultativer Leistungsinhalt
- Weitere persönliche oder andere Arzt-Patienten-Kontakte gemäß 4.3.1 der Allgemeinen Bestimmungen,
- Ärztlicher Bericht entsprechend der Gebührenordnungsposition 01600,
- Individueller Arztbrief entsprechend der Gebührenordnungsposition 01601,
- Endoskopische organbezogene Untersuchung(en),
- Ohrmikroskopie,
- Rhinomanometrische Funktionsprüfung,
- In Anhang 1 aufgeführte Leistungen,

einmal im Behandlungsfall

20210	für Versicherte bis zum vollendeten 5. Lebensjahr	31,43 € 306 Punkte
20211	für Versicherte ab Beginn des 6. bis zum vollendeten 59. Lebensjahr	21,47 € 209 Punkte
20212	für Versicherte ab Beginn des 60. Lebensjahres	21,57 € 210 Punkte

Die Gebührenordnungspositionen 20210 bis 20212 sind nicht neben der Gebührenordnungsposition 01436 berechnungsfähig.

Die Gebührenordnungspositionen 20210 bis 20212 sind im Behandlungsfall nicht neben den Gebührenordnungspositionen 01600 und 01601 berechnungsfähig.

20220 Zuschlag für die phoniatrisch-pädaudiologische Grundversorgung gemäß Allgemeiner Bestimmung 4.3.8 zu den Gebührenordnungspositionen 20210 bis 20212

einmal im Behandlungsfall

2,77 €
27 Punkte

Der Zuschlag nach der Gebührenordnungsposition 20220 kann gemäß Allgemeiner Bestimmung 4.3.8 ausschließlich in Behandlungsfällen abgerechnet werden, in denen nur Leistungen der fachärztlichen Grundversorgung gemäß Anhang 3 und/oder regionaler Vereinbarungen erbracht und berechnet werden.

20222 Zuschlag zu der Gebührenordnungsposition 20220

einmal im Behandlungsfall

0,72 €
7 Punkte

Die Gebührenordnungsposition 20222 wird durch die zuständige Kassenärztliche Vereinigung zugesetzt.

20.3 Diagnostische und therapeutische Gebührenordnungspositionen

20310 Lupenlaryngoskopie

Obligater Leistungsinhalt
- Untersuchung des Kehlkopfes mittels Endoskop (Laryngoskop)

Fakultativer Leistungsinhalt
- Untersuchung der oberen Trachea

Die Gebührenordnungsposition 20310 ist nicht neben der Gebührenordnungsposition 09311 berechnungsfähig.

7,81 €
76 Punkte

20311 Schwebe- oder Stützlaryngoskopie

Obligater Leistungsinhalt
- Schwebe- oder Stützlaryngoskopie in Narkose

Die Gebührenordnungsposition 20311 ist nicht neben den Gebührenordnungspositionen 09312, 09313, 20312 und 20313 berechnungsfähig.

17,67 €
172 Punkte

20312 Direkte Laryngoskopie beim Neugeborenen, Säugling, Kleinkind oder Kind bis zum vollendeten 5. Lebensjahr

Obligater Leistungsinhalt
- Direkte Laryngoskopie mittels Endoskop
und/oder
- Direkte Laryngoskopie mittels Operationsmikroskop

Fakultativer Leistungsinhalt
- Schwebe- oder Stützlaryngoskopie (Nr. 20311)

Die Gebührenordnungsposition 20312 ist nicht neben den Gebührenordnungspositionen 09312, 09313 und 20311 berechnungsfähig.

19,41 €
189 Punkte

20313 Stroboskopische Untersuchung der Stimmlippen

Obligater Leistungsinhalt
- Stimmlippenstroboskopie,
- Schriftliche Auswertung,
- Dokumentation

Die Gebührenordnungsposition 20313 ist nicht neben den Gebührenordnungspositionen 09312, 09314, 09318, 20311 und 20314 berechnungsfähig.

8,53 €
83 Punkte

20314 Videostroboskopie

Obligater Leistungsinhalt
- Videostroboskopische Untersuchung der Stimmlippen zur Bestimmung der Schwingungsperioden, -phasen, -amplituden und des Glottisschlusses bei unterschiedlichen Intensitäten und Frequenzen, in bewegtem und stehendem Bild,
- Bilddokumentation

Die Gebührenordnungsposition 20314 ist nicht neben den Gebührenordnungspositionen 09314, 09318 und 20313 berechnungsfähig.

15,61 €
152 Punkte

20 GOP d. Fachärzte f. Sprach-, Stimm- u. kindl. Hörstörungen 20320

20320 Tonschwellenaudiometrische Untersuchung

Obligater Leistungsinhalt
- Untersuchung(en) ein- und/oder beidseitig,
- Bestimmung der Hörschwelle in Luft- und/oder Knochenleitung mit 8 bis 12 Prüffrequenzen oder mittels kontinuierlicher Frequenzänderung

Fakultativer Leistungsinhalt
- Vertäubung,
- Bestimmung der Intensitätsbreite

je Sitzung

15,10 €
147 Punkte

Die Gebührenordnungspositionen nach der Nr. 20320 ist nur berechnungsfähig bei Verwendung eines von der PTB bzw. eines entsprechend der EU-Richtlinie 93/42/EWG zugelassenen Audiometers mit mindestens einmal jährlich durchgeführter messtechnischer Kontrolle gemäß § 11 der Verordnung über das Errichten, Betreiben und Anwenden von Medizinprodukten (MPBetreibV) durch einen zugelassenen Wartungsdienst entsprechend der MPBetreibV. Der Vertragsarzt hat der zuständigen Kassenärztlichen Vereinigung die Bestätigung über die Durchführung der Wartung mit der nach dem Wartungsdienst erfolgenden Quartalsabrechnung beizulegen.

Bei audiometrischen Untersuchungen mit Kopfhörern müssen sowohl für Normalhörige als auch für Schwerhörige die Bedingungen der DIN ISO 8253 - 1 erfüllt sein. Zusätzlich muss diese Norm auch für audiometrische Untersuchungen von Schwerhörigen oder Patienten mit unklarem Hörvermögen im freien Schallfeld erfüllt sein. Bei audiometrischen Untersuchungen zur Bestimmung der Hörschwelle im freien Schallfeld über Lautsprecher bei Normalhörigen muss zusätzlich die DIN ISO 8253 - 2 erfüllt sein.

Die Gebührenordnungsposition 20320 ist nicht neben den Gebührenordnungspositionen 09320, 09321 und 20321 berechnungsfähig.

Die Gebührenordnungsposition 20320 ist am Behandlungstag nicht neben der Gebührenordnungsposition 20338 berechnungsfähig.

Die Gebührenordnungsposition 20320 ist im Behandlungsfall nicht neben den Gebührenordnungspositionen 09372 bis 09374 und 20372 bis 20374 berechnungsfähig.

20321 **Sprachaudiometrische Bestimmung(en) des Hörvermögens** im Zusammenhang mit der Erbringung der Leistung entsprechend der Gebührenordnungsposition 20320

Obligater Leistungsinhalt
- Untersuchungen ein- und/oder beidseitig,
- Spachaudiometrie bei vorausgegangener Tonschwellenaudiometrie entsprechend der Gebührenordnungsposition 20320

und/oder
- Hörfeldskalierungen (mindestens 4 Frequenzen)

und/oder
- In-situ-Messungen

Fakultativer Leistungsinhalt
- Überschwellige audiometrische Untersuchungen (z. B. Bestimmung der Tinnitus-Verdeckungs-Kurve, SISI-Test, Lüscher-Test, Langenbeck-Geräuschaudiogramm),
- Reflexbestimmung an den Mittelohrmuskeln mit mindestens 4 Prüffrequenzen, ipsi- und/oder kontralateraler Ableitung,
- Störgeräusch(e),
- Messung im freien Schallfeld, 15,30 €
- Benutzung von Hörhilfen 149 Punkte

Die Gebührenordnungsposition 20321 ist nicht neben den Gebührenordnungspositionen 09320, 09321, 09335, 09336, 20320, 20335 und 20336 berechnungsfähig.

Die Gebührenordnungsposition 20321 ist am Behandlungstag nicht neben den Gebührenordnungspositionen 09343, 20338 bis 20340 und 20343 berechnungsfähig.

Die Gebührenordnungsposition 20321 ist im Behandlungsfall nicht neben den Gebührenordnungspositionen 09372 bis 09374 und 20372 bis 20374 berechnungsfähig.

20322 **Zuschlag** zur Gebührenordnungsposition 20320 für die Durchführung einer **Kinderaudiometrie an einer sonstigen Kinderaudiometrieanlage**

Obligater Leistungsinhalt
- Kinderaudiometrie beim Säugling, Kleinkind oder Kind,
- Unter Anwendung kindgerechter Hilfen,
- Unter Anwendung einer sonstigen kinderaudiometrischen Einrichtung

3,29 €
32 Punkte

Die Gebührenordnungsposition 20322 ist nicht neben den Gebührenordnungspositionen 09322, 09335 und 20335 berechnungsfähig.

Die Gebührenordnungsposition 20322 ist am Behandlungstag nicht neben der Gebührenordnungsposition 20338 berechnungsfähig.

20 GOP d. Fachärzte f. Sprach-, Stimm- u. kindl. Hörstörungen 20323–20326

20323	Reflexbestimmung an den Mittelohrmuskeln mittels Impedanzmessung *Obligater Leistungsinhalt* – Reflexbestimmung an den Mittelohrmuskeln mittels Impedanzmessung, – Mindestens vier Prüfsequenzen, – Ipsi- und/oder kontralaterale Ableitung, – Ein- und/oder beidseitig *Fakultativer Leistungsinhalt* – Bestimmung des Relexdecay *Die Gebührenordnungsposition 20323 ist nicht neben den Gebührenordnungspositionen 09323, 09324 und 20324 berechnungsfähig.* *Die Gebührenordnungsposition 20323 ist am Behandlungstag nicht neben der Gebührenordnungsposition 20338 berechnungsfähig.* *Die Gebührenordnungsposition 20323 ist im Behandlungsfall nicht neben den Gebührenordnungspositionen 09372 und 20372 berechnungsfähig.*	8,01 € 78 Punkte
20324	Abklärung einer vestibulo-cochleären Erkrankung mittels Messung(en) otoakustischer Emissionen *Obligater Leistungsinhalt* – Untersuchung(en) ein- und/oder beidseitig, – Messung(en) otoakustischer Emissionen, einschließlich Tympanometrie *Die Berechnung der Gebührenordnungsposition 20324 setzt eine Genehmigung der Kassenärztlichen Vereinigung nach der Vereinbarung zur Bestimmung der otoakustischen Emissionen gemäß § 135 Abs. 1 SGB V voraus.* *Die Gebührenordnungsposition 20324 ist nicht neben den Gebührenordnungspositionen 09323, 09324, 09327, 20323, 20327 und 20371 berechnungsfähig.* *Die Gebührenordnungsposition 20324 ist am Behandlungstag nicht neben den Gebührenordnungspositionen 01705 und 01706 berechnungsfähig.*	12,33 € 120 Punkte
20325	Prüfung der Labyrinthe mit elektronystagmographischer Aufzeichnung mittels ENG/VNG *Obligater Leistungsinhalt* – Untersuchungen(en) ein- und/oder beidseitig, – Elektronystagmographische Aufzeichnung mittels ENG/VNG *Die Gebührenordnungsposition 20325 ist nicht neben den Gebührenordnungspositionen 09325, 09327, 20327 und 20371 berechnungsfähig.*	26,91 € 262 Punkte
20326	Abklärung einer retro-cochleären Erkrankung *Obligater Leistungsinhalt* – Untersuchung(en) ein- und/oder beidseitig, – Untersuchung mittels elektrischer Reaktionsaudiometrie (BERA) *Die Gebührenordnungsposition 20326 ist nicht neben den Gebührenordnungspositionen 09326, 09327 und 20327 berechnungsfähig.*	34,31 € 334 Punkte

20327 Hörschwellenbestimmung

Obligater Leistungsinhalt

- Untersuchung(en) ein- und/oder beidseitig,
- Untersuchung(en) mittels elektrischer Reaktionsaudiometrie (BERA, MMN),
- Sedierung oder Schlafauslösung

Fakultativer Leistungsinhalt

- Abklärung einer vestibulo-cochleären Erkrankung mittels Messung (en) otoakustischer Emissionen (Nr. 20324),
- Prüfung der Labyrinthe mit elektronystagmographischer Aufzeichnung mittels ENG/VNG (Nr. 20325),
- Abklärung einer retro-cochleären Erkrankung (Nr. 20326)

55,78 €
543 Punkte

Die Gebührenordnungsposition 20327 ist nicht neben den Gebührenordnungspositionen 09324 bis 09327 und 20324 bis 20326 berechnungsfähig.

20330 Zusatzpauschale Untersuchung der Stimme

Obligater Leistungsinhalt

- Phonationsdauer,
- Erfassung psychovegetativer Stigmata,
- Dauer mindestens 20 Minuten,
- Standardisierte Dokumentation,
- Differenzierende Beurteilung(en) von
  - Stimmqualität,
  - Stimmleistung,
  - Sprechstimmlage,
  - Stimmumfang,
  - Stimmintensität,
  - Stimmeinsatz,
  - Stimmresonanz

Fakultativer Leistungsinhalt

- Stimmfeldmessung mittels Schallpegelmessung bis 110 dB mit graphischer Darstellung der frequenzbezogenen Schallpegel für minimale und maximale Lautstärke,
- Zusatzpauschale(n) Untersuchung des Sprechens und der Sprache (Nr. 20331)

20,85 €
203 Punkte

Die Gebührenordnungsposition 20330 ist nicht neben den Gebührenordnungspositionen 09331 bis 09333 und 20331 bis 20333 berechnungsfähig.

Die Gebührenordnungsposition 20330 ist im Behandlungsfall nicht neben der Gebührenordnungsposition 09330 berechnungsfähig.

20 GOP d. Fachärzte f. Sprach-, Stimm- u. kindl. Hörstörungen 20331–20333

20331 **Zusatzpauschale Untersuchung des Sprechens und der Sprache**

Obligater Leistungsinhalt
- Dauer mindestens 15 Minuten,
- Standardisierte Dokumentation,
- Prüfung(en)
  - der Sprachentwicklung,
  - des aktiven und des passiven Wortschatzes,
  - der Grammatik und Syntax,
  - der Artikulationsleistungen,
  - der prosodischen Faktoren,
  - des Redeflusses,
  - des Sprachverständnisses,
  - der zentralen Sprachverarbeitung,

Fakultativer Leistungsinhalt
- Standardisierte(r) Sprachentwicklungstest(s),
- Zusatzpauschale(n) Untersuchung der Stimme (Nr. 20330),

je Sitzung

29,99 €
292 Punkte

Die Gebührenordnungsposition 20331 ist nicht neben den Gebührenordnungspositionen 09331, 09332, 20330 und 20332 berechnungsfähig.

Die Gebührenordnungsposition 20331 ist im Behandlungsfall nicht neben der Gebührenordnungsposition 09330 berechnungsfähig.

20332 **Zusatzpauschale Abklärung einer Aphasie, Dysarthrie und/oder Dysphagie**

Obligater Leistungsinhalt
- Eingehende Untersuchung auf
  - Aphasie
  und/oder
  - Dysarthrie
  und/oder
  - Dysphagie,
- Anwendung standardisierter Verfahren

33,28 €
324 Punkte

Die Gebührenordnungsposition 20332 ist nicht neben den Gebührenordnungspositionen 09330 bis 09332, 20330 und 20331 berechnungsfähig.

20333 **Stimmfeldmessung**

Obligater Leistungsinhalt
- Stimmfeldmessung mittels Schallpegelmessung bis 110dB,
- Messung von Stimmumfang und Dynamikbreite der Stimme,
- Graphische Darstellung der frequenzbezogenen Schallpegel für minimale und maximale Lautstärke

6,16 €
60 Punkte

Die Gebührenordnungsposition 20333 ist nicht neben den Gebührenordnungspositionen 09330, 09333 und 20330 berechnungsfähig.

20334	Wechsel und/oder Entfernung einer pharyngo-trachealen Sprechprothese

Obligater Leistungsinhalt
- Wechsel und/oder Entfernung einer pharyngo-trachealen Sprechprothese,
- Absaugung

13,66 €
133 Punkte

Die Gebührenordnungsposition 20334 ist nicht neben den Gebührenordnungspositionen 02300 bis 02302 berechnungsfähig.

20335	**Zuschlag** zur Gebührenordnungsposition 20320 **bei Durchführung einer Kinderaudiometrie an einer speziellen Kinderaudiometrieanlage**

Obligater Leistungsinhalt
- Beobachtungsaudiometrie
und/oder
- konditionierte Bestimmung der Hörschwelle
und/oder
- Spielaudiometrie,
- an einer Kinderaudiometrieanlage,
- im freien Schallfeld und/oder mit Kopfhörern,
- bis zum vollendeten 12. Lebensjahr,
- ein- und/oder beidseitig

14,38 €
140 Punkte

Die Berechnung der Gebührenordnungsposition 20335 setzt eine Kinderaudiometrieanlage mit einer Mindestausstattung von fünf Audiometrielautsprechern mit Störschalllautsprecher(n) entsprechend EN 60645 (im Halbkreis angeordnet, 0 Grad, 45 Grad, 90 Grad, Mindestausgangsleistung 90 dB) passiv sprachsimulierendes Rauschen, Mindestabstand der Lautsprecher vom Patienten 1 m, Konditionierungsleuchten für jeden Richtungslautsprecher oder Bilddarbietung rechts und links, zweikanaliges Audiometer mit schmalbandigem frequenzspezifischem Prüfgeräusch sowie mindestens einer Powerbox mit einer Ausgangsleistung von mindestens 100 dB aktiv voraus.

Die Gebührenordnungsposition 20335 ist nicht neben den Gebührenordnungspositionen 09321, 09322, 09335, 20321 und 20322 berechnungsfähig.

Die Gebührenordnungsposition 20335 ist am Behandlungstag nicht neben der Gebührenordnungsposition 20338 berechnungsfähig.

20336	**Kindersprachaudiometrie an einer speziellen Kinderaudiometrieanlage**

Obligater Leistungsinhalt
- Kinderaudiometrische Untersuchung(en) des Sprachgehörs,
- an einer Kinderaudiometrieanlage,
- Verwendung von Kindersprachtests entsprechend dem Sprachentwicklungsalter,
- im freien Schallfeld und/oder mit Kopfhörern,
- bis zum vollendeten 12. Lebensjahr,
- ein- und/oder beidseitig

Fakultativer Leistungsinhalt
- Bilddarbietung

17,26 €
168 Punkte

20 GOP d. Fachärzte f. Sprach-, Stimm- u. kindl. Hörstörungen 20336

Die Gebührenordnungsposition 20336 ist nur berechnungsfähig bei Verwendung eines von der PTB bzw. eines entsprechend der EU-Richtlinie 93/42/EWG zugelassenen Audiometers mit mindestens einmal jährlich durchgeführter messtechnischer Kontrolle gemäß § 11 der Verordnung über das Errichten, Betreiben und Anwenden von Medizinprodukten (MPBetreibV) durch einen zugelassenen Wartungsdienst entsprechend der MPBetreibV. Der Vertragsarzt hat der zuständigen Kassenärztlichen Vereinigung die Bestätigung über die Durchführung der Wartung mit der nach dem Wartungsdienst erfolgenden Quartalsabrechnung beizulegen.

Die Berechnung der Gebührenordnungsposition 20336 setzt eine Kinderaudiometrieanlage mit einer Mindestausstattung von fünf Audiometrielautsprechern mit Störschalllautsprecher(n) entsprechend EN 60645 (im Halbkreis angeordnet, 0 Grad, 45 Grad, 90 Grad, Mindestausgangsleistung 90 dB) passiv sprachsimulierendes Rauschen, Mindestabstand der Lautsprecher vom Patienten 1 m, Konditionierungsleuchten für jeden Richtungslautsprecher oder Bilddarbietung rechts und links, zweikanaliges Audiometer mit schmalbandigem frequenzspezifischem Prüfgeräusch sowie mindestens einer Powerbox mit einer Ausgangsleistung von mindestens 100 dB aktiv voraus.

Die Gebührenordnungsposition 20336 ist nicht neben den Gebührenordnungspositionen 09321, 09336 und 20321 berechnungsfähig.

Die Gebührenordnungsposition 20336 ist am Behandlungstag nicht neben den Gebührenordnungspositionen 20338 bis 20340 berechnungsfähig.

20338 Pauschale zur Neuverordnung eines Hörgerätes/von Hörgeräten beim Säugling, Kleinkind oder Kind bei Schwerhörigkeit gemäß Qualitätssicherungsvereinbarung nach § 135 Abs. 2 SGB V

Obligater Leistungsinhalt
- Ohrmikroskopie,
- Stapediusreflex- und Impedanzmessung,
- Tonschwellenaudiometrie sobald entwicklungsbedingt durchführbar,
- Entwicklungs- und altersgerechte Audiometrieverfahren (Reflex-, Ablenk-, Spielaudiometrie bzw. sobald entwicklungsbedingt durchführbar Sprachaudiometrie mit geeignetem Kindersprachtestmaterial) unter Anwendung einer speziellen Kinderaudiometrieanlage, DIN EN 60645, mindestens Klasse 2,
- Bestimmung der Unbehaglichkeitsschwelle sobald entwicklungsbedingt durchführbar,
- Erhebung und Dokumentation des Sprachentwicklungsstandes vor der Hörgeräteversorgung sobald entwicklungsbedingt durchführbar,
- Dokumentation,
- Einbeziehung und Beratung der Bezugsperson(en),
- Beratung über die altersgerechten gerätetechnischen Versorgungsmöglichkeiten,
- Verordnung eines Hörgerätes/von Hörgeräten,
- Untersuchung(en) ein- und/oder beidseitig,

Fakultativer Leistungsinhalt
- Kommunikation mit anderen Therapeuten (z.B. Logopäden, Ergotherapeuten),
- Kommunikation mit dem Hörgeräte-(Päd-)akustiker,

einmal im Krankheitsfall

133,12 €
1296 Punkte

Die Berechnung der Gebührenordnungsposition 20338 setzt eine Genehmigung der Kassenärztlichen Vereinigung nach der Qualitätssicherungsvereinbarung zur Hörgeräteversorgung gemäß § 135 Abs. 2 SGB V voraus.

Die Gebührenordnungsposition 20338 ist am Behandlungstag nicht neben den Gebührenordnungspositionen 09320 bis 09323, 09335, 09336, 20320 bis 20323, 20335 und 20336 berechnungsfähig.

Die Gebührenordnungsposition 20338 ist im Behandlungsfall nicht neben der Gebührenordnungsposition 20340 berechnungsfähig.

20 GOP d. Fachärzte f. Sprach-, Stimm- u. kindl. Hörstörungen 20339

20339 Zusatzpauschale für die erste Nachuntersuchung nach erfolgter Hörgeräteversorgung beim Säugling, Kleinkind oder Kind

Obligater Leistungsinhalt
- Ohrmikroskopie,
- Kontrolle des Sitzes des Hörgerätes/der Hörgeräte,
- Einbeziehung und Beratung der Bezugsperson(en),
- Erfolgskontrolle mittels entwicklungs- und altersgerechter Audiometrieverfahren (Reflex-, Ablenk-, Spielaudiometrie bzw. sobald entwicklungsbedingt durchführbar Sprachaudiometrie mit geeignetem Kindersprachtestmaterial) unter Anwendung einer speziellen Kinderaudiometrieanlage, DIN EN 60645, mindestens Klasse 2, im Freifeld und, soweit indikativ geboten, im Störschall,
- Dokumentation,
- Kontrolle der Hörgerätehandhabung,
- Untersuchung(en) ein- und/oder beidseitig,

Fakultativer Leistungsinhalt
- Kommunikation mit anderen Therapeuten (z.B. Logopäden, Ergotherapeuten),

einmal im Krankheitsfall

78,99 €
769 Punkte

Die Berechnung der Gebührenordnungsposition 20339 setzt eine Genehmigung der Kassenärztlichen Vereinigung nach der Qualitätssicherungsvereinbarung zur Hörgeräteversorgung gemäß § 135 Abs. 2 SGB V voraus.

Die Gebührenordnungsposition 20339 ist am Behandlungstag nicht neben den Gebührenordnungspositionen 09321, 09336, 20321, 20336 und 20340 berechnungsfähig.

20340 Zusatzpauschale für die Nachsorge(n) bei Hörgeräteversorgung beim Säugling, Kleinkind oder Kind

Obligater Leistungsinhalt
- Ohrmikroskopie,
- Kontrolle des Sitzes des Hörgerätes/der Hörgeräte,
- Erfolgskontrolle mittels entwicklungs- und altersgerechter Audiometrieverfahren (Reflex-, Ablenk-, Spielaudiometrie bzw. sobald entwicklungsbedingt durchführbar Sprachaudiometrie mit geeignetem Kindersprachtestmaterial) unter Anwendung einer speziellen Kinderaudiometrieanlage, DIN EN 60645, mindestens Klasse 2, im Freifeld und, soweit indikativ geboten, im Störschall,
- Kontrolle der Hörgerätefunktion, ggf. in Zusammenarbeit mit dem Hörgeräte-(Päd-)akustiker,
- Einbeziehung und Beratung der Bezugsperson(en),
- Untersuchung(en) ein- und/oder beidseitig,

Fakultativer Leistungsinhalt
- Kontrolle und Dokumentation der Sprachentwicklung nach der Hörgeräteversorgung,
- Kontrolle der Hörgerätehandhabung,
- Kommunikation mit anderen Therapeuten (z.B. Logopäden, Ergotherapeuten),

je Sitzung

75,19 €
732 Punkte

Die Berechnung der Gebührenordnungsposition 20340 setzt eine Genehmigung der Kassenärztlichen Vereinigung nach der Qualitätssicherungsvereinbarung zur Hörgeräteversorgung gemäß § 135 Abs. 2 SGB V voraus.

Die Gebührenordnungsposition 20340 ist am Behandlungstag nicht neben den Gebührenordnungspositionen 09321, 09336, 20321, 20336 und 20339 berechnungsfähig.

Die Gebührenordnungsposition 20340 ist im Behandlungsfall nicht neben der Gebührenordnungsposition 20338 berechnungsfähig.

20343 Zusatzpauschale bei der Diagnostik des Tinnitus

Obligater Leistungsinhalt
- Tinnitusmatching,
- Messung der Verdeckbarkeit und/oder Maskierung,
- Beratung zum Umgang mit der Tinnituserkrankung (Dauer mindestens 10 Minuten),

Fakultativer Leistungsinhalt
- Planung und Koordination der komplementären Heil- und Hilfsmittelversorgung,
- Einleitung und/oder Koordination weiterführender Behandlungen,

einmal im Behandlungsfall

15,82 €
154 Punkte

Die Gebührenordnungsposition 20343 ist am Behandlungstag nicht neben den Gebührenordnungspositionen 09321 und 20321 berechnungsfähig.

Die Gebührenordnungsposition 20343 ist im Behandlungsfall nicht neben der Gebührenordnungsposition 09343 berechnungsfähig.

20 GOP d. Fachärzte f. Sprach-, Stimm- u. kindl. Hörstörungen 20350–20361

20350 Pneumographie

Obligater Leistungsinhalt

- Pneumographische Untersuchung der Atembewegungen in Ruhe, beim Sprechen und Singen,
- Graphische Registrierung

21,98 €
214 Punkte

20351 Elektroglottographie

Obligater Leistungsinhalt

- Elektroglottographische Untersuchung mit Bestimmung der Schwingungsperioden, -phasen und -amplituden bei verschiedenen Tonhöhen und Lautstärken,
- Graphische Registrierung

28,66 €
279 Punkte

20352 Schallspektrographie

Obligater Leistungsinhalt

- Schallspektrographische Untersuchung der Stimme mit Bestimmung des Leistungsdichtespektrums, der Grundfrequenz und der Formantstrukturen,
- Graphische Registrierung

31,43 €
306 Punkte

20353 Palatographie

Obligater Leistungsinhalt

- Palatographische Untersuchung,
- Sensomotorische Diagnostik im Orofacialbereich,
- Bilddokumentation

27,94 €
272 Punkte

20360 Stimm- und/oder Sprachtherapie in Einzelbehandlung

Obligater Leistungsinhalt

- Stimmtherapie und/oder Sprachtherapie als Einzelbehandlung,
- Dauer mindestens 30 Minuten,

je vollendete 15 Minuten

Die Gebührenordnungsposition 20360 ist nicht neben der Gebührenordnungsposition 20361 berechnungsfähig.

14,69 €
143 Punkte

20361 Stimm- und/oder Sprachtherapie als Gruppenbehandlung

Obligater Leistungsinhalt

- Stimmtherapie und/oder Sprachtherapie als Gruppenbehandlung,
- Dauer mindestens 60 Minuten,
- Mindestens 3, höchstens 4 Teilnehmer,

je Teilnehmer, je vollendete 30 Minuten

Die Gebührenordnungsposition 20361 ist nicht neben der Gebührenordnungsposition 20360 berechnungsfähig.

7,81 €
76 Punkte

20364	Zusatzpauschale für die Nachsorge der operativen Behandlung eines Patienten mit chronischer Sinusitis nach ICD J32.-	

Obligater Leistungsinhalt

- Absaugung unter endoskopischer und/oder mikroskopischer Kontrolle,

Fakultativer Leistungsinhalt

- Lokalanästhesie und/oder Einbringen von Medikamenten,

einmal am Behandlungstag

8,53 €
83 Punkte

Die Gebührenordnungsposition 20364 ist höchstens zehnmal im Behandlungsfall berechnungsfähig.

Die Gebührenordnungspositionen 09364 und/oder 20364 sind in Summe höchstens zehnmal im Behandlungsfall berechnungsfähig.

Die Gebührenordnungsposition 20364 ist nur in einem Zeitraum von 28 Tagen nach stationärer operativer Behandlung berechnungsfähig, das Datum der Entlassung ist auf dem Behandlungsschein anzugeben.

Die Gebührenordnungsposition 20364 ist im Zeitraum von 21 Tagen nach Erbringung einer Leistung des Abschnitts 31.2 nicht neben den Gebührenordnungspositionen des Abschnitts 31.4.3 berechnungsfähig.

20365	Zusatzpauschale für die postoperative Nachsorge nach Tympanoplastik Typ II bis V	

Obligater Leistungsinhalt

- Ohrmikroskopie,
- Pflege und Reinigung des Gehörganges und/oder Mittelohres,

Fakultativer Leistungsinhalt

- Einbringen von Medikamenten,
- Tympanoskopie,

einmal am Behandlungstag

8,53 €
83 Punkte

Die Gebührenordnungsposition 20365 ist höchstens viermal im Behandlungsfall berechnungsfähig.

Die Gebührenordnungspositionen 09365 und/oder 20365 sind in Summe höchstens viermal im Behandlungsfall berechnungsfähig.

Die Gebührenordnungsposition 20365 ist nur in einem Zeitraum von 28 Tagen nach stationärer operativer Behandlung berechnungsfähig, das Datum der Entlassung ist auf dem Behandlungsschein anzugeben.

Die Gebührenordnungsposition 20365 ist im Zeitraum von 21 Tagen nach Erbringung einer Leistung des Abschnitts 31.2 nicht neben den Gebührenordnungspositionen des Abschnitts 31.4.3 berechnungsfähig.

20 GOP d. Fachärzte f. Sprach-, Stimm- u. kindl. Hörstörungen 20370–20372

20370 **Zusatzpauschale Abklärung einer Störung der zentral-auditiven Wahrnehmung**

Obligater Leistungsinhalt
- Erbringung standardisierter Hörtests zur Diagnostik zentral-auditiver Hörstörungen

oder
- Prüfung des Richtungsgehörs mit mindestens 5 Lautsprechern

oder
- Ergänzende sprachaudiometrische Untersuchung im Störschall mit mindestens 2 weiteren über den Leistungsinhalt der Gebührenordnungsposition 20321 hinausgehenden Schallpegeln

oder
- Anwendung von Testverfahren (z. B. zeitkomprimierte Sprache, HLAD, binaurale Fusion),

höchstens viermal im Behandlungsfall

Audiometrische Untersuchungen ohne Kopfhörer haben in einem - nach DIN ISO 8253 EN - schallisolierten Raum zu erfolgen.

13,66 €
133 Punkte

20371 Anwendung und Auswertung des Aachener Aphasietests (AAT) als **Eingangsdiagnostik** vor der **Erstverordnung** einer **Stimm-, Sprech- und/oder Sprachtherapie** gemäß der Richtlinie des Gemeinsamen Bundesausschusses über die Verordnung von Heilmitteln in der vertragsärztlichen Versorgung (Heilmittel-Richtlinien)

Obligater Leistungsinhalt
- Aachener Aphasietest (AAT),
- Schriftliche Dokumentation,

einmal im Behandlungsfall

Die Gebührenordnungsposition 20371 ist nicht neben den Gebührenordnungspositionen 09324, 09325, 20324 und 20325 berechnungsfähig.

Die Gebührenordnungsposition 20371 ist im Behandlungsfall nicht neben den Gebührenordnungspositionen 16371 und 35300 bis 35302 berechnungsfähig.

40,16 €
391 Punkte

20372 **Pauschale zur Neuverordnung eines Hörgerätes/von Hörgeräten beim Jugendlichen oder Erwachsenen bei Schwerhörigkeit**

Obligater Leistungsinhalt
- Ohrmikroskopie,
- Ton- und Sprachaudiometrie,
- Reflexbestimmung an den Mittelohrmuskeln mittels Impedanzmessung,
- Bestimmung der Unbehaglichkeitsschwelle,
- Untersuchung(en) ein- und/oder beidseitig,
- Anwendung eines Fragebogens gemäß der Qualitätssicherungsvereinbarung Hörgeräteversorgung,
- Beratung über Versorgungsmöglichkeiten,
- Verordnung eines Hörgerätes/von Hörgeräten,

einmal im Krankheitsfall

48,17 €
469 Punkte

III Arztgruppenspezifische Gebührenordnungspositionen

Die Berechnung der Gebührenordnungsposition 20372 setzt eine Genehmigung der Kassenärztlichen Vereinigung nach der Qualitätssicherungsvereinbarung Hörgeräteversorgung gemäß § 135 Abs. 2 SGB V voraus.

Die Gebührenordnungsposition 20372 ist am Behandlungstag nicht neben den Gebührenordnungspositionen 09373 und 20373 berechnungsfähig.

Die Gebührenordnungsposition 20372 ist im Behandlungsfall nicht neben den Gebührenordnungspositionen 09320, 09321, 09323, 09374, 20320, 20321, 20323 und 20374 berechnungsfähig.

Die Gebührenordnungsposition 20372 ist im Krankheitsfall nicht neben der Gebührenordnungsposition 09372 berechnungsfähig.

20373 **Zusatzpauschale für die erste Nachuntersuchung nach erfolgter Hörgeräteversorgung beim Jugendlichen oder Erwachsenen**

Obligater Leistungsinhalt

– Ohrmikroskopie,
– Ton- und Sprachaudiometrie im freien Schallfeld unter Benutzung eines Hörgerätes/von Hörgeräten in einem schallisolierten Raum,
– Anwendung eines Fragebogens gemäß der Qualitätssicherungsvereinbarung Hörgeräteversorgung,
– Kontrolle der Hörgerätehandhabung,
– Kontrolle des Sitzes des Hörgerätes/von Hörgeräten,
– Untersuchung(en) ein- und/oder beidseitig,

einmal im Krankheitsfall

41,19 €
401 Punkte

Die Berechnung der Gebührenordnungsposition 20373 setzt eine Genehmigung der Kassenärztlichen Vereinigung nach der Qualitätssicherungsvereinbarung Hörgeräteversorgung gemäß § 135 Abs. 2 SGB V voraus.

Die Gebührenordnungsposition 20373 ist am Behandlungstag nicht neben den Gebührenordnungspositionen 09372, 09374, 20372 und 20374 berechnungsfähig.

Die Gebührenordnungsposition 20373 ist im Behandlungsfall nicht neben den Gebührenordnungspositionen 09320, 09321, 20320 und 20321 berechnungsfähig.

Die Gebührenordnungsposition 20373 ist im Krankheitsfall nicht neben der Gebührenordnungsposition 09373 berechnungsfähig.

20 GOP d. Fachärzte f. Sprach-, Stimm- u. kindl. Hörstörungen   20374–20375

20374 Zusatzpauschale für die Nachsorge(n) bei Hörgeräteversorgung beim Jugendlichen oder Erwachsenen

Obligater Leistungsinhalt

- Ohrmikroskopie,
- Ton- und/oder Sprachaudiometrie im freien Schallfeld unter Benutzung eines Hörgerätes/von Hörgeräten in einem schallisolierten Raum,
- Kontrolle der Hörgerätehandhabung,
- Kontrolle des Sitzes des Hörgerätes/von Hörgeräten,
- Untersuchung(en) ein- und/oder beidseitig,

höchstens zweimal im Krankheitsfall

35,64 €
347 Punkte

Die Gebührenordnungsposition 20374 ist nicht vor Ablauf von 3 Monaten nach Verordnung eines Hörgerätes/von Hörgeräten berechnungsfähig.

Die Berechnung der Gebührenordnungsposition 20374 setzt eine Genehmigung der Kassenärztlichen Vereinigung nach der Qualitätssicherungsvereinbarung Hörgeräteversorgung gemäß § 135 Abs. 2 SGB V voraus.

Die Gebührenordnungsposition 20374 ist am Behandlungstag nicht neben den Gebührenordnungspositionen 09373 und 20373 berechnungsfähig.

Die Gebührenordnungsposition 20374 ist im Behandlungsfall nicht neben den Gebührenordnungspositionen 09320, 09321, 09372, 09374, 20320, 20321 und 20372 berechnungsfähig.

20375 Zuschlag zu den Gebührenordnungspositionen 20373 und 20374 für die **Koordination des Arztes mit dem Hörgeräteakustiker** innerhalb von 7 Tagen nach Durchführung der Leistung entsprechend der Gebührenordnungsposition 20373 und 20374

Obligater Leistungsinhalt

- Dokumentation entsprechend der Qualitätssicherungsvereinbarung Hörgeräteversorgung gemäß § 135 Abs. 2 SGB V,
- Mitteilung der durch den Arzt aktuell erhobenen Befunde an den Hörgeräteakustiker,

einmal am Behandlungstag

6,37 €
62 Punkte

Die Gebührenordnungsposition 20375 ist im Behandlungsfall höchstens zweimal berechnungsfähig.

Wegepauschalen sind im Zusammenhang mit der Gebührenordnungsposition 20375 nicht berechnungsfähig.

Die Gebührenordnungsposition 20375 ist im Behandlungsfall nicht neben der Gebührenordnungsposition 09375 berechnungsfähig.

III Arztgruppenspezifische Gebührenordnungspositionen

20377 Zuschlag zu den Gebührenordnungspositionen 20339 und 20340 für die Koordination des Arztes über Maßnahmen mit dem Hörgeräte-(Päd-)akustiker innerhalb von 7 Tagen nach Durchführung der Leistung entsprechend der Gebührenordnungsposition 20339 und 20340

Obligater Leistungsinhalt
- Dokumentation,
- Mitteilung der durch den Arzt aktuell erhobenen Befunde an den Hörgeräte-(Päd-)akustiker und Berücksichtigung der durch den Hörgeräte-(Päd-)akustiker erhobenen Anpassungsergebnisse,

einmal am Behandlungstag

6,37 €
62 Punkte

Die Gebührenordnungsposition 20377 ist im Behandlungsfall höchstens zweimal berechnungsfähig.

Wegepauschalen sind im Zusammenhang mit der Gebührenordnungsposition 20377 nicht berechnungsfähig.

20378 Zuschlag zu den Gebührenordnungspositionen 20339 und 20340 für die Koordination des Arztes mit pädagogischen Einrichtungen im direkten Zusammenhang mit der Durchführung der Leistungen

Obligater Leistungsinhalt
- Dokumentation,
- Rücksprache zur individuellen Hör- und Sprachentwicklung,

einmal am Behandlungstag

13,76 €
134 Punkte

Die Gebührenordnungsposition 20378 ist im Behandlungsfall höchstens zweimal berechnungsfähig.

Wegepauschalen sind im Zusammenhang mit der Gebührenordnungsposition 20378 nicht berechnungsfähig.

21 Psychiatrische und Psychotherapeutische Gebührenordnungspositionen (Psychiater)

21.1 Präambel

1. Die in diesem Kapitel aufgeführten Gebührenordnungspositionen können ausschließlich von
   - Fachärzten für Psychiatrie und Psychotherapie
   - Fachärzten für Nervenheilkunde
   - Fachärzten für Neurologie und Psychiatrie

   berechnet werden.

2. Fachärzte für Nervenheilkunde sowie Fachärzte für Neurologie und Psychiatrie berechnen abweichend von Nr. 6 der Allgemeinen Bestimmungen immer die Grundpauschalen nach den Gebührenordnungspositionen 21213 bis 21215 sowie den Zuschlag für die nervenheilkundliche Grundversorgung nach der Gebührenordnungsposition 21225.

3. Ausser den in diesem Kapitel genannten Gebührenordnungspositionen sind von den in der Präambel genannten Vertragsärzten - unbeschadet der Regelungen gemäß 5 und 6.2 der Allgemeinen Bestimmungen - zusätzlich nachfolgende Gebührenordnungspositionen berechnungsfähig: 01100 bis 01102, 01210, 01212, 01214, 01216, 01218, 01220 bis 01222, 01320, 01321, 01410 bis 01416,

21 Psychiatrische und Psychotherapeutische GOP

01418, 01420, 01422, 01424 bis 01426, 01430, 01435, 01436, 01440, 01600 bis 01602, 01610 bis 01612, 01620 bis 01623, 01800, 01802 bis 01811, 01950 bis 01952, 01955, 01956, 02100, 02101, 02110 bis 02112, 02200, 02300 bis 02302, 02320, 02342 und 02510 bis 02512.

4. Ausser den in diesem Kapitel genannten Gebührenordnungspositionen sind bei Vorliegen der entsprechenden Qualifikationsvoraussetzungen von den in der Präambel genannten Vertragsärzten - unbeschadet der Regelungen gemäß 5 und 6.2 der Allgemeinen Bestimmungen - zusätzlich nachfolgende Gebührenordnungspositionen berechnungsfähig: 30400 bis 30402, 30410, 30411, 30420, 30421, 30610 und 30611, Gebührenordnungspositionen der Abschnitte 30.1, 30.2, 30.3, 30.7.1, 30.7.2, 30.8, 30.9, 30.11, 30.12 und 36.6.2 sowie Gebührenordnungspositionen der Kapitel 32, 33 und 35.

5. Bei der Berechnung der zusätzlichen Gebührenordnungspositionen in den Nummern 3 und 4 sind die Maßnahmen zur Qualitätssicherung gemäß § 135 Abs. 2 SGB V, die berufsrechtliche Verpflichtung zur grundsätzlichen Beschränkung auf das jeweilige Gebiet sowie die Richtlinien des Gemeinsamen Bundesausschusses zu beachten.

6. Werden die in den Grundpauschalen enthaltenen Leistungen entsprechend den Gebührenordnungspositionen 01600 und 01601 erbracht, sind für die Versendung bzw. den Transport die Kostenpauschalen nach den Nrn. 40120, 40122, 40124 und 40126 berechnungsfähig.

21.2 Psychiatrische und nervenheilkundliche Grundpauschalen

Psychiatrische Grundpauschale

Obligater Leistungsinhalt

- Persönlicher Arzt-Patienten-Kontakt,

Fakultativer Leistungsinhalt

- Weitere persönliche oder andere Arzt-Patienten-Kontakte gemäß 4.3.1 der Allgemeinen Bestimmungen,
- Ärztlicher Bericht entsprechend der Gebührenordnungsposition 01600,
- Individueller Arztbrief entsprechend der Gebührenordnungsposition 01601,
- Beratung und Behandlung bis zu 10 Minuten Dauer,
  Erhebung des vollständigen psychiatrischen Status, ggf. zusätzlich ergänzende Erhebung des neurologischen Status bei psychiatrischen Fällen
- Erhebung des vollständigen neurologischen Status, ggf. zusätzlich ergänzende Erhebung des psychiatrischen Status bei neurologischen Fällen
- In Anhang 1 aufgeführte Leistungen,

einmal im Behandlungsfall

21210–21216 III Arztgruppenspezifische Gebührenordnungspositionen

21210	für Versicherte bis zum vollendeten 5. Lebensjahr	21,47 € 209 Punkte
21211	für Versicherte ab Beginn des 6. bis zum vollendeten 59. Lebensjahr	20,13 € 196 Punkte
21212	für Versicherte ab Beginn des 60. Lebensjahres	20,54 € 200 Punkte

Die Gebührenordnungspositionen 21210 bis 21212 sind nicht neben der Gebührenordnungsposition 01436 berechnungsfähig.

Die Gebührenordnungspositionen 21210 bis 21212 sind im Behandlungsfall nicht neben den Gebührenordnungspositionen 01600 und 01601 berechnungsfähig.

Grundpauschale für Fachärzte für Nervenheilkunde und Fachärzte für Neurologie und Psychiatrie

Obligater Leistungsinhalt

– Persönlicher Arzt-Patienten-Kontakt,

Fakultativer Leistungsinhalt

– Weitere persönliche oder andere Arzt-Patienten-Kontakte gemäß 4.3.1 der Allgemeinen Bestimmungen,
– Ärztlicher Bericht entsprechend der Gebührenordnungsposition 01600,
– Individueller Arztbrief entsprechend der Gebührenordnungsposition 01601,
– Beratung und Behandlung bis zu 10 Minuten Dauer,
– Erhebung des vollständigen neurologischen Status, ggf. zusätzlich ergänzende Erhebung des psychiatrischen Status bei neurologischen Fällen,
– Erhebung des vollständigen psychiatrischen Status, ggf. zusätzlich ergänzende Erhebung des neurologischen Status bei psychiatrischen Fällen,
– In Anhang 1 aufgeführte Leistungen,

einmal im Behandlungsfall

21213	für Versicherte bis zum vollendeten 5. Lebensjahr	28,86 € 281 Punkte
21214	für Versicherte ab Beginn des 6. bis zum vollendeten 59. Lebensjahr	27,22 € 265 Punkte
21215	für Versicherte ab Beginn des 60. Lebensjahres	27,63 € 269 Punkte

Die Gebührenordnungspositionen 21213 bis 21215 sind nicht neben der Gebührenordnungsposition 01436 berechnungsfähig.

Die Gebührenordnungspositionen 21213 bis 21215 sind im Behandlungsfall nicht neben den Gebührenordnungspositionen 01600 und 01601 berechnungsfähig.

21216	**Fremdanamnese** und/oder **Anleitung** bzw. **Betreuung** von Bezugspersonen schwer psychisch erkrankter Patienten mit dadurch gestörter Kommunikationsfähigkeit, je 10 Minuten, höchstens fünfmal im Behandlungsfall	15,41 € 150 Punkte

21 Psychiatrische und Psychotherapeutische GOP 21217–21226

21217 **Supportive psychiatrische Behandlung** eines affektiv, psychotisch, psychomotorisch und/oder hirnorganisch akut dekompensierten Patienten,
höchstens dreimal im Behandlungsfall

2,88 €
28 Punkte

21218 **Zuschlag für die psychiatrische Grundversorgung** gemäß Allgemeiner Bestimmung 4.3.8 zu den Gebührenordnungspositionen 21210 bis 21212
einmal im Behandlungsfall
Der Zuschlag nach der Gebührenordnungsposition 21218 kann gemäß Allgemeiner Bestimmung 4.3.8 ausschließlich in Behandlungsfällen abgerechnet werden, in denen nur Leistungen der fachärztlichen Grundversorgung gemäß Anhang 3 und/oder regionaler Vereinbarungen erbracht und berechnet werden.

4,52 €
44 Punkte

21219 **Zuschlag zu der Gebührenordnungsposition 21218**
einmal im Behandlungsfall
Die Gebührenordnungsposition 21219 wird durch die zuständige Kassenärztliche Vereinigung zugesetzt.

1,23 €
12 Punkte

21225 **Zuschlag für die nervenheilkundliche Grundversorgung** gemäß Allgemeiner Bestimmung 4.3.8 zu den Gebührenordnungspositionen 21213 bis 21215
einmal im Behandlungsfall
Der Zuschlag nach der Gebührenordnungsposition 21225 kann gemäß Allgemeiner Bestimmung 4.3.8 ausschließlich in Behandlungsfällen abgerechnet werden, in denen nur Leistungen der fachärztlichen Grundversorgung gemäß Anhang 3 und/oder regionaler Vereinbarungen erbracht und berechnet werden.

4,01 €
39 Punkte

21226 **Zuschlag zu der Gebührenordnungsposition 21225**
einmal im Behandlungsfall
Die Gebührenordnungsposition 21226 wird durch die zuständige Kassenärztliche Vereinigung zugesetzt.

1,03 €
10 Punkte

21.3 Diagnostische und therapeutische Gebührenordnungspositionen

21220 Psychiatrisches Gespräch, Psychiatrische Behandlung, Beratung, Erörterung und/oder Abklärung,

Obligater Leistungsinhalt
- Dauer mindestens 10 Minuten,
- Als Einzelbehandlung,

Fakultativer Leistungsinhalt
- Erhebung der biographischen Anamnese zur Psychopathologie unter Berücksichtigung der entwicklungspsychologischen Gesichtspunkte,
- Vertiefte Exploration mit differentialdiagnostischer Einordnung eines psychiatrischen Krankheitsbildes,
- Syndrombezogene therapeutische Intervention,
- Anleitung der Bezugsperson(en),

je vollendete 10 Minuten

13,97 €
136 Punkte

Bei der Nebeneinanderberechnung der Gebührenordnungspositionen 21210 bis 21212 und 21220 oder der Gebührenordnungspositionen 21213 bis 21215 und 21220 ist eine Arzt-Patienten-Kontaktzeit von mindestens 20 Minuten Voraussetzung für die Berechnung der Gebührenordnungsposition 21220.

Bei der Nebeneinanderberechnung diagnostischer bzw. therapeutischer Gebührenordnungspositionen und der Gebührenordnungsposition 21220 ist eine mindestens 10 Minuten längere Arzt-Patienten-Kontaktzeit als in den entsprechenden Gebührenordnungspositionen angegeben Voraussetzung für die Berechnung der Gebührenordnungsposition 21220.

Die Gebührenordnungsposition 21220 ist nicht neben den Gebührenordnungspositionen 01210, 01212, 01214, 01216, 01218, 16220, 21221 und 30930 bis 30933 und nicht neben den Gebührenordnungspositionen der Abschnitte 30.3, 35.1 und 35.2 berechnungsfähig.

21221 Psychiatrische Behandlung (Gruppenbehandlung)

Obligater Leistungsinhalt
- Dauer mindestens 40 Minuten,
- Gruppenbehandlung,
- Mindestens 3, höchstens 8 Teilnehmer,

Fakultativer Leistungsinhalt
- Syndrombezogene therapeutische Intervention,
- Anleitung der Bezugsperson(en),

je Teilnehmer, je vollendete 40 Minuten

13,76 €
134 Punkte

Bei der Nebeneinanderberechnung der Gebührenordnungspositionen 21210 bis 21212 und 21221 oder der Gebührenordnungspositionen 21213 bis 21215 und 21221 ist eine Arzt-Patienten-Kontaktzeit von mindestens 50 Minuten Voraussetzung für die Berechnung der Gebührenordnungsposition 21221.

21 Psychiatrische und Psychotherapeutische GOP 21230

Die Gebührenordnungsposition 21221 ist nicht neben den Gebührenordnungspositionen 01210, 01212, 01214, 01216, 01218, 16220, 21220 und 30930 bis 30933 und nicht neben den Gebührenordnungspositionen der Abschnitte 30.3, 35.1 und 35.2 berechnungsfähig.

21230 **Zusatzpauschale Kontinuierliche Mitbetreuung** eines Patienten mit einer psychiatrischen Erkrankung **in der häuslichen und/oder familiären Umgebung**

Obligater Leistungsinhalt

- Kontinuierliche Mitbetreuung eines in der familiären und/oder häuslichen Umgebung versorgten Patienten mit einer Erkrankung aus dem affektiven oder schizophrenen Formenkreis, einer hirnorganischen oder Persönlichkeitsstörung oder einer Abhängigkeitserkrankung,
- Erhebung ergänzender psychopathologischer Befunde,
- Einbeziehung sozialer und pathobiographischer Ereignisse,
- Mindestens zwei persönliche Arzt-Patienten-Kontakte im Behandlungsfall,

Fakultativer Leistungsinhalt

- Erstellung eines Behandlungsplans unter Einbeziehung der Bezugsperson(en),
- Einleitung und/oder Führung einer Therapie mit Lithium und/oder anderen Phasenprophylaktika, Clozapin, Depotneuroleptika oder Stimulanzientherapie,
- Einleitung und/oder Führung einer Schlafentzugstherapie,
- Führung von Patienten mit vormundschaftsgerichtlicher Betreuung oder Therapieauflagen,

einmal im Behandlungsfall

38,52 €
375 Punkte

Die Gebührenordnungsposition 21230 ist nur bei mindestens einer der im folgenden genannten Erkrankungen berechnungsfähig: F00.- bis F02.- Demenz, F07.- Organische Hirnstörung mit Verhaltensstörung, F10.- bis F16.- Störungen durch Alkohol, Opioide, Cannabinoide, Sedativa oder Hypnotika, Kokain, Stimulantien, Halluzinogene (inkl. bei Substitutions- und Aversivbehandlung), F20.- Schizophrenie, F21 Schizotype Störung, F22.- Anhaltende wahnhafte Störung, F25.- Schizoaffektive Störung, F28 Sonstige nichtorganische psychotische Störungen, F29 Nicht näher bezeichnete nichtorganische Psychose, F30.- Manie, F31.2, F31.4, F31.5, F32.2, F32.3, F33.3, F34.1 Depression, F41.1 Generalisierte Angststörung, F41.2 Angst und depressive Störung, gemischt, F42.1 Vorwiegend Zwangshandlungen [Zwangsrituale], F42.2 Zwangsgedanken und - handlungen, gemischt, F50.- Essstörungen, F71.8 Verhaltensstörung bei mittelgradiger Intelligenzminderung, F72.1 Schwere Intelligenzminderung mit deutlicher Verhaltensstörung, F73.1 Schwerste Intelligenzminderung mit deutlicher Verhaltensstörung, F79.1 Schwachsinn mit deutlicher Verhaltensstörung, F84.- Autismus, F94.0 Mutismus.

Die Gebührenordnungsposition 21230 ist im Behandlungsfall nicht neben den Gebührenordnungspositionen 21231 bis 21233 berechnungsfähig.

21231	**Zusatzpauschale Kontinuierliche Mitbetreuung** eines Patienten mit einer psychiatrischen Erkrankung **in beschützenden Einrichtungen oder Pflege- und Altenheimen**

Obligater Leistungsinhalt
- Kontinuierliche Mitbetreuung eines in beschützenden Einrichtungen oder Pflege- und Altenheimen mit Pflegepersonal versorgten Patienten mit einer psychiatrischen Erkrankung,

Fakultativer Leistungsinhalt
- Erstellung eines Behandlungsplans unter Einbeziehung der Bezugsperson(en),

einmal im Behandlungsfall

21,47 €
209 Punkte

Die Gebührenordnungsposition 21231 ist nur bei mindestens einer der im folgenden genannten Erkrankungen berechnungsfähig: F00.- bis F02.- Demenz, F07.- Organische Hirnstörung mit Verhaltensstörung, F10.- bis F16.- Störungen durch Alkohol, Opioide, Cannabinoide, Sedativa oder Hypnotika, Kokain, Stimulantien, Halluzinogene (inkl. bei Substitutions- und Aversivbehandlung), F20.- Schizophrenie, F21 Schizotype Störung, F22.- Anhaltende wahnhafte Störung, F25.- Schizoaffektive Störung, F28 Sonstige nichtorganische psychotische Störungen, F29 Nicht näher bezeichnete nichtorganische Psychose, F30.- Manie, F31.2, F31.4, F31.5, F32.2, F32.3, F33.3, F34.1 Depression, F41.1 Generalisierte Angststörung, F41.2 Angst und depressive Störung, gemischt, F42.1 Vorwiegend Zwangshandlungen [Zwangsrituale], F42.2 Zwangsgedanken und - handlungen, gemischt, F50.- Essstörungen, F71.8 Verhaltensstörung bei mittelgradiger Intelligenzminderung, F72.1 Schwere Intelligenzminderung mit deutlicher Verhaltensstörung, F73.1 Schwerste Intelligenzminderung mit deutlicher Verhaltensstörung, F79.1 Schwachsinn mit deutlicher Verhaltensstörung, F84.- Autismus, F94.0 Mutismus.

Die Gebührenordnungsposition 21231 ist im Behandlungsfall nicht neben den Gebührenordnungspositionen 14314, 16231, 21230, 21232 und 21233 berechnungsfähig.

21232	**Zusatzpauschale Ärztliche Koordination psychiatrischer Betreuung**

Obligater Leistungsinhalt
- Koordination
  - intra- und/oder extramuraler, multiprofessioneller komplementärer Versorgungsstrukturen und/oder -instanzen,
  - psycho-, ergo- und/oder sprachtherapeutischer Einrichtungen und/oder multiprofessioneller Teams,
  - der Gruppenarbeit mit Patienten, Angehörigen und/oder Laienhelfern,

einmal im Behandlungsfall

20,34 €
198 Punkte

Die Gebührenordnungsposition 21232 kann nur in Quartalen mit persönlichem Arzt-Patienten-Kontakt berechnet werden.

Die Gebührenordnungsposition 21232 ist im Behandlungsfall nicht neben den Gebührenordnungspositionen 14240, 21230, 21231 und 21233 berechnungsfähig.

21 Psychiatrische und Psychotherapeutische GOP 21233

21233 Zusatzpauschale Mitbetreuung eines Patienten mit einer psychiatrischen Erkrankung in der häuslichen und/oder familiären Umgebung

Obligater Leistungsinhalt
- Mitbetreuung eines in der familiären und/oder häuslichen Umgebung versorgten Patienten mit einer Erkrankung aus dem affektiven oder schizophrenen Formenkreis, einer hirnorganischen oder Persönlichkeitsstörung oder einer Abhängigkeitserkrankung,
- Erhebung ergänzender psychopathologischer Befunde,
- Einbeziehung sozialer und pathobiographischer Ereignisse,
- Ein persönlicher Arzt-Patienten-Kontakt im Behandlungsfall,
- Dauer mindestens 15 Minuten,

Fakultativer Leistungsinhalt
- Erstellung eines Behandlungsplans unter Einbeziehung der Bezugsperson(en),
- Einleitung und/oder Führung einer Therapie mit Lithium und/oder anderen Phasenprophylaktika, Clozapin, Depotneuroleptika oder Stimulanzientherapie,
- Einleitung und/oder Führung einer Schlafentzugstherapie,
- Führung von Patienten mit vormundschaftsgerichtlicher Betreuung oder Therapieauflagen,

einmal im Behandlungsfall

30,71 €
299 Punkte

Die Gebührenordnungsposition 21233 ist nur bei mindestens einer der im folgenden genannten Erkrankungen berechnungsfähig: F 00.- bis F02.- Demenz, F07.- Organische Hirnstörung mit Verhaltensstörung, F10.- bis F16.- Störungen durch Alkohol, Opioide, Cannabinoide, Sedativa oder Hypnotika, Kokain, Stimulantien, Halluzinogene (inkl. bei Substitutions- und Aversivbehandlung), F20.- Schizophrenie, F21 Schizotype Störung, F22.- Anhaltende wahnhafte Störung, F25.- Schizoaffektive Störung, F28 Sonstige nichtorganische psychotische Störungen, F29 Nicht näher bezeichnete nichtorganische Psychose, F30.- Manie, F31.2, F31.4, F31.5, F32.2, F32.3, F33.3, F34.1 Depression, F41.1 Generalisierte Angststörung, F41.2 Angst und depressive Störung, gemischt, F42.1 Vorwiegend Zwangshandlungen [Zwangsrituale], F42.2 Zwangsgedanken und - handlungen, gemischt, F50.- Essstörungen, F71.8 Verhaltensstörung bei mittelgradiger Intelligenzminderung, F72.1 Schwere Intelligenzminderung mit deutlicher Verhaltensstörung, F73.1 Schwerste Intelligenzminderung mit deutlicher Verhaltensstörung, F79.1 Schwachsinn mit deutlicher Verhaltensstörung, F84.- Autismus, F94.0 Mutismus.

Die Gebührenordnungsposition 21233 ist im Behandlungsfall nicht neben den Gebührenordnungspositionen 21230 bis 21232 berechnungsfähig.

21310 Elektroenzephalographische Untersuchung

Obligater Leistungsinhalt

- Ableitungsdauer mindestens 20 Minuten,
- Aufzeichnungsdauer mindestens 20 Minuten,
- Auswertung,
- Übergangswiderstandsmessung

Fakultativer Leistungsinhalt

- Provokation(en)

25,78 €
251 Punkte

Die für die Gebührenordnungsposition 21310 erforderliche Berichtspflicht ist erfüllt, wenn sie einmal im Behandlungsfall erfolgt ist.

Die Gebührenordnungsposition 21310 ist nicht neben den Gebührenordnungspositionen 04434, 04435, 14320, 14321, 16310, 16311, 21311, 30900 und 30901 berechnungsfähig.

21311 Langzeitelektroenzephalographische (Schlaf-)Untersuchung

Obligater Leistungsinhalt

- Ableitungsdauer mindestens 2 Stunden,
- Aufzeichnung,
- Auswertung

Fakultativer Leistungsinhalt

- Provokation(en),
- Polygraphie

56,29 €
548 Punkte

Die Gebührenordnungsposition 21311 ist nicht neben den Gebührenordnungspositionen 04434, 04435, 14320, 14321, 16231, 16310, 16311, 21310, 30900 und 30901 berechnungsfähig.

21320 Elektronystagmo-/Okulographie, Blinkreflexprüfung

Obligater Leistungsinhalt

- Elektronystagmo-/Okulographie

und/oder

- Blinkreflexprüfung,
- Ein- und/oder beidseitig,

einmal im Behandlungsfall

12,94 €
126 Punkte

Die Gebührenordnungsposition 21320 ist im Behandlungsfall nicht neben den Gebührenordnungspositionen 04439, 14330 und 16320 berechnungsfähig.

21321 Neurophysiologische Untersuchung (SEP, VEP, AEP, MEP)

Obligater Leistungsinhalt

- Bestimmung somatosensibel evozierter Potentiale

und/oder

- Bestimmung visuell evozierter Potentiale

und/oder

- Bestimmung akustisch evozierter Potentiale

und/oder

- Bestimmung magnetisch evozierter Potentiale,
- Beidseitige Untersuchung(en),

je Sitzung

27,01 €
263 Punkte

22 GOP d. Psychosomatischen Medizin und Psychotherapie 21330–21340

Die Gebührenordnungsposition 21321 ist im Behandlungsfall insgesamt höchstens zweimal berechnungsfähig.

Die Gebührenordnungsposition 21321 ist nicht neben den Gebührenordnungspositionen 04436, 14331 und 16321 berechnungsfähig.

21330	**Konvulsionsbehandlung** unter Vollnarkose, je Sitzung	9,66 € 94 Punkte

21340	**Testverfahren bei Demenzverdacht** *Obligater Leistungsinhalt* – Durchführung standardisierter Testverfahren bei Patienten mit Demenzverdacht (z. B. SKT, MMST, TFDD), bis zu dreimal im Behandlungsfall *Die Gebührenordnungspositionen 03242, 16340 und 21340 sind im Behandlungsfall insgesamt höchstens dreimal berechnungsfähig.*	1,95 € 19 Punkte

22 Gebührenordnungspositionen der Psychosomatischen Medizin und Psychotherapie (Fachärzte für Psychosomatische Medizin und Psychotherapie)

22.1 Präambel

1. Die in diesem Kapitel aufgeführten Gebührenordnungspositionen können ausschließlich von Fachärzten für Psychosomatische Medizin und Psychotherapie berechnet werden.
2. Ausser den in diesem Kapitel genannten Gebührenordnungspositionen sind von den in der Präambel genannten Vertragsärzten - unbeschadet der Regelungen gemäß 5 und 6.2 der Allgemeinen Bestimmungen - zusätzlich nachfolgende Gebührenordnungspositionen berechnungsfähig: 01100 bis 01102, 01210, 01212, 01214, 01216, 01218, 01220 bis 01222, 01320, 01321, 01410 bis 01416, 01418, 01422, 01424, 01430, 01435, 01436, 01440, 01600 bis 01602, 01610 bis 01612, 01620 bis 01623, 01950 bis 01952, 01955, 01956, 02100, 02101, 02110 bis 02112, 02200, 02300 bis 02302, 02320, 02323 und 02510 bis 02512.
3. Ausser den in diesem Kapitel genannten Gebührenordnungspositionen sind bei Vorliegen der entsprechenden Qualifikationsvoraussetzungen von den in der Präambel genannten Vertragsärzten - unbeschadet der Regelungen gemäß 5 und 6.2 der Allgemeinen Bestimmungen - zusätzlich nachfolgende Gebührenordnungspositionen berechnungsfähig: 30400 bis 30402, 30410, 30411, 30420, 30421 und 30800, Gebührenordnungspositionen der Abschnitte 30.1, 30.2, 30.3, 30.7.1, 30.7.2, 30.11 und 36.6.2 sowie Gebührenordnungspositionen der Kapitel 32, 33 und 35.
4. Bei der Berechnung der zusätzlichen Gebührenordnungspositionen in den Nummern 2 und 3 sind die Maßnahmen zur Qualitätssicherung gemäß § 135 Abs. 2 SGB V, die berufsrechtliche Verpflichtung zur grundsätzlichen Beschränkung auf das jeweilige Gebiet sowie die Richtlinien des Gemeinsamen Bundesausschusses zu beachten.

5. Werden die in den Grundpauschalen enthaltenen Leistungen entsprechend den Gebührenordnungspositionen 01600 und 01601 erbracht, sind für die Versendung bzw. den Transport die Kostenpauschalen nach den Nrn. 40120, 40122, 40124 und 40126 berechnungsfähig.

22.2 Psychotherapeutisch-medizinische Grundpauschalen

Grundpauschale

Obligater Leistungsinhalt
- Persönlicher Arzt-Patienten-Kontakt,

Fakultativer Leistungsinhalt
- Weitere persönliche oder andere Arzt-Patienten-Kontakte gemäß 4.3.1 der Allgemeinen Bestimmungen,
- Ärztlicher Bericht entsprechend der Gebührenordnungsposition 01600,
- Individueller Arztbrief entsprechend der Gebührenordnungsposition 01601,
- Beratung und Behandlung bis zu 10 Minuten Dauer,
- In Anhang 1 aufgeführte Leistungen,

einmal im Behandlungsfall

22210   für Versicherte bis zum vollendeten 5. Lebensjahr   14,18 € / 138 Punkte

22211   für Versicherte ab Beginn des 6. bis zum vollendeten 59. Lebensjahr   18,39 € / 179 Punkte

22212   für Versicherte ab Beginn des 60. Lebensjahres   16,02 € / 156 Punkte

Die Gebührenordnungspositionen 22210 bis 22212 sind nicht neben der Gebührenordnungsposition 01436 berechnungsfähig.

Die Gebührenordnungspositionen 22210 bis 22212 sind im Behandlungsfall nicht neben den Gebührenordnungspositionen 01600 und 01601 berechnungsfähig.

22216   **Zuschlag für die psychotherapeutisch-medizinische Grundversorgung** gemäß Allgemeiner Bestimmung 4.3.8 zu den Gebührenordnungspositionen 22210 bis 22212

einmal im Behandlungsfall   16,85 € / 164 Punkte

Der Zuschlag nach der Gebührenordnungsposition 22216 kann gemäß Allgemeiner Bestimmung 4.3.8 ausschließlich in Behandlungsfällen abgerechnet werden, in denen nur Leistungen der fachärztlichen Grundversorgung gemäß Anhang 3 und/oder regionaler Vereinbarungen erbracht und berechnet werden.

22218   **Zuschlag zu der Gebührenordnungsposition 22216**

einmal im Behandlungsfall   4,52 € / 44 Punkte

Die Gebührenordnungsposition 22218 wird durch die zuständige Kassenärztliche Vereinigung zugesetzt.

22.3 Diagnostische und therapeutische Gebührenordnungspositionen

22220 Psychotherapeutisches Gespräch (Einzelbehandlung)
Obligater Leistungsinhalt
- Dauer mindestens 10 Minuten,
- Als Einzelbehandlung,

Fakultativer Leistungsinhalt
- Syndrombezogene therapeutische Intervention,
- Instruktion der Bezugsperson(en),

je vollendete 10 Minuten, höchstens 15-mal im Behandlungsfall

11,09 €
108 Punkte

Bei der Nebeneinanderberechnung der Gebührenordnungspositionen 22210 bis 22212 und 22220 ist eine Arzt-Patienten-Kontaktzeit von mindestens 20 Minuten Voraussetzung für die Berechnung der Gebührenordnungsposition 22220.

Bei der Nebeneinanderberechnung diagnostischer bzw. therapeutischer Gebührenordnungspositionen und der Gebührenordnungsposition 22220 ist eine mindestens 10 Minuten längere Arzt-Patienten-Kontaktzeit als in den entsprechenden Gebührenordnungspositionen angegeben Voraussetzung für die Berechnung der Gebührenordnungsposition 22220.

Die Gebührenordnungsposition 22220 ist nicht neben den Gebührenordnungspositionen 01210, 01212, 01214, 01216, 01218, 22221, 22222 und 30930 bis 30933 und nicht neben den Gebührenordnungspositionen der Abschnitte 35.1 und 35.2 berechnungsfähig.

22221 Psychosomatisches Gespräch, psychosomatisch-medizinische Behandlung, Beratung, Erörterung und/oder Abklärung (Einzelbehandlung)

Obligater Leistungsinhalt
- Vertiefte Exploration mit differentialdiagnostischer Einordnung eines psychosomatisch und/oder psychopathologisch definierten Krankheitsbildes,
- Einbeziehung psychosozialer Gesichtspunkte,
- Dauer mindestens 10 Minuten,
- Als Einzelbehandlung,

Fakultativer Leistungsinhalt
- Syndrombezogene therapeutische Intervention,
- Instruktion der Bezugsperson(en),

je vollendete 10 Minuten

9,24 €
90 Punkte

Bei der Nebeneinanderberechnung der Gebührenordnungspositionen 22210 bis 22212 und 22221 ist eine Arzt-Patienten-Kontaktzeit von mindestens 20 Minuten Voraussetzung für die Berechnung der Gebührenordnungsposition 22221.

Bei der Nebeneinanderberechnung diagnostischer bzw. therapeutischer Gebührenordnungspositionen und der Gebührenordnungsposition 22221 ist eine mindestens 10 Minuten längere Arzt-Patienten-

Kontaktzeit als in den entsprechenden Gebührenordnungspositionen angegeben Voraussetzung für die Berechnung der Gebührenordnungsposition 22221.

Die Gebührenordnungsposition 22221 ist nicht neben den Gebührenordnungspositionen 01210, 01212, 01214, 01216, 01218, 22220, 22222 und 30930 bis 30933 und nicht neben den Gebührenordnungspositionen der Abschnitte 35.1 und 35.2 berechnungsfähig.

22222 **Psychosomatisch-medizinische Behandlung (Gruppenbehandlung)**

Obligater Leistungsinhalt
- Dauer mindestens 40 Minuten,
- Als Gruppenbehandlung,
- Mindestens 3, höchstens 8 Teilnehmer,

Fakultativer Leistungsinhalt
- Syndrombezogene therapeutische Intervention,
- Instruktion der Bezugsperson(en),

je Teilnehmer, je vollendete 40 Minuten

7,60 €
74 Punkte

Bei der Nebeneinanderberechnung der Gebührenordnungspositionen 22210 bis 22212 und 22222 ist eine Arzt-Patienten-Kontaktzeit von mindestens 50 Minuten Voraussetzung für die Berechnung der Gebührenordnungsposition 22222.

Die Gebührenordnungsposition 22222 ist nicht neben den Gebührenordnungspositionen 01210, 01212, 01214, 01216, 01218, 22220, 22221 und 30930 bis 30933 und nicht neben den Gebührenordnungspositionen der Abschnitte 35.1 und 35.2 berechnungsfähig.

22230 **Klinisch-neurologische Basisdiagnostik**

Obligater Leistungsinhalt
- Erhebung des Reflexstatus,
- Prüfung der Motorik,
- Prüfung der Sensibilität,

Fakultativer Leistungsinhalt
- Prüfung der Funktion der Hirnnerven,
- Prüfung der Funktion des extrapyramidalen System,
- Prüfung des Vegetativums,
- Untersuchung der hirnversorgenden Gefäße,

einmal im Behandlungsfall

6,68 €
65 Punkte

Die Gebührenordnungsposition 22230 ist nicht neben den Gebührenordnungspositionen 01711 bis 01719, 01723 und 35142 berechnungsfähig.

Die Gebührenordnungsposition 22230 ist im Behandlungsfall nicht neben den Gebührenordnungspositionen 13250 und 27311 berechnungsfähig.

23 Psychotherapeutische Gebührenordnungspositionen (Ärztliche und psychologische Psychotherapeuten, Kinder- und Jugendlichenpsychotherapeuten)

23.1 Präambel

1. Die in diesem Kapitel aufgeführten Gebührenordnungspositionen können ausschließlich von
   - Ärztlichen und psychologischen Psychotherapeuten
   - Kinder- und Jugendlichenpsychotherapeuten (ausschließlich für die Behandlung von Patienten bis zum vollendeten 21. Lebensjahr bzw. bei Patienten, deren Behandlung vor Vollendung des 21. Lebensjahres begonnen wurde)

   berechnet werden.

2. Ausser den in diesem Kapitel genannten Gebührenordnungspositionen sind von den in der Präambel genannten Vertragsärzten - unbeschadet der Regelungen gemäß 5 und 6.2 der Allgemeinen Bestimmungen - zusätzlich nachfolgende Gebührenordnungspositionen berechnungsfähig: 01100 bis 01102, 01210, 01212, 01214, 01216, 01218, 01220 bis 01222, 01320, 01321, 01410 bis 01416, 01418, 01422, 01424, 01430, 01435, 01436, 01600 bis 01602, 01610 bis 01612, 01620 bis 01623, 02100, 02101, 02200, 02300 bis 02302, 02320, 02323 und 02510 bis 02512.

3. Ausser den in diesem Kapitel genannten Gebührenordnungspositionen sind bei Vorliegen der entsprechenden Qualifikationsvoraussetzungen von den in der Präambel genannten Vertragsärzten - unbeschadet der Regelungen gemäß 5 und 6.2 der Allgemeinen Bestimmungen - zusätzlich nachfolgende Gebührenordnungspositionen berechnungsfähig: 30400 bis 30402, 30410, 30411, 30420, 30421 und 30800, Gebührenordnungspositionen der Abschnitte 30.1, 30.2, 30.3, 30.7.1, 30.7.2, 30.11 und 36.6.2 sowie Gebührenordnungspositionen der Kapitel 32, 33 und 35.

4. Bei der Berechnung der zusätzlichen Gebührenordnungspositionen in den Nummern 2 und 3 sind die Maßnahmen zur Qualitätssicherung gemäß § 135 Abs. 2 SGB V, die berufsrechtliche Verpflichtung zur grundsätzlichen Beschränkung auf das jeweilige Gebiet sowie die Richtlinien des Gemeinsamen Bundesausschusses zu beachten.

5. Für psychologische Psychotherapeuten und Kinder- und Jugendlichenpsychotherapeuten sind außer den Gebührenordnungspositionen in diesem Kapitel nur die Gebührenordnungspositionen 01100, 01101, 01410 bis 01413, 01415, 01430, 01435, 01600, 01601, 01602, 01620 bis 01622 und bei Vorliegen der entsprechenden Qualifikationsvoraussetzungen die Gebührenordnungspositionen des Abschnitts 30.11 sowie die Gebührenordnungspositionen des Kapitels 35 berechnungsfähig.

6. Werden die in den Grundpauschalen enthaltenen Leistungen entsprechend den Gebührenordnungspositionen 01600 und 01601 erbracht, sind für die Versendung bzw. den Transport die Kostenpauschalen nach den Nrn. 40120, 40122, 40124 und 40126 berechnungsfähig.

23.2 Psychotherapeutische Grundpauschalen

Grundpauschale für ärztliche und psychologische Psychotherapeuten

Obligater Leistungsinhalt
- Persönlicher Arzt-Patienten-Kontakt,

Fakultativer Leistungsinhalt
- Weitere persönliche oder andere Arzt-Patienten-Kontakte gemäß 4.3.1 der Allgemeinen Bestimmungen,
- Ärztlicher Bericht entsprechend der Gebührenordnungsposition 01600,
- Individueller Arztbrief entsprechend der Gebührenordnungsposition 01601,
- Beratung und Behandlung bis zu 10 Minuten Dauer,
- In Anhang 1 aufgeführte Leistungen,

einmal im Behandlungsfall

23210	für Versicherte bis zum vollendeten 5. Lebensjahr	8,32 € 81 Punkte
23211	für Versicherte ab Beginn des 6. bis zum vollendeten 59. Lebensjahr	12,33 € 120 Punkte
23212	für Versicherte ab Beginn des 60. Lebensjahres	10,89 € 106 Punkte

Die Gebührenordnungspositionen 23210 bis 23212 sind nicht neben den Gebührenordnungspositionen 01436 und 23214 berechnungsfähig.

Die Gebührenordnungspositionen 23210 bis 23212 sind im Behandlungsfall nicht neben den Gebührenordnungspositionen 01600 und 01601 berechnungsfähig.

23214 **Grundpauschale für Kinder- und Jugendlichenpsychotherapeuten**

Obligater Leistungsinhalt
- Persönlicher Arzt-Patienten-Kontakt,
- Bei Säuglingen, Kleinkindern, Kindern, Jugendlichen und Erwachsenen bei Therapien, die vor dem vollendeten 21. Lebensjahr begonnen wurden,

Fakultativer Leistungsinhalt
- Weitere persönliche oder andere Arzt-Patienten-Kontakte gemäß 4.3.1 der Allgemeinen Bestimmungen,
- Ärztlicher Bericht entsprechend der Gebührenordnungsposition 01600,
- Individueller Arztbrief entsprechend der Gebührenordnungsposition 01601,
- Beratung und Behandlung bis zu 10 Minuten Dauer,
- In Anhang 1 aufgeführte Leistungen,
- Intensive Beratung zu den therapeutischen, familiären, sozialen oder beruflichen bzw. schulischen Auswirkungen und deren Bewältigung,

einmal im Behandlungsfall

29,38 €
286 Punkte

Die Gebührenordnungsposition 23214 ist nur von Kinder- und Jugendlichenpsychotherapeuten sowie ärztlichen und psychologischen Psychotherapeuten, die die Voraussetzungen nach den §§ 5 Abs. 4 oder 6 Abs. 4 der Psychotherapie-Vereinbarungen erfüllen und über eine entsprechende Abrechnungsgenehmigung ihrer Kassenärztlichen Vereinigung verfügen, berechnungsfähig.

Die Gebührenordnungsposition 23214 ist nicht neben den Gebührenordnungspositionen 23210 bis 23212 berechnungsfähig.

23216 **Zuschlag für die psychotherapeutische Grundversorgung** gemäß Allgemeiner Bestimmung 4.3.8 zu den Gebührenordnungspositionen 23210 bis 23212 und 23214

einmal im Behandlungsfall

16,85 €
164 Punkte

Der Zuschlag nach der Gebührenordnungsposition 23216 kann gemäß Allgemeiner Bestimmung 4.3.8 ausschließlich in Behandlungsfällen abgerechnet werden, in denen nur Leistungen der fachärztlichen Grundversorgung gemäß Anhang 3 und/oder regionaler Vereinbarungen erbracht und berechnet werden.

23218 Zuschlag zu der Gebührenordnungsposition 23216

einmal im Behandlungsfall

4,52 €
44 Punkte

Die Gebührenordnungsposition 23218 wird durch die zuständige Kassenärztliche Vereinigung zugesetzt.

23.3 Therapeutische Gebührenordnungsposition

23220 **Psychotherapeutisches Gespräch als Einzelbehandlung**

Obligater Leistungsinhalt

- Dauer mindestens 10 Minuten,
- Einzelbehandlung,

Fakultativer Leistungsinhalt

- Syndrombezogene therapeutische Intervention,
- Krisenintervention,
- Anleitung der Bezugsperson(en),

je vollendete 10 Minuten, höchstens 15-mal im Behandlungsfall

11,09 €
108 Punkte

Bei der Nebeneinanderberechnung der Gebührenordnungspositionen 23210 bis 23212, 23214 und 23220 ist eine Gesprächsdauer von mindestens 20 Minuten Voraussetzung für die Berechnung der Gebührenordnungsposition 23220.

Die Gebührenordnungsposition 23220 ist nicht neben den Gebührenordnungspositionen 01210, 01212, 01214, 01216, 01218 und 30930 bis 30933 und nicht neben den Gebührenordnungspositionen der Abschnitte 35.1 und 35.2 berechnungsfähig.

24 Radiologische Gebührenordnungspositionen

24.1 Präambel

1. Die in diesem Kapitel aufgeführten Gebührenordnungspositionen können ausschließlich von Fachärzten für Diagnostische Radiologie berechnet werden.

III Arztgruppenspezifische Gebührenordnungspositionen

2. Ausser den in diesem Kapitel genannten Gebührenordnungspositionen sind von den in der Präambel genannten Vertragsärzten - unbeschadet der Regelungen gemäß 5 und 6.2 der Allgemeinen Bestimmungen - zusätzlich nachfolgende Gebührenordnungspositionen berechnungsfähig: 01210, 01212, 01214, 01216, 01218, 01220 bis 01222, 01414, 01416, 01422, 01424, 01430, 01435, 01520, 01521, 01530, 01531, 01610, 01611, 01620, 01621, 01750, 01752 bis 01755, 01758, 01759, 02100, 02101, 02200, 02300, 02310, 02320, 02323, 02330, 02340, 02341 und 02343.
3. Ausser den in diesem Kapitel genannten Gebührenordnungspositionen sind bei Vorliegen der entsprechenden Qualifikationsvoraussetzungen von den in der Präambel genannten Vertragsärzten - unbeschadet der Regelungen gemäß 5 und 6.2 der Allgemeinen Bestimmungen - zusätzlich nachfolgende Gebührenordnungspositionen berechnungsfähig: 36884, Gebührenordnungspositionen der Abschnitte 30.12, 31.2, 31.3, 31.4.3, 31.5, 31.6, 36.2, 36.3, 36.5 und 36.6.2 sowie Gebührenordnungspositionen der Kapitel 32, 33 und 34.
4. Bei der Berechnung der zusätzlichen Gebührenordnungspositionen in den Nummern 2 und 3 sind die Maßnahmen zur Qualitätssicherung gemäß § 135 Abs. 2 SGB V, die berufsrechtliche Verpflichtung zur grundsätzlichen Beschränkung auf das jeweilige Gebiet sowie die Richtlinien des Gemeinsamen Bundesausschusses zu beachten.
5. In den Gebührenordnungspositionen dieses Kapitels sind die Leistungen entsprechend den Gebührenordnungspositionen 01600 bis 01602 enthalten.
6. Werden die in den Konsiliarpauschalen enthaltenen Leistungen entsprechend den Gebührenordnungspositionen 01600 und 01601 erbracht, sind für die Versendung bzw. den Transport die Kostenpauschalen nach den Nrn. 40120, 40122, 40124 und 40126 berechnungsfähig.
7. Die in der Präambel unter 1. aufgeführten Vertragsärzte können bei Vorliegen der entsprechenden Qualifikationsvoraussetzungen die arztgruppenspezifische Gebührenordnungsposition 08320 berechnen.

24.2 Radiologische Konsiliarpauschalen

Konsiliarpauschale

Obligater Leistungsinhalt

- Persönlicher Arzt-Patienten-Kontakt,
- Überprüfung der vorliegenden Indikation,

Fakultativer Leistungsinhalt

- Veranlassung und Durchführung der radiologischen Untersuchung(en),
- Interpretation,
- In Anhang 1 aufgeführte Leistungen,

einmal im Behandlungsfall

25 Strahlentherapeutische Gebührenordnungspositionen 24210–24212

24210	für Versicherte bis zum vollendeten 5. Lebensjahr	5,44 € 53 Punkte
24211	für Versicherte ab Beginn des 6. bis zum vollendeten 59. Lebensjahr	4,52 € 44 Punkte
24212	für Versicherte ab Beginn des 60. Lebensjahres	5,44 € 53 Punkte

Die Gebührenordnungspositionen 24210 bis 24212 sind im Behandlungsfall nicht neben den Gebührenordnungspositionen 01600 bis 01602 berechnungsfähig.

25 Strahlentherapeutische Gebührenordnungspositionen

25.1 Präambel

1. Die in diesem Kapitel aufgeführten Gebührenordnungspositionen können ausschließlich von Fachärzten für Strahlentherapie und Vertragsärzten, die über eine Genehmigung zur Ausführung und Abrechnung strahlentherapeutischer Leistungen gemäß der Vereinbarungen zur Strahlendiagnostik und -therapie gemäß § 135 Abs. 2 SGB V verfügen, berechnet werden. Für Vertragsärzte, die über eine Genehmigung zur Ausführung und Abrechnung strahlentherapeutischer Leistungen gemäß der Vereinbarungen zur Strahlendiagnostik und -therapie gemäß § 135 Abs. 2 SGB V verfügen, sind die Gebührenordnungspositionen 25210 bis 25213 nicht berechnungsfähig.
2. Ausser den in diesem Kapitel genannten Gebührenordnungspositionen sind von den in der Präambel genannten Vertragsärzten - unbeschadet der Regelungen gemäß 5 und 6.2 der Allgemeinen Bestimmungen - zusätzlich nachfolgende Gebührenordnungspositionen berechnungsfähig: 01210, 01212, 01214, 01216, 01218, 01220 bis 01222, 01414, 01416, 01422, 01424 bis 01426, 01430, 01435, 01610, 01611, 01620 bis 01623, 01950, 01955, 01956, 02100, 02101, 02200, 02300, 02310, 02320, 02323, 02330, 02340 und 02341.
3. Ausser den in diesem Kapitel genannten Gebührenordnungspositionen sind bei Vorliegen der entsprechenden Qualifikationsvoraussetzungen von den in der Präambel genannten Vertragsärzten - unbeschadet der Regelungen gemäß 5 und 6.2 der Allgemeinen Bestimmungen - zusätzlich nachfolgende Gebührenordnungspositionen berechnungsfähig: Gebührenordnungspositionen der Abschnitte 30.12 und 36.6.2 sowie Gebührenordnungspositionen der Kapitel 32, 33 und 34.
4. Eine Bestrahlungsfraktion umfasst alle für die Bestrahlung eines Zielvolumens erforderlichen Einstellungen bzw. Strahleneintrittsfelder. Das Zielvolumen ist definiert als das Körpervolumen, welches ohne Umlagerung des Patienten bzw. ohne Tischverschiebung mit einer anatomisch und physikalisch zweckmäßigen Feldanordnung erfasst und mit einer festgelegten Dosis nach einem bestimmten Dosiszeitmuster bestrahlt werden kann.

III Arztgruppenspezifische Gebührenordnungspositionen

5. Je Bestrahlungssitzung sind höchstens drei Zielvolumina, je Behandlungstag höchstens zwei Bestrahlungssitzungen mit einem zeitlichen Intervall von mindestens sechs Stunden berechnungsfähig. Die Zeiten sind auf dem Behandlungsausweis zu dokumentieren.
6. Die Gebührenordnungspositionen 25320 und 25321 sind grundsätzlich nur berechnungsfähig bei einer Mindestreferenzdosis von 1,5 Gy im Zielvolumen. Muss diese Dosis im Einzelfall unterschritten werden, ist eine Begründung auf dem Behandlungsausweis erforderlich.
7. Die Gebührenordnungspositionen 25340 bis 25342 sowie die Gebührenordnungspositionen 34360 und 34460 können pro Zielvolumen einmal im Behandlungsfall berechnet werden. Für dasselbe Zielvolumen ist nur eine der Gebührenordnungspositionen 25340 bis 25342 sowie nur eine der Gebührenordnungspositionen 34360 oder 34460 nebeneinander einmal berechnungsfähig. Eine mehrfache Berechnung dieser Gebührenordnungspositionen allein oder nebeneinander bei der Behandlung desselben Zielvolumens ist nur zulässig, wenn während der Behandlung wesentliche Änderungen der Bestrahlungsplanung durch Umstellung der Technik (Umstellung von Stehfeld- auf Pendeltechnik, von Telegamma- auf Beschleunigertechnik, von Photonen- auf Elektronenbestrahlung, Volumenreduktion bei Boostbestrahlung), aus strahlenbiologischen Gründen oder zur Anpassung an das Tumorvolumen bei Tumorprogression oder -regression notwendig werden.
8. Radiologisch-diagnostische Verfahren des Kapitels 34 zur Bestrahlungsplanung nach den Gebührenordnungspositionen 34360 und 34460 können unter laufender Strahlentherapie neben den Gebührenordnungspositionen dieses Kapitels nicht berechnet werden.
9. Bei der Berechnung der zusätzlichen Gebührenordnungspositionen in den Nummern 2 und 3 sind die Maßnahmen zur Qualitätssicherung gemäß § 135 Abs. 2 SGB V, die berufsrechtliche Verpflichtung zur grundsätzlichen Beschränkung auf das jeweilige Gebiet sowie die Richtlinien des Gemeinsamen Bundesausschusses zu beachten.
10. In den Gebührenordnungspositionen dieses Kapitels sind die Leistungen entsprechend den Gebührenordnungspositionen 01600 bis 01602 enthalten.
11. Werden die in den Konsiliarpauschalen enthaltenen Leistungen entsprechend den Gebührenordnungspositionen 01600 und 01601 erbracht, sind für die Versendung bzw. den Transport die Kostenpauschalen nach den Nrn. 40120, 40122, 40124 und 40126 berechnungsfähig.

25 Strahlentherapeutische Gebührenordnungspositionen 25210–25214

25.2 Strahlentherapeutische Konsiliarpauschalen

25210 **Konsiliarpauschale bei gutartiger Erkrankung**
Obligater Leistungsinhalt
- Persönlicher Arzt-Patienten-Kontakt,
- Überprüfung der vorliegenden Indikation,

Fakultativer Leistungsinhalt
- Sichtung, Wertung und Erörterung von Fremdbefunden,
- Situationsentsprechende Untersuchung,
- Überwachung und Kontrolle während der Bestrahlung,
- In Anhang 1 aufgeführte Leistungen,

einmal im Behandlungsfall

Die Gebührenordnungsposition 25210 ist im Behandlungsfall nicht neben den Gebührenordnungspositionen 01600 bis 01602, 25211 und 25214 berechnungsfähig.

29,38 €
286 Punkte

25211 **Konsiliarpauschale bei bösartiger Erkrankung**
Obligater Leistungsinhalt
- Persönlicher Arzt-Patienten-Kontakt,
- Überprüfung der vorliegenden Indikation

Fakultativer Leistungsinhalt
- Sichtung, Wertung und Erörterung von Fremdbefunden,
- Situationsentsprechende Untersuchung,
- Überwachung und Kontrolle während der Bestrahlung,
- In Anhang 1 aufgeführte Leistungen,

einmal im Behandlungsfall

Die Gebührenordnungsposition 25211 ist im Behandlungsfall nicht neben den Gebührenordnungspositionen 01600 bis 01602, 25210 und 25214 berechnungsfähig.

64,10 €
624 Punkte

25213 **Zuschlag** zu den Gebührenordnungspositionen 25210 oder 25211 bei Neugeborenen, Säuglingen, Kleinkindern und Kindern

einmal im Behandlungsfall

Die Gebührenordnungsposition 25213 ist im Behandlungsfall nicht neben den Gebührenordnungspositionen 01600 bis 01602 berechnungsfähig.

9,24 €
90 Punkte

25214 **Konsiliarpauschale nach strahlentherapeutischer Behandlung gemäß Richtlinie nach der Verordnung über den Schutz vor Schäden durch ionisierende Strahlen (Strahlenschutzverordnung)**

Obligater Leistungsinhalt
- Persönlicher Arzt-Patienten-Kontakt

Fakultativer Leistungsinhalt
- Geeignete Nachuntersuchung(en),
- Dokumentation(en),
- Einleitung einer geeigneten Behandlung

einmal im Behandlungsfall

9,24 €
90 Punkte

Die Gebührenordnungsposition 25214 ist innerhalb der ersten 4 Quartale nach Beendigung der Strahlenbehandlung insgesamt bis zu dreimal berechnungsfähig.

Die Gebührenordnungsposition 25214 ist mit Beginn des zweiten Jahres nach Beendigung der Strahlenbehandlung für weitere 4 Jahre einmal im Krankheitsfall berechnungsfähig.

Die Gebührenordnungsposition 25214 ist im Behandlungsfall nicht neben den Gebührenordnungspositionen 01600 bis 01602, 25210 und 25211 berechnungsfähig.

25.3 Diagnostische und therapeutische Gebührenordnungspositionen

25.3.1 Therapie gutartiger Erkrankungen mittels Weichstrahl- oder Orthovolttherapie

25310 Weichstrahl- oder Orthovolttherapie

Obligater Leistungsinhalt

- Therapie gutartiger und/oder bösartiger Erkrankungen mittels Weichstrahl- oder Orthovolttherapie,
je Behandlungstag

12,94 €
126 Punkte

25.3.2 Hochvolttherapie (mindestens 1 MeV)

25320 Bestrahlung mit Telekobaltgerät bei gut- oder bösartigen Erkrankungen oder Bestrahlung mit dem Linearbeschleuniger bei gutartigen Erkrankungen

Obligater Leistungsinhalt

- Bestrahlung mit Telekobaltgerät, mit einem Focus-Achse-Abstand von mindestens 80 cm
oder
- Bestrahlung mit Linearbeschleuniger bei gutartigen Erkrankungen
je Fraktion

27,22 €
265 Punkte

25321 Bestrahlung mit einem Linearbeschleuniger bei bösartigen Erkrankungen oder raumfordernden Prozessen des zentralen Nervensystems
je Fraktion

36,46 €
355 Punkte

Die Angabe der Diagnose nach ICD-10-GM ist Voraussetzung für die Berechnung der Gebührenordnungsposition 25321.

Die Gebührenordnungsposition 25321 ist nur bei Vorliegen einer bösartigen Erkrankung (ICD-10-Codes C00-C97 Bösartige Neubildungen, D00-D09 In-situ-Neubildungen) oder mindestens einer der im folgenden genannten gutartigen Neubildungen berechnungsfähig: D18.02 Hämangiom intrakraniell, D32.- Gutartige Neubildungen der Meningen, D33.- Gutartige Neubildungen des Gehirns oder anderer Teile des Zentralnervensystems, D35.2 Gutartige Neubildungen der Hypophyse, D35.4 Gutartige Neubildung der Epiphyse (Glandula pinealis) (Zirbeldrüse), D42.- Neubildung unsicheren oder unbekannten Verhaltens der Meningen, D43.- Neubildung unsicheren oder unbekannten Verhaltens

25 Strahlentherapeutische Gebührenordnungspositionen 25322–25332

des Gehirns und des Zentralnervensystems, D44.3 Neubildungen unsicheren oder unbekannten Verhaltens der Hypophyse, D44.5 Neubildung unsicheren oder unbekannten Verhaltens der Epiphyse (Glandula pinealis) (Zirbeldrüse).

25322	Zuschlag zu den Gebührenordnungspositionen 25320 oder 25321 bei Bestrahlung von mehr als 2 Bestrahlungsfeldern, je Fraktion	6,68 € 65 Punkte
25323	Zuschlag zu der Gebührenordnungsposition 25321 bei **Bestrahlung in 3-D-Technik** (auch stereotaktische, fraktionierte Bestrahlung von Gehirnläsionen) und/oder **Großfeld-** und/oder **Halbkörperbestrahlung**, je Fraktion	9,76 € 95 Punkte

25.3.3 Brachytherapie
1. Bestrahlungsplanungen für Leistungen der Brachytherapie dieses Abschnittes sind nicht gesondert berechnungsfähig.

25330	**Moulagen- oder Flabtherapie** *Obligater Leistungsinhalt* – Brachytherapie mit umschlossenen Radionukliden an äußeren oder inneren Körperoberflächen (Moulagen- oder Flabtherapie), – Bestrahlungsplanung(en), je Behandlungstag	42,11 € 410 Punkte
25331	**Intrakavitäre/Intraluminale Brachytherapie** *Obligater Leistungsinhalt* – Intrakavitäre/Intraluminale Brachytherapie mit umschlossenen Radionukliden - ausgenommen Gefäße - – in vorgeformten Körperhöhlen und/oder – in schlauchförmigen Organen (z. B. Ösophagus) und/oder – Gängen, – Bestrahlungsplanung(en), je Behandlungstag *Die Gebührenordnungsposition 25331 ist am Behandlungstag nicht neben den Gebührenordnungspositionen 25332 und 25333 berechnungsfähig.*	120,28 € 1171 Punkte
25332	**Intrakavitäre vaginale Brachytherapie** *Obligater Leistungsinhalt* – Intrakavitäre vaginale Brachytherapie mit umschlossenen Radionukliden, – Bestrahlungsplanung(en), je Behandlungstag *Die Gebührenordnungsposition 25332 ist am Behandlungstag nicht neben der Gebührenordnungsposition 25331 berechnungsfähig.*	80,12 € 780 Punkte

25333	Interstitielle Brachytherapie im Afterloading-Verfahren	
	Obligater Leistungsinhalt	
	– Interstitielle Brachytherapie im Afterloading-Verfahren,	
	Fakultativer Leistungsinhalt	
	– Bestrahlungsplanung(en),	120,28 €
	je Behandlungstag	1171 Punkte
	Die Gebührenordnungsposition 25333 ist am Behandlungstag nicht neben der Gebührenordnungsposition 25331 berechnungsfähig.	

25.3.4 Bestrahlungsplanung

25340	Bestrahlungsplanung für die perkutane Bestrahlung ohne Rechnerunterstützung und individuelle Dosisplanung	
	Obligater Leistungsinhalt	38,31 €
	– Simulation(en)	373 Punkte
	Die Gebührenordnungsposition 25340 ist im Behandlungsfall für dasselbe Zielvolumen nicht neben den Gebührenordnungspositionen 25341 und 25342 berechnungsfähig.	

25341	Rechnerunterstützte Bestrahlungsplanung für die perkutane Bestrahlung mit individueller Dosisplanung	
	Obligater Leistungsinhalt	172,36 €
	– Simulation(en)	1678 Punkte
	Die Gebührenordnungsposition 25341 ist im Behandlungsfall für dasselbe Zielvolumen nicht neben den Gebührenordnungspositionen 25340 und 25342 berechnungsfähig.	

25342	Rechnerunterstützte Bestrahlungsplanung für die perkutane Bestrahlung mit individueller Dosisplanung für irreguläre Felder mit individuellen Blöcken, Viellamellenkollimator, nicht koplanaren Feldern und/oder 3-D-Planung	
	Obligater Leistungsinhalt	256,49 €
	– Simulation(en)	2497 Punkte
	Die Gebührenordnungsposition 25342 ist im Behandlungsfall für dasselbe Zielvolumen nicht neben den Gebührenordnungspositionen 25340 und 25341 berechnungsfähig.	

26 Urologische Gebührenordnungspositionen

26.1 Präambel

1. Die in diesem Kapitel aufgeführten Gebührenordnungspositionen können ausschließlich von Fachärzten für Urologie berechnet werden.
2. Ausser den in diesem Kapitel genannten Gebührenordnungspositionen sind von den in der Präambel genannten Vertragsärzten - unbeschadet der Regelungen gemäß 5 und 6.2 der Allgemeinen Bestimmungen - zusätzlich nachfolgende Gebührenordnungspositionen berechnungsfähig: 01100 bis 01102, 01210, 01212, 01214, 01216, 01218, 01220 bis 01222, 01320, 01321, 01410 bis 01416,

26 Urologische Gebührenordnungspositionen

    01418, 01420, 01422, 01424 bis 01426, 01430, 01435, 01436, 01440, 01510 bis 01512, 01600 bis 01602, 01610 bis 01612, 01620 bis 01623, 01701, 01731, 01734, 01740, 01783, 01800, 01802 bis 01804, 01806 bis 01811, 01820, 01821, 01850, 01851, 01853, 01854, 01857, 01950 bis 01952, 01955, 01956, 02100, 02101, 02110 bis 02112, 02120, 02200, 02300 bis 02302, 02310, 02320 bis 02323, 02330, 02331, 02340, 02341, 02360 und 02510 bis 02512.

3. Ausser den in diesem Kapitel genannten Gebührenordnungspositionen sind bei Vorliegen der entsprechenden Qualifikationsvoraussetzungen von den in der Präambel genannten Vertragsärzten - unbeschadet der Regelungen gemäß 5 und 6.2 der Allgemeinen Bestimmungen - zusätzlich nachfolgende Gebührenordnungspositionen berechnungsfähig: 30400 bis 30402, 30410, 30411, 30420, 30421, 30800 und 36884, Gebührenordnungspositionen der Abschnitte 30.1, 30.2, 30.3, 30.5, 30.6, 30.7.1, 30.7.2, 30.12, 31.2, 31.3, 31.4.3, 31.5, 31.6, 36.2, 36.3, 36.5 und 36.6.2 sowie Gebührenordnungspositionen der Kapitel 32, 33, 34 und 35.

4. Neben den in diesem Kapitel genannten Gebührenordnungspositionen sind bei Vorliegen der entsprechenden Qualifikationsvoraussetzungen von den in der Präambel genannten Vertragsärzten zusätzlich die Gebührenordnungspositionen 19310 bis 19312 berechnungsfähig.

5. Bei der Berechnung der zusätzlichen Gebührenordnungspositionen in den Nummern 2 und 3 sind die Maßnahmen zur Qualitätssicherung gemäß § 135 Abs. 2 SGB V, die berufsrechtliche Verpflichtung zur grundsätzlichen Beschränkung auf das jeweilige Gebiet sowie die Richtlinien des Gemeinsamen Bundesausschusses zu beachten.

6. Werden die in den Grundpauschalen enthaltenen Leistungen entsprechend den Gebührenordnungspositionen 01600 und 01601 erbracht, sind für die Versendung bzw. den Transport die Kostenpauschalen nach den Nrn. 40120, 40122, 40124 und 40126 berechnungsfähig.

26.2 Urologische Grundpauschalen

Grundpauschale

Obligater Leistungsinhalt
- Persönlicher Arzt-Patienten-Kontakt,

Fakultativer Leistungsinhalt
- Weitere persönliche oder andere Arzt-Patienten-Kontakte gemäß 4.3.1 der Allgemeinen Bestimmungen,
- Ärztlicher Bericht entsprechend der Gebührenordnungsposition 01600,
- Individueller Arztbrief entsprechend der Gebührenordnungsposition 01601,
- In Anhang 1 aufgeführte Leistungen,

einmal im Behandlungsfall

26210	für Versicherte bis zum vollendeten 5. Lebensjahr	15,30 € 149 Punkte
26211	für Versicherte ab Beginn des 6. bis zum vollendeten 59. Lebensjahr	17,05 € 166 Punkte
26212	für Versicherte ab Beginn des 60. Lebensjahres	20,34 € 198 Punkte

Die Gebührenordnungspositionen 26210 bis 26212 sind nicht neben der Gebührenordnungsposition 01436 berechnungsfähig.

Die Gebührenordnungspositionen 26210 bis 26212 sind im Behandlungsfall nicht neben den Gebührenordnungspositionen 01600 und 01601 berechnungsfähig.

26220	**Zuschlag für die urologische Grundversorgung** gemäß Allgemeiner Bestimmung 4.3.8 zu den Gebührenordnungspositionen 26210 bis 26212 einmal im Behandlungsfall	3,60 € 35 Punkte

Der Zuschlag nach der Gebührenordnungsposition 26220 kann gemäß Allgemeiner Bestimmung 4.3.8 ausschließlich in Behandlungsfällen abgerechnet werden, in denen nur Leistungen der fachärztlichen Grundversorgung gemäß Anhang 3 und/oder regionaler Vereinbarungen erbracht und berechnet werden.

26222	**Zuschlag zu der Gebührenordnungsposition 26220** einmal im Behandlungsfall	0,92 € 9 Punkte

Die Gebührenordnungsposition 26222 wird durch die zuständige Kassenärztliche Vereinigung zugesetzt.

26.3 Diagnostische und therapeutische Gebührenordnungspositionen

26310 Urethro(-zysto)skopie des Mannes

Obligater Leistungsinhalt
- Urethro(-zysto)skopie des Mannes,
- Patientenaufklärung zur Untersuchung und zu den möglichen therapeutischen Maßnahmen in derselben Sitzung in angemessenem Zeitabstand vor dem Eingriff,
- Information zum Ablauf der vorbereitenden Maßnahmen vor dem Eingriff und zu einer möglichen Sedierung und/oder Prämedikation,
- Nachbeobachtung und -betreuung

Fakultativer Leistungsinhalt
- Prämedikation/Sedierung,
- Lokalanästhesie,
- Probeexzision(en),
- Schlitzung des/der Harnleiterostiums/-ostien,
- Fremdkörperentfernung aus der männlichen Harnröhre unter urethroskopischer Sicht

45,61 €
444 Punkte

Die Gebührenordnungsposition 26310 ist nicht neben den Gebührenordnungspositionen des Abschnitts 36.2 berechnungsfähig.

Die Gebührenordnungsposition 26310 ist im Behandlungsfall nicht neben der Gebührenordnungsposition 26313 berechnungsfähig.

26311 Urethro(-zysto)skopie der Frau

Obligater Leistungsinhalt
- Urethro(-zysto)skopie der Frau,
- Patientenaufklärung zur Untersuchung und zu den möglichen therapeutischen Maßnahmen in derselben Sitzung in angemessenem Zeitabstand vor dem Eingriff,
- Information zum Ablauf der vorbereitenden Maßnahmen vor dem Eingriff und zu einer möglichen Sedierung und/oder Prämedikation,
- Nachbeobachtung und -betreuung

Fakultativer Leistungsinhalt
- Prämedikation/Sedierung,
- Lokalanästhesie,
- Probeexzision(en),
- Schlitzung des/der Harnleiterostiums/-ostien,
- Fremdkörperentfernung aus der weiblichen Harnröhre unter urethroskopischer Sicht

27,94 €
272 Punkte

Die Gebührenordnungsposition 26311 ist nicht neben der Gebührenordnungsposition 08311 und nicht neben den Gebührenordnungspositionen des Abschnitts 36.2 berechnungsfähig.

Die Gebührenordnungsposition 26311 ist im Behandlungsfall nicht neben der Gebührenordnungsposition 26313 berechnungsfähig.

26312	**Urethradruckprofilmessung mit fortlaufender Registrierung**	
	Obligater Leistungsinhalt	
	– Elektromanometrische Druckmessung der Urethra,	
	– Fortlaufende grafische Registrierung	
	Fakultativer Leistungsinhalt	29,79 €
	– Physikalische(r) Funktionstest(s)	290 Punkte
	Die Gebührenordnungsposition 26312 ist im Behandlungsfall nicht neben der Gebührenordnungsposition 26313 berechnungsfähig.	

26313 **Zusatzpauschale apparative** Untersuchung bei **Harninkontinenz** oder **neurogener Blasenentleerungsstörung**

Obligater Leistungsinhalt

- Elektromanometrische Druckmessung der Blase und des Abdomens,
- EMG,
- Fortlaufende grafische Registrierung,
- Messung des Abdominaldruckes,

Fakultativer Leistungsinhalt

- Urethro(zysto-)skopie Mann (Nr. 26310),
- Urethro(zysto-)skopie Frau (Nr. 26311),
- Urethradruckprofilmessung (Nr. 26312),
- Physikalische Funktionsteste,

einmal im Behandlungsfall

66,87 €
651 Punkte

Die Gebührenordnungsposition 26313 ist nicht neben den Gebührenordnungspositionen 30420 und 30421 berechnungsfähig.

Die Gebührenordnungsposition 26313 ist im Behandlungsfall nicht neben den Gebührenordnungspositionen 26310 bis 26312 und 26340 berechnungsfähig.

26 Urologische Gebührenordnungspositionen 26315

26315 Zusatzpauschale Behandlung und/oder Betreuung eines Patienten mit einer gesicherten **onkologischen Erkrankung bei laufender onkologischer Therapie oder Betreuung im Rahmen der Nachsorge**

Obligater Leistungsinhalt
- Behandlung und/oder Betreuung eines Patienten mit einer laboratoriumsmedizinisch oder histologisch/zytologisch gesicherten onkologischen Erkrankung,
- Fortlaufende Beratung zum Umgang mit der onkologischen Erkrankung,
- Verlaufskontrolle und Dokumentation des Therapieerfolges,
- Erstellung, Überprüfung und Anpassung eines die onkologische Erkrankung begleitenden spezifischen Therapiekonzeptes unter Berücksichtigung individueller Faktoren,
- Kontrolle und/oder Behandlung ggf. auftretender therapiebedingter Nebenwirkungen,
- Planung und Koordination der komplementären Arznei-, Heil- und Hilfsmittelversorgung unter besonderer Berücksichtigung der gesicherten onkologischen Erkrankung,

Fakultativer Leistungsinhalt
- Anleitung und Führung der Bezugs- und Betreuungsperson(en),
- Fortlaufende Überprüfung des häuslichen, familiären und sozialen Umfelds im Hinblick auf die Grunderkrankung,
- Konsiliarische Erörterung/Fachliche Beratung und regelmäßiger Informationsaustausch mit dem onkologisch verantwortlichen Arzt sowie mit weiteren mitbehandelnden Ärzten,
- Überprüfung und Koordination supportiver Maßnahmen,
- Einleitung und/oder Koordination der psychosozialen Betreuung des Patienten und seiner Familie und/oder Bezugs- und Betreuungsperson(en),
- Ggf. Hinzuziehung komplementärer Dienste bzw. häuslicher Krankenpflege,

einmal im Behandlungsfall

19,62 €
191 Punkte

Die Gebührenordnungsposition 26315 ist nur bei mindestens einer der im Folgenden genannten Erkrankungen berechnungsfähig: Bösartige Neubildungen der männlichen Geschlechtsorgane C60-C63, der Harnorgane C64-C68, Bösartige Neubildungen sonstiger und ungenau bezeichneter Lokalisation Becken C76.3, Sekundäre und nicht näher bezeichnete bösartige Neubildungen C77-C80.

Die Gebührenordnungsposition 26315 ist bei laufender medikamentöser, im Sinne einer systemischen Chemotherapie mit z. B. zytostatischen Substanzen, operativer und/oder strahlentherapeutischer Behandlung und/oder bei Betreuung im Rahmen der Nachsorge bis höchstens 2 Jahre nach Beendigung einer medikamentösen, operativen und/oder strahlentherapeutischen Behandlung eines Patienten mit gesicherter onkologischer Erkrankung berechnungsfähig.

26320	Ausräumung einer Bluttamponade der Harnblase im Zusammenhang mit der Erbringung der Leistungen nach den Gebührenordnungspositionen 26310 und 26311	
	Obligater Leistungsinhalt	
	– Ausräumung einer Bluttamponade der Harnblase	15,41 € 150 Punkte
	Die Gebührenordnungsposition 26320 ist nicht neben den Gebührenordnungspositionen 02300 bis 02302 und 26350 bis 26352 und nicht neben den Gebührenordnungspositionen des Abschnitts 36.2 berechnungsfähig.	

26321	**Zuschlag** zu den Gebührenordnungspositionen 26310 und 26311 **für** die Durchführung von (einer) endoskopischen Harnleitersondierung (en)	
	Obligater Leistungsinhalt	
	– Endoskopische Harnleitersondierung(en), – Patientenaufklärung zur Untersuchung und zu den möglichen therapeutischen Maßnahmen in derselben Sitzung in angemessenem Zeitabstand vor dem Eingriff, – Information zum Ablauf der vorbereitenden Maßnahmen vor dem Eingriff und zu einer möglichen Sedierung und/oder Prämedikation	
	Fakultativer Leistungsinhalt	
	– Kalibrierung/Bougierung der Harnröhre (Nr. 26340), – Nierenbeckenspülung(en), – Einbringung von Medikamenten, – Einbringung von Kontrastmitteln in das/die Nierenbecken und/oder den/die Harnleiter	13,66 € 133 Punkte
	Die Gebührenordnungsposition 26321 ist nicht neben den Gebührenordnungspositionen 02300 bis 02302, 26324, 26340 und 26350 bis 26352 und nicht neben den Gebührenordnungspositionen des Abschnitts 36.2 berechnungsfähig.	

26322	**Zuschlag** zu den Gebührenordnungspositionen 26310 und 26311 **für** das Einlegen einer Ureterverweilschiene mittels Endoskopie	
	Obligater Leistungsinhalt	
	– Einlegen einer Ureterverweilschiene mittels Endoskopie, – Patientenaufklärung zur Untersuchung und zu den möglichen therapeutischen Maßnahmen in derselben Sitzung in angemessenem Zeitabstand vor dem Eingriff, – Information zum Ablauf der vorbereitenden Maßnahmen vor dem Eingriff und zu einer möglichen Sedierung und/oder Prämedikation	21,26 € 207 Punkte
	Die Gebührenordnungsposition 26322 ist nicht neben den Gebührenordnungspositionen 02300 bis 02302, 26323, 26324 und 26350 bis 26352 und nicht neben den Gebührenordnungspositionen des Abschnitts 36.2 berechnungsfähig.	
	Die Gebührenordnungsposition 26322 ist im Behandlungsfall nicht neben der Gebührenordnungsposition 26330 berechnungsfähig.	

26 Urologische Gebührenordnungspositionen 26323–26325

26323 **Zuschlag** zu den Gebührenordnungspositionen 26310 und 26311 **für den Wechsel einer Ureterverweilschiene mittels Endoskopie**

Obligater Leistungsinhalt

- Wechsel einer Ureterverweilschiene mittels Endoskopie,
- Patientenaufklärung zur Untersuchung und zu den möglichen therapeutischen Maßnahmen in derselben Sitzung in angemessenem Zeitabstand vor dem Eingriff,
- Information zum Ablauf der vorbereitenden Maßnahmen vor dem Eingriff und zu einer möglichen Sedierung und/oder Prämedikation

9,76 €
95 Punkte

Die Gebührenordnungsposition 26323 ist nicht neben den Gebührenordnungspositionen 02300 bis 02302, 26322, 26324 und 26350 bis 26352 und nicht neben den Gebührenordnungspositionen des Abschnitts 36.2 berechnungsfähig.

26324 **Zuschlag** zu den Gebührenordnungspositionen 26310 und 26311 **für die endoskopische Entfernung einer Ureterverweilschiene**

Obligater Leistungsinhalt

- Endoskopische Entfernung einer Ureterverweilschiene,
- Patientenaufklärung zur Untersuchung und zu den möglichen therapeutischen Maßnahmen in derselben Sitzung in angemessenem Zeitabstand vor dem Eingriff,
- Information zum Ablauf der vorbereitenden Maßnahmen vor dem Eingriff und zu einer möglichen Sedierung und/oder Prämedikation

4,52 €
44 Punkte

Die Gebührenordnungsposition 26324 ist nicht neben den Gebührenordnungspositionen 02300 bis 02302, 26321 bis 26323 und 26350 bis 26352 und nicht neben den Gebührenordnungspositionen des Abschnitts 36.2 berechnungsfähig.

26325 **Wechsel eines Nierenfistelkatheters**

Obligater Leistungsinhalt

- Wechsel eines Nierenfistelkatheters,
- Spülung,
- Katheterfixation

29,27 €
285 Punkte

Die Gebührenordnungsposition 26325 ist nicht neben den Gebührenordnungspositionen 02300 bis 02302 und 26350 bis 26352 und nicht neben den Gebührenordnungspositionen des Abschnitts 36.2 berechnungsfähig.

Die Gebührenordnungsposition 26325 ist im Behandlungsfall nicht neben der Gebührenordnungsposition 26330 berechnungsfähig.

III Arztgruppenspezifische Gebührenordnungspositionen

26330 **Zusatzpauschale Extrakorporale Stoßwellenlithotripsie (ESWL)**

Obligater Leistungsinhalt

- Extrakorporale Stoßwellenlithotripsie (ESWL) von Harnsteinen,
- Patientenaufklärung in angemessenem Zeitabstand vor dem Eingriff,
- Information zum Ablauf der vorbereitenden Maßnahmen vor dem Eingriff und zu einer möglichen Sedierung und/oder Prämedikation,
- Nachbeobachtung und -betreuung,
- Steinortung,

Fakultativer Leistungsinhalt

- Infusion(en) (Nr. 02100),
- Einlegen einer Ureterverweilschiene (Nr. 26322),
- Wechsel Nierenfistelkatheter (Nr. 26325),
- Ultraschalldiagnostik (Kapitel 33),
- Radiologische Diagnostik (Kapitel 34),
- Prämedikation/Sedierung,
- In mehreren Sitzungen,

je behandelter Seite einmal im Krankheitsfall

525,81 €
5119 Punkte

Die Berechnung der Gebührenordnungsposition 26330 setzt eine Genehmigung der Kassenärztlichen Vereinigung nach der Vereinbarung zur Stoßwellenlithotripsie sowie zur Strahlendiagnostik und -therapie gemäß § 135 Abs. 2 SGB V voraus.

Die Gebührenordnungsposition 26330 ist nicht neben den Gebührenordnungspositionen 02300 bis 02302 und 26350 bis 26352 berechnungsfähig.

Die Gebührenordnungsposition 26330 ist im Behandlungsfall nicht neben den Gebührenordnungspositionen 02100, 02101, 26322, 26325, 34243 bis 34245, 34255 bis 34257 und 34280 bis 34282 und nicht neben den Gebührenordnungspositionen des Kapitels 33 berechnungsfähig.

26340 **Kalibrierung/Bougierung der Harnröhre**

Obligater Leistungsinhalt

- Kalibrierung/Bougierung der Harnröhre,
- Patientenaufklärung zur Untersuchung und zu den möglichen therapeutischen Maßnahmen in derselben Sitzung in angemessenem Zeitabstand,
- Information zum Ablauf der vorbereitenden Maßnahmen vor dem Eingriff und zu einer möglichen Sedierung und/oder Prämedikation,
- Nachbeobachtung und -betreuung

Fakultativer Leistungsinhalt

- Prämedikation/Sedierung

8,32 €
81 Punkte

Die Gebührenordnungsposition 26340 ist nicht neben den Gebührenordnungspositionen 02300 bis 02302, 26321 und 26350 bis 26352 berechnungsfähig.

Die Gebührenordnungsposition 26340 ist im Behandlungsfall nicht neben der Gebührenordnungsposition 26313 berechnungsfähig.

26 Urologische Gebührenordnungspositionen 26341–26350

26341 Prostatabiopsie

Obligater Leistungsinhalt
- Entnahme von mindestens 6 histologisch verwertbaren Biopsaten aus der Prostata bei Verdacht auf das Vorliegen bzw. zur Kontrolle eines Malignoms

Fakultativer Leistungsinhalt
- Punktion(en) (Nr. 02340),
- Lokalanästhesie

19,21 €
187 Punkte

Die Gebührenordnungsposition 26341 ist nicht neben den Gebührenordnungspositionen 02300 bis 02302, 02340, 02341 und 26350 bis 26352 berechnungsfähig.

26350 Kleinchirurgischer urologischer Eingriff I

Obligater Leistungsinhalt
- Operativer Eingriff mit einer Dauer von bis zu 5 Minuten
und/oder
- Primäre Wundversorgung,

einmal am Behandlungstag

8,01 €
78 Punkte

Die Gebührenordnungspositionen 26350 bis 26352 sind bei Patienten mit den Diagnosen Nävuszellnävussyndrom (ICD-10-GM: D22.-) und/ oder mehreren offenen Wunden (ICD-10-GM: T01.-) mehrfach in einer Sitzung - höchstens fünfmal am Behandlungstag - berechnungsfähig.

Die Gebührenordnungsposition 26350 ist bei Neugeborenen, Säuglingen, Kleinkindern und Kindern bis zum vollendeten 12. Lebensjahr nach der Gebührenordnungsposition 31271 oder 36271 berechnungsfähig, sofern der Eingriff in Narkose erfolgt. Die Voraussetzungen gemäß § 115b SGB V müssen dabei nicht erfüllt sein, sofern die Eingriffe nicht im Katalog zum Vertrag nach § 115b SGB V genannt sind. In diesen Fällen ist die postoperative Behandlung nach den Gebührenordnungspositionen der Abschnitte 31.4.2 und 31.4.3 nicht berechnungsfähig. Die in der Präambel 31.2.1 Nr. 8 bzw. Präambel 36.2.1 Nr. 4 benannten Einschränkungen entfallen in diesen Fällen, es gelten die Abrechnungsausschlüsse der Gebührenordnungsposition 26350 entsprechend.

Lokalanästhesien und Leitungsanästhesien sind, soweit erforderlich, Bestandteil der Gebührenordnungsposition 26350.

Die Gebührenordnungsposition 26350 ist nicht neben den Gebührenordnungspositionen 02300 bis 02302, 02360, 26320 bis 26325, 26330, 26340, 26341, 26351, 26352, 30600, 30601, 30610 und 30611 berechnungsfähig.

Die Gebührenordnungsposition 26350 ist im Zeitraum von 21 Tagen nach Erbringung einer Leistung des Abschnitts 31.2 nicht neben den Gebührenordnungspositionen des Abschnitts 31.4.3 berechnungsfähig.

26351	Kleinchirurgischer urologischer Eingriff II

Obligater Leistungsinhalt
- Spaltung einer Harnröhrenstriktur nach Otis

und/oder
- Entfernung einer oder mehrerer Geschwülste an der Harnröhrenmündung,

einmal am Behandlungstag

12,12 €
118 Punkte

Die Gebührenordnungspositionen 26350 bis 26352 sind bei Patienten mit den Diagnosen Nävuszellnävussyndrom (ICD-10-GM: D22.-) und/ oder mehreren offenen Wunden (ICD-10-GM: T01.-) mehrfach in einer Sitzung - höchstens fünfmal am Behandlungstag - berechnungsfähig.

Die Gebührenordnungsposition 26351 ist bei Neugeborenen, Säuglingen, Kleinkindern und Kindern bis zum vollendeten 12. Lebensjahr nach der Gebührenordnungsposition 31271 oder 36271 berechnungsfähig, sofern der Eingriff in Narkose erfolgt. Die Voraussetzungen gemäß § 115b SGB V müssen dabei nicht erfüllt sein, sofern die Eingriffe nicht im Katalog zum Vertrag nach § 115b SGB V genannt sind. In diesen Fällen ist die postoperative Behandlung nach den Gebührenordnungspositionen der Abschnitte 31.4.2 und 31.4.3 nicht berechnungsfähig. Die in der Präambel 31.2.1 Nr. 8 bzw. Präambel 36.2.1 Nr. 4 benannten Einschränkungen entfallen in diesen Fällen, es gelten die Abrechnungsausschlüsse der Gebührenordnungsposition 26351 entsprechend.

Lokalanästhesien und Leitungsanästhesien sind, soweit erforderlich, Bestandteil der Gebührenordnungsposition 26351.

Die Gebührenordnungsposition 26351 ist nicht neben den Gebührenordnungspositionen 02300 bis 02302, 02360, 26320 bis 26325, 26330, 26340, 26341, 26350, 26352, 30600, 30601, 30610 und 30611 berechnungsfähig.

Die Gebührenordnungsposition 26351 ist im Zeitraum von 21 Tagen nach Erbringung einer Leistung des Abschnitts 31.2 nicht neben den Gebührenordnungspositionen des Abschnitts 31.4.3 berechnungsfähig.

26352	Kleinchirurgischer urologischer Eingriff III und/oder primäre Wundversorgung bei Säuglingen, Kleinkindern und Kindern

Obligater Leistungsinhalt
- Primäre Wundversorgung bei Säuglingen, Kleinkindern und Kindern

und/oder
- Meatusplastik,

einmal am Behandlungstag

22,50 €
219 Punkte

Die Gebührenordnungspositionen 26350 bis 26352 sind bei Patienten mit den Diagnosen Nävuszellnävussyndrom (ICD-10-GM: D22.-) und/ oder mehreren offenen Wunden (ICD-10-GM: T01.-) mehrfach in einer Sitzung - höchstens fünfmal je Behandlungstag - berechnungsfähig.

27 GOP d. Physikalischen und Rehabilitativen Medizin

Die Gebührenordnungsposition 26352 ist bei Neugeborenen, Säuglingen, Kleinkindern und Kindern bis zum vollendeten 12. Lebensjahr nach der Gebührenordnungsposition 31271 oder 36271 berechnungsfähig, sofern der Eingriff in Narkose erfolgt. Die Voraussetzungen gemäß § 115b SGB V müssen dabei nicht erfüllt sein, sofern die Eingriffe nicht im Katalog zum vertrag nach § 115b SGB V genannt sind. In diesen Fällen ist die postoperative Behandlung nach den Gebührenordnungspositionen der Abschnitte 31.4.2 und 31.4.3 nicht berechnungsfähig. Die in der Präambel 31.2.1 Nr. 8 bzw. Präambel 36.2.1 Nr. 4 benannten Einschränkungen entfallen in diesen Fällen, es gelten die Abrechnungsausschlüsse der Gebührenordnungsposition 26352 entsprechend.

Lokalanästhesien und Leitungsanästhesien sind, soweit erforderlich, Bestandteil der Gebührenordnungsposition 26352.

Die Gebührenordnungsposition 26352 ist nicht neben den Gebührenordnungspositionen 02300 bis 02302, 02360, 26320 bis 26325, 26330, 26340, 26341, 26350, 26351, 30600, 30601, 30610 und 30611 berechnungsfähig.

Die Gebührenordnungsposition 26352 ist im Zeitraum von 21 Tagen nach Erbringung einer Leistung des Abschnitts 31.2 nicht neben den Gebührenordnungspositionen des Abschnitts 31.4.3 berechnungsfähig.

27 Gebührenordnungspositionen der Physikalischen und Rehabilitativen Medizin

27.1 Präambel

1. Die in diesem Kapitel aufgeführten Gebührenordnungspositionen können ausschließlich von Fachärzten für Physikalische und Rehabilitative Medizin berechnet werden.
2. Fachärzte für Allgemeinmedizin, Praktische Ärzte und Ärzte ohne Gebietsbezeichnung können - wenn sie im Wesentlichen Leistungen der Physikalischen und Rehabilitativen Medizin erbringen - gemäß § 73 Abs. 1a SGB V auf deren Antrag die Genehmigung zur ausschließlichen Teilnahme an der fachärztlichen Versorgung erhalten und Gebührenordnungspositionen dieses Kapitels berechnen. Nach Erhalt der Genehmigung können sie Gebührenordnungspositionen des Kapitels 3 nicht mehr berechnen.
3. Gebietsärzte, die die Zusatzbezeichnung Rehabilitationswesen und/oder Sozialmedizin führen, können auf deren Antrag die Genehmigung zur Abrechnung der Gebührenordnungspositionen dieses Kapitels erhalten. Nach Erhalt der Genehmigung können sie Gebührenordnungspositionen ihres arztgruppenspezifischen Kapitels nicht mehr berechnen.
4. Ausser den in diesem Kapitel genannten Gebührenordnungspositionen sind von den in der Präambel genannten Vertragsärzten - unbeschadet der Regelungen gemäß 5 und 6.2 der Allgemeinen Bestimmungen - zusätzlich nachfolgende Gebührenordnungspositionen berechnungsfähig: 01100 bis 01102, 01210, 01212, 01214, 01216, 01218, 01220 bis 01222, 01320, 01321, 01410 bis 01416, 01418, 01420, 01422, 01424 bis 01426, 01430, 01435, 01436,

01440, 01510 bis 01512, 01600 bis 01602, 01610 bis 01612, 01620 bis 01623, 01701, 01950 bis 01952, 01955, 01956, 02100, 02101, 02120, 02200, 02300 bis 02302, 02310, 02312, 02313, 02320 bis 02323, 02330, 02331, 02340, 02341, 02343, 02350, 02360, 02400, 02500 und 02510 bis 02512.

5. Ausser den in diesem Kapitel genannten Gebührenordnungspositionen sind bei Vorliegen der entsprechenden Qualifikationsvoraussetzungen von den in der Präambel genannten Vertragsärzten - unbeschadet der Regelungen gemäß 5 und 6.2 der Allgemeinen Bestimmungen - zusätzlich nachfolgende Gebührenordnungspositionen berechnungsfähig: 30400 bis 30402, 30410, 30411, 30420, 30421, 30430, 30610, 30611, 30800 und 36884, Gebührenordnungspositionen der Abschnitte 30.1, 30.2, 30.3, 30.5, 30.7, 30.12, 31.2, 31.3, 31.4.3, 31.5, 31.6, 36.2, 36.3, 36.5 und 36.6.2 sowie Gebührenordnungspositionen der Kapitel 32, 33, 34 und 35.

6. Bei der Berechnung der zusätzlichen Gebührenordnungspositionen in den Nummern 4 und 5 sind die Maßnahmen zur Qualitätssicherung gemäß § 135 Abs. 2 SGB V, die berufsrechtliche Verpflichtung zur grundsätzlichen Beschränkung auf das jeweilige Gebiet sowie die Richtlinien des Gemeinsamen Bundesausschusses zu beachten.

7. Werden die in den Grundpauschalen enthaltenen Leistungen entsprechend den Gebührenordnungspositionen 01600 und 01601 erbracht, sind für die Versendung bzw. den Transport die Kostenpauschalen nach den Nrn. 40120, 40122, 40124 und 40126 berechnungsfähig.

27.2 Physikalisch rehabilitative Grundpauschale

Grundpauschale

Obligater Leistungsinhalt

– Persönlicher Arzt-Patienten-Kontakt,

Fakultativer Leistungsinhalt

– Weitere persönliche oder andere Arzt-Patienten-Kontakte gemäß 4.3.1 der Allgemeinen Bestimmungen,
– Ärztlicher Bericht entsprechend der Gebührenordnungsposition 01600,
– Individueller Arztbrief entsprechend der Gebührenordnungsposition 01601,
– In Anhang 1 aufgeführte Leistungen,

einmal im Behandlungsfall

27210	für Versicherte bis zum vollendeten 5. Lebensjahr	21,57 € / 210 Punkte
27211	für Versicherte ab Beginn des 6. bis zum vollendeten 59. Lebensjahr	23,93 € / 233 Punkte
27212	für Versicherte ab Beginn des 60. Lebensjahres	25,27 € / 246 Punkte

27 GOP d. Physikalischen und Rehabilitativen Medizin   27220–27311

Die Gebührenordnungspositionen 27210 bis 27212 sind nicht neben der Gebührenordnungsposition 01436 berechnungsfähig.

Die Gebührenordnungspositionen 27210 bis 27212 sind im Behandlungsfall nicht neben den Gebührenordnungspositionen 01600 und 01601 berechnungsfähig.

27220 Zuschlag für die physikalisch rehabilitative Grundversorgung gemäß Allgemeiner Bestimmung 4.3.8 zu den Gebührenordnungspositionen 27210 bis 27212

einmal im Behandlungsfall

Der Zuschlag nach der Gebührenordnungsposition 27220 kann gemäß Allgemeiner Bestimmung 4.3.8 ausschließlich in Behandlungsfällen abgerechnet werden, in denen nur Leistungen der fachärztlichen Grundversorgung gemäß Anhang 3 und/oder regionaler Vereinbarungen erbracht und berechnet werden.

6,68 €
65 Punkte

27222 Zuschlag zu der Gebührenordnungsposition 27220

einmal im Behandlungsfall

Die Gebührenordnungsposition 27222 wird durch die zuständige Kassenärztliche Vereinigung zugesetzt.

1,75 €
17 Punkte

27.3 Diagnostische und therapeutische Gebührenordnungspositionen

27310 Funktioneller Ganzkörperstatus

Obligater Leistungsinhalt

- Erhebung eines auf Einschränkungen von Funktionen und Fähigkeiten bezogenen Ganzkörperstatus,

Fakultativer Leistungsinhalt

- Klinisch-neurologische Basisdiagnostik (Nr. 27311),

einmal im Behandlungsfall

Die Gebührenordnungsposition 27310 ist nicht neben den Gebührenordnungspositionen 01210, 01212, 01214, 01216, 01218, 01711 bis 01720, 01723, 01732 und 27311 berechnungsfähig.

Die Gebührenordnungsposition 27310 ist im Behandlungsfall nicht neben den Gebührenordnungspositionen 13250, 27332 und 27333 berechnungsfähig.

11,61 €
113 Punkte

27311 Klinisch-neurologische Basisdiagnostik

Obligater Leistungsinhalt

- Erhebung des Reflexstatus,
- Prüfung der Motorik,
- Prüfung der Sensibilität,

Fakultativer Leistungsinhalt

- Prüfung der Funktion der Hirnnerven,
- Prüfung der Funktion des extrapyramidalen Systems,
- Prüfung des Vegetativums,
- Untersuchung der hirnversorgenden Gefäße,

einmal im Behandlungsfall

6,68 €
65 Punkte

Die Gebührenordnungsposition 27311 ist nicht neben den Gebührenordnungspositionen 01711 bis 01719, 01723 und 27310 berechnungsfähig.

Die Gebührenordnungsposition 27311 ist im Behandlungsfall nicht neben den Gebührenordnungspositionen 13250, 22230, 27332 und 27333 berechnungsfähig.

27320 Elektrokardiographische Untersuchung

Obligater Leistungsinhalt

– Mindestens 12 Ableitungen (Extremitäten und Brustwand)

8,22 €
80 Punkte

Die Gebührenordnungsposition 27320 ist nicht neben den Gebührenordnungspositionen 27321 und 30901 berechnungsfähig.

Die Gebührenordnungsposition 27320 ist am Behandlungstag nicht neben den Gebührenordnungspositionen 31622 bis 31629 berechnungsfähig.

27321 Belastungs-Elektrokardiographie (Belastungs-EKG)

Obligater Leistungsinhalt

– Untersuchung in Ruhe und nach Belastung mit mindestens 12 Ableitungen sowie während physikalisch definierter und reproduzierbarer Belastung mit mindestens 3 Ableitungen und fortlaufender Kontrolle des Kurvenverlaufes,
– Wiederholte Blutdruckmessung,

höchstens dreimal im Behandlungsfall

20,54 €
200 Punkte

Die Gebührenordnungsposition 27321 ist nicht neben den Gebührenordnungspositionen 13251 und 27320 berechnungsfähig.

Die Gebührenordnungsposition 27321 ist im Behandlungsfall nicht neben den Gebührenordnungspositionen 03321, 04321, 13250, 13545, 13550, 17330 und 17332 berechnungsfähig.

27322 Aufzeichnung eines Langzeit-EKG von mindestens 18 Stunden Dauer

6,88 €
67 Punkte

Die Berechnung der Gebührenordnungsposition 27322 setzt eine Genehmigung der Kassenärztlichen Vereinigung nach der Vereinbarung zur Durchführung von Langzeitelektrokardiographischen Untersuchungen gemäß § 135 Abs. 2 SGB V voraus.

Die Gebührenordnungsposition 27322 ist nicht neben den Gebührenordnungspositionen 03322, 04322 und 13252 berechnungsfähig.

Die Gebührenordnungsposition 27322 ist im Behandlungsfall nicht neben den Gebührenordnungspositionen 13250, 13545 und 13550 berechnungsfähig.

27323 Computergestützte Auswertung eines kontinuierlich aufgezeichneten Langzeit-EKG von mindestens 18 Stunden Dauer

9,45 €
92 Punkte

Die Berechnung der Gebührenordnungsposition 27323 setzt eine Genehmigung der Kassenärztlichen Vereinigung nach der Vereinbarung zur Durchführung von Langzeitelektrokardiographischen Untersuchungen gemäß § 135 Abs. 2 SGB V voraus.

Die Gebührenordnungsposition 27323 ist nicht neben den Gebührenordnungspositionen 03241, 04241 und 13253 berechnungsfähig.

27 GOP d. Physikalischen und Rehabilitativen Medizin 27324–27331

Die Gebührenordnungsposition 27323 ist im Behandlungsfall nicht neben den Gebührenordnungspositionen 13250, 13545 und 13550 berechnungsfähig.

27324 Langzeit-Blutdruckmessung

Obligater Leistungsinhalt

- Automatische Aufzeichnung von mindestens 20 Stunden Dauer,
- Computergestützte Auswertung,
- Aufzeichnung der Blutdruckwerte mindestens alle 15 Minuten während der Wach- und mindestens alle 30 Minuten während der Schlafphase mit gleichzeitiger Registrierung der Herzfrequenz,
- Auswertung und Beurteilung des Befundes

8,01 €
78 Punkte

Die Gebührenordnungsposition 27324 ist nicht neben den Gebührenordnungspositionen 03324, 04324 und 13254 berechnungsfähig.

Die Gebührenordnungsposition 27324 ist im Behandlungsfall nicht neben den Gebührenordnungspositionen 13250, 13545 und 13550 berechnungsfähig.

27330 Spirographische Untersuchung

Obligater Leistungsinhalt

- Darstellung der Flussvolumenkurve,
- In- und exspiratorische Messung,
- Graphische Registrierung

6,16 €
60 Punkte

Die Gebührenordnungsposition 27330 ist nicht neben den Gebührenordnungspositionen 03330, 04330 und 13255 berechnungsfähig.

Die Gebührenordnungsposition 27330 ist im Behandlungsfall nicht neben der Gebührenordnungsposition 13250 berechnungsfähig.

27331 Abklärung einer peripheren neuromuskulären Erkrankung

Obligater Leistungsinhalt

- Elektromyographische Untersuchung(en) mit Oberflächen- und/oder Nadelelektroden

und/oder

- Elektroneurographische Untersuchung(en) mit Bestimmung(en) der motorischen oder sensiblen Nervenleitgeschwindigkeit,
- Beidseitig,

je Sitzung

18,90 €
184 Punkte

Die Gebührenordnungsposition 27331 ist im Behandlungsfall insgesamt höchstens zweimal berechnungsfähig.

Die Gebührenordnungsposition 27331 ist nicht neben den Gebührenordnungspositionen 04437 und 16322 berechnungsfähig.

Die Gebührenordnungsposition 27331 ist im Zeitraum von 21 Tagen nach Erbringung einer Leistung des Abschnitts 31.2 nicht neben den Gebührenordnungspositionen 31614 bis 31621 berechnungsfähig.

III Arztgruppenspezifische Gebührenordnungspositionen

27332 **Physikalisch-rehabilitative Diagnostik und Therapie bei Schädigungen der Strukturen und Funktionen** des Bewegungssystems, des zentralen und peripheren Nervensystems und der inneren Organe sowie der hiermit zusammenhängenden Beeinträchtigungen von Aktivität und/oder Teilhabe

Obligater Leistungsinhalt
- Physikalisch-rehabilitative Diagnostik und Therapie von Schädigungen der Strukturen und Funktionen einschließlich der hiermit zusammenhängenden Beeinträchtigungen von Aktivität und/oder Teilhabe unter besonderer Berücksichtigung der individuellen Kontextfaktoren,
- Erläuterung der Zusammenhänge zwischen Funktionseinschränkungen und ggf. nachgewiesener Strukturstörungen sowie deren Auswirkungen auf berufliche und persönliche Aktivitäten/Fähigkeiten sowie auf die Teilhabe am persönlichen und sozialen Leben,
- Aufstellung eines Behandlungsplanes,
- Therapiezielorientierte Erläuterung und Beratung zu den individuell unterschiedlich benötigten Behandlungselementen, insbesondere den ärztlichen Behandlungstechniken, der Arznei-, Heil- und Hilfsmitteltherapie sowie ggf. erforderlicher anderer Interventionen,
- Funktioneller Ganzkörperstatus (Nr. 27310),

Fakultativer Leistungsinhalt
- Einsatz standardisierter qualitätsgesicherter Fragebögen (z. B. SF 36, FFbH, HAQ, Barthel-Index, Geriatric Depression Scale, Mini-Mental Status Examination (MMSE), Sozial Dysfunktion Rating Scale, NASS, Womac),
- Anleitung, Koordination und Schulung im Umgang mit den familiären, sozialen und beruflichen Auswirkungen und Folgen des entsprechenden Störungsbildes,
- Differenzialdiagnostische Erprobung des Einsatzes von Therapiemitteln der Heilmitteltherapie,
- Koordination des Behandlungsplanes mit den intra- und/oder extramural beteiligten Berufsgruppen,
- Anlage/Wechsel/Abnahme eines immobilisierenden Verbandes, funktionellen Tape-Verbandes, eines Schienenverbandes oder einer Orthese,
- Anleitung zur Durchführung eines Eigenübungs- oder Trainingsprogrammes,
- Durchführung einer Thromboseprophylaxe,
- Anleitung und Beratung zur Anpassung des Wohnraumes und/oder des Arbeitsplatzes in Absprache mit dem Hausarzt, ggf. beteiligten anderen Fachärzten, Betriebs- oder Werksarzt und/oder ggf. der Behinderten-Einrichtung/Werkstatt,
- Klinisch-neurologische Basisdiagnostik (Nr. 27311),

einmal im Behandlungsfall

43,76 €
426 Punkte

Die Gebührenordnungsposition 27332 ist nicht neben der Gebührenordnungsposition 02350 berechnungsfähig.

27 GOP d. Physikalischen und Rehabilitativen Medizin 27333

Die Gebührenordnungsposition 27332 ist im Behandlungsfall nicht neben den Gebührenordnungspositionen 27310 und 27311 berechnungsfähig.

27333	**Zuschlag** zu der Gebührenordnungsposition 27332 für jede **weitere Untersuchung und Behandlung,**	7,09 €
	höchstens dreimal im Behandlungsfall	69 Punkte

Die Gebührenordnungsposition 27333 ist im Behandlungsfall nicht neben den Gebührenordnungspositionen 27310 und 27311 berechnungsfähig.

IV Arztgruppenübergreifende bei spezifischen Voraussetzungen berechnungsfähige Gebührenordnungspositionen

30 Spezielle Versorgungsbereiche

30.1 Allergologie

1. Die Gebührenordnungspositionen dieses Abschnitts können - mit Ausnahme der Gebührenordnungspositionen 30130 und 30131 - nur von
   - Fachärzten für Hals-Nasen-Ohrenheilkunde,
   - Fachärzten für Haut- und Geschlechtskrankheiten,
   - Vertragsärzten mit der Zusatzbezeichnung Allergologie,
   - Fachärzten für Innere Medizin mit Schwerpunkt Pneumologie und Lungenärzte,
   - Fachärzten für Kinder- und Jugendmedizin
   berechnet werden.
2. Die Gebührenordnungspositionen nach den Nrn. 30130 und 30131 können von allen Vertragsärzten - soweit dies berufsrechtlich zulässig ist - berechnet werden.

30.1.1 Allergie-Testungen

30110 Allergologisch-diagnostischer Komplex zur Diagnostik und/oder zum Ausschluss einer (Kontakt-)Allergie vom Spättyp (Typ IV), einschl. Kosten

Obligater Leistungsinhalt
- Spezifische allergologische Anamnese,
- Epikutan-Testung,
- Überprüfung der lokalen Hautreaktion,

Fakultativer Leistungsinhalt
- Hautfunktionstests (z. B. Alkaliresistenzprüfung, Nitrazingelbtest),
- ROAT-Testung (wiederholter offener Expositionstest),
- Okklusion,

einmal im Krankheitsfall

65,02 €
633 Punkte

Die Gebührenordnungsposition 30110 ist im Behandlungsfall nicht neben den Gebührenordnungspositionen 13250, 13258 und 30111 berechnungsfähig.

30111 Allergologisch-diagnostischer Komplex zur Diagnostik und/oder zum Ausschluss einer Allergie vom Soforttyp (Typ I), einschl. Kosten

Obligater Leistungsinhalt
- Spezifische allergologische Anamnese,
- Prick-Testung,

und/oder
- Scratch-Testung

und/oder
- Reibtestung

und/oder
- Skarifikationstestung

und/oder
- Intrakutan-Testung

und/oder
- Konjunktivaler Provokationstest

und/oder
- Nasaler Provokationstest,
- Vergleich zu einer Positiv- und Negativkontrolle,
- Überprüfung der lokalen Hautreaktion,
- Vorhaltung notfallmedizinischer Versorgung,

einmal im Krankheitsfall

47,04 €
458 Punkte

Die Gebührenordnungsposition 30111 ist im Behandlungsfall nicht neben den Gebührenordnungspositionen 13250, 13258 und 30110 berechnungsfähig.

30.1.2 Provokations-Testungen

30120 Rhinomanometrischer Provokationstest

Obligater Leistungsinhalt
- Nasaler Provokationstest in mindestens 2 Stufen (Kochsalz, Allergen),
- Rhinomanometrische Funktionsprüfung(en) zum Aktualitätsnachweis von Allergenen,
- Testung mit Einzel- und/oder Gruppenextrakt,
- Vorhaltung notfallmedizinischer Versorgung,

Fakultativer Leistungsinhalt
- Testung mit unterschiedlichen Konzentrationen der Extrakte,

6,68 €
65 Punkte

je Test, höchstens zweimal am Behandlungstag

Die Gebührenordnungsposition 30120 ist im Behandlungsfall nicht neben den Gebührenordnungspositionen 13250 und 13258 berechnungsfähig.

30 Spezielle Versorgungsbereiche 30121–30123

30121 Subkutaner Provokationstest

Obligater Leistungsinhalt
- Subkutaner Provokationstest in mindestens 2 Stufen (Kochsalz, Allergen) zum Aktualitätsnachweis von Allergenen,
- Testung mit Einzel- und/oder Gruppenallergenen,
- Vorhaltung notfallmedizinischer Versorgung,
- Mindestens 2 Stunden Nachbeobachtung,

Fakultativer Leistungsinhalt
- Testung mit unterschiedlichen Konzentrationen der Extrakte,

je Test, höchstens fünfmal im Behandlungsfall

16,85 €
164 Punkte

Die Gebührenordnungsposition 30121 ist im Behandlungsfall nicht neben den Gebührenordnungspositionen 13250 und 13258 berechnungsfähig.

30122 Bronchialer Provokationstest

Obligater Leistungsinhalt
- Bronchialer Provokationstest in mindestens 2 Stufen (Kochsalz, Allergen) zum Aktualitätsnachweis von Allergenen,
- Testung mit Einzel- und/oder Gruppenextrakt,
- Mindestens zweimalige ganzkörperplethysmographische Untersuchungen,
- Nachbeobachtung von mindestens 3 Stunden Dauer,
- Vorhaltung notfallmedizinischer Versorgung,
- Flussvolumenkurve jeweils vor und nach Provokationsstufen,
- Angabe des verwendeten Protokolls und Dokumentation des Testergebnisses,

Fakultativer Leistungsinhalt
- Testung mit unterschiedlichen Konzentrationen der Extrakte,

je Test

67,90 €
661 Punkte

Die Gebührenordnungsposition 30122 ist nicht neben der Gebührenordnungsposition 13651 berechnungsfähig.

Die Gebührenordnungsposition 30122 ist im Behandlungsfall nicht neben den Gebührenordnungspositionen 13250 und 13258 berechnungsfähig.

30123 Oraler Provokationstest

Obligater Leistungsinhalt
- Oraler Provokationstest in mindestens 2 Stufen (Leerwert oder Trägersubstanz, Allergen) zur Ermittlung von allergischen oder pseudoallergischen Reaktionen auf nutritive Allergene oder Arzneimittel,
- Vorhaltung notfallmedizinischer Versorgung,
- Mindestens 2 Stunden Nachbeobachtung,

je Test

16,85 €
164 Punkte

Die Gebührenordnungsposition 30123 ist im Behandlungsfall nicht neben den Gebührenordnungspositionen 13250 und 13258 berechnungsfähig.

30130–30200 IV Arztgruppenüber. b. spezif. Voraussetz. berechn. GOP

30.1.3 Hyposensibilisierungsbehandlung

30130 Hyposensibilisierungsbehandlung
Obligater Leistungsinhalt
- Hyposensibilisierungsbehandlung (Desensibilisierung) durch subkutane Allergeninjektion(en),
- Nachbeobachtung von mindestens 30 Minuten Dauer

Voraussetzung für die Berechnung der Gebührenordnungsposition 30130 ist die Erfüllung der notwendigen sachlichen und personellen Bedingungen für eine gegebenenfalls erforderliche Schockbehandlung und Intubation.

9,66 €
94 Punkte

30131 Zuschlag zu der Gebührenordnungsposition 30130 **für jede weitere Hyposensibilisierungsbehandlung durch Injektion(en) zu unterschiedlichen Zeiten am selben Behandlungstag** (zum Beispiel bei Injektion verschiedener nicht mischbarer Allergene oder Cluster- oder Rush-Therapie)

Obligater Leistungsinhalt
- Hyposensibilisierungsbehandlung (Desensibilisierung) durch subkutane Allergeninjektion(en),
- Nachbeobachtung von mindestens 30 Minuten Dauer,

je Hyposensibilisierungsbehandlung

7,29 €
71 Punkte

Die Gebührenordnungsposition 30131 ist mit Angabe des jeweiligen Injektionszeitpunkts bis zu viermal am Behandlungstag berechnungsfähig.

Die Berechnung der Gebührenordnungsposition 30131 neben der Gebührenordnungsposition 30130 und die mehrmalige Berechnung der Gebührenordnungsposition 30131 setzen jeweils eine Desensibilisierungsbehandlung durch Allergeninjektion(en) mit jeweils mindestens 30minütigem Nachbeobachtungsintervall sowie die Angabe des jeweiligen Behandlungszeitpunktes auch bei der Gebührenordnungsposition 30130 voraus.

Voraussetzung für die Berechnung der Gebührenordnungsposition 30131 ist die Erfüllung der notwendigen, sachlichen und personellen Bedingungen für eine gegebenenfalls erforderliche Schockbehandlung und Intubation.

30.2 Chirotherapie
1. Die Berechnung der Gebührenordnungspositionen dieses Abschnitts setzt eine besondere ärztliche Qualifikation - bei Erstantrag die Zusatzbezeichnung Chirotherapie - und eine Genehmigung der zuständigen Kassenärztlichen Vereinigung voraus.

30200 Chirotherapeutischer Eingriff
Obligater Leistungsinhalt
- Chirotherapeutischer Eingriff an einem oder mehreren Extremitätengelenken,
- Dokumentation der Funktionsanalyse,

je Sitzung

5,44 €
53 Punkte

30 Spezielle Versorgungsbereiche 30201

Die Gebührenordnungsposition 30200 ist im Behandlungsfall höchstens zweimal berechnungsfähig.

Die Gebührenordnungsposition 30200 ist nicht neben der Gebührenordnungsposition 30201 berechnungsfähig.

30201 Chirotherapeutischer Eingriff an der Wirbelsäule

Obligater Leistungsinhalt
- Chirotherapeutischer Eingriff an der Wirbelsäule,
- Dokumentation der Funktionsanalyse,

Fakultativer Leistungsinhalt
- Leistungsinhalt entsprechend der Gebührenordnungsposition 30200,

je Sitzung

7,29 €
71 Punkte

Die Gebührenordnungsposition 30201 ist im Behandlungsfall zweimal berechnungsfähig. Ist ein ausreichender Behandlungseffekt mit der zweimaligen Erbringung der Gebührenordnungsposition 30201 im Quartal nicht erzielt worden, kann im Ausnahmefall jede weitere Behandlung nur mit ausführlicher Begründung zur Segmenthöhe, Blockierungsrichtung, muskulären reflektorischen Fixierung und den vegetativen und neurologischen Begleiterscheinungen erfolgen.

Die Gebührenordnungsposition 30201 ist nicht neben der Gebührenordnungsposition 30200 berechnungsfähig.

30.3 Neurophysiologische Übungsbehandlung

1. Die Gebührenordnungspositionen dieses Abschnitts können nur von
   - Fachärzten für Kinder- und Jugendpsychiatrie und -psychotherapie,
   - Fachärzten für Phoniatrie und Pädaudiologie,
   - Fachärzten für Physikalische und Rehabilitative Medizin,
   - Fachärzten für Psychiatrie und Psychotherapie,
   - Fachärzten für Neurologie,
   - Fachärzten für Neurochirurgie,
   - Fachärzten für Nervenheilkunde,
   - Fachärzten für Orthopädie,
   - Vertragsärzten, die eine entsprechende Zusatzqualifikation oder eine besondere Zusatzqualifikation entsprechender nichtärztlicher Mitarbeiter (Krankengymnasten, Heilpädagogen, Ergotherapeuten oder Physiotherapeuten mit Qualifikation entsprechend der der Vertragsärzte) nachweisen können,

   berechnet werden.
2. Die Gebührenordnungspositionen dieses Abschnitts sind nicht neben Gebührenordnungspositionen des Abschnitts 30.4 berechnungsfähig.

30300 **Sensomotorische Übungsbehandlung** (Einzelbehandlung)
Obligater Leistungsinhalt
- Physikalische Maßnahmen,
- Einzelbehandlung,
- Höchstens 60 Minuten Dauer,
- Systematische Übungsbehandlung komplexer Funktionsstörungen von Organsystemen,
 - sensomotorisch
 und/oder
 - neurophysiologisch,
Fakultativer Leistungsinhalt
- Einweisung der Bezugsperson(en) in das Verfahren,

je vollendete 15 Minuten

8,94 €
87 Punkte

Die Gebührenordnungsposition 30300 ist nicht neben den Gebührenordnungspositionen 04355, 04356, 14220, 14221, 14310, 14311, 16220, 21220, 21221 und 30301 und nicht neben den Gebührenordnungspositionen des Abschnitts 30.4 berechnungsfähig.

30301 **Sensomotorische Übungsbehandlung** (Gruppenbehandlung)
Obligater Leistungsinhalt
- Physikalische Maßnahmen,
- Gruppenbehandlung,
- Mit 2 bis 6 Teilnehmern,
- Höchstens 60 Minuten Dauer,
- Systematische Übungsbehandlung komplexer Funktionsstörungen von Organsystemen,
 - sensomotorisch
 und/oder
 - neurophysiologisch,
Fakultativer Leistungsinhalt
- Einweisung der Bezugsperson(en) in das Verfahren,

je Teilnehmer, je vollendete 15 Minuten

3,08 €
30 Punkte

Die Gebührenordnungsposition 30301 ist nicht neben den Gebührenordnungspositionen 04355, 04356, 14220, 14221, 14310, 14311, 16220, 21220, 21221 und 30300 und nicht neben den Gebührenordnungspositionen des Abschnitts 30.4 berechnungsfähig.

30.4 **Physikalische Therapie**
1. Die Gebührenordnungspositionen dieses Abschnitts können nur von
   - Fachärzten für Haut- und Geschlechtskrankheiten (ausschließlich Gebührenordnungspositionen 30401, 30430 und 30431),
   - Fachärzten für Orthopädie,
   - Fachärzten für Neurologie,
   - Fachärzten für Nervenheilkunde,
   - Fachärzten für Chirurgie,
   - Fachärzten für Physikalische und Rehabilitative Medizin,
   - Fachärzten für Kinder- und Jugendmedizin (ausschließlich Gebührenordnungspositionen 30410, 30411 und 30430),

30 Spezielle Versorgungsbereiche 30400

- Fachärzten für Innere Medizin mit Schwerpunkt Angiologie, sowie Ärzten mit der Zusatzbezeichnung Phlebologe (ausschließlich die Gebührenordnungsposition 30401),
- Fachärzten für Innere Medizin mit Schwerpunkt Pneumologie und Lungenärzten (ausschließlich Gebührenordnungspositionen 30410 und 30411),
- Ärzten mit der (den) Zusatzbezeichnung(en) Physikalische Therapie und/oder Chirotherapie,
- Ärzten, die einen entsprechend qualifizierten nichtärztlichen Mitarbeiter (staatl. geprüfter Masseur, Krankengymnast, Physiotherapeut) angestellt und dessen Qualifikation gegenüber der Kassenärztlichen Vereinigung nachgewiesen haben,

berechnet werden.

2. Die Berechnung der Gebührenordnungspositionen 30420 und 30421 setzt abweichend von 1. voraus, dass der entsprechend qualifizierte Mitarbeiter mindestens die Qualifikation Physiotherapeut und/oder Krankengymnast besitzt.
3. Die Berechnung der Gebührenordnungsposition 30430 setzt abweichend von 1. voraus, dass der Vertragsarzt die berufsrechtliche Berechtigung zum Führen der Gebietsbezeichnung Haut- und Geschlechtskrankheiten, Kinder- und Jugendmedizin und/oder Physikalische und Rehabilitative Medizin hat.
4. Die Berechnung der Gebührenordnungsposition 30431 setzt abweichend von 1. voraus, dass der Vertragsarzt die berufsrechtliche Berechtigung zum Führen der Gebietsbezeichnung Haut- und Geschlechtskrankheiten hat.
5. Die Gebührenordnungspositionen dieses Abschnittes sind nicht neben Gebührenordnungspositionen des Abschnittes 30.3 berechnungsfähig.
6. Von Fachärzten für Haut- und Geschlechtskrankheiten sind die Gebührenordnungspositionen 30400, 30402, 30410, 30411, 30420 und 30421 nicht berechnungsfähig.
7. Von Fachärzten für Kinder- und Jugendmedizin sind die Gebührenordnungspositionen 30400 bis 30402 und 30420, 30421, 30431 nicht berechnungsfähig.

30400 Massagetherapie

Obligater Leistungsinhalt

- Massagetherapie lokaler Gewebeveränderungen eines oder mehrerer Körperteile

und/oder

- Manuelle Bindegewebsmassage

und/oder

- Periostmassage

und/oder

- Kolonmassage

und/oder

- Manuelle Lymphdrainage,

je Sitzung

7,60 €
74 Punkte

30401–30411   IV Arztgruppenüberg. b. spezif. Voraussetz. berechn. GOP

Die Gebührenordnungsposition 30400 ist am Tag nur einmal berechnungsfähig.

Die Gebührenordnungsposition 30400 ist nicht neben den Gebührenordnungspositionen 30300, 30301, 30401, 30402, 30410, 30411, 30420 und 30421 berechnungsfähig.

30401   **Intermittierende apparative Kompressionstherapie**

je Bein, je Sitzung

Die Gebührenordnungsposition 30401 ist nicht neben den Gebührenordnungspositionen 30300, 30301, 30400, 30402, 30410, 30411, 30420 und 30421 berechnungsfähig.

3,49 €
34 Punkte

30402   **Unterwasserdruckstrahlmassage**

Obligater Leistungsinhalt

- Unterwasserdruckstrahlmassage,
- Wanneninhalt mindestens 400 l,
- Leistung der Apparatur mindestens 400 kPa (4 bar)

Fakultativer Leistungsinhalt

- Hydroelektrisches Vollbad ("Stangerbad")

Die Gebührenordnungsposition 30402 ist nicht neben den Gebührenordnungspositionen 30300, 30301, 30400, 30401, 30410, 30411, 30420 und 30421 berechnungsfähig.

9,96 €
97 Punkte

30410   **Atemgymnastik (Einzelbehandlung)**

Obligater Leistungsinhalt

- Atemgymnastik und Atmungsschulung,
- Einzelbehandlung,
- Dauer mindestens 15 Minuten

Fakultativer Leistungsinhalt

- Intermittierende Anwendung manueller Weichteiltechniken

Die Gebührenordnungsposition 30410 ist nicht neben den Gebührenordnungspositionen 30300, 30301, 30400 bis 30402, 30411, 30420 und 30421 berechnungsfähig.

7,60 €
74 Punkte

30411   **Atemgymnastik (Gruppenbehandlung)**

Obligater Leistungsinhalt

- Atemgymnastik und Atmungsschulung,
- Gruppenbehandlung mit mindestens 3, höchstens 5 Teilnehmern,
- Dauer mindestens 20 Minuten,

je Teilnehmer

Die Gebührenordnungsposition 30411 ist nicht neben den Gebührenordnungspositionen 30300, 30301, 30400 bis 30402, 30410, 30420 und 30421 berechnungsfähig.

3,49 €
34 Punkte

30 Spezielle Versorgungsbereiche 30420–30431

30420 **Krankengymnastik** (Einzelbehandlung)
Obligater Leistungsinhalt
- Krankengymnastische Behandlung,
- Einzelbehandlung,
- Dauer mindestens 15 Minuten

Fakultativer Leistungsinhalt
- Intermittierende Anwendung manueller Weichteiltechniken,
- Anwendung von Geräten,
- Durchführung im Bewegungsbad

9,66 €
94 Punkte

Die Gebührenordnungsposition 30420 ist nicht neben den Gebührenordnungspositionen 08310, 26313, 30300, 30301, 30400 bis 30402, 30410, 30411 und 30421 berechnungsfähig.

30421 **Krankengymnastik** (Gruppenbehandlung)
Obligater Leistungsinhalt
- Krankengymnastische Behandlung,
- Gruppenbehandlung mit 3 bis 5 Teilnehmern,
- Dauer mindestens 20 Minuten,

Fakultativer Leistungsinhalt
- Intermittierende Anwendung manueller Weichteiltechniken,
- Anwendung von Geräten,
- Durchführung im Bewegungsbad,

je Teilnehmer und Sitzung

4,93 €
48 Punkte

Die Gebührenordnungsposition 30421 ist nicht neben den Gebührenordnungspositionen 08310, 26313, 30300, 30301, 30400 bis 30402, 30410, 30411 und 30420 berechnungsfähig.

30430 **Selektive Phototherapie** mittels indikationsbezogen optimierten UV-Spektrums,

je Sitzung

5,65 €
55 Punkte

Die Gebührenordnungsposition 30430 ist nicht neben den Gebührenordnungspositionen 30300 und 30301 berechnungsfähig.

Die Gebührenordnungsposition 30430 ist am Behandlungstag nicht neben der Gebührenordnungsposition 10350 berechnungsfähig.

30431 **Zuschlag** zu der Gebührenordnungsposition 30430 bei Durchführung der Phototherapie als Photochemotherapie (z. B. PUVA)

3,60 €
35 Punkte

Die Gebührenordnungsposition 30431 ist nicht neben den Gebührenordnungspositionen 30300 und 30301 berechnungsfähig.

Die Gebührenordnungsposition 30431 ist am Behandlungstag nicht neben der Gebührenordnungsposition 10350 berechnungsfähig.

30.5 Phlebologie

1. Die Gebührenordnungspositionen dieses Abschnitts können nur von
   - Fachärzten für Haut- und Geschlechtskrankheiten,
   - Fachärzten für Chirurgie,
   - Fachärzten für Innere Medizin,
   - Vertragsärzten mit der Zusatzbezeichnung Phlebologie,
   berechnet werden.

30500 Phlebologischer Basiskomplex

Obligater Leistungsinhalt

- Verschlussplethysmograpische Untersuchung(en) der Extremitätenvenen mit graphischer Registrierung
und/oder
- Lichtreflexionsrheographische Untersuchung(en) der Extremitätenvenen,
- Doppler-sonographische Untersuchung(en) der Venen und/oder Arterien,
- Untersuchung(en) ein- und/oder beidseitig,

Fakultativer Leistungsinhalt

- Doppler-sonographische Druckmessungen an den Extremitätenarterien,
- Thrombusspaltung einschließlich -expression,

einmal im Behandlungsfall

16,85 €
164 Punkte

Die Gebührenordnungsposition 30500 ist nicht neben den Gebührenordnungspositionen 02300 bis 02302, 02311 und 10340 bis 10342 berechnungsfähig.

Die Gebührenordnungsposition 30500 ist im Behandlungsfall nicht neben den Gebührenordnungspositionen 03040, 03220, 03221, 04040, 04220, 04221, 13300, 13545, 13550, 33061 und 36882 berechnungsfähig.

30501 Verödung von Varizen

Obligater Leistungsinhalt

- Verödung von Varizen,
- Entstauender phlebologischer Funktionsverband,

je Bein höchstens fünfmal im Behandlungsfall

9,66 €
94 Punkte

Die Gebührenordnungsposition 30501 ist nicht neben den Gebührenordnungspositionen 02300 bis 02302, 02311, 02313 und 10340 bis 10342 berechnungsfähig.

Die Gebührenordnungsposition 30501 ist im Behandlungsfall nicht neben den Gebührenordnungspositionen 03040, 03220, 03221, 04040, 04220 und 04221 berechnungsfähig.

30.6 Proktologie

1. Die Gebührenordnungsposition 30600 ist nur von
   - Fachärzten für Chirurgie,
   - Fachärzten für Haut- und Geschlechtskrankheiten,
   - Fachärzten für Innere Medizin mit Schwerpunkt Gastroenterologie,
   - Fachärzten für Allgemeinmedizin, Fachärzten für Innere und Allgemeinmedizin, Fachärzten für Innere Medizin und Fachärzten für Urologie, die einen durch die zuständige Kassenärztliche Vereinigung genehmigten Versorgungsschwerpunkt nachweisen können,

   berechnungsfähig.

30 Spezielle Versorgungsbereiche 30600–30611

30600 **Zusatzpauschale Prokto-/Rektoskopie**
Obligater Leistungsinhalt
- Rektale Untersuchung,
- Proktoskopie
und/oder
- Rektoskopie,
- Patientenaufklärung,
- Information zum Ablauf der vorbereitenden Maßnahmen vor dem Eingriff und zu einer möglichen Sedierung und/oder Prämedikation,
- Nachbeobachtung und -betreuung

Fakultativer Leistungsinhalt
- Prämedikation/Sedierung

8,73 €
85 Punkte

Die Gebührenordnungsposition 30600 ist nicht neben den Gebührenordnungspositionen 03331, 04331, 04516, 08333, 10340 bis 10342, 13250, 13257, 13260 und 26350 bis 26352 berechnungsfähig.

Die Gebührenordnungsposition 30600 ist im Behandlungsfall nicht neben der Gebührenordnungsposition 13260 berechnungsfähig.

30601 **Zuschlag zu der Gebührenordnungsposition 30600 für die Polypentfernung(en)**
Obligater Leistungsinhalt
- Vollständige Entfernung eines oder mehrerer Polypen mittels Hochfrequenzdiathermieschlinge
- Veranlassung einer histologischen Untersuchung

5,85 €
57 Punkte

Die Gebührenordnungsposition 30601 ist nicht neben den Gebührenordnungspositionen 02300 bis 02302, 03332, 04332, 08334, 10340 bis 10342, 13260 und 26350 bis 26352 berechnungsfähig.

Die Gebührenordnungsposition 30601 ist im Behandlungsfall nicht neben der Gebührenordnungsposition 13260 berechnungsfähig.

30610 **Behandlung(en) von Hämorrhoiden** im anorektalen Bereich durch Sklerosierung am anorektalen Übergang mittels Injektion,
höchstens viermal im Behandlungsfall

9,76 €
95 Punkte

Die Gebührenordnungsposition 30610 ist nicht neben den Gebührenordnungspositionen 02300 bis 02302, 10340 bis 10342 und 26350 bis 26352 berechnungsfähig.

30611 **Entfernung von Hämorrhoiden** am anorektalen Übergang und/oder eines inneren Schleimhautvorfalls mittels elastischer Ligatur nach Barron,
höchstens viermal im Behandlungsfall

19,11 €
186 Punkte

Die Kosten für im Rahmen der Leistungserbringung verbrauchte Ligaturringe sind in der Bewertung der Gebührenordnungsposition 30611 enthalten.

Die Gebührenordnungsposition 30611 ist nicht neben den Gebührenordnungspositionen 02300 bis 02302, 10340 bis 10342 und 26350 bis 26352 berechnungsfähig.

30.7 Schmerztherapie

1. Voraussetzung für die Abrechnung der Gebührenordnungspositionen 30700 und/oder 30702 ist eine Genehmigung der zuständigen Kassenärztlichen Vereinigung gemäß Qualitätssicherungsvereinbarung zur schmerztherapeutischen Versorgung chronisch schmerzkranker Patienten (Qualitätssicherungsvereinbarung Schmerztherapie) gemäß § 135 Abs. 2 SGB V und der Nachweis der regelmäßigen Teilnahme an interdisziplinären Schmerzkonferenzen gemäß § 5 Abs. 3 der Qualitätssicherungsvereinbarung Schmerztherapie.
2. Kommt es im Verlauf der schmerztherapeutischen Behandlung nach sechs Monaten zu keiner nachweisbaren Verbesserung der Beschwerdesymptomatik, soll der Arzt prüfen, ob der Patient von einer psychiatrischen bzw. psychotherapeutischen Mitbehandlung profitiert. Die Behandlung von chronisch schmerzkranken Patienten (mit Ausnahme von Malignompatienten) nach den Vorgaben der Qualitätssicherungsvereinbarung Schmerztherapie soll einen Zeitraum von zwei Jahren nicht überschreiten. Der Arzt benennt der Kassenärztlichen Vereinigung diejenigen Patienten, die sich über diesen Zeitraum hinaus in seiner schmerztherapeutischen Behandlung befinden. Die Kassenärztliche Vereinigung kann die weitere Behandlung dieser Patienten von der erfolgreichen Teilnahme an einem Kolloquium vor der Schmerztherapie-Kommission abhängig machen.
3. Die Berechnung der Gebührenordnungsposition 30702 ist auf höchstens 300 Behandlungsfälle je Vertragsarzt, der über eine Genehmigung gemäß Qualitätssicherungsvereinbarung Schmerztherapie gemäß § 135 Abs. 2 SGB V verfügt, pro Quartal begrenzt. Die vorgenannte Begrenzung auf 300 Behandlungsfälle kann aus Gründen der Sicherstellung der Versorgung chronisch schmerzkranker Patienten auf Antrag durch die zuständige Kassenärztliche Vereinigung modifiziert werden.
4. Voraussetzung für die Berechnung der Gebührenordnungsposition 30704 ist eine Genehmigung als schmerztherapeutische Einrichtung gemäß der Qualitätssicherungsvereinbarung zur schmerztherapeutischen Versorgung chronisch schmerzkranker Patienten gemäß § 135 Abs. 2 SGB V durch die zuständige Kassenärztliche Vereinigung.
5. Voraussetzung für die Berechnung der Gebührenordnungsposition 30704 ist weiterhin, dass die Anforderungen an ein schmerztherapeutisches Zentrum sowie an den Vertragsarzt vollständig erfüllt sind:
    - Das Behandlungsspektrum des schmerztherapeutischen Zentrums umfasst mindestens folgende Schmerzkrankheiten bzw. -störungen
        - chronische muskuloskelettale Schmerzen
        - chronische Kopfschmerzen
        - Gesichtsschmerzen
        - Ischämieschmerzen
        - medikamenteninduzierte Schmerzen
        - neuropathische Schmerzen

30 Spezielle Versorgungsbereiche

- sympathische Reflexdystrophien
- somatoforme Schmerzstörungen
- Tumorschmerzen
- In einem schmerztherapeutischen Zentrum sind sämtliche der unter § 6 Abs. 1 und mindestens drei der in § 6 Abs. 2 der Qualitätssicherungsvereinbarung Schmerztherapie genannten Verfahren eigenständig vorzuhalten.
- Der Vertragsarzt hat an mindestens zehn interdisziplinären Schmerzkonferenzen mit Patientenvorstellung im Kalenderjahr teilzunehmen. Die regelmäßige Teilnahme an Schmerzkonferenzen nebst vorgestellten Patienten sind der zuständigen Kassenärztlichen Vereinigung auf deren Verlangen nachzuweisen.
- Der Vertragsarzt hat mindestens 30 Stunden schmerztherapeutische Fortbildung je Kalenderjahr nachzuweisen. Die Teilnahme an schmerztherapeutischen Fortbildungen ist der zuständigen Kassenärztlichen Vereinigung auf deren Verlangen nachzuweisen.

6. Voraussetzung für die Berechnung der Gebührenordnungsposition 30704 ist weiterhin, dass in der schmerztherapeutischen Einrichtung ausschließlich bzw. weit überwiegend chronisch schmerzkranke Patienten entsprechend der Definition der Präambel und des § 1 Abs. 1 der Qualitätssicherungsvereinbarung Schmerztherapie behandelt werden. Es sind regelmäßig mindestens 150 chronisch schmerzkranke Patienten im Quartal zu betreuen. Der Vertragsarzt hat an vier Tagen pro Woche mindestens je vier Stunden schmerztherapeutische Sprechstunden vorzuhalten, in denen er ausschließlich Patienten mit chronischen Schmerzkrankheiten behandelt. Der Anteil der schmerztherapeutisch betreuten Patienten an der Gesamtzahl der Patienten muss mindestens 75 % betragen. Die Gesamtzahl der schmerztherapeutisch betreuten Patienten darf die Höchstzahl von 300 Behandlungsfällen pro Vertragsarzt pro Quartal nicht überschreiten. Die vorgenannte Begrenzung auf 300 Behandlungsfälle kann aus Gründen der Sicherstellung der Versorgung chronisch schmerzkranker Patienten auf Antrag durch die zuständige Kassenärztliche Vereinigung modifiziert werden.

7. Die Gebührenordnungspositionen 30790 und 30791 sind nur von
   - Fachärzten für Allgemeinmedizin, Fachärzten für Innere und Allgemeinmedizin, praktischen Ärzten und Ärzten ohne Gebietsbezeichnung,
   - Fachärzten für Kinder- und Jugendmedizin,
   - Fachärzten für Kinderchirurgie,
   - Fachärzten für Innere Medizin,
   - Fachärzten für Chirurgie,
   - Fachärzten für Orthopädie bzw. Fachärzten für Orthopädie und Unfallchirurgie,
   - Fachärzten für Neurologie, Fachärzten für Nervenheilkunde sowie Fachärzten für Neurologie und Psychiatrie,
   - Fachärzten für Neurochirurgie,
   - Fachärzten für Anästhesiologie,
   - Fachärzten für Physikalische und Rehabilitative Medizin

30700	IV Arztgruppenüberg. b. spezif. Voraussetz. berechn. GOP

mit einer Genehmigung der zuständigen Kassenärztlichen Vereinigung gemäß der Qualitätssicherungs-Vereinbarung Akupunktur nach § 135 Abs. 2 SGB V berechnungsfähig.

30.7.1 Schmerztherapeutische Versorgung chronisch schmerzkranker Patienten gemäß der Qualitätssicherungsvereinbarung zur schmerztherapeutischen Versorgung chronisch schmerzkranker Patienten nach § 135 Abs. 2 SGB V

30700 **Grundpauschale** für einen Patienten im Rahmen der Versorgung gemäß der Qualitätssicherungsvereinbarung zur schmerztherapeutischen Versorgung chronisch schmerzkranker Patienten nach § 135 Abs. 2 SGB V

Obligater Leistungsinhalt

– Persönlicher Arzt-Patienten-Kontakt,

Fakultativer Leistungsinhalt

– Weitere persönliche oder andere Arzt-Patienten-Kontakte gemäß 4.3.1 der Allgemeinen Bestimmungen,
– Ärztlicher Bericht entsprechend der Gebührenordnungsposition 01600,
– Individueller Arztbrief entsprechend der Gebührenordnungsposition 01601,
– In Anhang 1 aufgeführte Leistungen,   32,87 €
einmal im Behandlungsfall   320 Punkte

Die Grundpauschale 30700 ist in demselben Arztfall nicht neben einer Versichertenpauschale, sonstigen Grundpauschale bzw. Konsiliarpauschale berechnungsfähig.

Die Gebührenordnungsposition 30700 ist nicht neben der Gebührenordnungsposition 01436 berechnungsfähig.

Die Gebührenordnungsposition 30700 ist im Behandlungsfall nicht neben den Gebührenordnungspositionen 01600, 01601, 03040, 03220, 03221, 03230, 04040, 04220, 04221 und 04230 berechnungsfähig.

30 Spezielle Versorgungsbereiche 30702

30702 **Zusatzpauschale** für die schmerztherapeutische Versorgung gemäß der Qualitätssicherungsvereinbarung zur schmerztherapeutischen Versorgung chronisch schmerzkranker Patienten nach § 135 Abs. 2 SGB V

Obligater Leistungsinhalt
- Basisabklärung und umfassende schmerztherapeutische Versorgung chronisch schmerzkranker Patienten gemäß der Qualitätssicherungsvereinbarung zur schmerztherapeutischen Versorgung chronisch schmerzkranker Patienten nach § 135 Abs. 2, einschließlich
  - Erhebung einer standardisierten Schmerzanamnese einschließlich Auswertung von Fremdbefunden,
  - Durchführung einer Schmerzanalyse,
  - Differentialdiagnostische Abklärung der Schmerzkrankheit,
  - Eingehende Beratung des Patienten einschließlich Festlegung der Therapieziele,
  - Aufstellung eines inhaltlich und zeitlich gestuften Therapieplans unter Berücksichtigung des ermittelten Chronifizierungsstadiums,
  - Vermittlung von bio-psycho-sozialen Zusammenhängen und von Schmerzbewältigungsstrategien,
  - Gewährleistung der Einleitung und Koordination der flankierenden therapeutischen Maßnahmen

und/oder
- Fortführung einer umfassenden schmerztherapeutischen Versorgung chronisch schmerzkranker Patienten gemäß der Qualitätssicherungsvereinbarung zur schmerztherapeutischen Versorgung chronisch schmerzkranker Patienten nach § 135 Abs. 2, einschließlich
  - Zwischenanamnese einschließlich Auswertung von Fremdbefunden,
  - Eingehende Beratung des Patienten und ggf. Überprüfung der Therapieziele und des Therapieplans,
  - Weitere Koordination und ggf. Überprüfung der flankierenden therapeutischen Maßnahmen,
- Standardisierte Dokumentation(en),
- Bericht an den Hausarzt über den Behandlungsverlauf,
- Persönlicher Arzt-Patienten-Kontakt,

Fakultativer Leistungsinhalt
- Konsiliarische Beratung der gemäß § 6 Abs. 2 der Qualitätssicherungsvereinbarung zur schmerztherapeutischen Versorgung chronisch schmerzkranker Patienten kooperierenden Ärzte,
- Weitere persönliche oder andere Arzt-Patienten-Kontakte gemäß 4.3.1 der Allgemeinen Bestimmungen,

einmal im Behandlungsfall

51,05 €
497 Punkte

Die Zusatzpauschale 30702 ist in demselben Arztfall nur neben der Grundpauschale 30700, nicht neben einer anderen Versichertenpauschale, Grundpauschale bzw. Konsiliarpauschale berechnungsfähig.

IV Arztgruppenüberg. b. spezif. Voraussetz. berechn. GOP

Die Gebührenordnungsposition 30702 ist nicht neben den Gebührenordnungspositionen 03030, 03130, 04030, 04130, 05360 und 30930 bis 30933 und nicht neben den Gebührenordnungspositionen der Abschnitte 35.1 und 35.2 berechnungsfähig.

Die Gebührenordnungsposition 30702 ist im Behandlungsfall nicht neben den Gebührenordnungspositionen 01600, 01601, 03040, 03220, 03221, 04040, 04220 und 04221 berechnungsfähig.

30704 **Zuschlag** für die Erbringung der Zusatzpauschale 30702 in schmerztherapeutischen Einrichtungen gemäß Anlage I der Qualitätssicherungsvereinbarung Schmerztherapie und Erfüllung der Voraussetzungen gemäß Präambel Nr. 4 - 6

einmal im Behandlungsfall

30,51 €
297 Punkte

Die Gebührenordnungsposition 30704 ist nicht neben der Gebührenordnungsposition 05360 berechnungsfähig.

Die Gebührenordnungsposition 30704 ist im Behandlungsfall nicht neben den Gebührenordnungspositionen 03040, 03220, 03221, 04040, 04220 und 04221 berechnungsfähig.

30706 **Teilnahme an einer schmerztherapeutischen Fallkonferenz** gemäß § 5 Abs. 3 der Qualitätssicherungsvereinbarung Schmerztherapie

Obligater Leistungsinhalt

– Teilnahme an einer multidisziplinären Fallkonferenz

6,16 €
60 Punkte

Die Gebührenordnungsposition 30706 ist nur in Behandlungsfällen berechnungsfähig, in denen die Grundpauschale 30700 berechnet worden ist. Hausärzte sowie weitere komplementär behandelnde Ärzte dürfen die Gebührenordnungsposition unter Angabe des primär schmerztherapeutisch verantwortlichen Arztes berechnen.

Die Gebührenordnungsposition 30706 ist im Behandlungsfall nicht neben den Gebührenordnungspositionen 03040, 03220, 03221, 04040, 04220 und 04221 berechnungsfähig.

30708 **Beratung und Erörterung und/oder Abklärung im Rahmen der Schmerztherapie,** Dauer mindestens 10 Minuten,

je vollendete 10 Minuten

12,12 €
118 Punkte

Bei der Nebeneinanderberechnung der Gebührenordnungsposition 30708 neben der 30702 ist eine Arzt-Patienten-Kontaktzeit von mindestens 70 Minuten Voraussetzung für die Berechnung der Gebührenordnungsposition 30708.

Die Gebührenordnungsposition 30708 ist nur in Behandlungsfällen berechnungsfähig, in denen die Grundpauschale 30700 berechnet worden ist.

Die Gebührenordnungsposition 30708 ist nicht neben den Gebührenordnungspositionen 01440, 01510 bis 01512, 01520, 01521, 01530, 01531, 01856, 02100, 02101, 05320, 05330, 05331, 05340, 05341, 05350, 05372, 31820 bis 31828, 31830, 31831, 36820 bis 36828, 36830 und 36831 berechnungsfähig.

30 Spezielle Versorgungsbereiche 30710–30720

Die Gebührenordnungsposition 30708 ist im Behandlungsfall nicht neben den Gebührenordnungspositionen 03040, 03220, 03221, 04040, 04220 und 04221 berechnungsfähig.

30.7.2 Andere schmerztherapeutische Behandlungen

30710 Infusion von nach der **Betäubungsmittelverschreibungsverordnung** verschreibungspflichtigen **Analgetika** oder von **Lokalanästhetika** unter **systemischer** Anwendung in überwachungspflichtiger Konzentration

Obligater Leistungsinhalt
- Dauer mindestens 30 Minuten

11,40 €
111 Punkte

Erfolgt über denselben liegenden Zugang (z.B. Kanüle, Katheder) mehr als eine Infusion entsprechend der Gebührenordnungsposition 02100, der Gebührenordnungsposition 02101 und/oder der Gebührenordnungsposition 30710, so sind die Gebührenordnungspositionen 02100, 02101 und/oder 30710 je Behandlungstag nur einmal berechnungsfähig.

Die Gebührenordnungsposition 30710 ist nicht neben den Gebührenordnungspositionen 01910, 01911, 02100, 05360, 05372 und 34503 bis 34505 und nicht neben den Gebührenordnungspositionen der Abschnitte 5.3, 31.5 und 36.5 berechnungsfähig.

Die Gebührenordnungsposition 30710 ist im Behandlungsfall nicht neben den Gebührenordnungspositionen 03040, 03220, 03221, 04040, 04220 und 04221 berechnungsfähig.

30712 Anleitung des Patienten zur **Selbstanwendung** der **transkutanen elektrischen Nervenstimulation** (TENS)

Obligater Leistungsinhalt
- Einsatz des für die Selbstanwendung bestimmten Gerätetyps, je Sitzung

6,88 €
67 Punkte

Die Gebührenordnungsposition 30712 ist im Krankheitsfall höchstens fünfmal berechnungsfähig.

Die Gebührenordnungsposition 30712 ist nicht neben den Gebührenordnungspositionen 02101, 05360, 05372 und 34503 bis 34505 und nicht neben den Gebührenordnungspositionen des Abschnitts 5.3 berechnungsfähig.

Die Gebührenordnungsposition 30712 ist im Behandlungsfall nicht neben den Gebührenordnungspositionen 03040, 03220, 03221, 04040, 04220 und 04221 berechnungsfähig.

30720 Analgesie eines **Hirnnerven** oder eines **Hirnnervenganglions** an der **Schädelbasis**

Obligater Leistungsinhalt
- Analgesie eines Hirnnerven an seiner Austrittsstelle an der Schädelbasis (Nervus mandibularis am Foramen ovale, Nervus maxillaris am Foramen rotundum)
oder
- Analgesie eines Hirnnervenganglions an der Schädelbasis (Ganglion pterygopalatinum, Ganglion Gasseri)

9,66 €
94 Punkte

Die Gebührenordnungsposition 30720 ist nur bei Angabe des betreffenden Nerven oder des betreffenden Ganglions berechnungsfähig.

Die Gebührenordnungsposition 30720 ist nicht neben den Gebührenordnungspositionen 02101, 05360, 05372 und 34503 bis 34505 und nicht neben den Gebührenordnungspositionen des Abschnitts 5.3 berechnungsfähig.

Die Gebührenordnungsposition 30720 ist im Behandlungsfall nicht neben den Gebührenordnungspositionen 03040, 03220, 03221, 04040, 04220 und 04221 berechnungsfähig.

30721 **Sympathikusblockade** (Injektion) am **zervikalen Grenzstrang**

Obligater Leistungsinhalt
- Nachweis und Dokumentation des vegetativen Effektes (z. B. seitenvergleichende Messung der Hauttemperatur),
- Kontinuierliches EKG-Monitoring,
- Kontinuierliche Pulsoxymetrie,

je Sitzung

21,78 €
212 Punkte

Die Gebührenordnungsposition 30721 ist nicht neben den Gebührenordnungspositionen 02101, 05360, 05372 und 34503 bis 34505 und nicht neben den Gebührenordnungspositionen des Abschnitts 5.3 berechnungsfähig.

Die Gebührenordnungsposition 30721 ist im Behandlungsfall nicht neben den Gebührenordnungspositionen 03040, 03220, 03221, 04040, 04220 und 04221 berechnungsfähig.

30722 **Sympathikusblockade** (Injektion) am **thorakalen** oder **lumbalen Grenzstrang**

Obligater Leistungsinhalt
- Nachweis und Dokumentation des vegetativen Effektes (z. B. seitenvergleichende Messung der Hauttemperatur),
- Kontinuierliches EKG-Monitoring,
- Kontinuierliche Pulsoxymetrie,

je Sitzung

19,11 €
186 Punkte

Die Gebührenordnungsposition 30722 ist nicht neben den Gebührenordnungspositionen 02101, 05360, 05372 und 34503 bis 34505 und nicht neben den Gebührenordnungspositionen des Abschnitts 5.3 berechnungsfähig.

Die Gebührenordnungsposition 30722 ist im Behandlungsfall nicht neben den Gebührenordnungspositionen 03040, 03220, 03221, 04040, 04220 und 04221 berechnungsfähig.

30723 **Ganglionäre Opioid-Applikation**

je Sitzung

9,66 €
94 Punkte

Die Gebührenordnungsposition 30723 ist nicht neben den Gebührenordnungspositionen 02101, 05360, 05372 und 34503 bis 34505 und nicht neben den Gebührenordnungspositionen des Abschnitts 5.3 berechnungsfähig.

30 Spezielle Versorgungsbereiche 30724–30731

Die Gebührenordnungsposition 30723 ist im Behandlungsfall nicht neben den Gebührenordnungspositionen 03040, 03220, 03221, 04040, 04220 und 04221 berechnungsfähig.

30724 **Analgesie** eines oder mehrerer **Spinalnerven** und der **Rami communicantes** an den **Foramina intervertebralia**

Obligater Leistungsinhalt

– Nachweis und Dokumentation des vegetativen Effektes (z. B. seitenvergleichende Messung der Hauttemperatur),
– Kontinuierliches EKG-Monitoring,
– Kontinuierliche Pulsoxymetrie,

je Sitzung

19,11 €
186 Punkte

Die Gebührenordnungsposition 30724 ist nicht neben den Gebührenordnungspositionen 02101, 05360, 05372 und 34503 bis 34505 und nicht neben den Gebührenordnungspositionen des Abschnitts 5.3 berechnungsfähig.

Die Gebührenordnungsposition 30724 ist im Behandlungsfall nicht neben den Gebührenordnungspositionen 03040, 03220, 03221, 04040, 04220 und 04221 berechnungsfähig.

30730 **Intravenöse regionale Sympathikusblockade in Blutleere**

Obligater Leistungsinhalt

– Nachweis und Dokumentation des vegetativen Effektes (z. B. seitenvergleichende Messung der Hauttemperatur),
– Kontinuierliches EKG-Monitoring,
– Kontinuierliche Pulsoxymetrie

65,23 €
635 Punkte

Die Gebührenordnungsposition 30730 ist nicht neben den Gebührenordnungspositionen 02101, 05360, 05372 und 34503 bis 34505 und nicht neben den Gebührenordnungspositionen des Abschnitts 5.3 berechnungsfähig.

Die Gebührenordnungsposition 30730 ist im Behandlungsfall nicht neben den Gebührenordnungspositionen 03040, 03220, 03221, 04040, 04220 und 04221 berechnungsfähig.

30731 **Plexusanalgesie** (Plexus zervikalis, brachialis, axillaris, lumbalis, lumbosakralis), **Spinal- oder Periduralanalgesie** (auch kaudal), **einzeitig** oder **mittels Katheter** (auch als Voraussetzung zur Applikation zytostatischer, antiphlogistischer oder immunsuppressiver Substanzen)

Obligater Leistungsinhalt

– Kontinuierliches EKG-Monitoring,
– Kontinuierliche Pulsoxymetrie,
– Überwachung von bis zu 2 Stunden,

Fakultativer Leistungsinhalt

– Kontrolle der Katheterlage durch Injektion eines Lokalanästhetikums,

je Sitzung

69,03 €
672 Punkte

30740–30750   IV Arztgruppenüber. b. spezif. Voraussetz. berechn. GOP

Die Gebührenordnungsposition 30731 ist nicht neben den Gebührenordnungspositionen 02101, 05360, 05372 und 34503 bis 34505 und nicht neben den Gebührenordnungspositionen des Abschnitts 5.3 berechnungsfähig.

Die Gebührenordnungsposition 30731 ist im Behandlungsfall nicht neben den Gebührenordnungspositionen 03040, 03220, 03221, 04040, 04220 und 04221 berechnungsfähig.

30740 **Überprüfung** (z. B. anatomische Lage, Wundverhältnisse) eines zur **Langzeitanalgesie** angelegten **Plexus-, Peridural-** oder **Spinalkatheters** und/oder eines programmierbaren **Stimulationsgerätes** im Rahmen der Langzeitanalgesie

Fakultativer Leistungsinhalt

- Injektion(en), Filterwechsel und Verbandwechsel,
- Funktionskontrolle(n),
- Umprogrammierung(en),
- Wiederauffüllung einer externen oder implantierten Medikamentenpumpe,

je Sitzung

11,40 €
111 Punkte

Die Gebührenordnungsposition 30740 ist im Rahmen der Funktionskontrolle, ggf. mit Umprogrammierung, von Stimulationsgeräten zur Langzeitanalgesie nur berechnungsfähig bei implantierten Stimulationsgeräten.

Die Gebührenordnungsposition 30740 ist nicht neben den Gebührenordnungspositionen 02101, 05360, 05372 und 34503 bis 34505 und nicht neben den Gebührenordnungspositionen des Abschnitts 5.3 berechnungsfähig.

Die Gebührenordnungsposition 30740 ist im Behandlungsfall nicht neben den Gebührenordnungspositionen 03040, 03220, 03221, 04040, 04220 und 04221 berechnungsfähig.

30750 **Erstprogrammierung** einer **externen Medikamentenpumpe** zur **Langzeitanalgesie**

Obligater Leistungsinhalt

- Schulung und Anleitung des Patienten und/oder der Bezugsperson (en)

Fakultativer Leistungsinhalt

- Funktionskontrolle(n)

17,26 €
168 Punkte

Die Gebührenordnungsposition 30750 ist nicht neben den Gebührenordnungspositionen 02101, 02120 und 05360 berechnungsfähig.

Die Gebührenordnungsposition 30750 ist im Behandlungsfall nicht neben den Gebührenordnungspositionen 03040, 03220, 03221, 04040, 04220 und 04221 berechnungsfähig.

30 Spezielle Versorgungsbereiche 30751–30760

30751 Langzeitanalgospasmolyse mit Auffüllen einer **implantierten Medikamentenpumpe** zur **intrathekalen Dauerapplikation** von Baclofen über **mindestens 8 Stunden**

Obligater Leistungsinhalt
- Kontinuierliches EKG-Monitoring,
- Kontinuierliche Pulsoxymetrie

19,11 €
186 Punkte

Die Gebührenordnungsposition 30751 ist nicht neben den Gebührenordnungspositionen 02101, 05360, 05372 und 34503 bis 34505 und nicht neben den Gebührenordnungspositionen des Abschnitts 5.3 berechnungsfähig.

Die Gebührenordnungsposition 30751 ist im Behandlungsfall nicht neben den Gebührenordnungspositionen 03040, 03220, 03221, 04040, 04220 und 04221 berechnungsfähig.

30760 Dokumentierte **Überwachung** im **Anschluss** an die Gebührenordnungsposition **30710** oder nach Eintritt des dokumentierten **vegetativen**, ggf. **sensiblen** Effektes im **Anschluss** an die Gebührenordnungspositionen **30721, 30722, 30724** und **30730**

Obligater Leistungsinhalt
- Kontinuierliches EKG-Monitoring,
- Kontinuierliche Pulsoxymetrie,
- Zwischen- und Abschlussuntersuchung(en),
- Dauer mindestens 30 Minuten

17,26 €
168 Punkte

Die Gebührenordnungsposition 30760 ist nicht neben den Gebührenordnungspositionen 02101, 05360, 05372 und 34503 bis 34505 und nicht neben den Gebührenordnungspositionen des Abschnitts 5.3 berechnungsfähig.

Die Gebührenordnungsposition 30760 ist im Behandlungsfall nicht neben den Gebührenordnungspositionen 03040, 03220, 03221, 04040, 04220 und 04221 berechnungsfähig.

30.7.3 Körperakupunktur gemäß den Qualitätssicherungsvereinbarungen nach § 135 Abs. 2 SGB V

30790 **Eingangsdiagnostik und Abschlussuntersuchung zur Behandlung mittels Körperakupunktur** gemäß den Qualitätssicherungsvereinbarungen nach § 135 Abs. 2 SGB V bei folgenden Indikationen:
- chronische Schmerzen der Lendenwirbelsäule,

und/oder
- chronische Schmerzen eines oder beider Kniegelenke durch Gonarthrose

Obligater Leistungsinhalt
- Schmerzanalyse zu Lokalisation, Dauer, Stärke und Häufigkeit,
- Bestimmung der Beeinträchtigung in den Alltagstätigkeiten durch den Schmerz,
- Beurteilung des Schmerzeinflusses auf die Stimmung,
- Integration der Akupunkturbehandlung in ein schmerztherapeutisches Gesamtkonzept,
- Schmerzanalyse und Diagnostik nach den Regeln der traditionellen chinesischen Medizin (z.B. anhand von Leitbahnen, Störungsmustern, konstitutionellen Merkmalen oder mittels Syndromdiagnostik),
- Erstellung des Therapieplans zur Körperakupunktur mit Auswahl der Leitbahnen, Spezifizierung der Akupunkturlokalisationen, Berücksichtigung der optimalen Punktekombinationen, Verteilung der Akupunkturlokalisationen,
- eingehende Beratung des Patienten einschließlich Festlegung der Therapieziele,
- Durchführung einer Verlaufserhebung bei Abschluss der Behandlung,
- Dokumentation,
- Dauer mindestens 40 Minuten,
- Bericht an den Hausarzt,

Fakultativer Leistungsinhalt
- Erläuterung zusätzlicher, flankierender Therapiemaßnahmen,

einmal im Krankheitsfall

48,28 €
470 Punkte

Die Gebührenordnungsposition 30790 ist nicht neben der Gebührenordnungsposition 05360 berechnungsfähig.

Die Gebührenordnungsposition 30790 ist im Behandlungsfall nicht neben den Gebührenordnungspositionen 03040, 03220, 03221, 04040, 04220 und 04221 berechnungsfähig.

30 Spezielle Versorgungsbereiche 30791–30800

30791 **Durchführung einer Körperakupunktur** und ggfs. Revision des Therapieplans gemäß den Qualitätssicherungsvereinbarungen nach § 135 Abs. 2 SGB V zur Behandlung bei folgenden Indikationen:
- Chronische Schmerzen der Lendenwirbelsäule,

oder
- Chronische Schmerzen eines oder beider Kniegelenke durch Gonarthrose

Obligater Leistungsinhalt
- Durchführung der Akupunktur gemäß dem erstellten Therapieplan,
- Aufsuchen der spezifischen Akupunkturpunkte und exakte Lokalisation,
- Nadelung akupunkturspezifischer Punkte mit sterilen Einmalnadeln,
- Verweildauer der Nadeln von mindestens 20 Minuten,

Fakultativer Leistungsinhalt
- Beruhigende oder anregende Nadelstimulation,
- Hervorrufen der akupunkturspezifischen Nadelwirkung (De-Qui-Gefühl),
- Berücksichtigung der adäquaten Stichtiefe,
- Adaption des Therapieplanes und Dokumentation,
- Festlegung der neuen Punktekombination, Stimulationsart und Stichtiefe,

je dokumentierter Indikation bis zu zehnmal, mit besonderer Begründung bis zu 15-mal im Krankheitsfall

21,78 €
212 Punkte

Die Sachkosten inklusive der verwendeten Akupunkturnadeln sind in der Gebührenordnungsposition 30791 enthalten.

Die Gebührenordnungsposition 30791 ist nicht neben der Gebührenordnungsposition 05360 berechnungsfähig.

Die Gebührenordnungsposition 30791 ist im Behandlungsfall nicht neben den Gebührenordnungspositionen 03040, 03220, 03221, 04040, 04220 und 04221 berechnungsfähig.

30.8 Soziotherapie

30800 **Hinzuziehung eines soziotherapeutischen Leistungserbringers**

Obligater Leistungsinhalt
- Hinzuziehung eines soziotherapeutischen Leistungserbringers durch den Vertragsarzt, der keine Genehmigung zur Verordnung von Soziotherapie besitzt,
- Beachtung der Richtlinien des Gemeinsamen Bundesausschusses zur Durchführung von Soziotherapie,
- Motivation des Patienten zur Wahrnehmung von Soziotherapie,
- Verordnung von bis zu 3 Therapieeinheiten

Fakultativer Leistungsinhalt
- Überweisung zu einem soziotherapeutischen Leistungserbringer

6,88 €
67 Punkte

30810 Erstverordnung Soziotherapie

Obligater Leistungsinhalt

- Erstverordnung von Behandlungsmaßnahmen zur Soziotherapie von bis zu 30 Therapieeinheiten,
- Beachtung der Richtlinien des Gemeinsamen Bundesausschusses zur Durchführung von Soziotherapie,
- Mithilfe bei der Auswahl des Soziotherapeuten,
- Mitwirkung bei der Erstellung des soziotherapeutischen Betreuungsplanes,

Fakultativer Leistungsinhalt

- Anpassung des Betreuungsplanes nach verordneten Probestunden,

einmal im Krankheitsfall

17,26 €
168 Punkte

Die Gebührenordnungsposition 30810 ist nur von Fachärzten für Nervenheilkunde, Fachärzten für Neurologie und Psychiatrie sowie Fachärzten für Psychiatrie und Psychotherapie berechnungsfähig.

Die Gebührenordnungsposition 30810 ist nur nach Genehmigung durch die Kassenärztliche Vereinigung berechnungsfähig.

Die Gebührenordnungsposition 30810 ist am Behandlungstag nicht neben der Gebührenordnungsposition 30811 berechnungsfähig.

30811 Folgeverordnung Soziotherapie

Obligater Leistungsinhalt

- Überprüfung und Anpassung des soziotherapeutischen Behandlungsplanes,
- Beobachtung und Abstimmung des Therapieverlaufs,
- Beachtung der Richtlinien des Gemeinsamen Bundesausschusses zur Durchführung von Soziotherapie,

Fakultativer Leistungsinhalt

- Folgeverordnung von bis zu 30 weiteren Einheiten Soziotherapie,

je Sitzung

17,26 €
168 Punkte

Die Gebührenordnungsposition 30811 ist im Behandlungsfall höchstens zweimal berechnungsfähig.

Die Gebührenordnungsposition 30811 ist nur von Fachärzten für Nervenheilkunde, Fachärzten für Neurologie und Psychiatrie sowie Fachärzten für Psychiatrie und Psychotherapie berechnungsfähig.

Die Gebührenordnungsposition 30811 ist nur nach Genehmigung durch die Kassenärztliche Vereinigung berechnungsfähig.

Die Gebührenordnungsposition 30811 ist am Behandlungstag nicht neben der Gebührenordnungsposition 30810 berechnungsfähig.

30 Spezielle Versorgungsbereiche 30900

30.9 Schlafstörungsdiagnostik

30900 **Kardiorespiratorische Polygraphie** gemäß Stufe 3 der Richtlinien des Gemeinsamen Bundesausschusses

Obligater Leistungsinhalt
- Kardiorespiratorische Polygraphie gemäß Stufe 3 der Richtlinien des Gemeinsamen Bundesausschusses bei Patienten, bei denen die Anamnese und die klinische Untersuchung die typischen Befunde einer schlafbezogenen Atmungsstörung ergeben

oder
- Kardiorespiratorische Polygraphie gemäß Stufe 3 der Richtlinien des Gemeinsamen Bundesausschusses bei Patienten zur Therapieverlaufskontrolle der Atemwegs-Überdrucktherapie (CPAP oder verwandte Verfahren),
- Kontinuierliche simultane Registrierung während einer mindestens sechsstündigen Schlafphase,
    - der Atmung (Atemfluss, Schnarchgeräusche),
    - der Oximetrie (Sättigung des oxygenierbaren Hämoglobins),
    - der Herzfrequenz,
    - der Körperlage,
    - der abdominalen und thorakalen Atembewegungen,
- Computergestützte Auswertung(en) der aufgezeichneten Befunde, einschließlich visueller Auswertung(en)
- Dokumentation und patientenbezogene Beurteilung

Fakultativer Leistungsinhalt

- Maskendruckmessung(en) bei Einsatz eines CPAP-Gerätes während einer mindestens sechsstündigen Schlafphase,
- Feststellung einer ausreichenden Gerätenutzung durch den Patienten,
- Weitergabe der Untersuchungsergebnisse an den Arzt, der die weitere polysomnographische Diagnostik durchführt

60,50 €
589 Punkte

Die Berechnung der Gebührenordnungsposition 30900 setzt eine Genehmigung der Kassenärztlichen Vereinigung nach der Qualitätssicherungsvereinbarung zur Diagnostik und Therapie schlafbezogener Atmungsstörungen gemäß § 135 Abs. 2 SGB V voraus.

Die Gebührenordnungsposition 30900 ist nicht neben den Gebührenordnungspositionen 04434, 04435, 14320, 14321, 16310, 16311, 21310, 21311 und 30901 berechnungsfähig.

Die Gebührenordnungsposition 30900 ist im Behandlungsfall nicht neben den Gebührenordnungspositionen 03040, 03220, 03221, 04040, 04220 und 04221 berechnungsfähig.

30901 **Kardiorespiratorische Polysomnographie** gemäß Stufe 4 der Richtlinien des Gemeinsamen Bundesausschusses

Obligater Leistungsinhalt
- Kardiorespiratorische Polysomnographie gemäß Stufe 4 der Richtlinien des Gemeinsamen Bundesausschusses bei Patienten, bei denen trotz sorgfältiger klinisch-anamnestischer Abklärung und nach einer erfolgten Polygraphie entsprechend der Gebührenordnungsposition 30900 keine Entscheidung zur Notwendigkeit mittels CPAP möglich ist

oder
- Kardiorespiratorische Polysomnographie gemäß Stufe 4 der Richtlinien des Gemeinsamen Bundesausschusses bei Patienten mit gesicherter Indikation zur Ersteinstellung oder bei schwerwiegenden Therapieproblemen einer Atemwegs-Überdrucktherapie (CPAP oder verwandte Verfahren),
- Kontinuierliche Simultanregistrierung während einer mindestens sechsstündigen Schlafphase in einem räumlich vom Ableitraum getrennten Schlafraum, in dem sich während der kardiorespiratorischen Polysomnographie nur ein Patient befinden darf
  - der Atmung,
  - der Oximetrie (Sättigung des oxygenierbaren Hämoglobins),
  - des EKG,
  - der Körperlage,
  - der abdominalen und thorakalen Atembewegungen,
  - des Atemflusses oder des Maskendruckes bei Einsatz eines CPAP-Gerätes,
  - elektookulographische Untersuchung(en) (EOG) mit zwei Ableitungen,
  - elektroenzephalographische Untersuchung(en) (EEG) mit zwei Ableitungen,
  - elektromyographische Untersuchung(en) (EMG) mit drei Ableitungen,
  - optische und akustische Aufzeichnung(en) des Schlafverhaltens
- Visuelle Auswertung(en) der aufgezeichneten Befunde einschließlich visueller Validierung nach Rechtschaffen und Kales, Dauer mindestens 50 Minuten,
- Dokumentation und patientenbezogene Beurteilung

Fakultativer Leistungsinhalt
- Weitergabe der Untersuchungsergebnisse an den Arzt, der die Überdrucktherapie einleitet

325,10 €
3165 Punkte

Die Berechnung der Gebührenordnungsposition 30901 setzt eine Genehmigung der Kassenärztlichen Vereinigung nach der Qualitätssicherungsvereinbarung zur Diagnostik und Therapie schlafbezogener Atmungsstörungen gemäß § 135 Abs. 2 SGB V voraus.

Die Gebührenordnungsposition 30901 ist nicht neben den Gebührenordnungspositionen 04434, 04435, 14320, 14321, 16310, 16311, 21310, 21311, 27320 und 30900 berechnungsfähig.

30 Spezielle Versorgungsbereiche 30920–30922

Die Gebührenordnungsposition 30901 ist im Behandlungsfall nicht neben den Gebührenordnungspositionen 03040, 03220, 03221, 04040, 04220 und 04221 berechnungsfähig.

30.10 **Leistungen der spezialisierten Versorgung HIV-infizierter Patienten gemäß Qualitätssicherungsvereinbarung nach § 135 Abs. 2 SGB V**

1. Voraussetzung für die Berechnung der Gebührenordnungspositionen 30920, 30922 und 30924 ist die Genehmigung der zuständigen Kassenärztlichen Vereinigung gemäß Qualitätssicherungsvereinbarung zur spezialisierten Versorgung von Patienten mit HIV-Infektion (Qualitätssicherungsvereinbarung HIV gemäß § 135 Abs. 2 SGB V).
2. Die Gebührenordnungspositionen 30920, 30922 und 30924 sind nur vom behandlungsführenden Arzt berechnungsfähig. Der behandlungsführende HIV-Schwerpunktarzt erklärt gegenüber der zuständigen Kassenärztlichen Vereinigung mit der Abrechnung, dass er der alleinige behandlungsführende und abrechnende Arzt im jeweiligen Fall ist.

30920 **Zusatzpauschale** für die Behandlung eines Patienten im Rahmen der qualitätsgesicherten **Versorgung von HIV-Infizierten** entsprechend der Qualitätssicherungsvereinbarung gemäß § 135 Abs. 2 SGB V

Obligater Leistungsinhalt
- Mindestens ein persönlicher Arzt-Patienten-Kontakt,
- Beratung(en) zum Umgang mit der Erkrankung,

Fakultativer Leistungsinhalt
- Erhebung von Behandlungsdaten und Befunden bei anderen Leistungserbringern und Übermittlung erforderlicher Behandlungsdaten und Befunde an andere Leistungserbringer, sofern eine schriftliche Einwilligung des Versicherten, die jederzeit widerrufen werden kann, vorliegt,
- Koordination diagnostischer, therapeutischer und pflegerischer Maßnahmen, insbesondere auch mit anderen behandelnden Ärzten, nichtärztlichen Hilfen und flankierenden Diensten,

einmal im Behandlungsfall

47,25 €
460 Punkte

30922 **Zuschlag** zur Gebührenordnungsposition 30920 zur Behandlung eines Patienten im Rahmen der qualitätsgesicherten **Versorgung von HIV-Infizierten** entsprechend der Qualitätssicherungsvereinbarung gemäß § 135 Abs. 2 SGB V **bei Behandlung mit antiretroviralen Medikamenten**

Obligater Leistungsinhalt
- Mindestens zwei persönliche Arzt-Patienten-Kontakte,
- Beratung(en) zum Umgang mit der Erkrankung,

einmal im Behandlungsfall

31,74 €
309 Punkte

Die Gebührenordnungsposition 30922 ist im Behandlungsfall nicht neben der Gebührenordnungsposition 30924 berechnungsfähig.

| 30924 | IV Arztgruppenüberg. b. spezif. Voraussetz. berechn. GOP |

30924 Zuschlag zur Gebührenordnungsposition 30920 zur Behandlung eines Patienten im Rahmen der qualitätsgesicherten **Versorgung von HIV-Infizierten** entsprechend der Qualitätssicherungsvereinbarung gemäß § 135 Abs. 2 SGB V **bei Vorliegen HIV-assoziierter Erkrankungen und/ oder AIDS-definierter Erkrankungen und/oder bei Vorliegen von behandlungsbedürftigen Koinfektionen** (z. B. Hepatitis B/C, Tuberkulose), ggf. bei Behandlung mit antiretroviralen Medikamenten

Obligater Leistungsinhalt

– Mindestens drei persönliche Arzt-Patienten-Kontakte,
– Beratung(en) zum Umgang mit der Erkrankung,
einmal im Behandlungsfall

63,58 €
619 Punkte

Die Gebührenordnungsposition 30924 ist im Behandlungsfall nicht neben der Gebührenordnungsposition 30922 berechnungsfähig.

30.11 Neuropsychologische Therapie gemäß der Nr. 19 der Anlage 1 "Anerkannte Untersuchungs- oder Behandlungsmethoden" der Richtlinie "Methoden vertragsärztliche Versorgung" des Gemeinsamen Bundesausschusses

1. Die in dem Abschnitt 30.11 aufgeführten Gebührenordnungspositionen können ausschließlich von Vertragsärzten bzw. -therapeuten, die über eine Genehmigung zur Ausführung und Abrechnung neuropsychologischer Leistungen gemäß § 3 der Nr. 19 der Anlage 1 "Anerkannte Untersuchungs- oder Behandlungsmethoden" der Richtlinie "Methoden vertragsärztliche Versorgung" des Gemeinsamen Bundesausschusses verfügen, abgerechnet werden.
2. Die Durchführung von psychometrischen Tests kann vor oder nach probatorischen Sitzungen bzw. Therapiesitzungen gemäß den Gebührenordnungspositionen 30931, 30932 oder 30933 erfolgen. Die Durchführung, Aufzeichnung und Auswertung der Tests kann nicht während der probatorischen oder therapeutischen Sitzungen erfolgen. Entsprechend verlängert sich die Patienten-Kontaktzeit der Gebührenordnungspositionen 30931 und/oder 30932 und/oder 30933 um jeweils 5 Minuten je abgerechnete Gebührenordnungsposition 30930.
3. Die in dem Abschnitt 30.11 aufgeführten Gebührenordnungspositionen sind im Behandlungsfall neben den Gebührenordnungspositionen der Abschnitte 35.1, 35.2 und 35.3 nur berechnungsfähig, wenn durch den behandelnden Arzt dargelegt wird, dass der Einsatz von Leistungen nach den Psychotherapie-Richtlinien aufgrund eines über die Indikationsstellung für die Neuropsychologie hinausgehenden Krankheitsbildes indiziert ist und durch den Einsatz einer parallelen Behandlung mit Leistungen nach den Psychotherapie-Richtlinien ein Heilungserfolg zu erzielen ist, der mit der neuropsychologischen Behandlung alleine nicht erreicht werden könnte.

30 Spezielle Versorgungsbereiche 30930–30931

30930 **Krankheitspezifische neuropsychologische Diagnostik mittels Testverfahren**

Obligater Leistungsinhalt
- Anwendung von Testverfahren zur krankheitsspezifischen neuropsychologischen Diagnostik gemäß § 5 Abs. 3 der Nr. 19 der Anlage 1 "Anerkannte Untersuchungs- oder Behandlungsmethoden" der Richtlinie "Methoden vertragsärztliche Versorgung" des Gemeinsamen Bundesausschusses,
- Auswertung der Testverfahren,
- Schriftliche Aufzeichnung,
- Dauer mindestens 5 Minuten,

je vollendete 5 Minuten

2,88 €
28 Punkte

Die Gebührenordnungsposition 30930 ist je Behandlungsfall für Kinder und Jugendliche bis zum vollendeten 18. Lebensjahr nur bis zu einer Gesamtpunktzahl von 990 Punkten, für Versicherte ab Beginn des 19. Lebensjahres nur bis zu einer Gesamtpunktzahl von 651 Punkten berechnungsfähig.

Die Gebührenordnungsposition 30930 ist nicht neben den Gebührenordnungspositionen 01210, 01212, 01214, 01216, 01218, 04355, 04356, 14220 bis 14222, 14310, 14311, 16220, 21220, 21221, 22220 bis 22222, 23220 und 30702 berechnungsfähig.

30931 **Probatorische Sitzung**

Obligater Leistungsinhalt
- Krankheitsspezifische neuropsychologische Diagnostik und spezifische Indikationsstellung vor Beginn einer neuropsychologischen Therapie gemäß § 7 Abs. 6 Nr. 1 der Nr. 19 der Anlage 1 "Anerkannte Untersuchungs- oder Behandlungsmethoden" der Richtlinie "Methoden vertragsärztliche Versorgung" des Gemeinsamen Bundesausschusses,
- Dauer mindestens 50 Minuten

Fakultativer Leistungsinhalt
- Fremdanamnese unter Einbeziehung der Bezugsperson(en),
- Unterteilung in zwei Einheiten von jeweils 25 Minuten Dauer

63,79 €
621 Punkte

Die Gebührenordnungsposition 30931 ist nicht neben Gesprächs-, Beratungs- und Betreuungsleistungen berechnungsfähig.

Die Gebührenordnungsposition 30931 beinhaltet nicht die Durchführung, Auswertung und/oder Aufzeichnung der Testverfahren gemäß der Gebührenordnungsposition 30930.

Die Gebührenordnungsposition 30931 ist nicht neben den Gebührenordnungspositionen 01210, 01212, 01214, 01216, 01218, 04355, 04356, 14220 bis 14222, 14310, 14311, 16220, 21220, 21221, 22220 bis 22222, 23220, 30702, 30932 und 30933 berechnungsfähig.

| 30932–30934 | IV Arztgruppenüberg. b. spezif. Voraussetz. berechn. GOP |

30932 Neuropsychologische Therapie (Einzelbehandlung)

Obligater Leistungsinhalt

- Neuropsychologische Therapie gemäß § 7 der Nr. 19 der Anlage 1 "Anerkannte Untersuchungs- oder Behandlungsmethoden" der Richtlinie "Methoden vertragsärztliche Versorgung" des Gemeinsamen Bundesausschusses,
- Einzelbehandlung,
- Dauer mindestens 50 Minuten,

Fakultativer Leistungsinhalt

- Einbeziehung von Bezugspersonen,
- Unterteilung in zwei Einheiten von jeweils mindestens 25 Minuten Dauer,

je vollendete 50 Minuten

84,13 €
819 Punkte

Die Gebührenordnungsposition 30932 ist nicht neben den Gebührenordnungspositionen 01210, 01212, 01214, 01216, 01218, 04355, 04356, 14220 bis 14222, 14310, 14311, 16220, 21220, 21221, 22220 bis 22222, 23220, 30702 und 30931 berechnungsfähig.

30933 Neuropsychologische Therapie (Gruppenbehandlung)

Obligater Leistungsinhalt

- Neuropsychologische Therapie gemäß § 7 der Nr. 19 der Anlage 1 "Anerkannte Untersuchungs- oder Behandlungsmethoden" der Richtlinie "Methoden vertragsärztliche Versorgung" des Gemeinsamen Bundesausschusses,
- Gruppenbehandlung,
- Dauer mindestens 100 Minuten,
- Mindestens 2, höchstens 5 Teilnehmer,

Fakultativer Leistungsinhalt

- Einbeziehung von Bezugspersonen bei Kindern und Jugendlichen,
- Unterteilung in zwei Einheiten von jeweils mindestens 50 Minuten Dauer,

je Teilnehmer, je vollendete 100 Minuten

60,71 €
591 Punkte

Die Gebührenordnungsposition 30933 ist am Behandlungstag höchstens zweimal je Teilnehmer berechnungsfähig.

Die Gebührenordnungsposition 30933 ist nicht neben den Gebührenordnungspositionen 01210, 01212, 01214, 01216, 01218, 04355, 04356, 14220 bis 14222, 14310, 14311, 16220, 21220, 21221, 22220 bis 22222, 23220, 30702 und 30931 berechnungsfähig.

30934 Erstellung eines Therapieplans

Obligater Leistungsinhalt

- Erstellung eines Therapieplans gemäß § 5 Abs. 4 der Nr. 19 der Anlage 1 "Anerkannte Untersuchungs- oder Behandlungsmethoden" der Richtlinie "Methoden vertragsärztliche Versorgung" des Gemeinsamen Bundesausschusses,

einmal im Krankheitsfall

18,49 €
180 Punkte

Die Gebührenordnungsposition 30934 ist nicht neben den Gebührenordnungspositionen 04355 und 04356 berechnungsfähig.

30 Spezielle Versorgungsbereiche 30935

30935 **Bericht bei Therapieverlängerung im Einzelfall**

Obligater Leistungsinhalt
- Bericht und Dokumentation der Therapieverlängerung im Einzelfall gemäß § 7 Abs. 6 Nr. 5 der Nr. 19 der Anlage 1 "Anerkannte Untersuchungs- oder Behandlungsmethoden" der Richtlinie "Methoden vertragsärztliche Versorgung" des Gemeinsamen Bundesausschusses,

einmal im Krankheitsfall

Die Gebührenordnungsposition 30935 ist nicht neben den Gebührenordnungspositionen 04355 und 04356 berechnungsfähig.

7,60 €
74 Punkte

30.12 Spezielle Diagnostik und Eradikationstherapie im Rahmen von MRSA

1. Voraussetzung für die Berechnung der Gebührenordnungspositionen des Abschnitts 30.12, mit Ausnahme der Laborziffern gemäß den Gebührenordnungspositionen 30954 und 30956, ist die Genehmigung der Kassenärztlichen Vereinigung. Die Genehmigung wird erteilt, wenn die Anforderungen der Qualitätssicherungsvereinbarung MRSA gemäß § 135 Abs. 2 SGB V (bis zum Inkrafttreten der Qualitätssicherungsvereinbarung MRSA gilt "wenn die Anforderungen des Anhangs zum Abschnitt 30.12 EBM") erfüllt sind.
2. Die Leistungen gemäß den Gebührenordnungspositionen 30954 und 30956 können nur von Ärzten berechnet werden, denen eine Genehmigung zur Berechnung von Gebührenordnungspositionen des Unterabschnitts 32.3.10 erteilt wurde.
3. Die Gebührenordnungspositionen dieses Abschnitts sind nur bei Risikopatienten für eine/mit einer MRSA-Kolonisation/MRSA-Infektion sowie bei deren Kontaktperson(en) bis zum dritten negativen Kontrollabstrich (11-13 Monate) nach Abschluss der Eradikationstherapie berechnungsfähig. Ein MRSA-Risikopatient muss in den letzten sechs Monaten stationär (mindestens 4 zusammenhängende Tage Verweildauer) behandelt worden sein und zusätzlich die folgenden Risikokriterien erfüllen:

   - Patient mit positivem MRSA-Nachweis in der Anamnese

   und/oder

   - Patient mit zwei oder mehr der nachfolgenden Risikofaktoren:
     - chronische Pflegebedürftigkeit (mindestens Stufe 1),
     - Antibiotikatherapie in den zurückliegenden 6 Monaten,
     - liegende Katheter (z.B. Harnblasenkatheter, PEG-Sonde),
     - Dialysepflichtigkeit,
     - Hautulcus, Gangrän, chronische Wunden, tiefe Weichteilinfektionen.

4. Die Sanierungsbehandlung beginnt mit der Eradikationstherapie. Die Eradikationstherapie umfasst die notwendigen medizinischen Maßnahmen zur Eradikation des MRSA. Die weitere Sanierungsbehandlung umfasst den Zeitraum, in dem die Kontrollabstrichentnahmen durchgeführt werden bis zum dritten negativen oder einem positiven Kontrollabstrich.

IV Arztgruppenüberg. b. spezif. Voraussetz. berechn. GOP

5. Die Gebührenordnungsposition 30942 ist nur in Behandlungsfällen berechnungsfähig, in denen eine Eradikationstherapie erfolgt und darf nur einmal je Sanierungsbehandlung berechnet werden.
6. Sofern ein Patient im Laufe der weiteren Sanierungsbehandlung einen positiven Kontrollabstrich aufweist, kann nach Prüfung des medizinischen Erfordernisses eine zweite Eradikationstherapie vorgenommen werden, auch wenn der Patient die Voraussetzungen gemäß Nr. 3 Satz 2 der Präambel des Abschnitts 30.12 nicht mehr erfüllt. Sofern eine weitere Eradikationstherapie erforderlich ist, kann diese nur nach Vorstellung des Falles in einer Fall- und/oder Netzwerkkonferenz erfolgen, auch wenn der Patient die Voraussetzungen gemäß Nr. 3 Satz 2 der Präambel des Abschnitts 30.12 nicht mehr erfüllt. Soweit keine Fall-/Netzwerkkonferenz erreichbar ist, hat der behandelnde Arzt sich bei der zuständigen Stelle des öffentlichen Gesundheitsdienstes entsprechend zu informieren.
7. Bei den Gebührenordnungspositionen 30942, 30944, und 30950 darf der ICD-10-GM Sekundärkode U80.00 bzw. U80.01 nur zusätzlich zu einem Diagnosekode nach ICD-10-GM angegeben werden.

30.12.1 Diagnostik und ambulante Eradikationstherapie bei Trägern mit Methicillin-resistentem Staphylococcus aureus (MRSA)

30940 **Erhebung des MRSA-Status eines Risikopatienten** gemäß Nr. 3 der Präambel des Abschnitts 30.12 bis **sechs Monate nach Entlassung aus einer stationären Behandlung**

Obligater Leistungsinhalt

- Persönlicher Arzt-Patienten-Kontakt,
- Erhebung und Dokumentation der Risikofaktoren gemäß Nr. 3 der Präambel des Abschnitts 30.12,

Fakultativer Leistungsinhalt

- Erhebung und Dokumentation von sanierungshemmenden Faktoren,
- sektorenübergreifende (ambulant, stationär) interdisziplinäre Abstimmung und Information,
- Indikationsstellung zur Eradikationstherapie,

einmal im Behandlungsfall

Die Gebührenordnungsposition 30940 ist nicht im kurativ-stationären Behandlungsfall berechnungsfähig.

3,60 €
35 Punkte

30 Spezielle Versorgungsbereiche 30942–30944

30942 Behandlung und Betreuung eines Risikopatienten gemäß Nr. 3 der Präambel des Abschnitts 30.12, **der Träger von MRSA ist, oder einer positiv nachgewiesenen MRSA-Kontaktperson** gemäß der Gebührenordnungsposition 30946

Obligater Leistungsinhalt
- Persönlicher Arzt-Patienten-Kontakt,
- Durch-/Weiterführung der Eradikationstherapie, ausgenommen der Wundversorgung,
- Einleitung, Anleitung bzw. Überwachung der Standardsanierung,
- Aufklärung und Beratung zu Hygienemaßnahmen, der Eradikationstherapie und der weiteren Sanierungsbehandlung, ggf. unter Einbeziehung der Kontakt-/Bezugsperson(en),
- Aushändigung des MRSA-Merkblattes,
- Dokumentation,

Fakultativer Leistungsinhalt
- Bereitstellung von Informationsmaterialien,

einmal im Behandlungsfall

Die Gebührenordnungsposition 30942 ist nicht im kurativ-stationären Behandlungsfall berechnungsfähig.

Die Gebührenordnungsposition 30942 ist nur bei Versicherten mit der gesicherten Diagnose ICD-10-GM U80.00 oder U80.01 berechnungsfähig. Die Diagnose muss durch eine mikrobiologische Untersuchung gesichert sein, die entweder vom Vertragsarzt veranlasst oder aus dem Krankenhaus übermittelt wurde.

13,66 €
133 Punkte

30944 Aufklärung und Beratung eines Risikopatienten gemäß Nr. 3 der Präambel des Abschnitts 30.12, **der Träger von MRSA ist, oder einer positiv nachgewiesenen MRSA-Kontaktperson** gemäß der Gebührenordnungsposition 30946 **im Zusammenhang mit der Durchführung der Leistung der Gebührenordnungsposition 30942**

Obligater Leistungsinhalt
- Persönlicher Arzt-Patienten-Kontakt,
- Aufklärung und/oder Beratung des Patienten, ggf. unter Einbeziehung der Kontakt-/Bezugsperson(en)

oder
- Aufklärung und/oder Beratung einer Kontaktperson des Patienten gemäß der Gebührenordnungsposition 30946,
- Dauer mindestens 10 Minuten,

je vollendete 10 Minuten, höchstens zweimal je Sanierungsbehandlung

Bei der Nebeneinanderberechnung diagnostischer bzw. therapeutischer Gebührenordnungspositionen und der Gebührenordnungsposition 30944 ist eine mindestens 10 Minuten längere Arzt-Patienten-Kontaktzeit, als in den entsprechenden Gebührenordnungspositionen angegeben, Voraussetzung für die Berechnung der Gebührenordnungsposition 30944.

9,24 €
90 Punkte

Bei der Nebeneinanderberechnung der Gebührenordnungspositionen 30942 und 30944 ist eine Arzt-Patienten-Kontaktzeit von mindestens 25 Minuten Voraussetzung für die Berechnung der Gebührenordnungsposition 30944.

Die Gebührenordnungsposition 30944 ist nicht im kurativ-stationären Behandlungsfall berechnungsfähig.

Die Gebührenordnungsposition 30944 ist nur bei Versicherten mit der gesicherten Diagnose ICD-10-GM U80.00 oder U80.01 berechnungsfähig. Die Diagnose muss durch eine mikrobiologische Untersuchung gesichert sein, die entweder vom Vertragsarzt veranlasst oder aus dem Krankenhaus übermittelt wurde.

30946	Abklärungs-Diagnostik einer Kontaktperson nach erfolgloser Sanierung eines MRSA-Trägers	

Obligater Leistungsinhalt
- Persönlicher Arzt-Patienten-Kontakt,
- Abklärungsdiagnostik,
- Dokumentation,

Fakultativer Leistungsinhalt
- Bereitstellung von Informationsmaterialien,

einmal im Behandlungsfall

3,29 €
32 Punkte

Die Kontaktperson muss in dem Zeitraum gemäß Nr. 3 der Präambel des Abschnitts 30.12 mindestens über vier Tage den Schlafraum und/oder die Einrichtung(en) zur Körperpflege mit dem MRSA-Träger, bei dem die Eradikationstherapie oder die weitere Sanierungsbehandlung erfolglos verlief, gemeinsam nutzen und/oder genutzt haben.

Die Gebührenordnungsposition 30946 ist nicht im kurativ-stationären Behandlungsfall berechnungsfähig.

Die Gebührenordnungsposition 30946 ist nicht berechnungsfähig für Beschäftigte in Pflegeheimen und/oder in der ambulanten Pflege im Rahmen ihrer beruflichen Ausübung.

30948	**Teilnahme an einer MRSA-Fall- und/oder regionalen Netzwerkkonferenz** gemäß der Qualitätssicherungsvereinbarung MRSA nach § 135 Abs. 2 SGB V	

einmal im Behandlungsfall

4,73 €
46 Punkte

Die Gebührenordnungsposition 30948 ist nur berechnungsfähig, wenn die Fallkonferenz und/oder regionale Netzwerkkonferenz von der zuständigen Kassenärztlichen Vereinigung anerkannt ist.

Die Gebührenordnungsposition 30948 ist nur in Behandlungsfällen in Zusammenhang mit der Durchführung der Leistung der Gebührenordnungsposition 30942 berechnungsfähig, in denen der abrechnende Arzt eine Eradikationstherapie durchführt, und darf nur einmal je Sanierungsbehandlung berechnet werden.

Ärzte, die aus dem Abschnitt 30.12 ausschließlich Leistungen gemäß den Gebührenordnungspositionen 30954 und 30956 erbringen und berechnen, können bei Erfüllung der Voraussetzungen der Qualitätssicherungsvereinbarung MRSA (bis zum Inkrafttreten der Qualitätssicherungsvereinbarung MRSA gilt "bei Erfüllung der Voraussetzungen

30 Spezielle Versorgungsbereiche 30950

gemäß § 3 Nr. 3 des Anhangs zum Abschnitt 30.12 des EBM") für die Teilnahme an der Netzwerk- und/oder Fallkonferenz zusätzlich die Gebührenordnungsposition 30948 je Behandlungsfall mit der Erbringung der Gebührenordnungspositionen 30954 und/oder 30956 berechnen. Dabei gilt ein Höchstwert von 919 Punkten je Praxis und je Netzwerk- und/oder Fallkonferenz.

Abweichend davon gilt für den Arzt, der gemäß der Qualitätssicherungsvereinbarung MRSA (bis zum Inkrafttreten der Qualitätssicherungsvereinbarung MRSA gilt "der gemäß § 3 Nr. 4 b) und c) des Anhangs zum Abschnitt 30.12 EBM") vorträgt, ein Höchstwert von 1.515 Punkten je Netzwerk- und/oder Fallkonferenz.

30950 **Bestätigung einer MRSA-Besiedelung durch Abstrich(e)**

Obligater Leistungsinhalt
- Abstrichentnahme(n) (z.B. Nasenvorhöfe, Rachen, Wunde(n)) im Zusammenhang mit der Gebührenordnungsposition 30940 oder 30946

oder
- Abstrichentnahme(n) (z.B. Nasenvorhöfe, Rachen, Wunde(n)) zur ersten Verlaufskontrolle frühestens 3 Tage und spätestens 4 Wochen nach abgeschlossener Eradikationstherapie gemäß der Gebührenordnungspositionen 30942 und 30944

oder
- Abstrichentnahme(n) (z.B. Nasenvorhöfe, Rachen, Wunde(n)) zur zweiten Verlaufskontrolle frühestens 3 Monate und spätestens 6 Monate nach abgeschlossener Eradikationstherapie gemäß der Gebührenordnungspositionen 30942 und 30944

oder
- Abstrichentnahme(n) (z.B. Nasenvorhöfe, Rachen, Wunde(n)) zur dritten Verlaufskontrolle frühestens 11 Monate und spätestens 13 Monate nach abgeschlossener Eradikationstherapie gemäß der Gebührenordnungspositionen 30942 und 30944,

einmal am Behandlungstag, höchstens zweimal im Behandlungsfall

1,95 €
19 Punkte

Die Gebührenordnungsposition 30950 ist nur bei Versicherten mit der gesicherten Diagnose ICD-10-GM U80.00 oder U80.01 berechnungsfähig, wenn das Ergebnis der (des) Abstriche(s) vorliegt.

30952	Ausschluss einer MRSA-Besiedelung durch Abstrich(e)	
	Obligater Leistungsinhalt	
	– Abstrichentnahme(n) (z.B. Nasenvorhöfe, Rachen, Wunde(n)) im Zusammenhang mit der Gebührenordnungsposition 30940 oder 30946	
	oder	
	– Abstrichentnahme(n) (z.B. Nasenvorhöfe, Rachen, Wunde(n)) zur ersten Verlaufskontrolle frühestens 3 Tage und spätestens 4 Wochen nach abgeschlossener Eradikationstherapie gemäß der Gebührenordnungspositionen 30942 und 30944	
	oder	
	– Abstrichentnahme(n) (z.B. Nasenvorhöfe, Rachen, Wunde(n)) zur zweiten Verlaufskontrolle frühestens 3 Monate und spätestens 6 Monate nach abgeschlossener Eradikationstherapie gemäß der Gebührenordnungspositionen 30942 und 30944	
	oder	
	– Abstrichentnahme(n) (z.B. Nasenvorhöfe, Rachen, Wunde(n)) zur dritten Verlaufskontrolle frühestens 11 Monate und spätestens 13 Monate nach abgeschlossener Eradikationstherapie gemäß der Gebührenordnungspositionen 30942 und 30944,	1,95 €
	einmal am Behandlungstag, höchstens zweimal im Behandlungsfall	19 Punkte
	Die Gebührenordnungsposition 30952 ist nur berechnungsfähig, wenn die Abstrichuntersuchung keinen Nachweis von MRSA aufweist.	

30.12.2 Labormedizinischer Nachweis von Methicillin-resistentem Staphylococcus aureus (MRSA)

30954	Gezielter MRSA-Nachweis auf chromogenem Selektivnährboden	5,24 €
	Die Gebührenordnungsposition 30954 ist nur im Zusammenhang mit der(n) Gebührenordnungsposition(en) 30950 und/oder 30952 berechnungsfähig.	51 Punkte
	Die Gebührenordnungsposition 30954 ist nicht neben der Gebührenordnungsposition 32837 berechnungsfähig.	

30956	Nachweis der Koagulase und/oder des Clumpingfaktors zur Erregeridentifikationnur bei positivem Nachweis gemäß Gebührenordnungsposition 30954	2,57 €
		25 Punkte
	Die Gebührenordnungsposition 30956 ist nur im Zusammenhang mit der(n) Gebührenordnungsposition(en) 30950 und/oder 30952 berechnungsfähig.	
	Die Gebührenordnungsposition 30956 ist nicht neben der Gebührenordnungsposition 32837 berechnungsfähig.	

31 Gebührenordnungspositionen für ambulante Operationen, Anästhesien, präoperative, postoperative und orthopädisch-chirurgisch konservative Leistungen

1. Ambulante Operationen sind in vier Abschnitte unterteilt:

31 Ambul. Operat., Anästh., ortho.-chirurg. konserv. Leist.

- Der präoperative Abschnitt, in dem Hausarzt, ggf. zuweisender Vertragsarzt, ggf. andere auf Überweisung tätige Vertragsärzte, ggf. Anästhesist und Operateur zusammenwirken, um den Patienten für die ambulante oder belegärztliche Operation ggf. einschließlich Anästhesien vorzubereiten.
- Der operative Abschnitt, in dem der Operateur ggf. mit dem Anästhesisten die Operation einschließlich Anästhesie durchführt.
- Der Abschnitt der postoperativen Überwachung, der in unmittelbarem Anschluss an die Operation entweder vom Anästhesisten oder vom Operateur durchgeführt wird.
- Der Abschnitt der postoperativen Behandlung vom 1. bis zum 21. postoperativen Tag, der entweder vom Operateur oder auf Überweisung durch den weiterbehandelnden Vertragsarzt erfolgt.

31.1 Präoperative Gebührenordnungspositionen

31.1.1 Präoperative Gebührenordnungspositionen

1. Die in Abschnitt 31.1.2 genannten Gebührenordnungspositionen können nur von:
   - Fachärzten für Allgemeinmedizin,
   - Fachärzten für Innere und Allgemeinmedizin,
   - Praktischen Ärzten,
   - Ärzten ohne Gebietsbezeichnung,
   - Fachärzten für Innere Medizin ohne Schwerpunktbezeichnung, die gegenüber dem Zulassungsausschuss ihre Teilnahme an der hausärztlichen Versorgung gemäß § 73 Abs. 1a SGB V erklärt haben,
   - Fachärzten für Kinder- und Jugendmedizin
   berechnet werden.
2. Die Berechnung einer präoperativen Gebührenordnungsposition des Abschnitts 31.1.2 vor Durchführung einer intravitrealen Medikamenteneingabe nach den Gebührenordnungspositionen 31371, 31372, 31373, 36371, 36372 oder 36373 setzt die Begründung der medizinischen Notwendigkeit zur Operationsvorbereitung im Einzelfall voraus.

31.1.2 Präoperative Gebührenordnungspositionen

31010 **Operationsvorbereitung** für ambulante und belegärztliche Eingriffe **bei Neugeborenen, Säuglingen, Kleinkindern und Kindern**

Obligater Leistungsinhalt
- Beratung und Erörterung ggf. unter Einbeziehung einer Bezugsperson,
- Überprüfung der Eignung des häuslichen, familiären oder sozialen Umfeldes,
- Aufklärung über Vor- und Nachteile einer ambulanten oder belegärztlichen Operation,
- Ganzkörperstatus,
- Dokumentation und schriftliche Befundmitteilung für den Operateur und/oder Anästhesisten,
- Ärztlicher Brief (Nr. 01601),

Fakultativer Leistungsinhalt
- Überprüfung der Operationsfähigkeit,
- Laboruntersuchungen (Nrn. 32101, 32125 und/oder 32110 bis 32116),

einmal im Behandlungsfall

30,51 €
297 Punkte

Die Gebührenordnungsposition 31010 ist am Behandlungstag nicht neben den Gebührenordnungspositionen 01600 und 01601 und nicht neben den Gebührenordnungspositionen des Kapitels 32 berechnungsfähig.

31011 **Operationsvorbereitung** für ambulante und belegärztliche Eingriffe bei Jugendlichen und Erwachsenen **bis zum vollendeten 40. Lebensjahr**

Obligater Leistungsinhalt
- Beratung und Erörterung,
- Überprüfung der Eignung des häuslichen, familiären oder sozialen Umfeldes,
- Aufklärung über Vor- und Nachteile einer ambulanten oder belegärztlichen Operation,
- Ganzkörperstatus,
- Dokumentation und schriftliche Befundmitteilung für den Operateur und/oder Anästhesisten,
- Ärztlicher Brief (Nr. 01601),

Fakultativer Leistungsinhalt
- Überprüfung der Operationsfähigkeit,
- Ruhe-EKG,
- Laboruntersuchungen (Nrn. 32101, 32125 und/oder 32110 bis 32116),

einmal im Behandlungsfall

30,51 €
297 Punkte

Die Gebührenordnungsposition 31011 ist am Behandlungstag nicht neben den Gebührenordnungspositionen 01600 und 01601 und nicht neben den Gebührenordnungspositionen des Kapitels 32 berechnungsfähig.

31 Ambul. Operat., Anästh., ortho.-chirurg. konserv. Leist. 31012–31013

31012 **Operationsvorbereitung** bei ambulanten und belegärztlichen Eingriffen bei Patienten **nach Vollendung des 40. Lebensjahres** bis zur Vollendung **des 60. Lebensjahres**

Obligater Leistungsinhalt
- Beratung und Erörterung,
- Überprüfung der Eignung des häuslichen, familiären oder sozialen Umfeldes,
- Aufklärung über Vor- und Nachteile einer ambulanten oder belegärztlichen Operation,
- Ganzkörperstatus,
- Ruhe-EKG,
- Dokumentation und/oder schriftliche Befundmitteilung für den Operateur und/oder Anästhesisten,
- Ärztlicher Brief (Nr. 01601),

Fakultativer Leistungsinhalt
- Überprüfung der Operationsfähigkeit,
- Laboruntersuchung (Nrn. 32101, 32125 und/oder 32110 bis 32116),

einmal im Behandlungsfall

Die Gebührenordnungsposition 31012 ist am Behandlungstag nicht neben den Gebührenordnungspositionen 01600 und 01601 und nicht neben den Gebührenordnungspositionen des Kapitels 32 berechnungsfähig.

38,52 €
375 Punkte

31013 **Operationsvorbereitung** bei ambulanten und belegärztlichen Eingriffen bei Patienten **nach Vollendung des 60. Lebensjahres**

Obligater Leistungsinhalt
- Beratung und Erörterung,
- Aufklärung über Vor- und Nachteile einer ambulanten oder belegärztlichen Operation,
- Überprüfung der Eignung des häuslichen, familiären oder sozialen Umfeldes,
- Ganzkörperstatus,
- Ruhe-EKG,
- Laboruntersuchungen (Nrn. 32125 und/oder 32110 bis 32116),
- Dokumentation und Befundmitteilung an den Operateur und/oder Anästhesisten,
- Ärztlicher Brief (Nr. 01601),

Fakultativer Leistungsinhalt
- Laboruntersuchungen (Nr. 32101),
- Überprüfung der Operationsfähigkeit,
- Weiterführende Labordiagnostik (Abschnitt 32.2),
- Spirographische Untersuchung mit Darstellung der Flußvolumenkurve, einschl. in- und exspiratorischer Messung, graphischer Registrierung und Dokumentation,

einmal im Behandlungsfall

42,32 €
412 Punkte

Die Gebührenordnungsposition 31013 ist am Behandlungstag nicht neben den Gebührenordnungspositionen 01600, 01601, 03330 und 04330 und nicht neben den Gebührenordnungspositionen des Kapitels 32 berechnungsfähig.

31.2 Ambulante Operationen

31.2.1 Präambel

1. Als ambulante Operation gelten ärztliche Leistungen mit chirurgisch-instrumenteller Eröffnung der Haut und/oder Schleimhaut oder der Wundverschluss von eröffneten Strukturen der Haut und/oder Schleimhaut mindestens in Oberflächenanästhesie sowie Leistungen entsprechend den OPS-301-Prozeduren des Anhangs 2 ggf. einschl. eingriffsbezogener Verbandleistungen. Punktionen mit Nadeln, Kanülen und Biopsienadeln, sowie Kürettagen der Haut und Shave-Biopsien der Haut fallen nicht unter die Definition eines operativen Eingriffs.
2. Voraussetzung für die Berechnung der Gebührenordnungspositionen des Abschnittes 31.2 ist, dass die notwendigen sachlichen und personellen Bedingungen erfüllt sind und sich der Vertragsarzt gegenüber der Kassenärztlichen Vereinigung zur Teilnahme am Vertrag gemäß § 115b SGB V erklärt hat.
3. Der Leistungsumfang der Krankenhäuser, die sich zur Teilnahme am Vertrag gemäß § 115b SGB V erklärt haben, definiert sich nicht durch den Inhalt dieses Abschnittes, sondern durch den Vertrag nach § 115b SGB V.
4. Der Operateur und der ggf. beteiligte Anästhesist sind verpflichtet, in jedem Einzelfall zu prüfen, ob Art und Schwere des beabsichtigten Eingriffs unter Berücksichtigung des Gesundheitszustandes des Patienten die ambulante Durchführung der Operation bzw. der Anästhesie nach den Regeln der ärztlichen Kunst mit den zur Verfügung stehenden Möglichkeiten erlauben und die erforderliche Aufklärung, Einverständniserklärung und Dokumentation erfolgt sind.
5. Die Gebührenordnungspositionen des Abschnittes 31.2 umfassen sämtliche durch den Operateur erbrachten ärztlichen Leistungen, Untersuchungen am Operationstag, Verbände, ärztliche Abschlussuntersuchung(en), einen post-operativen Arzt-Patienten-Kontakt ab dem ersten Tag nach der Operation, Dokumentation(en) und Beratungen einschließlich des Abschlussberichtes an den weiterbehandelnden Vertragsarzt und Hausarzt. Gibt der Versicherte keinen Hausarzt an, bzw. ist eine Genehmigung zur Information des Hausarztes gemäß § 73 Abs. 1b SGB V nicht erteilt, sind die Gebührenordnungspositionen des Abschnitts 31.2 auch ohne schriftliche Mitteilung an den Hausarzt berechnungsfähig.
6. Der Operateur und/oder der ggf. beteiligte Anästhesist haben durch eine zu dokumentierende Abschlussuntersuchung sicherzustellen, dass der Patient ohne erkennbare Gefahr in die ambulante Weiterbehandlung und Betreuung entlassen werden kann. Die Weiterbehandlung erfolgt in Absprache zwischen dem Operateur, dem ggf. beteiligten Anästhesisten und dem weiterbetreuenden Arzt.

31 Ambul. Operat., Anästh., ortho.-chirurg. konserv. Leist.

7. Die Zuordnung der Eingriffe entsprechend des Operationenschlüssels nach § 295 SGB V (OPS) zu den Gebührenordnungspositionen ist im Anhang 2 aufgelistet. Es gelten zusätzlich die in der Präambel zu Anhang 2 sowie zu den einzelnen Unterabschnitten aufgelisteten Rahmenbedingungen. Die Zuordnung der definierten Gebührenordnungspositionen zu Unterabschnitten des Abschnitts 31.2 ist nicht gebietsspezifisch. Die Untergruppen sind nach Organsystem, OP-Ausstattung und Art des Eingriffs unterteilt. Sie können von allen Arztgruppen erbracht werden, die nach Weiterbildungsordnung und Zulassung dazu berechtigt sind. Nur die im Anhang 2 aufgeführten ambulanten Operationen sind berechnungsfähig. Eingriffe der Kleinchirurgie (Gebührenordnungspositionen 02300 bis 02302, 06350 bis 06352, 09351, 09360 bis 09362, 10340 bis 10342, 15321 bis 15324, 26350 bis 26352) in Narkose bei Neugeborenen, Säuglingen, Kleinkindern und Kindern werden gebietsspezifisch in der Kategorie 1 berechnet.
8. In einem Zeitraum von drei Tagen, beginnend mit dem Operationstag, können vom Operateur neben der ambulanten Operation nur die Gebührenordnungspositionen 01220 bis 01222, 01320 und 01321, 01410 bis 01415, 01436, 01602, 01610 bis 01612, 01620 bis 01623, 01700, 01701, 01705 bis 01707, 01708, 01711 bis 01723, 01730 bis 01735, 01740 bis 01743, 01750, 01752 bis 01758, 01770 bis 01775, 01780 bis 01787, 01790 bis 01793, 01800, 01802 bis 01811, 01815, 01816, 01820 bis 01822, 01825 bis 01828, 01830 bis 01833, 01835 bis 01839, 01840, 01850, 01915, 01950 bis 01952, 01955, 01956, 13421, 13423, 19310, 19312, 19315 und 19320, die Versicherten- und Grundpauschalen, die Gebührenordnungsposition 06225 unter Berücksichtigung der Regelungen der Präambel 6.1 Nr. 6, Gebührenordnungspositionen der Kapitel bzw. Abschnitte 30.12, 31.3, 31.4.3, 31.5.2, 32, 34 und 35 sowie die Gebührenordnungspositionen 01100 oder 01101 jeweils in Verbindung mit der Gebührenordnungsposition 01414 berechnet werden.
9. Die Leistungserbringung ist gemäß 2.1 der Allgemeinen Bestimmungen nur dann vollständig gegeben, wenn bei der Berechnung die Angabe der OPS-Prozedur(en) in der gültigen Fassung erfolgt. Die Diagnosen sind nach dem ICD-10-Diagnoseschlüssel (ICD-10-GM) in der gültigen Fassung anzugeben.

31.2.2 Definierte operative Eingriffe an der Körperoberfläche

1. Die Berechnung dermato-chirurgischer Eingriffe setzt die obligate histologische Untersuchung entnommenen Materials und/oder eine Bilddokumentation des prä- und postoperativen Befundes voraus.

31101 **Dermatochirurgischer Eingriff** der Kategorie A1

Obligater Leistungsinhalt
- Chirurgischer Eingriff an der Körperoberfläche der Kategorie A1 entsprechend Anhang 2

Fakultativer Leistungsinhalt
- Ein postoperativer Arzt-Patienten-Kontakt

90,49 €
881 Punkte

Im Anschluss an die Leistung nach der Nr. 31101 kann für die postoperative Überwachung die Gebührenordnungsposition 31502, für die postoperative Behandlung die Gebührenordnungsposition 31601 oder 31602 berechnet werden.

31102 **Dermatochirurgischer Eingriff** der Kategorie A2

Obligater Leistungsinhalt
- Chirurgischer Eingriff an der Körperoberfläche der Kategorie A2 entsprechend Anhang 2

Fakultativer Leistungsinhalt
- Ein postoperativer Arzt-Patienten-Kontakt

147,71 €
1438 Punkte

Im Anschluss an die Leistung nach der Nr. 31102 kann für die postoperative Überwachung die Gebührenordnungsposition 31503, für die postoperative Behandlung die Gebührenordnungsposition 31608 oder 31609 berechnet werden.

31103 **Dermatochirurgischer Eingriff** der Kategorie A3

Obligater Leistungsinhalt
- Chirurgischer Eingriff an der Körperoberfläche der Kategorie A3 entsprechend Anhang 2

Fakultativer Leistungsinhalt
- Ein postoperativer Arzt-Patienten-Kontakt

210,88 €
2053 Punkte

Im Anschluss an die Leistung nach der Nr. 31103 kann für die postoperative Überwachung die Gebührenordnungsposition 31504, für die postoperative Behandlung die Gebührenordnungsposition 31608 oder 31609 berechnet werden.

31104 **Dermatochirurgischer Eingriff** der Kategorie A4

Obligater Leistungsinhalt
- Chirurgischer Eingriff an der Körperoberfläche der Kategorie A4 entsprechend Anhang 2

Fakultativer Leistungsinhalt
- Ein postoperativer Arzt-Patienten-Kontakt

284,22 €
2767 Punkte

Im Anschluss an die Leistung nach der Nr. 31104 kann für die postoperative Überwachung die Gebührenordnungsposition 31504, für die postoperative Behandlung die Gebührenordnungsposition 31610 oder 31611 berechnet werden.

31 Ambul. Operat., Anästh., ortho.-chirurg. konserv. Leist. 31105–31108

31105 **Dermatochirurgischer Eingriff** der Kategorie A5

Obligater Leistungsinhalt
– Chirurgischer Eingriff an der Körperoberfläche der Kategorie A5 entsprechend Anhang 2

Fakultativer Leistungsinhalt
– Ein postoperativer Arzt-Patienten-Kontakt

Im Anschluss an die Leistung nach der Nr. 31105 kann für die postoperative Überwachung die Gebührenordnungsposition 31505, für die postoperative Behandlung die Gebührenordnungsposition 31610 oder 31611 berechnet werden.

374,82 €
3649 Punkte

31106 **Dermatochirurgischer Eingriff** der Kategorie A6

Obligater Leistungsinhalt
– Chirurgischer Eingriff an der Körperoberfläche der Kategorie A6 entsprechend Anhang 2

Fakultativer Leistungsinhalt
– Ein postoperativer Arzt-Patienten-Kontakt

Im Anschluss an die Leistung nach der Nr. 31106 kann für die postoperative Überwachung die Gebührenordnungsposition 31506, für die postoperative Behandlung die Gebührenordnungsposition 31612 oder 31613 berechnet werden.

474,76 €
4622 Punkte

31107 **Dermatochirurgischer Eingriff** der Kategorie A7

Obligater Leistungsinhalt
– Chirurgischer Eingriff an der Körperoberfläche der Kategorie A7 entsprechend Anhang 2

Fakultativer Leistungsinhalt
– Ein postoperativer Arzt-Patienten-Kontakt

Im Anschluss an die Leistung nach der Nr. 31107 kann für die postoperative Überwachung die Gebührenordnungsposition 31507, für die postoperative Behandlung die Gebührenordnungsposition 31612 oder 31613 berechnet werden.

522,01 €
5082 Punkte

31108 **Zuschlag** zu den Gebührenordnungspositionen 31101 bis 31106 bei Simultaneingriffen sowie zu der Gebührenordnungsposition 31107

Obligater Leistungsinhalt
– Schnitt-Naht-Zeit je weitere vollendete 15 Minuten,
– Nachweis der Schnitt-Naht-Zeit über das Anästhesieprotokoll oder den OP-Bericht,

je weitere vollendete 15 Minuten Schnitt-Naht-Zeit

Die Gebührenordnungsposition 31108 kann entsprechend Anhang 2, Präambel 2.1, Nr. 14 als Zuschlag zu anderen ambulanten Operationen des Abschnitts 31.2 abgerechnet werden.

47,56 €
463 Punkte

31111 Eingriff an der Brustdrüse der Kategorie B1

Obligater Leistungsinhalt

- Chirurgischer Eingriff an der Brustdrüse der Kategorie B1 entsprechend Anhang 2

Fakultativer Leistungsinhalt

- Ein postoperativer Arzt-Patienten-Kontakt

101,90 €
992 Punkte

Im Anschluss an die Leistung nach der Nr. 31111 kann für die postoperative Überwachung die Gebührenordnungsposition 31502, für die postoperative Behandlung die Gebührenordnungsposition 31601 oder 31602 berechnet werden.

31112 Eingriff an der Brustdrüse der Kategorie B2

Obligater Leistungsinhalt

- Chirurgischer Eingriff an der Brustdrüse der Kategorie B2 entsprechend Anhang 2

Fakultativer Leistungsinhalt

- Ein postoperativer Arzt-Patienten-Kontakt

164,55 €
1602 Punkte

Im Anschluss an die Leistung nach der Nr. 31112 kann für die postoperative Überwachung die Gebührenordnungsposition 31503, für die postoperative Behandlung die Gebührenordnungsposition 31608 oder 31609 berechnet werden.

31113 Eingriff an der Brustdrüse der Kategorie B3

Obligater Leistungsinhalt

- Chirurgischer Eingriff an der Brustdrüse der Kategorie B3 entsprechend Anhang 2

Fakultativer Leistungsinhalt

- Ein postoperativer Arzt-Patienten-Kontakt

240,67 €
2343 Punkte

Im Anschluss an die Leistung nach der Nr. 31113 kann für die postoperative Überwachung die Gebührenordnungsposition 31504, für die postoperative Behandlung die Gebührenordnungsposition 31608 oder 31609 berechnet werden.

31114 Eingriff an der Brustdrüse der Kategorie B4

Obligater Leistungsinhalt

- Chirurgischer Eingriff an der Brustdrüse der Kategorie B4 entsprechend Anhang 2

Fakultativer Leistungsinhalt

- Ein postoperativer Arzt-Patienten-Kontakt

320,17 €
3117 Punkte

Im Anschluss an die Leistung nach der Nr. 31114 kann für die postoperative Überwachung die Gebührenordnungsposition 31504, für die postoperative Behandlung die Gebührenordnungsposition 31610 oder 31611 berechnet werden.

31115	Eingriff an der Brustdrüse der Kategorie B5

Obligater Leistungsinhalt
- Chirurgischer Eingriff an der Brustdrüse der Kategorie B5 entsprechend Anhang 2

Fakultativer Leistungsinhalt
- Ein postoperativer Arzt-Patienten-Kontakt

Im Anschluss an die Leistung nach der Nr. 31115 kann für die postoperative Überwachung die Gebührenordnungsposition 31505, für die postoperative Behandlung die Gebührenordnungsposition 31610 oder 31611 berechnet werden.

435,11 €
4236 Punkte

31116	Eingriff an der Brustdrüse der Kategorie B6

Obligater Leistungsinhalt
- Chirurgischer Eingriff an der Brustdrüse der Kategorie B6 entsprechend Anhang 2

Fakultativer Leistungsinhalt
- Ein postoperativer Arzt-Patienten-Kontakt

Im Anschluss an die Leistung nach der Nr. 31116 kann für die postoperative Überwachung die Gebührenordnungsposition 31506, für die postoperative Behandlung die Gebührenordnungsposition 31612 oder 31613 berechnet werden.

546,87 €
5324 Punkte

31117	Eingriff an der Brustdrüse der Kategorie B7

Obligater Leistungsinhalt
- Chirurgischer Eingriff an der Brustdrüse der Kategorie B7 entsprechend Anhang 2

Fakultativer Leistungsinhalt
- Ein postoperativer Arzt-Patienten-Kontakt

Im Anschluss an die Leistung nach der Nr. 31117 kann für die postoperative Überwachung die Gebührenordnungsposition 31507, für die postoperative Behandlung die Gebührenordnungsposition 31612 oder 31613 berechnet werden.

584,98 €
5695 Punkte

31118	Zuschlag zu den Gebührenordnungspositionen 31111 bis 31116 bei Simultaneingriffen sowie zur Gebührenordnungsposition 31117

Obligater Leistungsinhalt
- Schnitt-Naht-Zeit je weitere vollendete 15 Minuten,
- Nachweis der Schnitt-Naht-Zeit über das Anästhesieprotokoll oder den OP-Bericht,

je weitere vollendete 15 Minuten Schnitt-Naht-Zeit

Die Gebührenordnungsposition 31118 kann entsprechend Anhang 2, Präambel 2.1, Nr. 14 als Zuschlag zu anderen ambulanten Operationen des Abschnitts 31.2 abgerechnet werden

54,65 €
532 Punkte

31.2.3 Definierte operative Eingriffe der Extremitätenchirurgie

1. Abweichend von Nr. 2 der Präambel zu Anhang 2 kann bei Durchführung der Leistung: 'Exzision einzelner Lymphknoten und Lymphgefäße: Lymphangiom oder Hygroma cysticum' (OPS-301:5-401.c) die Vergütung durch Anrechnung der

Gebührenordnungsposition 31121 (Schnitt-Naht-Zeit bis 15 Minuten) und des Zuschlags nach der Nr. 31128 (jeweils vollendete 15 Minuten Schnitt-Naht-Zeit) bis zu der durch OP-Protokoll oder Narkose-Protokoll nachgewiesenen Schnitt-Naht-Zeit erfolgen. Die Beschränkung der Schnitt-Naht-Zeit entsprechend Nr. 4 der Präambel zum Anhang 2 bleibt davon unberührt.

31121 **Eingriff** der Kategorie C1

Obligater Leistungsinhalt

– Chirurgischer Eingriff der Kategorie C1 entsprechend Anhang 2
Fakultativer Leistungsinhalt
– Ein postoperativer Arzt-Patienten-Kontakt

97,89 €
953 Punkte

Im Anschluss an die Leistung nach der Nr. 31121 kann für die postoperative Überwachung die Gebührenordnungsposition 31502, für die postoperative Behandlung die Gebührenordnungsposition 31614 oder 31615 berechnet werden.

Im Anschluss an Biopsien von Muskeln, Weichteilen und Nerven kann für die postoperative Überwachung die Gebührenordnungsposition 31501 berechnet werden.

31122 **Eingriff** der Kategorie C2

Obligater Leistungsinhalt

– Chirurgischer Eingriff der Kategorie C2 entsprechend Anhang 2
Fakultativer Leistungsinhalt
– Ein postoperativer Arzt-Patienten-Kontakt

158,39 €
1542 Punkte

Im Anschluss an die Leistung nach der Nr. 31122 kann für die postoperative Überwachung die Gebührenordnungsposition 31503, für die postoperative Behandlung die Gebührenordnungsposition 31614 oder 31615 berechnet werden.

31123 **Eingriff** der Kategorie C3

Obligater Leistungsinhalt

– Chirurgischer Eingriff der Kategorie C3 entsprechend Anhang 2
Fakultativer Leistungsinhalt
– Ein postoperativer Arzt-Patienten-Kontakt

227,73 €
2217 Punkte

Im Anschluss an die Leistung nach der Nr. 31123 kann für die postoperative Überwachung die Gebührenordnungsposition 31504, für die postoperative Behandlung die Gebührenordnungsposition 31616 oder 31617 berechnet werden.

31124 **Eingriff** der Kategorie C4

Obligater Leistungsinhalt

– Chirurgischer Eingriff der Kategorie C4 entsprechend Anhang 2
Fakultativer Leistungsinhalt
– Ein postoperativer Arzt-Patienten-Kontakt

300,55 €
2926 Punkte

31 Ambul. Operat., Anästh., ortho.-chirurg. konserv. Leist.   31125–31128

Im Anschluss an die Leistung nach der Nr. 31124 kann für die postoperative Überwachung die Gebührenordnungsposition 31504, für die postoperative Behandlung die Gebührenordnungsposition 31618 oder 31619 berechnet werden.

31125   **Eingriff** der Kategorie C5

Obligater Leistungsinhalt

– Chirurgischer Eingriff der Kategorie C5 entsprechend Anhang 2

Fakultativer Leistungsinhalt   404,09 €

– Ein postoperativer Arzt-Patienten-Kontakt   3934 Punkte

Im Anschluss an die Leistung nach der Nr. 31125 kann für die postoperative Überwachung die Gebührenordnungsposition 31505, für die postoperative Behandlung die Gebührenordnungsposition 31618 oder 31619 berechnet werden.

31126   **Eingriff** der Kategorie C6

Obligater Leistungsinhalt

– Chirurgischer Eingriff der Kategorie C6 entsprechend Anhang 2

Fakultativer Leistungsinhalt   516,16 €

– Ein postoperativer Arzt-Patienten-Kontakt   5025 Punkte

Im Anschluss an die Leistung nach der Nr. 31126 kann für die postoperative Überwachung die Gebührenordnungsposition 31506, für die postoperative Behandlung die Gebührenordnungsposition 31620 oder 31621 berechnet werden.

31127   **Eingriff** der Kategorie C7

Obligater Leistungsinhalt

– Chirurgischer Eingriff der Kategorie C7 entsprechend Anhang 2

Fakultativer Leistungsinhalt   564,13 €

– Ein postoperativer Arzt-Patienten-Kontakt   5492 Punkte

Im Anschluss an die Leistung nach der Nr. 31127 kann für die postoperative Überwachung die Gebührenordnungsposition 31507, für die postoperative Behandlung die Gebührenordnungsposition 31620 oder 31621 berechnet werden.

31128   **Zuschlag** zu den Gebührenordnungspositionen 31121 bis 31126 bei Simultaneingriffen sowie zu der Gebührenordnungsposition 31127

Obligater Leistungsinhalt

– Schnitt-Naht-Zeit je weitere vollendete 15 Minuten,
– Nachweis der Schnitt-Naht-Zeit über das Anästhesieprotokoll oder den OP-Bericht,

je weitere vollendete 15 Minuten Schnitt-Naht-Zeit   52,08 €
                                                              507 Punkte

Die Gebührenordnungsposition 31128 kann entsprechend Anhang 2, Präambel 2.1, Nr. 14 als Zuschlag zu anderen ambulanten Operationen des Abschnitts 31.2 abgerechnet werden

31.2.4   **Definierte operative Eingriffe an Knochen und Gelenken**

1. Abweichend von Nr. 3 der Präambel zu Anhang 2 kann bei Durchführung der Leistung: "**Andere gelenkplastische Eingriffe: Pfannendachplastik am Hüftgelenk**" (OPS: 5-829.1) im Zusammenhang

mit den Leistungen 5-820.* und 5-821.* auch dann ein Simultaneingriff abgerechnet werden, wenn nur ein operativer Zugang vorliegt.
2. Die intraartikuläre Einbringung von Karbonfaserstiften und die Sachkosten für Karbonfaserstifte sind nicht berechnungsfähig.

31131 **Eingriff an Knochen und Gelenken** der Kategorie D1
Obligater Leistungsinhalt
– Chirurgischer Eingriff der Kategorie D1 entsprechend Anhang 2
Fakultativer Leistungsinhalt
– Ein postoperativer Arzt-Patienten-Kontakt
Im Anschluss an die Leistung nach der Nr. 31131 kann für die postoperative Überwachung die Gebührenordnungsposition 31502, für die postoperative Behandlung die Gebührenordnungsposition 31614 oder 31615 berechnet werden.

123,47 €
1202 Punkte

31132 **Eingriff an Knochen und Gelenken** der Kategorie D2
Obligater Leistungsinhalt
– Chirurgischer Eingriff der Kategorie D2 entsprechend Anhang 2
Fakultativer Leistungsinhalt
– Ein postoperativer Arzt-Patienten-Kontakt
Im Anschluss an die Leistung nach der Nr. 31132 kann für die postoperative Überwachung die Gebührenordnungsposition 31503, für die postoperative Behandlung die Gebührenordnungsposition 31614 oder 31615 berechnet werden.

199,99 €
1947 Punkte

31133 **Eingriff an Knochen und Gelenken** der Kategorie D3
Obligater Leistungsinhalt
– Chirurgischer Eingriff der Kategorie D3 entsprechend Anhang 2
Fakultativer Leistungsinhalt
– Ein postoperativer Arzt-Patienten-Kontakt
Im Anschluss an die Leistung nach der Nr. 31133 kann für die postoperative Überwachung die Gebührenordnungsposition 31504, für die postoperative Behandlung die Gebührenordnungsposition 31616 oder 31617 berechnet werden.

281,86 €
2744 Punkte

31134 **Eingriff an Knochen und Gelenken** der Kategorie D4
Obligater Leistungsinhalt
– Chirurgischer Eingriff der Kategorie D4 entsprechend Anhang 2
Fakultativer Leistungsinhalt
– Ein postoperativer Arzt-Patienten-Kontakt
Im Anschluss an die Leistung nach der Nr. 31134 kann für die postoperative Überwachung die Gebührenordnungsposition 31504, für die postoperative Behandlung die Gebührenordnungsposition 31618 oder 31619 berechnet werden.

365,78 €
3561 Punkte

31 Ambul. Operat., Anästh., ortho.-chirurg. konserv. Leist. 31135–31138

31135	Eingriff an Knochen und Gelenken der Kategorie D5	
	Obligater Leistungsinhalt	
	– Chirurgischer Eingriff der Kategorie D5 entsprechend Anhang 2	
	Fakultativer Leistungsinhalt	539,78 €
	– Ein postoperativer Arzt-Patienten-Kontakt	5255 Punkte
	Im Anschluss an die Leistung nach der Nr. 31135 kann für die postoperative Überwachung die Gebührenordnungsposition 31505, für die postoperative Behandlung die Gebührenordnungsposition 31618 oder 31619 berechnet werden.	

31136	Eingriff an Knochen und Gelenken der Kategorie D6	
	Obligater Leistungsinhalt	
	– Chirurgischer Eingriff der Kategorie D6 entsprechend Anhang 2	
	Fakultativer Leistungsinhalt	659,45 €
	– Ein postoperativer Arzt-Patienten-Kontakt	6420 Punkte
	Im Anschluss an die Leistung nach der Nr. 31136 kann für die postoperative Überwachung die Gebührenordnungsposition 31506, für die postoperative Behandlung die Gebührenordnungsposition 31620 oder 31621 berechnet werden.	

31137	Eingriff an Knochen und Gelenken der Kategorie D7	
	Obligater Leistungsinhalt	
	– Chirurgischer Eingriff der Kategorie D7 entsprechend Anhang 2	
	Fakultativer Leistungsinhalt	725,60 €
	– Ein postoperativer Arzt-Patienten-Kontakt	7064 Punkte
	Im Anschluss an die Leistung nach der Nr. 31137 kann für die postoperative Überwachung die Gebührenordnungsposition 31507, für die postoperative Behandlung die Gebührenordnungsposition 31620 oder 31621 berechnet werden.	

31138	Zuschlag zu den Gebührenordnungspositionen 31131 bis 31136 bei Simultaneingriffen sowie zu der Gebührenordnungsposition 31137	
	Obligater Leistungsinhalt	
	– Schnitt-Naht-Zeit je weitere vollendete 15 Minuten,	
	– Nachweis der Schnitt-Naht-Zeit über das Anästhesieprotokoll oder den OP-Bericht,	58,14 €
	je weitere vollendete 15 Minuten Schnitt-Naht-Zeit	566 Punkte
	Die Gebührenordnungsposition 31138 kann entsprechend Anhang 2, Präambel 2.1, Nr. 14 als Zuschlag zu anderen ambulanten Operationen des Abschnitts 31.2 abgerechnet werden	

31.2.5 Endoskopische Gelenkeingriffe (Arthroskopien)
    1. Bei arthroskopischen Operationen ist die Videodokumentation (Tape oder Print) des präoperativen Befundes und des postoperativen Ergebnisses obligater Bestandteil der Leistungen.
    2. Die intraartikuläre Einbringung von Karbonfaserstiften und die Sachkosten für Karbonfaserstifte sind nicht berechnungsfähig.

3. Die Gebührenordnungspositionen 31141 bis 31147 beinhalten die Kosten für Implantate bei rekonstruktiven Bandersatzoperationen bis zu einer Höhe von 25,56 Euro. Darüber hinausgehende Implantatkosten sind über die KV mit der zuständigen Krankenkasse abzurechnen.

31141 **Endoskopischer Gelenkeingriff** (Arthroskopie) der Kategorie E1

Obligater Leistungsinhalt
– Chirurgischer Eingriff der Kategorie E1 entsprechend Anhang 2

Fakultativer Leistungsinhalt
– Ein postoperativer Arzt-Patienten-Kontakt

159,83 €
1556 Punkte

Im Anschluss an die Leistung nach der Nr. 31141 kann für die postoperative Überwachung die Gebührenordnungsposition 31502, für die postoperative Behandlung die Gebührenordnungsposition 31601 oder 31602 berechnet werden.

31142 **Endoskopischer Gelenkeingriff** (Arthroskopie) der Kategorie E2

Obligater Leistungsinhalt
– Chirurgischer Eingriff der Kategorie E2 entsprechend Anhang 2

Fakultativer Leistungsinhalt
– Ein postoperativer Arzt-Patienten-Kontakt

229,88 €
2238 Punkte

Im Anschluss an die Leistung nach der Nr. 31142 kann für die postoperative Überwachung die Gebührenordnungsposition 31503, für die postoperative Behandlung die Gebührenordnungsposition 31614 oder 31615 berechnet werden.

31143 **Endoskopischer Gelenkeingriff** (Arthroskopie) der Kategorie E3

Obligater Leistungsinhalt
– Chirurgischer Eingriff der Kategorie E3 entsprechend Anhang 2

Fakultativer Leistungsinhalt
– Ein postoperativer Arzt-Patienten-Kontakt

324,18 €
3156 Punkte

Im Anschluss an die Leistung nach der Nr. 31143 kann für die postoperative Überwachung die Gebührenordnungsposition 31504, für die postoperative Behandlung die Gebührenordnungsposition 31616 oder 31617 berechnet werden.

31144 **Endoskopischer Gelenkeingriff** (Arthroskopie) der Kategorie E4

Obligater Leistungsinhalt
– Chirurgischer Eingriff der Kategorie E4 entsprechend Anhang 2

Fakultativer Leistungsinhalt
– Ein postoperativer Arzt-Patienten-Kontakt

426,59 €
4153 Punkte

Im Anschluss an die Leistung nach der Nr. 31144 kann für die postoperative Überwachung die Gebührenordnungsposition 31504, für die postoperative Behandlung die Gebührenordnungsposition 31618 oder 31619 berechnet werden.

31 Ambul. Operat., Anästh., ortho.-chirurg. konserv. Leist. 31145–31148

31145	**Endoskopischer Gelenkeingriff** (Arthroskopie) der Kategorie E5	
	Obligater Leistungsinhalt	
	– Chirurgischer Eingriff der Kategorie E5 entsprechend Anhang 2	
	Fakultativer Leistungsinhalt	555,40 €
	– Ein postoperativer Arzt-Patienten-Kontakt	5407 Punkte
	Im Anschluss an die Leistung nach der Nr. 31145 kann für die postoperative Überwachung die Gebührenordnungsposition 31505, für die postoperative Behandlung die Gebührenordnungsposition 31618 oder 31619 berechnet werden.	
31146	**Endoskopischer Gelenkeingriff** (Arthroskopie) der Kategorie E6	
	Obligater Leistungsinhalt	
	– Chirurgischer Eingriff der Kategorie E6 entsprechend Anhang 2	
	Fakultativer Leistungsinhalt	694,89 €
	– Ein postoperativer Arzt-Patienten-Kontakt	6765 Punkte
	Im Anschluss an die Leistung nach der Nr. 31146 kann für die postoperative Überwachung die Gebührenordnungsposition 31506, für die postoperative Behandlung die Gebührenordnungsposition 31620 oder 31621 berechnet werden.	
31147	**Endoskopischer Gelenkeingriff** (Arthroskopie) der Kategorie E7	
	Obligater Leistungsinhalt	
	– Chirurgischer Eingriff der Kategorie E7 entsprechend Anhang 2	
	Fakultativer Leistungsinhalt	763,71 €
	– Ein postoperativer Arzt-Patienten-Kontakt	7435 Punkte
	Im Anschluss an die Leistung nach der Nr. 31147 kann für die postoperative Überwachung die Gebührenordnungsposition 31507, für die postoperative Behandlung die Gebührenordnungsposition 31620 oder 31621 berechnet werden.	
31148	**Zuschlag** zu den Gebührenordnungspositionen 31141 bis 31146 bei Simultaneingriffen sowie zu der Gebührenordnungsposition 31147	
	Obligater Leistungsinhalt	
	– Schnitt-Naht-Zeit je weitere vollendete 15 Minuten,	
	– Nachweis der Schnitt-Naht-Zeit über das Anästhesieprotokoll oder den OP-Bericht,	66,66 €
	je weitere vollendete 15 Minuten Schnitt-Naht-Zeit	649 Punkte
	Die Gebührenordnungsposition 31148 kann entsprechend Anhang 2, Präambel 2.1, Nr. 14 als Zuschlag zu anderen ambulanten Operationen des Abschnitts 31.2 abgerechnet werden	

31.2.6 Definierte operative viszeralchirurgische Eingriffe

1. Abweichend von Nr. 3 der Präambel zu Anhang 2 kann bei Durchführung der Leistung: "**Andere Operationen an Schilddrüse und Nebenschilddrüsen: Monitoring des N. recurrens im Rahmen einer anderen Operation**" (OPS: 5-069.4) im Zusammenhang mit der Leistung 5-061.0 auch dann ein Simultaneingriff abgerechnet werden, wenn nur ein operativer Zugang vorliegt.

31151–31154   IV Arztgruppenüberg. b. spezif. Voraussetz. berechn. GOP

2. Bei proktologischen Eingriffen entsprechend der OPS-Codes 5-492.00, 5-492.01 und 5-492.02 ist der histologische Befund vorzuhalten.

31151   Visceralchirurgischer Eingriff der Kategorie F1

Obligater Leistungsinhalt

- Visceralchirurgischer Eingriff der Kategorie F1 entsprechend Anhang 2

Fakultativer Leistungsinhalt

- Ein postoperativer Arzt-Patienten-Kontakt

95,32 €
928 Punkte

Im Anschluss an die Leistung nach der Nr. 31151 kann für die postoperative Überwachung die Gebührenordnungsposition 31503, für die postoperative Behandlung die Gebührenordnungsposition 31601 oder 31602 berechnet werden.

31152   Visceralchirurgischer Eingriff der Kategorie F2

Obligater Leistungsinhalt

- Visceralchirurgischer Eingriff der Kategorie F2 entsprechend Anhang 2

Fakultativer Leistungsinhalt

- Ein postoperativer Arzt-Patienten-Kontakt

158,70 €
1545 Punkte

Im Anschluss an die Leistung nach der Nr. 31152 kann für die postoperative Überwachung die Gebührenordnungsposition 31503, für die postoperative Behandlung die Gebührenordnungsposition 31608 oder 31609 berechnet werden.

31153   Visceralchirurgischer Eingriff der Kategorie F3

Obligater Leistungsinhalt

- Visceralchirurgischer Eingriff der Kategorie F3 entsprechend Anhang 2

Fakultativer Leistungsinhalt

- Ein postoperativer Arzt-Patienten-Kontakt

228,34 €
2223 Punkte

Im Anschluss an die Leistung nach der Nr. 31153 kann für die postoperative Überwachung die Gebührenordnungsposition 31505, für die postoperative Behandlung die Gebührenordnungsposition 31608 oder 31609 berechnet werden.

31154   Visceralchirurgischer Eingriff der Kategorie F4

Obligater Leistungsinhalt

- Visceralchirurgischer Eingriff der Kategorie F4 entsprechend Anhang 2

Fakultativer Leistungsinhalt

- Ein postoperativer Arzt-Patienten-Kontakt

297,47 €
2896 Punkte

Im Anschluss an die Leistung nach der Nr. 31154 kann für die postoperative Überwachung die Gebührenordnungsposition 31505, für die postoperative Behandlung die Gebührenordnungsposition 31610 oder 31611 berechnet werden.

31 Ambul. Operat., Anästh., ortho.-chirurg. konserv. Leist. 31155–31158

31155 **Visceralchirurgischer Eingriff** der Kategorie F5

Obligater Leistungsinhalt
– Visceralchirurgischer Eingriff der Kategorie F5 entsprechend Anhang 2

Fakultativer Leistungsinhalt
– Ein postoperativer Arzt-Patienten-Kontakt

Im Anschluss an die Leistung nach der Nr. 31155 kann für die postoperative Überwachung die Gebührenordnungsposition 31506, für die postoperative Behandlung die Gebührenordnungsposition 31610 oder 31611 berechnet werden.

399,16 €
3886 Punkte

31156 **Visceralchirurgischer Eingriff** der Kategorie F6

Obligater Leistungsinhalt
– Visceralchirurgischer Eingriff der Kategorie F6 entsprechend Anhang 2

Fakultativer Leistungsinhalt
– Ein postoperativer Arzt-Patienten-Kontakt

Im Anschluss an die Leistung nach der Nr. 31156 kann für die postoperative Überwachung die Gebührenordnungsposition 31507, für die postoperative Behandlung die Gebührenordnungsposition 31612 oder 31613 berechnet werden.

508,56 €
4951 Punkte

31157 **Visceralchirurgischer Eingriff** der Kategorie F7

Obligater Leistungsinhalt
– Visceralchirurgischer Eingriff der Kategorie F7 entsprechend Anhang 2

Fakultativer Leistungsinhalt
– Ein postoperativer Arzt-Patienten-Kontakt

Im Anschluss an die Leistung nach der Nr. 31157 kann für die postoperative Überwachung die Gebührenordnungsposition 31507, für die postoperative Behandlung die Gebührenordnungsposition 31612 oder 31613 berechnet werden.

548,00 €
5335 Punkte

31158 **Zuschlag** zu den Gebührenordnungspositionen 31151 bis 31156 bei Simultaneingriffen sowie zu der Gebührenordnungsposition 31157

Obligater Leistungsinhalt
– Schnitt-Naht-Zeit je weitere vollendete 15 Minuten,
– Nachweis der Schnitt-Naht-Zeit über das Anästhesieprotokoll der den OP-Bericht,

je weitere vollendete 15 Minuten Schnitt-Naht-Zeit

Die Gebührenordnungsposition 31158 kann entsprechend Anhang 2, Präambel 2.1, Nr. 14 als Zuschlag zu anderen ambulanten Operationen des Abschnitts 31.2 abgerechnet werden

52,08 €
507 Punkte

31161	**Endoskopischer Visceralchirurgischer Eingriff** der Kategorie G1	
	Obligater Leistungsinhalt	
	– Endoskopisch-visceralchirurgischer Eingriff der Kategorie G1 entsprechend Anhang 2	
	Fakultativer Leistungsinhalt	124,91 €
	– Ein postoperativer Arzt-Patienten-Kontakt	1216 Punkte
	Im Anschluss an die Leistung nach der Nr. 31161 kann für die postoperative Überwachung die Gebührenordnungsposition 31503, für die postoperative Behandlung die Gebührenordnungsposition 31601 oder 31602 berechnet werden.	
31162	**Endoskopischer Visceralchirurgischer Eingriff** der Kategorie G2	
	Obligater Leistungsinhalt	
	– Endoskopisch-visceralchirurgischer Eingriff der Kategorie G2 entsprechend Anhang 2	
	Fakultativer Leistungsinhalt	183,97 €
	– Ein postoperativer Arzt-Patienten-Kontakt	1791 Punkte
	Im Anschluss an die Leistung nach der Nr. 31162 kann für die postoperative Überwachung die Gebührenordnungsposition 31503, für die postoperative Behandlung die Gebührenordnungsposition 31608 oder 31609 berechnet werden.	
31163	**Endoskopischer Visceralchirurgischer Eingriff** der Kategorie G3	
	Obligater Leistungsinhalt	
	– Endoskopisch-visceralchirurgischer Eingriff der Kategorie G3 entsprechend Anhang 2	
	Fakultativer Leistungsinhalt	251,35 €
	– Ein postoperativer Arzt-Patienten-Kontakt	2447 Punkte
	Im Anschluss an die Leistung nach der Nr. 31163 kann für die postoperative Überwachung die Gebührenordnungsposition 31505, für die postoperative Behandlung die Gebührenordnungsposition 31608 oder 31609 berechnet werden.	
31164	**Endoskopischer Visceralchirurgischer Eingriff** der Kategorie G4	
	Obligater Leistungsinhalt	
	– Endoskopisch-visceralchirurgischer Eingriff der Kategorie G4 entsprechend Anhang 2	
	Fakultativer Leistungsinhalt	331,78 €
	– Ein postoperativer Arzt-Patienten-Kontakt	3230 Punkte
	Im Anschluss an die Leistung nach der Nr. 31164 kann für die postoperative Überwachung die Gebührenordnungsposition 31505, für die postoperative Behandlung die Gebührenordnungsposition 31610 oder 31611 berechnet werden.	

31 Ambul. Operat., Anästh., ortho.-chirurg. konserv. Leist. 31165–31168

31165 **Endoskopischer Visceralchirurgischer Eingriff** der Kategorie G5
Obligater Leistungsinhalt
- Endoskopisch-visceralchirurgischer Eingriff der Kategorie G5 entsprechend Anhang 2

Fakultativer Leistungsinhalt
- Ein postoperativer Arzt-Patienten-Kontakt

428,85 €
4175 Punkte

Im Anschluss an die Leistung nach der Nr. 31165 kann für die postoperative Überwachung die Gebührenordnungsposition 31506, für die postoperative Behandlung die Gebührenordnungsposition 31610 oder 31611 berechnet werden.

31166 **Endoskopischer Visceralchirurgischer Eingriff** der Kategorie G6
Obligater Leistungsinhalt
- Endoskopisch-visceralchirurgischer Eingriff der Kategorie G6 entsprechend Anhang 2

Fakultativer Leistungsinhalt
- Ein postoperativer Arzt-Patienten-Kontakt

535,57 €
5214 Punkte

Im Anschluss an die Leistung nach der Nr. 31166 kann für die postoperative Überwachung die Gebührenordnungsposition 31507, für die postoperative Behandlung die Gebührenordnungsposition 31612 oder 31613 berechnet werden.

31167 **Endoskopischer Visceralchirurgischer Eingriff** der Kategorie G7
Obligater Leistungsinhalt
- Endoskopisch-visceralchirurgischer Eingriff der Kategorie G7 entsprechend Anhang 2

Fakultativer Leistungsinhalt
- Ein postoperativer Arzt-Patienten-Kontakt

568,85 €
5538 Punkte

Im Anschluss an die Leistung nach der Nr. 31167 kann für die postoperative Überwachung die Gebührenordnungsposition 31507, für die postoperative Behandlung die Gebührenordnungsposition 31612 oder 31613 berechnet werden.

31168 **Zuschlag** zu den Gebührenordnungspositionen 31161 bis 31166 bei Simultaneingriffen und zu der Gebührenordnungsposition 31167
Obligater Leistungsinhalt
- Schnitt-Naht-Zeit je weitere vollendete 15 Minuten,
- Nachweis der Schnitt-Naht-Zeit über das Anästhesieprotokoll oder den OP-Bericht,

je weitere vollendete 15 Minuten Schnitt-Naht-Zeit

49,01 €
483 Punkte

Die Gebührenordnungsposition 31168 kann entsprechend Anhang 2, Präambel 2.1, Nr. 14 als Zuschlag zu anderen ambulanten Operationen des Abschnitts 31.2 abgerechnet werden

31171–31175   IV Arztgruppenüberg. b. spezif. Voraussetz. berechn. GOP

31171   **Proktologischer Eingriff** der Kategorie H1

Obligater Leistungsinhalt

– Proktologischer Eingriff der Kategorie H1 entsprechend Anhang 2

Fakultativer Leistungsinhalt

– Ein postoperativer Arzt-Patienten-Kontakt

Im Anschluss an die Leistung nach der Nr. 31171 kann für die postoperative Überwachung die Gebührenordnungsposition 31503, für die postoperative Behandlung die Gebührenordnungsposition 31622 oder 31623 berechnet werden.

126,24 €
1229 Punkte

31172   **Proktologischer Eingriff** der Kategorie H2

Obligater Leistungsinhalt

– Proktologischer Eingriff der Kategorie H2 entsprechend Anhang 2

Fakultativer Leistungsinhalt

– Ein postoperativer Arzt-Patienten-Kontakt

Im Anschluss an die Leistung nach der Nr. 31172 kann für die postoperative Überwachung die Gebührenordnungsposition 31503, für die postoperative Behandlung die Gebührenordnungsposition 31624 oder 31625 berechnet werden.

179,45 €
1747 Punkte

31173   **Proktologischer Eingriff** der Kategorie H3

Obligater Leistungsinhalt

– Proktologischer Eingriff der Kategorie H3 entsprechend Anhang 2

Fakultativer Leistungsinhalt

– Ein postoperativer Arzt-Patienten-Kontakt

Im Anschluss an die Leistung nach der Nr. 31173 kann für die postoperative Überwachung die Gebührenordnungsposition 31505, für die postoperative Behandlung die Gebührenordnungsposition 31624 oder 31625 berechnet werden.

225,57 €
2196 Punkte

31174   **Proktologischer Eingriff** der Kategorie H4

Obligater Leistungsinhalt

– Proktologischer Eingriff der Kategorie H4 entsprechend Anhang 2

Fakultativer Leistungsinhalt

– Ein postoperativer Arzt-Patienten-Kontakt

Im Anschluss an die Leistung nach der Nr. 31174 kann für die postoperative Überwachung die Gebührenordnungsposition 31505, für die postoperative Behandlung die Gebührenordnungsposition 31626 oder 31627 berechnet werden.

289,46 €
2818 Punkte

31175   **Proktologischer Eingriff** der Kategorie H5

Obligater Leistungsinhalt

– Proktologischer Eingriff der Kategorie H5 entsprechend Anhang 2

Fakultativer Leistungsinhalt

– Ein postoperativer Arzt-Patienten-Kontakt

396,08 €
3856 Punkte

Im Anschluss an die Leistung nach der Nr. 31175 kann für die postoperative Überwachung die Gebührenordnungsposition 31506, für die postoperative Behandlung die Gebührenordnungsposition 31626 oder 31627 berechnet werden.

31176 **Proktologischer Eingriff** der Kategorie H6
Obligater Leistungsinhalt
– Proktologischer Eingriff der Kategorie H6 entsprechend Anhang 2
Fakultativer Leistungsinhalt
– Ein postoperativer Arzt-Patienten-Kontakt
Im Anschluss an die Leistung nach der Nr. 31176 kann für die postoperative Überwachung die Gebührenordnungsposition 31507, für die postoperative Behandlung die Gebührenordnungsposition 31628 oder 31629 berechnet werden.

510,20 €
4967 Punkte

31177 **Proktologischer Eingriff** der Kategorie H7
Obligater Leistungsinhalt
– Proktologischer Eingriff der Kategorie H7 entsprechend Anhang 2
Fakultativer Leistungsinhalt
– Ein postoperativer Arzt-Patienten-Kontakt
Im Anschluss an die Leistung nach der Nr. 31177 kann für die postoperative Überwachung die Gebührenordnungsposition 31507, für die postoperative Behandlung die Gebührenordnungsposition 31628 oder 31629 berechnet werden.

543,28 €
5289 Punkte

31178 **Zuschlag** zu den Gebührenordnungspositionen 31171 bis 31176 bei Simultaneingriffen sowie zu der Gebührenordnungsposition 31177
Obligater Leistungsinhalt
– Schnitt-Naht-Zeit je weitere vollendete 15 Minuten,
– Nachweis der Schnitt-Naht-Zeit über das Anästhesieprotokoll oder den OP-Bericht,
je weitere vollendete 15 Minuten Schnitt-Naht-Zeit
Die Gebührenordnungsposition 31118 kann entsprechend Anhang 2, Präambel 2.1, Nr. 14 als Zuschlag zu anderen ambulanten Operationen des Abschnitts 31.2 abgerechnet werden

49,00 €
477 Punkte

31.2.7 Definierte operative Eingriffe der Herz-, Thorax- und Gefäßchirurgie

31181 **Kardiochirurgischer Eingriff** der Kategorie I1
Obligater Leistungsinhalt
– Kardiochirurgischer Eingriff der Kategorie I1 entsprechend Anhang 2
Fakultativer Leistungsinhalt
– Ein postoperativer Arzt-Patienten-Kontakt
Im Anschluss an die Leistung nach der Nr. 31181 kann für die postoperative Überwachung die Gebührenordnungsposition 31504, für die postoperative Behandlung die Gebührenordnungsposition 31601 oder 31602 berechnet werden.

223,62 €
2177 Punkte

31182–31186   IV Arztgruppenüberg. b. spezif. Voraussetz. berechn. GOP

31182   **Kardiochirurgischer Eingriff** der Kategorie I2

Obligater Leistungsinhalt

– Kardiochirurgischer Eingriff der Kategorie I2 entsprechend Anhang 2

Fakultativer Leistungsinhalt

– Ein postoperativer Arzt-Patienten-Kontakt

Im Anschluss an die Leistung nach der Nr. 31182 kann für die postoperative Überwachung die Gebührenordnungsposition 31504, für die postoperative Behandlung die Gebührenordnungsposition 31608 oder 31609 berechnet werden.

274,26 €
2670 Punkte

31183   **Kardiochirurgischer Eingriff** der Kategorie I3

Obligater Leistungsinhalt

– Kardiochirurgischer Eingriff der Kategorie I3 entsprechend Anhang 2

Fakultativer Leistungsinhalt

– Ein postoperativer Arzt-Patienten-Kontakt

Im Anschluss an die Leistung nach der Nr. 31183 kann für die postoperative Behandlung die Gebührenordnungsposition 31608 oder 31609 berechnet werden.

322,95 €
3144 Punkte

31184   **Kardiochirurgischer Eingriff** der Kategorie I4

Obligater Leistungsinhalt

– Kardiochirurgischer Eingriff der Kategorie I4 entsprechend Anhang 2

Fakultativer Leistungsinhalt

– Ein postoperativer Arzt-Patienten-Kontakt

Im Anschluss an die Leistung nach der Nr. 31184 kann für die postoperative Behandlung die Gebührenordnungsposition 31610 oder 31611 berechnet werden.

395,77 €
3853 Punkte

31185   **Kardiochirurgischer Eingriff** der Kategorie I5

Obligater Leistungsinhalt

– Kardiochirurgischer Eingriff der Kategorie I5 entsprechend Anhang 2

Fakultativer Leistungsinhalt

– Ein postoperativer Arzt-Patienten-Kontakt

Im Anschluss an die Leistung nach der Nr. 31185 kann für die postoperative Behandlung die Gebührenordnungsposition 31610 oder 31611 berechnet werden.

564,33 €
5494 Punkte

31186   **Kardiochirurgischer Eingriff** der Kategorie I6

Obligater Leistungsinhalt

– Kardiochirurgischer Eingriff der Kategorie I6 entsprechend Anhang 2

Fakultativer Leistungsinhalt

– Ein postoperativer Arzt-Patienten-Kontakt

677,43 €
6595 Punkte

31 Ambul. Operat., Anästh., ortho.-chirurg. konserv. Leist. 31187–31192

Im Anschluss an die Leistung nach der Nr. 31186 kann für die postoperative Behandlung die Gebührenordnungsposition 31612 oder 31613 berechnet werden.

31187 **Kardiochirurgischer Eingriff** der Kategorie I7

Obligater Leistungsinhalt
- Kardiochirurgischer Eingriff der Kategorie I7 entsprechend Anhang 2

Fakultativer Leistungsinhalt
- Ein postoperativer Arzt-Patienten-Kontakt

716,46 €
6975 Punkte

Im Anschluss an die Leistung nach der Nr. 31187 kann für die postoperative Behandlung die Gebührenordnungsposition 31612 oder 31613 berechnet werden.

31188 **Zuschlag** zu den Gebührenordnungspositionen 31181 bis 31186 bei Simultaneingriffen sowie zu der Gebührenordnungsposition 31187

Obligater Leistungsinhalt
- Schnitt-Naht-Zeit je weitere vollendete 15 Minuten,
- Nachweis der Schnitt-Naht-Zeit über das Anästhesieprotokoll oder den OP-Bericht,

je weitere vollendete 15 Minuten Schnitt-Naht-Zeit

58,65 €
571 Punkte

Die Gebührenordnungsposition 31188 kann entsprechend Anhang 2, Präambel 2.1, Nr. 14 als Zuschlag zu anderen ambulanten Operationen des Abschnitts 31.2 abgerechnet werden

31191 **Thoraxchirurgischer Eingriff** der Kategorie J1

Obligater Leistungsinhalt
- Thoraxchirurgischer Eingriff der Kategorie J1 entsprechend Anhang 2

Fakultativer Leistungsinhalt
- Ein postoperativer Arzt-Patienten-Kontakt

208,52 €
2030 Punkte

Im Anschluss an die Leistung nach der Nr. 31191 kann für die postoperative Überwachung die Gebührenordnungsposition 31504, für die postoperative Behandlung die Gebührenordnungsposition 31601 oder 31602 berechnet werden.

31192 **Thoraxchirurgischer Eingriff** der Kategorie J2

Obligater Leistungsinhalt
- Thoraxchirurgischer Eingriff der Kategorie J2 entsprechend Anhang 2

Fakultativer Leistungsinhalt
- Ein postoperativer Arzt-Patienten-Kontakt

263,37 €
2564 Punkte

Im Anschluss an die Leistung nach der Nr. 31192 kann für die postoperative Überwachung die Gebührenordnungsposition 31504, für die postoperative Behandlung die Gebührenordnungsposition 31608 oder 31609 berechnet werden.

31193	**Thoraxchirurgischer Eingriff** der Kategorie J3	
	Obligater Leistungsinhalt	
	– Thoraxchirurgischer Eingriff der Kategorie J3 entsprechend Anhang 2	
	Fakultativer Leistungsinhalt	318,01 €
	– Ein postoperativer Arzt-Patienten-Kontakt	3096 Punkte
	Im Anschluss an die Leistung nach der Nr. 31193 kann für die postoperative Behandlung die Gebührenordnungsposition 31608 oder 31609 berechnet werden.	
31194	**Thoraxchirurgischer Eingriff** der Kategorie J4	
	Obligater Leistungsinhalt	
	– Thoraxchirurgischer Eingriff der Kategorie J4 entsprechend Anhang 2	
	Fakultativer Leistungsinhalt	399,06 €
	– Ein postoperativer Arzt-Patienten-Kontakt	3885 Punkte
	Im Anschluss an die Leistung nach der Nr. 31194 kann für die postoperative Behandlung die Gebührenordnungsposition 31610 oder 31611 berechnet werden.	
31195	**Thoraxchirurgischer Eingriff** der Kategorie J5	
	Obligater Leistungsinhalt	
	– Thoraxchirurgischer Eingriff der Kategorie J5 entsprechend Anhang 2	
	Fakultativer Leistungsinhalt	513,08 €
	– Ein postoperativer Arzt-Patienten-Kontakt	4995 Punkte
	Im Anschluss an die Leistung nach der Nr. 31195 kann für die postoperative Behandlung die Gebührenordnungsposition 31610 oder 31611 berechnet werden.	
31196	**Thoraxchirurgischer Eingriff** der Kategorie J6	
	Obligater Leistungsinhalt	
	– Thoraxchirurgischer Eingriff der Kategorie J6 entsprechend Anhang 2	
	Fakultativer Leistungsinhalt	626,27 €
	– Ein postoperativer Arzt-Patienten-Kontakt	6097 Punkte
	Im Anschluss an die Leistung nach der Nr. 31196 kann für die postoperative Behandlung die Gebührenordnungsposition 31612 oder 31613 berechnet werden.	
31197	**Thoraxchirurgischer Eingriff** der Kategorie J7	
	Obligater Leistungsinhalt	
	– Thoraxchirurgischer Eingriff der Kategorie J7 entsprechend Anhang 2	
	Fakultativer Leistungsinhalt	665,30 €
	– Ein postoperativer Arzt-Patienten-Kontakt	6477 Punkte

31 Ambul. Operat., Anästh., ortho.-chirurg. konserv. Leist.   31198–31203

Im Anschluss an die Leistung nach der Nr. 31197 kann für die postoperative Behandlung die Gebührenordnungsposition 31612 oder 31613 berechnet werden.

31198 **Zuschlag** zu den Gebührenordnungspositionen 31191 bis 31196 bei Simultaneingriffen sowie zu der Gebührenordnungsposition 31197

Obligater Leistungsinhalt

- Schnitt-Naht-Zeit je weitere vollendete 15 Minuten,
- Nachweis der Schnitt-Naht-Zeit über das Anästhesieprotokoll oder den OP-Bericht,

je weitere vollendete 15 Minuten Schnitt-Naht-Zeit

Die Gebührenordnungsposition 31198 kann entsprechend Anhang 2, Präambel 2.1, Nr.14 als Zuschlag zu anderen ambulanten Operationen des Abschnitts 31.2 abgerechnet werden

58,65 €
571 Punkte

31201 **Eingriff am Gefäßsystem** der Kategorie K1

Obligater Leistungsinhalt

- Chirurgischer Eingriff am Gefäßsystem der Kategorie K1 entsprechend Anhang 2

Fakultativer Leistungsinhalt

- Ein postoperativer Arzt-Patienten-Kontakt

Im Anschluss an die Leistung nach der Nr. 31201 kann für die postoperative Überwachung die Gebührenordnungsposition 31503, für die postoperative Behandlung die Gebührenordnungsposition 31630 oder 31631 berechnet werden.

127,68 €
1243 Punkte

31202 **Eingriff am Gefäßsystem** der Kategorie K2

Obligater Leistungsinhalt

- Chirurgischer Eingriff am Gefäßsystem der Kategorie K2 entsprechend Anhang 2

Fakultativer Leistungsinhalt

- Ein postoperativer Arzt-Patienten-Kontakt

Im Anschluss an die Leistung nach der Nr. 31202 kann für die postoperative Überwachung die Gebührenordnungsposition 31503, für die postoperative Behandlung die Gebührenordnungsposition 31632 oder 31633 berechnet werden.

183,66 €
1788 Punkte

31203 **Eingriff am Gefäßsystem** der Kategorie K3

Obligater Leistungsinhalt

- Chirurgischer Eingriff am Gefäßsystem der Kategorie K3 entsprechend Anhang 2

Fakultativer Leistungsinhalt

- Ein postoperativer Arzt-Patienten-Kontakt

Im Anschluss an die Leistung nach der Nr. 31203 kann für die postoperative Überwachung die Gebührenordnungsposition 31505, für die postoperative Behandlung die Gebührenordnungsposition 31632 oder 31633 berechnet werden.

229,37 €
2233 Punkte

31204 Eingriff am Gefäßsystem der Kategorie K4

Obligater Leistungsinhalt
- Chirurgischer Eingriff am Gefäßsystem der Kategorie K4 entsprechend Anhang 2

Fakultativer Leistungsinhalt
- Ein postoperativer Arzt-Patienten-Kontakt

Im Anschluss an die Leistung nach der Nr. 31204 kann für die postoperative Überwachung die Gebührenordnungsposition 31505, für die postoperative Behandlung die Gebührenordnungsposition 31634 oder 31635 berechnet werden.

308,26 €
3001 Punkte

31205 Eingriff am Gefäßsystem der Kategorie K5

Obligater Leistungsinhalt
- Chirurgischer Eingriff am Gefäßsystem der Kategorie K5 entsprechend Anhang 2

Fakultativer Leistungsinhalt
- Ein postoperativer Arzt-Patienten-Kontakt

Im Anschluss an die Leistung nach der Nr. 31205 kann für die postoperative Überwachung die Gebührenordnungsposition 31506, für die postoperative Behandlung die Gebührenordnungsposition 31634 oder 31635 berechnet werden.

420,42 €
4093 Punkte

31206 Eingriff am Gefäßsystem der Kategorie K6

Obligater Leistungsinhalt
- Chirurgischer Eingriff am Gefäßsystem der Kategorie K6 entsprechend Anhang 2

Fakultativer Leistungsinhalt
- Ein postoperativer Arzt-Patienten-Kontakt

Im Anschluss an die Leistung nach der Nr. 31206 kann für die postoperative Überwachung die Gebührenordnungsposition 31507, für die postoperative Behandlung die Gebührenordnungsposition 31636 oder 31637 berechnet werden.

524,89 €
5110 Punkte

31207 Eingriff am Gefäßsystem der Kategorie K7

Obligater Leistungsinhalt
- Chirurgischer Eingriff am Gefäßsystem der Kategorie K7 entsprechend Anhang 2

Fakultativer Leistungsinhalt
- Ein postoperativer Arzt-Patienten-Kontakt

Im Anschluss an die Leistung nach der Nr. 31207 kann für die postoperative Überwachung die Gebührenordnungsposition 31507, für die postoperative Behandlung die Gebührenordnungsposition 31636 oder 31637 berechnet werden.

568,85 €
5538 Punkte

31 Ambul. Operat., Anästh., ortho.-chirurg. konserv. Leist. 31208–31214

31208 **Zuschlag** zu den Gebührenordnungspositionen 31201 bis 31206 bei Simultaneingriffen und zu der Gebührenordnungsposition 31207

Obligater Leistungsinhalt
- Schnitt-Naht-Zeit je weitere vollendete 15 Minuten,
- Nachweis der Schnitt-Naht-Zeit über das Anästhesieprotokoll oder den OP-Bericht,

je weitere vollendete 15 Minuten Schnitt-Naht-Zeit

Die Gebührenordnungsposition 31208 kann entsprechend Anhang 2, Präambel 2.1, Nr.14 als Zuschlag zu anderen ambulanten Operationen des Abschnitts 31.2 abgerechnet werden

50,13 €
488 Punkte

31211 **Eingriff** der Kategorie L1

Obligater Leistungsinhalt
- Chirurgischer Eingriff der Kategorie L1 entsprechend Anhang 2

Fakultativer Leistungsinhalt
- Ein postoperativer Arzt-Patienten-Kontakt

Im Anschluss an die Leistung nach der Nr. 31211 kann für die postoperative Überwachung die Gebührenordnungsposition 31503, für die postoperative Behandlung die Gebührenordnungsposition 31601 oder 31602 berechnet werden.

159,83 €
1556 Punkte

31212 **Eingriff** der Kategorie L2

Obligater Leistungsinhalt
- Chirurgischer Eingriff der Kategorie L2 entsprechend Anhang 2

Fakultativer Leistungsinhalt
- Ein postoperativer Arzt-Patienten-Kontakt

Im Anschluss an die Leistung nach der Nr. 31212 kann für die postoperative Überwachung die Gebührenordnungsposition 31503, für die postoperative Behandlung die Gebührenordnungsposition 31608 oder 31609 berechnet werden.

208,31 €
2028 Punkte

31213 **Eingriff** der Kategorie L3

Obligater Leistungsinhalt
- Chirurgischer Eingriff der Kategorie L3 entsprechend Anhang 2

Fakultativer Leistungsinhalt
- Ein postoperativer Arzt-Patienten-Kontakt

Im Anschluss an die Leistung nach der Nr. 31213 kann für die postoperative Überwachung die Gebührenordnungsposition 31505, für die postoperative Behandlung die Gebührenordnungsposition 31608 oder 31609 berechnet werden.

273,13 €
2659 Punkte

31214 **Eingriff** der Kategorie L4

Obligater Leistungsinhalt
- Chirurgischer Eingriff der Kategorie L4 entsprechend Anhang 2

Fakultativer Leistungsinhalt
- Ein postoperativer Arzt-Patienten-Kontakt

347,08 €
3379 Punkte

31215–31218 IV Arztgruppenüberg. b. spezif. Voraussetz. berechn. GOP

Im Anschluss an die Leistung nach der Nr. 31214 kann für die postoperative Überwachung die Gebührenordnungsposition 31505, für die postoperative Behandlung die Gebührenordnungsposition 31610 oder 31611 berechnet werden.

31215 **Eingriff** der Kategorie L5

Obligater Leistungsinhalt
- Chirurgischer Eingriff der Kategorie L5 entsprechend Anhang 2

Fakultativer Leistungsinhalt
- Ein postoperativer Arzt-Patienten-Kontakt

468,60 €
4562 Punkte

Im Anschluss an die Leistung nach der Nr. 31215 kann für die postoperative Überwachung die Gebührenordnungsposition 31506, für die postoperative Behandlung die Gebührenordnungsposition 31610 oder 31611 berechnet werden.

31216 **Eingriff** der Kategorie L6

Obligater Leistungsinhalt
- Chirurgischer Eingriff der Kategorie L6 entsprechend Anhang 2

Fakultativer Leistungsinhalt
- Ein postoperativer Arzt-Patienten-Kontakt

576,45 €
5612 Punkte

Im Anschluss an die Leistung nach der Nr. 31216 kann für die postoperative Überwachung die Gebührenordnungsposition 31507, für die postoperative Behandlung die Gebührenordnungsposition 31612 oder 31613 berechnet werden.

31217 **Eingriff** der Kategorie L7

Obligater Leistungsinhalt
- Chirurgischer Eingriff der Kategorie L7 entsprechend Anhang 2

Fakultativer Leistungsinhalt
- Ein postoperativer Arzt-Patienten-Kontakt

613,74 €
5975 Punkte

Im Anschluss an die Leistung nach der Nr. 31217 kann für die postoperative Überwachung die Gebührenordnungsposition 31507, für die postoperative Behandlung die Gebührenordnungsposition 31612 oder 31613 berechnet werden.

31218 **Zuschlag** zu den Gebührenordnungspositionen 31211 bis 31216 bei Simultaneingriffen und zu der Gebührenordnungsposition 31217

Obligater Leistungsinhalt
- Schnitt-Naht-Zeit je weitere vollendete 15 Minuten,
- Nachweis der Schnitt-Naht-Zeit über das Anästhesieprotokoll oder den OP-Bericht,

je weitere vollendete 15 Minuten Schnitt-Naht-Zeit

55,78 €
543 Punkte

Die Gebührenordnungsposition 31218 kann entsprechend Anhang 2, Präambel 2.1, Nr.14 als Zuschlag zu anderen ambulanten Operationen des Abschnitts 31.2 abgerechnet werden

31 Ambul. Operat., Anästh., ortho.-chirurg. konserv. Leist. 31221–31224

31.2.8 Definierte operative Eingriffe der Mund-, Kiefer- und Gesichts-Chirurgie
1. Die Extraktion von bis zu vier einwurzeligen Zähnen oder bis zu zwei mehrwurzeligen Zähnen oder von einem mehrwurzeligen und bis zu vier einwurzeligen Zähnen muss nach den Gebührenordnungspositionen 15321 bis 15324 berechnet werden.

31221 Eingriff der MKG-Chirurgie der Kategorie M1
Obligater Leistungsinhalt
– Chirurgischer Eingriff der Kategorie M1 entsprechend Anhang 2
Fakultativer Leistungsinhalt
– Ein postoperativer Arzt-Patienten-Kontakt
Im Anschluss an die Leistung nach der Nr. 31221 kann für die postoperative Überwachung die Gebührenordnungsposition 31502, für die postoperative Behandlung die Gebührenordnungsposition 31643 oder 31644 berechnet werden.

90,80 €
884 Punkte

31222 Eingriff der MKG-Chirurgie der Kategorie M2
Obligater Leistungsinhalt
– Chirurgischer Eingriff der Kategorie M2 entsprechend Anhang 2
Fakultativer Leistungsinhalt
– Ein postoperativer Arzt-Patienten-Kontakt
Im Anschluss an die Leistung nach der Nr. 31222 kann für die postoperative Überwachung die Gebührenordnungsposition 31503, für die postoperative Behandlung die Gebührenordnungsposition 31643 oder 31644 berechnet werden.

147,81 €
1439 Punkte

31223 Eingriff der MKG-Chirurgie der Kategorie M3
Obligater Leistungsinhalt
– Chirurgischer Eingriff der Kategorie M3 entsprechend Anhang 2
Fakultativer Leistungsinhalt
– Ein postoperativer Arzt-Patienten-Kontakt
Im Anschluss an die Leistung nach der Nr. 31223 kann für die postoperative Überwachung die Gebührenordnungsposition 31504, für die postoperative Behandlung die Gebührenordnungsposition 31645 oder 31646 berechnet werden.

215,61 €
2099 Punkte

31224 Eingriff der MKG-Chirurgie der Kategorie M4
Obligater Leistungsinhalt
– Chirurgischer Eingriff der Kategorie M4 entsprechend Anhang 2
Fakultativer Leistungsinhalt
– Ein postoperativer Arzt-Patienten-Kontakt
Im Anschluss an die Leistung nach der Nr. 31224 kann für die postoperative Überwachung die Gebührenordnungsposition 31504, für die postoperative Behandlung die Gebührenordnungsposition 31647 oder 31648 berechnet werden.

294,60 €
2868 Punkte

31225	**Eingriff der MKG-Chirurgie** der Kategorie M5	
	Obligater Leistungsinhalt	
	– Chirurgischer Eingriff der Kategorie M5 entsprechend Anhang 2	
	Fakultativer Leistungsinhalt	392,28 €
	– Ein postoperativer Arzt-Patienten-Kontakt	3819 Punkte
	Im Anschluss an die Leistung nach der Nr. 31225 kann für die postoperative Überwachung die Gebührenordnungsposition 31505, für die postoperative Behandlung die Gebührenordnungsposition 31647 oder 31648 berechnet werden.	
31226	**Eingriff der MKG-Chirurgie** der Kategorie M6	
	Obligater Leistungsinhalt	
	– Chirurgischer Eingriff der Kategorie M6 entsprechend Anhang 2	
	Fakultativer Leistungsinhalt	519,03 €
	– Ein postoperativer Arzt-Patienten-Kontakt	5053 Punkte
	Im Anschluss an die Leistung nach der Nr. 31226 kann für die postoperative Überwachung die Gebührenordnungsposition 31506, für die postoperative Behandlung die Gebührenordnungsposition 31649 oder 31650 berechnet werden.	
31227	**Eingriff der MKG-Chirurgie** der Kategorie M7	
	Obligater Leistungsinhalt	
	– Chirurgischer Eingriff der Kategorie M7 entsprechend Anhang 2	
	Fakultativer Leistungsinhalt	552,62 €
	– Ein postoperativer Arzt-Patienten-Kontakt	5380 Punkte
	Im Anschluss an die Leistung nach der Nr. 31227 kann für die postoperative Überwachung die Gebührenordnungsposition 31507, für die postoperative Behandlung die Gebührenordnungsposition 31649 oder 31650 berechnet werden.	
31228	**Zuschlag** zu den Gebührenordnungspositionen 31221 bis 31226 bei Simultaneingriffen und zu der Gebührenordnungsposition 31227	
	Obligater Leistungsinhalt	
	– Schnitt-Naht-Zeit je weitere vollendete 15 Minuten,	
	– Nachweis der Schnitt-Naht-Zeit über das Anästhesieprotokoll oder den OP-Bericht,	46,12 €
	je weitere vollendete 15 Minuten Schnitt-Naht-Zeit	449 Punkte
	Die Gebührenordnungsposition 31228 kann entsprechend Anhang 2, Präambel 2.1, Nr.14 als Zuschlag zu anderen ambulanten Operationen des Abschnitts 31.2 abgerechnet werden	
31.2.9	**Definierte operative Eingriffe der HNO-Chirurgie**	
	1. Abweichend von Nr. 3 der Präambel zu Anhang 2 kann bei Durchführung der Leistung "**Plastische Korrektur abstehender Ohren: Concharotation**" (OPS: 5-184.3) im Zusammenhang mit den Leistungen 5-184.0, 5-184.1 und 5-184.2 auch dann ein Simultaneingriff abgerechnet werden, wenn nur ein operativer Zugang vorliegt.	

31 Ambul. Operat., Anästh., ortho.-chirurg. konserv. Leist.   31231–31235

31231   **Eingriffe der HNO-Chirurgie** der Kategorie N1
Obligater Leistungsinhalt
– Chirurgischer Eingriff der Kategorie N1 entsprechend Anhang 2
Fakultativer Leistungsinhalt
– Ein postoperativer Arzt-Patienten-Kontakt
Im Anschluss an die Leistung nach der Nr. 31231 kann für die postoperative Überwachung die Gebührenordnungsposition 31502, für die postoperative Behandlung die Gebührenordnungsposition 31656 oder 31657 berechnet werden.

101,38 €
987 Punkte

31232   **Eingriffe der HNO-Chirurgie** der Kategorie N2
Obligater Leistungsinhalt
– Chirurgischer Eingriff der Kategorie N2 entsprechend Anhang 2
Fakultativer Leistungsinhalt
– Ein postoperativer Arzt-Patienten-Kontakt
Im Anschluss an die Leistung nach der Nr. 31232 kann für die postoperative Überwachung die Gebührenordnungsposition 31503, für die postoperative Behandlung die Gebührenordnungsposition 31658 oder 31659 berechnet werden.

163,63 €
1593 Punkte

31233   **Eingriffe der HNO-Chirurgie** der Kategorie N3
Obligater Leistungsinhalt
– Chirurgischer Eingriff der Kategorie N3 entsprechend Anhang 2
Fakultativer Leistungsinhalt
– Ein postoperativer Arzt-Patienten-Kontakt
Im Anschluss an die Leistung nach der Nr. 31233 kann für die postoperative Überwachung die Gebührenordnungsposition 31504, für die postoperative Behandlung die Gebührenordnungsposition 31658 oder 31659 berechnet werden.

238,10 €
2318 Punkte

31234   **Eingriffe der HNO-Chirurgie** der Kategorie N4
Obligater Leistungsinhalt
– Chirurgischer Eingriff der Kategorie N4 entsprechend Anhang 2
Fakultativer Leistungsinhalt
– Ein postoperativer Arzt-Patienten-Kontakt
Im Anschluss an die Leistung nach der Nr. 31234 kann für die postoperative Überwachung die Gebührenordnungsposition 31504, für die postoperative Behandlung die Gebührenordnungsposition 31660 oder 31661 berechnet werden.

326,54 €
3179 Punkte

31235   **Eingriffe der HNO-Chirurgie** der Kategorie N5
Obligater Leistungsinhalt
– Chirurgischer Eingriff der Kategorie N5 entsprechend Anhang 2
Fakultativer Leistungsinhalt
– Ein postoperativer Arzt-Patienten-Kontakt

438,40 €
4268 Punkte

Im Anschluss an die Leistung nach der Nr. 31235 kann für die postoperative Überwachung die Gebührenordnungsposition 31505, für die postoperative Behandlung die Gebührenordnungsposition 31660 oder 31661 berechnet werden.

31236 **Eingriffe der HNO-Chirurgie** der Kategorie N6

Obligater Leistungsinhalt
- Chirurgischer Eingriff der Kategorie N6 entsprechend Anhang 2

Fakultativer Leistungsinhalt
- Ein postoperativer Arzt-Patienten-Kontakt

563,61 €
5487 Punkte

Im Anschluss an die Leistung nach der Nr. 31236 kann für die postoperative Überwachung die Gebührenordnungsposition 31506, für die postoperative Behandlung die Gebührenordnungsposition 31662 oder 31663 berechnet werden.

31237 **Eingriffe der HNO-Chirurgie** der Kategorie N7

Obligater Leistungsinhalt
- Chirurgischer Eingriff der Kategorie N7 entsprechend Anhang 2

Fakultativer Leistungsinhalt
- Ein postoperativer Arzt-Patienten-Kontakt

600,08 €
5842 Punkte

Im Anschluss an die Leistung nach der Nr. 31237 kann für die postoperative Überwachung die Gebührenordnungsposition 31507, für die postoperative Behandlung die Gebührenordnungsposition 31662 oder 31663 berechnet werden.

31238 **Zuschlag** zu den Gebührenordnungspositionen nach den Nrn. 31231 bis 31236 bei Simultaneingriffen und zu der Gebührenordnungsposition 31237

Obligater Leistungsinhalt
- Schnitt-Naht-Zeit je weitere vollendete 15 Minuten,
- Nachweis der Schnitt-Naht-Zeit über das Anästhesieprotokoll oder den OP-Bericht,

je weitere vollendete 15 Minuten Schnitt-Naht-Zeit

51,56 €
502 Punkte

Die Gebührenordnungsposition 31238 kann entsprechend Anhang 2, Präambel 2.1, Nr. 14 als Zuschlag zu anderen ambulanten Operationen des Abschnitts 31.2 abgerechnet werden

31.2.10 Definierte operative Eingriffe der Neurochirurgie

1. Eingriffe, die nach den OPS-301-Codes **5-010.00 bis 5-010.14** sowie **5-030.40 bis 5-032.42** codiert werden, sind nur als selbstständige Leistung berechnungsfähig.

31241 **Peripherer neurochirurgischer Eingriff** der Kategorie O1

Obligater Leistungsinhalt
- Chirurgischer Eingriff der Kategorie O1 entsprechend Anhang 2

Fakultativer Leistungsinhalt
- Ein postoperativer Arzt-Patienten-Kontakt

93,68 €
912 Punkte

31 Ambul. Operat., Anästh., ortho.-chirurg. konserv. Leist.   31242–31245

Im Anschluss an die Leistung nach der Nr. 31241 kann für die postoperative Überwachung die Gebührenordnungsposition 31502, für die postoperative Behandlung die Gebührenordnungsposition 31614 oder 31615 berechnet werden.

31242   **Peripherer neurochirurgischer Eingriff** der Kategorie O2

Obligater Leistungsinhalt
- Chirurgischer Eingriff der Kategorie O2 entsprechend Anhang 2

Fakultativer Leistungsinhalt
- Ein postoperativer Arzt-Patienten-Kontakt

151,82 €
1478 Punkte

Im Anschluss an die Leistung nach der Nr. 31242 kann für die postoperative Überwachung die Gebührenordnungsposition 31503, für die postoperative Behandlung die Gebührenordnungsposition 31614 oder 31615 berechnet werden.

31243   **Peripherer neurochirurgischer Eingriff** der Kategorie O3

Obligater Leistungsinhalt
- Chirurgischer Eingriff der Kategorie O3 entsprechend Anhang 2

Fakultativer Leistungsinhalt
- Ein postoperativer Arzt-Patienten-Kontakt

216,84 €
2111 Punkte

Im Anschluss an die Leistung nach der Nr. 31243 kann für die postoperative Überwachung die Gebührenordnungsposition 31504, für die postoperative Behandlung die Gebührenordnungsposition 31616 oder 31617 berechnet werden.

31244   **Peripherer neurochirurgischer Eingriff** der Kategorie O4

Obligater Leistungsinhalt
- Chirurgischer Eingriff der Kategorie O4 entsprechend Anhang 2

Fakultativer Leistungsinhalt
- Ein postoperativer Arzt-Patienten-Kontakt

297,27 €
2894 Punkte

Im Anschluss an die Leistung nach der Nr. 31244 kann für die postoperative Überwachung die Gebührenordnungsposition 31504, für die postoperative Behandlung die Gebührenordnungsposition 31618 oder 31619 berechnet werden.

31245   **Peripherer neurochirurgischer Eingriff** der Kategorie O5

Obligater Leistungsinhalt
- Chirurgischer Eingriff der Kategorie O5 entsprechend Anhang 2

Fakultativer Leistungsinhalt
- Ein postoperativer Arzt-Patienten-Kontakt

404,30 €
3936 Punkte

Im Anschluss an die Leistung nach der Nr. 31245 kann für die postoperative Überwachung die Gebührenordnungsposition 31505, für die postoperative Behandlung die Gebührenordnungsposition 31618 oder 31619 berechnet werden.

31246–31252 IV Arztgruppenüberg. b. spezif. Voraussetz. berechn. GOP

31246 **Peripherer neurochirurgischer Eingriff** der Kategorie O6

Obligater Leistungsinhalt
- Chirurgischer Eingriff der Kategorie O6 entsprechend Anhang 2

Fakultativer Leistungsinhalt
- Ein postoperativer Arzt-Patienten-Kontakt

510,20 €
4967 Punkte

Im Anschluss an die Leistung nach der Nr. 31246 kann für die postoperative Überwachung die Gebührenordnungsposition 31506, für die postoperative Behandlung die Gebührenordnungsposition 31620 oder 31621 berechnet werden.

31247 **Peripherer neurochirurgischer Eingriff** der Kategorie O7

Obligater Leistungsinhalt
- Chirurgischer Eingriff der Kategorie O7 entsprechend Anhang 2

Fakultativer Leistungsinhalt
- Ein postoperativer Arzt-Patienten-Kontakt

556,12 €
5414 Punkte

Im Anschluss an die Leistung nach der Nr. 31247 kann für die postoperative Überwachung die Gebührenordnungsposition 31507, für die postoperative Behandlung die Gebührenordnungsposition 31620 oder 31621 berechnet werden.

31248 **Zuschlag** zu den Gebührenordnungspositionen 31241 bis 31246 bei Simultaneingriffen und zu der Gebührenordnungsposition 31247

Obligater Leistungsinhalt
- Schnitt-Naht-Zeit je weitere vollendete 15 Minuten,
- Nachweis der Schnitt-Naht-Zeit über das Anästhesieprotokoll oder den OP-Bericht,

je weitere vollendete 15 Minuten Schnitt-Naht-Zeit

49,00 €
477 Punkte

Die Gebührenordnungsposition 31248 kann entsprechend Anhang 2, Präambel 2.1, Nr. 14 als Zuschlag zu anderen ambulanten Operationen des Abschnitts 31.2 abgerechnet werden

31251 **Zentraler neurochirurgischer Eingriff** der Kategorie P1

Obligater Leistungsinhalt
- Chirurgischer Eingriff der Kategorie P1 entsprechend Anhang 2

Fakultativer Leistungsinhalt
- Ein postoperativer Arzt-Patienten-Kontakt

176,57 €
1719 Punkte

Im Anschluss an die Leistung nach der Nr. 31251 kann für die postoperative Überwachung die Gebührenordnungsposition 31504, für die postoperative Behandlung die Gebührenordnungsposition 31669 oder 31670 berechnet werden.

31252 **Zentraler neurochirurgischer Eingriff** der Kategorie P2

Obligater Leistungsinhalt
- Chirurgischer Eingriff der Kategorie P2 entsprechend Anhang 2

Fakultativer Leistungsinhalt
- Ein postoperativer Arzt-Patienten-Kontakt

231,73 €
2256 Punkte

Im Anschluss an die Leistung nach der Nr. 31252 kann für die postoperative Überwachung die Gebührenordnungsposition 31504, für die postoperative Behandlung die Gebührenordnungsposition 31669 oder 31670 berechnet werden.

31253 **Zentraler neurochirurgischer Eingriff** der Kategorie P3

Obligater Leistungsinhalt

– Chirurgischer Eingriff der Kategorie P3 entsprechend Anhang 2

Fakultativer Leistungsinhalt

– Ein postoperativer Arzt-Patienten-Kontakt

Im Anschluss an die Leistung nach der Nr. 31253 kann für die postoperative Behandlung die Gebührenordnungsposition 31671 oder 31672 berechnet werden.

289,15 €
2815 Punkte

31254 **Zentraler neurochirurgischer Eingriff** der Kategorie P4

Obligater Leistungsinhalt

– Chirurgischer Eingriff der Kategorie P4 entsprechend Anhang 2

Fakultativer Leistungsinhalt

– Ein postoperativer Arzt-Patienten-Kontakt

Im Anschluss an die Leistung nach der Nr. 31254 kann für die postoperative Behandlung die Gebührenordnungsposition 31673 oder 31674 berechnet werden.

369,58 €
3598 Punkte

31255 **Zentraler neurochirurgischer Eingriff** der Kategorie P5

Obligater Leistungsinhalt

– Chirurgischer Eingriff der Kategorie P5 entsprechend Anhang 2

Fakultativer Leistungsinhalt

– Ein postoperativer Arzt-Patienten-Kontakt

Im Anschluss an die Leistung nach der Nr. 31255 kann für die postoperative Behandlung die Gebührenordnungsposition 31673 oder 31674 berechnet werden.

482,16 €
4694 Punkte

31256 **Zentraler neurochirurgischer Eingriff** der Kategorie P6

Obligater Leistungsinhalt

– Chirurgischer Eingriff der Kategorie P6 entsprechend Anhang 2

Fakultativer Leistungsinhalt

– Ein postoperativer Arzt-Patienten-Kontakt

Im Anschluss an die Leistung nach der Nr. 31256 kann für die postoperative Behandlung die Gebührenordnungsposition 31675 oder 31676 berechnet werden.

619,70 €
6033 Punkte

31257 **Zentraler neurochirurgischer Eingriff** der Kategorie P7

Obligater Leistungsinhalt

– Chirurgischer Eingriff der Kategorie P7 entsprechend Anhang 2

Fakultativer Leistungsinhalt

– Ein postoperativer Arzt-Patienten-Kontakt

Im Anschluss an Leistung nach der Nr. 31257 kann für die postoperative Behandlung die Gebührenordnungsposition 31675 oder 31676 berechnet werden.

658,22 €
6408 Punkte

| 31258–31264 | IV Arztgruppenüberg. b. spezif. Voraussetz. berechn. GOP |

31258 **Zuschlag** zu den Gebührenordnungspositionen 31251 bis 31256 bei Simultaneingriffen und zur Gebührenordnungsposition 31257

Obligater Leistungsinhalt
- Schnitt-Naht-Zeit je weitere vollendete 15 Minuten,
- Nachweis der Schnitt-Naht-Zeit über das Anästhesieprotokoll oder den OP-Bericht,

je weitere vollendete 15 Minuten Schnitt-Naht-Zeit

Die Gebührenordnungsposition 31258 kann entsprechend Anhang 2, Präambel 2.1, Nr. 14 als Zuschlag zu anderen ambulanten Operationen des Abschnitts 31.2 abgerechnet werden

58,14 €
566 Punkte

31261 **Stereotaktischer neurochirurgischer Eingriff** der Kategorie PP1

Obligater Leistungsinhalt
- Chirurgischer Eingriff der Kategorie PP1 entsprechend Anhang 2

Fakultativer Leistungsinhalt
- Ein postoperativer Arzt-Patienten-Kontakt

Im Anschluss an die Leistung nach der Nr. 31261 kann für die postoperative Überwachung die Gebührenordnungsposition 31504, für die postoperative Behandlung die Gebührenordnungsposition 31669 oder 31670 berechnet werden.

352,94 €
3436 Punkte

31262 **Stereotaktischer neurochirurgischer Eingriff** der Kategorie PP2

Obligater Leistungsinhalt
- Chirurgischer Eingriff der Kategorie PP2 entsprechend Anhang 2

Fakultativer Leistungsinhalt
- Ein postoperativer Arzt-Patienten-Kontakt

Im Anschluss an die Leistung nach der Nr. 31262 kann für die postoperative Überwachung die Gebührenordnungsposition 31504, für die postoperative Behandlung die Gebührenordnungsposition 31669 oder 31670 berechnet werden.

404,61 €
3939 Punkte

31263 **Stereotaktischer neurochirurgischer Eingriff** der Kategorie PP3

Obligater Leistungsinhalt
- Chirurgischer Eingriff der Kategorie PP3 entsprechend Anhang 2

Fakultativer Leistungsinhalt
- Ein postoperativer Arzt-Patienten-Kontakt

Im Anschluss an die Leistung nach der Nr. 31263 kann für die postoperative Behandlung die Gebührenordnungsposition 31671 oder 31672 berechnet werden.

456,07 €
4440 Punkte

31264 **Stereotaktischer neurochirurgischer Eingriff** der Kategorie PP4

Obligater Leistungsinhalt
- Chirurgischer Eingriff der Kategorie PP4 entsprechend Anhang 2

Fakultativer Leistungsinhalt
- Ein postoperativer Arzt-Patienten-Kontakt

Im Anschluss an die Leistung nach der Nr. 31264 kann für die postoperative Behandlung die Gebührenordnungsposition 31673 oder 31674 berechnet werden.

532,49 €
5184 Punkte

31 Ambul. Operat., Anästh., ortho.-chirurg. konserv. Leist. 31265–31268

31265 **Stereotaktischer neurochirurgischer Eingriff** der Kategorie PP5

Obligater Leistungsinhalt

- Chirurgischer Eingriff der Kategorie PP5 entsprechend Anhang 2

Fakultativer Leistungsinhalt

- Ein postoperativer Arzt-Patienten-Kontakt

Im Anschluss an die Leistung nach der Nr. 31265 kann für die postoperative Behandlung die Gebührenordnungsposition 31673 oder 31674 berechnet werden.

640,24 €
6233 Punkte

31266 **Stereotaktischer neurochirurgischer Eingriff** der Kategorie PP6

Obligater Leistungsinhalt

- Chirurgischer Eingriff der Kategorie PP6 entsprechend Anhang 2

Fakultativer Leistungsinhalt

- Ein postoperativer Arzt-Patienten-Kontakt

Im Anschluss an die Leistung nach der Nr. 31266 kann für die postoperative Behandlung die Gebührenordnungsposition 31675 oder 31676 berechnet werden.

746,66 €
7269 Punkte

31267 **Stereotaktischer neurochirurgischer Eingriff** der Kategorie PP7

Obligater Leistungsinhalt

- Chirurgischer Eingriff der Kategorie PP7 entsprechend Anhang 2

Fakultativer Leistungsinhalt

- Ein postoperativer Arzt-Patienten-Kontakt

Im Anschluss an die Leistung nach der Nr. 31267 kann für die postoperative Behandlung die Gebührenordnungsposition 31675 oder 31676 berechnet werden.

783,53 €
7628 Punkte

31268 **Zuschlag** zu den Gebührenordnungspositionen 31261 bis 31266 bei Simultaneingriffen und zu der Gebührenordnungsposition 31267

Obligater Leistungsinhalt

- Schnitt-Naht-Zeit je weitere vollendete 15 Minuten,
- Nachweis der Schnitt-Naht-Zeit über das Anästhesieprotokoll oder den OP-Bericht,

je weitere vollendete 15 Minuten Schnitt-Naht-Zeit

Die Gebührenordnungsposition 31268 kann entsprechend Anhang 2, Präambel 2.1, Nr. 14 als Zuschlag zu anderen ambulanten Operationen des Abschnitts 31.2 abgerechnet werden

55,26 €
538 Punkte

31.2.11 **Definierte operative Eingriffe an der Niere und dem Urogenitalsystem**

Die Durchführung und Berechnung von Leistungen dieses Abschnittes mit dem Ziel der Sterilisation des Mannes ist nicht berechnungsfähig. Die Berechnung von Leistungen zur Sterilisation des Mannes erfolgt nach der Gebührenordnungsposition 01854.

31271 Urologischer Eingriff der Kategorie Q1

Obligater Leistungsinhalt

- Chirurgischer Eingriff der Kategorie Q1 entsprechend Anhang 2

Fakultativer Leistungsinhalt

- Ein postoperativer Arzt-Patienten-Kontakt

107,13 €
1043 Punkte

Im Anschluss an die Leistung nach der Nr. 31271 kann für die postoperative Überwachung die Gebührenordnungsposition 31502, für die postoperative Behandlung die Gebührenordnungsposition 31601 oder 31602 berechnet werden.

31272 Urologischer Eingriff der Kategorie Q2

Obligater Leistungsinhalt

- Chirurgischer Eingriff der Kategorie Q2 entsprechend Anhang 2

Fakultativer Leistungsinhalt

- Ein postoperativer Arzt-Patienten-Kontakt

175,44 €
1708 Punkte

Im Anschluss an die Leistung nach der Nr. 31272 kann für die postoperative Überwachung die Gebührenordnungsposition 31503, für die postoperative Behandlung die Gebührenordnungsposition 31608 oder 31609 berechnet werden.

31273 Urologischer Eingriff der Kategorie Q3

Obligater Leistungsinhalt

- Chirurgischer Eingriff der Kategorie Q3 entsprechend Anhang 2

Fakultativer Leistungsinhalt

- Ein postoperativer Arzt-Patienten-Kontakt

254,64 €
2479 Punkte

Im Anschluss an die Leistung nach der Nr. 31273 kann für die postoperative Überwachung die Gebührenordnungsposition 31505, für die postoperative Behandlung die Gebührenordnungsposition 31608 oder 31609 berechnet werden.

31274 Urologischer Eingriff der Kategorie Q4

Obligater Leistungsinhalt

- Chirurgischer Eingriff der Kategorie Q4 entsprechend Anhang 2

Fakultativer Leistungsinhalt

- Ein postoperativer Arzt-Patienten-Kontakt

343,28 €
3342 Punkte

Im Anschluss an die Leistung nach der Nr. 31274 kann für die postoperative Überwachung Gebührenordnungsposition 31505, für die postoperative Behandlung die Gebührenordnungsposition 31610 oder 31611 berechnet werden.

31275 Urologischer Eingriff der Kategorie Q5

Obligater Leistungsinhalt

- Chirurgischer Eingriff der Kategorie Q5 entsprechend Anhang 2

Fakultativer Leistungsinhalt

- Ein postoperativer Arzt-Patienten-Kontakt

456,58 €
4445 Punkte

31 Ambul. Operat., Anästh., ortho.-chirurg. konserv. Leist.   **31276–31281**

Im Anschluss an die Leistung nach der Nr. 31275 kann für die postoperative Überwachung die Gebührenordnungsposition 31506, für die postoperative Behandlung die Gebührenordnungsposition 31610 oder 31611 berechnet werden.

31276   **Urologischer Eingriff** der Kategorie Q6

        Obligater Leistungsinhalt

        – Chirurgischer Eingriff der Kategorie Q6 entsprechend Anhang 2
        Fakultativer Leistungsinhalt   589,19 €
        – Ein postoperativer Arzt-Patienten-Kontakt   5736 Punkte
        Im Anschluss an die Leistung nach der Nr. 31276 kann für die postoperative Überwachung die Gebührenordnungsposition 31507, für die postoperative Behandlung die Gebührenordnungsposition 31612 oder 31613 berechnet werden.

31277   **Urologischer Eingriff** der Kategorie Q7

        Obligater Leistungsinhalt

        – Chirurgischer Eingriff der Kategorie Q7 entsprechend Anhang 2
        Fakultativer Leistungsinhalt   632,23 €
        – Ein postoperativer Arzt-Patienten-Kontakt   6155 Punkte
        Im Anschluss an die Leistung nach der Nr. 31277 kann für die postoperative Überwachung die Gebührenordnungsposition 31507, für die postoperative Behandlung die Gebührenordnungsposition 31612 oder 31613 berechnet werden.

31278   **Zuschlag** zu den Gebührenordnungspositionen 31271 bis 31276 bei Simultaneingriffen und zu der Gebührenordnungsposition 31277

        Obligater Leistungsinhalt

        – Schnitt-Naht-Zeit je weitere vollendete 15 Minuten,
        – Nachweis der Schnitt-Naht-Zeit über das Anästhesieprotokoll oder den OP-Bericht,   57,93 €
        je weitere vollendete 15 Minuten Schnitt-Naht-Zeit   564 Punkte
        Die Gebührenordnungsposition 31278 kann entsprechend Anhang 2, Präambel 2.1, Nr. 14 als Zuschlag zu anderen ambulanten Operationen des Abschnitts 31.2 abgerechnet werden

31281   **Endoskopischer urologischer Eingriff** der Kategorie R1

        Obligater Leistungsinhalt

        – Chirurgischer Eingriff der Kategorie R1 entsprechend Anhang 2
        Fakultativer Leistungsinhalt   134,97 €
        – Ein postoperativer Arzt-Patienten-Kontakt   1314 Punkte
        Im Anschluss an die Leistung nach der Nr. 31281 kann für die postoperative Überwachung die Gebührenordnungsposition 31502, für die postoperative Behandlung die Gebührenordnungsposition 31682 oder 31683 berechnet werden.

31282 **Endoskopischer urologischer Eingriff** der Kategorie R2
Obligater Leistungsinhalt
- Chirurgischer Eingriff der Kategorie R2 entsprechend Anhang 2
Fakultativer Leistungsinhalt
- Ein postoperativer Arzt-Patienten-Kontakt

200,92 €
1956 Punkte

Im Anschluss an die Leistung nach der Nr. 31282 kann für die postoperative Überwachung die Gebührenordnungsposition 31503, für die postoperative Behandlung die Gebührenordnungsposition 31684 oder 31685 berechnet werden.

31283 **Endoskopischer urologischer Eingriff** der Kategorie R3
Obligater Leistungsinhalt
- Chirurgischer Eingriff der Kategorie R3 entsprechend Anhang 2
Fakultativer Leistungsinhalt
- Ein postoperativer Arzt-Patienten-Kontakt

279,91 €
2725 Punkte

Im Anschluss an die Leistung nach der Nr. 31283 kann für die postoperative Überwachung die Gebührenordnungsposition 31505, für die postoperative Behandlung die Gebührenordnungsposition 31684 oder 31685 berechnet werden.

31284 **Endoskopischer urologischer Eingriff** der Kategorie R4
Obligater Leistungsinhalt
- Chirurgischer Eingriff der Kategorie R4 entsprechend Anhang 2
Fakultativer Leistungsinhalt
- Ein postoperativer Arzt-Patienten-Kontakt

368,65 €
3589 Punkte

Im Anschluss an die Leistung nach der Nr. 31284 kann für die postoperative Überwachung die Gebührenordnungsposition 31505, für die postoperative Behandlung die Gebührenordnungsposition 31686 oder 31687 berechnet werden.

31285 **Endoskopischer urologischer Eingriff** der Kategorie R5
Obligater Leistungsinhalt
- Chirurgischer Eingriff der Kategorie R5 entsprechend Anhang 2
Fakultativer Leistungsinhalt
- Ein postoperativer Arzt-Patienten-Kontakt

476,61 €
4640 Punkte

Im Anschluss an die Leistung nach der Nr. 31285 kann für die postoperative Überwachung die Gebührenordnungsposition 31506, für die postoperative Behandlung die Gebührenordnungsposition 31686 oder 31687 berechnet werden.

31286 **Endoskopischer urologischer Eingriff** der Kategorie R6
Obligater Leistungsinhalt
- Chirurgischer Eingriff der Kategorie R6 entsprechend Anhang 2
Fakultativer Leistungsinhalt
- Ein postoperativer Arzt-Patienten-Kontakt

594,94 €
5792 Punkte

Im Anschluss an die Leistung nach der Nr. 31286 kann für die postoperative Überwachung die Gebührenordnungsposition 31507, für die postoperative Behandlung die Gebührenordnungsposition 31688 oder 31689 berechnet werden.

31287 **Endoskopischer urologischer Eingriff** der Kategorie R7

Obligater Leistungsinhalt
- Chirurgischer Eingriff der Kategorie R7 entsprechend Anhang 2

Fakultativer Leistungsinhalt
- Ein postoperativer Arzt-Patienten-Kontakt

631,72 €
6150 Punkte

Im Anschluss an die Leistung nach der Nr. 31287 kann für die postoperative Überwachung die Gebührenordnungsposition 31507, für die postoperative Behandlung die Gebührenordnungsposition 31688 oder 31689 berechnet werden.

31288 **Zuschlag** zu den Gebührenordnungspositionen 31281 bis 31286 bei Simultaneingriffen und zu der Gebührenordnungsposition 31287

Obligater Leistungsinhalt
- Schnitt-Naht-Zeit je weitere vollendete 15 Minuten,
- Nachweis der Schnitt-Naht-Zeit über das Anästhesieprotokoll oder den OP-Bericht,

je weitere vollendete 15 Minuten Schnitt-Naht-Zeit

54,85 €
534 Punkte

Die Gebührenordnungsposition 31288 kann entsprechend Anhang 2, Präambel 2.1, Nr. 14 als Zuschlag zu anderen ambulanten Operationen des Abschnitts 31.2 abgerechnet werden

31291 **(Endoskopischer) urologischer Eingriff mit Bildwandler** der Kategorie RR1

Obligater Leistungsinhalt
- Chirurgischer Eingriff der Kategorie RR1 entsprechend Anhang 2,
- Durchleuchtung,
- Bilddokumentation des prä- und postoperativen Befundes

Fakultativer Leistungsinhalt
- Ein postoperativer Arzt-Patienten-Kontakt

134,97 €
1314 Punkte

Im Anschluss an die Leistung nach der Nr. 31291 kann für die postoperative Überwachung die Gebührenordnungsposition 31503, für die postoperative Behandlung die Gebührenordnungsposition 31682 oder 31683 berechnet werden.

Die Berechnung der Gebührenordnungsposition 31291 setzt eine Genehmigung der Kassenärztlichen Vereinigung nach der Vereinbarung zur Strahlendiagnostik und -therapie gemäß § 135 Abs. 2 SGB V voraus.

31292–31294   IV Arztgruppenüberg. b. spezif. Voraussetz. berechn. GOP

31292 **(Endoskopischer) urologischer Eingriff mit Bildwandler** der Kategorie RR2
Obligater Leistungsinhalt
- Chirurgischer Eingriff der Kategorie RR2 entsprechend Anhang 2,
- Durchleuchtung,
- Bilddokumentation des prä- und postoperativen Befundes

Fakultativer Leistungsinhalt
- Ein postoperativer Arzt-Patienten-Kontakt

200,92 €
1956 Punkte

Im Anschluss an die Leistung nach der Nr. 31292 kann für die postoperative Überwachung die Gebührenordnungsposition 31503, für die postoperative Behandlung die Gebührenordnungsposition 31684 oder 31685 berechnet werden.

Die Berechnung der Gebührenordnungsposition 31292 setzt eine Genehmigung der Kassenärztlichen Vereinigung nach der Vereinbarung zur Strahlendiagnostik und -therapie gemäß § 135 Abs. 2 SGB V voraus.

31293 **(Endoskopischer) urologischer Eingriff mit Bildwandler** der Kategorie RR3
Obligater Leistungsinhalt
- Chirurgischer Eingriff der Kategorie RR3 entsprechend Anhang 2,
- Durchleuchtung,
- Bilddokumentation des prä- und postoperativen Befundes

Fakultativer Leistungsinhalt
- Ein postoperativer Arzt-Patienten-Kontakt

279,91 €
2725 Punkte

Im Anschluss an die Leistung nach der Nr. 31293 kann für die postoperative Überwachung die Gebührenordnungsposition 31505, für die postoperative Behandlung die Gebührenordnungsposition 31684 oder 31685 berechnet werden.

Die Berechnung der Gebührenordnungsposition 31293 setzt eine Genehmigung der Kassenärztlichen Vereinigung nach der Vereinbarung zur Strahlendiagnostik und -therapie gemäß § 135 Abs. 2 SGB V voraus.

31294 **(Endoskopischer) urologischer Eingriff mit Bildwandler** der Kategorie RR4
Obligater Leistungsinhalt
- Chirurgischer Eingriff der Kategorie RR4 entsprechend Anhang 2,
- Durchleuchtung,
- Bilddokumentation des prä- und postoperativen Befundes

Fakultativer Leistungsinhalt
- Ein postoperativer Arzt-Patienten-Kontakt

368,65 €
3589 Punkte

Im Anschluss an die Leistung nach der Nr. 31294 kann für die postoperative Überwachung die Gebührenordnungsposition 31505, für die postoperative Behandlung die Gebührenordnungsposition 31686 oder 31687 berechnet werden.

Die Berechnung der Gebührenordnungsposition 31294 setzt eine Genehmigung der Kassenärztlichen Vereinigung nach der Vereinbarung zur Strahlendiagnostik und -therapie gemäß § 135 Abs. 2 SGB V voraus.

31295 **(Endoskopischer) urologischer Eingriff mit Bildwandler** der Kategorie RR5

Obligater Leistungsinhalt
– Chirurgischer Eingriff der Kategorie RR5 entsprechend Anhang 2,
– Durchleuchtung,
– Bilddokumentation des prä- und postoperativen Befundes
Fakultativer Leistungsinhalt
– Ein postoperativer Arzt-Patienten-Kontakt

482,06 €
4693 Punkte

Im Anschluss an die Leistung nach der Nr. 31295 kann für die postoperative Überwachung die Gebührenordnungsposition 31506, für die postoperative Behandlung die Gebührenordnungsposition 31686 oder 31687 berechnet werden.

Die Berechnung der Gebührenordnungsposition. 31295 setzt eine Genehmigung der Kassenärztlichen Vereinigung nach der Vereinbarung zur Strahlendiagnostik und -therapie gemäß § 135 Abs. 2 SGB V voraus.

31296 **(Endoskopischer) urologischer Eingriff mit Bildwandler** der Kategorie RR6

Obligater Leistungsinhalt
– Chirurgischer Eingriff der Kategorie RR6 entsprechend Anhang 2,
– Durchleuchtung,
– Bilddokumentation des prä- und postoperativen Befundes
Fakultativer Leistungsinhalt
– Ein postoperativer Arzt-Patienten-Kontakt

614,56 €
5983 Punkte

Im Anschluss an die Leistung nach der Nr. 31296 kann für die postoperative Überwachung die Gebührenordnungsposition 31507, für die postoperative Behandlung die Gebührenordnungsposition 31688 oder 31689 berechnet werden.

Die Berechnung der Gebührenordnungsposition 31296 setzt eine Genehmigung der Kassenärztlichen Vereinigung nach der Vereinbarung zur Strahlendiagnostik und -therapie gemäß § 135 Abs. 2 SGB V voraus.

31297 **(Endoskopischer) urologischer Eingriff mit Bildwandler** der Kategorie RR7

Obligater Leistungsinhalt
– Chirurgischer Eingriff der Kategorie RR7 entsprechend Anhang 2,
– Durchleuchtung,
– Bilddokumentation des prä- und postoperativen Befundes
Fakultativer Leistungsinhalt
– Ein postoperativer Arzt-Patienten-Kontakt

657,60 €
6402 Punkte

Im Anschluss an die Leistung nach der Nr. 31297 kann für die postoperative Überwachung die Gebührenordnungsposition 31507, für die postoperative Behandlung die Gebührenordnungsposition 31688 oder 31689 berechnet werden.

Die Berechnung der Gebührenordnungsposition 31297 setzt eine Genehmigung der Kassenärztlichen Vereinigung nach der Vereinbarung zur Strahlendiagnostik und -therapie gemäß § 135 Abs. 2 SGB V voraus.

31298 **Zuschlag** zu den Gebührenordnungspositionen 31291 bis 31296 bei Simultaneingriffen und zu der Gebührenordnungsposition 31297

Obligater Leistungsinhalt

- Schnitt-Naht-Zeit je weitere vollendete 15 Minuten,
- Nachweis der Schnitt-Naht-Zeit über das Anästhesieprotokoll oder den OP-Bericht,

je weitere vollendete 15 Minuten Schnitt-Naht-Zeit

57,93 €
564 Punkte

Die Gebührenordnungsposition 31298 kann entsprechend Anhang 2, Präambel 2.1, Nr.14 als Zuschlag zu anderen ambulanten Operationen des Abschnitts 31.2 abgerechnet werden

31.2.12 **Definierte operative Eingriffe der Gynäkologie**
1. Die Durchführung und Berechnung von Leistungen dieses Abschnittes mit dem Ziel der Sterilisation der Frau ist nicht berechnungsfähig. Die Berechnung von Leistungen zur Sterilisation der Frau erfolgt nach der Gebührenordnungsposition 01855.

31301 **Gynäkologischer Eingriff** der Kategorie S1

Obligater Leistungsinhalt

- Chirurgischer Eingriff der Kategorie S1 entsprechend Anhang 2

Fakultativer Leistungsinhalt

- Ein postoperativer Arzt-Patienten-Kontakt

96,45 €
939 Punkte

Im Anschluss an die Leistung nach der Nr. 31301 kann für die postoperative Überwachung die Gebührenordnungsposition 31502, für die postoperative Behandlung die Gebührenordnungsposition 31695 oder 31696 berechnet werden.

31302 **Gynäkologischer Eingriff** der Kategorie S2

Obligater Leistungsinhalt

- Chirurgischer Eingriff der Kategorie S2 entsprechend Anhang 2

Fakultativer Leistungsinhalt

- Ein postoperativer Arzt-Patienten-Kontakt

143,70 €
1399 Punkte

Im Anschluss an die Leistung nach der Nr. 31302 kann für die postoperative Überwachung die Gebührenordnungsposition 31503, für die postoperative Behandlung die Gebührenordnungsposition 31697 oder 31698 berechnet werden.

31 Ambul. Operat., Anästh., ortho.-chirurg. konserv. Leist. 31303–31307

31303	Gynäkologischer Eingriff der Kategorie S3 *Obligater Leistungsinhalt* – Chirurgischer Eingriff der Kategorie S3 entsprechend Anhang 2 *Fakultativer Leistungsinhalt* – Ein postoperativer Arzt-Patienten-Kontakt *Im Anschluss an die Leistung nach der Nr. 31303 kann für die postoperative Überwachung die Gebührenordnungsposition 31505, für die postoperative Behandlung die Gebührenordnungsposition 31697 oder 31698 berechnet werden.*	180,37 € 1756 Punkte
31304	Gynäkologischer Eingriff der Kategorie S4 *Obligater Leistungsinhalt* – Chirurgischer Eingriff der Kategorie S4 entsprechend Anhang 2 *Fakultativer Leistungsinhalt* – Ein postoperativer Arzt-Patienten-Kontakt *Im Anschluss an die Leistung nach der Nr. 31304 kann für die postoperative Überwachung die Gebührenordnungsposition 31505, für die postoperative Behandlung die Gebührenordnungsposition 31699 oder 31700 berechnet werden.*	232,45 € 2263 Punkte
31305	Gynäkologischer Eingriff der Kategorie S5 *Obligater Leistungsinhalt* – Chirurgischer Eingriff der Kategorie S5 entsprechend Anhang 2 *Fakultativer Leistungsinhalt* – Ein postoperativer Arzt-Patienten-Kontakt *Im Anschluss an die Leistung nach der Nr. 31305 kann für die postoperative Überwachung die Gebührenordnungsposition 31506, für die postoperative Behandlung die Gebührenordnungsposition 31699 oder 31700 berechnet werden.*	312,06 € 3038 Punkte
31306	Gynäkologischer Eingriff der Kategorie S6 *Obligater Leistungsinhalt* – Chirurgischer Eingriff der Kategorie S6 entsprechend Anhang 2 *Fakultativer Leistungsinhalt* – Ein postoperativer Arzt-Patienten-Kontakt *Im Anschluss an die Leistung nach der Nr. 31306 kann für die postoperative Überwachung die Gebührenordnungsposition 31507, für die postoperative Behandlung die Gebührenordnungsposition 31701 oder 31702 berechnet werden.*	400,81 € 3902 Punkte
31307	Gynäkologischer Eingriff der Kategorie S7 *Obligater Leistungsinhalt* – Chirurgischer Eingriff der Kategorie S7 entsprechend Anhang 2 *Fakultativer Leistungsinhalt* – Ein postoperativer Arzt-Patienten-Kontakt	431,21 € 4198 Punkte

31308–31313   IV Arztgruppenüberg. b. spezif. Voraussetz. berechn. GOP

Im Anschluss an die Leistung nach der Nr. 31307 kann für die postoperative Überwachung die Gebührenordnungsposition 31507, für die postoperative Behandlung die Gebührenordnungsposition 31701 oder 31702 berechnet werden.

31308 **Zuschlag** zu den Gebührenordnungspositionen 31301 bis 31306 bei Simultaneingriffen und zu der Gebührenordnungsposition 31307

Obligater Leistungsinhalt

- Schnitt-Naht-Zeit je weitere vollendete 15 Minuten,
- Nachweis der Schnitt-Naht-Zeit über das Anästhesieprotokoll oder den OP-Bericht,

je weitere vollendete 15 Minuten Schnitt-Naht-Zeit

Die Gebührenordnungsposition 31308 kann entsprechend Anhang 2, Präambel 2.1, Nr. 14 als Zuschlag zu anderen ambulanten Operationen des Abschnitts 31.2 abgerechnet werden

39,03 €
380 Punkte

31311 **Endoskopischer gynäkologischer Eingriff** der Kategorie T1

Obligater Leistungsinhalt

- Chirurgischer Eingriff der Kategorie T1 entsprechend Anhang 2

Fakultativer Leistungsinhalt

- Ein postoperativer Arzt-Patienten-Kontakt

Im Anschluss an die Leistung nach der Nr. 31311 kann für die postoperative Überwachung die Gebührenordnungsposition 31503, für die postoperative Behandlung die Gebührenordnungsposition 31695 oder 31696 berechnet werden.

131,99 €
1285 Punkte

31312 **Endoskopischer gynäkologischer Eingriff** der Kategorie T2

Obligater Leistungsinhalt

- Chirurgischer Eingriff der Kategorie T2 entsprechend Anhang 2

Fakultativer Leistungsinhalt

- Ein postoperativer Arzt-Patienten-Kontakt

Im Anschluss an die Leistung nach der Nr. 31312 kann für die postoperative Überwachung die Gebührenordnungsposition 31503, für die postoperative Behandlung die Gebührenordnungsposition 31697 oder 31698 berechnet werden.

197,01 €
1918 Punkte

31313 **Endoskopischer gynäkologischer Eingriff** der Kategorie T3

Obligater Leistungsinhalt

- Chirurgischer Eingriff der Kategorie T3 entsprechend Anhang 2

Fakultativer Leistungsinhalt

- Ein postoperativer Arzt-Patienten-Kontakt

Im Anschluss an die Leistung nach der Nr. 31313 kann für die postoperative Überwachung die Gebührenordnungsposition 31505, für die postoperative Behandlung die Gebührenordnungsposition 31697 oder 31698 berechnet werden.

274,57 €
2673 Punkte

31 Ambul. Operat., Anästh., ortho.-chirurg. konserv. Leist.	31314–31318

31314 **Endoskopischer gynäkologischer Eingriff** der Kategorie T4
Obligater Leistungsinhalt
– Chirurgischer Eingriff der Kategorie T4 entsprechend Anhang 2
Fakultativer Leistungsinhalt
– Ein postoperativer Arzt-Patienten-Kontakt
Im Anschluss an die Leistung nach der Nr. 31314 kann für die postoperative Überwachung die Gebührenordnungsposition 31505, für die postoperative Behandlung die Gebührenordnungsposition 31699 oder 31700 berechnet werden.

362,18 €
3526 Punkte

31315 **Endoskopischer gynäkologischer Eingriff** der Kategorie T5
Obligater Leistungsinhalt
– Chirurgischer Eingriff der Kategorie T5 entsprechend Anhang 2
Fakultativer Leistungsinhalt
– Ein postoperativer Arzt-Patienten-Kontakt
Im Anschluss an die Leistung nach der Nr. 31315 kann für die postoperative Überwachung die Gebührenordnungsposition 31506, für die postoperative Behandlung die Gebührenordnungsposition 31699 oder 31700 berechnet werden.

468,09 €
4557 Punkte

31316 **Endoskopischer gynäkologischer Eingriff** der Kategorie T6
Obligater Leistungsinhalt
– Chirurgischer Eingriff der Kategorie T6 entsprechend Anhang 2
Fakultativer Leistungsinhalt
– Ein postoperativer Arzt-Patienten-Kontakt
Im Anschluss an die Leistung nach der Nr. 31316 kann für die postoperative Überwachung die Gebührenordnungsposition 31507, für die postoperative Behandlung die Gebührenordnungsposition 31701 oder 31702 berechnet werden.

584,77 €
5693 Punkte

31317 **Endoskopischer gynäkologischer Eingriff** der Kategorie T7
Obligater Leistungsinhalt
– Chirurgischer Eingriff der Kategorie T7 entsprechend Anhang 2
Fakultativer Leistungsinhalt
– Ein postoperativer Arzt-Patienten-Kontakt
Im Anschluss an die Leistung nach der Nr. 31317 kann für die postoperative Überwachung die Gebührenordnungsposition 31507, für die postoperative Behandlung die Gebührenordnungsposition 31701 oder 31702 berechnet werden.

620,83 €
6044 Punkte

31318 **Zuschlag** zu den Gebührenordnungspositionen 31311 bis 31316 bei Simultaneingriffen und zu der Gebührenordnungsposition 31317
Obligater Leistungsinhalt
– Schnitt-Naht-Zeit je weitere 15 Minuten
– Nachweis der Schnitt-Naht-Zeit über das Anästhesieprotokoll oder den OP-Bericht,
je weitere vollendete 15 Minuten Schnitt-Naht-Zeit

53,93 €
525 Punkte

Die Gebührenordnungsposition 31318 kann entsprechend Anhang 2, Präambel 2.1, Nr.14 als Zuschlag zu anderen ambulanten Operationen des Abschnitts 31.2 abgerechnet werden

31.2.13 Definierte operative Eingriffe der Ophthalmochirurgie

31321 Extraocularer Eingriff der Kategorie U1

Obligater Leistungsinhalt
- Chirurgischer Eingriff der Kategorie U1 entsprechend Anhang 2

Fakultativer Leistungsinhalt
- Ein postoperativer Arzt-Patienten-Kontakt

95,32 €
928 Punkte

Im Anschluss an die Leistung nach der Nr. 31321 kann für die postoperative Überwachung die Gebührenordnungsposition 31502, für die postoperative Behandlung die Gebührenordnungsposition 31708 oder 31709 berechnet werden.

31322 Extraocularer Eingriff der Kategorie U2

Obligater Leistungsinhalt
- Chirurgischer Eingriff der Kategorie U2 entsprechend Anhang 2

Fakultativer Leistungsinhalt
- Ein postoperativer Arzt-Patienten-Kontakt

149,45 €
1455 Punkte

Im Anschluss an die Leistung nach der Nr. 31322 kann für die postoperative Überwachung die Gebührenordnungsposition 31503, für die postoperative Behandlung die Gebührenordnungsposition 31708 oder 31709 berechnet werden.

31323 Extraocularer Eingriff der Kategorie U3

Obligater Leistungsinhalt
- Chirurgischer Eingriff der Kategorie U3 entsprechend Anhang 2

Fakultativer Leistungsinhalt
- Ein postoperativer Arzt-Patienten-Kontakt

218,69 €
2129 Punkte

Im Anschluss an die Leistung nach der Nr. 31323 kann für die postoperative Überwachung die Gebührenordnungsposition 31504, für die postoperative Behandlung die Gebührenordnungsposition 31710 oder 31711 berechnet werden.

31324 Extraocularer Eingriff der Kategorie U4

Obligater Leistungsinhalt
- Chirurgischer Eingriff der Kategorie U4 entsprechend Anhang 2

Fakultativer Leistungsinhalt
- Ein postoperativer Arzt-Patienten-Kontakt

292,75 €
2850 Punkte

Im Anschluss an die Leistung nach der Nr. 31324 kann für die postoperative Überwachung die Gebührenordnungsposition 31504, für die postoperative Behandlung die Gebührenordnungsposition 31712 oder 31713 berechnet werden.

31325	**Extraocularer Eingriff** der Kategorie U5

Obligater Leistungsinhalt
- Chirurgischer Eingriff der Kategorie U5 entsprechend Anhang 2

Fakultativer Leistungsinhalt
- Ein postoperativer Arzt-Patienten-Kontakt

389,71 €
3794 Punkte

Im Anschluss an die Leistung nach der Nr. 31325 kann für die postoperative Überwachung die Gebührenordnungsposition 31505, für die postoperative Behandlung die Gebührenordnungsposition 31712 oder 31713 berechnet werden.

31326	**Extraocularer Eingriff** der Kategorie U6

Obligater Leistungsinhalt
- Chirurgischer Eingriff der Kategorie U6 entsprechend Anhang 2

Fakultativer Leistungsinhalt
- Ein postoperativer Arzt-Patienten-Kontakt

519,96 €
5062 Punkte

Im Anschluss an die Leistung nach der Nr. 31326 kann für die postoperative Überwachung die Gebührenordnungsposition 31506, für die postoperative Behandlung die Gebührenordnungsposition 31714 oder 31715 berechnet werden.

31327	**Extraocularer Eingriff** der Kategorie U7

Obligater Leistungsinhalt
- Chirurgischer Eingriff der Kategorie U7 entsprechend Anhang 2

Fakultativer Leistungsinhalt
- Ein postoperativer Arzt-Patienten-Kontakt

555,19 €
5405 Punkte

Im Anschluss an die Leistung nach der Nr. 31327 kann für die postoperative Überwachung die Gebührenordnungsposition 31507, für die postoperative Behandlung die Gebührenordnungsposition 31714 oder 31715 berechnet werden.

31328	**Zuschlag** zu den Gebührenordnungspositionen 31321 bis 31326 bei Simultaneingriffen und zu der Gebührenordnungsposition 31327

Obligater Leistungsinhalt
- Schnitt-Naht-Zeit je weitere vollendete 15 Minuten,
- Nachweis der Schnitt-Naht-Zeit über das Anästhesieprotokoll oder den OP-Bericht,

je weitere vollendete 15 Minuten Schnitt-Naht-Zeit

49,41 €
481 Punkte

Die Gebührenordnungsposition 31328 kann entsprechend Anhang 2, Präambel 2.1, Nr.14 als Zuschlag zu anderen ambulanten Operationen des Abschnitts 31.2 abgerechnet werden

31331	**Intraocularer Eingriff** der Kategorie V1

Obligater Leistungsinhalt
- Chirurgischer Eingriff der Kategorie V1 entsprechend Anhang 2

Fakultativer Leistungsinhalt
- Ein postoperativer Arzt-Patienten-Kontakt

174,93 €
1703 Punkte

31332–31335   IV Arztgruppenüberg. b. spezif. Voraussetz. berechn. GOP

Im Anschluss an die Leistung nach der Nr. 31331 kann für die postoperative Überwachung die Gebührenordnungsposition 31502, für die postoperative Behandlung die Gebührenordnungsposition 31716 oder 31717 berechnet werden.

31332 **Intraocularer Eingriff** der Kategorie V2

Obligater Leistungsinhalt

– Chirurgischer Eingriff der Kategorie V2 entsprechend Anhang 2
Fakultativer Leistungsinhalt
– Ein postoperativer Arzt-Patienten-Kontakt

223,93 €
2180 Punkte

Im Anschluss an die Leistung nach der Nr. 31332 kann für die postoperative Überwachung die Gebührenordnungsposition 31503, für die postoperative Behandlung die Gebührenordnungsposition 31718 oder 31719 berechnet werden.

31333 **Intraocularer Eingriff** der Kategorie V3

Obligater Leistungsinhalt

– Chirurgischer Eingriff der Kategorie V3 entsprechend Anhang 2
Fakultativer Leistungsinhalt
– Ein postoperativer Arzt-Patienten-Kontakt

283,71 €
2762 Punkte

Im Anschluss an die Leistung nach der Nr. 31333 kann für die postoperative Überwachung die Gebührenordnungsposition 31504, für die postoperative Behandlung die Gebührenordnungsposition 31718 oder 31719 berechnet werden.

31334 **Intraocularer Eingriff** der Kategorie V4

Obligater Leistungsinhalt

– Chirurgischer Eingriff der Kategorie V4 entsprechend Anhang 2
Fakultativer Leistungsinhalt
– Ein postoperativer Arzt-Patienten-Kontakt

377,08 €
3671 Punkte

Im Anschluss an die Leistung nach der Nr. 31334 kann für die postoperative Überwachung die Gebührenordnungsposition 31504, für die postoperative Behandlung die Gebührenordnungsposition 31720 oder 31721 berechnet werden.

31335 **Intraocularer Eingriff** der Kategorie V5

Obligater Leistungsinhalt

– Chirurgischer Eingriff der Kategorie V5 entsprechend Anhang 2
Fakultativer Leistungsinhalt
– Ein postoperativer Arzt-Patienten-Kontakt

518,73 €
5050 Punkte

Im Anschluss an die Leistung nach der Nr. 31335 kann für die postoperative Überwachung die Gebührenordnungsposition 31505, für die postoperative Behandlung die Gebührenordnungsposition 31720 oder 31721 berechnet werden.

31 Ambul. Operat., Anästh., ortho.-chirurg. konserv. Leist. 31336–31342

31336 **Intraocularer Eingriff** der Kategorie V6

Obligater Leistungsinhalt
- Chirurgischer Eingriff der Kategorie V6 entsprechend Anhang 2

Fakultativer Leistungsinhalt
- Ein postoperativer Arzt-Patienten-Kontakt

Im Anschluss an die Leistung nach der Nr. 31336 kann für die postoperative Überwachung die Gebührenordnungsposition 31506, für die postoperative Behandlung die Gebührenordnungsposition 31722 oder 31723 berechnet werden.

677,22 €
6593 Punkte

31337 **Intraocularer Eingriff** der Kategorie V7

Obligater Leistungsinhalt
- Chirurgischer Eingriff der Kategorie V7 entsprechend Anhang 2

Fakultativer Leistungsinhalt
- Ein postoperativer Arzt-Patienten-Kontakt

Im Anschluss an die Leistung nach der Nr. 31337 kann für die postoperative Überwachung die Gebührenordnungsposition 31507, für die postoperative Behandlung die Gebührenordnungsposition 31722 oder 31723 berechnet werden.

722,31 €
7032 Punkte

31338 **Zuschlag** zu den Gebührenordnungspositionen 31331 bis 31336 bei Simultaneingriffen und zu der Gebührenordnungsposition 31337

Obligater Leistungsinhalt
- Schnitt-Naht-Zeit je weitere vollendete 15 Minuten,
- Nachweis der Schnitt-Naht-Zeit über das Anästhesieprotokoll oder den OP-Bericht,

je weitere vollendete 15 Minuten Schnitt-Naht-Zeit

Die Gebührenordnungsposition 31338 kann entsprechend Anhang 2, Präambel 2.1, Nr. 14 als Zuschlag zu anderen ambulanten Operationen des Abschnitts 31.2 abgerechnet werden

64,61 €
629 Punkte

31341 **Laserchirurgischer Eingriff** der Kategorie W1

Obligater Leistungsinhalt
- Chirurgischer Eingriff der Kategorie W1 entsprechend Anhang 2

Fakultativer Leistungsinhalt
- Ein postoperativer Arzt-Patienten-Kontakt

Im Anschluss an die Leistung nach der Nr. 31341 kann für die postoperative Überwachung die Gebührenordnungsposition 31501, für die postoperative Behandlung die Gebührenordnungsposition 31724 oder 31725 berechnet werden.

78,68 €
766 Punkte

31342 **Laserchirurgischer Eingriff** der Kategorie W2

Obligater Leistungsinhalt
- Chirurgischer Eingriff der Kategorie W2 entsprechend Anhang 2

Fakultativer Leistungsinhalt
- Ein postoperativer Arzt-Patienten-Kontakt

121,31 €
1181 Punkte

31343–31346   IV Arztgruppenüberg. b. spezif. Voraussetz. berechn. GOP

Im Anschluss an die Leistung nach der Nr. 31342 kann für die postoperative Überwachung die Gebührenordnungsposition 31501, für die postoperative Behandlung die Gebührenordnungsposition 31726 oder 31727 berechnet werden.

31343 **Laserchirurgischer Eingriff** der Kategorie W3

Obligater Leistungsinhalt
- Chirurgischer Eingriff der Kategorie W3 entsprechend Anhang 2

Fakultativer Leistungsinhalt
- Ein postoperativer Arzt-Patienten-Kontakt

155,82 €
1517 Punkte

Im Anschluss an die Leistung nach der Nr. 31343 kann für die postoperative Überwachung die Gebührenordnungsposition 31504, für die postoperative Behandlung die Gebührenordnungsposition 31726 oder 31727 berechnet werden.

31344 **Laserchirurgischer Eingriff** der Kategorie W4

Obligater Leistungsinhalt
- Chirurgischer Eingriff der Kategorie W4 entsprechend Anhang 2

Fakultativer Leistungsinhalt
- Ein postoperativer Arzt-Patienten-Kontakt

207,80 €
2023 Punkte

Im Anschluss an die Leistung nach der Nr. 31344 kann für die postoperative Überwachung die Gebührenordnungsposition 31504, für die postoperative Behandlung die Gebührenordnungsposition 31728 oder 31729 berechnet werden.

31345 **Laserchirurgischer Eingriff** der Kategorie W5

Obligater Leistungsinhalt
- Chirurgischer Eingriff der Kategorie W5 entsprechend Anhang 2

Fakultativer Leistungsinhalt
- Ein postoperativer Arzt-Patienten-Kontakt

281,34 €
2739 Punkte

Im Anschluss an die Leistung nach der Nr. 31345 kann für die postoperative Überwachung die Gebührenordnungsposition 31505, für die postoperative Behandlung die Gebührenordnungsposition 31728 oder 31729 berechnet werden.

31346 **Laserchirurgischer Eingriff** der Kategorie W6

Obligater Leistungsinhalt
- Chirurgischer Eingriff der Kategorie W6 entsprechend Anhang 2

Fakultativer Leistungsinhalt
- Ein postoperativer Arzt-Patienten-Kontakt

380,88 €
3708 Punkte

Im Anschluss an die Leistung nach der Nr. 31346 kann für die postoperative Überwachung die Gebührenordnungsposition 31506, für die postoperative Behandlung die Gebührenordnungsposition 31730 oder 31731 berechnet werden.

31 Ambul. Operat., Anästh., ortho.-chirurg. konserv. Leist. 31347–31351

31347 **Laserchirurgischer Eingriff** der Kategorie W7

Obligater Leistungsinhalt

– Chirurgischer Eingriff der Kategorie W7 entsprechend Anhang 2

Fakultativer Leistungsinhalt

– Ein postoperativer Arzt-Patienten-Kontakt

Im Anschluss an die Leistung nach der Nr. 31347 kann für die postoperative Überwachung die Gebührenordnungsposition 31507, für die postoperative Behandlung die Gebührenordnungsposition 31730 oder 31731 berechnet werden.

405,53 €
3948 Punkte

31348 **Zuschlag** zu den Gebührenordnungspositionen 31341 bis 31346 bei Simultaneingriffen und zu der Gebührenordnungsposition 31347

Obligater Leistungsinhalt

– Schnitt-Naht-Zeit je weitere vollendete 15 Minuten,
– Nachweis der Schnitt-Naht-Zeit über das Anästhesieprotokoll oder den OP-Bericht,

je weitere vollendete 15 Minuten Schnitt-Naht-Zeit

Die Gebührenordnungsposition 31348 kann entsprechend Anhang 2, Präambel 2.1, Nr. 14 als Zuschlag zu anderen ambulanten Operationen des Abschnitts 31.2 abgerechnet werden

36,67 €
357 Punkte

31350 **Intraocularer Eingriff** der Kategorie X1

Obligater Leistungsinhalt

– Chirurgischer Eingriff der Kategorie X1 entsprechend Anhang 2

Fakultativer Leistungsinhalt

– Ein postoperativer Arzt-Patienten-Kontakt

Im Anschluss an die Leistung nach der Nr. 31350 kann für die postoperative Überwachung die Gebührenordnungsposition 31502, für die postoperative Behandlung die Gebührenordnungsposition 31716 oder 31717 berechnet werden.

Im Zusammenhang mit der Erbringung der Leistung entsprechend der Gebührenordnungsposition 31350 kann die Retrobulbäranästhesie nach der Nr. 31801 bei Erbringung durch den Operateur bzw. 31820 bei Erbringung durch den Anästhesisten gemeinsam mit der Sedierung/Analgesie nach der Nr. 31830 berechnet werden.

352,94 €
3436 Punkte

31351 **Intraocularer Eingriff** der Kategorie X2

Obligater Leistungsinhalt

Chirurgischer Eingriff der Kategorie X2 entsprechend Anhang 2

Fakultativer Leistungsinhalt

– Ein postoperativer Arzt-Patienten-Kontakt

Im Anschluss an die Leistung nach der Nr. 31351 kann für die postoperative Überwachung die Gebührenordnungsposition 31503, für die postoperative Behandlung die Gebührenordnungsposition 31718 oder 31719 berechnet werden.

416,83 €
4058 Punkte

31362–31371 IV Arztgruppenüberg. b. spezif. Voraussetz. berechn. GOP

Im Zusammenhang mit der Erbringung der Leistung entsprechend der Gebührenordnungsposition 31351 kann die Retrobulbäranästhesie nach der Nr. 31801 bei Erbringung durch den Operateur bzw. 31820 bei Erbringung durch den Anästhesisten gemeinsam mit der Sedierung/Analgesie nach der Nr. 31831 berechnet werden.

31362 **Eingriff der Kategorie Y2: Phototherapeutische Keratektomie (PTK)** gemäß Nr. 13 Anlage I "Anerkannte Untersuchungs- und Behandlungsmethoden" der Richtlinie Methoden vertragsärztliche Versorgung des Gemeinsamen Bundesausschusses

Obligater Leistungsinhalt

– Eingriff der Kategorie Y2 entsprechend Anhang 2,
– Anpassung einer Verbandlinse,

Fakultativer Leistungsinhalt

– Ein postoperativer Arzt-Patienten-Kontakt,
– Kontrolle(n) der Verbandlinse,

je Auge innerhalb von 21 Tagen einmal berechnungsfähig

108,06 €
1052 Punkte

31371 **Intraocularer Eingriff** der Kategorie Z1: **Intravitreale Medikamenteneingabe am rechten Auge** gemäß der Qualitätssicherungsvereinbarung nach § 135 Abs. 2 SGB V

Obligater Leistungsinhalt

– Eingriff der Kategorie Z1 entsprechend Anhang 2

Fakultativer Leistungsinhalt

– Ein postoperativer Arzt-Patienten-Kontakt

166,20 €
1618 Punkte

In der Gebührenordnungsposition 31371 sind alle Kosten, einschließlich des Sprechstundenbedarfs, mit Ausnahme der Kosten für das/die intravitreal applizierte(n) Arzneimittel enthalten. Die Allgemeinen Bestimmungen nach Nr. 7 finden keine Anwendung.

Die Berechnung der Gebührenordnungsposition 31371 setzt eine Genehmigung der Kassenärztlichen Vereinigung gemäß der Qualitätssicherungsvereinbarung nach § 135 Abs. 2 SGB V zur intravitrealen Medikamenteneingabe voraus.

Die Berechnung einer präoperativen Gebührenordnungsposition des Abschnitts 31.1.2 vor Durchführung einer intravitrealen Medikamenteneingabe setzt die Begründung der medizinischen Notwendigkeit zur Operationsvorbereitung im Einzelfall voraus.

Die Berechnung der Gebührenordnungspositionen 31502 für die postoperative Überwachung und 31821 für die Anästhesie und/oder Narkose im Rahmen der Durchführung einer intravitrealen Medikamenteneingabe setzen eine ausführliche Begründung der medizinischen Notwendigkeit im Einzelfall voraus.

Im Anschluss an die Leistung nach der Gebührenordnungsposition 31371 kann für die postoperative Behandlung die Gebührenordnungsposition 31716 oder 31717 berechnet werden.

31 Ambul. Operat., Anästh., ortho.-chirurg. konserv. Leist. 31372–31373

31372 **Intraocularer Eingriff** der Kategorie Z1: **Intravitreale Medikamenteneingabe am linken Auge** gemäß der Qualitätssicherungsvereinbarung nach § 135 Abs. 2 SGB V

Obligater Leistungsinhalt
– Eingriff der Kategorie Z1 entsprechend Anhang 2
Fakultativer Leistungsinhalt
– Ein postoperativer Arzt-Patienten-Kontakt

166,20 €
1618 Punkte

In der Gebührenordnungsposition 31372 sind alle Kosten, einschließlich des Sprechstundenbedarfs, mit Ausnahme der Kosten für das/die intravitreal applizierte(n) Arzneimittel enthalten. Die Allgemeinen Bestimmungen nach Nr. 7 finden keine Anwendung.

Die Berechnung der Gebührenordnungsposition 31372 setzt eine Genehmigung der Kassenärztlichen Vereinigung gemäß der Qualitätssicherungsvereinbarung nach § 135 Abs. 2 SGB V zur intravitrealen Medikamenteneingabe voraus.

Die Berechnung einer präoperativen Gebührenordnungsposition des Abschnitts 31.1.2 vor Durchführung einer intravitrealen Medikamenteneingabe setzt die Begründung der medizinischen Notwendigkeit zur Operationsvorbereitung im Einzelfall voraus.

Die Berechnung der Gebührenordnungspositionen 31502 für die postoperative Überwachung und 31821 für die Anästhesie und/oder Narkose im Rahmen der Durchführung einer intravitrealen Medikamenteneingabe setzen eine ausführliche Begründung der medizinischen Notwendigkeit im Einzelfall voraus.

Im Anschluss an die Leistung nach der Gebührenordnungsposition 31372 kann für die postoperative Behandlung die Gebührenordnungsposition 31716 oder 31717 berechnet werden.

31373 **Intraocularer Eingriff** der Kategorie Z9: **Intravitreale Medikamenteneingabe an beiden Augen** gemäß der Qualitätssicherungsvereinbarung nach § 135 Abs. 2 SGB V

Obligater Leistungsinhalt
– Eingriff der Kategorie Z9 entsprechend Anhang 2
Fakultativer Leistungsinhalt
– Ein postoperativer Arzt-Patienten-Kontakt

218,79 €
2130 Punkte

In der Gebührenordnungsposition 31373 sind alle Kosten, einschließlich des Sprechstundenbedarfs, mit Ausnahme der Kosten für das/die intravitreal applizierte(n) Arzneimittel enthalten. Die Allgemeinen Bestimmungen nach Nr. 7 finden keine Anwendung.

Die Berechnung der Gebührenordnungsposition 31373 setzt eine Genehmigung der Kassenärztlichen Vereinigung gemäß der Qualitätssicherungsvereinbarung nach § 135 Abs. 2 SGB V zur intravitrealen Medikamenteneingabe sowie eine ausführliche Begründung der medizinischen Notwendigkeit im Einzelfall voraus.

IV Arztgruppenüberg. b. spezif. Voraussetz. berechn. GOP

Die Berechnung einer präoperativen Gebührenordnungsposition des Abschnitts 31.1.2 vor Durchführung einer intravitrealen Medikamenteneingabe setzt die Begründung der medizinischen Notwendigkeit zur Operationsvorbereitung im Einzelfall voraus.

Die Berechnung der Gebührenordnungspositionen 31502 für die postoperative Überwachung und 31821 für die Anästhesie und/oder Narkose im Rahmen der Durchführung einer intravitrealen Medikamenteneingabe setzen eine ausführliche Begründung der medizinischen Notwendigkeit im Einzelfall voraus.

Im Anschluss an die Leistung nach der Gebührenordnungsposition 31373 kann für die postoperative Behandlung die Gebührenordnungsposition 31716 oder 31717 berechnet werden.

31.3 Postoperative Überwachungskomplexe nach ambulanter Erbringung der Leistungen entsprechend den Gebührenordnungspositionen des Abschnittes 31.2

31.3.1 Präambel
1. Haben an der Erbringung der Leistungen des Abschnitts 31.2, die nachfolgend eine Überwachung entsprechend Gebührenordnungspositionen des Abschnitts 31.3 erforderlich machen oder an der Überwachung selbst mehrere Ärzte mitgewirkt, hat der die Gebührenordnungspositionen dieses Abschnittes abrechnende Arzt in einer der Quartalsabrechnung beizufügenden und von ihm unterzeichneten Erklärung zu bestätigen, dass er mit den anderen Ärzten eine Vereinbarung darüber getroffen hat, wonach nur er allein in den jeweiligen Fällen diese Gebührenordnungspositionen berechnet.
2. Neben den in diesem Abschnitt genannten Gebührenordnungspositionen können die Gebührenordnungspositionen 01510 bis 01512, 01520, 01521, 01530 und 01531, 01857, 01910, 01911, 02100, 02120, 02323, 04536, 32247, 34504 und 34505 nicht berechnet werden.
3. Die Gebührenordnungspositionen dieses Abschnitts sind nur einmalig im unmittelbaren Anschluss an die Erbringung einer Leistung des Abschnitts 31.2 abrechenbar.
4. Nach einem Simultaneingriff erfolgt die Abrechnung des relevanten höchstwertigsten Überwachungskomplexes.
5. Sofern die Erbringung einer Leistung aus dem Abschnitt 31.3 durch einen anderen Arzt erfolgt als die Erbringung der Leistung aus dem Abschnitt 31.2 oder 31.5, kann dieser neben der Gebührenordnungsposition aus 31.3 keine Grund- oder Versichertenpauschale berechnen.

31 Ambul. Operat., Anästh., ortho.-chirurg. konserv. Leist. 31501–31502

31.3.2 Postoperative Überwachungskomplexe nach ambulanter Erbringung einer Leistung entsprechend einer Gebührenordnungsposition des Abschnittes 31.2

31501 **Postoperative Überwachung** im Anschluss an Biopsien von Muskeln, Weichteilen und Nerven der Kategorie C1 (Nr. 31121) oder einer Leistung entsprechend der Gebührenordnungsposition 31341 oder 31342

Obligater Leistungsinhalt

- Kontrolle von Atmung, Kreislauf, Vigilanz,
- Abschlussuntersuchung(en)

Fakultativer Leistungsinhalt

- Infusionstherapie,
- akute Schmerztherapie, mit Ausnahme der Leistungen entsprechend den Gebührenordnungspositionen des Abschnitts 30.7,
- EKG-Monitoring

14,69 €
143 Punkte

Die Gebührenordnungsposition 31501 ist nicht neben den Gebührenordnungspositionen 01910, 01911, 02100 und 05350 berechnungsfähig.

31502 **Postoperative Überwachung** im Anschluss an die Erbringung einer Leistung entsprechend den Gebührenordnungspositionen 31101, 31111, 31121, 31131, 31141, 31221, 31231, 31241, 31271, 31281, 31301, 31321, 31331, 31350, 31371, 31372 oder 31373 (außer Biopsieleistungen der Kategorie C1)

Obligater Leistungsinhalt

- Kontrolle von Atmung, Kreislauf, Vigilanz,
- Abschlussuntersuchung(en)

Fakultativer Leistungsinhalt

- Infusionstherapie,
- akute Schmerztherapie, mit Ausnahme der Leistungen entsprechend den Gebührenordnungspositionen des Abschnitts 30.7,
- EKG-Monitoring

26,50 €
258 Punkte

Die Berechnung der Gebührenordnungsposition 31502 für die postoperative Überwachung nach Durchführung einer intravitrealen Medikamenteneingabe gemäß den Gebührenordnungspositionen 31371 bis 31373 setzt eine ausführliche Begründung der medizinischen Notwendigkeit im Einzelfall voraus.

Die Gebührenordnungsposition 31502 ist nicht neben den Gebührenordnungspositionen 01910, 01911, 02100 und 05350 berechnungsfähig.

31503–31505   IV Arztgruppenüberg. b. spezif. Voraussetz. berechn. GOP

31503   **Postoperative Überwachung** im Anschluss an die Erbringung einer Leistung entsprechend den Gebührenordnungspositionen 31102, 31112, 31122, 31132, 31142, 31151, 31152, 31161, 31162, 31171, 31172, 31201, 31202, 31211, 31212, 31222, 31232, 31242, 31272, 31282, 31291, 31292, 31302, 31311, 31312, 31322, 31332 oder 31351

Obligater Leistungsinhalt
- Kontrolle von Atmung, Kreislauf, Vigilanz,
- Abschlussuntersuchung(en)

Fakultativer Leistungsinhalt
- Infusionstherapie,
- akute Schmerztherapie, mit Ausnahme der Leistungen entsprechend den Gebührenordnungspositionen des Abschnitts 30.7,
- EKG-Monitoring

Die Gebührenordnungsposition 31503 ist nicht neben den Gebührenordnungspositionen 01910, 01911, 02100 und 05350 berechnungsfähig.

52,69 €
513 Punkte

31504   **Postoperative Überwachung** im Anschluss an die Erbringung einer Leistung entsprechend den Gebührenordnungspositionen 31103, 31104, 31113, 31114, 31123, 31124, 31133, 31134, 31143, 31144, 31181, 31182, 31191, 31192, 31223, 31224, 31233, 31234, 31243, 31244, 31251, 31252, 31261, 31262, 31323, 31324, 31333, 31334, 31343 oder 31344

Obligater Leistungsinhalt
- Kontrolle von Atmung, Kreislauf, Vigilanz,
- Abschlussuntersuchung(en)

Fakultativer Leistungsinhalt
- Infusionstherapie,
- akute Schmerztherapie, mit Ausnahme der Leistungen entsprechend den Gebührenordnungspositionen des Abschnitts 30.7,
- EKG-Monitoring

Die Gebührenordnungsposition 31504 ist nicht neben den Gebührenordnungspositionen 01910, 01911, 02100 und 05350 berechnungsfähig.

76,32 €
743 Punkte

31505   **Postoperative Überwachung** im Anschluss an die Erbringung einer Leistung entsprechend den Gebührenordnungspositionen 31105, 31115, 31125, 31135, 31145, 31153, 31154, 31163, 31164, 31173, 31174, 31203, 31204, 31213, 31214, 31225, 31235, 31245, 31273, 31274, 31283, 31284, 31293, 31294, 31303, 31304, 31313, 31314, 31325, 31335 oder 31345

Obligater Leistungsinhalt
- Kontrolle von Atmung, Kreislauf, Vigilanz,
- Abschlussuntersuchung(en)

Fakultativer Leistungsinhalt
- Infusionstherapie,
- akute Schmerztherapie, mit Ausnahme der Leistungen entsprechend den Gebührenordnungspositionen des Abschnitts 30.7,
- EKG-Monitoring

105,90 €
1031 Punkte

31 Ambul. Operat., Anästh., ortho.-chirurg. konserv. Leist. 31506–31507

Die Gebührenordnungsposition 31505 ist nicht neben den Gebührenordnungspositionen 01910, 01911, 02100 und 05350 berechnungsfähig.

31506 **Postoperative Überwachung** im Anschluss an die Erbringung einer Leistung entsprechend den Gebührenordnungspositionen 31106, 31116, 31126, 31136, 31146, 31155, 31165, 31175, 31205, 31215, 31226, 31236, 31246, 31275, 31285, 31295, 31305, 31315, 31326, 31336 oder 31346

Obligater Leistungsinhalt
- Kontrolle von Atmung, Kreislauf, Vigilanz,
- Abschlussuntersuchung(en)

Fakultativer Leistungsinhalt
- Infusionstherapie,
- akute Schmerztherapie, mit Ausnahme der Leistungen entsprechend den Gebührenordnungspositionen des Abschnitts 30.7,
- EKG-Monitoring

153,26 €
1492 Punkte

Die Gebührenordnungsposition 31506 ist nicht neben den Gebührenordnungspositionen 01910, 01911, 02100 und 05350 berechnungsfähig.

31507 **Postoperative Überwachung** im Anschluss an die Erbringung einer Leistung entsprechend den Gebührenordnungspositionen 31107, 31117, 31127, 31137, 31147, 31156, 31157, 31166, 31167, 31176, 31177, 31206, 31207, 31216, 31217, 31227, 31237, 31247, 31276, 31277, 31286, 31287, 31296, 31297, 31306, 31307, 31316, 31317, 31327, 31337 oder 31347

Obligater Leistungsinhalt
- Kontrolle von Atmung, Kreislauf, Vigilanz,
- Abschlussuntersuchung(en)

Fakultativer Leistungsinhalt
- Infusionstherapie,
- akute Schmerztherapie, mit Ausnahme der Leistungen entsprechend den Gebührenordnungspositionen des Abschnitts 30.7,
- EKG-Monitoring

203,28 €
1979 Punkte

Die Gebührenordnungsposition 31507 ist nicht neben den Gebührenordnungspositionen 01910, 01911, 02100 und 05350 berechnungsfähig.

31.4 Postoperative Behandlungskomplexe

31.4.1 Präambel
1. Die Gebührenordnungspositionen des Abschnittes 31.4 können vom Operateur oder auf Überweisung des Operateurs, mit Angabe der Gebührenordnungsposition für die postoperative Behandlung, vom weiterbehandelnden Vertragsarzt nach ambulanter Durchführung eines Eingriffs des Abschnittes 31.2 berechnet werden. Der die Gebührenordnungspositionen des Abschnitts 31.4 abrechnende Vertragsarzt hat auf dem Abrechnungsschein das Datum des zu Grunde liegenden operativen Eingriffes zu dokumentieren.

31600 IV Arztgruppenüberg. b. spezif. Voraussetz. berechn. GOP

2. In dem Zeitraum vom 1. bis zum 21. postoperativen Tag kann nur einmalig eine Gebührenordnungsposition des Abschnittes 31.4 abgerechnet werden oder eine Überweisung zur Weiterbehandlung durch einen anderen Vertragsarzt erfolgen.
3. Haben an der Erbringung einer Leistung entsprechend einer Gebührenordnungsposition des Abschnittes 31.4 mehrere Ärzte mitgewirkt, so hat der die Gebührenordnungsposition des Abschnittes 31.4 abrechnende Arzt in einer der Quartalsabrechnung beizufügenden und von ihm unterzeichneten Erklärung zu bestätigen, dass er mit den anderen Ärzten eine Vereinbarung darüber getroffen hat, wonach nur er allein in den jeweiligen Fällen diese Leistung abrechnet.
4. Nach einem Simultaneingriff erfolgt die Abrechnung des Nachbehandlungskomplexes entsprechend dem höchstwertigsten Eingriff.
5. Für Vertragsärzte des hausärztlichen Versorgungsbereichs ist nur die Gebührenordnungsposition 31600 berechnungsfähig.

31.4.2 Postoperativer Behandlungskomplex im Hausärztlichen Versorgungsbereich

31600 Postoperative Behandlung durch den Hausarzt nach der Erbringung eines Eingriffs des Abschnitts 31.2 bei Überweisung durch den Operateur

Obligater Leistungsinhalt
- Befundkontrolle(n),
- Befundbesprechung(en),

Fakultativer Leistungsinhalt
- Verbandswechsel,
- Anlage und/oder Wechsel und/oder Ändern eines immobilisierenden Verbandes,
- Drainagenwechsel,
- Drainagenentfernung,
- Einleitung und/oder Kontrolle der medikamentösen Therapie,

einmalig im Zeitraum von 21 Tagen nach Erbringung einer Leistung des Abschnitts 31.2

16,02 €
156 Punkte

Die Gebührenordnungsposition 31600 ist im Zeitraum von 21 Tagen nach Erbringung einer Leistung des Abschnitts 31.2 nicht neben den Gebührenordnungspositionen 02300 bis 02302, 02310, 02340 und 02350 berechnungsfähig.

31 Ambul. Operat., Anästh., ortho.-chirurg. konserv. Leist. 31601–31602

31.4.3 Postoperative Behandlungskomplexe im Fachärztlichen Versorgungsbereich

31601 **Postoperative Behandlung** nach der Erbringung einer Leistung entsprechend den Gebührenordnungspositionen 31101, 31111, 31141, 31151, 31161, 31181, 31191, 31211 oder 31271 bei Überweisung durch den Operateur

Obligater Leistungsinhalt
- Befundkontrolle(n),
- Befundbesprechung,

Fakultativer Leistungsinhalt
- Verbandwechsel,
- Drainagewechsel,
- Drainageentfernung,
- Einleitung und/oder Kontrolle der medikamentösen Therapie,

einmalig im Zeitraum von 21 Tagen nach Erbringung einer Leistung des Abschnitts 31.2

14,48 €
141 Punkte

Die Gebührenordnungsposition 31601 ist im Zeitraum von 21 Tagen nach Erbringung einer Leistung des Abschnitts 31.2 nicht neben den Gebührenordnungspositionen 02300 bis 02302, 02310, 02340, 02341, 02360, 06350 bis 06352, 07310, 07311, 07320, 07330, 07340, 09360 bis 09362, 09364, 09365, 10330, 10340 bis 10342, 15321 bis 15324, 18310, 18311, 18320, 18330, 18340, 18700, 20364, 20365 und 26350 bis 26352 berechnungsfähig.

31602 **Postoperative Behandlung** nach der Erbringung einer Leistung entsprechend den Gebührenordnungspositionen 31101, 31111, 31141, 31151, 31161, 31181, 31191, 31211 oder 31271 bei Erbringung durch den Operateur

Obligater Leistungsinhalt
- Befundkontrolle(n),
- Befundbesprechung,

Fakultativer Leistungsinhalt
- Verbandwechsel,
- Drainagewechsel,
- Drainageentfernung,
- Einleitung und/oder Kontrolle der medikamentösen Therapie,

einmalig im Zeitraum von 21 Tagen nach Erbringung einer Leistung des Abschnitts 31.2

8,32 €
81 Punkte

Die Gebührenordnungsposition 31602 ist im Zeitraum von 21 Tagen nach Erbringung einer Leistung des Abschnitts 31.2 nicht neben den Gebührenordnungspositionen 02300 bis 02302, 02310, 02340, 02341, 02360, 06350 bis 06352, 07310, 07311, 07320, 07330, 07340, 09360 bis 09362, 09364, 09365, 10330, 10340 bis 10342, 15321 bis 15324, 18310, 18311, 18320, 18330, 18340, 18700, 20364, 20365 und 26350 bis 26352 berechnungsfähig.

31608 **Postoperative Behandlung** nach Erbringung einer Leistung entsprechend den Gebührenordnungspositionen 31102, 31103, 31112, 31113, 31152, 31153, 31162, 31163, 31182, 31183, 31192, 31193, 31212, 31213, 31272 oder 31273 bei Überweisung durch den Operateur

Obligater Leistungsinhalt
- Befundkontrolle(n),
- Befundbesprechung,

Fakultativer Leistungsinhalt
- Verbandwechsel,
- Drainagewechsel,
- Drainageentfernung,
- Einleitung und/oder Kontrolle der medikamentösen Therapie,

einmalig im Zeitraum von 21 Tagen nach Erbringung einer Leistung des Abschnitts 31.2

23,93 €
233 Punkte

Die Gebührenordnungsposition 31608 ist im Zeitraum von 21 Tagen nach Erbringung einer Leistung des Abschnitts 31.2 nicht neben den Gebührenordnungspositionen 02300 bis 02302, 02310, 02340, 02341, 02360, 06350 bis 06352, 07310, 07311, 07320, 07330, 07340, 09360 bis 09362, 09364, 09365, 10330, 10340 bis 10342, 15321 bis 15324, 18310, 18311, 18320, 18330, 18340, 18700, 20364, 20365 und 26350 bis 26352 berechnungsfähig.

31609 **Postoperative Behandlung** nach der Erbringung einer Leistung entsprechend den Gebührenordnungspositionen 31102, 31103, 31112, 31113, 31152, 31153, 31162, 31163, 31182, 31183, 31192, 31193, 31212, 31213, 31272 oder 31273 bei Erbringung durch den Operateur

Obligater Leistungsinhalt
- Befundkontrolle(n),
- Befundbesprechung,

Fakultativer Leistungsinhalt
- Verbandwechsel,
- Drainagewechsel,
- Drainageentfernung,
- Einleitung und/oder Kontrolle der medikamentösen Therapie,

einmalig im Zeitraum von 21 Tagen nach Erbringung einer Leistung des Abschnitts 31.2

17,77 €
173 Punkte

Die Gebührenordnungsposition 31609 ist im Zeitraum von 21 Tagen nach Erbringung einer Leistung des Abschnitts 31.2 nicht neben den Gebührenordnungspositionen 02300 bis 02302, 02310, 02340, 02341, 02360, 06350 bis 06352, 07310, 07311, 07320, 07330, 07340, 09360 bis 09362, 09364, 09365, 10330, 10340 bis 10342, 15321 bis 15324, 18310, 18311, 18320, 18330, 18340, 18700, 20364, 20365 und 26350 bis 26352 berechnungsfähig.

31 Ambul. Operat., Anästh., ortho.-chirurg. konserv. Leist. 31610–31611

31610 **Postoperative Behandlung** nach der Erbringung einer Leistung entsprechend den Gebührenordnungspositionen 31104, 31105, 31114, 31115, 31154, 31155, 31164, 31165, 31184, 31185, 31194, 31195, 31214, 31215, 31274 oder 31275 bei Überweisung durch den Operateur

Obligater Leistungsinhalt
– Befundkontrolle(n),
– Befundbesprechung,

Fakultativer Leistungsinhalt
– Verbandwechsel,
– Drainagewechsel,
– Drainageentfernung,
– Einleitung und/oder Kontrolle der medikamentösen Therapie,

einmalig im Zeitraum von 21 Tagen nach Erbringung einer Leistung des Abschnitts 31.2

29,99 €
292 Punkte

Die Gebührenordnungsposition 31610 ist im Zeitraum von 21 Tagen nach Erbringung einer Leistung des Abschnitts 31.2 nicht neben den Gebührenordnungspositionen 02300 bis 02302, 02310, 02340, 02341, 02360, 06350 bis 06352, 07310, 07311, 07320, 07330, 07340, 09360 bis 09362, 09364, 09365, 10330, 10340 bis 10342, 15321 bis 15324, 18310, 18311, 18320, 18330, 18340, 18700, 20364, 20365 und 26350 bis 26352 berechnungsfähig.

31611 **Postoperative Behandlung** nach der Erbringung einer Leistung entsprechend den Gebührenordnungspositionen 31104, 31105, 31114, 31115, 31154, 31155, 31164, 31165, 31184, 31185, 31194, 31195, 31214, 31215, 31274 oder 31275 bei Erbringung durch den Operateur

Obligater Leistungsinhalt
– Befundkontrolle(n),
– Befundbesprechung,

Fakultativer Leistungsinhalt
– Verbandwechsel,
– Drainagewechsel,
– Drainageentfernung,
– Einleitung und/oder Kontrolle der medikamentösen Therapie,

einmalig im Zeitraum von 21 Tagen nach Erbringung einer Leistung des Abschnitts 31.2

23,93 €
233 Punkte

Die Gebührenordnungsposition 31611 ist im Zeitraum von 21 Tagen nach Erbringung einer Leistung des Abschnitts 31.2 nicht neben den Gebührenordnungspositionen 02300 bis 02302, 02310, 02340, 02341, 02360, 06350 bis 06352, 07310, 07311, 07320, 07330, 07340, 09360 bis 09362, 09364, 09365, 10330, 10340 bis 10342, 15321 bis 15324, 18310, 18311, 18320, 18330, 18340, 18700, 20364, 20365 und 26350 bis 26352 berechnungsfähig.

31612	Postoperative Behandlung nach der Erbringung einer Leistung entsprechend den Gebührenordnungspositionen 31106, 31107, 31116, 31117, 31156, 31157, 31166, 31167, 31186, 31187, 31196, 31197, 31216, 31217, 31276 oder 31277 bei Überweisung durch den Operateur	

Obligater Leistungsinhalt
- Befundkontrolle(n),
- Befundbesprechung,

Fakultativer Leistungsinhalt
- Verbandwechsel,
- Drainagewechsel,
- Drainageentfernung,
- akute Schmerztherapie, mit Ausnahme der Leistungen des Kapitels 30.7,
- Einleitung und/oder Kontrolle der medikamentösen Therapie,

einmalig im Zeitraum von 21 Tagen nach Erbringung einer Leistung des Abschnitts 31.2 — 36,36 € / 354 Punkte

Die Gebührenordnungsposition 31612 ist im Zeitraum von 21 Tagen nach Erbringung einer Leistung des Abschnitts 31.2 nicht neben den Gebührenordnungspositionen 02300 bis 02302, 02310, 02340, 02341, 02360, 06350 bis 06352, 07310, 07311, 07320, 07330, 07340, 09360 bis 09362, 09364, 09365, 10330, 10340 bis 10342, 15321 bis 15324, 18310, 18311, 18320, 18330, 18340, 18700, 20364, 20365 und 26350 bis 26352 berechnungsfähig.

31613	Postoperative Behandlung nach der Erbringung einer Leistung entsprechend den Gebührenordnungspositionen 31106, 31107, 31116, 31117, 31156, 31157, 31166, 31167, 31186, 31187, 31196, 31197, 31216, 31217, 31276 oder 31277 bei Erbringung durch den Operateur	

Obligater Leistungsinhalt
- Befundkontrolle(n),
- Befundbesprechung,

Fakultativer Leistungsinhalt
- Verbandwechsel,
- Drainagewechsel,
- Drainageentfernung,
- akute Schmerztherapie, mit Ausnahme der Leistungen des Kapitels 30.7,
- Einleitung und/oder Kontrolle der medikamentösen Therapie,

einmalig im Zeitraum von 21 Tagen nach Erbringung einer Leistung des Abschnitts 31.2 — 30,20 € / 294 Punkte

Die Gebührenordnungsposition 31613 ist im Zeitraum von 21 Tagen nach Erbringung einer Leistung des Abschnitts 31.2 nicht neben den Gebührenordnungspositionen 02300 bis 02302, 02310, 02340, 02341, 02360, 06350 bis 06352, 07310, 07311, 07320, 07330, 07340, 09360 bis 09362, 09364, 09365, 10330, 10340 bis 10342, 15321 bis 15324, 18310, 18311, 18320, 18330, 18340, 18700, 20364, 20365 und 26350 bis 26352 berechnungsfähig.

31 Ambul. Operat., Anästh., ortho.-chirurg. konserv. Leist. 31614–31615

31614	**Postoperative Behandlung** nach der Erbringung einer Leistung entsprechend den Gebührenordnungspositionen 31121, 31122, 31131, 31132, 31142, 31241 oder 31242 bei Überweisung durch den Operateur	

Obligater Leistungsinhalt
- Befundbesprechung,
- Befundkontrolle(n),

Fakultativer Leistungsinhalt
- Anlage und/oder Wechseln und/oder Ändern eines immobilisierenden Verbands
- Drainagewechsel
- Drainageentfernung,
- Einleitung und/oder Kontrolle der medikamentösen Therapie,

einmalig im Zeitraum von 21 Tagen nach Erbringung einer Leistung des Abschnitts 31.2

17,05 €
166 Punkte

Die Gebührenordnungsposition 31614 ist am Behandlungstag nicht neben den Gebührenordnungspositionen 02350, 16232, 18310, 18311, 18320, 18330, 18331 und 18340 und nicht neben den Gebührenordnungspositionen des Abschnitts 7.3 berechnungsfähig.

Die Gebührenordnungsposition 31614 ist im Zeitraum von 21 Tagen nach Erbringung einer Leistung des Abschnitts 31.2 nicht neben den Gebührenordnungspositionen 02300 bis 02302, 02310, 02340, 02341, 02350, 02360, 04437, 06350 bis 06352, 07310, 07311, 07320, 07330, 07340, 09360 bis 09362, 09364, 09365, 10330, 10340 bis 10342, 15321 bis 15324, 16322, 18310, 18311, 18320, 18330, 18340, 18700, 20364, 20365, 26350 bis 26352 und 27331 berechnungsfähig.

31615	**Postoperative Behandlung** nach der Erbringung einer Leistung entsprechend den Gebührenordnungspositionen 31121, 31122, 31131, 31132, 31142, 31241 oder 31242 bei Erbringung durch den Operateur

Obligater Leistungsinhalt
- Befundbesprechung,
- Befundkontrolle(n),

Fakultativer Leistungsinhalt
- Anlage und/oder Wechseln und/oder Ändern eines immobilisierenden Verbands
- Drainagewechsel
- Drainageentfernung,
- Einleitung und/oder Kontrolle der medikamentösen Therapie,

einmalig im Zeitraum von 21 Tagen nach Erbringung einer Leistung des Abschnitts 31.2

10,68 €
104 Punkte

Die Gebührenordnungsposition 31615 ist am Behandlungstag nicht neben den Gebührenordnungspositionen 02350, 16232, 18310, 18311, 18320, 18330, 18331 und 18340 und nicht neben den Gebührenordnungspositionen des Abschnitts 7.3 berechnungsfähig.

31616–31617   IV Arztgruppenüberg. b. spezif. Voraussetz. berechn. GOP

Die Gebührenordnungsposition 31615 ist im Zeitraum von 21 Tagen nach Erbringung einer Leistung des Abschnitts 31.2 nicht neben den Gebührenordnungspositionen 02300 bis 02302, 02310, 02340, 02341, 02350, 02360, 04437, 06350 bis 06352, 07310, 07311, 07320, 07330, 07340, 09360 bis 09362, 09364, 09365, 10330, 10340 bis 10342, 15321 bis 15324, 16322, 18310, 18311, 18320, 18330, 18340, 18700, 20364, 20365 und 26350 bis 26352 berechnungsfähig.

31616 **Postoperative Behandlung** nach der Erbringung einer Leistung entsprechend den Gebührenordnungspositionen 31123, 31133, 31143 oder 31243 bei Überweisung durch den Operateur

Obligater Leistungsinhalt
- Befundbesprechung,
- Befundkontrolle(n),

Fakultativer Leistungsinhalt
- Anlage und/oder Wechseln und/oder Ändern eines immobilisierenden Verbands,
- Drainagewechsel,
- Drainageentfernung,
- Einleitung und/oder Kontrolle der medikamentösen Therapie,

einmalig im Zeitraum von 21 Tagen nach Erbringung einer Leistung des Abschnitts 31.2

27,84 €
271 Punkte

Die Gebührenordnungsposition 31616 ist am Behandlungstag nicht neben den Gebührenordnungspositionen 02350, 16232, 18310, 18311, 18320, 18330, 18331 und 18340 und nicht neben den Gebührenordnungspositionen des Abschnitts 7.3 berechnungsfähig.

Die Gebührenordnungsposition 31616 ist im Zeitraum von 21 Tagen nach Erbringung einer Leistung des Abschnitts 31.2 nicht neben den Gebührenordnungspositionen 02300 bis 02302, 02310, 02340, 02341, 02350, 02360, 04437, 06350 bis 06352, 07310, 07311, 07320, 07330, 07340, 09360 bis 09362, 09364, 09365, 10330, 10340 bis 10342, 15321 bis 15324, 16322, 18310, 18311, 18320, 18330, 18340, 18700, 20364, 20365 und 26350 bis 26352 berechnungsfähig.

31617 **Postoperative Behandlung** nach der Erbringung einer Leistung entsprechend den Gebührenordnungspositionen 31123, 31133, 31143 oder 31243 bei Erbringung durch den Operateur

Obligater Leistungsinhalt
- Befundbesprechung,
- Befundkontrolle(n),

Fakultativer Leistungsinhalt
- Anlage und/oder Wechseln und/oder Ändern eines immobilisierenden Verbands,
- Drainagewechsel,
- Drainageentfernung,
- Einleitung und/oder Kontrolle der medikamentösen Therapie,

einmalig im Zeitraum von 21 Tagen nach Erbringung einer Leistung des Abschnitts 31.2

21,47 €
209 Punkte

31 Ambul. Operat., Anästh., ortho.-chirurg. konserv. Leist. 31618

Die Gebührenordnungsposition 31617 ist am Behandlungstag nicht neben den Gebührenordnungspositionen 02350, 16232, 18310, 18311, 18320, 18330, 18331 und 18340 und nicht neben den Gebührenordnungspositionen des Abschnitts 7.3 berechnungsfähig.

Die Gebührenordnungsposition 31617 ist im Zeitraum von 21 Tagen nach Erbringung einer Leistung des Abschnitts 31.2 nicht neben den Gebührenordnungspositionen 02300 bis 02302, 02310, 02340, 02341, 02350, 02360, 04437, 06350 bis 06352, 07310, 07311, 07320, 07330, 07340, 09360 bis 09362, 09364, 09365, 10330, 10340 bis 10342, 15321 bis 15324, 16322, 18310, 18311, 18320, 18330, 18340, 18700, 20364, 20365 und 26350 bis 26352 berechnungsfähig.

31618 **Postoperative Behandlung** nach der Erbringung einer Leistung entsprechend den Gebührenordnungspositionen 31124, 31125, 31134, 31135, 31144, 31145, 31244 oder 31245 bei Überweisung durch den Operateur

Obligater Leistungsinhalt
- Befundbesprechung,
- Befundkontrolle(n),

Fakultativer Leistungsinhalt
- Anlage und/oder Wechseln und/oder Ändern eines immobilisierenden Verbands,
- Drainagewechsel,
- Drainageentfernung,
- Einleitung und/oder Kontrolle der medikamentösen Therapie,

einmalig im Zeitraum von 21 Tagen nach Erbringung einer Leistung des Abschnitts 31.2

35,75 €
348 Punkte

Die Gebührenordnungsposition 31618 ist am Behandlungstag nicht neben den Gebührenordnungspositionen 02350, 16232, 18310, 18311, 18320, 18330, 18331 und 18340 und nicht neben den Gebührenordnungspositionen des Abschnitts 7.3 berechnungsfähig.

Die Gebührenordnungsposition 31618 ist im Zeitraum von 21 Tagen nach Erbringung einer Leistung des Abschnitts 31.2 nicht neben den Gebührenordnungspositionen 02300 bis 02302, 02310, 02340, 02341, 02350, 02360, 04437, 06350 bis 06352, 07310, 07311, 07320, 07330, 07340, 09360 bis 09362, 09364, 09365, 10330, 10340 bis 10342, 15321 bis 15324, 16322, 18310, 18311, 18320, 18330, 18340, 18700, 20364, 20365 und 26350 bis 26352 berechnungsfähig.

31619	Postoperative Behandlung nach der Erbringung einer Leistung entsprechend den Gebührenordnungspositionen 31124, 31125, 31134, 31135, 31144, 31145, 31244 oder 31245 bei Erbringung durch den Operateur	
	Obligater Leistungsinhalt	
	– Befundbesprechung,	
	– Befundkontrolle(n),	
	Fakultativer Leistungsinhalt	
	– Anlage und/oder Wechseln und/oder Ändern eines immobilisierenden Verbands,	
	– Drainagewechsel,	
	– Drainageentfernung,	
	– Einleitung und/oder Kontrolle der medikamentösen Therapie,	
	einmalig im Zeitraum von 21 Tagen nach Erbringung einer Leistung des Abschnitts 31.2	29,79 € 290 Punkte

Die Gebührenordnungsposition 31619 ist am Behandlungstag nicht neben den Gebührenordnungspositionen 02350, 16232, 18310, 18311, 18320, 18330, 18331 und 18340 und nicht neben den Gebührenordnungspositionen des Abschnitts 7.3 berechnungsfähig.

Die Gebührenordnungsposition 31619 ist im Zeitraum von 21 Tagen nach Erbringung einer Leistung des Abschnitts 31.2 nicht neben den Gebührenordnungspositionen 02300 bis 02302, 02310, 02340, 02341, 02350, 02360, 04437, 06350 bis 06352, 07310, 07311, 07320, 07330, 07340, 09360 bis 09362, 09364, 09365, 10330, 10340 bis 10342, 15321 bis 15324, 16322, 18310, 18311, 18320, 18330, 18340, 18700, 20364, 20365 und 26350 bis 26352 berechnungsfähig.

31620	Postoperative Behandlung nach der Erbringung einer Leistung entsprechend den Gebührenordnungspositionen 31126, 31127, 31136, 31137, 31146, 31147, 31246 oder 31247 bei Überweisung durch den Operateur	
	Obligater Leistungsinhalt	
	– Befundbesprechung,	
	– Befundkontrolle(n),	
	Fakultativer Leistungsinhalt	
	– Anlage und/oder Wechseln und/oder Ändern eines immobilisierenden Verbands,	
	– Drainagewechsel,	
	– Drainageentfernung,	
	– Einleitung und/oder Kontrolle der medikamentösen Therapie,	
	einmalig im Zeitraum von 21 Tagen nach Erbringung einer Leistung des Abschnitts 31.2	41,81 € 407 Punkte

Die Gebührenordnungsposition 31620 ist am Behandlungstag nicht neben den Gebührenordnungspositionen 02350, 16232, 18310, 18311, 18320, 18330, 18331 und 18340 und nicht neben den Gebührenordnungspositionen des Abschnitts 7.3 berechnungsfähig.

31 Ambul. Operat., Anästh., ortho.-chirurg. konserv. Leist. 31621–31622

Die Gebührenordnungsposition 31620 ist im Zeitraum von 21 Tagen nach Erbringung einer Leistung des Abschnitts 31.2 nicht neben den Gebührenordnungspositionen 02300 bis 02302, 02310, 02340, 02341, 02350, 02360, 04437, 06350 bis 06352, 07310, 07311, 07320, 07330, 07340, 09360 bis 09362, 09364, 09365, 10330, 10340 bis 10342, 15321 bis 15324, 16322, 18310, 18311, 18320, 18330, 18340, 18700, 20364, 20365 und 26350 bis 26352 berechnungsfähig.

31621 **Postoperative Behandlung** nach der Erbringung einer Leistung entsprechend den Gebührenordnungspositionen 31126, 31127, 31136, 31137, 31146, 31147, 31246 oder 31247 bei Erbringung durch den Operateur

Obligater Leistungsinhalt
- Befundbesprechung,
- Befundkontrolle(n),

Fakultativer Leistungsinhalt
- Anlage und/oder Wechseln und/oder Ändern eines immobilisierenden Verbands,
- Drainagewechsel,
- Drainageentfernung,
- Einleitung und/oder Kontrolle der medikamentösen Therapie,

einmalig im Zeitraum von 21 Tagen nach Erbringung einer Leistung des Abschnitts 31.2

35,95 €
350 Punkte

Die Gebührenordnungsposition 31621 ist am Behandlungstag nicht neben den Gebührenordnungspositionen 02350, 16232, 18310, 18311, 18320, 18330, 18331 und 18340 und nicht neben den Gebührenordnungspositionen des Abschnitts 7.3 berechnungsfähig.

Die Gebührenordnungsposition 31621 ist im Zeitraum von 21 Tagen nach Erbringung einer Leistung des Abschnitts 31.2 nicht neben den Gebührenordnungspositionen 02300 bis 02302, 02310, 02340, 02341, 02350, 02360, 04437, 06350 bis 06352, 07310, 07311, 07320, 07330, 07340, 09360 bis 09362, 09364, 09365, 10330, 10340 bis 10342, 15321 bis 15324, 16322, 18310, 18311, 18320, 18330, 18340, 18700, 20364, 20365 und 26350 bis 26352 berechnungsfähig.

31622 **Postoperative Behandlung** nach der Erbringung der Leistung entsprechend der Gebührenordnungsposition 31171 bei Überweisung durch den Operateur

Obligater Leistungsinhalt
- Befundkontrolle(n),
- Befundbesprechung,

Fakultativer Leistungsinhalt
- Verbandwechsel,
- Drainagewechsel,
- Drainageentfernung,
- Einleitung und/oder Kontrolle der medikamentösen Therapie,

einmalig im Zeitraum von 21 Tagen nach Erbringung einer Leistung des Abschnitts 31.2

17,77 €
173 Punkte

Die Gebührenordnungsposition 31622 ist am Behandlungstag nicht neben der Gebührenordnungsposition 27320 berechnungsfähig.

Die Gebührenordnungsposition 31622 ist im Zeitraum von 21 Tagen nach Erbringung einer Leistung des Abschnitts 31.2 nicht neben den Gebührenordnungspositionen 02300 bis 02302, 02310, 02340, 02341, 02360, 06350 bis 06352, 07310, 07311, 07320, 07330, 07340, 09360 bis 09362, 09364, 09365, 10330, 10340 bis 10342, 15321 bis 15324, 18310, 18311, 18320, 18330, 18340, 18700, 20364, 20365 und 26350 bis 26352 berechnungsfähig.

31623 **Postoperative Behandlung** nach der Erbringung der Leistung entsprechend der Gebührenordnungsposition 31171 bei Erbringung durch den Operateur

Obligater Leistungsinhalt
- Befundkontrolle(n),
- Befundbesprechung,

Fakultativer Leistungsinhalt
- Verbandwechsel,
- Drainagewechsel,
- Drainageentfernung,
- Einleitung und/oder Kontrolle der medikamentösen Therapie,

einmalig im Zeitraum von 21 Tagen nach Erbringung einer Leistung des Abschnitts 31.2

11,61 €
113 Punkte

Die Gebührenordnungsposition 31623 ist am Behandlungstag nicht neben der Gebührenordnungsposition 27320 berechnungsfähig.

Die Gebührenordnungsposition 31623 ist im Zeitraum von 21 Tagen nach Erbringung einer Leistung des Abschnitts 31.2 nicht neben den Gebührenordnungspositionen 02300 bis 02302, 02310, 02340, 02341, 02360, 06350 bis 06352, 07310, 07311, 07320, 07330, 07340, 09360 bis 09362, 09364, 09365, 10330, 10340 bis 10342, 15321 bis 15324, 18310, 18311, 18320, 18330, 18340, 18700, 20364, 20365 und 26350 bis 26352 berechnungsfähig.

31624 **Postoperative Behandlung** nach der Erbringung einer Leistung entsprechend den Gebührenordnungspositionen 31172 oder 31173 bei Überweisung durch den Operateur

Obligater Leistungsinhalt
- Befundkontrolle(n),
- Befundbesprechung,

Fakultativer Leistungsinhalt
- Verbandwechsel,
- Drainagewechsel,
- Drainageentfernung,
- Einleitung und/oder Kontrolle der medikamentösen Therapie,

einmalig im Zeitraum von 21 Tagen nach Erbringung einer Leistung des Abschnitts 31.2

25,47 €
248 Punkte

Die Gebührenordnungsposition 31624 ist am Behandlungstag nicht neben der Gebührenordnungsposition 27320 berechnungsfähig.

31 Ambul. Operat., Anästh., ortho.-chirurg. konserv. Leist. 31625–31626

Die Gebührenordnungsposition 31624 ist im Zeitraum von 21 Tagen nach Erbringung einer Leistung des Abschnitts 31.2 nicht neben den Gebührenordnungspositionen 02300 bis 02302, 02310, 02340, 02341, 02360, 06350 bis 06352, 07310, 07311, 07320, 07330, 07340, 09360 bis 09362, 09364, 09365, 10330, 10340 bis 10342, 15321 bis 15324, 18310, 18311, 18320, 18330, 18340, 18700, 20364, 20365 und 26350 bis 26352 berechnungsfähig.

31625 **Postoperative Behandlung** nach der Erbringung einer Leistung entsprechend den Gebührenordnungspositionen 31172 oder 31173 bei Erbringung durch den Operateur

Obligater Leistungsinhalt

- Befundkontrolle(n),
- Befundbesprechung,

Fakultativer Leistungsinhalt

- Verbandwechsel,
- Drainagewechsel,
- Drainageentfernung,
- Einleitung und/oder Kontrolle der medikamentösen Therapie,

einmalig im Zeitraum von 21 Tagen nach Erbringung einer Leistung des Abschnitts 31.2   19,21 €
                                                                                         187 Punkte

Die Gebührenordnungsposition 31625 ist am Behandlungstag nicht neben der Gebührenordnungsposition 27320 berechnungsfähig.

Die Gebührenordnungsposition 31625 ist im Zeitraum von 21 Tagen nach Erbringung einer Leistung des Abschnitts 31.2 nicht neben den Gebührenordnungspositionen 02300 bis 02302, 02310, 02340, 02341, 02360, 06350 bis 06352, 07310, 07311, 07320, 07330, 07340, 09360 bis 09362, 09364, 09365, 10330, 10340 bis 10342, 15321 bis 15324, 18310, 18311, 18320, 18330, 18340, 18700, 20364, 20365 und 26350 bis 26352 berechnungsfähig.

31626 **Postoperative Behandlung** nach der Erbringung einer Leistung entsprechend den Gebührenordnungspositionen 31174 oder 31175 bei Überweisung durch den Operateur

Obligater Leistungsinhalt

- Befundkontrolle(n),
- Befundbesprechung,

Fakultativer Leistungsinhalt

- Verbandwechsel,
- Drainagewechsel,
- Drainageentfernung,
- Einleitung und/oder Kontrolle der medikamentösen Therapie,

einmalig im Zeitraum von 21 Tagen nach Erbringung einer Leistung des Abschnitts 31.2   33,38 €
                                                                                         325 Punkte

Die Gebührenordnungsposition 31626 ist am Behandlungstag nicht neben der Gebührenordnungsposition 27320 berechnungsfähig.

Die Gebührenordnungsposition 31626 ist im Zeitraum von 21 Tagen nach Erbringung einer Leistung des Abschnitts 31.2 nicht neben den Gebührenordnungspositionen 02300 bis 02302, 02310, 02340,

02341, 02360, 06350 bis 06352, 07310, 07311, 07320, 07330, 07340, 09360 bis 09362, 09364, 09365, 10330, 10340 bis 10342, 15321 bis 15324, 18310, 18311, 18320, 18330, 18340, 18700, 20364, 20365 und 26350 bis 26352 berechnungsfähig.

31627 **Postoperative Behandlung** nach der Erbringung einer Leistung entsprechend den Gebührenordnungspositionen 31174 oder 31175 bei Erbringung durch den Operateur

Obligater Leistungsinhalt
- Befundkontrolle(n),
- Befundbesprechung,

Fakultativer Leistungsinhalt
- Verbandwechsel,
- Drainagewechsel,
- Drainageentfernung,
- Einleitung und/oder Kontrolle der medikamentösen Therapie,

einmalig im Zeitraum von 21 Tagen nach Erbringung einer Leistung des Abschnitts 31.2

27,43 €
267 Punkte

Die Gebührenordnungsposition 31627 ist am Behandlungstag nicht neben der Gebührenordnungsposition 27320 berechnungsfähig.

Die Gebührenordnungsposition 31627 ist im Zeitraum von 21 Tagen nach Erbringung einer Leistung des Abschnitts 31.2 nicht neben den Gebührenordnungspositionen 02300 bis 02302, 02310, 02340, 02341, 02360, 06350 bis 06352, 07310, 07311, 07320, 07330, 07340, 09360 bis 09362, 09364, 09365, 10330, 10340 bis 10342, 15321 bis 15324, 18310, 18311, 18320, 18330, 18340, 18700, 20364, 20365 und 26350 bis 26352 berechnungsfähig.

31628 **Postoperative Behandlung** nach der Erbringung einer Leistung entsprechend den Gebührenordnungspositionen 31176 oder 31177 bei Überweisung durch den Operateur

Obligater Leistungsinhalt
- Befundkontrolle(n),
- Befundbesprechung,

Fakultativer Leistungsinhalt
- Verbandwechsel,
- Drainagewechsel,
- Drainageentfernung,
- Einleitung und/oder Kontrolle der medikamentösen Therapie,

einmalig im Zeitraum von 21 Tagen nach Erbringung einer Leistung des Abschnitts 31.2

39,44 €
384 Punkte

Die Gebührenordnungsposition 31628 ist am Behandlungstag nicht neben der Gebührenordnungsposition 27320 berechnungsfähig.

Die Gebührenordnungsposition 31628 ist im Zeitraum von 21 Tagen nach Erbringung einer Leistung des Abschnitts 31.2 nicht neben den Gebührenordnungspositionen 02300 bis 02302, 02310, 02340, 02341, 02360, 06350 bis 06352, 07310, 07311, 07320, 07330,

31 Ambul. Operat., Anästh., ortho.-chirurg. konserv. Leist. 31629–31630

07340, 09360 bis 09362, 09364, 09365, 10330, 10340 bis 10342, 15321 bis 15324, 18310, 18311, 18320, 18330, 18340, 18700, 20364, 20365 und 26350 bis 26352 berechnungsfähig.

31629 **Postoperative Behandlung** nach der Erbringung einer Leistung entsprechend den Gebührenordnungspositionen 31176 oder 31177 bei Erbringung durch den Operateur

Obligater Leistungsinhalt
– Befundkontrolle(n),
– Befundbesprechung,
Fakultativer Leistungsinhalt
– Verbandwechsel,
– Drainagewechsel,
– Drainageentfernung,
– Einleitung und/oder Kontrolle der medikamentösen Therapie,

einmalig im Zeitraum von 21 Tagen nach Erbringung einer Leistung des Abschnitts 31.2

33,79 €
329 Punkte

Die Gebührenordnungsposition 31629 ist am Behandlungstag nicht neben der Gebührenordnungsposition 27320 berechnungsfähig.

Die Gebührenordnungsposition 31629 ist im Zeitraum von 21 Tagen nach Erbringung einer Leistung des Abschnitts 31.2 nicht neben den Gebührenordnungspositionen 02300 bis 02302, 02310, 02340, 02341, 02360, 06350 bis 06352, 07310, 07311, 07320, 07330, 07340, 09360 bis 09362, 09364, 09365, 10330, 10340 bis 10342, 15321 bis 15324, 18310, 18311, 18320, 18330, 18340, 18700, 20364, 20365 und 26350 bis 26352 berechnungsfähig.

31630 **Postoperative Behandlung** nach der Erbringung der Leistung entsprechend der Gebührenordnungsposition 31201 bei Überweisung durch den Operateur

Obligater Leistungsinhalt
– Befundbesprechung,
– Befundkontrolle(n),
Fakultativer Leistungsinhalt
– Verbandwechsel,
– Drainagewechsel,
– Drainageentfernung,
– Einleitung und/oder Kontrolle der medikamentösen Therapie,

einmalig im Zeitraum von 21 Tagen nach Erbringung einer Leistung des Abschnitts 31.2

17,77 €
173 Punkte

Die Gebührenordnungsposition 31630 ist am Behandlungstag nicht neben der Gebührenordnungsposition 07320 und nicht neben den Gebührenordnungspositionen des Kapitels 33 berechnungsfähig.

Die Gebührenordnungsposition 31630 ist im Zeitraum von 21 Tagen nach Erbringung einer Leistung des Abschnitts 31.2 nicht neben den Gebührenordnungspositionen 02300 bis 02302, 02310, 02340, 02341, 02360, 06350 bis 06352, 07310, 07311, 07320, 07330, 07340, 09360 bis 09362, 09364, 09365, 10330, 10340 bis 10342,

15321 bis 15324, 18310, 18311, 18320, 18330, 18340, 18700, 20364, 20365, 26350 bis 26352, 33061, 33072 und 33076 berechnungsfähig.

31631 **Postoperative Behandlung** nach der Erbringung der Leistung entsprechend der Gebührenordnungsposition 31201 bei Erbringung durch den Operateur

Obligater Leistungsinhalt
- Befundbesprechung,
- Befundkontrolle(n),

Fakultativer Leistungsinhalt
- Verbandwechsel,
- Drainagewechsel,
- Drainageentfernung,
- Einleitung und/oder Kontrolle der medikamentösen Therapie,

einmalig im Zeitraum von 21 Tagen nach Erbringung einer Leistung des Abschnitts 31.2

11,61 €
113 Punkte

Die Gebührenordnungsposition 31631 ist am Behandlungstag nicht neben der Gebührenordnungsposition 07320 und nicht neben den Gebührenordnungspositionen des Kapitels 33 berechnungsfähig.

Die Gebührenordnungsposition 31631 ist im Zeitraum von 21 Tagen nach Erbringung einer Leistung des Abschnitts 31.2 nicht neben den Gebührenordnungspositionen 02300 bis 02302, 02310, 02340, 02341, 02360, 06350 bis 06352, 07310, 07311, 07320, 07330, 07340, 09360 bis 09362, 09364, 09365, 10330, 10340 bis 10342, 15321 bis 15324, 18310, 18311, 18320, 18330, 18340, 18700, 20364, 20365, 26350 bis 26352, 33061, 33072 und 33076 berechnungsfähig.

31632 **Postoperative Behandlung** nach der Erbringung einer Leistung entsprechend den Gebührenordnungspositionen 31202 oder 31203 bei Überweisung durch den Operateur

Obligater Leistungsinhalt
- Befundkontrolle(n),
- Befundbesprechung,

Fakultativer Leistungsinhalt
- Verbandwechsel,
- Sonographiekontrolle(n),
- Drainagewechsel,
- Drainageentfernung,
- Einleitung und/oder Kontrolle der medikamentösen Therapie,

einmalig im Zeitraum von 21 Tagen nach Erbringung einer Leistung des Abschnitts 31.2

25,47 €
248 Punkte

Die Gebührenordnungsposition 31632 ist am Behandlungstag nicht neben der Gebührenordnungsposition 07320 und nicht neben den Gebührenordnungspositionen des Kapitels 33 berechnungsfähig.

Die Gebührenordnungsposition 31632 ist im Zeitraum von 21 Tagen nach Erbringung einer Leistung des Abschnitts 31.2 nicht neben den Gebührenordnungspositionen 02300 bis 02302, 02310, 02340,

02341, 02360, 06350 bis 06352, 07310, 07311, 07320, 07330, 07340, 09360 bis 09362, 09364, 09365, 10330, 10340 bis 10342, 15321 bis 15324, 18310, 18311, 18320, 18330, 18340, 18700, 20364, 20365, 26350 bis 26352, 33061, 33072 und 33076 berechnungsfähig.

31633 **Postoperative Behandlung** nach der Erbringung einer Leistung entsprechend den Gebührenordnungspositionen 31202 oder 31203 bei Erbringung durch den Operateur

Obligater Leistungsinhalt
- Befundkontrolle(n),
- Befundbesprechung,

Fakultativer Leistungsinhalt
- Verbandwechsel,
- Sonographiekontrolle(n),
- Drainagewechsel,
- Drainageentfernung,
- Einleitung und/oder Kontrolle der medikamentösen Therapie,

einmalig im Zeitraum von 21 Tagen nach Erbringung einer Leistung des Abschnitts 31.2

19,21 €
187 Punkte

Die Gebührenordnungsposition 31633 ist am Behandlungstag nicht neben der Gebührenordnungsposition 07320 und nicht neben den Gebührenordnungspositionen des Kapitels 33 berechnungsfähig.

Die Gebührenordnungsposition 31633 ist im Zeitraum von 21 Tagen nach Erbringung einer Leistung des Abschnitts 31.2 nicht neben den Gebührenordnungspositionen 02300 bis 02302, 02310, 02340, 02341, 02360, 06350 bis 06352, 07310, 07311, 07320, 07330, 07340, 09360 bis 09362, 09364, 09365, 10330, 10340 bis 10342, 15321 bis 15324, 18310, 18311, 18320, 18330, 18340, 18700, 20364, 20365, 26350 bis 26352, 33061, 33072 und 33076 berechnungsfähig.

31634 **Postoperative Behandlung** nach der Erbringung einer Leistung entsprechend den Gebührenordnungspositionen 31204 oder 31205 bei Überweisung durch den Operateur

Obligater Leistungsinhalt
- Befundbesprechung,
- Befundkontrolle(n),

Fakultativer Leistungsinhalt
- Verbandwechsel,
- Sonographiekontrolle(n),
- Drainagewechsel,
- Drainageentfernung,
- Einleitung und/oder Kontrolle der medikamentösen Therapie,

einmalig im Zeitraum von 21 Tagen nach Erbringung einer Leistung des Abschnitts 31.2

33,38 €
325 Punkte

Die Gebührenordnungsposition 31634 ist am Behandlungstag nicht neben der Gebührenordnungsposition 07320 und nicht neben den Gebührenordnungspositionen des Kapitels 33 berechnungsfähig.

Die Gebührenordnungsposition 31634 ist im Zeitraum von 21 Tagen nach Erbringung einer Leistung des Abschnitts 31.2 nicht neben den Gebührenordnungspositionen 02300 bis 02302, 02310, 02340, 02341, 02360, 06350 bis 06352, 07310, 07311, 07320, 07330, 07340, 09360 bis 09362, 09364, 09365, 10330, 10340 bis 10342, 15321 bis 15324, 18310, 18311, 18320, 18330, 18340, 18700, 20364, 20365, 26350 bis 26352, 33061, 33072 und 33076 berechnungsfähig.

31635 **Postoperative Behandlung** nach der Erbringung einer Leistung entsprechend den Gebührenordnungspositionen 31204 oder 31205 bei Erbringung durch den Operateur

Obligater Leistungsinhalt
- Befundbesprechung,
- Befundkontrolle(n),

Fakultativer Leistungsinhalt
- Verbandwechsel,
- Sonographiekontrolle(n),
- Drainagewechsel,
- Drainageentfernung,
- Einleitung und/oder Kontrolle der medikamentösen Therapie,

einmalig im Zeitraum von 21 Tagen nach Erbringung einer Leistung des Abschnitts 31.2

27,43 €
267 Punkte

Die Gebührenordnungsposition 31635 ist am Behandlungstag nicht neben der Gebührenordnungsposition 07320 und nicht neben den Gebührenordnungspositionen des Kapitels 33 berechnungsfähig.

Die Gebührenordnungsposition 31635 ist im Zeitraum von 21 Tagen nach Erbringung einer Leistung des Abschnitts 31.2 nicht neben den Gebührenordnungspositionen 02300 bis 02302, 02310, 02340, 02341, 02360, 06350 bis 06352, 07310, 07311, 07320, 07330, 07340, 09360 bis 09362, 09364, 09365, 10330, 10340 bis 10342, 15321 bis 15324, 18310, 18311, 18320, 18330, 18340, 18700, 20364, 20365, 26350 bis 26352, 33061, 33072 und 33076 berechnungsfähig.

31636 **Postoperative Behandlung** nach der Erbringung einer Leistung entsprechend den Gebührenordnungspositionen 31206 oder 31207 bei Überweisung durch den Operateur

Obligater Leistungsinhalt
- Befundbesprechung,
- Befundkontrolle(n),

Fakultativer Leistungsinhalt
- Verbandwechsel,
- Sonographiekontrolle(n),
- Drainagewechsel,
- Drainageentfernung,
- Einleitung und/oder Kontrolle der medikamentösen Therapie,

einmalig im Zeitraum von 21 Tagen nach Erbringung einer Leistung des Abschnitts 31.2

39,44 €
384 Punkte

31 Ambul. Operat., Anästh., ortho.-chirurg. konserv. Leist. 31637

Die Gebührenordnungsposition 31636 ist am Behandlungstag nicht neben der Gebührenordnungsposition 07320 und nicht neben den Gebührenordnungspositionen des Kapitels 33 berechnungsfähig.

Die Gebührenordnungsposition 31636 ist im Zeitraum von 21 Tagen nach Erbringung einer Leistung des Abschnitts 31.2 nicht neben den Gebührenordnungspositionen 02300 bis 02302, 02310, 02340, 02341, 02360, 06350 bis 06352, 07310, 07311, 07320, 07330, 07340, 09360 bis 09362, 09364, 09365, 10330, 10340 bis 10342, 15321 bis 15324, 18310, 18311, 18320, 18330, 18340, 18700, 20364, 20365, 26350 bis 26352, 33061, 33072 und 33076 berechnungsfähig.

31637 **Postoperative Behandlung** nach der Erbringung einer Leistung entsprechend den Gebührenordnungspositionen 31206 oder 31207 bei Erbringung durch den Operator

Obligater Leistungsinhalt
– Befundbesprechung,
– Befundkontrolle(n),

Fakultativer Leistungsinhalt
– Verbandwechsel,
– Sonographiekontrolle(n),
– Drainagewechsel,
– Drainageentfernung,
– Einleitung und/oder Kontrolle der medikamentösen Therapie,

einmalig im Zeitraum von 21 Tagen nach Erbringung einer Leistung des Abschnitts 31.2

33,79 €
329 Punkte

Die Gebührenordnungsposition 31637 ist am Behandlungstag nicht neben der Gebührenordnungsposition 07320 und nicht neben den Gebührenordnungspositionen des Kapitels 33 berechnungsfähig.

Die Gebührenordnungsposition 31637 ist im Zeitraum von 21 Tagen nach Erbringung einer Leistung des Abschnitts 31.2 nicht neben den Gebührenordnungspositionen 02300 bis 02302, 02310, 02340, 02341, 02360, 06350 bis 06352, 07310, 07311, 07320, 07330, 07340, 09360 bis 09362, 09364, 09365, 10330, 10340 bis 10342, 15321 bis 15324, 18310, 18311, 18320, 18330, 18340, 18700, 20364, 20365, 26350 bis 26352, 33061, 33072 und 33076 berechnungsfähig.

31643 **Postoperative Behandlung** nach der Erbringung einer Leistung entsprechend den Gebührenordnungspositionen 31221 oder 31222 bei Überweisung durch den Operateur

Obligater Leistungsinhalt
- Befundbesprechung,
- Befundkontrolle(n),

Fakultativer Leistungsinhalt
- Verbandwechsel,
- Drainagewechsel,
- Drainageentfernung,
- Einleitung und/oder Kontrolle der medikamentösen Therapie,

einmalig im Zeitraum von 21 Tagen nach Erbringung einer Leistung des Abschnitts 31.2

14,48 €
141 Punkte

Die Gebührenordnungsposition 31643 ist im Zeitraum von 21 Tagen nach Erbringung einer Leistung des Abschnitts 31.2 nicht neben den Gebührenordnungspositionen 02300 bis 02302, 02310, 02340, 02341, 02360, 06350 bis 06352, 07340, 09360 bis 09362, 09364, 09365, 10330, 10340 bis 10342, 15321 bis 15324, 18340, 20364, 20365 und 26350 bis 26352 berechnungsfähig.

31644 **Postoperative Behandlung** nach der Erbringung einer Leistung entsprechend den Gebührenordnungspositionen 31221 oder 31222 bei Erbringung durch den Operateur

Obligater Leistungsinhalt
- Befundbesprechung,
- Befundkontrolle(n),

Fakultativer Leistungsinhalt
- Verbandwechsel,
- Drainagewechsel,
- Drainageentfernung,
- Einleitung und/oder Kontrolle der medikamentösen Therapie,

einmalig im Zeitraum von 21 Tagen nach Erbringung einer Leistung des Abschnitts 31.2

8,32 €
81 Punkte

Die Gebührenordnungsposition 31644 ist im Zeitraum von 21 Tagen nach Erbringung einer Leistung des Abschnitts 31.2 nicht neben den Gebührenordnungspositionen 02300 bis 02302, 02310, 02340, 02341, 02360, 06350 bis 06352, 07340, 09360 bis 09362, 09364, 09365, 10330, 10340 bis 10342, 15321 bis 15324, 18340, 20364, 20365 und 26350 bis 26352 berechnungsfähig.

31 Ambul. Operat., Anästh., ortho.-chirurg. konserv. Leist. 31645–31646

31645 **Postoperative Behandlung** nach der Erbringung der Leistung entsprechend der Gebührenordnungsposition 31223 bei Überweisung durch den Operateur

Obligater Leistungsinhalt
- Befundbesprechung,
- Befundkontrolle(n),

Fakultativer Leistungsinhalt
- Verbandwechsel,
- Drainagewechsel,
- Drainageentfernung,
- Einleitung und/oder Kontrolle der medikamentösen Therapie,

einmalig im Zeitraum von 21 Tagen nach Erbringung einer Leistung des Abschnitts 31.2

23,93 €
233 Punkte

Die Gebührenordnungsposition 31645 ist im Zeitraum von 21 Tagen nach Erbringung einer Leistung des Abschnitts 31.2 nicht neben den Gebührenordnungspositionen 02300 bis 02302, 02310, 02340, 02341, 02360, 06350 bis 06352, 07340, 09360 bis 09362, 09364, 09365, 10330, 10340 bis 10342, 15321 bis 15324, 18340, 20364, 20365 und 26350 bis 26352 berechnungsfähig.

31646 **Postoperative Behandlung** nach der Erbringung der Leistung entsprechend der Gebührenordnungsposition 31223 bei Erbringung durch den Operateur

Obligater Leistungsinhalt
- Befundbesprechung,
- Befundkontrolle(n),

Fakultativer Leistungsinhalt
- Verbandwechsel,
- Drainagewechsel,
- Drainageentfernung,
- Einleitung und/oder Kontrolle der medikamentösen Therapie,

einmalig im Zeitraum von 21 Tagen nach Erbringung einer Leistung des Abschnitts 31.2

17,77 €
173 Punkte

Die Gebührenordnungsposition 31646 ist im Zeitraum von 21 Tagen nach Erbringung einer Leistung des Abschnitts 31.2 nicht neben den Gebührenordnungspositionen 02300 bis 02302, 02310, 02340, 02341, 02360, 06350 bis 06352, 07340, 09360 bis 09362, 09364, 09365, 10330, 10340 bis 10342, 15321 bis 15324, 18340, 20364, 20365 und 26350 bis 26352 berechnungsfähig.

| 31647 | Postoperative Behandlung nach der Erbringung einer Leistung entsprechend den Gebührenordnungspositionen 31224 oder 31225 bei Überweisung durch den Operateur

Obligater Leistungsinhalt
- Befundbesprechung,
- Befundkontrolle(n),

Fakultativer Leistungsinhalt
- Verbandwechsel,
- Drainagewechsel,
- Drainageentfernung,
- Einleitung und/oder Kontrolle der medikamentösen Therapie,

einmalig im Zeitraum von 21 Tagen nach Erbringung einer Leistung des Abschnitts 31.2

Die Gebührenordnungsposition 31647 ist im Zeitraum von 21 Tagen nach Erbringung einer Leistung des Abschnitts 31.2 nicht neben den Gebührenordnungspositionen 02300 bis 02302, 02310, 02340, 02341, 02360, 06350 bis 06352, 07340, 09360 bis 09362, 09364, 09365, 10330, 10340 bis 10342, 15321 bis 15324, 18340, 20364, 20365 und 26350 bis 26352 berechnungsfähig. | 29,99 €
292 Punkte |
|---|---|---|
| 31648 | Postoperative Behandlung nach der Erbringung einer Leistung entsprechend den Gebührenordnungspositionen 31224 oder 31225 bei Erbringung durch den Operateur

Obligater Leistungsinhalt
- Befundbesprechung,
- Befundkontrolle(n),

Fakultativer Leistungsinhalt
- Verbandwechsel,
- Drainagewechsel,
- Drainageentfernung,
- Einleitung und/oder Kontrolle der medikamentösen Therapie,

einmalig im Zeitraum von 21 Tagen nach Erbringung einer Leistung des Abschnitts 31.2

Die Gebührenordnungsposition 31648 ist im Zeitraum von 21 Tagen nach Erbringung einer Leistung des Abschnitts 31.2 nicht neben den Gebührenordnungspositionen 02300 bis 02302, 02310, 02340, 02341, 02360, 06350 bis 06352, 07340, 09360 bis 09362, 09364, 09365, 10330, 10340 bis 10342, 15321 bis 15324, 18340, 20364, 20365 und 26350 bis 26352 berechnungsfähig. | 23,93 €
233 Punkte |

31 Ambul. Operat., Anästh., ortho.-chirurg. konserv. Leist. 31649–31650

31649	Postoperative Behandlung nach der Erbringung einer Leistung entsprechend den Gebührenordnungspositionen 31226 oder 31227 bei Überweisung durch den Operateur	
	Obligater Leistungsinhalt	
	– Befundbesprechung,	
	– Befundkontrolle(n),	
	Fakultativer Leistungsinhalt	
	– Verbandwechsel,	
	– Drainagewechsel,	
	– Drainageentfernung,	
	– Einleitung und/oder Kontrolle der medikamentösen Therapie,	
	einmalig im Zeitraum von 21 Tagen nach Erbringung einer Leistung des Abschnitts 31.2	36,36 € 354 Punkte
	Die Gebührenordnungsposition 31649 ist im Zeitraum von 21 Tagen nach Erbringung einer Leistung des Abschnitts 31.2 nicht neben den Gebührenordnungspositionen 02300 bis 02302, 02310, 02340, 02341, 02360, 06350 bis 06352, 07340, 09360 bis 09362, 09364, 09365, 10330, 10340 bis 10342, 15321 bis 15324, 18340, 20364, 20365 und 26350 bis 26352 berechnungsfähig.	
31650	Postoperative Behandlung nach der Erbringung einer Leistung entsprechend den Gebührenordnungspositionen 31226 oder 31227 bei Erbringung durch den Operateur	
	Obligater Leistungsinhalt	
	– Befundbesprechung,	
	– Befundkontrolle(n),	
	Fakultativer Leistungsinhalt	
	– Verbandwechsel,	
	– Drainagewechsel,	
	– Drainageentfernung,	
	– Einleitung und/oder Kontrolle der medikamentösen Therapie,	
	einmalig im Zeitraum von 21 Tagen nach Erbringung einer Leistung des Abschnitts 31.2	30,20 € 294 Punkte
	Die Gebührenordnungsposition 31650 ist im Zeitraum von 21 Tagen nach Erbringung einer Leistung des Abschnitts 31.2 nicht neben den Gebührenordnungspositionen 02300 bis 02302, 02310, 02340, 02341, 02360, 06350 bis 06352, 07340, 09360 bis 09362, 09364, 09365, 10330, 10340 bis 10342, 15321 bis 15324, 18340, 20364, 20365 und 26350 bis 26352 berechnungsfähig.	

31656	Postoperative Behandlung nach der Erbringung der Leistung entsprechend der Gebührenordnungsposition 31231 bei Überweisung durch den Operateur	
	Obligater Leistungsinhalt	
	– Befundbesprechung,	
	– Befundkontrolle(n),	
	Fakultativer Leistungsinhalt	
	– Verbandwechsel,	
	– Drainagewechsel,	
	– Drainageentfernung,	
	– Einleitung und/oder Kontrolle der medikamentösen Therapie,	
	einmalig im Zeitraum von 21 Tagen nach Erbringung einer Leistung des Abschnitts 31.2	15,30 € 149 Punkte
	Die Gebührenordnungsposition 31656 ist im Zeitraum von 21 Tagen nach Erbringung einer Leistung des Abschnitts 31.2 nicht neben den Gebührenordnungspositionen 02300 bis 02302, 02310, 02340, 02341, 02360, 06350 bis 06352, 07340, 09360 bis 09362, 09364, 09365, 10330, 10340 bis 10342, 15321 bis 15324, 18340, 20364, 20365 und 26350 bis 26352 berechnungsfähig.	
31657	Postoperative Behandlung nach der Erbringung der Leistung entsprechend der Gebührenordnungsposition 31231 bei Erbringung durch den Operateur	
	Obligater Leistungsinhalt	
	– Befundbesprechung,	
	– Befundkontrolle(n),	
	Fakultativer Leistungsinhalt	
	– Verbandwechsel,	
	– Drainagewechsel,	
	– Drainageentfernung,	
	– Einleitung und/oder Kontrolle der medikamentösen Therapie,	
	einmalig im Zeitraum von 21 Tagen nach Erbringung einer Leistung des Abschnitts 31.2	9,04 € 88 Punkte
	Die Gebührenordnungsposition 31657 ist im Zeitraum von 21 Tagen nach Erbringung einer Leistung des Abschnitts 31.2 nicht neben den Gebührenordnungspositionen 02300 bis 02302, 02310, 02340, 02341, 02360, 06350 bis 06352, 07340, 09360 bis 09362, 09364, 09365, 10330, 10340 bis 10342, 15321 bis 15324, 18340, 20364, 20365 und 26350 bis 26352 berechnungsfähig.	

31658	**Postoperative Behandlung** nach der Erbringung einer Leistung entsprechend den Gebührenordnungspositionen 31232 oder 31233 bei Überweisung durch den Operateur

Obligater Leistungsinhalt
- Befundbesprechung,
- Befundkontrollen,

Fakultativer Leistungsinhalt
- Verbandwechsel,
- Drainagewechsel,
- Drainageentfernung,
- Einleitung und/oder Kontrolle der medikamentösen Therapie,

einmalig im Zeitraum von 21 Tagen nach Erbringung einer Leistung des Abschnitts 31.2

29,58 €
288 Punkte

Die Gebührenordnungsposition 31658 ist im Zeitraum von 21 Tagen nach Erbringung einer Leistung des Abschnitts 31.2 nicht neben den Gebührenordnungspositionen 02300 bis 02302, 02310, 02340, 02341, 02360, 06350 bis 06352, 07340, 09360 bis 09362, 09364, 09365, 10330, 10340 bis 10342, 15321 bis 15324, 18340, 20364, 20365 und 26350 bis 26352 berechnungsfähig.

31659	**Postoperative Behandlung** nach der Erbringung einer Leistung entsprechend den Gebührenordnungspositionen 31232 oder 31233 bei Erbringung durch den Operateur

Obligater Leistungsinhalt
- Befundbesprechung,
- Befundkontrollen,

Fakultativer Leistungsinhalt
- Verbandwechsel,
- Drainagewechsel,
- Drainageentfernung,
- Einleitung und/oder Kontrolle der medikamentösen Therapie,

einmalig im Zeitraum von 21 Tagen nach Erbringung einer Leistung des Abschnitts 31.2

23,63 €
230 Punkte

Die Gebührenordnungsposition 31659 ist im Zeitraum von 21 Tagen nach Erbringung einer Leistung des Abschnitts 31.2 nicht neben den Gebührenordnungspositionen 02300 bis 02302, 02310, 02340, 02341, 02360, 06350 bis 06352, 07340, 09360 bis 09362, 09364, 09365, 10330, 10340 bis 10342, 15321 bis 15324, 18340, 20364, 20365 und 26350 bis 26352 berechnungsfähig.

31660	**Postoperative Behandlung** nach der Erbringung einer Leistung entsprechend den Gebührenordnungspositionen 31234 oder 31235 bei Überweisung durch den Operateur

Obligater Leistungsinhalt
– Befundbesprechung,
– Befundkontrolle(n),

Fakultativer Leistungsinhalt
– Verbandwechsel,
– Drainagewechsel,
– Drainageentfernung,
– Einleitung und/oder Kontrolle der medikamentösen Therapie,

einmalig im Zeitraum von 21 Tagen nach Erbringung einer Leistung des Abschnitts 31.2

35,95 €
350 Punkte

Die Gebührenordnungsposition 31660 ist im Zeitraum von 21 Tagen nach Erbringung einer Leistung des Abschnitts 31.2 nicht neben den Gebührenordnungspositionen 02300 bis 02302, 02310, 02340, 02341, 02360, 06350 bis 06352, 07340, 09360 bis 09362, 09364, 09365, 10330, 10340 bis 10342, 15321 bis 15324, 18340, 20364, 20365 und 26350 bis 26352 berechnungsfähig.

31661	**Postoperative Behandlung** nach der Erbringung einer Leistung entsprechend den Gebührenordnungspositionen 31234 oder 31235 bei Erbringung durch den Operateur

Obligater Leistungsinhalt
– Befundbesprechung,
– Befundkontrolle(n),

Fakultativer Leistungsinhalt
– Verbandwechsel,
– Drainagewechsel,
– Drainageentfernung,
– Einleitung und/oder Kontrolle der medikamentösen Therapie,

einmalig im Zeitraum von 21 Tagen nach Erbringung einer Leistung des Abschnitts 31.2

29,99 €
292 Punkte

Die Gebührenordnungsposition 31661 ist im Zeitraum von 21 Tagen nach Erbringung einer Leistung des Abschnitts 31.2 nicht neben den Gebührenordnungspositionen 02300 bis 02302, 02310, 02340, 02341, 02360, 06350 bis 06352, 07340, 09360 bis 09362, 09364, 09365, 10330, 10340 bis 10342, 15321 bis 15324, 18340, 20364, 20365 und 26350 bis 26352 berechnungsfähig.

31 Ambul. Operat., Anästh., ortho.-chirurg. konserv. Leist.

31662 **Postoperative Behandlung** nach der Erbringung einer Leistung entsprechend den Gebührenordnungspositionen 31236 oder 31237 bei Überweisung durch den Operateur

Obligater Leistungsinhalt
- Befundbesprechung,
- Befundkontrolle(n),

Fakultativer Leistungsinhalt
- Verbandwechsel,
- Drainagewechsel,
- Drainageentfernung,
- Einleitung und/oder Kontrolle der medikamentösen Therapie,

einmalig im Zeitraum von 21 Tagen nach Erbringung einer Leistung des Abschnitts 31.2

45,09 €
439 Punkte

Die Gebührenordnungsposition 31662 ist im Zeitraum von 21 Tagen nach Erbringung einer Leistung des Abschnitts 31.2 nicht neben den Gebührenordnungspositionen 02300 bis 02302, 02310, 02340, 02341, 02360, 06350 bis 06352, 07340, 09360 bis 09362, 09364, 09365, 10330, 10340 bis 10342, 15321 bis 15324, 18340, 20364, 20365 und 26350 bis 26352 berechnungsfähig.

31663 **Postoperative Behandlung** nach der Erbringung einer Leistung entsprechend den Gebührenordnungspositionen 31236 oder 31237 bei Erbringung durch den Operateur

Obligater Leistungsinhalt
- Befundbesprechung,
- Befundkontrolle(n),

Fakultativer Leistungsinhalt
- Verbandwechsel,
- Drainagewechsel,
- Drainageentfernung,
- Einleitung und/oder Kontrolle der medikamentösen Therapie,

einmalig im Zeitraum von 21 Tagen nach Erbringung einer Leistung des Abschnitts 31.2

39,03 €
380 Punkte

Die Gebührenordnungsposition 31663 ist im Zeitraum von 21 Tagen nach Erbringung einer Leistung des Abschnitts 31.2 nicht neben den Gebührenordnungspositionen 02300 bis 02302, 02310, 02340, 02341, 02360, 06350 bis 06352, 07340, 09360 bis 09362, 09364, 09365, 10330, 10340 bis 10342, 15321 bis 15324, 18340, 20364, 20365 und 26350 bis 26352 berechnungsfähig.

31669 **Postoperative Behandlung** nach der Erbringung einer Leistung entsprechend den Gebührenordnungspositionen 31251, 31252, 31261 oder 31262 bei Überweisung durch den Operateur

Obligater Leistungsinhalt
- Befundbesprechung,
- Befundkontrolle(n),

Fakultativer Leistungsinhalt
- Verbandwechsel,
- Drainagewechsel,
- Drainageentfernung,
- Einleitung und/oder Kontrolle der medikamentösen Therapie,

einmalig im Zeitraum von 21 Tagen nach Erbringung einer Leistung des Abschnitts 31.2

14,48 €
141 Punkte

Die Gebührenordnungsposition 31669 ist im Zeitraum von 21 Tagen nach Erbringung einer Leistung des Abschnitts 31.2 nicht neben den Gebührenordnungspositionen 02300 bis 02302, 02310, 02340, 02341, 02360, 06350 bis 06352, 07340, 09360 bis 09362, 09364, 09365, 10330, 10340 bis 10342, 15321 bis 15324, 18340, 20364, 20365 und 26350 bis 26352 berechnungsfähig.

31670 **Postoperative Behandlung** nach der Erbringung einer Leistung entsprechend den Gebührenordnungspositionen 31251, 31252, 31261 oder 31262 bei Erbringung durch den Operateur

Obligater Leistungsinhalt
- Befundbesprechung,
- Befundkontrolle(n),

Fakultativer Leistungsinhalt
- Verbandwechsel,
- Drainagewechsel,
- Drainageentfernung,
- Einleitung und/oder Kontrolle der medikamentösen Therapie,

einmalig im Zeitraum von 21 Tagen nach Erbringung einer Leistung des Abschnitts 31.2

8,32 €
81 Punkte

Die Gebührenordnungsposition 31670 ist im Zeitraum von 21 Tagen nach Erbringung einer Leistung des Abschnitts 31.2 nicht neben den Gebührenordnungspositionen 02300 bis 02302, 02310, 02340, 02341, 02360, 06350 bis 06352, 07340, 09360 bis 09362, 09364, 09365, 10330, 10340 bis 10342, 15321 bis 15324, 18340, 20364, 20365 und 26350 bis 26352 berechnungsfähig.

31 Ambul. Operat., Anästh., ortho.-chirurg. konserv. Leist. 31671–31672

31671 **Postoperative Behandlung** nach der Erbringung einer Leistung entsprechend den Gebührenordnungspositionen 31253 oder 31263 bei Überweisung durch den Operateur
Obligater Leistungsinhalt
- Befundbesprechung,
- Befundkontrolle(n),

Fakultativer Leistungsinhalt
- Verbandwechsel,
- Drainagewechsel,
- Drainageentfernung,
- Einleitung und/oder Kontrolle der medikamentösen Therapie,

einmalig im Zeitraum von 21 Tagen nach Erbringung einer Leistung des Abschnitts 31.2

23,93 €
233 Punkte

Die Gebührenordnungsposition 31671 ist im Zeitraum von 21 Tagen nach Erbringung einer Leistung des Abschnitts 31.2 nicht neben den Gebührenordnungspositionen 02300 bis 02302, 02310, 02340, 02341, 02360, 06350 bis 06352, 07340, 09360 bis 09362, 09364, 09365, 10330, 10340 bis 10342, 15321 bis 15324, 18340, 20364, 20365 und 26350 bis 26352 berechnungsfähig.

31672 **Postoperative Behandlung** nach der Erbringung einer Leistung entsprechend den Gebührenordnungspositionen 31253 oder 31263 bei Erbringung durch den Operateur
Obligater Leistungsinhalt
- Befundbesprechung,
- Befundkontrolle(n),

Fakultativer Leistungsinhalt
- Verbandwechsel,
- Drainagewechsel,
- Drainageentfernung,
- Einleitung und/oder Kontrolle der medikamentösen Therapie,

einmalig im Zeitraum von 21 Tagen nach Erbringung einer Leistung des Abschnitts 31.2

17,77 €
173 Punkte

Die Gebührenordnungsposition 31672 ist im Zeitraum von 21 Tagen nach Erbringung einer Leistung des Abschnitts 31.2 nicht neben den Gebührenordnungspositionen 02300 bis 02302, 02310, 02340, 02341, 02360, 06350 bis 06352, 07340, 09360 bis 09362, 09364, 09365, 10330, 10340 bis 10342, 15321 bis 15324, 18340, 20364, 20365 und 26350 bis 26352 berechnungsfähig.

31673	**Postoperative Behandlung** nach der Erbringung einer Leistung entsprechend den Gebührenordnungspositionen 31254, 31255, 31264 oder 31265 bei Überweisung durch den Operateur

Obligater Leistungsinhalt
- Befundbesprechung,
- Befundkontrolle(n),

Fakultativer Leistungsinhalt
- Verbandwechsel,
- Drainagewechsel,
- Drainageentfernung,
- Einleitung und/oder Kontrolle der medikamentösen Therapie,

einmalig im Zeitraum von 21 Tagen nach Erbringung einer Leistung des Abschnitts 31.2

29,99 €
292 Punkte

Die Gebührenordnungsposition 31673 ist im Zeitraum von 21 Tagen nach Erbringung einer Leistung des Abschnitts 31.2 nicht neben den Gebührenordnungspositionen 02300 bis 02302, 02310, 02340, 02341, 02360, 06350 bis 06352, 07340, 09360 bis 09362, 09364, 09365, 10330, 10340 bis 10342, 15321 bis 15324, 18340, 20364, 20365 und 26350 bis 26352 berechnungsfähig.

31674 **Postoperative Behandlung** nach der Erbringung einer Leistung entsprechend den Gebührenordnungspositionen 31254, 31255, 31264 oder 31265 bei Erbringung durch den Operateur

Obligater Leistungsinhalt
- Befundbesprechung,
- Befundkontrolle(n),

Fakultativer Leistungsinhalt
- Verbandwechsel,
- Drainagewechsel,
- Drainageentfernung,
- Einleitung und/oder Kontrolle der medikamentösen Therapie,

einmalig im Zeitraum von 21 Tagen nach Erbringung einer Leistung des Abschnitts 31.2

23,93 €
233 Punkte

Die Gebührenordnungsposition 31674 ist im Zeitraum von 21 Tagen nach Erbringung einer Leistung des Abschnitts 31.2 nicht neben den Gebührenordnungspositionen 02300 bis 02302, 02310, 02340, 02341, 02360, 06350 bis 06352, 07340, 09360 bis 09362, 09364, 09365, 10330, 10340 bis 10342, 15321 bis 15324, 18340, 20364, 20365 und 26350 bis 26352 berechnungsfähig.

31 Ambul. Operat., Anästh., ortho.-chirurg. konserv. Leist. 31675–31676

31675 **Postoperative Behandlung** nach der Erbringung einer Leistung entsprechend den Gebührenordnungspositionen 31256, 31257, 31266 oder 31267 bei Überweisung durch den Operateur
Obligater Leistungsinhalt
- Befundbesprechung,
- Befundkontrolle(n),

Fakultativer Leistungsinhalt
- Verbandwechsel,
- Drainagewechsel,
- Drainageentfernung,
- Einleitung und/oder Kontrolle der medikamentösen Therapie,

einmalig im Zeitraum von 21 Tagen nach Erbringung einer Leistung des Abschnitts 31.2

Die Gebührenordnungsposition 31675 ist im Zeitraum von 21 Tagen nach Erbringung einer Leistung des Abschnitts 31.2 nicht neben den Gebührenordnungspositionen 02300 bis 02302, 02310, 02340, 02341, 02360, 06350 bis 06352, 07340, 09360 bis 09362, 09364, 09365, 10330, 10340 bis 10342, 15321 bis 15324, 18340, 20364, 20365 und 26350 bis 26352 berechnungsfähig.

36,36 €
354 Punkte

31676 **Postoperative Behandlung** nach der Erbringung einer Leistung entsprechend den Gebührenordnungspositionen 31256, 31257, 31266 oder 31267 bei Erbringung durch den Operateur
Obligater Leistungsinhalt
- Befundbesprechung,
- Befundkontrolle(n),

Fakultativer Leistungsinhalt
- Verbandwechsel,
- Drainagewechsel,
- Drainageentfernung,
- Einleitung und/oder Kontrolle der medikamentösen Therapie,

einmalig im Zeitraum von 21 Tagen nach Erbringung einer Leistung des Abschnitts 31.2

Die Gebührenordnungsposition 31676 ist im Zeitraum von 21 Tagen nach Erbringung einer Leistung des Abschnitts 31.2 nicht neben den Gebührenordnungspositionen 02300 bis 02302, 02310, 02340, 02341, 02360, 06350 bis 06352, 07340, 09360 bis 09362, 09364, 09365, 10330, 10340 bis 10342, 15321 bis 15324, 18340, 20364, 20365 und 26350 bis 26352 berechnungsfähig.

30,20 €
294 Punkte

31682 **Postoperative Behandlung** nach der Erbringung einer Leistung entsprechend den Gebührenordnungspositionen 31281 oder 31291 bei Überweisung durch den Operateur

Obligater Leistungsinhalt
- Befundbesprechung,
- Befundkontrolle(n),

Fakultativer Leistungsinhalt
- Verbandwechsel,
- Drainagewechsel,
- Drainageentfernung,
- Einleitung und/oder Kontrolle der medikamentösen Therapie,

einmalig im Zeitraum von 21 Tagen nach Erbringung einer Leistung des Abschnitts 31.2

18,18 €
177 Punkte

Die Gebührenordnungsposition 31682 ist am Behandlungstag nicht neben den Gebührenordnungspositionen des Kapitels 33 berechnungsfähig.

Die Gebührenordnungsposition 31682 ist im Zeitraum von 21 Tagen nach Erbringung einer Leistung des Abschnitts 31.2 nicht neben den Gebührenordnungspositionen 02300 bis 02302, 02310, 02340, 02341, 02360, 06350 bis 06352, 07340, 09360 bis 09362, 09364, 09365, 10330, 10340 bis 10342, 15321 bis 15324, 18340, 20364, 20365 und 26350 bis 26352 berechnungsfähig.

31683 **Postoperative Behandlung** nach der Erbringung einer Leistung entsprechend den Gebührenordnungspositionen 31281 oder 31291 bei Erbringung durch den Operateur

Obligater Leistungsinhalt
- Befundbesprechung,
- Befundkontrolle(n),

Fakultativer Leistungsinhalt
- Verbandwechsel,
- Drainagewechsel,
- Drainageentfernung,
- Einleitung und/oder Kontrolle der medikamentösen Therapie,

einmalig im Zeitraum von 21 Tagen nach Erbringung einer Leistung des Abschnitts 31.2

11,81 €
115 Punkte

Die Gebührenordnungsposition 31683 ist am Behandlungstag nicht neben den Gebührenordnungspositionen des Kapitels 33 berechnungsfähig.

Die Gebührenordnungsposition 31683 ist im Zeitraum von 21 Tagen nach Erbringung einer Leistung des Abschnitts 31.2 nicht neben den Gebührenordnungspositionen 02300 bis 02302, 02310, 02340, 02341, 02360, 06350 bis 06352, 07340, 09360 bis 09362, 09364, 09365, 10330, 10340 bis 10342, 15321 bis 15324, 18340, 20364, 20365 und 26350 bis 26352 berechnungsfähig.

31684	Postoperative Behandlung nach der Erbringung einer Leistung entsprechend den Gebührenordnungspositionen 31282, 31283, 31292 oder 31293 bei Überweisung durch den Operateur	
	Obligater Leistungsinhalt	
	– Befundbesprechung,	
	– Befundkontrolle(n),	
	Fakultativer Leistungsinhalt	
	– Verbandwechsel,	
	– Drainagewechsel,	
	– Drainageentfernung,	
	– Einleitung und/oder Kontrolle der medikamentösen Therapie,	
	einmalig im Zeitraum von 21 Tagen nach Erbringung einer Leistung des Abschnitts 31.2	30,71 € 299 Punkte

Die Gebührenordnungsposition 31684 ist am Behandlungstag nicht neben den Gebührenordnungspositionen des Kapitels 33 berechnungsfähig.

Die Gebührenordnungsposition 31684 ist im Zeitraum von 21 Tagen nach Erbringung einer Leistung des Abschnitts 31.2 nicht neben den Gebührenordnungspositionen 02300 bis 02302, 02310, 02340, 02341, 02360, 06350 bis 06352, 07340, 09360 bis 09362, 09364, 09365, 10330, 10340 bis 10342, 15321 bis 15324, 18340, 20364, 20365 und 26350 bis 26352 berechnungsfähig.

31685	Postoperative Behandlung nach der Erbringung einer Leistung entsprechend den Gebührenordnungspositionen 31282, 31283, 31292 oder 31293 bei Erbringung durch den Operateur	
	Obligater Leistungsinhalt	
	– Befundbesprechung,	
	– Befundkontrolle(n),	
	Fakultativer Leistungsinhalt	
	– Verbandwechsel,	
	– Drainagewechsel,	
	– Drainageentfernung,	
	– Einleitung und/oder Kontrolle der medikamentösen Therapie,	
	einmalig im Zeitraum von 21 Tagen nach Erbringung einer Leistung des Abschnitts 31.2	24,14 € 235 Punkte

Die Gebührenordnungsposition 31685 ist am Behandlungstag nicht neben den Gebührenordnungspositionen des Kapitels 33 berechnungsfähig.

Die Gebührenordnungsposition 31685 ist im Zeitraum von 21 Tagen nach Erbringung einer Leistung des Abschnitts 31.2 nicht neben den Gebührenordnungspositionen 02300 bis 02302, 02310, 02340, 02341, 02360, 06350 bis 06352, 07340, 09360 bis 09362, 09364, 09365, 10330, 10340 bis 10342, 15321 bis 15324, 18340, 20364, 20365 und 26350 bis 26352 berechnungsfähig.

31686–31687 IV Arztgruppenüberg. b. spezif. Voraussetz. berechn. GOP

31686	**Postoperative Behandlung** nach der Erbringung einer Leistung entsprechend den Gebührenordnungspositionen 31284, 31285, 31294 oder 31295 bei Überweisung durch den Operateur	
	Obligater Leistungsinhalt	
	– Befundbesprechung,	
	– Befundkontrolle(n),	
	Fakultativer Leistungsinhalt	
	– Verbandwechsel,	
	– Drainagewechsel,	
	– Drainageentfernung,	
	– Einleitung und/oder Kontrolle der medikamentösen Therapie,	
	einmalig im Zeitraum von 21 Tagen nach Erbringung einer Leistung des Abschnitts 31.2	36,36 € 354 Punkte

Die Gebührenordnungsposition 31686 ist am Behandlungstag nicht neben den Gebührenordnungspositionen des Kapitels 33 berechnungsfähig.

Die Gebührenordnungsposition 31686 ist im Zeitraum von 21 Tagen nach Erbringung einer Leistung des Abschnitts 31.2 nicht neben den Gebührenordnungspositionen 02300 bis 02302, 02310, 02340, 02341, 02360, 06350 bis 06352, 07340, 09360 bis 09362, 09364, 09365, 10330, 10340 bis 10342, 15321 bis 15324, 18340, 20364, 20365 und 26350 bis 26352 berechnungsfähig.

31687	**Postoperative Behandlung** nach der Erbringung einer Leistung entsprechend den Gebührenordnungspositionen 31284, 31285, 31294 oder 31295 bei Erbringung durch den Operateur	
	Obligater Leistungsinhalt	
	– Befundbesprechung,	
	– Befundkontrolle(n),	
	Fakultativer Leistungsinhalt	
	– Verbandwechsel,	
	– Drainagewechsel,	
	– Drainageentfernung,	
	– Einleitung und/oder Kontrolle der medikamentösen Therapie,	
	einmalig im Zeitraum von 21 Tagen nach Erbringung einer Leistung des Abschnitts 31.2	30,20 € 294 Punkte

Die Gebührenordnungsposition 31687 ist am Behandlungstag nicht neben den Gebührenordnungspositionen des Kapitels 33 berechnungsfähig.

Die Gebührenordnungsposition 31687 ist im Zeitraum von 21 Tagen nach Erbringung einer Leistung des Abschnitts 31.2 nicht neben den Gebührenordnungspositionen 02300 bis 02302, 02310, 02340, 02341, 02360, 06350 bis 06352, 07340, 09360 bis 09362, 09364, 09365, 10330, 10340 bis 10342, 15321 bis 15324, 18340, 20364, 20365 und 26350 bis 26352 berechnungsfähig.

31 Ambul. Operat., Anästh., ortho.-chirurg. konserv. Leist. 31688–31689

31688 **Postoperative Behandlung** nach der Erbringung einer Leistung entsprechend den Gebührenordnungspositionen 31286, 31287, 31296 oder 31297 bei Überweisung durch den Operateur

Obligater Leistungsinhalt
- Befundbesprechung,
- Befundkontrolle(n),

Fakultativer Leistungsinhalt
- Verbandwechsel,
- Sonographische Kontrolle(n),
- Drainagewechsel,
- Drainageentfernung,
- Einleitung und/oder Kontrolle der medikamentösen Therapie,

einmalig im Zeitraum von 21 Tagen nach Erbringung einer Leistung des Abschnitts 31.2

41,09 €
400 Punkte

Die Gebührenordnungsposition 31688 ist am Behandlungstag nicht neben den Gebührenordnungspositionen des Kapitels 33 berechnungsfähig.

Die Gebührenordnungsposition 31688 ist im Zeitraum von 21 Tagen nach Erbringung einer Leistung des Abschnitts 31.2 nicht neben den Gebührenordnungspositionen 02300 bis 02302, 02310, 02340, 02341, 02360, 06350 bis 06352, 07340, 09360 bis 09362, 09364, 09365, 10330, 10340 bis 10342, 15321 bis 15324, 18340, 20364, 20365 und 26350 bis 26352 berechnungsfähig.

31689 **Postoperative Behandlung** nach der Erbringung einer Leistung entsprechend den Gebührenordnungspositionen 31286, 31287, 31296 oder 31297 bei Erbringung durch den Operateur

Obligater Leistungsinhalt
- Befundbesprechung,
- Befundkontrolle(n),

Fakultativer Leistungsinhalt
- Verbandwechsel,
- Sonographische Kontrolle(n),
- Drainagewechsel,
- Drainageentfernung,
- Einleitung und/oder Kontrolle der medikamentösen Therapie,

einmalig im Zeitraum von 21 Tagen nach Erbringung einer Leistung des Abschnitts 31.2

34,72 €
338 Punkte

Die Gebührenordnungsposition 31689 ist am Behandlungstag nicht neben den Gebührenordnungspositionen des Kapitels 33 berechnungsfähig.

Die Gebührenordnungsposition 31689 ist im Zeitraum von 21 Tagen nach Erbringung einer Leistung des Abschnitts 31.2 nicht neben den Gebührenordnungspositionen 02300 bis 02302, 02310, 02340, 02341, 02360, 06350 bis 06352, 07340, 09360 bis 09362, 09364, 09365, 10330, 10340 bis 10342, 15321 bis 15324, 18340, 20364, 20365 und 26350 bis 26352 berechnungsfähig.

31695

Postoperative Behandlung nach der Erbringung einer Leistung entsprechend den Gebührenordnungspositionen 31301 oder 31311 bei Überweisung durch den Operateur

Obligater Leistungsinhalt
- Befundbesprechung,
- Befundkontrolle(n),

Fakultativer Leistungsinhalt
- Verbandwechsel,
- Sonographische Kontrolle(n),
- Drainagewechsel,
- Drainageentfernung,
- Einleitung und/oder Kontrolle der medikamentösen Therapie,

einmalig im Zeitraum von 21 Tagen nach Erbringung einer Leistung des Abschnitts 31.2

16,85 €
164 Punkte

Die Gebührenordnungsposition 31695 ist am Behandlungstag nicht neben den Gebührenordnungspositionen des Kapitels 33 berechnungsfähig.

Die Gebührenordnungsposition 31695 ist im Zeitraum von 21 Tagen nach Erbringung einer Leistung des Abschnitts 31.2 nicht neben den Gebührenordnungspositionen 02300 bis 02302, 02310, 02340, 02341, 02360, 06350 bis 06352, 07340, 09360 bis 09362, 09364, 09365, 10330, 10340 bis 10342, 15321 bis 15324, 18340, 20364, 20365, 26350 bis 26352, 33043, 33044 und 33090 berechnungsfähig.

31696

Postoperative Behandlung nach der Erbringung einer Leistung entsprechend den Gebührenordnungspositionen 31301 oder 31311 bei Erbringung durch den Operateur

Obligater Leistungsinhalt
- Befundbesprechung,
- Befundkontrolle(n),

Fakultativer Leistungsinhalt
- Verbandwechsel,
- Sonographische Kontrolle(n),
- Drainagewechsel,
- Drainageentfernung,
- Einleitung und/oder Kontrolle der medikamentösen Therapie,

einmalig im Zeitraum von 21 Tagen nach Erbringung einer Leistung des Abschnitts 31.2

10,68 €
104 Punkte

Die Gebührenordnungsposition 31696 ist am Behandlungstag nicht neben den Gebührenordnungspositionen des Kapitels 33 berechnungsfähig.

Die Gebührenordnungsposition 31696 ist im Zeitraum von 21 Tagen nach Erbringung einer Leistung des Abschnitts 31.2 nicht neben den Gebührenordnungspositionen 02300 bis 02302, 02310, 02340, 02341, 02360, 06350 bis 06352, 07340, 09360 bis 09362, 09364, 09365, 10330, 10340 bis 10342, 15321 bis 15324, 18340, 20364, 20365, 26350 bis 26352, 33043, 33044 und 33090 berechnungsfähig.

31697	Postoperative Behandlung nach der Erbringung einer Leistung entsprechend den Gebührenordnungspositionen 31302, 31303, 31312 oder 31313 bei Überweisung durch den Operateur	
	Obligater Leistungsinhalt – Befundbesprechung, – Befundkontrolle(n), *Fakultativer Leistungsinhalt* – Verbandwechsel, – Sonographische Kontrolle(n), – Drainagewechsel, – Drainageentfernung, – Einleitung und/oder Kontrolle der medikamentösen Therapie, einmalig im Zeitraum von 21 Tagen nach Erbringung einer Leistung des Abschnitts 31.2	34,31 € 334 Punkte
	Die Gebührenordnungsposition 31697 ist am Behandlungstag nicht neben den Gebührenordnungspositionen des Kapitels 33 berechnungsfähig.	
	Die Gebührenordnungsposition 31697 ist im Zeitraum von 21 Tagen nach Erbringung einer Leistung des Abschnitts 31.2 nicht neben den Gebührenordnungspositionen 02300 bis 02302, 02310, 02340, 02341, 02360, 06350 bis 06352, 07340, 09360 bis 09362, 09364, 09365, 10330, 10340 bis 10342, 15321 bis 15324, 18340, 20364, 20365, 26350 bis 26352, 33043, 33044 und 33090 berechnungsfähig.	
31698	Postoperative Behandlung nach der Erbringung einer Leistung entsprechend den Gebührenordnungspositionen 31302, 31303, 31312 oder 31313 bei Erbringung durch den Operateur	
	Obligater Leistungsinhalt – Befundbesprechung, – Befundkontrolle(n), *Fakultativer Leistungsinhalt* – Verbandwechsel, – Sonographische Kontrolle(n), – Drainagewechsel, – Drainageentfernung, – Einleitung und/oder Kontrolle der medikamentösen Therapie, einmalig im Zeitraum von 21 Tagen nach Erbringung einer Leistung des Abschnitts 31.2	27,94 € 272 Punkte
	Die Gebührenordnungsposition 31698 ist am Behandlungstag nicht neben den Gebührenordnungspositionen des Kapitels 33 berechnungsfähig.	
	Die Gebührenordnungsposition 31698 ist im Zeitraum von 21 Tagen nach Erbringung einer Leistung des Abschnitts 31.2 nicht neben den Gebührenordnungspositionen 02300 bis 02302, 02310, 02340, 02341, 02360, 06350 bis 06352, 07340, 09360 bis 09362, 09364, 09365, 10330, 10340 bis 10342, 15321 bis 15324, 18340, 20364, 20365, 26350 bis 26352, 33043, 33044 und 33090 berechnungsfähig.	

| 31699–31700 | IV Arztgruppenüberg. b. spezif. Voraussetz. berechn. GOP |

31699 **Postoperative Behandlung** nach der Erbringung einer Leistung entsprechend den Gebührenordnungspositionen 31304, 31305, 31314 oder 31315 bei Überweisung durch den Operateur

Obligater Leistungsinhalt
- Befundbesprechung,
- Befundkontrolle(n),

Fakultativer Leistungsinhalt
- Verbandwechsel,
- Sonographische Kontrolle(n),
- Drainagewechsel,
- Drainageentfernung,
- Einleitung und/oder Kontrolle der medikamentösen Therapie,

einmalig im Zeitraum von 21 Tagen nach Erbringung einer Leistung des Abschnitts 31.2

44,17 €
430 Punkte

Die Gebührenordnungsposition 31699 ist am Behandlungstag nicht neben den Gebührenordnungspositionen des Kapitels 33 berechnungsfähig.

Die Gebührenordnungsposition 31699 ist im Zeitraum von 21 Tagen nach Erbringung einer Leistung des Abschnitts 31.2 nicht neben den Gebührenordnungspositionen 02300 bis 02302, 02310, 02340, 02341, 02360, 06350 bis 06352, 07340, 09360 bis 09362, 09364, 09365, 10330, 10340 bis 10342, 15321 bis 15324, 18340, 20364, 20365, 26350 bis 26352, 33043, 33044 und 33090 berechnungsfähig.

31700 **Postoperative Behandlung** nach der Erbringung einer Leistung entsprechend den Gebührenordnungspositionen 31304, 31305, 31314 oder 31315 bei Erbringung durch den Operateur

Obligater Leistungsinhalt
- Befundbesprechung,
- Befundkontrolle(n),

Fakultativer Leistungsinhalt
- Verbandwechsel,
- Sonographische Kontrolle(n),
- Drainagewechsel,
- Drainageentfernung,
- Einleitung und/oder Kontrolle der medikamentösen Therapie,

einmalig im Zeitraum von 21 Tagen nach Erbringung einer Leistung des Abschnitts 31.2

38,01 €
370 Punkte

Die Gebührenordnungsposition 31700 ist am Behandlungstag nicht neben den Gebührenordnungspositionen des Kapitels 33 berechnungsfähig.

Die Gebührenordnungsposition 31700 ist im Zeitraum von 21 Tagen nach Erbringung einer Leistung des Abschnitts 31.2 nicht neben den Gebührenordnungspositionen 02300 bis 02302, 02310, 02340, 02341, 02360, 06350 bis 06352, 07340, 09360 bis 09362, 09364, 09365, 10330, 10340 bis 10342, 15321 bis 15324, 18340, 20364, 20365, 26350 bis 26352, 33043, 33044 und 33090 berechnungsfähig.

31 Ambul. Operat., Anästh., ortho.-chirurg. konserv. Leist.   31701–31702

31701   **Postoperative Behandlung** nach der Erbringung einer Leistung entsprechend den Gebührenordnungspositionen 31306, 31307, 31316 oder 31317 bei Überweisung durch den Operateur

Obligater Leistungsinhalt
- Befundbesprechung,
- Befundkontrolle(n),

Fakultativer Leistungsinhalt
- Verbandwechsel,
- Sonographische Kontrolle(n),
- Drainagewechsel,
- Drainageentfernung,
- Einleitung und/oder Kontrolle der medikamentösen Therapie,

einmalig im Zeitraum von 21 Tagen nach Erbringung einer Leistung des Abschnitts 31.2   56,49 €   550 Punkte

Die Gebührenordnungsposition 31701 ist am Behandlungstag nicht neben den Gebührenordnungspositionen des Kapitels 33 berechnungsfähig.

Die Gebührenordnungsposition 31701 ist im Zeitraum von 21 Tagen nach Erbringung einer Leistung des Abschnitts 31.2 nicht neben den Gebührenordnungspositionen 02300 bis 02302, 02310, 02340, 02341, 02360, 06350 bis 06352, 07340, 09360 bis 09362, 09364, 09365, 10330, 10340 bis 10342, 15321 bis 15324, 18340, 20364, 20365, 26350 bis 26352, 33043, 33044 und 33090 berechnungsfähig.

31702   **Postoperative Behandlung** nach der Erbringung einer Leistung entsprechend den Gebührenordnungspositionen 31306, 31307, 31316 oder 31317 bei Erbringung durch den Operateur

Obligater Leistungsinhalt
- Befundbesprechung,
- Befundkontrolle(n),

Fakultativer Leistungsinhalt
- Verbandwechsel,
- Sonographische Kontrolle(n),
- Drainagewechsel,
- Drainageentfernung,
- Einleitung und/oder Kontrolle der medikamentösen Therapie,

einmalig im Zeitraum von 21 Tagen nach Erbringung einer Leistung des Abschnitts 31.2   50,54 €   492 Punkte

Die Gebührenordnungsposition 31702 ist am Behandlungstag nicht neben den Gebührenordnungspositionen des Kapitels 33 berechnungsfähig.

Die Gebührenordnungsposition 31702 ist im Zeitraum von 21 Tagen nach Erbringung einer Leistung des Abschnitts 31.2 nicht neben den Gebührenordnungspositionen 02300 bis 02302, 02310, 02340, 02341, 02360, 06350 bis 06352, 07340, 09360 bis 09362, 09364, 09365, 10330, 10340 bis 10342, 15321 bis 15324, 18340, 20364, 20365, 26350 bis 26352, 33043, 33044 und 33090 berechnungsfähig.

31708 **Postoperative Behandlung** nach der Erbringung einer Leistung entsprechend den Gebührenordnungspositionen 31321 oder 31322 bei Überweisung durch den Operateur

Obligater Leistungsinhalt
- Befundbesprechung,
- Befundkontrolle(n),

Fakultativer Leistungsinhalt
- Verbandwechsel,
- Einleitung und/oder Kontrolle der medikamentösen Therapie,

einmalig im Zeitraum von 21 Tagen nach Erbringung einer Leistung des Abschnitts 31.2

16,33 €
159 Punkte

Die Gebührenordnungsposition 31708 ist am Behandlungstag nicht neben der Gebührenordnungsposition 06340 berechnungsfähig.

Die Gebührenordnungsposition 31708 ist im Zeitraum von 21 Tagen nach Erbringung einer Leistung des Abschnitts 31.2 nicht neben den Gebührenordnungspositionen 02300 bis 02302, 02310, 02340, 02341, 02360, 06350 bis 06352, 07340, 09360 bis 09362, 09364, 09365, 10330, 10340 bis 10342, 15321 bis 15324, 18340, 20364, 20365 und 26350 bis 26352 berechnungsfähig.

31709 **Postoperative Behandlung** nach der Erbringung einer Leistung entsprechend den Gebührenordnungspositionen 31321 oder 31322 bei Erbringung durch den Operateur

Obligater Leistungsinhalt
- Befundbesprechung,
- Befundkontrolle(n),

Fakultativer Leistungsinhalt
- Verbandwechsel,
- Einleitung und/oder Kontrolle der medikamentösen Therapie,

einmalig im Zeitraum von 21 Tagen nach Erbringung einer Leistung des Abschnitts 31.2

9,76 €
95 Punkte

Die Gebührenordnungsposition 31709 ist am Behandlungstag nicht neben der Gebührenordnungsposition 06340 berechnungsfähig.

Die Gebührenordnungsposition 31709 ist im Zeitraum von 21 Tagen nach Erbringung einer Leistung des Abschnitts 31.2 nicht neben den Gebührenordnungspositionen 02300 bis 02302, 02310, 02340, 02341, 02360, 06350 bis 06352, 07340, 09360 bis 09362, 09364, 09365, 10330, 10340 bis 10342, 15321 bis 15324, 18340, 20364, 20365 und 26350 bis 26352 berechnungsfähig.

31 Ambul. Operat., Anästh., ortho.-chirurg. konserv. Leist.

31710 **Postoperative Behandlung** nach der Erbringung der Leistung entsprechend den Gebührenordnungsposition 31323 bei Überweisung durch den Operateur
Obligater Leistungsinhalt
- Befundbesprechung,
- Befundkontrolle(n),

Fakultativer Leistungsinhalt
- Verbandwechsel,
- Einleitung und/oder Kontrolle der medikamentösen Therapie,

einmalig im Zeitraum von 21 Tagen nach Erbringung einer Leistung des Abschnitts 31.2

26,30 €
256 Punkte

Die Gebührenordnungsposition 31710 ist am Behandlungstag nicht neben der Gebührenordnungsposition 06340 berechnungsfähig.

Die Gebührenordnungsposition 31710 ist im Zeitraum von 21 Tagen nach Erbringung einer Leistung des Abschnitts 31.2 nicht neben den Gebührenordnungspositionen 02300 bis 02302, 02310, 02340, 02341, 02360, 06350 bis 06352, 07340, 09360 bis 09362, 09364, 09365, 10330, 10340 bis 10342, 15321 bis 15324, 18340, 20364, 20365 und 26350 bis 26352 berechnungsfähig.

31711 **Postoperative Behandlung** nach der Erbringung der Leistung entsprechend den Gebührenordnungsposition 31323 bei Erbringung durch den Operateur
Obligater Leistungsinhalt
- Befundbesprechung,
- Befundkontrolle(n),

Fakultativer Leistungsinhalt
- Verbandwechsel,
- Einleitung und/oder Kontrolle der medikamentösen Therapie,

einmalig im Zeitraum von 21 Tagen nach Erbringung einer Leistung des Abschnitts 31.2

19,93 €
194 Punkte

Die Gebührenordnungsposition 31711 ist am Behandlungstag nicht neben der Gebührenordnungsposition 06340 berechnungsfähig.

Die Gebührenordnungsposition 31711 ist im Zeitraum von 21 Tagen nach Erbringung einer Leistung des Abschnitts 31.2 nicht neben den Gebührenordnungspositionen 02300 bis 02302, 02310, 02340, 02341, 02360, 06350 bis 06352, 07340, 09360 bis 09362, 09364, 09365, 10330, 10340 bis 10342, 15321 bis 15324, 18340, 20364, 20365 und 26350 bis 26352 berechnungsfähig.

IV Arztgruppenüberg. b. spezif. Voraussetz. berechn. GOP

31712 **Postoperative Behandlung** nach der Erbringung einer Leistung entsprechend den Gebührenordnungspositionen 31324 oder 31325 bei Überweisung durch den Operateur

Obligater Leistungsinhalt
- Befundbesprechung,
- Befundkontrolle(n),

Fakultativer Leistungsinhalt
- Verbandwechsel,
- Einleitung und/oder Kontrolle der medikamentösen Therapie,

einmalig im Zeitraum von 21 Tagen nach Erbringung einer Leistung des Abschnitts 31.2

33,28 €
324 Punkte

Die Gebührenordnungsposition 31712 ist am Behandlungstag nicht neben der Gebührenordnungsposition 06340 berechnungsfähig.

Die Gebührenordnungsposition 31712 ist im Zeitraum von 21 Tagen nach Erbringung einer Leistung des Abschnitts 31.2 nicht neben den Gebührenordnungspositionen 02300 bis 02302, 02310, 02340, 02341, 02360, 06350 bis 06352, 07340, 09360 bis 09362, 09364, 09365, 10330, 10340 bis 10342, 15321 bis 15324, 18340, 20364, 20365 und 26350 bis 26352 berechnungsfähig.

31713 **Postoperative Behandlung** nach der Erbringung einer Leistung entsprechend den Gebührenordnungspositionen 31324 oder 31325 bei Erbringung durch den Operateur

Obligater Leistungsinhalt
- Befundbesprechung,
- Befundkontrolle(n),

Fakultativer Leistungsinhalt
- Verbandwechsel,
- Einleitung und/oder Kontrolle der medikamentösen Therapie,

einmalig im Zeitraum von 21 Tagen nach Erbringung einer Leistung des Abschnitts 31.2

27,22 €
265 Punkte

Die Gebührenordnungsposition 31713 ist am Behandlungstag nicht neben der Gebührenordnungsposition 06340 berechnungsfähig.

Die Gebührenordnungsposition 31713 ist im Zeitraum von 21 Tagen nach Erbringung einer Leistung des Abschnitts 31.2 nicht neben den Gebührenordnungspositionen 02300 bis 02302, 02310, 02340, 02341, 02360, 06350 bis 06352, 07340, 09360 bis 09362, 09364, 09365, 10330, 10340 bis 10342, 15321 bis 15324, 18340, 20364, 20365 und 26350 bis 26352 berechnungsfähig.

31 Ambul. Operat., Anästh., ortho.-chirurg. konserv. Leist. 31714–31715

31714	**Postoperative Behandlung** nach der Erbringung einer Leistung entsprechend den Gebührenordnungspositionen 31326 oder 31327 bei Überweisung durch den Operateur	

Obligater Leistungsinhalt
- Befundbesprechung,
- Befundkontrolle(n),

Fakultativer Leistungsinhalt
- Verbandwechsel,
- Einleitung und/oder Kontrolle der medikamentösen Therapie,

einmalig im Zeitraum von 21 Tagen nach Erbringung einer Leistung des Abschnitts 31.2

37,80 €
368 Punkte

Die Gebührenordnungsposition 31714 ist am Behandlungstag nicht neben der Gebührenordnungsposition 06340 berechnungsfähig.

Die Gebührenordnungsposition 31714 ist im Zeitraum von 21 Tagen nach Erbringung einer Leistung des Abschnitts 31.2 nicht neben den Gebührenordnungspositionen 02300 bis 02302, 02310, 02340, 02341, 02360, 06350 bis 06352, 07340, 09360 bis 09362, 09364, 09365, 10330, 10340 bis 10342, 15321 bis 15324, 18340, 20364, 20365 und 26350 bis 26352 berechnungsfähig.

31715	**Postoperative Behandlung** nach der Erbringung einer Leistung entsprechend den Gebührenordnungspositionen 31326 oder 31327 bei Erbringung durch den Operateur	

Obligater Leistungsinhalt
- Befundbesprechung,
- Befundkontrolle(n),

Fakultativer Leistungsinhalt
- Verbandwechsel,
- Einleitung und/oder Kontrolle der medikamentösen Therapie,

einmalig im Zeitraum von 21 Tagen nach Erbringung einer Leistung des Abschnitts 31.2

31,43 €
306 Punkte

Die Gebührenordnungsposition 31715 ist am Behandlungstag nicht neben der Gebührenordnungsposition 06340 berechnungsfähig.

Die Gebührenordnungsposition 31715 ist im Zeitraum von 21 Tagen nach Erbringung einer Leistung des Abschnitts 31.2 nicht neben den Gebührenordnungspositionen 02300 bis 02302, 02310, 02340, 02341, 02360, 06350 bis 06352, 07340, 09360 bis 09362, 09364, 09365, 10330, 10340 bis 10342, 15321 bis 15324, 18340, 20364, 20365 und 26350 bis 26352 berechnungsfähig.

31716–31717   IV Arztgruppenüberg. b. spezif. Voraussetz. berechn. GOP

31716 **Postoperative Behandlung** nach der Erbringung der Leistung entsprechend den Gebührenordnungspositionen 31331, 31350, 31371, 31372 oder 31373 bei Überweisung durch den Operateur

Obligater Leistungsinhalt
- Befundbesprechung,
- Befundkontrolle(n),

Fakultativer Leistungsinhalt
- Verbandwechsel,
- Tonometrie(n),
- Einleitung und/oder Kontrolle der medikamentösen Therapie,

einmalig im Zeitraum von 21 Tagen nach Erbringung einer Leistung des Abschnitts 31.2

22,50 €
219 Punkte

Die Gebührenordnungsposition 31716 ist am Behandlungstag nicht neben den Gebührenordnungspositionen 06310 und 06340 berechnungsfähig.

Die Gebührenordnungsposition 31716 ist im Zeitraum von 21 Tagen nach Erbringung einer Leistung des Abschnitts 31.2 nicht neben den Gebührenordnungspositionen 02300 bis 02302, 02310, 02340, 02341, 02360, 06310, 06350 bis 06352, 07340, 09360 bis 09362, 09364, 09365, 10330, 10340 bis 10342, 15321 bis 15324, 18340, 20364, 20365 und 26350 bis 26352 berechnungsfähig.

31717 **Postoperative Behandlung** nach der Erbringung der Leistung entsprechend den Gebührenordnungspositionen 31331, 31350, 31371, 31372 oder 31373 bei Erbringung durch den Operateur

Obligater Leistungsinhalt
- Befundbesprechung,
- Befundkontrolle(n),

Fakultativer Leistungsinhalt
- Verbandwechsel,
- Tonometrie(n),
- Einleitung und/oder Kontrolle der medikamentösen Therapie,

einmalig im Zeitraum von 21 Tagen nach Erbringung einer Leistung des Abschnitts 31.2

16,33 €
159 Punkte

Die Gebührenordnungsposition 31717 ist am Behandlungstag nicht neben den Gebührenordnungspositionen 06310 und 06340 berechnungsfähig.

Die Gebührenordnungsposition 31717 ist im Zeitraum von 21 Tagen nach Erbringung einer Leistung des Abschnitts 31.2 nicht neben den Gebührenordnungspositionen 02300 bis 02302, 02310, 02340, 02341, 02360, 06310, 06350 bis 06352, 07340, 09360 bis 09362, 09364, 09365, 10330, 10340 bis 10342, 15321 bis 15324, 18340, 20364, 20365 und 26350 bis 26352 berechnungsfähig.

31 Ambul. Operat., Anästh., ortho.-chirurg. konserv. Leist.

31718	**Postoperative Behandlung** nach der Erbringung einer Leistung entsprechend den Gebührenordnungspositionen 31332, 31333 oder 31351 bei Überweisung durch den Operateur	
	Obligater Leistungsinhalt	
	– Befundbesprechung,	
	– Befundkontrolle(n),	
	Fakultativer Leistungsinhalt	
	– Verbandwechsel,	
	– Tonometrie(n),	
	– Einleitung und/oder Kontrolle der medikamentösen Therapie,	
	einmalig im Zeitraum von 21 Tagen nach Erbringung einer Leistung des Abschnitts 31.2	35,64 € 347 Punkte
	Die Gebührenordnungsposition 31718 ist am Behandlungstag nicht neben den Gebührenordnungspositionen 06310 und 06340 berechnungsfähig.	
	Die Gebührenordnungsposition 31718 ist im Zeitraum von 21 Tagen nach Erbringung einer Leistung des Abschnitts 31.2 nicht neben den Gebührenordnungspositionen 02300 bis 02302, 02310, 02340, 02341, 02360, 06310, 06350 bis 06352, 07340, 09360 bis 09362, 09364, 09365, 10330, 10340 bis 10342, 15321 bis 15324, 18340, 20364, 20365 und 26350 bis 26352 berechnungsfähig.	
31719	**Postoperative Behandlung** nach der Erbringung einer Leistung entsprechend den Gebührenordnungspositionen 31332, 31333 oder 31351 bei Erbringung durch den Operateur	
	Obligater Leistungsinhalt	
	– Befundbesprechung,	
	– Befundkontrolle(n),	
	Fakultativer Leistungsinhalt	
	– Verbandwechsel,	
	– Tonometrie(n),	
	– Einleitung und/oder Kontrolle der medikamentösen Therapie,	
	einmalig im Zeitraum von 21 Tagen nach Erbringung einer Leistung des Abschnitts 31.2	29,38 € 286 Punkte
	Die Gebührenordnungsposition 31719 ist am Behandlungstag nicht neben den Gebührenordnungspositionen 06310 und 06340 berechnungsfähig.	
	Die Gebührenordnungsposition 31719 ist im Zeitraum von 21 Tagen nach Erbringung einer Leistung des Abschnitts 31.2 nicht neben den Gebührenordnungspositionen 02300 bis 02302, 02310, 02340, 02341, 02360, 06310, 06350 bis 06352, 07340, 09360 bis 09362, 09364, 09365, 10330, 10340 bis 10342, 15321 bis 15324, 18340, 20364, 20365 und 26350 bis 26352 berechnungsfähig.	

31720 **Postoperative Behandlung** nach der Erbringung einer Leistung entsprechend den Gebührenordnungspositionen 31334 oder 31335 bei Überweisung durch den Operateur

Obligater Leistungsinhalt
- Befundbesprechung,
- Befundkontrolle(n),

Fakultativer Leistungsinhalt
- Verbandwechsel,
- Tonometrie(n),
- Einleitung und/oder Kontrolle der medikamentösen Therapie,

einmalig im Zeitraum von 21 Tagen nach Erbringung einer Leistung des Abschnitts 31.2

42,73 €
416 Punkte

Die Gebührenordnungsposition 31720 ist am Behandlungstag nicht neben den Gebührenordnungspositionen 06310 und 06340 berechnungsfähig.

Die Gebührenordnungsposition 31720 ist im Zeitraum von 21 Tagen nach Erbringung einer Leistung des Abschnitts 31.2 nicht neben den Gebührenordnungspositionen 02300 bis 02302, 02310, 02340, 02341, 02360, 06310, 06350 bis 06352, 07340, 09360 bis 09362, 09364, 09365, 10330, 10340 bis 10342, 15321 bis 15324, 18340, 20364, 20365 und 26350 bis 26352 berechnungsfähig.

31721 **Postoperative Behandlung** nach der Erbringung einer Leistung entsprechend den Gebührenordnungspositionen 31334 oder 31335 bei Erbringung durch den Operateur

Obligater Leistungsinhalt
- Befundbesprechung,
- Befundkontrolle(n),

Fakultativer Leistungsinhalt
- Verbandwechsel,
- Tonometrie(n),
- Einleitung und/oder Kontrolle der medikamentösen Therapie,

einmalig im Zeitraum von 21 Tagen nach Erbringung einer Leistung des Abschnitts 31.2

36,46 €
355 Punkte

Die Gebührenordnungsposition 31721 ist am Behandlungstag nicht neben den Gebührenordnungspositionen 06310 und 06340 berechnungsfähig.

Die Gebührenordnungsposition 31721 ist im Zeitraum von 21 Tagen nach Erbringung einer Leistung des Abschnitts 31.2 nicht neben den Gebührenordnungspositionen 02300 bis 02302, 02310, 02340, 02341, 02360, 06310, 06350 bis 06352, 07340, 09360 bis 09362, 09364, 09365, 10330, 10340 bis 10342, 15321 bis 15324, 18340, 20364, 20365 und 26350 bis 26352 berechnungsfähig.

31 Ambul. Operat., Anästh., ortho.-chirurg. konserv. Leist.　　31722–31723

31722	Postoperative Behandlung nach der Erbringung einer Leistung entsprechend den Gebührenordnungspositionen 31336 oder 31337 bei Überweisung durch den Operateur *Obligater Leistungsinhalt* – Befundbesprechung, – Befundkontrolle(n), *Fakultativer Leistungsinhalt* – Verbandwechsel, – Tonometrie(n), – Einleitung und/oder Kontrolle der medikamentösen Therapie, einmalig im Zeitraum von 21 Tagen nach Erbringung einer Leistung des Abschnitts 31.2	47,97 € 467 Punkte

Die Gebührenordnungsposition 31722 ist am Behandlungstag nicht neben den Gebührenordnungspositionen 06310 und 06340 berechnungsfähig.

Die Gebührenordnungsposition 31722 ist im Zeitraum von 21 Tagen nach Erbringung einer Leistung des Abschnitts 31.2 nicht neben den Gebührenordnungspositionen 02300 bis 02302, 02310, 02340, 02341, 02360, 06310, 06350 bis 06352, 07340, 09360 bis 09362, 09364, 09365, 10330, 10340 bis 10342, 15321 bis 15324, 18340, 20364, 20365 und 26350 bis 26352 berechnungsfähig.

31723	Postoperative Behandlung nach der Erbringung einer Leistung entsprechend den Gebührenordnungspositionen 31336 oder 31337 bei Erbringung durch den Operateur *Obligater Leistungsinhalt* – Befundbesprechung, – Befundkontrolle(n), *Fakultativer Leistungsinhalt* – Verbandwechsel, – Tonometrie(n), – Einleitung und/oder Kontrolle der medikamentösen Therapie, einmalig im Zeitraum von 21 Tagen nach Erbringung einer Leistung des Abschnitts 31.2	41,40 € 403 Punkte

Die Gebührenordnungsposition 31723 ist am Behandlungstag nicht neben den Gebührenordnungspositionen 06310 und 06340 berechnungsfähig.

Die Gebührenordnungsposition 31723 ist im Zeitraum von 21 Tagen nach Erbringung einer Leistung des Abschnitts 31.2 nicht neben den Gebührenordnungspositionen 02300 bis 02302, 02310, 02340, 02341, 02360, 06310, 06350 bis 06352, 07340, 09360 bis 09362, 09364, 09365, 10330, 10340 bis 10342, 15321 bis 15324, 18340, 20364, 20365 und 26350 bis 26352 berechnungsfähig.

31724	**Postoperative Behandlung** nach der Erbringung der Leistung entsprechend der Gebührenordnungsposition 31341 bei Überweisung durch den Operateur	

Obligater Leistungsinhalt
- Befundbesprechung,
- Befundkontrolle(n),

Fakultativer Leistungsinhalt
- Verbandwechsel,
- Einleitung und/oder Kontrolle der medikamentösen Therapie,

einmalig im Zeitraum von 21 Tagen nach Erbringung einer Leistung des Abschnitts 31.2   13,46 € / 131 Punkte

Die Gebührenordnungsposition 31724 ist am Behandlungstag nicht neben den Gebührenordnungspositionen 06310 und 06340 berechnungsfähig.

Die Gebührenordnungsposition 31724 ist im Zeitraum von 21 Tagen nach Erbringung einer Leistung des Abschnitts 31.2 nicht neben den Gebührenordnungspositionen 02300 bis 02302, 02310, 02340, 02341, 02360, 06350 bis 06352, 07340, 09360 bis 09362, 09364, 09365, 10330, 10340 bis 10342, 15321 bis 15324, 18340, 20364, 20365 und 26350 bis 26352 berechnungsfähig.

31725   **Postoperative Behandlung** nach der Erbringung der Leistung entsprechend der Gebührenordnungsposition 31341 bei Erbringung durch den Operateur

Obligater Leistungsinhalt
- Befundbesprechung,
- Befundkontrolle(n),

Fakultativer Leistungsinhalt
- Verbandwechsel,
- Einleitung und/oder Kontrolle der medikamentösen Therapie,

einmalig im Zeitraum von 21 Tagen nach Erbringung einer Leistung des Abschnitts 31.2   7,09 € / 69 Punkte

Die Gebührenordnungsposition 31725 ist am Behandlungstag nicht neben den Gebührenordnungspositionen 06310 und 06340 berechnungsfähig.

Die Gebührenordnungsposition 31725 ist im Zeitraum von 21 Tagen nach Erbringung einer Leistung des Abschnitts 31.2 nicht neben den Gebührenordnungspositionen 02300 bis 02302, 02310, 02340, 02341, 02360, 06350 bis 06352, 07340, 09360 bis 09362, 09364, 09365, 10330, 10340 bis 10342, 15321 bis 15324, 18340, 20364, 20365 und 26350 bis 26352 berechnungsfähig.

31726	Postoperative Behandlung nach der Erbringung einer Leistung entsprechend den Gebührenordnungspositionen 31342 oder 31343 bei Überweisung durch den Operateur	
	Obligater Leistungsinhalt	
	– Befundbesprechung,	
	– Befundkontrolle(n),	
	Fakultativer Leistungsinhalt	
	– Verbandwechsel,	
	– Einleitung und/oder Kontrolle der medikamentösen Therapie,	
	einmalig im Zeitraum von 21 Tagen nach Erbringung einer Leistung des Abschnitts 31.2	13,46 € 131 Punkte
	Die Gebührenordnungsposition 31726 ist am Behandlungstag nicht neben den Gebührenordnungspositionen 06310 und 06340 berechnungsfähig.	
	Die Gebührenordnungsposition 31726 ist im Zeitraum von 21 Tagen nach Erbringung einer Leistung des Abschnitts 31.2 nicht neben den Gebührenordnungspositionen 02300 bis 02302, 02310, 02340, 02341, 02360, 06350 bis 06352, 07340, 09360 bis 09362, 09364, 09365, 10330, 10340 bis 10342, 15321 bis 15324, 18340, 20364, 20365 und 26350 bis 26352 berechnungsfähig.	
31727	Postoperative Behandlung nach der Erbringung einer Leistung entsprechend den Gebührenordnungspositionen 31342 oder 31343 bei Erbringung durch den Operateur	
	Obligater Leistungsinhalt	
	– Befundbesprechung,	
	– Befundkontrolle(n),	
	Fakultativer Leistungsinhalt	
	– Verbandwechsel,	
	– Einleitung und/oder Kontrolle der medikamentösen Therapie,	
	einmalig im Zeitraum von 21 Tagen nach Erbringung einer Leistung des Abschnitts 31.2	7,09 € 69 Punkte
	Die Gebührenordnungsposition 31727 ist am Behandlungstag nicht neben den Gebührenordnungspositionen 06310 und 06340 berechnungsfähig.	
	Die Gebührenordnungsposition 31727 ist im Zeitraum von 21 Tagen nach Erbringung einer Leistung des Abschnitts 31.2 nicht neben den Gebührenordnungspositionen 02300 bis 02302, 02310, 02340, 02341, 02360, 06350 bis 06352, 07340, 09360 bis 09362, 09364, 09365, 10330, 10340 bis 10342, 15321 bis 15324, 18340, 20364, 20365 und 26350 bis 26352 berechnungsfähig.	

31728 **Postoperative Behandlung** nach der Erbringung einer Leistung entsprechend den Gebührenordnungspositionen 31344 oder 31345 bei Überweisung durch den Operateur

Obligater Leistungsinhalt
- Befundbesprechung,
- Befundkontrolle(n),

Fakultativer Leistungsinhalt
- Verbandwechsel,
- Einleitung und/oder Kontrolle der medikamentösen Therapie,

einmalig im Zeitraum von 21 Tagen nach Erbringung einer Leistung des Abschnitts 31.2

18,18 €
177 Punkte

Die Gebührenordnungsposition 31728 ist am Behandlungstag nicht neben den Gebührenordnungspositionen 06310 und 06340 berechnungsfähig.

Die Gebührenordnungsposition 31728 ist im Zeitraum von 21 Tagen nach Erbringung einer Leistung des Abschnitts 31.2 nicht neben den Gebührenordnungspositionen 02300 bis 02302, 02310, 02340, 02341, 02360, 06350 bis 06352, 07340, 09360 bis 09362, 09364, 09365, 10330, 10340 bis 10342, 15321 bis 15324, 18340, 20364, 20365 und 26350 bis 26352 berechnungsfähig.

31729 **Postoperative Behandlung** nach der Erbringung einer Leistung entsprechend den Gebührenordnungspositionen 31344 oder 31345 bei Erbringung durch den Operateur

Obligater Leistungsinhalt
- Befundbesprechung,
- Befundkontrolle(n),

Fakultativer Leistungsinhalt
- Verbandwechsel,
- Einleitung und/oder Kontrolle der medikamentösen Therapie,

einmalig im Zeitraum von 21 Tagen nach Erbringung einer Leistung des Abschnitts 31.2

11,81 €
115 Punkte

Die Gebührenordnungsposition 31729 ist am Behandlungstag nicht neben den Gebührenordnungspositionen 06310 und 06340 berechnungsfähig.

Die Gebührenordnungsposition 31729 ist im Zeitraum von 21 Tagen nach Erbringung einer Leistung des Abschnitts 31.2 nicht neben den Gebührenordnungspositionen 02300 bis 02302, 02310, 02340, 02341, 02360, 06350 bis 06352, 07340, 09360 bis 09362, 09364, 09365, 10330, 10340 bis 10342, 15321 bis 15324, 18340, 20364, 20365 und 26350 bis 26352 berechnungsfähig.

31 Ambul. Operat., Anästh., ortho.-chirurg. konserv. Leist. 31730–31731

31730 **Postoperative Behandlung** nach der Erbringung einer Leistung entsprechend den Gebührenordnungspositionen 31346 oder 31347 bei Überweisung durch den Operateur

Obligater Leistungsinhalt
- Befundbesprechung,
- Befundkontrolle(n),

Fakultativer Leistungsinhalt
- Verbandwechsel,
- Einleitung und/oder Kontrolle der medikamentösen Therapie,

einmalig im Zeitraum von 21 Tagen nach Erbringung einer Leistung des Abschnitts 31.2

22,29 €
217 Punkte

Die Gebührenordnungsposition 31730 ist am Behandlungstag nicht neben den Gebührenordnungspositionen 06310 und 06340 berechnungsfähig.

Die Gebührenordnungsposition 31730 ist im Zeitraum von 21 Tagen nach Erbringung einer Leistung des Abschnitts 31.2 nicht neben den Gebührenordnungspositionen 02300 bis 02302, 02310, 02340, 02341, 02360, 06350 bis 06352, 07340, 09360 bis 09362, 09364, 09365, 10330, 10340 bis 10342, 15321 bis 15324, 18340, 20364, 20365 und 26350 bis 26352 berechnungsfähig.

31731 **Postoperative Behandlung** nach der Erbringung einer Leistung entsprechend den Gebührenordnungspositionen 31346 oder 31347 bei Erbringung durch den Operateur.

Obligater Leistungsinhalt
- Befundbesprechung,
- Befundkontrolle(n),

Fakultativer Leistungsinhalt
- Verbandwechsel,
- Einleitung und/oder Kontrolle der medikamentösen Therapie,

einmalig im Zeitraum von 21 Tagen nach Erbringung einer Leistung des Abschnitts 31.2

16,02 €
156 Punkte

Die Gebührenordnungsposition 31731 ist am Behandlungstag nicht neben den Gebührenordnungspositionen 06310 und 06340 berechnungsfähig.

Die Gebührenordnungsposition 31731 ist im Zeitraum von 21 Tagen nach Erbringung einer Leistung des Abschnitts 31.2 nicht neben den Gebührenordnungspositionen 02300 bis 02302, 02310, 02340, 02341, 02360, 06350 bis 06352, 07340, 09360 bis 09362, 09364, 09365, 10330, 10340 bis 10342, 15321 bis 15324, 18340, 20364, 20365 und 26350 bis 26352 berechnungsfähig.

31734–31735   IV Arztgruppenüberg. b. spezif. Voraussetz. berechn. GOP

31734 **Postoperative Behandlung** nach der Erbringung einer Leistung entsprechend der Gebührenordnungsposition 31362 bei Überweisung durch den Operateur

Obligater Leistungsinhalt
- Befundbesprechung,
- Befundkontrolle(n),

Fakultativer Leistungsinhalt
- Verbandwechsel,
- Tonometrie(n),
- Einleitung und/oder Kontrolle der medikamentösen Therapie,

einmalig im Zeitraum von 21 Tagen nach Erbringung einer Leistung des Abschnitts 31.2   50,85 €
495 Punkte

Die Gebührenordnungsposition 31734 ist im Zeitraum von 21 Tagen nach Erbringung einer Leistung des Abschnitts 31.2 nicht neben den Gebührenordnungspositionen 02300 bis 02302, 02310, 06350 bis 06352, 09364, 09365, 20364 und 20365 berechnungsfähig.

31735 **Postoperative Behandlung** nach der Erbringung einer Leistung entsprechend der Gebührenordnungsposition 31362 bei Erbringung durch den Operateur

Obligater Leistungsinhalt
- Befundbesprechung,
- Befundkontrolle(n),

Fakultativer Leistungsinhalt
- Verbandwechsel,
- Tonometrie(n),
- Einleitung und/oder Kontrolle der medikamentösen Therapie,

einmalig im Zeitraum von 21 Tagen nach Erbringung einer Leistung des Abschnitts 31.2   16,33 €
159 Punkte

Die Gebührenordnungsposition 31735 ist im Zeitraum von 21 Tagen nach Erbringung einer Leistung des Abschnitts 31.2 nicht neben den Gebührenordnungspositionen 02300 bis 02302, 02310, 06350 bis 06352, 09364, 09365, 20364 und 20365 berechnungsfähig.

31.5   Anästhesien im Zusammenhang mit Eingriffen des Abschnitts 31.2

31.5.1   Präambel
1. Die Leistungen entsprechend den Gebührenordnungspositionen des Abschnittes 31.5.2 können nur von dem die Gebührenordnungsposition des Abschnittes 31.2 abrechnenden Operateur erbracht werden. Die Leistung entsprechend der Gebührenordnungsposition 31800 kann auch von Ärzten berechnet werden, die Leistungen entsprechend der Gebührenordnungspositionen 31910, 31912 und 31920 erbringen.
2. Die Leistungen entsprechend den Gebührenordnungspositionen des Abschnittes 31.5.3 können nur von Fachärzten für Anästhesie erbracht werden.

31 Ambul. Operat., Anästh., ortho.-chirurg. konserv. Leist.   31800

3. Fachärzte für Allgemeinmedizin, Praktische Ärzte und Ärzte ohne Gebietsbezeichnung können - wenn sie im Wesentlichen anästhesiologische Leistungen erbringen - gemäß § 73 Abs. 1a SGB V auf deren Antrag die Genehmigung zur ausschließlichen Teilnahme an der fachärztlichen Versorgung erhalten und Gebührenordnungspositionen des Abschnittes 31.5.3 berechnen. Nach Erhalt der Genehmigung können sie Gebührenordnungspositionen des Kapitels 3 nicht mehr berechnen.
4. Entsprechend Nr. 3 und Nr. 4 der Präambel zum Anhang 2 wird die Fortsetzung der Narkose durch die Abrechnung des Zuschlags nach der Nr. 31828 berechnet.
5. Bei primärer Anwendung mehrerer Anästhesie- und/oder Narkoseverfahren nebeneinander ist nur die höchstbewertete Leistung berechnungsfähig, sofern die unterschiedlichen Verfahren die Analgesie in demselben Versorgungsgebiet zum Ziel haben.

31.5.2 Regionalanästhesien durch den Operateur

31800   **Regionalanästhesie durch den Operateur**, der einen ambulanten Eingriff nach Abschnitt 31.2 erbringt

Obligater Leistungsinhalt

- Intravenöse regionale Anästhesie an einer Extremität (Blockade nach Bier)

und/oder
- Anästhesie des Plexus brachialis

und/oder
- Ischiofemorale Blockade (Blockade des Nervus ischiadicus und 3-in 1-Block),
- Überwachung und Dokumentation der Vitalparameter,
- Pulsoxymetrie,
- EKG-Monitoring,
- I.v.-Zugang

Fakultativer Leistungsinhalt

- Legen einer Blutleere,
- Infusion,   38,83 €
- Verabreichung von Analgetika/Sedativa   378 Punkte

Im Zusammenhang mit der Erbringung der Leistungen entsprechend der Gebührenordnungspositionen 31910, 31912 und 31920 ist die Gebührenordnungsposition 31800 ebenfalls berechnungsfähig.

Die Gebührenordnungsposition 31800 ist nicht neben den Gebührenordnungspositionen 01220 bis 01222, 05350, 05360, 31830 und 31831 berechnungsfähig.

Die Gebührenordnungsposition 31800 ist am Behandlungstag nicht neben den Gebührenordnungspositionen 02100 und 02101 berechnungsfähig.

31801 **Retrobulbäre Anästhesie durch den Operateur**, der einen ambulanten Eingriff der Kategorie U, V, W oder X entsprechend Anhang 2 erbringt

Obligater Leistungsinhalt
- Retrobulbäre Anästhesie,
- Pulsoxymetrie,
- Überwachung und Dokumentation der Vitalparameter

Fakultativer Leistungsinhalt
- Infusion(en),
- Verabreichung von Analgetika/Sedativa

16,74 €
163 Punkte

Die Gebührenordnungsposition 31801 ist nicht neben den Gebührenordnungspositionen 01220 bis 01222, 05350, 05360 und 31821 bis 31827 berechnungsfähig.

Die Gebührenordnungsposition 31801 ist am Behandlungstag nicht neben den Gebührenordnungspositionen 02100 und 02101 berechnungsfähig.

31.5.3 Anästhesien im Zusammenhang mit der Erbringung von Leistungen des Abschnittes 31.2

1. Die Berechnung von Anästhesien des Abschnitts 31.5.3 setzt voraus, dass ein anderer Vertragsarzt in diesem Zusammenhang eine Leistung entsprechend einer Gebührenordnungsposition des Abschnitts 31.2 erbringt und berechnet. Im Zusammenhang mit der Erbringung von Leistungen entsprechend einer Gebührenordnungsposition des Abschnitts 31.2 durch einen anderen Vertragsarzt können nur Anästhesien des Abschnitts 31.5.3, keine Anästhesien aus dem Kapitel 5 oder dem Abschnitt 36.5, erbracht werden.

31820 **Leitungsanästhesie eines Nerven oder Ganglions an der Schädelbasis**

Obligater Leistungsinhalt
- Leitungsanästhesie eines Nerven oder Ganglions an der Schädelbasis,
- Erfolgsnachweis durch fehlende Reaktion des Nervs oder Ganglions,
- Dokumentation mit Angabe des Nervs oder Ganglions

Fakultativer Leistungsinhalt
- Retrobulbäre Anästhesie

19,82 €
193 Punkte

Die Gebührenordnungsposition nach der Nr. 31820 ist bei der Leitungsanästhesie der nervi occipitales oder auriculares nicht berechnungsfähig.

Die Gebührenordnungsposition 31820 ist nicht neben den Gebührenordnungspositionen 01220 bis 01222, 01440, 01510 bis 01512, 01520, 01521, 01530, 01531, 01856, 01913, 02100, 02101, 02300 bis 02302, 02342, 05320, 05330, 05331, 05340, 05341, 05350, 05360, 30708 und 31821 bis 31828 berechnungsfähig.

31 Ambul. Operat., Anästh., ortho.-chirurg. konserv. Leist. 31821

31821 **Anästhesie und/oder Narkose**, im Rahmen der Durchführung von Leistungen entsprechend einer der Gebührenordnungspositionen 31101, 31111, 31121, 31131, 31141, 31151, 31161, 31171, 31181, 31191, 31201, 31211, 31221, 31231, 31241, 31251, 31261, 31271, 31281, 31291, 31301, 31311, 31321, 31331, 31341, 31350, 31371, 31372 oder 31373 einschließlich der prä- und postanästhesiologischen Rüstzeiten, mittels eines oder mehrerer der nachfolgend genannten Verfahren:
- Plexusanästhesie

und/oder
- Spinal- und/oder Periduralanästhesie

und/oder
- Intravenöse regionale Anästhesie einer Extremität

und/oder
- Kombinationsnarkose mit Maske, Larynxmaske und/oder endotracheale Intubation

Obligater Leistungsinhalt
- Anästhesien oder Narkose

Fakultativer Leistungsinhalt
- Anästhesien nach der Nr. 05320,
- Kontrolle der Katheterlage durch Injektion eines Lokalanästhetikums,
- Legen einer Blutleere,
- Infusion(en) (Nr. 02100),
- Magenverweilsondeneinführung (Nr. 02320),
- Anlage suprapubischer Harnblasenkatheter (Nr. 02321),
- Wechsel/Entfernung suprapubischer Harnblasenkatheter (Nr. 02322),
- Wechsel/Legen transurethraler Dauerkatheter (Nr. 02323),
- arterielle Blutentnahme (Nr. 02330),
- Multigasmessung,
- Gesteuerte Blutdrucksenkung,
- Dokumentierte Überwachung bis zur Stabilisierung der Vitalfunktionen

99,53 €
969 Punkte

Die Berechnung der Gebührenordnungsposition 31821 für die Anästhesie und/oder Narkose im Rahmen der Durchführung einer intravitrealen Medikamenteneingabe gemäß den Gebührenordnungspositionen 31371 bis 31373 setzt eine ausführliche Begründung der medizinischen Notwendigkeit im Einzelfall voraus.

Die Gebührenordnungsposition 31821 ist nicht neben den Gebührenordnungspositionen 01220 bis 01222, 01440, 01510 bis 01512, 01520, 01521, 01530, 01531, 01856, 01913, 02100, 02101, 02300 bis 02302, 02320 bis 02323, 02330, 02331, 02340 bis 02343, 05320, 05330, 05331, 05340, 05341, 05350, 05360, 30708, 31801, 31820, 31822 bis 31827, 31830 und 31831 berechnungsfähig.

31822 IV Arztgruppenüberg. b. spezif. Voraussetz. berechn. GOP

31822	**Anästhesie und/oder Narkose**, im Rahmen der Durchführung von Leistungen entsprechend einer der Gebührenordnungspositionen 31102, 31112, 31122, 31132, 31142, 31152, 31162, 31172, 31182, 31192, 31202, 31212, 31222, 31232, 31242, 31252, 31262, 31272, 31282, 31292, 31302, 31312, 31322, 31332, 31342 oder 31351 einschließlich der prä- und postanästhesiologischen Rüstzeiten, mittels eines oder mehrerer der nachfolgend genannten Verfahren:

- Plexusanästhesie

und/oder

- Spinal- und/oder Periduralanästhesie

und/oder

- Intravenöse regionale Anästhesie einer Extremität

und/oder

- Kombinationsnarkose mit Maske, Larynxmaske und/oder endotracheale Intubation

Obligater Leistungsinhalt

- Anästhesien oder Narkose

Fakultativer Leistungsinhalt

- Anästhesien nach der Nr. 05320,
- Kontrolle der Katheterlage durch Injektion eines Lokalanästhetikums,
- Legen einer Blutleere,
- Infusion(en) (Nr. 02100),
- Magenverweilsondeneinführung (Nr. 02320),
- Anlage suprapubischer Harnblasenkatheter (Nr. 02321),
- Wechsel/Entfernung suprapubischer Harnblasenkatheter (Nr. 02322),
- Wechsel/Legen transurethraler Dauerkatheter (Nr. 02323),
- arterielle Blutentnahme (Nr. 02330),
- Multigasmessung,
- Gesteuerte Blutdrucksenkung,
- Dokumentierte Überwachung bis zur Stabilisierung der Vitalfunktionen   129,12 €
                                                                            1257 Punkte

Die Gebührenordnungsposition 31822 ist nicht neben den Gebührenordnungspositionen 01220 bis 01222, 01440, 01510 bis 01512, 01520, 01521, 01530, 01531, 01856, 01913, 02100, 02101, 02300 bis 02302, 02320 bis 02323, 02330, 02331, 02340 bis 02343, 05320, 05330, 05331, 05340, 05341, 05350, 05360, 30708, 31801, 31820, 31821, 31823 bis 31827, 31830 und 31831 berechnungsfähig.

31 Ambul. Operat., Anästh., ortho.-chirurg. konserv. Leist. 31823

31823 **Anästhesie und/oder Narkose**, im Rahmen der Durchführung von Leistungen entsprechend einer der Gebührenordnungspositionen 31103, 31113, 31123, 31133, 31143, 31153, 31163, 31173, 31183, 31193, 31203, 31213, 31223, 31233, 31243, 31253, 31263, 31273, 31283, 31293, 31303, 31313, 31323, 31333 oder 31343, einschließlich der prä- und postanästhesiologischen Rüstzeiten, mittels eines oder mehrerer der nachfolgend genannten Verfahren:
- Plexusanästhesie

und/oder
- Spinal- und/oder Periduralanästhesie

und/oder
- Intravenöse regionale Anästhesie einer Extremität

und/oder
- Kombinationsnarkose mit Maske, Larynxmaske und/oder endotracheale Intubation

Obligater Leistungsinhalt
- Anästhesien oder Narkose

Fakultativer Leistungsinhalt
- Anästhesien nach der Nr. 05320,
- Kontrolle der Katheterlage durch Injektion eines Lokalanästhetikums,
- Legen einer Blutleere,
- Infusion(en) (Nr. 02100),
- Magenverweilsondeneinführung (Nr. 02320),
- Anlage suprapubischer Harnblasenkatheter (Nr. 02321),
- Wechsel/Entfernung suprapubischer Harnblasenkatheter (Nr. 02322),
- Wechsel/Legen transurethraler Dauerkatheter (Nr. 02323),
- arterielle Blutentnahme (Nr. 02330),
- Multigasmessung,
- Gesteuerte Blutdrucksenkung,
- Dokumentierte Überwachung bis zur Stabilisierung der Vitalfunktionen

158,39 €
1542 Punkte

Die Gebührenordnungsposition 31823 ist nicht neben den Gebührenordnungspositionen 01220 bis 01222, 01440, 01510 bis 01512, 01520, 01521, 01530, 01531, 01856, 01913, 02100, 02101, 02300 bis 02302, 02320 bis 02323, 02330, 02331, 02340 bis 02343, 05320, 05330, 05331, 05340, 05341, 05350, 05360, 30708, 31801, 31820 bis 31822, 31824 bis 31827, 31930 und 31931 berechnungsfähig.

31824 **Anästhesie und/oder Narkose**, im Rahmen der Durchführung von Leistungen entsprechend einer der Gebührenordnungspositionen 31104, 31114, 31124, 31134, 31144, 31154, 31164, 31174, 31184, 31194, 31204, 31214, 31224, 31234, 31244, 31254, 31264, 31274, 31284, 31294, 31304, 31314, 31324, 31334 oder 31344, einschließlich der prä- und postanästhesiologischen Rüstzeiten, mittels eines oder mehrerer der nachfolgend genannten Verfahren:

- Plexusanästhesie

und/oder

- Spinal- und/oder Periduralanästhesie

und/oder

- Intravenöse regionale Anästhesie einer Extremität

und/oder

- Kombinationsnarkose mit Maske, Larynxmaske und/oder endotracheale Intubation

Obligater Leistungsinhalt

- Anästhesien oder Narkose

Fakultativer Leistungsinhalt

- Anästhesien nach der Nr. 05320,
- Kontrolle der Katheterlage durch Injektion eines Lokalanästhetikums,
- Legen einer Blutleere,
- Infusion(en) (Nr. 02100),
- Magenverweilsondeneinführung (Nr. 02320),
- Anlage suprapubischer Harnblasenkatheter (Nr. 02321),
- Wechsel/Entfernung suprapubischer Harnblasenkatheter (Nr. 02322),
- Wechsel/Legen transurethraler Dauerkatheter (Nr. 02323),
- arterielle Blutentnahme (Nr. 02330),
- Multigasmessung,
- Gesteuerte Blutdrucksenkung,
- Dokumentierte Überwachung bis zur Stabilisierung der Vitalfunktionen

187,77 €
1828 Punkte

Die Gebührenordnungsposition 31824 ist nicht neben den Gebührenordnungspositionen 01220 bis 01222, 01440, 01510 bis 01512, 01520, 01521, 01530, 01531, 01856, 01913, 02100, 02101, 02300 bis 02302, 02320 bis 02323, 02330, 02331, 02340 bis 02343, 05320, 05330, 05331, 05340, 05341, 05350, 05360, 30708, 31801, 31820 bis 31823, 31825 bis 31827, 31830 und 31831 berechnungsfähig.

31 Ambul. Operat., Anästh., ortho.-chirurg. konserv. Leist. 31825

31825 **Anästhesie und/oder Narkose**, im Rahmen der Durchführung von Leistungen entsprechend einer der Gebührenordnungspositionen 31105, 31115, 31125, 31135, 31145, 31155, 31165, 31175, 31185, 31195, 31205, 31215, 31225, 31235, 31245, 31255, 31265, 31275, 31285, 31295, 31305, 31315, 31325, 31335 oder 31345, einschließlich der prä- und postanästhesiologischen Rüstzeiten, mittels eines oder mehrerer der nachfolgend genannten Verfahren:
- Plexusanästhesie

und/oder
- Spinal- und/oder Periduralanästhesie

und/oder
- Intravenöse regionale Anästhesie einer Extremität

und/oder
- Kombinationsnarkose mit Maske, Larynxmaske und/oder endotracheale Intubation

Obligater Leistungsinhalt
- Anästhesien oder Narkose

Fakultativer Leistungsinhalt
- Anästhesien nach der Nr. 05320,
- Kontrolle der Katheterlage durch Injektion eines Lokalanästhetikums,
- Legen einer Blutleere,
- Infusion(en) (Nr. 02100),
- Magenverweilsondeneinführung (Nr. 02320),
- Anlage suprapubischer Harnblasenkatheter (Nr. 02321),
- Wechsel/Entfernung suprapubischer Harnblasenkatheter (Nr. 02322),
- Wechsel/Legen transurethraler Dauerkatheter (Nr. 02323),
- arterielle Blutentnahme (Nr. 02330),
- Multigasmessung,
- Gesteuerte Blutdrucksenkung,
- Dokumentierte Überwachung bis zur Stabilisierung der Vitalfunktionen

247,04 €
2405 Punkte

Die Gebührenordnungsposition 31825 ist nicht neben den Gebührenordnungspositionen 01220 bis 01222, 01440, 01510 bis 01512, 01520, 01521, 01530, 01531, 01856, 01913, 02100, 02101, 02300 bis 02302, 02320 bis 02323, 02330, 02331, 02340 bis 02343, 05320, 05330, 05331, 05340, 05341, 05350, 05360, 30708, 31801, 31820 bis 31824, 31826, 31827, 31830 und 31831 berechnungsfähig.

31826 **Anästhesie und/oder Narkose**, im Rahmen der Durchführung von Leistungen entsprechend einer der Gebührenordnungspositionen 31106, 31116, 31126, 31136, 31146, 31156, 31166, 31176, 31186, 31196, 31206, 31216, 31226, 31236, 31246, 31256, 31266, 31276, 31286, 31296, 31306, 31316, 31326, 31336 oder 31346 einschließlich der prä- und postanästhesiologischen Rüstzeiten, mittels eines oder mehrerer der nachfolgend genannten Verfahren:

- Plexusanästhesie

und/oder

- Spinal- und/oder Periduralanästhesie

und/oder

- Intravenöse regionale Anästhesie einer Extremität

und/oder

- Kombinationsnarkose mit Maske, Larynxmaske und/oder endotracheale Intubation

Obligater Leistungsinhalt

- Anästhesien oder Narkose

Fakultativer Leistungsinhalt

- Anästhesien nach der Nr. 05320,
- Kontrolle der Katheterlage durch Injektion eines Lokalanästhetikums,
- Legen einer Blutleere,
- Infusion(en) (Nr. 02100),
- Magenverweilsondeneinführung (Nr. 02320),
- Anlage suprapubischer Harnblasenkatheter (Nr. 02321),
- Wechsel/Entfernung suprapubischer Harnblasenkatheter (Nr. 02322),
- Wechsel/Legen transurethraler Dauerkatheter (Nr. 02323),
- arterielle Blutentnahme (Nr. 02330),
- Multigasmessung,
- Gesteuerte Blutdrucksenkung,
- Dokumentierte Überwachung bis zur Stabilisierung der Vitalfunktionen

293,47 €
2857 Punkte

Die Gebührenordnungsposition 31826 ist nicht neben den Gebührenordnungspositionen 01220 bis 01222, 01440, 01510 bis 01512, 01520, 01521, 01530, 01531, 01856, 01913, 02100, 02101, 02300 bis 02302, 02320 bis 02323, 02330, 02331, 02340 bis 02343, 05320, 05330, 05331, 05340, 05341, 05350, 05360, 30708, 31801, 31820 bis 31825, 31827, 31830 und 31831 berechnungsfähig.

31 Ambul. Operat., Anästh., ortho.-chirurg. konserv. Leist. 31827

31827 Anästhesie und/oder Narkose, im Rahmen der Durchführung von Leistungen entsprechend einer der Gebührenordnungspositionen 31107, 31117, 31127, 31137, 31147, 31157, 31167, 31177, 31187, 31197, 31207, 31217, 31227, 31237, 31247, 31257, 31267, 31277, 31287, 31297, 31307, 31317, 31327, 31337 oder 31347, einschließlich der prä- und postanästhesiologischen Rüstzeiten, mittels eines oder mehrerer der nachfolgend genannten Verfahren:
- Plexusanästhesie

und/oder
- Spinal- und/oder Periduralanästhesie

und/oder
- Intravenöse regionale Anästhesie einer Extremität

und/oder
- Kombinationsnarkose mit Maske, Larynxmaske und/oder endotracheale Intubation

Obligater Leistungsinhalt
- Anästhesien oder Narkose

Fakultativer Leistungsinhalt
- Anästhesien nach der Nr. 05320,
- Kontrolle der Katheterlage durch Injektion eines Lokalanästhetikums,
- Legen einer Blutleere,
- Infusion(en) (Nr. 02100),
- Magenverweilsondeneinführung (Nr. 02320),
- Anlage suprapubischer Harnblasenkatheter (Nr. 02321),
- Wechsel/Entfernung suprapubischer Harnblasenkatheter (Nr. 02322),
- Wechsel/Legen transurethraler Dauerkatheter (Nr. 02323),
- arterielle Blutentnahme (Nr. 02330),
- Multigasmessung,
- Gesteuerte Blutdrucksenkung,
- Dokumentierte Überwachung bis zur Stabilisierung der Vitalfunktionen

305,48 €
2974 Punkte

Die Gebührenordnungsposition 31827 ist nicht neben den Gebührenordnungspositionen 01220 bis 01222, 01440, 01510 bis 01512, 01520, 01521, 01530, 01531, 01856, 01913, 02100, 02101, 02300 bis 02302, 02320 bis 02323, 02330, 02331, 02340 bis 02343, 05320, 05330, 05331, 05340, 05341, 05350, 05360, 30708, 31801, 31820 bis 31826, 31830 und 31831 berechnungsfähig.

| 31828–31831 | IV Arztgruppenüberg. b. spezif. Voraussetz. berechn. GOP |

31828 **Zuschlag** zu den Gebührenordnungspositionen 31821 bis 31826 bei Simultaneingriffen sowie zu der Gebührenordnungsposition 31827 **bei Fortsetzung einer Anästhesie und/oder Narkose** für jeweils vollendete 15 Minuten Schnitt-Naht-Zeit

Obligater Leistungsinhalt

– Fortsetzung der Narkose für jeweils vollendete 15 Minuten Schnitt-Naht-Zeit,
– Nachweis der Schnitt-Naht-Zeit durch das OP- und/oder Narkoseprotokoll,

je weitere vollendete 15 Minuten Schnitt-Naht-Zeit

29,38 €
286 Punkte

Die Gebührenordnungsposition 31828 ist nicht neben den Gebührenordnungspositionen 01220 bis 01222, 01440, 01510 bis 01512, 01520, 01521, 01530, 01531, 01856, 01857, 01913, 02100, 02101, 02300 bis 02302, 02320 bis 02323, 02330, 02331, 02340 bis 02343, 05320, 05330, 05331, 05340, 05341, 05350, 05360, 30708, 31820, 31830 und 31831 berechnungsfähig.

31830 Einleitung und Unterhaltung einer **Analgesie** und/oder Sedierung während eines operativen oder stationsersetzenden Eingriffs nach der Nr. 31350

Obligater Leistungsinhalt

– Verabreichung von Analgetika und/oder Sedativa,
– Intravenöser Zugang und/oder Infusion,
– Pulsoxymetrie,

24,86 €
242 Punkte

Abweichend von Nr. 5 der Präambel des Abschnittes 31.5 kann die Gebührenordnungsposition 31830 neben der Gebührenordnungsposition 31801 oder 31820 berechnet werden.

Die Gebührenordnungsposition 31830 ist nicht neben den Gebührenordnungspositionen 01220 bis 01222, 01440, 01510 bis 01512, 01520, 01521, 01530, 01531, 01856, 01913, 02100, 02101, 02300 bis 02302, 02340 bis 02342, 05360, 30708, 31800, 31821 bis 31828 und 31831 und nicht neben den Gebührenordnungspositionen des Abschnitts 5.3 berechnungsfähig.

31831 Einleitung und Unterhaltung einer **Analgesie** und/oder Sedierung während eines operativen oder stationsersetzenden Eingriffs nach der Nr. 31351

Obligater Leistungsinhalt

– Verabreichung von Analgetika und/oder Sedativa,
– Intravenöser Zugang und/oder Infusion,
– Pulsoxymetrie,

47,04 €
458 Punkte

Abweichend von Nr. 5 der Präambel des Abschnittes 31.5 kann die Gebührenordnungsposition 31831 neben der Gebührenordnungsposition 31801 oder 31820 berechnet werden.

Die Gebührenordnungsposition 31831 ist nicht neben den Gebührenordnungspositionen 01220 bis 01222, 01440, 01510 bis 01512, 01520, 01521, 01530, 01531, 01856, 01913, 02100, 02101, 02300

31 Ambul. Operat., Anästh., ortho.-chirurg. konserv. Leist. 31900–31914

bis 02302, 02340 bis 02342, 05360, 30708, 31800, 31821 bis 31828 und 31830 und nicht neben den Gebührenordnungspositionen des Abschnitts 5.3 berechnungsfähig.

31.6 Orthopädisch-chirurgisch konservative Gebührenordnungspositionen

31.6.1 Präambel

1. Neben einem ablaufbezogenen Leistungskomplex nach den Nrn. 31930 und/oder 31932 können im Behandlungsfall nur die arztgruppenspezifischen Versicherten- und/oder Grundpauschalen, die Gebührenordnungspositionen 01100, 01101, 01210, 01212, 01214, 01216, 01218, 01220 bis 01222, 01320, 01321, 01600 bis 01602, 01610, 01612, 01620 bis 01623, 01711 bis 01718, 01722, 01723, 01770 bis 01775, 01780 bis 01787, 01790 bis 01792, 01793, 01800, 01802 bis 01811, 01815, 01816, 01822, 01825 bis 01828, 01830 bis 01833, 01839, 01840, 01850, 01915, 01950 bis 01952, 01955, 01956, 33050 und 33051 und die Gebührenordnungspositionen der Kapitel 32, 34 und 35 berechnet werden.
2. Wird im Zusammenhang mit den Gebührenordnungspositionen 31910, 31912 und 31920 die Gebührenordnungsposition 31800 erbracht, ist diese ebenfalls berechnungsfähig.

31.6.2 Orthopädisch-chirurgisch konservative Gebührenordnungspositionen

31900 Praktische Schulung

Obligater Leistungsinhalt
- Schulung im Gebrauch von Kunstgliedern, Fremdkraftprothesen oder großen orthopädischen Hilfsmitteln,

Fakultativer Leistungsinhalt
- Unterweisung der Betreuungsperson,

je Sitzung

5,85 €
57 Punkte

31910 Einrichtung von Frakturen und/oder Luxationen distal der Hand- oder Fußwurzel

5,85 €
57 Punkte

31912 Einrichtung von Frakturen und/oder Luxationen des Ellenbogen- oder Kniegelenkes oder distal davon mit Ausnahme der Leistungsinhalte der Gebührenordnungsposition 31910

11,40 €
111 Punkte

31914 Einrichtung von Frakturen und/oder Luxationen proximal von Knie- oder Ellenbogengelenk

28,56 €
278 Punkte

31920 Kontraktionsmobilisierung

Obligater Leistungsinhalt

Mobilisierung eines kontrakten
- Kiefergelenks

und/oder
- Schultergelenks

und/oder
- Ellenbogengelenks

und/oder
- Hüftgelenks

und/oder
- Kniegelenks

17,05 €
166 Punkte

Die Gebührenordnungsposition ist nur berechnungsfähig, wenn die Kontraktionsmobilisierung in Narkose oder Regionalanästhesie als selbstständige Leistung vorgenommen wurde.

Der zur Berechnung der Gebührenordnungsposition 31920 geforderte Leistungsinhalt (Regionalanästhesie) wird nicht erfüllt durch Infiltrations-, Leitungs- oder Oberflächenanästhesien.

Wird im Zusammenhang mit der Gebührenordnungsposition 31920 die Leistung entsprechend der Gebührenordnungsposition 31800 erbracht, ist diese ebenfalls berechnungsfähig.

31930 Behandlung mit einer orofazialen Stütz-, Halte- oder Hilfsvorrichtung

Obligater Leistungsinhalt

- Anlegen einer Verbandsplatte, Pelotte, Kopf-Kinn-Kappe und/oder orofazialen Drahtaufhängung einfacher Art am Ober- oder Unterkiefer

und/oder
- Wiederanbringung einer gelösten Apparatur am Ober- oder Unterkiefer

und/oder
- Änderungen und/oder teilweise Erneuerung einer Verbandsplatte, Pelotte, Kopf-Kinn-Kappe und/oder orofazialen Drahtaufhängung einfacher Art am Ober- oder Unterkiefer,

und/oder
- Entfernung einer Verbandsplatte, Pelotte, Kopf-Kinn-Kappe und/oder orofazialen Drahtaufhängung einfacher Art am Ober- oder Unterkiefer

Fakultativer Leistungsinhalt
- Schienen oder Apparaturen,
- Modellierende Stellungskorrektur,
- Stellungsänderung im Verlauf der Behandlung

28,56 €
278 Punkte

In der Gebührenordnungsposition nach der Nr. 31930 sind die Kosten für die Herstellung der Schienen und Apparaturen nicht enthalten.

31932 Behandlung mit einer orthopädischen Stütz-, Halte- und/oder Hilfsvorrichtung

Obligater Leistungsinhalt
- Modellierende Stellungskorrektur einer schweren Hand- und/oder Fußfehlbildung
und/oder
- Stellungskorrektur der angeborenen Luxation eines Hüftgelenkes

Fakultativer Leistungsinhalt
- Schienen und/oder Apparaturen,
- Stellungsänderung im Verlauf der Behandlung

28,56 €
278 Punkte

In der Gebührenordnungsposition 31932 sind die Kosten für die Herstellung der Schienen und Apparaturen nicht enthalten.

31941 Abdrücke und Modelle I

Obligater Leistungsinhalt
- Abdrücke oder Modellherstellung durch Gips oder andere Werkstoffe für eine Hand oder für einen Fuß, mit oder ohne Positiv - nicht für Kopieabdrücke -

Fakultativer Leistungsinhalt
- Gespräch mit dem Orthopädiemechaniker und dem Patienten zur Erstellung des Konstruktionsplanes für ein großes orthopädisches Hilfsmittel (z. B. Kunstglied)

5,85 €
57 Punkte

31942 Abdrücke und Modelle II

Obligater Leistungsinhalt
- Abdrücke oder Modellherstellung durch Gips oder andere Werkstoffe
  - für einen Unterarm mit Hand
  und/oder
  - für einen Unterschenkel mit Fuß
  und/oder
  - für einen Ober- oder Unterarm
  und/oder
  - für einen Unterschenkel- oder Oberschenkelstumpf (mit Tubersitzausarbeitung)

Fakultativer Leistungsinhalt
- Gespräch mit dem Orthopädiemechaniker und dem Patienten zur Erstellung des Konstruktionsplanes für ein großes orthopädisches Hilfsmittel (z. B. Kunstglied)

9,45 €
92 Punkte

31943–31946   IV Arztgruppenüberg. b. spezif. Voraussetz. berechn. GOP

31943 **Abdrücke und Modelle III**
Obligater Leistungsinhalt
– Abdrücke oder Modellherstellung durch Gips oder andere Werkstoffe für den ganzen Arm oder das ganze Bein
Fakultativer Leistungsinhalt
– Abdrücke oder Modellherstellung durch Gips oder andere Werkstoffe für den Arm mit Schulter,
– Gespräch mit dem Orthopädiemechaniker und dem Patienten zur Erstellung des Konstruktionsplanes für ein großes orthopädisches Hilfsmittel (z. B. Kunstglied)
  11,40 €
  111 Punkte

31944 **Abdrücke und Modelle IV**
Obligater Leistungsinhalt
– Abdrücke oder Modellherstellung durch Gips oder andere Werkstoffe für das Bein mit Becken
Fakultativer Leistungsinhalt
– Gespräch mit dem Orthopädiemechaniker und dem Patienten zur Erstellung des Konstruktionsplanes für ein großes orthopädisches Hilfsmittel (z. B. Kunstglied)
  17,77 €
  173 Punkte

31945 **Abdrücke und Modelle V**
Obligater Leistungsinhalt
– Abdrücke oder Modellherstellung durch Gips oder andere Werkstoffe für den Rumpf
Fakultativer Leistungsinhalt
– Gespräch mit dem Orthopädiemechaniker und dem Patienten zur Erstellung des Konstruktionsplanes für ein großes orthopädisches Hilfsmittel (z. B. Kunstglied)
  28,56 €
  278 Punkte

31946 **Abdrücke und Modelle VI**
Obligater Leistungsinhalt
– Abdrücke oder Modellherstellung durch Gips oder andere Werkstoffe für
  – Rumpf und Kopf
  oder
  – Rumpf und Arm
  oder
  – Rumpf, Kopf und Arm
Fakultativer Leistungsinhalt
– Gespräch mit dem Orthopädiemechaniker und dem Patienten zur Erstellung des Konstruktionsplanes für ein großes orthopädisches Hilfsmittel (z. B. Kunstglied)
  30,30 €
  295 Punkte

32 Laboratoriumsmedizin, Molekulargenetik und Molekularpathologie

1. Quantitative Laborleistungen sind nur dann berechnungsfähig, wenn ihre Durchführung nach Maßgabe der Richtlinie der Bundesärztekammer zur Qualitätssicherung quantitativer laboratoriumsmedizinischer Untersuchungen erfolgt. Näheres bestimmen die Richtlinien der Kassenärztlichen Bundesvereinigung für Verfahren zur Qualitätssicherung gemäß § 75 Abs. 7 SGB V. Alle Maßnahmen zur Qualitätssicherung sind Bestandteil der einzelnen Untersuchungen.
2. Werden Untersuchungsergebnisse im Rahmen eines programmierten Profils oder einer nicht änderbaren Parameterkombination gewonnen, so können nur die Parameter berechnet werden, die indiziert sind.
3. Auch wenn zur Erbringung einer Laborleistung aus demselben menschlichen Körpermaterial mehrfache Untersuchungen, Messungen oder Probenansätze erforderlich sind, kann die entsprechende Gebührenordnungsposition nur einmal berechnet werden. Werden aus mehr als einem Körpermaterial dieselben Leistungen erbracht, sind die Gebührenordnungspositionen entsprechend mehrfach berechnungsfähig.
4. Die Bestimmung einer Bezugsgröße für die Konzentration eines anderen berechnungsfähigen Parameters (z. B. Kreatinin für die Harnkonzentration) ist Bestandteil dieser Gebührenordnungsposition und nicht gesondert berechnungsfähig.
5. Werden alle Bestandteile eines Leistungskomplexes bestimmt, so kann nur die für den Leistungskomplex angegebene Gebührenordnungsposition abgerechnet werden. Die Summe der Kostenbeträge für einzeln abgerechnete Gebührenordnungspositionen, die Bestandteil eines Komplexes sind, darf den für die Komplexleistung festgelegten Kostenbetrag nicht überschreiten.
6. "Ähnliche Untersuchungen" können nur dann berechnet werden, wenn dies die entsprechende Leistungsbeschreibung vorsieht und für den betreffenden Parameter (Messgröße) keine eigenständige Gebührenordnungsposition vorhanden ist. Die Art der Untersuchung ist anzugeben.
7. Die rechnerische Ermittlung von Ergebnissen aus anderen Messwerten ist nicht berechnungsfähig.
8. Die im Kapitel 32 enthaltenen Höchstwerte für die entsprechenden Kataloge oder Einzelleistungen umfassen alle Untersuchungen aus demselben Körpermaterial, auch wenn dieses an einem oder an zwei aufeinanderfolgenden Tagen entnommen und an mehreren Tagen untersucht wurde. Das gilt sinngemäß auch, wenn die Nebeneinanderberechnung von Gebührenordnungspositionen aus demselben Untersuchungsmaterial durch Begrenzungsregelungen eingeschränkt ist.

IV Arztgruppenüberg. b. spezif. Voraussetz. berechn. GOP

9. Vorbereitende Maßnahmen (Aufbereitungen, Vorbehandlungen) am Untersuchungsmaterial oder an Proben davon, z. B. Serumgewinnung, Antikoagulation, Extraktion, Anreicherung, sind Bestandteil der jeweiligen Gebührenordnungsposition, soweit nichts anderes bestimmt ist.
10. Die Kosten für die Beschaffung und ggf. die Aufbereitung von Reagenzien, Substanzen und Materialien für in-vitro- und in-vivo-Untersuchungen, die mit ihrer Anwendung verbraucht sind, sowie die Kosten dieser Substanzen selbst sind in den Gebührenordnungspositionen enthalten, soweit nichts anderes bestimmt ist.
11. Die Kosten für zu applizierende Substanzen bei Funktionsprüfungen sind in den Gebührenordnungspositionen nicht enthalten.
12. Die Kosten für eine sachgemäße Beseitigung bzw. Entsorgung aller Materialien sind in den Gebührenordnungspositionen enthalten.
13. In den Gebührenordnungspositionen der Abschnitte 32.2 und 32.3 sind die Gebührenordnungspositionen 01600 und 01601 enthalten.
14. Bei Aufträgen zur Durchführung von Untersuchungen des Kapitels 32 hat der überweisende Vertragsarzt grundsätzlich Diagnose, Verdachtsdiagnose oder Befunde mitzuteilen und Art und Umfang der Leistungen durch Angabe der Gebührenordnungsposition bzw. der Legende der Gebührenordnungsposition zu definieren (Definitionsauftrag) oder durch Angabe des konkreten Untersuchungsziels einzugrenzen (Indikationsauftrag). Der ausführende Vertragsarzt darf nur diese Gebührenordnungspositionen berechnen. Eine Erweiterung des Auftrages bedarf der Zustimmung des Vertragsarztes, der den Auftrag erteilt hat (gemäß § 24 Abs. 7 und 8 Bundesmantelvertrag-Ärzte (BMV-Ä)).
15. Die Arztpraxis, die auf Überweisung kurativ-ambulante Auftragsleistungen des Kapitels 32 EBM durchführt, teilt der überweisenden Arztpraxis zum Zeitpunkt der abgeschlossenen Untersuchung die Gebührenordnungspositionen dieser Leistungen und die Höhe der Kosten gemäß der regionalen Euro-GO getrennt nach Leistungen der Abschnitte 32.2 und 32.3 EBM mit. Dies gilt sinngemäß für die Mitteilung der Kosten über die in einer Laborgemeinschaft veranlassten Leistungen an den Veranlasser. Im Falle der Weiterüberweisung eines Auftrages oder eines Teilauftrages hat jede weiter überweisende Arztpraxis dem vorhergehenden Überweiser die Angaben nach Satz 1 sowohl über die selbst erbrachten Leistungen als auch über die Leistungen mitzuteilen, die ihr von der Arztpraxis gemeldet wurden, an die sie weiterüberwiesen hatte.
16. In Anhang 4 zum EBM sind Laborleistungen aufgeführt, die nicht bzw. nicht mehr berechnungsfähig sind. Diese Leistungen sind auch nicht als "Ähnliche Untersuchungen" berechnungsfähig.

32 Laboratoriumsm., Molekulargenetik, Molekularpathologie 32001

32.1 Grundleistungen

32001 Wirtschaftliche Erbringung und/oder Veranlassung von Leistungen des Kapitels 32 (in Punkten) für

Arztgruppe	Punkte
Allgemeinärzte, Praktische Ärzte, Hausärztliche Internisten	17
Anästhesisten	5
Chirurgen	4
Frauenärzte	11
Hautärzte	2
HNO-Ärzte	2
Fachärzte für Kinder- und Jugendmedizin	6
Nervenärzte, Neurologen, Ärzte für Psychiatrie und Psychotherapie, Ärzte für Kinder- und Jugendpsychiatrie und -psychotherapie	2
Notfallärzte	2
Orthopäden, Ärzte für Physikalische und Rehabilitative Medizin	2
Nuklearmediziner	16
Radiologen	2
Strahlentherapeuten	7
Urologen	25
Fachärztliche Internisten ohne Schwerpunkt (Teilgebiet)	18
Fachärztliche Internisten mit Schwerpunkt (Teilgebiet)	
Angiologie	9
Endokrinologie	28
Gastroenterologie	12
Hämatologie und Internistische Onkologie	85
Kardiologie	7
Nephrologie	58
Pneumologie	7
Rheumatologie	46

je kurativ-ambulanten Behandlungsfall mit Ausnahme von Überweisungsfällen mit Auftragsleistungen

Bei einer Ermächtigung nach § 95 Abs. 4 SGB V oder nach § 119b Satz 4 SGB V ist der Ermächtigte entsprechend seiner Zugehörigkeit zu den aufgeführten Arztgruppen zu berücksichtigen, sofern der Ermächtigungsumfang dem eines zugelassenen Vertragsarztes entspricht. Andernfalls kann in der Ermächtigung nach Satz 1 die Berechnungsfähigkeit des Wirtschaftlichkeitsbonus bestimmt werden.

Ausgenommen von der - für die Gebührenordnungsposition 32001 relevanten - Zählung der kurativ-ambulanten Behandlungsfälle sind Überweisungsfälle zur Befundung von dokumentierten Untersuchungsergebnissen und Fälle, in denen ausschließlich Kosten der vertraglich vereinbarten Pauschalerstattungen abgerechnet werden.

32001   IV Arztgruppenüberg. b. spezif. Voraussetz. berechn. GOP

Zusätzlich bleibt die Zahl der kurativ-ambulanten Behandlungsfälle mit einer Kennnummer nach Nr. 6 der Präambel zum Abschnitt 32.2 unberücksichtigt.

Die tatsächliche Inanspruchnahme eines an einem Selektivvertrag teilnehmenden Arztes der Arztpraxis von in den Selektivvertrag eingeschriebenen Versicherten ohne Abrechnung von Leistungen über die Kassenärztliche Vereinigung ist bei der Fallzählung nach Nachweis durch den Vertragsarzt zusätzlich zu berücksichtigen, sofern die wirtschaftliche Erbringung und/oder Veranlassung von Leistungen des Kapitels 32 nicht Gegenstand des selektivvertraglichen Ziffernkranzes sind.

Für (Teil-)Berufsausübungsgemeinschaften, Medizinische Versorgungszentren und Praxen mit angestellten Ärzten wird die Höhe der Leistungsbewertung der Gebührenordnungsposition 32001 als Summe der Produkte des relativen Anteils der Fälle eines Arztes in der Arztpraxis und der arztgruppenbezogenen Leistungsbewertung der Gebührenordnungsposition 32001 der beteiligten Ärzte errechnet. Beteiligte Ärzte, die nicht zur Abrechnung der Gebührenordnungsposition 32001 berechtigt sind, werden mit 0 Punkten in der arztgruppenbezogenen Leistungsbewertung berücksichtigt.

Für einen Vertragsarzt, der seine Tätigkeit unter mehreren Gebiets- oder Schwerpunktbezeichnungen ausübt, richtet sich die Höhe der Gebührenordnungsposition 32001 nach dem Versorgungsauftrag, mit dem er zur vertragsärztlichen Versorgung zugelassen ist.

Die Gebührenordnungsposition 32001 ist am Behandlungstag nicht neben den Gebührenordnungspositionen 31010 bis 31013 berechnungsfähig.

Die Gebührenordnungsposition 32001 ist im Behandlungsfall nicht neben den Gebührenordnungspositionen 12220 und 12225 berechnungsfähig.

Die Gebührenordnungsposition 32001 ist im Zyklusfall nicht neben den Gebührenordnungspositionen 08550 bis 08552, 08560 und 08561 berechnungsfähig.

32.2   Allgemeine Laboratoriumsuntersuchungen

1. Bei den im Abschnitt 32.2 aufgeführten Bewertungen handelt es sich um vertraglich vereinbarte EURO-Beträge für die Kosten der laboratoriumsmedizinischen Analysen. Der tatsächliche Vergütungsanspruch errechnet sich aus den vertraglich vereinbarten Euro-Beträgen nach Satz 1 multipliziert mit der für das entsprechende Quartal gültigen Abstaffelungsquote gemäß den Vorgaben der Kassenärztlichen Bundesvereinigung gemäß § 87 b Abs. 4 SGB V (Artikel 1, Nr. 24 GKV-VStG) zur Honorarverteilung durch die Kassenärztlichen Vereinigungen Teil E. Dieser gilt als Höchstpreis. Bei Erbringung von laboratoriumsmedizinischen Leistungen des Abschnitts 32.2 durch Laborgemeinschaften haben diese Anspruch auf die Erstattung der tatsächlich entstandenen Kosten höchstens bis zum Höchstpreis. Das Nähere zur Abrechnung von laboratoriumsmedizinischen Leistungen des Abschnitts 32.2 durch Laborgemeinschaften ist in § 25 Abs. 3 Bundesmantelvertrag-Ärzte

32 Laboratoriumsm., Molekulargenetik, Molekularpathologie

(BMV-Ä) und in den Richtlinien nach § 106 a SGB V geregelt. Die Abrechnung auf Basis der nachzuweisenden Kosten nach den Sätzen 3 und 4 ist bis zum 31. Dezember 2017 ausgesetzt.

2. Für die Kosten eigenerbrachter, von Laborgemeinschaften bezogener Leistungen oder als Auftragsleistung überwiesener kurativ-ambulanter Laboratoriumsuntersuchungen nach dem Abschnitt 32.2 wird je Arztpraxis und Quartal eine begrenzte Gesamtpunktzahl gebildet, deren Höhe sich aus dem Produkt aus nach Versichertengruppe differenzierter arztgruppenbezogener Fallpunktzahl und der jeweiligen Zahl kurativ-ambulanter Behandlungsfälle der Arztpraxis ergibt. In die Berechnung der begrenzten Gesamtpunktzahl gehen nicht ein alle Überweisungsfälle zur ausschließlichen Erbringung von Leistungen der Kapitel 11, 19 und 32, kurativ-ambulante Behandlungsfälle zur Befundung von dokumentierten Untersuchungsergebnissen und Fälle, in denen ausschließlich Kosten der vertraglich vereinbarten Pauschalerstattungen abgerechnet werden.
3. Dieser Gesamtpunktzahl steht ein Punktzahlvolumen gegenüber, das sich aus der Umrechnung der vertraglich vereinbarten EURO-Beträge der eigenerbrachten, bezogenen oder überwiesenen kurativ-ambulanten Laboratoriumsuntersuchungen nach dem Abschnitt 32.2 ergibt. In dieses Punktzahlvolumen werden von der Arztpraxis durchgeführte Auftragsleistungen nicht einbezogen.
4. Die Umrechnung in Punkte erfolgt durch Multiplikation mit dem Faktor 9,4, wobei auf ganze Zahlen auf- oder abgerundet wird.
5. Überschreitet die Summe dieser Punkte die begrenzte Gesamtpunktzahl der Arztpraxis, werden die überschreitenden Punkte von dem dieser Arztpraxis zustehenden Punktzahlvolumen, das sich aus der Gebührenordnungsposition 32001 ergibt, abgezogen.
6. Bei der Berechnung der begrenzten Gesamtpunktzahl bleibt die Zahl der Behandlungsfälle mit den nachfolgend aufgeführten Untersuchungsindikationen und bei der Berechnung des Punktzahlvolumens nach Nr. 3 bleiben die Gebührenordnungspositionen nach dem Abschnitt 32.2 unberücksichtigt, die in diesen Behandlungsfällen erbracht werden. Die entsprechenden Abrechnungsscheine sind vom abrechnenden Arzt und im Falle einer Überweisung auch von dem veranlassenden Arzt mit den angegebenen Kennnummern zu versehen.

Untersuchungsindikation	Kennnummer
Antivirale Therapie der chronischen Hepatitis B oder C mit Interferon und/oder Nukleosidanaloga	32005
Erkrankungen oder Verdacht auf Erkrankungen, bei denen eine gesetzliche Meldepflicht besteht, sofern in diesen Krankheitsfällen mikrobiologische, virologische oder infektionsimmunologische Untersuchungen durchgeführt werden, oder Krankheitsfälle mit meldepflichtigem Nachweis eines Krankheitserregers	32006

IV Arztgruppenüberg. b. spezif. Voraussetz. berechn. GOP

Vorsorgeuntersuchungen gemäß den Mutterschafts-Richtlinien des Gemeinsamen Bundesausschusses, soweit die Leistungen nach Kapitel 32 abzurechnen sind, oder prä- bzw. perinatale Infektionen	32007
Anfallsleiden unter antiepileptischer Therapie oder Psychosen unter Clozapintherapie	32008
Allergische Erkrankungen bei Kindern bis zum vollendeten 6. Lebensjahr	32009
Genetisch bedingte Erkrankungen oder Verdacht auf diese Erkrankungen, sofern Untersuchungen nach den Gebührenordnungspositionen 11310 bis 11312, 11320 bis 11322 sowie der Gebührenordnungspositionen des Abschnitts 11.4 durchgeführt werden	32010
Therapiepflichtige hämolytische Anämie, Diagnostik und Therapie der hereditären Thrombophilie, des Antiphospholipidsyndroms oder der Hämophilie	32011
Tumorerkrankung unter parenteraler tumorspezifischer Behandlung oder progrediente Malignome unter Palliativbehandlung	32012
Diagnostik und Therapie von Fertilitätsstörungen, soweit die Laborleistungen nicht Bestandteil der Gebührenordnungspositionen 08530 bis 08561 sind	32013
Substitutionsgestützte Behandlung Opiatabhängiger gemäß den Richtlinien des Gemeinsamen Bundesausschusses	32014
Orale Antikoagulantientherapie	32015
Präoperative Labordiagnostik vor ambulanten oder belegärztlichen Eingriffen in Narkose oder in rückenmarksnaher Regionalanästhesie	32016
Manifeste angeborene Stoffwechsel- und/oder endokrinologische Erkrankung(en) bei Kindern und Jugendlichen bis zum vollendeten 18. Lebensjahr oder Mukoviszidose	32017
Chronische Niereninsuffizienz mit einer endogenen Kreatinin-Clearance < 25 ml/min	32018
Erkrankungen unter systemischer Zytostatika-Therapie und/oder Strahlentherapie	32019
HLA-Diagnostik vor und/oder Nachsorge unter immunsuppressiver Therapie nach allogener Transplantation eines Organs oder hämatopoetischer Stammzellen	32020
Therapiebedürftige HIV-Infektionen	32021
Manifester Diabetes mellitus	32022
Rheumatoide Arthritis (PCP) einschl. Sonderformen und Kollagenosen unter immunsuppressiver oder immunmodulierender Langzeit-Basistherapie	32023

32 Laboratoriumsm., Molekulargenetik, Molekularpathologie

7. Arztgruppenbezogene Fallpunktzahlen für die Kosten der Leistungen des Abschnitts 32.2

Arztgruppe	Versichertengruppe	
	Allgemein-versicherte	Rentner
Allgemeinärzte, Praktische Ärzte, Hausärztliche Internisten	9	14
Anästhesisten	5	5
Frauenärzte	5	5
Hautärzte	4	4
Fachärzte für Kinder- und Jugendmedizin	5	5
Nuklearmediziner	9	7
Strahlentherapeuten	12	11
Urologen	12	16
Fachärztliche Internisten ohne Schwerpunkt (Teilgebiet)	9	14
Fachärztliche Internisten mit Schwerpunkt (Teilgebiet)		
Angiologie	9	14
Endokrinologie	14	19
Gastroenterologie	5	7
Hämatologie und Onkologie	50	58
Kardiologie	4	4
Nephrologie	34	46
Pneumologie	9	11
Rheumatologie	21	28
Nicht aufgeführte Arztgruppen	2	4

Bei einer Ermächtigung nach § 95 Abs. 4 SGB V oder nach § 119b Satz 4 SGB V ist der Ermächtigte entsprechend seiner Zugehörigkeit zu den aufgeführten Arztgruppen zu berücksichtigen, sofern der Ermächtigungsumfang dem eines zugelassenen Vertragsarztes entspricht. Andernfalls kann in der Ermächtigung nach Satz 1 die Fallpunktzahl bestimmt werden.

8. Für einen Arzt, der seine vertragsärztliche Tätigkeit unter mehreren Gebiets- oder Schwerpunktbezeichnungen ausübt, richtet sich die Höhe der arztgruppenbezogenen Fallpunktzahl je Allgemeinversicherten und je Rentner nach dem Versorgungsauftrag, mit dem er zur vertragsärztlichen Versorgung zugelassen ist.

9. Für (Teil-)Berufsausübungsgemeinschaften, Medizinische Versorgungszentren und Praxen mit angestellten Ärzten wird die Höhe der Fallpunktzahl je Versichertengruppe als Summe der Produkte des relativen Anteils der jeweiligen Fälle eines Arztes in der Arztpraxis und der arztgruppenbezogenen Fallpunktzahl der beteiligten Ärzte errechnet.

10. Die Gebührenordnungspositionen des Abschnitts 32.2 sind im Zyklusfall nicht neben den Gebührenordnungspositionen 08550, 08551, 08552, 08560 und 08561 berechnungsfähig.

11. Die Gebührenordnungspositionen des Abschnitts 32.2 sind am Behandlungstag nicht neben den Gebührenordnungspositionen des Abschnitts 31.1.2 und nicht neben der Gebührenordnungsposition 34291 berechnungsfähig.
12. Im Zusammenhang mit einer Screening-Untersuchung dürfen Tumormarker nicht verwendet werden.

32.2.1 Basisuntersuchungen

1. Der Nachweis von Eiweiß und/oder Glukose im Harn (ggf. einschl. Kontrolle auf Ascorbinsäure) sowie die Bestimmung des spezifischen Gewichts und/oder des pH-Wertes im Harn ist nicht berechnungsfähig.

Quantitative Bestimmung, gilt für die Gebührenordnungspositionen 32025 bis 32027,

je Untersuchung

32025	**Glucose**	1,60 €
32026	**TPZ (Thromboplastinzeit)**	4,70 €
32027	**D-Dimer (nicht mittels trägergebundener Reagenzien)**	15,30 €

Die Gebührenordnungspositionen 32025 bis 32027 sind nur berechnungsfähig bei Erbringung in der Arztpraxis des Vertragsarztes, der die Untersuchung veranlasst hat. Diese Erbringung ist anzunehmen, wenn das Untersuchungsergebnis innerhalb einer Stunde nach Materialentnahme vorliegt.

Die Gebührenordnungspositionen 32025 bis 32027 sind bei Erbringung in Laborgemeinschaften nicht berechnungsfähig.

Die Gebührenordnungsposition 32025 ist nicht neben den Gebührenordnungspositionen 01732, 32057 und 32880 bis 32882 berechnungsfähig.

Die Gebührenordnungsposition 32026 ist nicht neben den Gebührenordnungspositionen 32113 und 32114 berechnungsfähig.

Die Gebührenordnungsposition 32027 ist nicht neben der Gebührenordnungsposition 32117 berechnungsfähig.

Die Gebührenordnungsposition 32025 ist am Behandlungstag nicht neben der Gebührenordnungsposition 01812 berechnungsfähig.

32 Laboratoriumsm., Molekulargenetik, Molekularpathologie 32030–32039

32030 **Orientierende Untersuchung**

Obligater Leistungsinhalt
- Orientierende Untersuchung mit visueller Auswertung mittels vorgefertigter
  - Reagenzträger
  oder
  - Reagenzzubereitungen

Fakultativer Leistungsinhalt
- Apparative Auswertung,
- Verwendung von Mehrfachreagenzträgern   0,50 €

Können mehrere Bestandteile eines Körpermaterials sowohl durch Verwendung eines Mehrfachreagenzträgers als auch durch Verwendung mehrerer Einfachreagenzträger erfasst werden, so ist in jedem Fall nur einmal die Gebührenordnungsposition 32030 berechnungsfähig.

Bei mehrfacher Berechnung der Gebührenordnungsposition 32030 ist die Art der Untersuchungen anzugeben.

Die Gebührenordnungsposition 32030 ist nicht neben den Gebührenordnungspositionen 01732 und 32880 bis 32882 berechnungsfähig.

32031 **Mikroskopische Untersuchung des Harns auf morphologische Bestandteile**   0,25 €

32032 **Bestimmung des pH-Wertes durch apparative Messung** (außer im Harn)   0,25 €

Quantitative Bestimmung mit physikalischer oder chemischer **Messung oder Zellzählung**, gilt für die Gebührenordnungspositionen 32035 bis 32039,

je Untersuchung

32035 **Erythrozytenzählung**   0,25 €

32036 **Leukozytenzählung**   0,25 €

32037 **Thrombozytenzählung**   0,25 €

32038 **Hämoglobin**   0,25 €

32039 **Hämatokrit**   0,25 €

Werden in Akut- bzw. Notfällen Leistungen entsprechend der Gebührenordnungspositionen 32035 bis 32039 als Einzelbestimmungen im Eigenlabor erbracht, sind die Gebührenordnungspositionen 32035 bis 32039 einzeln berechnungsfähig.

Die Gebührenordnungspositionen 32035 bis 32039 sind nicht neben den Gebührenordnungspositionen 32120, 32122 und 32125 berechnungsfähig.

32040	Untersuchung auf **Blut im Stuhl** in 3 Proben *Die Gebührenordnungsposition 32040 ist im Behandlungsfall nicht neben den Gebührenordnungspositionen 01734, 40150 und 40152 berechnungsfähig.*	1,45 €
32041	Qualitativer **immunologischer** Nachweis von **Albumin im Stuhl** *Die Gebührenordnungsposition 32041 ist im Behandlungsfall nicht neben der Gebührenordnungsposition 40152 berechnungsfähig.*	1,65 €
32042	Bestimmung der **Blutkörperchensenkungsgeschwindigkeit**	0,25 €

32.2.2 Mikroskopische Untersuchungen

32045 **Mikroskopische Untersuchung** eines Körpermaterials

Obligater Leistungsinhalt
- Nativpräparat (z. B. Kalilauge-Präparat auf Pilze, Untersuchung auf Trichomonaden und Treponemen)

und/oder
- Nach einfacher Färbung (z. B. mit Methylenblau, Fuchsin, Laktophenolblau, Lugolscher Lösung)

Fakultativer Leistungsinhalt
- Phasenkontrastdarstellung,
- Dunkelfeld   0,25 €

Die Gebührenordnungsposition 32045 ist nicht neben der Gebührenordnungsposition 01827 berechnungsfähig.

Mikroskopische Untersuchung eines Körpermaterials **nach differenzierender Färbung**, ggf. einschl. Zellzählung, gilt für die Gebührenordnungspositionen 32046, 32047 und 32050,

je Untersuchung

32046	**Fetal-Hämoglobin in Erythrozyten**	0,40 €
32047	**Retikulozytenzählung**	0,40 €
32050	**Mikroskopische Untersuchung** eines Körpermaterials nach **Gram-Färbung** *Die Gebührenordnungsposition 32047 ist nicht neben den Gebührenordnungspositionen 32120, 32122 und 32125 berechnungsfähig.*	0,40 €
32051	Mikroskopische **Differenzierung** und Beurteilung aller korpuskulären Bestandteile des gefärbten **Blutausstriches** *Die Gebührenordnungsposition 32051 ist nicht neben den Gebührenordnungspositionen 32121 und 32122 berechnungsfähig.*	0,40 €
32052	Quantitative Bestimmung(en) der morphologischen Bestandteile durch **Kammerzählung** der Zellen im **Sammelharn**, auch in mehreren Fraktionen innerhalb von 24 Stunden (Addis-Count)	0,25 €

32.2.3 Physikalische oder chemische Untersuchungen

32055 Quantitative Bestimmung eines Arzneimittels (z. B. Theophyllin, Antikonvulsiva, Herzglykoside) in einem Körpermaterial mittels trägergebundener (vorportionierter) Reagenzien und apparativer Messung (z. B. Reflexionsmessung),
je Untersuchung 2,05 €

Quantitative Bestimmung von Substraten, Enzymaktivitäten oder Elektrolyten, auch mittels trägergebundener (vorportionierter) Reagenzien, gilt für die Gebührenordnungspositionen 32056 bis 32079 und 32081 bis 32087,
je Untersuchung

32056	Gesamteiweiß	0,25 €
32057	Glukose	0,25 €
32058	Bilirubin gesamt	0,25 €
32059	Bilirubin direkt	0,40 €
32060	Cholesterin gesamt	0,25 €
32061	HDL-Cholesterin	0,25 €
32062	LDL-Cholesterin	0,25 €
32063	Triglyceride	0,25 €
32064	Harnsäure	0,25 €
32065	Harnstoff	0,25 €
32066	Kreatinin (Jaffé-Methode)	0,25 €
32067	Kreatinin, enzymatisch	0,40 €
32068	Alkalische Phosphatase	0,25 €
32069	GOT	0,25 €
32070	GPT	0,25 €
32071	Gamma-GT	0,25 €
32072	Alpha-Amylase	0,40 €

32073	Lipase	0,40 €
32074	Creatinkinase (CK)	0,25 €
32075	LDH	0,25 €
32076	GLDH	0,40 €
32077	HBDH	0,40 €
32078	Cholinesterase	0,40 €
32079	Saure Phosphatase	0,25 €
32081	Kalium	0,25 €
32082	Calcium	0,25 €
32083	Natrium	0,25 €
32084	Chlorid	0,25 €
32085	Eisen	0,25 €
32086	Phosphor anorganisch	0,40 €
32087	Lithium	0,60 €

Die Gebührenordnungsposition 32057 ist nicht neben den Gebührenordnungspositionen 01732, 32025, 32125 und 32880 bis 32882 berechnungsfähig.

Die Gebührenordnungsposition 32060 ist nicht neben den Gebührenordnungspositionen 01732 und 32880 bis 32882 berechnungsfähig.

Die Gebührenordnungspositionen 32066, 32067, 32071 und 32081 sind nicht neben der Gebührenordnungsposition 32125 berechnungsfähig.

Die Gebührenordnungsposition 32074 ist nicht neben der Gebührenordnungsposition 32150 berechnungsfähig.

Die Gebührenordnungsposition 32057 ist am Behandlungstag nicht neben der Gebührenordnungsposition 01812 berechnungsfähig.

32089 **Zuschlag** zu den Gebührenordnungspositionen 32057, 32064, 32065 oder 32066 oder 32067, 32069, 32070, 32072 oder 32073, 32074, 32081, 32082 und 32083 bei Erbringung mittels trägergebundener (vorportionierter) Reagenzien im Labor innerhalb der eigenen Arztpraxis als **Einzelbestimmung(en),**

je Leistung 0,80 €

32 Laboratoriumsm., Molekulargenetik, Molekularpathologie 32092–32107

Die Gebührenordnungsposition 32089 ist nicht berechnungsfähig bei Bezug der Analyse aus Laborgemeinschaften oder bei Erbringung mit Analysensystemen, die für Serien mit hoher Probenzahl bestimmt sind, z. B. Systeme mit mechanisierter Probenverteilung und/oder programmierten Analysen mehrerer Messgrößen in einem Untersuchungsablauf.

Quantitative Bestimmung

32092	**CK-MB**	1,15 €

32094	Glykierte Hämoglobine (z. B. **HbA1** und/oder **HbA1c**)	4,00 €

Die Gebührenordnungsposition 32092 ist nicht neben der Gebührenordnungsposition 32150 berechnungsfähig.

Quantitative Bestimmung mittels Immunoassay,

je Untersuchung

32097	**BNP und/oder NT-Pro-BNP** (BNP natriuretrisches Peptid)	25,00 €
32101	Thyrotropin (**TSH**)	3,00 €

Die Gebührenordnungsposition 32097 ist nur berechnungsfähig bei Erbringung und Qualitätssicherung in eigener Praxis oder bei Überweisung.

Die Gebührenordnungsposition 32097 ist nicht berechnungsfähig bei Bezug der Analyse aus Laborgemeinschaften.

Quantitative **immunochemische Bestimmung im Serum**, gilt für die Gebührenordnungspositionen 32103 bis 32106,

je Untersuchung

32103	Immunglobulin A (Gesamt-**IgA**)	0,60 €
32104	Immunglobulin G (Gesamt-**IgG**)	0,60 €
32105	Immunglobulin M (Gesamt-**IgM**)	0,60 €
32106	**Transferrin**	0,60 €
32107	**Elektrophoretische Trennung von Proteinen oder Lipoproteinen im Serum** mit quantitativer Auswertung der Fraktionen und graphischer Darstellung	0,75 €

32.2.4 Gerinnungsuntersuchungen

Untersuchungen zur **Abklärung einer plasmatischen Gerinnungsstörung** oder zur Verlaufskontrolle bei **Antikoagulantientherapie**, gilt für die Gebührenordnungspositionen 32110 bis 32117,

je Untersuchung

32110	Blutungszeit (standardisiert)	0,75 €
32111	Rekalzifizierungszeit	0,75 €
32112	Partielle Thromboplastinzeit (PTT)	0,60 €
32113	Thromboplastinzeit (TPZ) aus Plasma	0,60 €
32114	Thromboplastinzeit (TPZ) aus Kapillarblut	0,75 €
32115	Thrombingerinnungszeit (TZ)	0,75 €
32116	Fibrinogenbestimmung	0,75 €
32117	Qualitativer Nachweis von **Fibrinmonomeren, Fibrin- und/oder Fibrinogen-Spaltprodukten** (z. B. D-Dimere)	4,60 €

Der Höchstwert für die Untersuchungen entsprechend der Gebührenordnungspositionen 32110 bis 32116 beträgt 1,55 EURO.

Die Gebührenordnungspositionen 32113 und 32114 sind nicht neben der Gebührenordnungsposition 32026 berechnungsfähig.

Die Gebührenordnungsposition 32117 ist nicht neben der Gebührenordnungsposition 32027 berechnungsfähig.

Die Gebührenordnungspositionen 32110 bis 32117 sind am Behandlungstag nicht neben der Gebührenordnungsposition 01741 berechnungsfähig.

32.2.5 Funktions- und Komplexuntersuchungen

32120	Bestimmung von **mindestens zwei** der folgenden **Parameter:** Erythrozytenzahl, Leukozytenzahl (ggf. einschl. orientierender Differenzierung), Thrombozytenzahl, Hämoglobin, Hämatokrit, mechanisierte Retikulozytenzählung, insgesamt	0,50 €

Die Gebührenordnungsposition 32120 ist nicht neben den Gebührenordnungspositionen 32035 bis 32039, 32047, 32122 und 32125 berechnungsfähig.

Die Gebührenordnungsposition 32120 ist am Behandlungstag nicht neben der Gebührenordnungsposition 01741 berechnungsfähig.

32121	**Mechanisierte Zählung** der Neutrophilen, Eosinophilen, Basophilen, Lymphozyten und Monozyten, insgesamt	0,60 €

Die Gebührenordnungsposition 32121 ist nicht neben den Gebührenordnungspositionen 32051 und 32122 berechnungsfähig.

32 Laboratoriumsm., Molekulargenetik, Molekularpathologie 32122–32133

32122 **Vollständiger Blutstatus** mittels automatisierter Verfahren
Obligater Leistungsinhalt
- Hämoglobin,
- Hämatokrit,
- Erythrozytenzählung,
- Leukozytenzählung,
- Thrombozytenzählung,
- Mechanisierte Zählung der Neutrophilen, Eosinophilen, Basophilen, Lymphozyten und Monozyten

Fakultativer Leistungsinhalt
- Mechanisierte Zählung der Retikulozyten,
- Bestimmung weiterer hämatologischer Kenngrössen 1,10 €

Die Gebührenordnungsposition 32122 ist nicht neben den Gebührenordnungspositionen 32035 bis 32039, 32047, 32051, 32120, 32121 und 32125 berechnungsfähig.

32123 **Zuschlag** zu den Gebührenordnungspositionen 32121 oder 32122 bei nachfolgender **mikroskopischer Differenzierung** und Beurteilung aller korpuskulären Bestandteile des gefärbten Blutausstriches 0,40 €

32124 Bestimmung der **endogenen Kreatininclearance** 0,80 €
Die Gebührenordnungsposition 32124 ist nicht neben der Gebührenordnungsposition 32197 berechnungsfähig.

32125 Bestimmung von **mindestens sechs** der folgenden **Parameter**: Erythrozyten, Leukozyten, Thrombozyten, Hämoglobin, Hämatokrit, Kalium, Glukose im Blut, Kreatinin, Gamma-GT **vor Eingriffen in Narkose oder in rückenmarksnaher Regionalanästhesie** (spinal, peridural) 1,45 €
Die Gebührenordnungsposition 32125 ist nicht neben den Gebührenordnungspositionen 32035 bis 32039, 32047, 32057, 32066, 32067, 32071, 32081, 32120 und 32122 berechnungsfähig.

32.2.6 **Immunologische Untersuchungen und Untersuchungen auf Drogen**

Immunologischer oder gleichwertiger chemischer Nachweis, ggf. einschl. mehrerer Probenverdünnungen, gilt für die Gebührenordnungspositionen 32128 und 32130 bis 32136,

je Untersuchung

32128 **C-reaktives Protein** 1,15 €

32130 **Streptolysin O-Antikörper** (Antistreptolysin) 1,15 €

32131 **Gesamt-IgM beim Neugeborenen** 2,15 €

32132 **Schwangerschaftsnachweis** 1,30 €

32133 **Mononucleose-Test** 2,05 €

IV Arztgruppenüberg. b. spezif. Voraussetz. berechn. GOP

32134	Myoglobin	3,00 €
32135	Mikroalbuminurie-Nachweis	1,55 €
32136	Alpha-1-Mikroglobulinurie-Nachweis	1,85 €

Die Gebührenordnungsposition 32134 ist nicht neben der Gebührenordnungsposition 32150 berechnungsfähig.

Drogensuchtest unter Verwendung eines **vorgefertigten Reagenzträgers**, gilt für Gebührenordnungspositionen 32137 und 32140 bis 32147 je Substanz und/oder Substanzgruppe

32137	Buprenorphinhydrochlorid	3,05 €
32140	Amphetamin/Metamphetamin	3,05 €
32141	Barbiturate	3,05 €
32142	Benzodiazepine	3,05 €
32143	Cannabinoide (THC)	3,05 €
32144	Kokain	3,05 €
32145	Methadon	3,05 €
32146	Opiate (Morphin)	3,05 €
32147	Phencyclidin (PCP)	3,05 €

Die Gebührenordnungspositionen 32137 und 32140 bis 32147 sind nicht neben der Gebührenordnungsposition 32292 berechnungsfähig.

32148 Quantitative **Alkohol-Bestimmung** in der Atemluft mit apparativer Messung, z. B. elektrochemisch, im Rahmen der substitutionsgestützten Behandlung Opiatabhängiger gemäß den Richtlinien des Gemeinsamen Bundesausschusses   1,00 €

Der Höchstwert im Behandlungsfall für die Untersuchungen entsprechend der Gebührenordnungspositionen 32137 und 32140 bis 32148 beträgt im ersten und zweiten Quartal der substitutionsgestützten Behandlung Opiatabhängiger gemäß den Richtlinien des Gemeinsamen Bundesausschusses 125,00 EURO.

Der Höchstwert im Behandlungsfall für die Untersuchungen entsprechend der Gebührenordnungspositionen 32137 und 32140 bis 32148 beträgt ab dem dritten Quartal oder außerhalb der substitutionsgestützten Behandlung Opiatabhängiger gemäß den Richtlinien des Gemeinsamen Bundesausschusses 64,00 EURO.

Die Gebührenordnungsposition 32148 ist am Behandlungstag nicht neben der Gebührenordnungsposition 01955 berechnungsfähig.

| 32150 | Immunologischer Nachweis von **Troponin I und/oder Troponin T** auf einem vorgefertigten Reagenzträger bei akutem koronaren Syndrom (ACS), ggf. einschl. apparativer quantitativer Auswertung | 11,25 € |

Die Untersuchung entsprechend der Gebührenordnungsposition 32150 sollte bei Verdacht einer Myokardschädigung nur dann durchgeführt werden, wenn der Beginn der klinischen Symptomatik länger als 3 Stunden zurückliegt und die Entscheidung über das Vorgehen bei dem Patienten aufgrund der typischen Symptomatik und eines typischen EKG-Befundes nicht getroffen werden kann.

Die Gebührenordnungsposition 32150 ist nicht neben den Gebührenordnungspositionen 32074, 32092, 32134 und 32450 berechnungsfähig.

32.2.7 Mikrobiologische Untersuchungen

32151 **Kulturelle** bakteriologische und/oder mykologische **Untersuchung**

Obligater Leistungsinhalt
- Kulturelle bakteriologische Untersuchung
und/oder
- Kulturelle mykologische Untersuchung,
- Verwendung eines
  - Standardnährbodens
und/oder
- Trägers mit einem oder mehreren vorgefertigten Nährböden (z. B. Eintauchnährböden)

Fakultativer Leistungsinhalt
- Nachweis antimikrobieller Wirkstoffe mittels Hemmstofftest,
- Nachfolgende Keimzahlschätzung(en),
- Nachfolgende mikroskopische Prüfung(en),
- Einfache Differenzierung(en) (z. B. Chlamydosporen-Nachweis, Nachweis von Pseudomycel)

1,15 €

| 32152 | Orientierender **Schnelltest auf A-Streptokokken-Gruppenantigen** bei Patienten bis zum vollendeten 16. Lebensjahr | 2,55 € |

32.2.8 Laborpauschalen im Zusammenhang mit präventiven Leistungen

32880 **Laborpauschale für Untersuchungen** im Zusammenhang mit der Erbringung der Gebührenordnungsposition 01732 (Gesundheitsuntersuchung) unter Nutzung eines Teststreifens. Erfolgt die Untersuchung nicht unmittelbar nach Gewinnung des Urins ist durch geeignete Lagerungs- und ggf. Transportbedingungen sicherzustellen, dass keine Verfälschungen des Analyseergebnisses auftreten können.

Obligater Leistungsinhalt
- Orientierende Untersuchung auf Eiweiß, Glukose, Erythrozyten, Leukozyten und Nitrit im Urin (Nr. 32030)

0,50 €

Die Gebührenordnungsposition 32880 ist nicht neben den Gebührenordnungspositionen 32025, 32030, 32057 und 32060 berechnungsfähig.

32881 **Laborpauschale für Untersuchungen** im Zusammenhang mit der Erbringung der Gebührenordnungsposition 01732 (Gesundheitsuntersuchung)

Obligater Leistungsinhalt

- Quantitative Bestimmung von Glukose (Nr. 32057) 0,25 €

Die Gebührenordnungsposition 32881 ist nicht neben den Gebührenordnungspositionen 32025, 32030, 32057 und 32060 berechnungsfähig.

32882 **Laborpauschale für Untersuchungen** im Zusammenhang mit der Erbringung der Gebührenordnungsposition 01732 (Gesundheitsuntersuchung)

Obligater Leistungsinhalt

- Quantitative Bestimmung von Cholesterin gesamt (Nr. 32060) 0,25 €

Die Gebührenordnungsposition 32882 ist nicht neben den Gebührenordnungspositionen 32025, 32030, 32057 und 32060 berechnungsfähig.

32.3 Spezielle Laboratoriumsuntersuchungen, molekulargenetische und molekularpathologische Untersuchungen

1. Bei den im Abschnitt 32.3 aufgeführten Bewertungen handelt es sich um vertraglich vereinbarte EURO-Beträge für die Kosten der laboratoriumsmedizinischen Analysen. Der tatsächliche Vergütungsanspruch errechnet sich aus den vertraglich vereinbarten Euro-Beträgen nach Satz 1 multipliziert mit der für das entsprechende Quartal gültigen Abstaffelungsquote gemäß den Vorgaben der Kassenärztlichen Bundesvereinigung gemäß § 87 b Abs. 4 SGB V (Artikel 1, Nr. 24 GKV-VStG) zur Honorarverteilung durch die Kassenärztlichen Vereinigungen Teil E.
2. Die Berechnung der Gebührenordnungspositionen des Abschnitts 32.3 setzt eine Genehmigung der Kassenärztlichen Vereinigung nach der Vereinbarung zu den Laboratoriumsuntersuchungen gemäß § 135 Abs. 2 SGB V voraus.
3. Für die Kosten eigenerbrachter oder als Auftragsleistung überwiesener kurativ-ambulanter Laboratoriumsuntersuchungen nach dem Abschnitt 32.3 wird je Arztpraxis und Quartal eine begrenzte Gesamtpunktzahl gebildet, deren Höhe sich aus dem Produkt aus nach Versichertengruppe differenzierter arztgruppenbezogener Fallpunktzahl und der jeweiligen Zahl kurativ-ambulanter Behandlungsfälle der Arztpraxis ergibt. Die tatsächliche Inanspruchnahme eines an einem Selektivvertrag teilnehmenden Arztes der Arztpraxis von in Selektivverträgen eingeschriebenen Versicherten ohne Abrechnung von Leistungen über die Kassenärztliche Vereinigung ist bei der Fallzählung nach Nachweis durch den Vertragsarzt zusätzlich zu berücksichtigen. In die Berechnung der begrenzten Gesamtpunktzahl gehen nicht ein alle Überweisungsfälle zur ausschließlichen Erbringung von Leistungen entsprechend den Ge-

32 Laboratoriumsm., Molekulargenetik, Molekularpathologie

bührenordnungspositionen der Kapitel 11, 19 und 32, kurativambulante Behandlungsfälle zur Befundung von dokumentierten Untersuchungsergebnissen und Fälle, in denen ausschließlich Kosten der vertraglich vereinbarten Pauschalerstattungen abgerechnet werden.
4. Dieser Gesamtpunktzahl steht ein Punktzahlvolumen gegenüber, das sich aus der Umrechnung der vertraglich vereinbarten und nicht gestaffelten EURO-Beträge der eigenerbrachten, bezogenen oder überwiesenen kurativ-ambulanten Laboratoriumsuntersuchungen nach dem Abschnitt 32.3 ergibt. In dieses Punktzahlvolumen werden von der Arztpraxis durchgeführte Auftragsleistungen nicht einbezogen. Im Falle der Abstaffelung von Leistungen nach der Präambel Nr. 11 sind die EURO-Beträge in voller nicht gestaffelter und vertraglich vereinbarter Höhe umzurechnen.
5. Die Umrechnung in Punkte erfolgt durch Multiplikation mit dem Faktor 10,1, wobei auf ganze Zahlen auf- oder abgerundet wird.
6. Überschreitet die Summe dieser Punkte die begrenzte Gesamtpunktzahl der Arztpraxis, werden die überschreitenden Punkte von dem dieser Arztpraxis zustehenden Punktzahlvolumen, das sich aus der Gebührenordnungsposition 32001 ergibt, abgezogen. Die tatsächliche Inanspruchnahme eines an einem Selektivvertrag teilnehmenden Arztes der Arztpraxis von in Selektivverträgen eingeschriebenen Versicherten ohne Abrechnung von Leistungen über die Kassenärztliche Vereinigung ist bei der Ermittlung des dieser Arztpraxis zustehenden Punktzahlvolumens mit dem Produkt aus der Anzahl der Fälle im Selektivvertrag und der arztgruppenbezogenen Punktzahl der Gebührenordnungsposition 32001 nach Nachweis durch den Vertragsarzt zu berücksichtigen.
7. Bei der Berechnung der begrenzten Gesamtpunktzahl bleibt die Zahl der Behandlungsfälle mit den Untersuchungsindikationen, die in Nr. 6 der Präambel zum Abschnitt 32.2 aufgeführt sind, und bei der Berechnung des Punktzahlvolumens nach Nr. 4 bleiben die Leistungen entsprechend der Gebührenordnungspositionen nach dem Abschnitt 32.3 unberücksichtigt, die in diesen Behandlungsfällen erbracht werden. Satz 2 der Nr. 6 der Präambel zum Abschnitt 32.2 gilt entsprechend.
8. Arztgruppenbezogene Fallpunktzahlen für die Kosten der Leistungen des Abschnitts 32.3

Arztgruppe	Versichertengruppe	
	Allgemeinversicherte	Rentner
Allgemeinärzte, Praktische Ärzte, Hausärztliche Internisten	14	11
Frauenärzte	21	18
Hautärzte	11	11
Fachärzte für Kinder- und Jugendmedizin	16	16

IV Arztgruppenüberg. b. spezif. Voraussetz. berechn. GOP

Arztgruppe	Versichertengruppe	
	Allgemeinversicherte	Rentner
Nervenärzte, Neurologen, Ärzte für Psychiatrie und Psychotherapie, Ärzte für Kinder- und Jugendpsychiatrie und -psychotherapie	5	5
Nuklearmediziner	74	57
Strahlentherapeuten	14	25
Urologen	25	27
Fachärztliche Internisten ohne Schwerpunkt (Teilgebiet)	25	18
Fachärztliche Internisten mit Schwerpunkt (Teilgebiet)		
Angiologie	25	18
Endokrinologie	301	286
Gastroenterologie	25	18
Hämatologie und Onkologie	71	78
Kardiologie	7	4
Nephrologie	88	106
Pneumologie	23	16
Rheumatologie	110	106
Nicht aufgeführte Arztgruppen	4	4

Bei einer Ermächtigung nach § 95 Abs. 4 SGB V oder nach § 119b Satz 4 SGB V ist der Ermächtigte entsprechend seiner Zugehörigkeit zu den aufgeführten Arztgruppen zu berücksichtigen, sofern der Ermächtigungsumfang dem eines zugelassenen Vertragsarztes entspricht. Andernfalls kann in der Ermächtigung nach Satz 1 die Fallpunktzahl bestimmt werden.

9. Für einen Arzt, der seine vertragsärztliche Tätigkeit unter mehreren Gebiets- oder Schwerpunktbezeichnungen ausübt, richtet sich die Höhe der arztgruppenbezogenen Fallpunktzahl je Allgemeinversicherten und je Rentner nach dem Versorgungsauftrag mit dem er zur vertragsärztlichen Versorgung zugelassen ist.
10. Für (Teil-)Berufsausübungsgemeinschaften, Medizinische Versorgungszentren und Praxen mit angestellten Ärzten wird die Höhe der Fallpunktzahl je Versichertengruppe als Summe der Produkte des relativen Anteils der jeweiligen Fälle eines Arztes in der Arztpraxis und der arztgruppenbezogenen Fallpunktzahl der beteiligten Ärzte errechnet.
11. Die Gebührenordnungspositionen des Abschnitts 32.3 unterliegen einer Staffelung je Arztpraxis in Abhängigkeit von der im Quartal erbrachten Anzahl der Gebührenordnungspositionen nach dem Abschnitt 32.3. Rechnet die Arztpraxis mehr als 450.000 Gebührenordnungspositionen nach dem Abschnitt 32.3 im Quartal ab, wird die Vergütung in EURO der darüber hinaus abgerechneten Kosten nach dem Abschnitt 32.3 um 20 % vermindert. Sofern ein

Höchstwert zu berechnen ist, zählen die dem Höchstwert zugrunde liegenden Gebührenordnungspositionen hinsichtlich der Abstaffelung insgesamt als eine Gebührenordnungsposition.
12. Die Gebührenordnungspositionen des Abschnitts 32.3 sind im Zyklusfall nicht neben den Gebührenordnungspositionen 08550, 08551, 08552, 08560 und 08561 berechnungsfähig.
13. Die Gebührenordnungspositionen des Abschnitts 32.3 sind am Behandlungstag nicht neben den Gebührenordnungspositionen des Abschnitts 31.1.2 und nicht neben der Gebührenordnungsposition 34291 berechnungsfähig.

32.3.1 Mikroskopische Untersuchungen

Mikroskopische Untersuchung von **Blut- oder Knochenmarkzellen** nach **zytochemischer Färbung**, gilt für die Gebührenordnungspositionen 32155 bis 32158 und 32159 bis 32161,

je Untersuchung

32155	Alkalische Leukozyten(Neutrophilen)phosphatase	14,30 €
32156	Esterasereaktion	5,60 €
32157	Peroxydasereaktion	5,60 €
32158	PAS-Reaktion	5,60 €
32159	Eisenfärbung	8,40 €
32160	Saure Phosphatase	5,60 €
32161	Terminale Desoxynukleotidyl-Transferase (TdT)	5,60 €

Die Gebührenordnungsposition 32159 ist nicht neben der Gebührenordnungsposition 32168 berechnungsfähig.

Mikroskopische Differenzierung eines Materials als **gefärbte(r) Ausstrich(e)** oder als Tupfpräparat(e) **eines Organpunktates**, gilt für die Gebührenordnungspositionen 32163 bis 32167,

je Untersuchung

32163	Knochenmark	7,90 €
32164	Lymphknoten	9,20 €
32165	Milz	12,00 €
32166	Synovia	5,80 €
32167	Morphologische Differenzierung des **Liquorzellausstrichs**	6,40 €

32168	Mikroskopische Differenzierung eines Materials als **gefärbte(r) Ausstrich(e)** oder als Tupfpräparat(e) des **Knochenmarks** einschl. der Beurteilung des Eisenstatus auf Sideroblasten, Makrophageneisen und Therapieeisengranula *Die Gebührenordnungsposition 32168 ist nicht neben der Gebührenordnungsposition 32159 berechnungsfähig.*	15,30 €
32169	**Vergleichende hämatologische Begutachtung** von mikroskopisch differenzierten Ausstrichen des **Knochenmarks und des Blutes**, einschl. Dokumentation	15,30 €
32170	**Mikroskopische Differenzierung von Haaren** (Trichogramm) *Obligater Leistungsinhalt* – Mikroskopische Differenzierung von Haaren einschl. deren Wurzeln (Trichogramm) *Fakultativer Leistungsinhalt* – Färbung, auch mehrere Präparate, – Epilation	5,60 €
32172	Mikroskopische Untersuchung des Blutes auf **Parasiten**, z. B. Plasmodien, Mikrofilarien, im **gefärbten Blutausstrich** und/oder **Dicken Tropfen**	8,40 €
	Mikroskopische Untersuchung eines Körpermaterials auf **Krankheitserreger nach differenzierender Färbung**, gilt für die Gebührenordnungspositionen 32175 bis 32182, je Untersuchung	
32175	Corynebakterienfärbung nach Neisser	6,20 €
32176	Ziehl-Neelsen-Färbung auf Mykobakterien	5,20 €
32177	Färbung mit Fluorochromen (z. B. Auramin) auf Mykobakterien	5,00 €
32178	Giemsa-Färbung auf Protozoen	6,30 €
32179	Karbolfuchsinfärbung auf Kryptosporidien	1,40 €
32180	Tuschepräparat auf Kryptokokken	5,60 €
32181	Färbung mit Fluorochromen (z. B. Acridinorange, Calcofluor weiß) **auf Pilze**	3,30 €
32182	**Ähnliche Untersuchungen** unter Angabe der Erregerart und Art der Färbung	6,30 €

Mikroskopische Untersuchung eines Körpermaterials auf **Krankheitserreger nach differenzierender Färbung**, gilt für die Gebührenordnungspositionen 32185 bis 32187,

je Untersuchung

32185	Heidenhain-Färbung auf Protozoen	9,80 €
32186	Trichrom-Färbung auf Protozoen	7,90 €
32187	Silberfärbung auf Pneumozysten	3,50 €

32.3.2 Funktionsuntersuchungen

32190	Physikalisch-morphologische Untersuchung des Spermas [Menge, Viskosität, pH-Wert, Nativpräparat(e), Differenzierung der Beweglichkeit, Bestimmung der Spermienzahl, Vitalitätsprüfung, morphologische Differenzierung nach Ausstrichfärbung (z. B. Papanicolaou)] *Die Gebührenordnungsposition 32190 ist im Behandlungsfall nicht neben der Gebührenordnungsposition 08540 berechnungsfähig.*	23,70 €

Funktionsprüfung mit Belastung, einschl. der erforderlichen quantitativen Bestimmungen im **Harn oder Blut**, gilt für die Gebührenordnungspositionen 32192 bis 32195,

je Funktionsprüfung

32192	Laktosetoleranz-Test	4,10 €
32193	D-Xylose-Test	5,00 €
32194	Pancreolauryl-Test	9,00 €
32195	**Ähnliche Untersuchungen** (mit Ausnahme von Glukose-Toleranztests), unter Angabe der Art der Untersuchung *Die Berechnung der Gebührenordnungsposition 32195 setzt die Begründung der medizinischen Notwendigkeit der jeweiligen Untersuchung im Einzelfall voraus. Abweichend davon kann die Begründung der medizinischen Notwendigkeit der jeweiligen Untersuchung im Einzelfall entfallen bei: Fructose-Toleranz-Test und säuresekretorische Kapazität des Magens.*	5,00 €

Funktionsprüfung der Nieren durch **Bestimmung der Clearance** mit mindestens drei quantitativ-chemischen Blut- oder Harnanalysen, gilt für die Gebührenordnungspositionen 32196 bis 32198,

je Funktionsprüfung

32196	Inulin-Clearance	11,20 €
32197	Harnstoff-, Phosphat- und/oder Calcium-Clearance, ggf. inkl. Kreatinin-Clearance	10,00 €

| 32198 | Ähnliche Untersuchungen, unter Angabe der Art der Untersuchung | 11,30 € |

Die Berechnung der Gebührenordnungsposition 32198 setzt die Begründung der medizinischen Notwendigkeit der jeweiligen Untersuchung im Einzelfall voraus.

Die Gebührenordnungsposition 32197 ist nicht neben der Gebührenordnungsposition 32124 berechnungsfähig.

32.3.3 Gerinnungsuntersuchungen

| 32203 | Thrombelastogramm | 16,60 € |

Untersuchung der **Gerinnungsfunktion** durch **Globaltests**, ggf. einschl. mehrfacher Bestimmung der Gerinnungszeit, gilt für die Gebührenordnungspositionen 32205 bis 32208,

je Untersuchung

32205	Batroxobin-(Reptilase-)zeit	16,80 €
32206	Aktiviertes Protein C-Resistenz (**APC-Resistenz**, APC-Ratio)	15,60 €
32207	**Lupus Antikoagulans** (Lupusinhibitoren)	13,90 €
32208	**Ähnliche Untersuchungen** unter Angabe der Art der Untersuchung	19,20 €

Die Berechnung der Gebührenordnungsposition 32208 setzt die Begründung der medizinischen Notwendigkeit der jeweiligen Untersuchung im Einzelfall voraus. Abweichend davon kann die Begründung der medizinischen Notwendigkeit der jeweiligen Untersuchung im Einzelfall entfallen bei: Ecarin-Clotting-Time, anti-Xa Aktivität.

Quantitative Bestimmung von **Einzelfaktoren des Gerinnungssystems**, gilt für die Gebührenordnungspositionen 32210 bis 32227,

je Faktor

32210	Antithrombin III	11,40 €
32211	Plasminogen	18,30 €
32212	Fibrinmonomere, Fibrin- und/oder Fibrinogenspaltprodukte, z. B. D-Dimere	17,80 €
32213	Faktor II	18,80 €
32214	Faktor V	18,40 €
32215	Faktor VII	34,60 €
32216	Faktor VIII	24,30 €

32217	Faktor VIII-assoziiertes Protein	30,20 €
32218	Faktor IX	24,10 €
32219	Faktor X	29,10 €
32220	Faktor XI	27,60 €
32221	Faktor XII	27,60 €
32222	Faktor XIII	25,90 €
32223	Protein C	31,30 €
32224	Protein S	31,30 €
32225	Plättchenfaktor 4	32,40 €
32226	C1-Esterase-Inhibitor (C1-INH)	27,20 €
32227	Ähnliche Untersuchungen unter Angabe des Faktors Die Berechnung der Gebührenordnungsposition 32227 setzt die Begründung der medizinischen Notwendigkeit der jeweiligen Untersuchung im Einzelfall voraus. Abweichend davon kann die Begründung der medizinischen Notwendigkeit der jeweiligen Untersuchung im Einzelfall entfallen bei: Hemmkörperbestimmung (Bethesda-Assay), von Willebrand-Faktor/Ristocetin-Cofaktor-Aktivität.	20,70 €
32228	Untersuchungen der **Thrombozytenfunktion mit mehreren Methoden**, z. B. Thrombozytenausbreitung, -adhäsion, -aggregation, insgesamt	33,20 €
32229	Untersuchung der von -Willebrand-Faktor-Multimere *Obligater Leistungsinhalt* – Darstellung der nieder-, mittel- und hochmolekularen Formen des von-Willebrand-Faktors einschließlich der Triplettstrukturen, – Dokumentation (fotografisch und/oder densitometrisch), – Klassifikation pathologischer Befunde gemäß VWD-Klassifikation *Die Gebührenordnungsposition 32229 ist bei Patienten mit bekanntem oder mit Verdacht auf ein familiares von-Willebrand-Syndrom sowie bei unklarer angeborener oder erworbener (z. B. lymphoproliferative, myeloproliferative Erkrankungen, Herzfehler, Herzleistungssysteme) Blutungsneigung berechnungsfähig und setzt den vorherigen Ausschluss eines Faktorenmangels, einer Thrombopenie oder einer Thrombozytenfunktionsstörung durch Aggregationshemmer als Ursache der Blutungsneigung voraus.*	75,00 €

32.3.4 Klinisch-chemische Untersuchungen

Quantitative chemische oder physikalische Bestimmung, gilt für die Gebührenordnungspositionen 32230 bis 32236, 32240 und 32242 bis 32246 und 32248,

je Untersuchung

32230	Methämoglobin	8,90 €
32231	Fruktose	11,10 €
32232	Lactat	6,90 €
32233	Ammoniak	10,80 €
32234	Fluorid	13,80 €
32235	Phenylalanin	9,20 €
32236	Kreatin	15,80 €
32237	Gesamteiweiß im Liquor oder Harn	6,30 €
32238	Plasmaviskosität	6,20 €
32240	Angiotensin-I-Converting Enzyme (**ACE**)	15,30 €
32242	**Knochen-AP** (Isoenzym der Alkalischen Phosphatase) nach Lektinfällung	18,50 €
32243	Osmotische Erythrozyten-Resistenzbestimmung	11,80 €
32244	**Osmolalität** (apparative Bestimmung)	8,10 €
32245	Gallensäuren	16,10 €
32246	**Ähnliche Untersuchungen** unter Angabe der Art der Untersuchung	10,20 €
32248	Magnesium	1,40 €

Die Berechnung der Gebührenordnungsposition 32246 setzt die Begründung der medizinischen Notwendigkeit der jeweiligen Untersuchung im Einzelfall voraus. Abweichend davon kann die Begründung der medizinischen Notwendigkeit der jeweiligen Untersuchung im Einzelfall entfallen bei: Äthanol im Serum, beta-Hydroxybuttersäure, Fettsäuren (frei im Serum, unverestert), Kohlenmonoxid-Hämoglobin und Zinkprotoporphyrin.

32247	Bestimmung der Blutgase und des Säure-Basen-Status	
	Obligater Leistungsinhalt	
	– Bestimmung der Wasserstoffionenkonzentration (pH) im Blut,	
	– Bestimmung des Kohlendioxidpartialdrucks (pCO_2),	
	– Bestimmung des Sauerstoffpartialdrucks (pO_2)	
	Fakultativer Leistungsinhalt	
	– Messung der prozentualen Sauerstoffsättigung (SpO_2),	
	– Messung oder Berechnung weiterer Kenngrößen in demselben Untersuchungsgang (z. B. Hämoglobin, Bicarbonat, Basenabweichung)	13,80 €

Die Gebührenordnungsposition 32247 ist nicht neben den Gebührenordnungspositionen 01510 bis 01512, 01520, 01521, 01530, 01531, 01857, 04536, 05350, 05372, 13250, 13256, 13661 und 36884 berechnungsfähig.

Die Gebührenordnungsposition 32247 ist im Behandlungsfall nicht neben den Gebührenordnungspositionen 04560 bis 04562, 04564 bis 04566, 04572, 04573, 13600 bis 13602, 13610 bis 13612 und 13620 bis 13622 berechnungsfähig.

Quantitative **chemische oder physikalische Bestimmung**, gilt für die Gebührenordnungspositionen 32250 bis 32254 und 32257 bis 32262, je Untersuchung

32250	Spektralphotometrische **Bilirubin-Bestimmung im Fruchtwasser oder im Blut** des Neugeborenen	11,10 €
32251	**Carboxyhämoglobin**	27,60 €
32252	**Carnitin**	26,90 €
32253	**Stuhlfett-Ausscheidung pro 24 Stunden**	14,20 €
32254	**Fetales (HbF) oder freies Hämoglobin**	7,30 €
32257	**Citronensäure/Citrat**	17,20 €
32258	**Oxalsäure/Oxalat**	23,90 €
32259	**Phosphohexose-Isomerase** (PHI)	14,60 €
32260	**Glucose-6-Phosphat-Dehydrogenase** (G6P-DH)	17,00 €
32261	**Pyruvatkinase**	14,60 €
32262	**Ähnliche Untersuchungen** unter Angabe der Art der Untersuchung	15,40 €

32265–32283   IV Arztgruppenüberg. b. spezif. Voraussetz. berechn. GOP

Die Berechnung der Gebührenordnungsposition 32262 setzt die Begründung der medizinischen Notwendigkeit der jeweiligen Untersuchung im Einzelfall voraus. Abweichend davon kann die Begründung der medizinischen Notwendigkeit der jeweiligen Untersuchung im Einzelfall entfallen bei: Galaktose-I-Phosphat-Uridyltransferase, alpha-Glucosidase, alpha-Galaktosidase, beta-Galaktosidase, Phosphofruktokinase i. E., UDP-Galaktose-Epimerase, Biotinidase, Carnitin-Palmityl-Transferase-II Aktivität, Phosphoisomerase, Phosphomannomutase, Kryoglobuline.

Quantitative physikalische **Bestimmung von Elementen mittels Atomabsorption**, gilt für die Gebührenordnungspositionen 32265, 32267 bis 32274, 32277 bis 32281 und 32283,

je Untersuchung

32265	Calcium im Harn	3,10 €
32267	Zink	12,30 €
32268	Nickel	16,10 €
32269	Arsen	16,10 €
32270	Aluminium	12,30 €
32271	Blei	13,80 €
32272	Cadmium	9,90 €
32273	Chrom	15,30 €
32274	Eisen im Harn	19,20 €
32277	Kupfer im Harn oder Gewebe	8,10 €
32278	Mangan	12,30 €
32279	Quecksilber	12,30 €
32280	Selen	14,60 €
32281	Thallium	13,70 €
32283	**Spurenelemente** unter Angabe der Art der Untersuchung *Der Höchstwert für die Untersuchungen nach den Nrn. 32265, 32267 bis 32274, 32277 bis 32281 und 32283 beträgt 24,50 EURO.*	9,70 €

32 Laboratoriumsm., Molekulargenetik, Molekularpathologie 32290–32308

Qualitativer **chromatographischer Nachweis** einer oder mehrerer Substanz(en), gilt für die Gebührenordnungspositionen 32290 bis 32294, je Untersuchungsgang

32290	Aminosäuren	17,90 €
32291	Porphyrine	29,60 €
32292	Drogen Unter Angabe der Substanz(en) oder Substanzgruppe(n)	20,30 €
32293	Arzneimittel Unter Angabe der Substanz(en) oder Substanzgruppe(n)	10,40 €
32294	**Ähnliche Untersuchungen** unter Angabe der Substanz(en) oder Substanzgruppe *Die Berechnung der Gebührenordnungsposition 32294 setzt die Begründung der medizinischen Notwendigkeit der jeweiligen Untersuchung im Einzelfall voraus.*	19,70 €

Die Gebührenordnungsposition 32292 ist nicht neben den Gebührenordnungspositionen 32137 und 32140 bis 32147 berechnungsfähig.

Quantitative **chromatographische Bestimmung(en)** einer oder mehrerer Substanz(en), ggf. einschl. qualitativem chromatographischem Nachweis, gilt für die Gebührenordnungspositionen 32300 bis 32313, je Untersuchungsgang

32300	Katecholamine und/oder Metabolite	27,00 €
32301	Serotonin und/oder Metabolite	13,30 €
32302	Porphyrine	15,40 €
32303	Porphobilinogen	23,40 €
32304	Delta-Amino-Lävulinsäure	24,50 €
32305	**Arzneimittel** (chromatographisch oder mit sonstigen Verfahren) Unter Angabe der Substanz(en) oder Substanzgruppe(n)	17,30 €
32306	Vitamine Unter Angabe der Substanz(en) oder Substanzgruppe(n)	22,30 €
32307	Drogen Unter Angabe der Substanz(en) oder Substanzgruppe(n)	17,70 €
32308	Pyridinolin und/oder Desoxypyridinolin	28,40 €

GOP	Leistung	Bewertung
32309	Phenylalanin	18,70 €
32310	Aminosäuren	22,00 €
32311	**Exogene Gifte** Unter Angabe der Substanz(en) oder Substanzgruppe(n)	28,70 €
32312	**Hämoglobine** (außer glykierte Hämoglobine nach Nr. 32094)	11,80 €
32313	**Ähnliche Untersuchungen** unter Angabe der Substanz(en) oder Substanzgruppe *Die Berechnung der Gebührenordnungsposition 32313 setzt die Begründung der medizinischen Notwendigkeit der jeweiligen Untersuchung im Einzelfall voraus. Abweichend davon kann die Begründung der medizinischen Notwendigkeit der jeweiligen Untersuchung im Einzelfall entfallen bei: organische Säuren, Methanol.* *Die Gebührenordnungsposition 32312 ist nicht neben der Gebührenordnungsposition 32468 berechnungsfähig.*	20,90 €
32314	Bestimmung von Substanzen mittels **DC, GC und/oder HPLC** und anschließender **Massenspektrometrie** und EDV-Auswertung, je Körpermaterial unter Angabe der Art der Untersuchung	51,90 €
32315	**Analytische Auswertung** einer oder mehrerer Atemproben eines **13C-Harnstoff-Atemtests** nach der Nr. 02400, ggf. einschl. Probenvorbereitung (z. B. chromatographisch), insgesamt *Die Gebührenordnungsposition 32315 ist nicht neben der Gebührenordnungsposition 32706 berechnungsfähig.*	12,00 €
32316	Vollständige **chemische** Analyse zur **Differenzierung eines Steins** *Die Gebührenordnungsposition 32316 ist nicht neben der Gebührenordnungsposition 32317 berechnungsfähig.*	10,30 €
32317	Analyse zur **Differenzierung eines Steins** in seinen verschiedenen Schichtungen mittels **Infrarot-Spektrographie** *Die Gebührenordnungsposition 32317 ist nicht neben der Gebührenordnungsposition 32316 berechnungsfähig.*	20,30 €
32318	* Quantitative Bestimmung von Homocystein	15,00 €
	Quantitative **Bestimmung der freien Schilddrüsenhormone**, gilt für die Gebührenordnungspositionen 32320 und 32321, je Untersuchung	
32320	Freies Thyroxin **(fT4)**	3,70 €
32321	Freies Trijodthyronin **(fT3)**	3,70 €

32 Laboratoriumsm., Molekulargenetik, Molekularpathologie 32323–32342

Quantitative Bestimmung, gilt für die Gebührenordnungspositionen 32323 bis 32325,

je Untersuchung

32323	Digoxin	6,30 €
32324	Carcinoembryonales Antigen (CEA)	3,80 €
32325	Ferritin	4,20 €

Die Gebührenordnungspositionen 32324, 32350, 32351, 32352, 32390 bis 32398, 32400, 32405 und 32420 sind nebeneinander insgesamt bis zu zweimal berechnungsfähig.

Quantitative Bestimmung von Drogen mittels Immunoassay, gilt für die Gebührenordnungspositionen 32330 bis 32337,

je Untersuchung

32330	Amphetamine	7,70 €
32331	Barbiturate	8,80 €
32332	Benzodiazepine	7,10 €
32333	Cannabinoide	7,50 €
32334	Kokain	7,70 €
32335	Methadon	8,90 €
32336	Opiate	7,50 €
32337	Ähnliche Untersuchungen unter Angabe der Art der Untersuchung	9,50 €

Die Berechnung der Gebührenordnungsposition 32337 setzt die Begründung der medizinischen Notwendigkeit der jeweiligen Untersuchung im Einzelfall voraus.

Der Höchstwert für die Untersuchungen der Gebührenordnungspositionen 32330 bis 32337 beträgt 24,10 EURO.

Quantitative Bestimmung von Arzneimitteln mittels Immunoassay, gilt für die Gebührenordnungspositionen 32340 bis 32346,

je Untersuchung

32340	Antiarrhythmika	14,90 €
32341	Antibiotika	17,70 €
32342	Antiepileptika	8,60 €

32343	Digitoxin	7,20 €
32344	**Zytostatika**, z. B. Methotrexat	23,90 €
32345	Theophyllin	10,70 €
32346	**Ähnliche Untersuchungen** unter Angabe der Art der Untersuchung	14,60 €

Die Berechnung der Gebührenordnungsposition 32346 setzt die Begründung der medizinischen Notwendigkeit der jeweiligen Untersuchung im Einzelfall voraus.

Quantitative **Bestimmung mittels Immunoassay**, gilt für die Gebührenordnungspositionen 32350 bis 32361,

je Untersuchung

32350	Alpha-Fetoprotein (**AFP**)	6,40 €
32351	Prostataspezifisches Antigen (**PSA**) oder freies PSA	4,80 €
32352	Choriongonadotropin (**HCG** und/oder **ß-HCG**)	6,10 €
32353	Follitropin (**FSH**)	4,50 €
32354	Lutropin (**LH**)	4,90 €
32355	Prolaktin	4,60 €
32356	Östradiol	4,60 €
32357	Progesteron	3,80 €
32358	**Testosteron** und/oder freies Testosteron	5,00 €
32359	Insulin	6,40 €
32360	Sexualhormonbindendes Globulin (**SHBG**)	11,90 €
32361	**Ähnliche Untersuchungen** unter Angabe der Art der Untersuchung	8,10 €

32 Laboratoriumsm., Molekulargenetik, Molekularpathologie 32365–32379

Die Berechnung der Gebührenordnungsposition 32361 setzt die Begründung der medizinischen Notwendigkeit der jeweiligen Untersuchung im Einzelfall voraus. Abweichend davon kann die Begründung der medizinischen Notwendigkeit der jeweiligen Untersuchung im Einzelfall entfallen bei: Anti-Müller-Hormon.

Die Gebührenordnungspositionen 32324, 32350, 32351, 32352, 32390 bis 32398, 32400, 32405 und 32420 sind nebeneinander insgesamt bis zu zweimal berechnungsfähig.

Die Gebührenordnungspositionen 32350 bis 32361 sind im Rahmen eines Stimulations- oder Suppressionstestes bis zu zweimal, im Rahmen eines Tagesprofils bis zu dreimal berechnungsfähig.

Die Gebührenordnungsposition 32350 ist nicht neben der Gebührenordnungsposition 01783 berechnungsfähig.

Quantitative **Bestimmung mittels Immunoassay**, gilt für die Gebührenordnungspositionen 32365 bis 32381,

je Untersuchung

32365	**C-Peptid**	14,70 €
32366	**Gastrin**	11,70 €
32367	**Cortisol**	6,20 €
32368	**17-Hydroxy-Progesteron**	9,40 €
32369	Dehydroepiandrosteron (**DHEA**) und/oder -sulfat (**DHEA-S**)	6,90 €
32370	Wachstumshormon (**HGH**), Somatotropin (**STH**)	10,20 €
32371	Insulin-like growth factor I (**IGF-I**) bzw. Somatomedin C (**SM-C**) und/oder IGF-I bindendes Protein 3 (**IGFBP-3**)	33,70 €
32372	**Folsäure**	5,40 €
32373	**Vitamin B 12**	4,20 €
32374	**Cyclosporin**	29,60 €
32375	**Trypsin**	24,60 €
32376	**ß2-Mikroglobulin**	10,90 €
32377	**Pankreas-Elastase**	22,50 €
32378	**Neopterin**	18,50 €
32379	**Tacrolimus** (FK 506)	31,90 €

32380	Eosinophiles kationisches Protein (**ECP**)	21,60 €
32381	**Ähnliche Untersuchungen** unter Angabe der Art der Untersuchung	15,90 €

Die Berechnung der Gebührenordnungsposition 32381 setzt die Begründung der medizinischen Notwendigkeit der jeweiligen Untersuchung im Einzelfall voraus. Abweichend davon kann die Begründung der medizinischen Notwendigkeit der jeweiligen Untersuchung im Einzelfall entfallen bei: Interleukin 2 Rezeptor, Calprotectin und/oder Lactoferrin im Stuhl, Everolimus, Sirolimus und Mycophenolat.

Die Gebührenordnungspositionen 32365 bis 32380, 32385 bis 32398, 32400 bis 32404 und 32410 bis 32415 sind im Rahmen eines Stimulations- oder Suppressionstestes bis zu fünfmal, im Rahmen eines Tagesprofils bis zu dreimal berechnungsfähig.

Die Gebührenordnungspositionen 32376 und 32378 sind im Behandlungsfall nicht neben der Gebührenordnungsposition 32824 berechnungsfähig.

Quantitative **Bestimmung mittels Immunoassay**, gilt für die Gebührenordnungspositionen 32385 bis 32398 und 32400 bis 32405,

je Untersuchung

32385	Aldosteron	11,70 €
32386	Renin	31,30 €
32387	Androstendion	12,80 €
32388	Corticosteron	53,70 €
32389	11-Desoxycortisol	22,10 €
32390	CA 125	10,60 €
32391	CA 15-3	8,70 €
32392	CA 19-9	9,20 €
32393	CA 50	29,20 €
32394	CA 72-4 (TAG 72)	22,70 €
32395	Neuronenspezifische Enolase (**NSE**)	15,50 €
32396	Squamous cell carcinoma Antigen (**SCC**)	15,90 €
32397	Tissue Polypeptide Antigen (**TPA, TPS**)	24,40 €

32 Laboratoriumsm., Molekulargenetik, Molekularpathologie 32398–32416

32398	Mucin-like cancer associated antigen (**MCA**)	33,20 €
32400	Cytokeratin-19-Fragmente (**CYFRA 21-1**)	24,20 €
32401	Dihydrotestosteron	16,10 €
32402	Erythropoetin	25,10 €
32403	Pyridinolin, Desoxypyridinolin und/oder Typ I-Kollagen-Telopeptide	18,90 €
32404	Knochen-AP (Isoenzym der Alkalischen Phosphatase) und/oder Typ I-Prokollagen-Propeptide	20,50 €
32405	**Ähnliche Untersuchungen** unter Angabe der Art der Untersuchung	22,80 €

Die Berechnung der Gebührenordnungsposition 32405 setzt die Begründung der medizinischen Notwendigkeit der jeweiligen Untersuchung im Einzelfall voraus. Abweichend davon kann die Begründung der medizinischen Notwendigkeit der jeweiligen Untersuchung im Einzelfall entfallen bei: Chromogranin A, Tryptase, Thymidinkinase, S-100, 11-Desoxycorticosteron und Parathormon-related Peptide.

Die Gebührenordnungspositionen 32324, 32350, 32351, 32352, 32390 bis 32398, 32400 und 32420 sind nebeneinander insgesamt bis zu zweimal berechnungsfähig. Davon abweichend sind die Gebührenordnungspositionen 32391 und 32398 nicht nebeneinander berechnungsfähig.

Die Gebührenordnungspositionen 32365 bis 32380, 32385 bis 32398, 32400 bis 32405 und 32410 bis 32415 sind im Rahmen eines Stimulations- oder Suppressionstestes bis zu fünfmal, im Rahmen eines Tagesprofils bis zu dreimal berechnungsfähig.

Quantitative **Bestimmung mittels Immunoassay**, gilt für die Gebührenordnungspositionen 32410 bis 32416,

je Untersuchung

32410	Calcitonin	14,90 €
32411	Intaktes Parathormon	14,80 €
32412	Corticotropin (**ACTH**)	14,50 €
32413	25-Hydroxy-Cholecalciferol (**Vitamin D**)	18,40 €
32414	Osteocalcin	23,90 €
32415	Antidiuretisches Hormon (**ADH**, Vasopressin)	24,00 €
32416	**Ähnliche Untersuchungen** unter Angabe der Art der Untersuchung	24,90 €

32420–32437   IV Arztgruppenüberg. b. spezif. Voraussetz. berechn. GOP

Die Berechnung der Gebührenordnungsposition 32416 setzt die Begründung der medizinischen Notwendigkeit der jeweiligen Untersuchung im Einzelfall voraus. Abweichend davon kann die Begründung der medizinischen Notwendigkeit der jeweiligen Untersuchung im Einzelfall entfallen bei: Androstandiol-Glucuronid.

Die Gebührenordnungspositionen 32365 bis 32380, 32385 bis 32398, 32400 bis 32404 und 32410 bis 32416 sind im Rahmen eines Stimulations- oder Suppressionstestes bis zu fünfmal, im Rahmen eines Tagesprofils bis zu dreimal berechnungsfähig.

Quantitative **Bestimmung** mittels **Immunoassay**, gilt für die Gebührenordnungspositionen 32420 bis 32421,

je Untersuchung

32420	**Thyreoglobulin**, einschl. Bestätigungstest	17,40 €
32421	1,25 Dihydroxy-Cholecalciferol (**Vitamin D3**)	33,80 €

32.3.5 Immunologische Untersuchungen

32426	Quantitative Bestimmung von **Gesamt-IgE**	4,60 €
32427	Untersuchung auf **allergenspezifische Immunglobuline in Einzelansätzen** (Allergene oder Allergengemische),	
	je Ansatz	7,10 €

Der Höchstwert für die Untersuchungen der Gebührenordnungspositionen 32426 und 32427 beträgt im Behandlungsfall 65,00 Euro.

Der Höchstwert für die Untersuchungen der Gebührenordnungspositionen 32426 und 32427 beträgt in begründeten Einzelfällen bei Säuglingen, Kleinkindern und Kindern bis zum vollendeten 6. Lebensjahr im Behandlungsfall 111,00 Euro.

32430	Qualitativer **Nachweis von humanen Proteinen mittels Immunpräzipitation**,	
	je Nachweis unter Angabe der Art des Proteins	6,40 €

Der Höchstwert für Untersuchungen nach der Nr. 32430 beträgt 16,80 EURO.

Quantitative Bestimmung von **humanen Proteinen** oder anderen Substanzen mittels Immunnephelometrie, Immunturbidimetrie, Immunpräzipitation, Fluorometrie, Immunoassay oder anderer gleichwertiger Verfahren, gilt für die Gebührenordnungspositionen 32435 und 32437 bis 32455,

je Untersuchung

32435	**Albumin**	3,40 €
32437	**Alpha-1-Mikroglobulin**	8,40 €

32 Laboratoriumsm., Molekulargenetik, Molekularpathologie 32438–32456

32438	Alpha-1-Antitrypsin (Alpha-1-Proteinase-Inhibitor, Alpha-1-Pi)	10,70 €
32439	Alpha-2-Makroglobulin	10,20 €
32440	Coeruloplasmin	11,20 €
32441	Haptoglobin	7,30 €
32442	Hämopexin	11,50 €
32443	Komplementfaktor C 3	7,80 €
32444	Komplementfaktor C 4	7,50 €
32445	Immunglobulin D (IgD)	11,60 €
32446	Freie Kappa-Ketten	12,60 €
32447	Freie Lambda-Ketten	12,50 €
32448	Immunglobulin A, G oder M im Liquor	8,50 €
32449	Immunglobulin G im Harn	5,50 €
32450	Myoglobin	10,80 €
32451	Apolipoprotein A-I	9,50 €
32452	Apolipoprotein B	9,60 €
32453	Granulozyten-(PMN-)Elastase	14,40 €
32454	Lysozym	10,60 €
32455	Ähnliche Untersuchungen unter Angabe der Art der Untersuchung *Die Berechnung der Gebührenordnungsposition 32455 setzt die Begründung der medizinischen Notwendigkeit der jeweiligen Untersuchung im Einzelfall voraus. Abweichend davon kann die Begründung der medizinischen Notwendigkeit der jeweiligen Untersuchung im Einzelfall entfallen bei: Zirkulierende Immunkomplexe, Fibronectin im Punktat, Lösl. Transferrin-Rezeptor und Gesamthämolytische Aktivität.* *Die Gebührenordnungsposition 32450 ist nicht neben der Gebührenordnungsposition 32150 berechnungsfähig.*	8,90 €
32456	Quantitative Bestimmung des Lipoproteins(a) *Der Höchstwert für die Untersuchungen der Gebührenordnungspositionen 32435 und 32437 bis 32456 beträgt 33,40 EURO.*	11,90 €

32460–32474   IV Arztgruppenüberg. b. spezif. Voraussetz. berechn. GOP

Quantitative Bestimmung mittels Immunnephelometrie, Immunturbidimetrie, Immunpräzipitation, Immunoassay oder anderer gleichwertiger Verfahren, gilt für die Gebührenordnungspositionen 32460 und 32461, je Untersuchung

32460	C-reaktives Protein (CRP)	4,90 €
32461	Rheumafaktor (RF)	4,20 €
32462	Quantitative Bestimmung einer Immunglobulinsubklasse	23,40 €
32463	Quantitative Bestimmung von Cystatin C bei einer GFR von 40 bis 80 ml/(Minute/1,73 m²) (berechnet nach der MDRD-Formel), sowie in begründeten Einzelfällen bei Sammelschwierigkeiten	9,70 €

Elektrophoretische Trennung von humanen Proteinen, gilt für die Gebührenordnungspositionen 32465 bis 32475,

Obligater Leistungsinhalt

- Elektrophoretische Trennung von humanen Proteinen, z. B. Agarosegel-, Polyacrylamidgel-, Disk-Elektrophorese, isoelektrische Fokussierung,

Fakultativer Leistungsinhalt

- Färbereaktion,
- Quantitative Auswertung,

je Untersuchungsgang

32465	Oligoklonale Banden im Liquor und im Serum	24,90 €
32466	Harnproteine	18,00 €
32467	Lipoproteine, einschl. Polyanionenpräzipitation	21,20 €
32468	Hämoglobine (außer glykierte Hämoglobine nach der Nr. 32094)	21,90 €
32469	Isoenzyme der Alkalischen Phosphatase (AP)	21,40 €
32470	Isoenzyme der Creatinkinase (CK)	21,60 €
32471	Isoenzyme der Lactatdehydrogenase (LDH)	20,90 €
32472	Alpha-1-Antitrypsin, Phänotypisierung	33,00 €
32473	Acetylcholinesterase (AChE) im Fruchtwasser	14,00 €
32474	Proteine in Punktaten	8,10 €

32 Laboratoriumsm., Molekulargenetik, Molekularpathologie

32475 Ähnliche Untersuchungen (mit Ausnahme der Gebührenordnungsposition 32107) unter Angabe der Art der Untersuchung 7,20 €
Die Berechnung der Gebührenordnungsposition 32475 setzt die Begründung der medizinischen Notwendigkeit der jeweiligen Untersuchung im Einzelfall voraus.
Die Gebührenordnungsposition 32468 ist nicht neben der Gebührenordnungsposition 32312 berechnungsfähig.

32476 Elektrophoretische Trennung von **humanen Proteinen** durch Polyacrylamidgel-Elektrophorese oder ähnliche Verfahren **mit Antigentransfer und** anschließender **Immunreaktion** (Immunoblot),

je Untersuchungsgang unter Angabe der Art der Untersuchung 25,00 €
Untersuchungen zum Nachweis von Antikörpern gegen körpereigene Antigene (Autoantikörper) sind nicht nach der Gebührenordnungsposition 32476 berechnungsfähig.

32478 **Immunfixationselektrophorese**

Obligater Leistungsinhalt
- Immunfixationselektrophorese mit mindestens vier Antiseren und/oder
- Immunelektrophorese mit mindestens vier Antiseren,
- Bei Dys- und Paraproteinämie

Fakultativer Leistungsinhalt
- Isoelektrische Fokussierung oder ähnliche Verfahren,
- Serumeiweiß-Elektrophorese nach der Gebührenordnungsposition 32107 20,00 €

32479 Qualitativer Nachweis und/oder quantitative Bestimmung von **Gliadin-Antikörpern** mittels indirekter Immunfluoreszenz oder Immunoassay,
je IgG und IgA 14,70 €

Qualitativer Nachweis und/oder quantitative Bestimmung von **Antikörpern gegen körpereigene Antigene (Autoantikörper)** mittels indirekter Immunfluoreszenz, Immunoassay oder Immunoblot, gilt für die Gebührenordnungspositionen 32489 bis 32505,

32489 Antikörper gegen zyklisch citrulliniertes Peptid (**Anti-CCP-AK**), 11,20 €

32490 Antinukleäre Antikörper (**ANA**) als Suchtest 7,30 €

32491 Antikörper gegen native Doppelstrang-DNS (**anti-ds-DNS**) 10,40 €

32492 **Antikörper gegen Zellkern- oder zytoplasmatische Antigene**, z. B. Sm-, U1-RNP-, SS-A-, SS-B-, Scl-70-, Jo-1-, Histon-Antikörper 9,50 €

32493 **Antikörper gegen Zentromerantigene**, z. B. CENP-B-Antikörper 9,00 €

32494 Antimitochondriale Antikörper (**AMA**), auch Subtypen, z. B. AMA-M2 6,00 €

32495	Leberspezifische Antikörper, z. B. gegen Leber-/Nieren-Mikrosomen (**LKM-Antikörper**), lösliches Leberantigen (**SLA-Antikörper**), Asialoglykoprotein Rezeptor (**ASGPR-Antikörper**)	12,30 €
32496	Antikörper gegen zytoplasmatische Antigene neutrophiler Granulozyten (**ANCA**), z. B. c-ANCA (Proteinase 3-Antikörper), p-ANCA (Myeloperoxidase-Antikörper)	10,10 €
32497	**Antikörper gegen glatte Muskulatur**	14,90 €
32498	**Herzmuskel-Antikörper**	14,80 €
32499	**Antikörper gegen Skelettmuskulatur**	9,10 €
32500	**Antikörper gegen Inselzellen**, z. B. ICA, Glutaminsäuredecarboxylase-Antikörper (GADA)	12,50 €
32501	**Insulin-Antikörper**	12,40 €
32502	**Antikörper gegen Schilddrüsenperoxidase** (-mikrosomen) und/oder **Thyreoglobulin**,	7,50 €
32503	**Phospholipid-Antikörper**, z. B. Cardiolipin-Antikörper	7,30 €
32504	**Thrombozyten-Antikörper**	28,70 €
32505	Ähnliche Untersuchungen unter Angabe des Antikörpers *Die Berechnung der Gebührenordnungsposition 32505 setzt die Begründung der medizinischen Notwendigkeit der jeweiligen Untersuchung im Einzelfall voraus. Abweichend davon kann die Begründung der medizinischen Notwendigkeit der jeweiligen Untersuchung im Einzelfall entfallen bei: Anti-Heparin/PF4 Autoantikörper.* *Der Höchstwert für die Untersuchungen der Gebührenordnungspositionen 32489 bis 32505 beträgt 42,60 EURO.*	9,50 €
32506	**Mixed antiglobulin reaction (MAR-Test)** zum Nachweis von spermiengebundenen Antikörpern *Die Gebührenordnungsposition 32506 ist nicht neben der Gebührenordnungsposition 32507 berechnungsfähig.*	7,40 €
32507	Nachweis von **Antikörpern gegen Spermien**, ggf. mit mehreren Methoden, insgesamt *Die Gebührenordnungsposition 32507 ist nicht neben der Gebührenordnungsposition 32506 berechnungsfähig.*	17,10 €
32508	Quantitative Bestimmung von **TSH-Rezeptor-Antikörpern**, einmal im Behandlungsfall	10,30 €

32 Laboratoriumsm., Molekulargenetik, Molekularpathologie 32509–32530

32509	Quantitative Bestimmung von **Acetylcholin-Rezeptor-Antikörpern**	41,80 €
32510	**Dichtegradienten- oder immunmagnetische Isolierung von Zellen** als vorbereitende Untersuchung	10,40 €

Differenzierung und Quantifizierung von Zellen (Immunphänotypisierung) mittels Durchflußzytometrie und/oder mikroskopisch und mittels markierter monoklonaler Antikörper, gilt für die Gebührenordnungspositionen 32520 bis 32527,

je Untersuchung

32520	**B-Lymphozyten**	8,90 €
32521	**T-Lymphozyten**	7,40 €
32522	**CD4-T-Zellen**	8,90 €
32523	**CD8-T-Zellen**	8,90 €
32524	**Natürliche Killerzellen**	8,90 €
32525	**Aktivierte T-Zellen**	8,90 €
32526	**Zytotoxische T-Zellen**	8,90 €
32527	**Ähnliche Untersuchungen** unter Angabe der Art der Untersuchung	11,50 €

Die Berechnung der Gebührenordnungsposition 32527 setzt die Begründung der medizinischen Notwendigkeit der jeweiligen Untersuchung im Einzelfall voraus.

32528 **Nachweis eines HLA-Merkmals**

Obligater Leistungsinhalt
- Nachweis eines HLA-Merkmals, z. B. HLA-B27

Fakultativer Leistungsinhalt
- Spezifitätskontrolle, z. B. auf kreuzreagierende HLA-Merkmale   15,60 €

Der Höchstwert für Untersuchung nach der Gebührenordnungsposition 32528 beträgt 62,40 EUR.

Die Gebührenordnungsposition 32528 ist nicht neben der Gebührenordnungsposition 32862 berechnungsfähig.

32529 **Gewebegruppentypisierung** (HLA-A-, -B-, -C-, -DR-Antigene),
je untersuchte Person   76,70 €

Die Gebührenordnungsposition 32529 ist nicht neben der Gebührenordnungsposition 32862 berechnungsfähig.

32530 Nachweis von **zytotoxischen Alloantikörpern**, ggf. einschl. HLA-Spezifizierung   47,30 €

| 32531 | Serologische Verträglichkeitsprobe (Kreuzprobe) im Gewebe-System, je Spender | 42,90 € |

| 32532 | Lymphozyten-Transformations-Test(s), einschl. Kontrollkultur(en) ggf. mit mehreren Mitogenen und/oder Antigenen (nicht zur Erregerdiagnostik), insgesamt | 52,40 € |

| 32533 | Untersuchung der Leukozytenfunktion, auch unter Anwendung mehrerer Methoden, z. B. Chemotaxis, Phagozytose, insgesamt | 25,60 € |

32.3.6 Blutgruppenserologische Untersuchungen

32540	Nachweis der Blutgruppenmerkmale A, B, 0 und Rh-Faktor D	
	Obligater Leistungsinhalt	
	– Nachweis der Blutgruppenmerkmale A, B, 0 und Rh-Faktor D	
	Fakultativer Leistungsinhalt	
	– A-Untergruppe,	
	– Serumeigenschaften	9,60 €
	Die Gebührenordnungsposition 32540 ist nicht neben der Gebührenordnungsposition 01804 berechnungsfähig.	

| 32541 | Nachweis eines Blutgruppenmerkmals (Antigens) mit agglutinierenden oder konglutinierenden Testseren, z. B. Rh-Merkmale, Lewis, M, N, P1, je Untersuchung unter Angabe der Art des Antigens | 6,90 € |
| | *Die Gebührenordnungsposition 32541 ist nicht neben der Gebührenordnungsposition 01806 berechnungsfähig.* | |

| 32542 | Nachweis eines Blutgruppenmerkmals (Antigens) mittels Antiglobulintest (Coombs-Test), z. B. Dweak, Duffy, Kell, Kidd, je Untersuchung unter Angabe der Art des Antigens | 8,70 € |
| | *Die Gebührenordnungsposition 32542 ist nicht neben der Gebührenordnungsposition 01805 berechnungsfähig.* | |

| 32543 | Nachweis von Erythrozytenantikörpern im direkten Antiglobulintest mit zwei verschiedenen polyspezifischen Antiglobulinseren | 8,70 € |

| 32544 | Nachweis von Erythrozytenantikörpern ohne Antiglobulinphase, z. B. Kälteagglutinine | 6,40 € |

| 32545 | Antikörpersuchtest in mehreren Techniken einschl. indirekter Antiglobulintests mit mindestens zwei Testerythrozyten-Präparationen | 7,30 € |
| | *Die Gebührenordnungsposition 32545 ist nicht neben der Gebührenordnungsposition 01807 berechnungsfähig.* | |

32546	Antikörperdifferenzierung in mehreren Techniken einschl. indirekter Antiglobulintests gegen mindestens acht Testerythrozyten-Präparationen	20,60 €
	Die Gebührenordnungsposition 32546 ist nicht neben der Gebührenordnungsposition 01808 berechnungsfähig.	
	Nachweis oder quantitative Bestimmung von **Blutgruppenantigenen oder -antikörpern** mit aufwendigen Verfahren, gilt für die Gebührenordnungspositionen 32550 bis 32555,	
	je Antigen oder Antikörper	
32550	Antiglobulintest mit monospezifischem Antihumanglobulin	14,40 €
32551	Chemische oder thermische Elution von Erythrozytenantikörpern	19,20 €
32552	Absorption von Erythrozytenantikörpern an vorbehandelte Zellen	10,70 €
32553	Nachweis von Hämolysin(en) mit Komplementzusatz	13,80 €
32554	Quantitative Bestimmung eines Erythrozytenantikörpers	8,00 €
32555	**Ähnliche Untersuchungen** unter Angabe der Art der Untersuchung	8,70 €
	Die Berechnung der Gebührenordnungsposition 32555 setzt die Begründung der medizinischen Notwendigkeit der jeweiligen Untersuchung im Einzelfall voraus.	
	Die Gebührenordnungsposition 32554 ist nicht neben der Gebührenordnungsposition 01809 berechnungsfähig.	
32556	Serologische **Verträglichkeitsprobe (Kreuzprobe)** mit indirektem Antiglobulintest,	
	je Konserve	12,70 €

32.3.7 Infektionsimmunologische Untersuchungen

Quantitative Bestimmung von **Streptokokken-Antikörpern**, gilt für die Gebührenordnungspositionen 32560 bis 32563,

je Untersuchung

32560	Antistreptolysin O-Reaktion	5,00 €
32561	**Anti-DNase-B-Reaktion** (Antistreptodornase)	11,70 €
32562	Antistreptokokken - Hyaluronidase	12,10 €
32563	Antistreptokinase	11,60 €

32564–32575 IV Arztgruppenüberg. b. spezif. Voraussetz. berechn. GOP

32564	Antistaphylolysinbestimmung *Obligater Leistungsinhalt* – Quantitative Antistaphylolysinbestimmung *Fakultativer Leistungsinhalt* – Qualitativer Suchtest	8,40 €
32565	**Cardiolipin-Flockungstest,** quantitativ nur bei nachgewiesener Infektion	4,70 €
32566	Treponemenantikörper-Nachweis im **TPHA/TPPA-Test** (Lues-Suchreaktion) oder mittels **Immunoassay** *Die Gebührenordnungsposition 32566 ist nicht neben der Gebührenordnungsposition 01800 berechnungsfähig.*	4,60 €
32567	Treponemenantikörper-Bestimmung (nur bei positivem Suchtest), quantitativ je **Immunglobulin IgG oder IgM**	14,10 €
32568	**Treponema pallidum** Bestätigungsteste (Immunoblot oder **FTA-ABS**), einmal im Krankheitsfall	21,90 €
32569	**Toxoplasmaantikörper**-Nachweis (qualitativer **Suchtest**)	6,90 €
32570	Quantitative Bestimmung von **Toxoplasma-IgM-Antikörpern** nach positivem Suchtest	10,60 €
32571	Quantitative Bestimmung von **Toxoplasmaantikörpern nach positivem Suchtest**, ggf. einschl. qualitativem Suchtest, unter Angabe der Art der Untersuchung *Die Bestimmung von Toxoplasma-IgA-Antikörpern nach der Gebührenordnungsposition 32571 ist nicht neben der Gebührenordnungsposition 32640 berechnungsfähig.*	8,30 €
32574	Rötelnantikörper-Nachweis mittels **Immunoassay** *Obligater Leistungsinhalt* – Untersuchung auf Antikörper der Klasse IgG, oder – Untersuchung auf Antikörper der Klasse IgM, je Klasse *Die Gebührenordnungsposition 32574 ist nicht neben den Gebührenordnungspositionen 01802 und 01803 berechnungsfähig.*	9,60 €
32575	**HIV (Humanes Immunschwäche-Virus)-1-** und/oder **HIV-1/2-Antikörper**-Nachweis mittels **Immunoassay**, ggf. einschl. HIV-Antigen-Nachweis mittels HIV-Antigen-Antikörper-Kombinationstest *Die Gebührenordnungspositionen 32575 und 32576 sind nicht nebeneinander berechnungsfähig, wenn die Antikörper-Untersuchungen in einem Ansatz (Antikörper-Kombinationstest) erfolgen.*	4,10 €

32 Laboratoriumsm., Molekulargenetik, Molekularpathologie 32576–32598

Die Gebührenordnungsposition 32575 ist nicht neben der Gebührenordnungsposition 01811 berechnungsfähig.

32576	HIV (Humanes Immunschwäche-Virus)-2-Antikörper-Nachweis mittels Immunoassay, ggf. einschl. HIV-Antigen-Nachweis mittels HIV-Antigen-Antikörper-Kombinationstest	4,50 €

Die Gebührenordnungspositionen 32575 und 32576 sind nicht nebeneinander berechnungsfähig, wenn die Antikörper-Untersuchungen in einem Ansatz (Antikörper-Kombinationstest) erfolgen.

Qualitativer Nachweis und/oder quantitative Bestimmung von **Antikörpern gegen Krankheitserreger** mittels Immunoassay, indirekter Immunfluoreszenz, Komplementbindungsreaktion, Immunpräzipitation (z. B. Ouchterlony-Test), indirekter Hämagglutination, Hämagglutinationshemmung oder Bakterienagglutination (Widal-Reaktion), einschl. der **Beurteilung des Infektions- oder Immunstatus**, gilt für die Gebührenordnungspositionen 32585 bis 32641,

je Krankheitserreger oder klinisch relevanter Immunglobulinklasse, z. B. IgG-, IgM-Antikörper

32585	Bordetella pertussis-Antikörper	10,60 €
32586	Borrelia burgdorferi-Antikörper	7,10 €
32587	Brucella-Antikörper	7,80 €
32588	Campylobacter-Antikörper	7,70 €
32589	Chlamydien-Antikörper	10,10 €
32590	Coxiella burnetii-Antikörper	13,80 €
32591	Gonokokken-Antikörper	8,00 €
32592	Legionellen-Antikörper	9,70 €
32593	Leptospiren-Antikörper	11,60 €
32594	Listerien-Antikörper	4,90 €
32595	Mycoplasma pneumoniae-Antikörper	7,00 €
32596	S. typhi- oder S. paratyphi-Antikörper	5,40 €
32597	Tetanus-Antitoxin	9,10 €
32598	Yersinien-Antikörper	6,10 €

32599	Leptospiren-Antikörper mittels Mikroagglutinationsreaktion mit Lebendkulturen	31,70 €
32600	Chlamydien-Antikörper (speziesspezifisch) mittels Mikroimmunfluoreszenztest (MIF)	15,70 €
32601	Adenoviren-Antikörper	10,40 €
32602	Cytomegalievirus-Antikörper	9,80 €
32603	Cytomegalievirus-IgM-Antikörper	9,70 €
32604	Coxsackieviren-Antikörper	7,90 €
32605	EBV-EA-Antikörper	8,50 €
32606	EBV-EBNA-Antikörper	8,40 €
32607	EBV-VCA-Antikörper	9,10 €
32608	EBV-VCA-IgM-Antikörper	9,80 €
32609	Echoviren-Antikörper	8,20 €
32610	Enteroviren-Antikörper	7,40 €
32611	FSME-Virus-Antikörper	11,10 €
32612	HAV-Antikörper	5,80 €
32613	HAV-IgM-Antikörper	6,70 €
32614	HBc-Antikörper	5,90 €
32615	HBc-IgM-Antikörper	8,50 €
32616	HBe-Antikörper	9,40 €
32617	HBs-Antikörper	5,50 €
32618	HCV-Antikörper	9,80 €
32619	HDV-Antikörper bei nachgewiesener HBV-Infektion	26,70 €
32620	HDV-IgM-Antikörper bei nachgewiesener HBV-Infektion	28,90 €
32621	HSV-Antikörper	11,10 €

32 Laboratoriumsm., Molekulargenetik, Molekularpathologie 32622–32640

32622	Influenzaviren-Antikörper	7,60 €
32623	Masernvirus-Antikörper	11,10 €
32624	Mumpsvirus-Antikörper	12,00 €
32625	Parainfluenzaviren-Antikörper	10,30 €
32626	Parvoviren-Antikörper	17,30 €
32627	Polioviren-Antikörper	9,80 €
32628	RSV-Antikörper	8,00 €
32629	Varicella-Zoster-Virus-Antikörper	11,30 €
32630	Varicella-Zoster-Virus-IgM-Antikörper	13,20 €
32631	Aspergillus-Antikörper	9,80 €
32632	Candida-Antikörper	9,80 €
32633	Coccidioides-Antikörper	24,40 €
32634	Histoplasma-Antikörper	18,40 €
32635	Cysticercus-Antikörper	18,40 €
32636	Echinococcus-Antikörper	14,20 €
32637	Entamoeba histolytica-Antikörper	14,70 €
32638	Leishmania-Antikörper	18,90 €
32639	Plasmodien-Antikörper	15,40 €
32640	Bestimmung der **Avidität von Toxoplasma-IgG-Antikörpern** als Abklärungstest nach positiver IgM-Antikörperbestimmung, in mehreren Ansätzen, insgesamt	25,90 €

32641–32664   IV Arztgruppenüberg. b. spezif. Voraussetz. berechn. GOP

32641	**Ähnliche Untersuchungen** unter Angabe der Antikörperspezifität	11,10 €

Die Berechnung der Gebührenordnungsposition 32641 setzt die Begründung der medizinischen Notwendigkeit der jeweiligen Untersuchung im Einzelfall voraus.

Neben der Gebührenordnungsposition 32640 ist die Bestimmung von Toxoplasma-IgA-Antikörpern nach Nr. 32571 nicht berechnungsfähig.

Antikörperuntersuchungen auf vorgefertigten Reagenzträgern (z. B. immunchromatographische Schnellteste) oder Schnellteste mit vorgefertigten Reagenzzubereitungen (z. B. Latexteste) sind nicht nach den Gebührenordnungspositionen 32585 bis 32641 berechnungsfähig.

Der Höchstwert für die Untersuchungen nach den Gebührenordnungspositionen 32569 bis 32571, 32585 bis 32641, 32642 und 32660 bis 32664 beträgt 66,30 EURO.

Die Gebührenordnungspositionen 32602 und 32603 sind nicht neben der Gebührenordnungsposition 32831 berechnungsfähig.

Die Gebührenordnungsposition 32629 ist nicht neben der Gebührenordnungsposition 01833 berechnungsfähig.

32642	Nachweis **neutralisierender Antikörper** mittels **Zellkultur(en)**, **in vivo** oder **im Brutei**,	
	je Untersuchung unter Angabe des Antikörpers	14,20 €

Untersuchungen auf **Antikörper gegen Krankheitserreger** mittels Immunreaktion mit elektrophoretisch aufgetrennten und/oder diagnostisch gleichwertigen rekombinanten mikrobiellen/viralen Antigenen (**Immunoblot**) als **Bestätigungs-** oder **Abklärungstest** nach positivem oder fraglich positivem Antikörpernachweis, gilt für die Gebührenordnungspositionen 32660 bis 32664

32660	**HIV-1- und/oder HIV-2-Antikörper** (Westernblot)	53,60 €
32661	**HCV-Antikörper**	44,10 €
32662	**Borrelia-Antikörper**	20,30 €
32663	**Yersinien-Antikörper**, auch als Eingangstest	20,10 €
32664	**Ähnliche Untersuchungen** unter Angabe des Krankheitserregers	19,20 €

Die Berechnung der Gebührenordnungsposition 32664 setzt die Begründung der medizinischen Notwendigkeit der jeweiligen Untersuchung im Einzelfall voraus.

Die Gebührenordnungspositionen 32660 bis 32664 sind je Krankheitserreger bis zu zweimal berechnungsfähig.

32670	Quantitative Bestimmung einer in-vitro Interferon-gamma Freisetzung nach ex-vivo Stimulation mit Antigenen (mindestens ESAT-6 und CFP-10) spezifisch für Mycobacterium tuberculosis-complex (außer BCG) bei Patienten

- vor Einleitung einer Behandlung mit einem Arzneimittel, für das der Ausschluss einer latenten oder aktiven Tuberkulose in der Fachinformation (Zusammenfassung der Merkmale des Arzneimittels / Summary of Product Characteristics) des Herstellers gefordert wird
- mit einer HI-Virus Infektion nur vor einer Therapieentscheidung einer behandlungsbedürftigen Infektion mit Mycobacterium-tuberculosis-complex (außer BCG)
- vor Einleitung einer Dialysebehandlung bei chronischer Niereninsuffizienz
- vor Durchführung einer Organtransplantation (Niere, Herz, Lunge, Leber, Pankreas) 58,00 €

Die Gebührenordnungsposition 32670 ist auf die genannten Indikationen beschränkt und dient weder als Screeninguntersuchung noch zur Umgebungsuntersuchung von Kontaktpersonen. Die Berechnung als "Ähnliche Untersuchung" für die genannten und andere Indikationen ist unzulässig.

32.3.8 Parasitologische Untersuchungen

32680	Nachweis von **Parasiten-Antigenen** aus einem Körpermaterial (**Direktnachweis**) mittels **Immunfluoreszenz** und/oder **Immunoassay** mit photometrischer oder gleichwertiger Messung,
	je Untersuchung unter Angabe des Antigens 9,00 €

32681	Kulturelle Untersuchung auf Protozoen

Obligater Leistungsinhalt
- Kulturelle Untersuchung auf Protozoen, z. B. auf Trichomonaden, Lamblien

Fakultativer Leistungsinhalt
- Nachfolgende mikroskopische Prüfung(en),

je Untersuchung unter Angabe der Art der Untersuchung 5,70 €

32682	Systematische parasitologische Untersuchung auf einheimische und/oder tropische **Helminthen** und/oder **Helmintheneier nach Anreicherung**, z. B. SAF-, Zink-Sulfat-Anreicherung, einschl. aller mikroskopischen Untersuchungen 6,90 €

32.3.9 Mykologische Untersuchungen

32685	Nachweis von **Pilz-Antigenen** aus einem Körpermaterial (**Direktnachweis**) mittels **Agglutination** und/oder **Immunpräzipitation**,
	je Untersuchung unter Angabe des Antigens 10,40 €

32686 Nachweis von **Pilz-Antigenen** aus einem Körpermaterial (**Direktnachweis**) mittels **Immunfluoreszenz** und/oder **Immunoassay** mit photometrischer oder gleichwertiger Messung,

je Untersuchung unter Angabe des Antigens   11,70 €

32687 **Kulturelle mykologische Untersuchung**
Obligater Leistungsinhalt
- Kulturelle mykologische Untersuchung
  - nach Aufbereitung (z. B. Zentrifugation, Auswaschung) und/oder
  - unter Verwendung von mindestens 2 Nährmedien und/oder
  - als Langzeitkultivierung,

Fakultativer Leistungsinhalt
- Keimzahlbestimmung,
- nachfolgende mikroskopische Prüfung(en) und Kultur(en),

unter Angabe der Art des Untersuchungsmaterials   4,60 €

Die mykologische Untersuchung von Haut-, Schleimhaut- oder Vaginalabstrichen einschl. von Vaginalsekret ist nicht nach der Gebührenordnungsposition 32687, sondern nach der Gebührenordnungsposition 32151 berechnungsfähig.

32688 **Morphologische Differenzierung gezüchteter Pilze außer Hefen**
Obligater Leistungsinhalt
- Morphologische Differenzierung gezüchteter Pilze außer Hefen mittels kultureller Verfahren und mikroskopischer Prüfung,

Fakultativer Leistungsinhalt
- Biochemische Differenzierung,

je Pilzart   2,70 €

32689 **Biochemische Differenzierung von Hefen**
Obligater Leistungsinhalt
- Biochemische Differenzierung von Hefen in Reinkultur mit mindestens 8 Reaktionen,

Fakultativer Leistungsinhalt
- Kulturelle Verfahren,

je Hefeart   10,10 €

32690 **Differenzierung gezüchteter Pilze mittels mono- oder polyvalenter Seren,**

je Antiserum   2,30 €

Der Höchstwert für die Untersuchung nach der Nr. 32690 beträgt 11,50 EURO.

32 Laboratoriumsm., Molekulargenetik, Molekularpathologie

| 32691 | Orientierende Empfindlichkeitsprüfung(en) von **Hefen** in Reinkultur, insgesamt je Körpermaterial | 5,60 € |

32.3.10 Bakteriologische Untersuchungen

| 32700 | Nachweis von **Bakterien-Antigenen** aus einem Körpermaterial (**Direktnachweis**) mittels **Agglutination** und/oder **Immunpräzipitation**, je Untersuchung unter Angabe des Antigens | 9,50 € |

Nachweis von **Bakterien-Antigenen** aus einem Körpermaterial (**Direktnachweis**) mittels **Immunfluoreszenz** und/oder **Immunoassay** mit photometrischer oder gleichwertiger Messung, gilt für die Gebührenordnungspositionen 32703 bis 32707,

je Untersuchung

32703	**Neisseria gonorrhoeae**	7,20 €
32704	**Mycoplasma pneumoniae**	9,70 €
32705	**Shigatoxin** (Verotoxin), ggf. einschl. kultureller Anreicherung	9,30 €
32706	**Helicobacter pylori-Antigen im Stuhl**	23,50 €
32707	**Ähnliche Untersuchungen** unter Angabe des Antigens	11,90 €

Die Berechnung der Gebührenordnungsposition 32707 setzt die Begründung der medizinischen Notwendigkeit der jeweiligen Untersuchung im Einzelfall voraus.

Die Gebührenordnungsposition 32706 ist grundsätzlich nur berechnungsfähig zur Erfolgskontrolle nach Eradikationstherapie einer Helicobacter pylori-Infektion (frühestens 4 Wochen nach Ende der Therapie) oder zum Ausschluss einer Reinfektion bei einer gastroduodenoskopisch gesicherten Ulcus-duodeni-Erkrankung oder bei Kindern mit begründetem Verdacht auf eine Ulkus-Erkrankung.

Die Gebührenordnungsposition 32706 ist nicht neben den Gebührenordnungspositionen 02400 und 32315 berechnungsfähig.

| 32708 | Mikrobiologischer Nachweis **angeborener Enzymdefekte**, z. B. **Phenylketonurie,Galaktosämie**, im **Hemmtest nach Guthrie**, je Nachweis | 5,60 € |

32720–32727   IV Arztgruppenüberg. b. spezif. Voraussetz. berechn. GOP

Kulturelle Untersuchung auf ätiologisch relevante Bakterien, gilt für die Gebührenordnungspositionen 32720 bis 32727,

Obligater Leistungsinhalt
- Kulturelle Untersuchung auf ätiologisch relevante Bakterien,

Fakultativer Leistungsinhalt
- Keimzahlbestimmung,
- Nachweis antimikrobieller Wirkstoffe mittels Hemmstofftest,
- Nachfolgende mikroskopische Prüfung(en) und Kultur(en),

je Untersuchung

32720	**Urinuntersuchung** mit mindestens zwei Nährböden (ausgenommen Eintauchnährböden) und/oder mit apparativer Wachstumsmessung	5,50 €
32721	Untersuchung von Sekreten des Respirationstrakts, z. B. **Sputum, Bronchialsekret**, mit mindestens drei Nährböden	7,20 €
32722	**Stuhluntersuchung** mit mindestens fünf Nährböden, ggf. **einschl. anaerober Untersuchung**, z. B. auf Clostridien	8,00 €
32723	**Stuhluntersuchung** mit mindestens fünf Nährböden, einschl. **Untersuchung auf Yersinien, Campylobacter** und ggf. weitere darmpathogene Bakterien, ggf. einschl. anaerober Untersuchung, z. B. auf Clostridien	10,70 €
32724	**Aerobe oder anaerobe Untersuchung von Blut**	11,70 €
32725	**Untersuchung von Liquor, Punktat, Biopsie-, Bronchiallavage- oder Operationsmaterial**, ggf. einschl. anaerober Untersuchung, unter Angabe der Materialart	9,40 €
32726	**Untersuchung eines Abstrichs**, Exsudats, Sekrets oder anderen Körpermaterials mit mindestens drei Nährböden unter Angabe der Materialart	6,40 €
32727	**Untersuchung eines Abstrichs**, Exsudats, Sekrets oder anderen Körpermaterials mit mindestens fünf Nährböden, ggf. einschl. anaerober Untersuchung unter Angabe der Materialart	8,50 €

Anstelle der Gebührenordnungspositionen 32720 bis 32724 sind die Gebührenordnungspositionen 32725 bis 32727 bei demselben Körpermaterial nicht berechnungsfähig.

Die Gebührenordnungspositionen 32720, 32722 und 32723 sind bei demselben Material nicht neben den Gebührenordnungspositionen 32725 bis 32727 berechnungsfähig.

Die Gebührenordnungsposition 32721 ist bei demselben Material nicht neben den Gebührenordnungspositionen 32725 bis 32727 und 32740 berechnungsfähig.

Die Gebührenordnungsposition 32724 ist bei demselben Material nicht neben den Gebührenordnungspositionen 32725 bis 32727 und 32741 bis 32746 berechnungsfähig.

Die Gebührenordnungsposition 32725 ist bei demselben Material nicht neben den Gebührenordnungspositionen 32720 bis 32724, 32726 und 32741 bis 32746 berechnungsfähig.

Die Gebührenordnungsposition 32726 ist bei demselben Material nicht neben den Gebührenordnungspositionen 32720 bis 32725 und 32740 berechnungsfähig.

Die Gebührenordnungsposition 32727 ist bei demselben Material nicht neben den Gebührenordnungspositionen 32720 bis 32724 und 32740 bis 32746 berechnungsfähig.

Gezielte kulturelle Untersuchung auf bestimmte Krankheitserreger, gilt für die Gebührenordnungspositionen 32740 bis 32747

Obligater Leistungsinhalt

- Gezielte kulturelle Untersuchung auf bestimmte Krankheitserreger unter Verwendung spezieller Nährböden und/oder Kulturverfahren,

Fakultativer Leistungsinhalt

- Keimzahlbestimmung,
- Nachweis antimikrobieller Wirkstoffe mittels Hemmstofftest,
- Nachfolgende mikroskopische Prüfung(en) und Kultur(en),

je Untersuchung

32740	**Untersuchung auf betahämolysierende Streptokokken**, z. B. aus dem Rachen, mit mindestens zwei Nährböden	5,40 €
32741	**Untersuchung auf Neisseria gonorrhoeae** unter vermehrter CO_2-Spannung, ggf. einschl. Oxidase- und/oder ß-Lactaseprüfung	5,20 €
32742	**Untersuchung auf Aktinomyzeten**	6,20 €
32743	**Untersuchung auf Borrelien**	6,60 €
32744	**Untersuchung auf Mykoplasmen**, ggf. auch mehrere Gattungen (z. B. Mycoplasma, Ureaplasma)	9,50 €
32745	**Untersuchung auf Legionellen**	6,60 €

32746	Untersuchung auf Leptospiren	6,60 €

32747 Untersuchung auf **Mykobakterien** mit mindestens einem flüssigen und
zwei festen Kulturmedien 34,90 €

Die Gebührenordnungsposition 32740 ist bei demselben Material nicht neben den Gebührenordnungspositionen 32721, 32726 und 32727 berechnungsfähig.

Die Gebührenordnungspositionen 32741 bis 32746 sind bei demselben Material nicht neben den Gebührenordnungspositionen 32724, 32725 und 32727 berechnungsfähig.

32748 Bakteriologische Untersuchung in vivo

Obligater Leistungsinhalt

– Bakteriologische Untersuchung in vivo, z. B. Toxinnachweis,

Fakultativer Leistungsinhalt

– Nachfolgende kulturelle und mikroskopische Untersuchungen,

je Untersuchungsmaterial unter Angabe des Krankheitserregers 13,80 €

Die Gebührenordnungsposition 32748 ist nicht für die Untersuchung auf Mykobakterien berechnungsfähig.

32749 Nachweis **bakterieller Toxine**, z. B. Verotoxine, mittels **Zellkultur(en),**
je Untersuchungsmaterial unter Angabe des Toxins 12,80 €

32750 Differenzierung gezüchteter Bakterien mittels mono- oder polyvalenter Seren,

je Antiserum 3,90 €

Der Höchstwert für die Untersuchung nach der Nr. 32750 beträgt 39,00 EURO.

Differenzierung von in Reinkultur gezüchteten Bakterien, gilt für die Gebührenordnungspositionen 32760 bis 32765

Obligater Leistungsinhalt

– Differenzierung von in Reinkultur gezüchteten Bakterien mittels
  – biochemischer und/oder kultureller Verfahren
  oder
  – Nukleinsäuresonden,

Fakultativer Leistungsinhalt

– Subkultur(en),

je Bakterienart und/oder -typ

32760	Verfahren mit bis zu drei Reaktionen	3,60 €
32761	Verfahren mit mindestens vier Reaktionen	5,30 €
32762	Verfahren mit mindestens zehn Reaktionen	8,80 €

32 Laboratoriumsm., Molekulargenetik, Molekularpathologie 32763–32766

| 32763 | Differenzierung von strikten Anaerobiern | 13,30 € |

| 32764 | Differenzierung von Tuberkulosebakterien (M. tuberculosis, M. bovis, M. africanum, BCG-Stamm) | 28,40 € |

32765 Differenzierung von **Mykobakterien**, die nicht Tuberkulosebakterien sind (sog. **ubiquitäre Mykobakterien**), mit Verfahren mit mindestens zehn Reaktionen oder mittels Nukleinsäuresonden 34,50 €

Die Gebührenordnungsposition 32760 ist bei derselben Bakterienart nicht neben den Gebührenordnungspositionen 32761 bis 32765 berechnungsfähig.

Die Gebührenordnungsposition 32761 ist bei derselben Bakterienart nicht neben den Gebührenordnungspositionen 32760 und 32762 bis 32765 berechnungsfähig.

Die Gebührenordnungsposition 32762 ist bei derselben Bakterienart nicht neben den Gebührenordnungspositionen 32760, 32761 und 32763 bis 32765 berechnungsfähig.

Die Gebührenordnungsposition 32763 ist bei derselben Bakterienart nicht neben den Gebührenordnungspositionen 32760 bis 32762, 32764 und 32765 berechnungsfähig.

Die Gebührenordnungsposition 32764 ist bei derselben Bakterienart nicht neben den Gebührenordnungspositionen 32760 bis 32763 und 32765 berechnungsfähig.

Die Gebührenordnungsposition 32765 ist bei derselben Bakterienart nicht neben den Gebührenordnungspositionen 32760 bis 32764 berechnungsfähig.

32766 **Empfindlichkeitsprüfungen von ätiologisch relevanten Bakterien** aus dem **Urin** oder anderen Materialien gegen **drei bis sieben Chemotherapeutika,**

Obligater Leistungsinhalt

- Empfindlichkeitsprüfungen von in Reinkultur gezüchteten, ätiologisch relevanten Bakterien aus dem Urin oder anderen Materialien gegen drei bis sieben Chemotherapeutika
  - im standardisierten Agar-Diffusionstest
  und/oder
  - mittels Breakpoint-Methode,

Fakultativer Leistungsinhalt

- Bestimmung der minimalen Hemmkonzentration (MHK) mittels Gradienten-Diffusion,

je Bakterienart, höchstens zwei Bakterienarten je Untersuchungsprobe 5,40 €

Die Gebührenordnungsposition 32766 ist bei demselben Material nicht neben der Gebührenordnungsposition 32767 berechnungsfähig.

32767	Empfindlichkeitsprüfungen von ätiologisch relevanten Bakterien außer aus Urin gegen mindestens acht Chemotherapeutika,	

32767 Empfindlichkeitsprüfungen von ätiologisch relevanten Bakterien außer aus Urin gegen mindestens acht Chemotherapeutika,

Obligater Leistungsinhalt
- Empfindlichkeitsprüfungen von in Reinkultur gezüchteten, ätiologisch relevanten Bakterien außer aus Urin gegen mindestens acht Chemotherapeutika
  - im standardisierten Agar-Diffusionstest
  und/oder
  - mittels Breakpoint-Methode,

Fakultativer Leistungsinhalt
- Bestimmung der minimalen Hemmkonzentration (MHK) mittels Gradienten-Diffusion,

je Bakterienart, höchstens zwei Bakterienarten je Untersuchungsprobe   8,90 €

Die Gebührenordnungsposition 32767 ist bei demselben Material nicht neben der Gebührenordnungsposition 32766 berechnungsfähig.

32768 Bestimmung der **minimalen Hemmkonzentration (MHK)** von in Reinkultur gezüchteten, ätiologisch relevanten Bakterien, außer aus Sputum, Urin, Stuhl und von Oberflächenabstrichen von Haut und Schleimhäuten, in **mindestens acht Verdünnungsstufen**,

je Untersuchungsprobe, insgesamt   18,70 €

32769 **Zuschlag** zur Gebührenordnungsposition 32768 bei Bestimmung der **minimalen bakteriziden Konzentration (MBK)** durch Subkulturen,

je Untersuchungsprobe   9,20 €

32770 Empfindlichkeitsprüfungen von **Mykobakterien** in Reinkultur,

je Bakterienstamm und je Chemotherapeutikum in mindestens jeweils zwei Abstufungen   7,90 €

Der Höchstwert für Untersuchungen nach der Nr. 32770 beträgt 39,50 EURO je Mykobakterienart.

32.3.11 Virologische Untersuchungen

Nachweis von **Virus-Antigenen** aus einem Körpermaterial (**Direktnachweis**) mittels **Immunfluoreszenz** und/oder mittels **Immunoassay** mit photometrischer oder gleichwertiger Messung, gilt für die Gebührenordnungspositionen 32780 bis 32791,

je Untersuchung

32780	Hepatitis A-Virus (HAV)	7,70 €
32781	Hepatitis B-Oberflächenantigen (HBsAg)	5,50 €
32782	Hepatitis B-e-Antigen (HBeAg)	10,90 €

32 Laboratoriumsm., Molekulargenetik, Molekularpathologie 32783–32795

32783	Humanes Immunschwäche-Virus (HIV)	27,50 €
32784	Cytomegalievirus (CMV)	18,50 €
32785	Herpes simplex-Viren	17,30 €
32786	Influenzaviren	9,20 €
32787	Parainfluenzaviren	6,10 €
32788	Respiratory-Syncytial-Virus (RSV)	18,50 €
32789	Adenoviren	8,70 €
32790	Rotaviren	7,40 €

32791 **Ähnliche Untersuchungen** unter Angabe des Antigens 13,20 €

Die Berechnung der Gebührenordnungsposition 32791 setzt die Begründung der medizinischen Notwendigkeit der jeweiligen Untersuchung im Einzelfall voraus.

Die Gebührenordnungsposition 32781 ist nicht neben der Gebührenordnungsposition 01810 berechnungsfähig.

Die Gebührenordnungsposition 32783 ist im Behandlungsfall nicht neben der Gebührenordnungsposition 32824 berechnungsfähig.

32792 **Elektronenmikroskopischer Nachweis von Viren**

Obligater Leistungsinhalt
- Elektronenmikroskopischer Nachweis von Viren

Fakultativer Leistungsinhalt
- Verwendung spezifischer Antiseren (Immunelektronenmikroskopie) 46,00 €

32793 **Anzüchtung von Viren, Rickettsien in Zellkulturen oder in vivo**

Obligater Leistungsinhalt
- Anzüchtung von Viren, Rickettsien in Zellkulturen oder in vivo

Fakultativer Leistungsinhalt
- Folgekulturen (Passagen) 10,30 €

32794 **Anzüchtung von Viren oder Rickettsien in einem Brutei** 10,20 €

Der Höchstwert für die Untersuchungen nach den Nrn. 32792 bis 32794 beträgt 46,00 EURO je Körpermaterial.

32795 **Typisierung von Viren in Zellkulturen, in vivo oder im Brutei, je Antiserum** 9,20 €

32.3.12 Molekularbiologische Untersuchungen

32819 DNA-Nachweis ausschließlich von High-Risk-HPV-Typen aus einem Körpermaterial (Direktnachweis) mittels Hybridisierung ggf. einschließlich Aufbereitung und/oder Amplifikation (z. B. Nukleinsäureisolierung, -denaturierung, -transfer) bei Zustand nach operativem (operativen) Eingriff(en) an der Cervix uteri wegen CIN I bis CIN III,

einmal im Behandlungsfall 28,00 €

Neben der Gebührenordnungsposition 32819 sind kulturelle Untersuchungen und/oder Antigennachweise zum Nachweis desselben Erregers nicht berechnungsfähig.

Die Gebührenordnungsposition 32819 ist im Behandlungsfall nicht neben der Gebührenordnungsposition 32820 berechnungsfähig.

32820 DNA- und/oder mRNA-Nachweis ausschließlich von High-Risk-HPV-Typen aus einem Zervix-/Vaginalmaterial mittels sequenzspezifischen Nachweises ggf. einschl. Aufbereitung und/oder Amplifikation nur bei einem Zervixzytologiebefund ab Gruppe III nach Münchner Nomenklatur III,

einmal im Behandlungsfall 28,00 €

Neben der Gebührenordnungsposition 32820 sind kulturelle Untersuchungen und/oder Antigennachweise zum Nachweis desselben Erregers nicht berechnungsfähig.

Die Gebührenordnungsposition 32820 ist im Behandlungsfall nicht neben der Gebührenordnungsposition 32819 berechnungsfähig.

32821 Genotypische Untersuchung auf pharmakologisch relevante genetische Eigenschaften des HI-Virus vor Gabe CCR5-Korezeptor-Antagonisten oder bei Verdacht auf Therapieversagen unter Gabe eines CCR5-Korezeptor-Antagonisten gemäß Zusammenfassung der Merkmale eines Arzneimittels (Fachinformation)

Obligater Leistungsinhalt

- Vollständige Untersuchung auf pharmakologisch relevante Eigenschaften des HI-Virus im Bereich des HIV-env-gp120 Gens,
- Isolierung und Amplifikation von HI-Virusnukleinsäuren, ggf. auch mehrfach,
- Sequenzierung,

Fakultativer Leistungsinhalt

- Reverse Transkription,
- Amplifikationskontrolle (z. B. mittels Gelelektrophorese),

höchstens zweimal im Krankheitsfall 260,00 €

Darüber hinausgehende Untersuchungen sind nur mit ausführlicher medizinischer Begründung berechnungsfähig.

Für die Beurteilung eines Therapieversagens sind die aktuellen Leitlinien des AWMF-Registers zugrunde zu legen.

32822 Genotypische Untersuchung auf pharmakologisch relevante genetische Eigenschaften des HI-Virus unter Gabe eines Fusions-Inhibitors oder Integrase-Inhibitors bei Verdacht auf Therapieversagen gemäß Zusammenfassung der Merkmale eines Arzneimittels (Fachinformation)

Obligater Leistungsinhalt
- Vollständige Untersuchung auf pharmakologisch relevante Eigenschaften des HI-Virus im Bereich des HIV-env-gp41 Gens oder des HIV-Integrase Gens,
- Isolierung und Amplifikation von HI-Virusnukleinsäuren, ggf. auch mehrfach,
- Sequenzierung,

Fakultativer Leistungsinhalt
- Reverse Transkription,
- Amplifikationskontrolle (z. B. mittels Gelelektrophorese),

höchstens zweimal im Krankheitsfall   260,00 €

Die Berechnung der Gebührenordnungsposition 32822 setzt die Angabe des Gens als Art der Untersuchung voraus.

Darüber hinausgehende Untersuchungen sind nur mit ausführlicher medizinischer Begründung berechnungsfähig.

Für die Beurteilung eines Therapieversagens sind die aktuellen Leitlinien des AWMF-Registers zugrunde zu legen.

Nachweis **mikrobieller/viraler Nukleinsäure** aus einem Körpermaterial (**Direktnachweis**) mittels einer **Amplifikationsmethode** (z. B. Polymerase-Kettenreaktion), einschl. Aufbereitung (z. B. Zellisolierung, Nukleinsäureisolierung, -denaturierung) und Spezifitätskontrolle des Amplifikats (z. B. mittels Elektrophorese und markierter Sonden), ggf. einschl. reverser Transkription und mehreren aufeinanderfolgenden Amplifikationen, je Erregerart und/oder -typ, gilt für die Gebührenordnungspositionen 32823 bis 32827,

einmal im Behandlungsfall

32823 **Quantitative Bestimmung der Hepatitis B-Virus-DNA oder Hepatitis C-Virus-RNA** vor oder während der antiviralen Therapie mit Interferon und/oder Nukleosidanaloga   89,50 €

32824 **HIV (Humanes Immunschwäche-Virus)-RNA** zur Bestimmung der Virusmenge für die Entscheidung über den Beginn einer medikamentösen antiretroviralen Therapie bei HIV-Infizierten nach positivem Antikörpernachweis und zur Überwachung und ggf. Umstellung der antiretroviralen Therapie oder zum Nachweis einer HIV-Infektion des Neugeborenen einer HIV-antikörperpositiven Mutter   112,50 €

32825–32831 IV Arztgruppenüberg. b. spezif. Voraussetz. berechn. GOP

32825 DNA und/oder RNA des Mycobacterium tuberculosis Complex (MTC) aus respiratorischen Sekreten von Patienten mit begründetem Verdacht auf eine Lungentuberkulose, wenn mikroskopisch keine säurefesten Stäbchen nachweisbar sind, aus respiratorischen Sekreten von AIDS-Patienten auch bei mikroskopisch positivem Befund, oder aus Liquor cerebrospinalis bei Verdacht auf Meningitis tuberculosa — 61,40 €

32826 Chlamydia trachomatis-DNA und/oder -RNA — 20,50 €

32827 **Bestimmung des Hepatitis C-Virus-Genotyps** vor antiviraler Therapie mit Interferon und/oder Nukleosidanaloga — 85,00 €

Die Gebührenordnungsposition 32823 ist im Behandlungsfall höchstens dreimal berechnungsfähig.

Die Gebührenordnungsposition 32824 ist im Behandlungsfall nur einmal berechnungsfähig.

Davon abweichend sind Bestimmungen der Virusmenge zu Beginn oder bei einer Umstellung der medikamentösen antiretroviralen Therapie bis zu dreimal im Behandlungsfall berechnungsfähig.

Neben der Gebührenordnungsposition 32826 sind kulturelle Untersuchungen und/oder Antigennachweise zum Nachweis von C. trachomatis nicht berechnungsfähig.

Bei der quantitativen Bestimmung von HCV-RNA ist die Gebührenordnungsposition 32823 bis zu dreimal im Behandlungsfall berechnungsfähig.

Die Gebührenordnungsposition 32824 ist im Behandlungsfall nicht neben den Gebührenordnungspositionen 32376, 32378 und 32783 berechnungsfähig.

Die Gebührenordnungsposition 32825 ist im Behandlungsfall nicht neben der Gebührenordnungsposition 32830 berechnungsfähig.

32828 **Genotypische HIV-Resistenztestung** bei HIV-Infizierten gemäß Anlage I der Richtlinie des Gemeinsamen Bundesausschusses zu Untersuchungs- und Behandlungsmethoden der vertragsärztlichen Versorgung — 260,00 €

Nukleinsäurenachweis von

32829 **Bordetella pertussis und B. parapertussis** aus nasal-/bronchial-Material (Befundmitteilung am Tag der Materialeinsendung) — 16,50 €

32830 **Mycobacterium tuberculosis** — 16,50 €

32831 **CMV** bei organtransplantierten Patienten sowie nur bei konkreter therapeutischer Konsequenz in begründeten Einzelfällen bei immunsupprimierten Patienten — 16,50 €

32 Laboratoriumsm., Molekulargenetik, Molekularpathologie 32832–32844

32832	Parvovirus aus Fruchtwasser und/oder Fetalblut zum Nachweis einer vorgeburtlichen fetalen Infektion oder in besonders zu begründenden Einzelfällen	16,50 €
32833	Toxoplasma aus Fruchtwasser und/oder Fetalblut	16,50 €
32834	Erreger aus Liquor	16,50 €
32835	HCV	40,00 €
32836	Neisseria gonorrhoeae	16,50 €
32837	MRSA (nicht für das Sanierungsmonitoring)	16,50 €
32838	Norovirus im Stuhl bei Endemieverdacht oder in besonders begründeten Dringlichkeitsfällen	16,50 €
32839	Chlamydien Durchführung ausschließlich mittels Nukleinsäureamplifikationsverfahren (NAT)	16,50 €
32841	Influenza A und B (nicht bei Verdacht auf Vogelgrippe)	16,50 €
32842	Mycoplasmen	16,50 €
32843	Polyoma-Virus bei organtransplantierten Patienten	16,50 €
32844	EBV bei organtransplantierten Patienten	16,50 €

Die Gebührenordnungspositionen 32830 und 32835 sind im Behandlungsfall nur einmal berechnungsfähig.

Die Gebührenordnungspositionen 32831 und 32836 sind nur in begründeten Einzelfällen neben kulturellen Untersuchungen und/oder Antigennachweisen zum Nachweis von CMV oder Neisseria gonorrhoeae berechnungsfähig.

Neben der Gebührenordnungsposition 32842 sind kulturelle Untersuchungen und/oder Antigennachweise zum Nachweis von Mykoplasmen nicht berechnungsfähig.

Die Gebührenordnungsposition 32831 ist nicht neben den Gebührenordnungspositionen 32602 und 32603 berechnungsfähig.

Die Gebührenordnungsposition 32837 ist nicht neben den Gebührenordnungspositionen 30954 und 30956 berechnungsfähig.

Die Gebührenordnungsposition 32839 ist nicht neben den Gebührenordnungspositionen 01816, 01840 und 01915 berechnungsfähig.

Die Gebührenordnungsposition 32830 ist im Behandlungsfall nicht neben der Gebührenordnungsposition 32825 berechnungsfähig.

| 32859 | Zuschlag zu den Gebührenordnungspositionen 32829 bis 32839 und 32841 bis 32844 bei Nachweis mittels Nukleinsäureamplifikationstechniken (NAT) | 4,00 € |

32.3.14 Molekulargenetische Untersuchungen

| 32860 | Faktor-V-Leiden-Mutation insgesamt | 30,00 € |

| 32861 | Prothrombin G20210A-Mutation insgesamt | 30,00 € |

| 32862 | HLA-B27 insgesamt | 30,00 € |

Die Gebührenordnungsposition 32862 ist nicht neben den Gebührenordnungspositionen 32528 und 32529 berechnungsfähig.

| 32863 | Nachweis einer MTHFR-Mutation (Homocystein Konzentration im Plasma > 50 µmol pro Liter) | 30,00 € |

33 Ultraschalldiagnostik

1. Die Berechnung der Gebührenordnungspositionen dieses Kapitels setzt eine Genehmigung der Kassenärztlichen Vereinigung nach der Ultraschall-Vereinbarung gemäß § 135 Abs. 2 SGB V voraus.
2. Die Dokumentation der untersuchten Organe mittels bildgebenden Verfahrens, ggf. als Darstellung mehrerer Organe oder Organregionen in einem Bild, ist - mit Ausnahme nicht gestauter Gallenwege und der leeren Harnblase bei Restharnbestimmung - obligater Bestandteil der Leistungen.
3. Die Aufnahme und/oder der Eindruck einer eindeutigen Patientenidentifikation in die Bilddokumentation ist obligater Bestandteil der Leistungen.
4. Optische Führungshilfen mittels Ultraschall sind ausschließlich nach den Gebührenordnungspositionen 33091 und 33092 zu berechnen.
5. Kontrastmitteleinbringungen sind Bestandteil der Gebührenordnungsposition.

33 Ultraschalldiagnostik 33000–33002

33000 Ultraschalluntersuchung des Auges
Obligater Leistungsinhalt
- Ultraschalluntersuchung des Auges,
- Ultraschalluntersuchung der Augenhöhle,

Fakultativer Leistungsinhalt
- Ultraschalluntersuchung der umgebenden Strukturen,
- Ultraschalluntersuchung des zweiten Auges,
- Ultraschalluntersuchung der Augenhöhle des zweiten Auges,

je Sitzung

11,09 €
108 Punkte

Die Gebührenordnungsposition 33000 ist am Behandlungstag nicht neben den Gebührenordnungspositionen 31630 bis 31637, 31682 bis 31689 und 31695 bis 31702 berechnungsfähig.

Die Gebührenordnungsposition 33000 ist im Behandlungsfall nicht neben der Gebührenordnungsposition 26330 berechnungsfähig.

33001 Ultraschall-Biometrie des Auges
Obligater Leistungsinhalt
- Ultraschall-Biometrie der Achsenlänge eines Auges,
- Berechnung einer intraokularen Linse eines Auges,
- Graphische Dokumentation,

Fakultativer Leistungsinhalt
- Ultraschalluntersuchung des zweiten Auges,
- Messung von Teilabschnitten der Achsenlänge,

je Sitzung

5,44 €
53 Punkte

Die Gebührenordnungsposition 33001 ist am Behandlungstag nicht neben den Gebührenordnungspositionen 31630 bis 31637, 31682 bis 31689 und 31695 bis 31702 berechnungsfähig.

Die Gebührenordnungsposition 33001 ist im Behandlungsfall nicht neben der Gebührenordnungsposition 26330 berechnungsfähig.

33002 Messung der Hornhautdicke des Auges mittels Ultraschall-Pachymetrie
Obligater Leistungsinhalt
- Messung der Hornhautdicke des Auges mittels Ultraschall-Pachymetrie,

Fakultativer Leistungsinhalt
- Messung der Hornhautdicke des zweiten Auges mittels Ultraschall-Pachymetrie,

je Sitzung

6,16 €
60 Punkte

Die Gebührenordnungsposition 33002 ist am Behandlungstag nicht neben den Gebührenordnungspositionen 31630 bis 31637, 31682 bis 31689 und 31695 bis 31702 berechnungsfähig.

Die Gebührenordnungsposition 33002 ist im Behandlungsfall nicht neben der Gebührenordnungsposition 26330 berechnungsfähig.

33010	Sonographische Untersuchung der **Nasennebenhöhlen** mittels **A-Mode-** und/oder **B-Mode**-Verfahrens,	
	je Sitzung	6,16 € 60 Punkte

Die Gebührenordnungsposition 33010 ist am Behandlungstag nicht neben den Gebührenordnungspositionen 31630 bis 31637, 31682 bis 31689 und 31695 bis 31702 berechnungsfähig.

Die Gebührenordnungsposition 33010 ist im Behandlungsfall nicht neben der Gebührenordnungsposition 26330 berechnungsfähig.

33011	**Sonographie der Gesichtsweichteile und/oder Halsweichteile und/oder Speicheldrüsen (mit Ausnahme der Schilddrüse)**	
	Obligater Leistungsinhalt	
	– Sonographische Untersuchung der Gesichtsweichteile und/oder Weichteile des Halses und/oder der Speicheldrüse(n) (mit Ausnahme der Schilddrüse) mittels B-Mode-Verfahrens,	
	je Sitzung	8,94 € 87 Punkte

Die Gebührenordnungsposition 33011 ist nicht neben der Gebührenordnungsposition 33081 berechnungsfähig.

Die Gebührenordnungsposition 33011 ist am Behandlungstag nicht neben den Gebührenordnungspositionen 31630 bis 31637, 31682 bis 31689 und 31695 bis 31702 berechnungsfähig.

Die Gebührenordnungsposition 33011 ist im Behandlungsfall nicht neben der Gebührenordnungsposition 26330 berechnungsfähig.

33012	Sonographische Untersuchung der **Schilddrüse** mittels **B-Mode**-Verfahren,	
	je Sitzung	8,73 € 85 Punkte

Die Gebührenordnungsposition 33012 ist am Behandlungstag nicht neben den Gebührenordnungspositionen 31630 bis 31637, 31682 bis 31689 und 31695 bis 31702 berechnungsfähig.

Die Gebührenordnungsposition 33012 ist im Behandlungsfall nicht neben der Gebührenordnungsposition 26330 berechnungsfähig.

33020	**Echokardiographische Untersuchung** mittels **M-Mode-** und **B-Mode-**Verfahren,	
	je Sitzung	27,63 € 269 Punkte

Die Gebührenordnungsposition 33020 ist nicht neben den Gebührenordnungspositionen 33021, 33022, 33030 und 33031 berechnungsfähig.

Die Gebührenordnungsposition 33020 ist am Behandlungstag nicht neben den Gebührenordnungspositionen 31630 bis 31637, 31682 bis 31689 und 31695 bis 31702 berechnungsfähig.

Die Gebührenordnungsposition 33020 ist im Behandlungsfall nicht neben den Gebührenordnungspositionen 04410, 13545, 13550 und 26330 berechnungsfähig.

33021	**Doppler-Echokardiographie** mittels **PW-** und/oder **CW-Doppler,**	
	je Sitzung	28,86 € 281 Punkte

33 Ultraschalldiagnostik 33022–33030

Die Gebührenordnungsposition 33021 ist nicht neben den Gebührenordnungspositionen 33020, 33022, 33030 und 33031 berechnungsfähig.

Die Gebührenordnungsposition 33021 ist am Behandlungstag nicht neben den Gebührenordnungspositionen 31630 bis 31637, 31682 bis 31689 und 31695 bis 31702 berechnungsfähig.

Die Gebührenordnungsposition 33021 ist im Behandlungsfall nicht neben den Gebührenordnungspositionen 01774, 01775, 04410, 13545, 13550 und 26330 berechnungsfähig.

33022 **Doppler-Echokardiographie mittels Duplex-Verfahren mit Farbcodierung,**
je Sitzung

34,51 €
336 Punkte

Die Gebührenordnungsposition 33022 ist nicht neben den Gebührenordnungspositionen 33020, 33021, 33030 und 33031 berechnungsfähig.

Die Gebührenordnungsposition 33022 ist am Behandlungstag nicht neben den Gebührenordnungspositionen 31630 bis 31637, 31682 bis 31689 und 31695 bis 31702 berechnungsfähig.

Die Gebührenordnungsposition 33022 ist im Behandlungsfall nicht neben den Gebührenordnungspositionen 01774, 01775, 04410, 13545, 13550 und 26330 berechnungsfähig.

33023 **Zuschlag** zu den Gebührenordnungspositionen 04410, 13545, 13550 sowie 33020 bis 33022 bei **transösophagealer Durchführung**

38,72 €
377 Punkte

Die Gebührenordnungsposition 33023 ist am Behandlungstag nicht neben den Gebührenordnungspositionen 31630 bis 31637, 31682 bis 31689 und 31695 bis 31702 berechnungsfähig.

Die Gebührenordnungsposition 33023 ist im Behandlungsfall nicht neben der Gebührenordnungsposition 26330 berechnungsfähig.

33030 **Zweidimensionale echokardiographische Untersuchung** in Ruhe und unter physikalisch definierter und reproduzierbarer Stufenbelastung,
je Sitzung

75,91 €
739 Punkte

Die Gebührenordnungsposition 33030 kann nur berechnet werden, wenn die Arztpraxis über die Möglichkeit zur Erbringung der Stressechokardiographie bei physikalischer Stufenbelastung (Vorhalten eines Kippliege-Ergometers) verfügt.

Die Gebührenordnungsposition 33030 ist nicht neben den Gebührenordnungspositionen 33020 bis 33022 und 33031 berechnungsfähig.

Die Gebührenordnungsposition 33030 ist am Behandlungstag nicht neben den Gebührenordnungspositionen 31630 bis 31637, 31682 bis 31689 und 31695 bis 31702 berechnungsfähig.

Die Gebührenordnungsposition 33030 ist im Behandlungsfall nicht neben den Gebührenordnungspositionen 13545, 13550 und 26330 berechnungsfähig.

33031–33042   IV Arztgruppenüberg. b. spezif. Voraussetz. berechn. GOP

33031 **Zweidimensionale echokardiographische Untersuchung** in Ruhe und unter standardisierter pharmakodynamischer Stufenbelastung, je Sitzung

85,77 €
835 Punkte

Die Gebührenordnungsposition 33031 ist nicht neben den Gebührenordnungspositionen 33020 bis 33022 und 33030 berechnungsfähig.

Die Gebührenordnungsposition 33031 ist am Behandlungstag nicht neben den Gebührenordnungspositionen 31630 bis 31637, 31682 bis 31689 und 31695 bis 31702 berechnungsfähig.

Die Gebührenordnungsposition 33031 ist im Behandlungsfall nicht neben den Gebührenordnungspositionen 13545, 13550 und 26330 berechnungsfähig.

33040 Sonographische Untersuchung der **Thoraxorgane** mittels B-Mode-Verfahren, je Sitzung

13,05 €
127 Punkte

Die Gebührenordnungsposition 33040 ist nicht neben der Gebührenordnungsposition 33081 berechnungsfähig.

Die Gebührenordnungsposition 33040 ist am Behandlungstag nicht neben den Gebührenordnungspositionen 31630 bis 31637, 31682 bis 31689 und 31695 bis 31702 berechnungsfähig.

Die Gebührenordnungsposition 33040 ist im Behandlungsfall nicht neben den Gebührenordnungspositionen 01772, 01773 und 26330 berechnungsfähig.

33041 Sonographische Untersuchung einer oder beider **Brustdrüsen** mittels **B-Mode-Verfahren**, ggf. einschl. der regionalen Lymphknoten, je Sitzung

16,85 €
164 Punkte

Die Gebührenordnungsposition 33041 ist nicht neben der Gebührenordnungsposition 08320 berechnungsfähig.

Die Gebührenordnungsposition 33041 ist am Behandlungstag nicht neben den Gebührenordnungspositionen 31630 bis 31637, 31682 bis 31689 und 31695 bis 31702 berechnungsfähig.

Die Gebührenordnungsposition 33041 ist im Behandlungsfall nicht neben der Gebührenordnungsposition 26330 berechnungsfähig.

33042 Sonographische Untersuchung des **Abdomens oder dessen Organe und/oder des Retroperitoneums oder dessen Organe** einschl. der Nieren mittels **B-Mode**-Verfahren, je Sitzung

16,13 €
157 Punkte

Die Gebührenordnungsposition 33042 ist im Behandlungsfall höchstens zweimal berechnungsfähig.

Die Gebührenordnungsposition 33042 ist nicht neben den Gebührenordnungspositionen 01773, 01781, 01782, 01787, 01831, 01902, 01904, 01906, 08341, 33043 und 33081 berechnungsfähig.

Die Gebührenordnungsposition 33042 ist am Behandlungstag nicht neben den Gebührenordnungspositionen 31630 bis 31637, 31682 bis 31689 und 31695 bis 31702 berechnungsfähig.

33 Ultraschalldiagnostik 33043–33044

Die Gebührenordnungsposition 33042 ist im Behandlungsfall nicht neben den Gebührenordnungspositionen 01772, 01773, 01780 und 26330 berechnungsfähig.

Die Gebührenordnungsposition 33042 ist im Zyklusfall nicht neben den Gebührenordnungspositionen 08541, 08550 bis 08552, 08560 und 08561 berechnungsfähig.

33043 Sonographische Untersuchung eines oder mehrerer **Uro-Genital-Organe** mittels **B-Mode**-Verfahren

je Sitzung

8,94 €
87 Punkte

Die Gebührenordnungsposition 33043 ist nicht neben den Gebührenordnungspositionen 01781, 01782, 01787, 01902, 01904, 01906, 08341, 33042, 33044 und 33081 berechnungsfähig.

Die Gebührenordnungsposition 33043 ist am Behandlungstag nicht neben den Gebührenordnungspositionen 31630 bis 31637, 31682 bis 31689 und 31695 bis 31702 berechnungsfähig.

Die Gebührenordnungsposition 33043 ist im Behandlungsfall nicht neben den Gebührenordnungspositionen 01770 bis 01775, 01780 und 26330 berechnungsfähig.

Die Gebührenordnungsposition 33043 ist im Zyklusfall nicht neben den Gebührenordnungspositionen 08541, 08550 bis 08552, 08560 und 08561 berechnungsfähig.

Die Gebührenordnungsposition 33043 ist im Zeitraum von 21 Tagen nach Erbringung einer Leistung des Abschnitts 31.2 nicht neben den Gebührenordnungspositionen 31695 bis 31702 berechnungsfähig.

33044 Sonographische Untersuchung eines oder mehrerer **weiblicher Genitalorgane, ggf. einschließlich Harnblase,** mittels **B-Mode**-Verfahren

Obligater Leistungsinhalt

- Sonographische Untersuchung eines oder mehrerer weiblicher Genitalorgane, ggf. einschließlich Harnblase, mittels B-Mode-Verfahren,

Fakultativer Leistungsinhalt

- Transkavitäre Untersuchung

14,48 €
141 Punkte

Die Gebührenordnungsposition 33044 ist nicht neben den Gebührenordnungspositionen 01781, 01782, 01787, 01830, 01831, 01902, 01904 bis 01906, 01912, 08341, 33043, 33081 und 33090 berechnungsfähig.

Die Gebührenordnungsposition 33044 ist am Behandlungstag nicht neben den Gebührenordnungspositionen 31630 bis 31637, 31682 bis 31689 und 31695 bis 31702 berechnungsfähig.

Die Gebührenordnungsposition 33044 ist im Behandlungsfall nicht neben den Gebührenordnungspositionen 01770 bis 01773, 01780 und 26330 berechnungsfähig.

Die Gebührenordnungsposition 33044 ist im Zyklusfall nicht neben den Gebührenordnungspositionen 08541, 08550 bis 08552, 08560 und 08561 berechnungsfähig.

33050–33052   IV Arztgruppenüberg. b. spezif. Voraussetz. berechn. GOP

Die Gebührenordnungsposition 33044 ist im Zeitraum von 21 Tagen nach Erbringung einer Leistung des Abschnitts 31.2 nicht neben den Gebührenordnungspositionen 31695 bis 31702 berechnungsfähig.

33050 Sonographische Untersuchung von **Gelenken und/oder umschriebenen Strukturen des Bewegungsapparates** (Sehne, Muskel, Bursa) mittels **B-Mode**-Verfahren,

je Sitzung

8,22 €
80 Punkte

Sonographische Untersuchungen der Säuglingshüften können nicht mit der Gebührenordnungsposition 33050 abgerechnet werden.

Die Gebührenordnungsposition 33050 ist nicht neben den Gebührenordnungspositionen 01722, 33051 und 33081 berechnungsfähig.

Die Gebührenordnungsposition 33050 ist am Behandlungstag nicht neben den Gebührenordnungspositionen 31630 bis 31637, 31682 bis 31689 und 31695 bis 31702 berechnungsfähig.

Die Gebührenordnungsposition 33050 ist im Behandlungsfall nicht neben den Gebührenordnungspositionen 01772, 01773 und 26330 berechnungsfähig.

33051 Sonographische Untersuchung der **Säuglingshüften** mittels **B-Mode**-Verfahren,

je Sitzung

11,81 €
115 Punkte

Die Gebührenordnungsposition 33051 ist nicht neben den Gebührenordnungspositionen 01722 und 33050 berechnungsfähig.

Die Gebührenordnungsposition 33051 ist am Behandlungstag nicht neben den Gebührenordnungspositionen 31630 bis 31637, 31682 bis 31689 und 31695 bis 31702 berechnungsfähig.

Die Gebührenordnungsposition 33051 ist im Behandlungsfall nicht neben der Gebührenordnungsposition 26330 berechnungsfähig.

33052 Sonographische Untersuchung des Schädels durch die offene Fontanelle beim Neugeborenen, Säugling oder Kleinkind,

je Sitzung

12,53 €
122 Punkte

Die Gebührenordnungsposition 33052 ist am Behandlungstag nicht neben den Gebührenordnungspositionen 31630 bis 31637, 31682 bis 31689 und 31695 bis 31702 berechnungsfähig.

Die Gebührenordnungsposition 33052 ist im Behandlungsfall nicht neben der Gebührenordnungsposition 26330 berechnungsfähig.

33 Ultraschalldiagnostik

33060 Sonographische Untersuchung **extrakranieller hirnversorgender Gefäße, der Periorbitalarterien, Aa. subclaviae und Aa.** vertebrales mittels **CW-Doppler**-Verfahren an mindestens 14 Ableitungsstellen

Obligater Leistungsinhalt
- Sonographische Untersuchung extrakranieller hirnversorgender Gefäße, der Periorbitalarterien, Aa. subclaviae und Aa. vertebrales,
- Mittels CW-Doppler-Verfahren,
- An mindestens 14 Ableitungsstellen,

Fakultativer Leistungsinhalt
- Frequenzspektrumanalyse,

je Sitzung

29,38 €
286 Punkte

Die Gebührenordnungsposition 33060 ist im Behandlungsfall höchstens zweimal berechnungsfähig.

Entgegen Nr. 4.3.2 der Allgemeinen Bestimmungen kann die Gebührenordnungsposition 33060 auch dann berechnet werden, wenn die Arztpraxis nicht über die Möglichkeit zur Durchführung einer Frequenzspektrumanalyse verfügt.

Die Gebührenordnungsposition 33060 ist am Behandlungstag nicht neben den Gebührenordnungspositionen 31630 bis 31637, 31682 bis 31689 und 31695 bis 31702 berechnungsfähig.

Die Gebührenordnungsposition 33060 ist im Behandlungsfall nicht neben den Gebührenordnungspositionen 01774, 01775, 13300, 26330 und 33070 berechnungsfähig.

33061 Sonographische Untersuchung **der extremitätenver- und/oder entsorgenden Gefäße** mittels **CW-Doppler**-Verfahren an mindestens 3 Ableitungsstellen je Extremität,

je Sitzung

11,09 €
108 Punkte

Die Gebührenordnungsposition 33061 ist am Behandlungstag nicht neben den Gebührenordnungspositionen 31630 bis 31637, 31682 bis 31689 und 31695 bis 31702 berechnungsfähig.

Die Gebührenordnungsposition 33061 ist im Behandlungsfall nicht neben den Gebührenordnungspositionen 01774, 01775, 13300, 26330 und 30500 berechnungsfähig.

Die Gebührenordnungsposition 33061 ist im Zeitraum von 21 Tagen nach Erbringung einer Leistung des Abschnitts 31.2 nicht neben den Gebührenordnungspositionen 31630 bis 31637 berechnungsfähig.

33062 Sonographische Untersuchung der **Gefäße des männlichen Genitalsystems** mittels **CW-Doppler**-Verfahren, einschließlich Tumeszenzmessung,

je Sitzung

8,22 €
80 Punkte

Die Gebührenordnungsposition 33062 ist nicht neben der Gebührenordnungsposition 33064 berechnungsfähig.

Die Gebührenordnungsposition 33062 ist am Behandlungstag nicht neben den Gebührenordnungspositionen 31630 bis 31637, 31682 bis 31689 und 31695 bis 31702 berechnungsfähig.

33063–33071   IV Arztgruppenüberg. b. spezif. Voraussetz. berechn. GOP

Die Gebührenordnungsposition 33062 ist im Behandlungsfall nicht neben den Gebührenordnungspositionen 01774, 01775 und 26330 berechnungsfähig.

33063   Sonographische Untersuchung der **intrakraniellen Gefäße** mittels **PW-Doppler**-Verfahren an mindestens 7 Ableitungsstellen

Obligater Leistungsinhalt
- Sonographische Untersuchung der intrakraniellen Gefäße mittels PW-Doppler-Verfahren an mindestens 7 Ableitungsstellen,

Fakultativer Leistungsinhalt
- Frequenzspektrumanalyse,

je Sitzung

25,78 €
251 Punkte

Entgegen Nr. 4.3.2 der Allgemeinen Bestimmungen kann die Gebührenordnungsposition 33063 auch dann berechnet werden, wenn die Arztpraxis nicht über die Möglichkeit zur Durchführung einer Frequenzspektrumanalyse verfügt.

Die Gebührenordnungsposition 33063 ist am Behandlungstag nicht neben den Gebührenordnungspositionen 31630 bis 31637, 31682 bis 31689 und 31695 bis 31702 berechnungsfähig.

Die Gebührenordnungsposition 33063 ist im Behandlungsfall nicht neben den Gebührenordnungspositionen 01774, 01775, 13300 und 26330 berechnungsfähig.

33064   Sonographische Untersuchung der **Gefäße des männlichen Genitalsystems** mittels **PW-Doppler**-Verfahren, einschließlich Tumeszenzmessung,

je Sitzung

11,40 €
111 Punkte

Die Gebührenordnungsposition 33064 ist nicht neben der Gebührenordnungsposition 33062 berechnungsfähig.

33070   Sonographische Untersuchung der **extrakraniellen hirnversorgenden Gefäße** mittels **Duplex**-Verfahren von mindestens 6 Gefäßabschnitten

Obligater Leistungsinhalt
- Sonographische Untersuchung der extrakraniellen hirnversorgenden Gefäße mittels Duplex-Verfahren von mindestens 6 Gefäßabschnitten,

Fakultativer Leistungsinhalt
- CW-Doppler-Sonographie (Nr. 33060),

je Sitzung

42,11 €
410 Punkte

Die Gebührenordnungsposition 33070 ist am Behandlungstag nicht neben den Gebührenordnungspositionen 31630 bis 31637, 31682 bis 31689 und 31695 bis 31702 berechnungsfähig.

Die Gebührenordnungsposition 33070 ist im Behandlungsfall nicht neben den Gebührenordnungspositionen 01774, 01775, 13300, 26330 und 33060 berechnungsfähig.

33071   Sonographische Untersuchung der **intrakraniellen hirnversorgenden Gefäße** mittels **Duplex**-Verfahren,

je Sitzung

25,58 €
249 Punkte

33 Ultraschalldiagnostik 33072–33075

Die Gebührenordnungsposition 33071 ist am Behandlungstag nicht neben den Gebührenordnungspositionen 31630 bis 31637, 31682 bis 31689 und 31695 bis 31702 berechnungsfähig.

Die Gebührenordnungsposition 33071 ist im Behandlungsfall nicht neben den Gebührenordnungspositionen 01774, 01775, 13300 und 26330 berechnungsfähig.

33072 Sonographische Untersuchung der **extremitätenver- und/oder entsorgenden Gefäße** mittels **Duplex**-Verfahren, 26,71 €
je Sitzung   260 Punkte
Die Gebührenordnungsposition 33072 ist im Behandlungsfall höchstens zweimal berechnungsfähig.

Die Gebührenordnungsposition 33072 ist am Behandlungstag nicht neben den Gebührenordnungspositionen 31630 bis 31637, 31682 bis 31689 und 31695 bis 31702 berechnungsfähig.

Die Gebührenordnungsposition 33072 ist im Behandlungsfall nicht neben den Gebührenordnungspositionen 01774, 01775, 13300 und 26330 berechnungsfähig.

Die Gebührenordnungsposition 33072 ist im Zeitraum von 21 Tagen nach Erbringung einer Leistung des Abschnitts 31.2 nicht neben den Gebührenordnungspositionen 31630 bis 31637 berechnungsfähig.

33073 Sonographische Untersuchung der **abdominellen und/oder retroperitonealen Gefäße oder des Mediastinums** mittels **Duplex**-Verfahren, 26,71 €
je Sitzung   260 Punkte
Die Gebührenordnungsposition 33073 ist im Behandlungsfall höchstens zweimal berechnungsfähig.

Die Gebührenordnungsposition 33073 ist am Behandlungstag nicht neben den Gebührenordnungspositionen 31630 bis 31637, 31682 bis 31689 und 31695 bis 31702 berechnungsfähig.

Die Gebührenordnungsposition 33073 ist im Behandlungsfall nicht neben den Gebührenordnungspositionen 01774, 01775, 13300 und 26330 berechnungsfähig.

33074 Sonographische Untersuchung der **Gefäße des weiblichen Genitalsystems** mittels **Duplex**-Verfahren, 21,06 €
je Sitzung   205 Punkte
Die Gebührenordnungsposition 33074 ist am Behandlungstag nicht neben den Gebührenordnungspositionen 31630 bis 31637, 31682 bis 31689 und 31695 bis 31702 berechnungsfähig.

Die Gebührenordnungsposition 33074 ist im Behandlungsfall nicht neben den Gebührenordnungspositionen 01774, 01775 und 26330 berechnungsfähig.

33075 **Zuschlag** zu den Gebührenordnungspositionen 33070 bis 33074 für die Durchführung der Untersuchung als **farbcodierte Untersuchung** 6,37 €
62 Punkte
Die Gebührenordnungsposition 33075 ist am Behandlungstag nicht neben den Gebührenordnungspositionen 31630 bis 31637, 31682 bis 31689 und 31695 bis 31702 berechnungsfähig.

Die Gebührenordnungsposition 33075 ist im Behandlungsfall nicht neben den Gebührenordnungspositionen 01774, 01775, 13300 und 26330 berechnungsfähig.

33076 Sonographische Untersuchung der **Venen einer Extremität** mittels **B-Mode**-Verfahren von mindestens 8 Beschallungsstellen,

je Sitzung

8,94 €
87 Punkte

Die Gebührenordnungsposition 33076 ist am Behandlungstag nicht neben den Gebührenordnungspositionen 31630 bis 31637, 31682 bis 31689 und 31695 bis 31702 berechnungsfähig.

Die Gebührenordnungsposition 33076 ist im Behandlungsfall nicht neben den Gebührenordnungspositionen 13300 und 26330 berechnungsfähig.

Die Gebührenordnungsposition 33076 ist im Zeitraum von 21 Tagen nach Erbringung einer Leistung des Abschnitts 31.2 nicht neben den Gebührenordnungspositionen 31630 bis 31637 berechnungsfähig.

33080 Sonographische Untersuchung der **Haut und Subkutis** mittels **B-Mode**-Verfahren

Obligater Leistungsinhalt

- Sonographische Untersuchung der Haut und Subkutis mittels B-Mode-Verfahren,

Fakultativer Leistungsinhalt

- Sonographische Untersuchung der subkutanen Lymphknoten,

je Sitzung

7,60 €
74 Punkte

Alleinige Messungen der Hautdicke mittels Ultraschall, z. B. zur Osteoporose-Diagnostik, sind nicht Gegenstand der vertragsärztlichen Versorgung und daher nicht berechnungsfähig.

Die Gebührenordnungsposition 33080 ist am Behandlungstag nicht neben den Gebührenordnungspositionen 31630 bis 31637, 31682 bis 31689 und 31695 bis 31702 berechnungsfähig.

Die Gebührenordnungsposition 33080 ist im Behandlungsfall nicht neben der Gebührenordnungsposition 26330 berechnungsfähig.

33081 Sonographische Untersuchung von **Organen oder Organteilen** bzw. Organstrukturen, die nicht Bestandteil der Gebührenordnungspositionen 33000 bis 33002, 33010 bis 33012, 33020 bis 33023, 33030, 33031, 33040 bis 33044, 33050 bis 33052, 33060 bis 33064, 33070 bis 33076 und 33080 sind, mittels **B-Mode**-Verfahren,

je Sitzung

6,88 €
67 Punkte

Die Gebührenordnungsposition 33081 ist nicht neben den Gebührenordnungspositionen 01902, 01904, 01906, 33011, 33040, 33042 bis 33044 und 33050 berechnungsfähig.

Die Gebührenordnungsposition 33081 ist am Behandlungstag nicht neben den Gebührenordnungspositionen 31630 bis 31637, 31682 bis 31689 und 31695 bis 31702 berechnungsfähig.

Die Gebührenordnungsposition 33081 ist im Behandlungsfall nicht neben den Gebührenordnungspositionen 01772, 01773 und 26330 berechnungsfähig.

33 Ultraschalldiagnostik 33090–33092

Die Gebührenordnungsposition 33081 ist im Zyklusfall nicht neben den Gebührenordnungspositionen 08541, 08550 bis 08552, 08560 und 08561 berechnungsfähig.

33090 **Zuschlag** zu den Gebührenordnungspositionen 33040, 33042, 33043 und 33081 **bei transkavitärer Untersuchung**   5,85 €
57 Punkte

Die Gebührenordnungsposition 33090 ist nicht neben den Gebührenordnungspositionen 01781, 01782, 01787, 01830, 01831, 08341 und 33044 berechnungsfähig.

Die Gebührenordnungsposition 33090 ist am Behandlungstag nicht neben den Gebührenordnungspositionen 31630 bis 31637, 31682 bis 31689 und 31695 bis 31702 berechnungsfähig.

Die Gebührenordnungsposition 33090 ist im Behandlungsfall nicht neben der Gebührenordnungsposition 26330 berechnungsfähig.

Die Gebührenordnungsposition 33090 ist im Zyklusfall nicht neben den Gebührenordnungspositionen 08541, 08550 bis 08552, 08560 und 08561 berechnungsfähig.

Die Gebührenordnungsposition 33090 ist im Zeitraum von 21 Tagen nach Erbringung einer Leistung des Abschnitts 31.2 nicht neben den Gebührenordnungspositionen 31695 bis 31702 berechnungsfähig.

33091 **Zuschlag** zu den Gebührenordnungspositionen 33012, 33040, 33041 und 33081 für **optische Führungshilfe**   9,96 €
97 Punkte

Die Gebührenordnungsposition 33091 ist nicht neben den Gebührenordnungspositionen 01781, 01782, 01787, 01831 und 08320 berechnungsfähig.

Die Gebührenordnungsposition 33091 ist am Behandlungstag nicht neben den Gebührenordnungspositionen 31630 bis 31637, 31682 bis 31689 und 31695 bis 31702 berechnungsfähig.

Die Gebührenordnungsposition 33091 ist im Behandlungsfall nicht neben der Gebührenordnungsposition 26330 berechnungsfähig.

Die Gebührenordnungsposition 33091 ist im Zyklusfall nicht neben den Gebührenordnungspositionen 08341, 08541, 08550 bis 08552, 08560 und 08561 berechnungsfähig.

33092 **Zuschlag** zu den Gebührenordnungspositionen 33042, 33043 und 33044 für **optische Führungshilfe**   12,53 €
122 Punkte

Die Gebührenordnungsposition 33092 ist nicht neben den Gebührenordnungspositionen 01781, 01782, 01787, 01831 und 08320 berechnungsfähig.

Die Gebührenordnungsposition 33092 ist am Behandlungstag nicht neben den Gebührenordnungspositionen 31630 bis 31637, 31682 bis 31689 und 31695 bis 31702 berechnungsfähig.

Die Gebührenordnungsposition 33092 ist im Behandlungsfall nicht neben der Gebührenordnungsposition 26330 berechnungsfähig.

Die Gebührenordnungsposition 33092 ist im Zyklusfall nicht neben den Gebührenordnungspositionen 08341, 08541, 08550 bis 08552, 08560 und 08561 berechnungsfähig.

34 Diagnostische und interventionelle Radiologie, Computertomographie und Magnetfeld-Resonanz-Tomographie

34.1 Präambel

1. Die Gebührenordnungspositionen dieses Kapitels sind nur dann berechnungsfähig, wenn ihre Durchführung nach Maßgabe der Strahlenschutzverordnung, Röntgenverordnung und des Medizinproduktegesetzes sowie der jeweiligen Qualitätsbeurteilungsrichtlinien für die Kernspintomographie bzw. für die radiologische Diagnostik gemäß § 136 SGB V i. V. m. § 92 Abs. 1 SGB V erfolgt.
2. Die Berechnung der Gebührenordnungspositionen dieses Kapitels setzt jeweils eine Genehmigung der Kassenärztlichen Vereinigung entweder nach der Vereinbarung zur Strahlendiagnostik und -therapie oder zur Kernspintomographie-Vereinbarung oder zur Vereinbarung zur invasiven Kardiologie oder zur Vereinbarung zur interventionellen Radiologie oder zur Mammographie-Vereinbarung gemäß § 135 Abs. 2 SGB V voraus. Die Berechnung der Gebührenordnungsposition 34274 setzt eine Genehmigung der Kassenärztlichen Vereinigung nach der Qualitätssicherungsvereinbarung zur Vakuumbiopsie der Brust gemäß § 135 Abs. 2 SGB V voraus.
3. Bei Aufträgen zur Durchführung von radiologischen, kernspintomographischen und nuklearmedizinischen Leistungen hat der überweisende Vertragsarzt Diagnose, Verdachtsdiagnose oder Befunde mitzuteilen und Art und Umfang der Leistungen durch Angabe der Gebührenordnungsposition(en) bzw. der Legende der Gebührenordnungsposition(en) zu definieren (Definitionsauftrag) oder durch Angabe des konkreten Untersuchungsziels einzugrenzen. Der ausführende Arzt darf nur diese Gebührenordnungspositionen unter Berücksichtigung der rechtfertigenden Indikation berechnen. Eine Erweiterung des Auftrages - auch im Sinne einer Beratung des Patienten, die eine Auftragserweiterung zur Folge haben könnte - bedarf der Zustimmung des Vertragsarztes, der den Auftrag erteilt hat.
4. In den Gebührenordnungspositionen dieses Kapitels sind die Beurteilung, obligatorische schriftliche Befunddokumentation, Befunde nach der Gebührenordnungsposition 01600 sowie Briefe nach der Gebührenordnungsposition 01601 an den auftraggebenden Arzt sowie ggf. Eintragung in ein Röntgennachweisheft enthalten.
5. Einstellungsdurchleuchtungen und ggf. notwendige Durchleuchtungen zur Kontrolle z. B. der Lage eines Katheters oder einer Punktionsnadel sind Bestandteil der entsprechenden Gebührenordnungspositionen dieses Kapitels.
6. In den Gebührenordnungspositionen dieses Kapitels sind, soweit erforderlich, die Kosten für Zusatzmittel für die Doppelkontrastuntersuchungen enthalten.

34 Diagn. u. intervent. Radiologie, Computertomog. u. MRT   34210–34221

34.2 Diagnostische Radiologie

34.2.1 Schädel, Halsweichteile

34210 Röntgenübersichtsaufnahmen des Schädels
Obligater Leistungsinhalt
- Aufnahmen in mindestens 2 Ebenen

Die Gebührenordnungsposition 34210 ist nicht neben den Gebührenordnungspositionen 02100, 02101 und 34503 berechnungsfähig.

10,89 €
106 Punkte

34211 Panoramaschichtaufnahme(n) des Ober- und/oder Unterkiefers
Obligater Leistungsinhalt
- Panoramaschichtaufnahme(n) des Ober- und/oder Unterkiefers

Die Gebührenordnungsposition 34211 ist nicht neben den Gebührenordnungspositionen 02100, 02101, 34282 und 34503 berechnungsfähig.

7,60 €
74 Punkte

34212 Röntgenaufnahme(n) der Halsorgane und/oder des Mundbodens
Obligater Leistungsinhalt
- Aufnahme(n)
  - der Halsorgane
  und/oder
  - des Mundbodens

Fakultativer Leistungsinhalt
- Breischluck

Die Gebührenordnungsposition 34212 ist nicht neben den Gebührenordnungspositionen 02100, 02101 und 34503 berechnungsfähig.

10,89 €
106 Punkte

34.2.2 Thorax, Wirbelsäule, Myelographie

34220 Röntgenaufnahmen des knöchernen Thorax und/oder seiner Teile
Obligater Leistungsinhalt
- Aufnahmen des knöchernen Thorax in mindestens 2 Ebenen
und/oder
- Aufnahmen seiner Teile in mindestens zwei Ebenen,

je Körperseite

Die Gebührenordnungsposition 34220 ist nicht neben den Gebührenordnungspositionen 02100, 02101 und 34503 berechnungsfähig.

9,76 €
95 Punkte

34221 Röntgenaufnahmen von Teilen der Wirbelsäule
Obligater Leistungsinhalt
- Aufnahmen in mindestens 2 Ebenen,
- Vollständige Darstellung mindestens eines Wirbelsäulenabschnittes,

je Wirbelsäulenabschnitt

Die Gebührenordnungsposition 34221 ist nicht neben den Gebührenordnungspositionen 02100, 02101, 34222 und 34503 berechnungsfähig.

15,61 €
152 Punkte

34222 Röntgenaufnahme(n) der gesamten Wirbelsäule

Obligater Leistungsinhalt

- Aufnahme(n) im Stehen,
- Anterior-posteriorer Strahlengang
und/oder
- Seitlicher Strahlengang

Die Gebührenordnungsposition 34222 ist nicht neben den Gebührenordnungspositionen 02100, 02101, 34221 und 34503 berechnungsfähig.

19,21 €
187 Punkte

34223 Myelographie(n)

Obligater Leistungsinhalt

- Aufnahmen in mindestens 2 Ebenen,
- Einbringung des Kontrastmittels,
- Vollständige Darstellung mindestens eines Wirbelkanal-Abschnittes,
- Mindestens zweistündige Nachbetreuung mit ärztlicher Abschlussuntersuchung

Fakultativer Leistungsinhalt

- Lumbalpunktion(en)

Die Gebührenordnungsposition 34223 ist nicht neben den Gebührenordnungspositionen 02100, 02101, 02342 und 34503 berechnungsfähig.

77,35 €
753 Punkte

34.2.3 Röntgenaufnahmen von Teilen von Skelett, Kopf, Schultergürtel, Extremitäten, Becken, Weichteile; Arthrographien

34230 Röntgenaufnahme von Teilen des Skeletts oder des Kopfes

Obligater Leistungsinhalt

- Aufnahme eines Skelettteiles oder Kopfteiles,
- Aufnahme(n) in einer Ebene,

je Teil

Die Gebührenordnungsposition 34230 ist nicht neben den Gebührenordnungspositionen 02100, 02101 und 34503 berechnungsfähig.

8,01 €
78 Punkte

34231 Röntgenaufnahmen und/oder Teilaufnahmen der Schulter und/oder des Schultergürtels

Obligater Leistungsinhalt

- Aufnahmen in mindestens 2 Ebenen,
- Aufnahmen und/oder Teilaufnahmen
    - der Schulter
    und/oder
    - des Schultergürtels,

je Teil

Die Gebührenordnungsposition 34231 ist nicht neben den Gebührenordnungspositionen 02100, 02101 und 34503 berechnungsfähig.

14,48 €
141 Punkte

34232	Röntgenaufnahmen der Hand, des Fußes oder deren Teile	
	Obligater Leistungsinhalt	
	– Aufnahmen in mindestens 2 Ebenen,	
	– Aufnahmen	
	– der Hand	
	oder	
	– des Fußes	
	und/oder	
	– deren Teile,	10,89 €
	je Teil	106 Punkte
	Die Gebührenordnungsposition 34232 ist nicht neben den Gebührenordnungspositionen 02100, 02101 und 34503 berechnungsfähig.	
34233	Röntgenaufnahmen der Extremitäten oder deren Teile mit Ausnahme der in der Gebührenordnungsposition 34232 genannten Extremitätenteile	
	Obligater Leistungsinhalt	
	– Aufnahmen in mindestens 2 Ebenen,	
	– Aufnahmen	
	– der Extremitäten	
	und/oder	
	– deren Teile,	
	Fakultativer Leistungsinhalt	
	– Aufnahmen des distalen Unterarms,	
	– Aufnahmen des distalen Unterschenkels,	10,89 €
	je Teil	106 Punkte
	Die Gebührenordnungsposition 34233 ist nicht neben den Gebührenordnungspositionen 02100, 02101 und 34503 berechnungsfähig.	
34234	Röntgenaufnahme(n) des Beckens und/oder dessen Weichteile	
	Obligater Leistungsinhalt	
	– Aufnahme(n)	
	– des Beckens	
	und/oder	
	– dessen Weichteile,	7,60 €
	– Aufnahme(n) in einer Ebene	74 Punkte
	Die Gebührenordnungsposition 34234 ist nicht neben den Gebührenordnungspositionen 02100, 02101, 34260 und 34503 berechnungsfähig.	

34235 Röntgenkontrastuntersuchung eines Schulter-, Ellbogen-, Hüft- oder Kniegelenks

Obligater Leistungsinhalt
- Aufnahmen in mindestens 2 Ebenen,
- Kontrastmitteleinbringung(en),
- Röntgenkontrastuntersuchung
  - der Schulter
  oder
  - des Ellbogens
  oder
  - des Hüftgelenks
  oder
  - des Kniegelenks,

Fakultativer Leistungsinhalt
- Gelenkpunktion(en),

je Gelenk

67,59 €
658 Punkte

Die Gebührenordnungsposition 34235 ist nicht neben den Gebührenordnungspositionen 02100, 02101, 02340, 02341, 17371, 17373, 34260 und 34503 berechnungsfähig.

34236 Röntgenkontrastuntersuchung eines Gelenkes mit Ausnahme der in der Gebührenordnungsposition 34235 genannten Gelenke

Obligater Leistungsinhalt
- Aufnahmen in mindestens 2 Ebenen,
- Kontrastmitteleinbringung(en),

Fakultativer Leistungsinhalt
- Gelenkpunktion(en),

je Seite, höchstens fünfmal am Behandlungstag

56,08 €
546 Punkte

Die Gebührenordnungsposition 34236 ist nicht neben den Gebührenordnungspositionen 02100, 02101, 02340, 02341, 17371, 17373, 34260 und 34503 berechnungsfähig.

34237 Röntgenteilaufnahmen des Beckens in mindestens zwei Ebenen

Obligater Leistungsinhalt
- Röntgenteilaufnahmen des Beckens,
- Aufnahmen in mindestens zwei Ebenen

14,48 €
141 Punkte

Die Gebührenordnungsposition 34237 ist nicht neben der Gebührenordnungsposition 34503 berechnungsfähig.

34238	Durchführung gehaltener Aufnahmen bzw. (standardisierter) gehaltener Stressaufnahmen zur Stabilitätsprüfung von Gelenk- und Bandapparatstrukturen im Zusammenhang mit den Gebührenordnungspositionen 34230 bis 34233,

Obligater Leistungsinhalt
- Aufnahme(n) in einer Ebene,

Fakultativer Leistungsinhalt
- Lokalanästhesien,
- Leitungsanästhesien,

je Teil

10,89 €
106 Punkte

Die Gebührenordnungsposition 34238 ist nicht neben der Gebührenordnungsposition 34503 berechnungsfähig.

34.2.4 Röntgenuntersuchung des Thorax und Abdomens

34240	Röntgenübersichtsaufnahme(n) der Brustorgane

Obligater Leistungsinhalt
- Aufnahme(n) der Brustorgane in einer Ebene

Fakultativer Leistungsinhalt
- Breischluck

8,73 €
85 Punkte

Die Gebührenordnungsposition 34240 ist bei Erwachsenen in Hartstrahltechnik durchzuführen.

Die Gebührenordnungsposition 34240 ist nicht neben den Gebührenordnungspositionen 02100, 02101, 09316, 13663, 34241, 34242 und 34503 berechnungsfähig.

34241	Röntgenübersichtsaufnahmen der Brustorgane

Obligater Leistungsinhalt
- Aufnahmen der Brustorgane in mindestens 2 Ebenen

Fakultativer Leistungsinhalt
- Breischluck

15,61 €
152 Punkte

Die Gebührenordnungsposition 34241 ist bei Erwachsenen in Hartstrahltechnik durchzuführen.

Die Gebührenordnungsposition 34241 ist nicht neben den Gebührenordnungspositionen 02100, 02101, 09316, 13663, 34240, 34242, 34280 und 34503 berechnungsfähig.

34242	Röntgenübersichtsaufnahme(n) der Brustorgane einschließlich Durchleuchtung

Obligater Leistungsinhalt
- Aufnahmen der Brustorgane in mindestens 2 Ebenen,
- Durchleuchtung(en) (BV/TV)

Fakultativer Leistungsinhalt
- Breischluck

30,30 €
295 Punkte

Die Gebührenordnungsposition 34242 ist bei Erwachsenen in Hartstrahltechnik durchzuführen.

34243–34246   IV Arztgruppenüberg. b. spezif. Voraussetz. berechn. GOP

Die Gebührenordnungsposition 34242 ist nicht neben den Gebührenordnungspositionen 02100, 02101, 34240, 34241, 34246, 34280, 34281 und 34503 berechnungsfähig.

34243   Röntgenübersichtsaufnahme(n) des Abdomens

Obligater Leistungsinhalt

- Aufnahme(n) des Abdomens in einer Ebene

9,76 €
95 Punkte

Die Gebührenordnungsposition 34243 ist nicht neben den Gebührenordnungspositionen 02100, 02101, 34244, 34247, 34248, 34250 bis 34252, 34255 bis 34257, 34260 und 34503 berechnungsfähig.

Die Gebührenordnungsposition 34243 ist im Behandlungsfall nicht neben der Gebührenordnungsposition 26330 berechnungsfähig.

34244   Röntgenübersichtsaufnahmen des Abdomens

Obligater Leistungsinhalt

- Aufnahmen des Abdomens in mindestens zwei Ebenen

14,48 €
141 Punkte

Die Gebührenordnungsposition 34244 ist nicht neben den Gebührenordnungspositionen 02100, 02101, 34243, 34247, 34248, 34250 bis 34252, 34255 bis 34257, 34260 und 34503 berechnungsfähig.

Die Gebührenordnungsposition 34244 ist im Behandlungsfall nicht neben der Gebührenordnungsposition 26330 berechnungsfähig.

34245   Röntgenaufnahme(n) von Teilen des Abdomens

Obligater Leistungsinhalt

- Aufnahme(n) von Teilen des Abdomens in einer Ebene

10,89 €
106 Punkte

Die Gebührenordnungsposition 34245 ist nicht neben den Gebührenordnungspositionen 02100, 02101, 34247, 34248, 34250 bis 34252, 34255 bis 34257, 34260 und 34503 berechnungsfähig.

Die Gebührenordnungsposition 34245 ist im Behandlungsfall nicht neben der Gebührenordnungsposition 26330 berechnungsfähig.

34246   Röntgenuntersuchung der Speiseröhre

Obligater Leistungsinhalt

- Kontrastmitteleinbringung(en),
- Durchleuchtung(en) (BV/TV)

31,02 €
302 Punkte

Die Gebührenordnungsposition 34246 ist nicht neben den Gebührenordnungspositionen 02100, 02101, 34242, 34247, 34260, 34280, 34281 und 34503 berechnungsfähig.

34247	Röntgenuntersuchung des Magens und/oder des Zwölffingerdarms	
	Obligater Leistungsinhalt	
	– Kontrastmitteleinbringung(en),	
	– Durchleuchtung(en) (BV/TV),	
	– Doppelkontrasttechnik,	
	– Darstellung	
	– des Magens	
	und/oder	
	– des Zwölffingerdarms	
	Fakultativer Leistungsinhalt	48,69 €
	– Darstellung der Speiseröhre	474 Punkte
	Die Gebührenordnungsposition 34247 ist nicht neben den Gebührenordnungspositionen 02100, 02101, 34243 bis 34246, 34280, 34281 und 34503 berechnungsfähig.	

34248	Röntgenuntersuchung des Dünndarms	
	Obligater Leistungsinhalt	
	– Darstellung des ganzen Dünndarms in Doppelkontrasttechnik,	
	– Einbringung des Kontrastmittels mittels einer Sonde (Sellink-Technik)	108,47 €
		1056 Punkte
	Die Gebührenordnungsposition 34248 ist nicht neben den Gebührenordnungspositionen 02100, 02101, 34243 bis 34245 und 34503 berechnungsfähig.	

34250	Röntgenuntersuchung der Gallenblase und/oder Gallengänge	
	Obligater Leistungsinhalt	
	– Kontrastmitteleinbringung(en),	
	– Darstellung der	
	– Gallenblase	
	und/oder	43,04 €
	– Gallengänge	419 Punkte
	Die Gebührenordnungsposition 34250 ist nicht neben den Gebührenordnungspositionen 02100, 02101, 13430, 13431, 34243 bis 34245, 34260 und 34503 berechnungsfähig.	

34251	Röntgenkontrastuntersuchung des Dickdarms	
	Obligater Leistungsinhalt	
	– Darstellung des Dickdarmes retrograd bis zur Ileocoecalklappe in Doppelkontrasttechnik	
	und/ oder	
	– Stopplokalisation bei Tumor und/oder Ileus	
	und/ oder	
	– Darstellung des Restcolons über Stoma,	
	– Kontrastmitteleinbringung(en),	91,32 €
	– Durchleuchtung (BV/TV)	889 Punkte
	Die Gebührenordnungsposition 34251 ist nicht neben den Gebührenordnungspositionen 02100, 02101, 34243 bis 34245, 34280, 34281 und 34503 berechnungsfähig.	

34252	Röntgenkontrastuntersuchung des Dickdarms beim Neugeborenen, Säugling, Kleinkind oder Kind bis zum vollendeten 12. Lebensjahr	

34252 Röntgenkontrastuntersuchung des Dickdarms beim Neugeborenen, Säugling, Kleinkind oder Kind bis zum vollendeten 12. Lebensjahr

Obligater Leistungsinhalt

- Darstellung des Dickdarms bei einem Neugeborenen, Säugling, Kleinkind oder Kind bis zum vollendeten 12. Lebensjahr,
- Kontrastmitteleinbringung(en),
- Durchleuchtung (BV/TV)

Fakultativer Leistungsinhalt

- Reposition bei Invagination

78,48 €
764 Punkte

Die Gebührenordnungsposition 34252 ist nicht neben den Gebührenordnungspositionen 02100, 02101, 34243 bis 34245, 34280, 34281 und 34503 berechnungsfähig.

34.2.5 Urogenitalorgane

34255 Ausscheidungsurographie

Obligater Leistungsinhalt

- Leeraufnahme(n) vor Kontrastmitteleinbringung,
- Kontrastmitteleinbringung(en),
- Röntgenaufnahme(n) nach Kontrastmittelgabe

Fakultativer Leistungsinhalt

- Spätaufnahme(n)

43,55 €
424 Punkte

Die Gebührenordnungsposition 34255 ist nicht neben den Gebührenordnungspositionen 02100, 02101, 34243 bis 34245, 34257, 34260 und 34503 berechnungsfähig.

Die Gebührenordnungsposition 34255 ist im Behandlungsfall nicht neben der Gebührenordnungsposition 26330 berechnungsfähig.

34256 Urethrozystographie oder Refluxzystogramm

Obligater Leistungsinhalt

- Aufnahme(n) nach Kontrastmittelapplikation,
- Kontrastmitteleinbringung(en)

Fakultativer Leistungsinhalt

- Miktionsaufnahme(n),
- Leeraufnahme(n) vor Kontrastmitteleinbringung

59,37 €
578 Punkte

Die Gebührenordnungsposition 34256 ist nicht neben den Gebührenordnungspositionen 02100, 02101, 34243 bis 34245, 34257, 34260 und 34503 berechnungsfähig.

Die Gebührenordnungsposition 34256 ist im Behandlungsfall nicht neben der Gebührenordnungsposition 26330 berechnungsfähig.

34257 Retrograde Pyelographie einer Seite

Obligater Leistungsinhalt

- Leeraufnahme(n),
- Kontrastmitteleinbringung(en),
- Aufnahme(n) nach Kontrastmittelapplikation,
- Zystoskopie

90,80 €
884 Punkte

Die Gebührenordnungsposition 34257 ist nicht neben den Gebührenordnungspositionen 02100, 02101, 08311, 26310, 26311, 34243 bis 34245, 34255, 34256, 34260 und 34503 berechnungsfähig.

Die Gebührenordnungsposition 34257 ist im Behandlungsfall nicht neben der Gebührenordnungsposition 26330 berechnungsfähig.

34.2.6 Gangsysteme

34260 Röntgenuntersuchung natürlicher oder krankhaft entstandener Gangsysteme, Höhlen oder Fisteln

Obligater Leistungsinhalt
- Kontrastmitteleinbringung(en),
- Darstellung von
  - natürlichen Gangsystemen
  und/ oder
  - krankhaft entstandenen Gangsystemen
  und/ oder
  - Höhlen
  und/ oder
  - Fisteln

Fakultativer Leistungsinhalt
- Leeraufnahme(n) vor Kontrastmitteleinbringung

38,72 €
377 Punkte

Die Gebührenordnungsposition 34260 ist nicht neben den Gebührenordnungspositionen 02100, 02101, 34234 bis 34236, 34243 bis 34246, 34250, 34255 bis 34257 und 34503 berechnungsfähig.

Die Gebührenordnungsposition 34260 ist im Zyklusfall nicht neben der Gebührenordnungsposition 08560 berechnungsfähig.

34.2.7 Mammographie

34270 Mammographie

Obligater Leistungsinhalt
- Aufnahmen der Mamma mit axillärem Fortsatz,
- Aufnahmen in mindestens 2 Ebenen,

je Seite

27,22 €
265 Punkte

Die Gebührenordnungsposition 34270 ist nicht neben den Gebührenordnungspositionen 01750, 01752 bis 01755, 01759, 02100, 02101, 34275 und 34503 berechnungsfähig.

Die Gebührenordnungsposition 34270 ist im Zyklusfall nicht neben der Gebührenordnungsposition 08560 berechnungsfähig.

34271

Zuschlag zu der Gebührenordnungsposition **34270**für die präoperative Markierung unter radiologischer Kontrolle bei nicht tastbarem Befund und/oder Mammastanzbiopsie unter radiologischer Kontrolle bei nicht tastbarem Befund

Obligater Leistungsinhalt

- Biopsie(n) bei nicht tastbarem Befund

und/oder

- Präoperative Markierung unter radiologischer Kontrolle bei nicht tastbarem Befund

und/oder

- Mammastanzbiopsie(n) unter radiologischer Kontrolle bei nicht tastbarem Befund,
- Mittels definierter Zielgeräte,

je Seite

85,56 €
833 Punkte

Die Gebührenordnungsposition 34271 ist nicht neben den Gebührenordnungspositionen 01750, 01752 bis 01755, 01759, 02100, 02101 und 34503 berechnungsfähig.

34272 Mammateilaufnahme(n)

Obligater Leistungsinhalt

- Aufnahme(n) in mindestens einer Ebene,
- Vergrößerungstechnik,

je Seite

25,06 €
244 Punkte

Die Gebührenordnungsposition 34272 ist nicht neben den Gebührenordnungspositionen 01750, 01752 bis 01755, 02100, 02101, 34275 und 34503 berechnungsfähig.

34273 Röntgenuntersuchung eines Mammapräparates

Obligater Leistungsinhalt

- Aufnahme(n) in einer Ebene

Fakultativer Leistungsinhalt

- Vergrößerungstechnik

8,53 €
83 Punkte

Die Gebührenordnungsposition 34273 ist nicht neben den Gebührenordnungspositionen 01750, 01752 bis 01755, 01759, 02100, 02101 und 34503 berechnungsfähig.

34274

Vakuumbiopsie(n) der Mamma im Zusammenhang mit der Erbringung der Gebührenordnungsposition 34270 nach der Qualitätssicherungsvereinbarung zur Vakuumbiopsie der Brust gemäß § 135 Abs. 2 SGB V

Obligater Leistungsinhalt

- Vakuumbiopsie(n) unter Röntgenkontrolle mittels geeignetem Zielgerät,

je Seite

27,94 €
272 Punkte

Die Gebührenordnungsposition 34274 ist nicht neben den Gebührenordnungspositionen 01750, 01752 bis 01755 und 34503 berechnungsfähig.

34275	Durchführung einer Mammographie in einer Ebene gemäß der Qualitätssicherungsvereinbarung nach § 135 Abs. 2 SGB V zur Vakuumbiopsie der Brust im Zusammenhang mit der Gebührenordnungsposition 34274	
	Obligater Leistungsinhalt	
	– Aufnahme der Mamma medio-lateral oder latero-medial,	20,34 €
	je Seite	198 Punkte
	Die Gebührenordnungsposition 34275 ist nicht neben den Gebührenordnungspositionen 01759, 34270 und 34272 berechnungsfähig.	

34.2.8 Durchleuchtungen/Schichtaufnahmen

34280	Durchleuchtung(en)	
	Obligater Leistungsinhalt	9,76 €
	– Durchleuchtung(en) unter Anwendung von BV/TV	95 Punkte
	Die Gebührenordnungsposition 34280 kann nur berechnet werden, wenn weiter keine Gebührenordnungspositionen abgerechnet werden, die bereits Durchleuchtungs- und/oder Schichtaufnahmen beinhalten.	
	Die Gebührenordnungsposition 34280 ist nicht neben den Gebührenordnungspositionen 02100, 02101, 34241, 34242, 34246, 34247, 34251, 34252, 34281, 34283, 34284, 34286, 34287, 34290, 34292 bis 34294, 34296, 34500 und 34503 berechnungsfähig.	
	Die Gebührenordnungsposition 34280 ist im Behandlungsfall nicht neben der Gebührenordnungsposition 26330 berechnungsfähig.	

34281	Durchleuchtungen zur weiteren diagnostischen Abklärung	
	Obligater Leistungsinhalt	
	– Durchleuchtung(en) bei Fraktur(en), Luxation(en) oder eingedrungenen Fremdkörpern zur weiteren diagnostischen Abklärung nach Durchführung von konventionell radiologischen Aufnahme(n),	6,16 €
	– Vorlage von Aufnahmen in mindestens 2 Ebenen	60 Punkte
	Die Gebührenordnungsposition 34281 kann nur berechnet werden, wenn die zuvor angefertigten Aufnahmen keine ausreichende diagnostische Abklärung ermöglichen. Die Begründung ist auf dem Behandlungsausweis zu dokumentieren.	
	Die Gebührenordnungsposition 34281 kann nur berechnet werden, wenn weiter keine Gebührenordnungspositionen abgerechnet werden, die bereits Durchleuchtungen beinhalten.	
	Die Gebührenordnungsposition 34281 ist nicht neben den Gebührenordnungspositionen 02100, 02101, 34242, 34246, 34247, 34251, 34252, 34280, 34283, 34284, 34286, 34287, 34290, 34292 bis 34294, 34296, 34500 und 34503 berechnungsfähig.	
	Die Gebührenordnungsposition 34281 ist im Behandlungsfall nicht neben der Gebührenordnungsposition 26330 berechnungsfähig.	

34282

Schichtaufnahmen,

je Strahlengang und Projektionsrichtung

Die Gebührenordnungsposition 34282 ist nicht neben den Gebührenordnungspositionen 02100, 02101, 34211 und 34503 berechnungsfähig.

Die Gebührenordnungsposition 34282 ist im Behandlungsfall nicht neben der Gebührenordnungsposition 26330 berechnungsfähig.

41,09 €
400 Punkte

34.2.9 Gefäße

1. Die Gebührenordnungspositionen 34290 bis 34292 sind nur einmal im Behandlungsfall (kurativ-ambulant und/oder belegärztlich) berechnungsfähig.
2. Ambulant ausgeführte vertragsärztliche Leistungen werden gemäß § 41 Abs. 1 Bundesmantelvertrag-Ärzte (BMV-Ä) nach den Grundsätzen der Vergütung für stationäre (belegärztliche) Behandlung honoriert, wenn der Kranke an demselben Tag in die stationäre Behandlung dieses Vertragsarztes (Belegarztes) genommen wird.
3. Die Berechnung der Gebührenordnungspositionen 34283 und 34286 setzt eine Genehmigung nach der Vereinbarung zur interventionellen Radiologie gemäß § 135 Abs. 2 SGB V voraus.
4. Die Berechnung der Gebührenordnungsposition 34291 und 34292 setzt eine Genehmigung der Kassenärztlichen Vereinigung nach der Vereinbarung zur invasiven Kardiologie gemäß § 135 Abs. 2 SGB V voraus.

34283

Serienangiographie

Obligater Leistungsinhalt

- Serienangiographie der arteriellen Strombahn,
- Kontrastmitteleinbringung(en),
- Dokumentation,

je Sitzung

159,42 €
1552 Punkte

Die Gebührenordnungsposition 34283 ist im Behandlungsfall höchstens zweimal berechnungsfähig.

Neben der Gebührenordnungsposition 34283 sind in demselben Behandlungsfall nur die Gebührenordnungspositionen 01100, 01101, 01220 bis 01222, 01530, 01620 bis 01622, 34489, die Gebührenordnungspositionen der Kapitel 13, 24 und 32 sowie der Abschnitte 34.2, 34.3 berechnungsfähig.

Die Gebührenordnungsposition 34283 ist nicht neben den Gebührenordnungspositionen 02100, 02101, 02330, 02331, 34280, 34281, 34470, 34475, 34480, 34485, 34486, 34489, 34490, 34492 und 34503 berechnungsfähig.

Die Gebührenordnungsposition 34283 ist am Behandlungstag nicht neben den Gebührenordnungspositionen 34290 und 34292 berechnungsfähig.

Die Gebührenordnungsposition 34283 ist im Behandlungsfall nicht neben den Gebührenordnungspositionen 04410 und 34291 berechnungsfähig.

34 Diagn. u. intervent. Radiologie, Computertomog. u. MRT   34284–34286

34284	**Zuschlag** zu der Gebührenordnungsposition 34283 bei selektiver Darstellung hirnversorgender Gefäße	
	Obligater Leistungsinhalt	
	– Selektive Darstellung hirnversorgender Gefäße,	100,46 €
	– Kontrastmitteleinbringung(en)	978 Punkte

Neben der Gebührenordnungsposition 34284 ist in demselben Behandlungsfall zusätzlich zu den neben der Gebührenordnungsposition 34283 berechnungsfähigen Gebührenordnungspositionen die Gebührenordnungsposition 01531 berechnungsfähig.

Die Gebührenordnungsposition 34284 ist nicht neben den Gebührenordnungspositionen 02100, 02101, 02330, 02331, 34280, 34281, 34285 und 34503 berechnungsfähig.

Die Gebührenordnungsposition 34284 ist am Behandlungstag nicht neben den Gebührenordnungspositionen 34290 und 34292 berechnungsfähig.

Die Gebührenordnungsposition 34284 ist im Behandlungsfall nicht neben der Gebührenordnungsposition 34291 berechnungsfähig.

34285	**Zuschlag** zu der Gebührenordnungsposition 34283 bei selektiver Darstellung anderer als in der Gebührenordnungsposition 34284 genannter Gefäße	
	Obligater Leistungsinhalt	
	– Selektive Darstellung anderer als in der Gebührenordnungsposition 34284 genannter Gefäße,	49,20 €
	– Kontrastmitteleinbringung(en)	479 Punkte

Neben der Gebührenordnungsposition 34285 ist in demselben Behandlungsfall zusätzlich zu den neben der Gebührenordnungsposition 34283 berechnungsfähigen Gebührenordnungspositionen die Gebührenordnungsposition 01531 berechnungsfähig.

Die Gebührenordnungsposition 34285 ist nicht neben den Gebührenordnungspositionen 02100, 02101, 02330, 02331, 34284 und 34503 berechnungsfähig.

Die Gebührenordnungsposition 34285 ist am Behandlungstag nicht neben den Gebührenordnungspositionen 34290 und 34292 berechnungsfähig.

Die Gebührenordnungsposition 34285 ist im Behandlungsfall nicht neben der Gebührenordnungsposition 34291 berechnungsfähig.

34286	**Zuschlag** zu der Gebührenordnungsposition 34283 bei Durchführung einer interventionellen Maßnahme (PTA, Stent, Embolisation, Atherektomie, Rotationsablatio, Lyse)	
	Obligater Leistungsinhalt	
	– Durchführung einer interventionellen Maßnahme (PTA, Stent, Embolisation, Atherektomie, Rotationsablatio, Lyse),	227,73 €
	– Kontrastmitteleinbringung(en)	2217 Punkte

34287–34290   IV Arztgruppenüberg. b. spezif. Voraussetz. berechn. GOP

Neben der Gebührenordnungsposition 34286 ist in demselben Behandlungsfall zusätzlich zu den neben der Gebührenordnungsposition 34283 berechnungsfähigen Gebührenordnungspositionen die Gebührenordnungsposition 01531 berechnungsfähig.

Die Gebührenordnungsposition 34286 ist nicht neben den Gebührenordnungspositionen 02100, 02101, 02330, 02331, 34280, 34281 und 34503 berechnungsfähig.

Die Gebührenordnungsposition 34286 ist am Behandlungstag nicht neben der Gebührenordnungsposition 34292 berechnungsfähig.

Die Gebührenordnungsposition 34286 ist im Behandlungsfall nicht neben der Gebührenordnungsposition 34291 berechnungsfähig.

34287   **Zuschlag** zu der Gebührenordnungsposition 34283 bei Verwendung eines C-Bogens

Obligater Leistungsinhalt

– Verwendung eines C-Bogens,
– Anwendung eines mindestens 36 cm-Bildverstärkers

12,94 €
126 Punkte

Neben der Gebührenordnungsposition 34287 ist in demselben Behandlungsfall zusätzlich zu den neben der Gebührenordnungsposition 34283 berechnungsfähigen Gebührenordnungsposition die Gebührenordnungsposition 01531 berechnungsfähig.

Die Gebührenordnungsposition 34287 ist nicht neben den Gebührenordnungspositionen 02100, 02101, 02330, 02331, 34280, 34281 und 34503 berechnungsfähig.

Die Gebührenordnungsposition 34287 ist am Behandlungstag nicht neben der Gebührenordnungsposition 34292 berechnungsfähig.

Die Gebührenordnungsposition 34287 ist im Behandlungsfall nicht neben der Gebührenordnungsposition 34291 berechnungsfähig.

34290   **Angiokardiographie** bei Patienten bis zum vollendeten 18. Lebensjahr

Obligater Leistungsinhalt

– Angiokardiographie bei Patienten bis zum vollendeten 18. Lebensjahr,
– Kontrastmitteleinbringung(en),
– Dokumentation

einmal im Behandlungsfall

123,88 €
1206 Punkte

Die Gebührenordnungsposition 34290 ist nicht neben den Gebührenordnungspositionen 02100, 02101, 02330, 02331, 34280, 34281 und 34503 berechnungsfähig.

Die Gebührenordnungsposition 34290 ist am Behandlungstag nicht neben den Gebührenordnungspositionen 34283 bis 34285 und 34292 berechnungsfähig.

Die Gebührenordnungsposition 34290 ist im Behandlungsfall nicht neben der Gebührenordnungsposition 34291 berechnungsfähig.

34291	**Herzkatheteruntersuchung mit Koronarangiographie**	
	Obligater Leistungsinhalt	
	– Herzkatheteruntersuchung mit Koronarangiographie,	
	– Begleitleistungen, die im unmittelbaren Zusammenhang mit der Leistungserbringung stehen,	
	– Kontrastmitteleinbringung(en),	
	Fakultativer Leistungsinhalt	
	– Selektive Darstellung auch bei Patienten mit einem oder mehreren Bypässen und/oder bei Patienten mit Herzvitium,	
	– Angiokardiographie (Nr. 34290),	
	– Gerinnungsuntersuchung(en) (z. B. aktivierte Gerinnungszeit),	322,02 €
	einmal im Behandlungsfall	3135 Punkte
	Die Gebührenordnungsposition 34291 ist nicht neben den Gebührenordnungspositionen 02100, 02101, 02330, 02331 und 34503 und nicht neben den Gebührenordnungspositionen des Kapitels 32 berechnungsfähig.	
	Die Gebührenordnungsposition 34291 ist im Behandlungsfall nicht neben den Gebührenordnungspositionen 01530, 01531, 02300 bis 02302, 02310, 02320 bis 02323, 02330, 02331, 02340 bis 02343, 02350, 02360, 34283 bis 34287 und 34290 und nicht neben den Gebührenordnungspositionen der Abschnitte 2.1, 34.3 und 34.4 berechnungsfähig.	
34292	**Zuschlag** zu der Gebührenordnungsposition 34291 bei Durchführung einer interventionellen Maßnahme (z.B. PTCA, Stent)	392,28 €
	einmal im Behandlungsfall	3819 Punkte
	Die Gebührenordnungsposition 34292 ist nicht neben den Gebührenordnungspositionen 02100, 02101, 02330, 02331, 34280, 34281 und 34503 berechnungsfähig.	
	Die Gebührenordnungsposition 34292 ist am Behandlungstag nicht neben den Gebührenordnungspositionen 34283 bis 34287 und 34290 berechnungsfähig.	
34293	**Lymphographie**	
	Obligater Leistungsinhalt	
	– Kontrastmitteleinbringung(en),	
	– Darstellung regionaler Abflussgebiete nach Kontrastmittelapplikation,	79,91 €
	je Sitzung	778 Punkte
	Die Gebührenordnungsposition 34293 ist nicht neben den Gebührenordnungspositionen 02100, 02101, 34280, 34281, 34297 und 34503 berechnungsfähig.	

34294–34297   IV Arztgruppenüberg. b. spezif. Voraussetz. berechn. GOP

34294	**Phlebographie**	
	Obligater Leistungsinhalt	
	– Kontrastmitteleinbringung(en),	
	– Darstellung regionaler Abflussgebiete nach Kontrastmittelapplikation,	41,40 €
	je Extremität	403 Punkte
	Die Gebührenordnungsposition 34294 ist nicht neben den Gebührenordnungspositionen 02100, 02101, 34280, 34281, 34296, 34297 und 34503 berechnungsfähig.	
34295	**Zuschlag** zu der Gebührenordnungsposition 34294 für die computergestützte Analyse	8,32 €
		81 Punkte
	Die Gebührenordnungsposition 34295 ist nicht neben den Gebührenordnungspositionen 02100, 02101 und 34503 berechnungsfähig.	
34296	**Phlebographie des Brust- und/ oder Bauchraumes**	
	Obligater Leistungsinhalt	
	– Phlebographie(n) des Brust- und/oder Bauchraumes,	
	– Kontrastmitteleinbringung(en),	
	– Computergestützte Analyse,	83,51 €
	je Sitzung	813 Punkte
	Die Gebührenordnungsposition 34296 ist nicht neben den Gebührenordnungspositionen 02100, 02101, 34280, 34281, 34294, 34297 und 34503 berechnungsfähig.	
34297	**Embolisations- und/oder Sklerosierungsbehandlung von Varikozelen**	
	Obligater Leistungsinhalt	
	– Embolisations- und/oder Sklerosierungsbehandlung(en) von Varikozelen,	98,61 €
	– Kontrastmitteldarstellung(en)	960 Punkte
	Die Gebührenordnungsposition 34297 ist nicht neben den Gebührenordnungspositionen 02100, 02101, 34293, 34294, 34296 und 34503 berechnungsfähig.	

34.3 Computertomographie

1. Digitale Radiogramme zur Einstellung sind Bestandteil der computertomographischen Leistungen.
2. Bei Benennung von Begrenzungen anatomischer Strukturen und/ oder der Anfertigung von Dünnschichten müssen die Schichten aneinandergrenzen.

34.3.1 Neurocranium und Wirbelsäule

34310 **CT-Untersuchung des Neurocraniums**
Obligater Leistungsinhalt
- Darstellung des Neurocraniums,
- Anfertigung von Dünnschichten (<= 5mm) der hinteren Schädelgrube

Fakultativer Leistungsinhalt
- Anfertigung weiterer Dünnschichten

63,07 €
614 Punkte

Die Gebührenordnungsposition 34310 ist nicht neben den Gebührenordnungspositionen 02100, 02101, 34360, 34504 und 34505 berechnungsfähig.

Die Gebührenordnungsposition 34310 ist im Behandlungsfall nicht neben der Gebührenordnungsposition 34291 berechnungsfähig.

34311 **CT-Untersuchung von Teilen der Wirbelsäule**
Obligater Leistungsinhalt
- Darstellung von mindestens 2 Segmenten,

Fakultativer Leistungsinhalt
- Darstellung weiterer Segmente,
je Wirbelsäulenabschnitt

76,32 €
743 Punkte

Die Gebührenordnungsposition 34311 ist nicht neben den Gebührenordnungspositionen 02100, 02101, 34360, 34504 und 34505 berechnungsfähig.

Die Gebührenordnungsposition 34311 ist im Behandlungsfall nicht neben der Gebührenordnungsposition 34291 berechnungsfähig.

34312 **Zuschlag** zu den Gebührenordnungsposition 34310 und 34311 für die Durchführung von Serien nach intrathekaler Kontrastmittelgabe
Obligater Leistungsinhalt
- Kontrastmitteleinbringung(en)

43,76 €
426 Punkte

Die Gebührenordnungsposition 34312 ist nicht neben den Gebührenordnungspositionen 02100, 02101, 34360, 34504 und 34505 berechnungsfähig.

Die Gebührenordnungsposition 34312 ist im Behandlungsfall nicht neben der Gebührenordnungsposition 34291 berechnungsfähig.

34.3.2 Gesichtsschädel, Schädelbasis, Halsweichteile

34320 **CT-Untersuchung des Gesichtsschädels**
Obligater Leistungsinhalt
- Anfertigung von Dünnschichten (<= 4mm)

76,42 €
744 Punkte

Die Gebührenordnungsposition 34320 ist nicht neben den Gebührenordnungspositionen 02100, 02101, 34360, 34504 und 34505 berechnungsfähig.

Die Gebührenordnungsposition 34320 ist im Behandlungsfall nicht neben der Gebührenordnungsposition 34291 berechnungsfähig.

34321	**CT-Untersuchung der Schädelbasis**	
	Obligater Leistungsinhalt	64,82 €
	– Anfertigung von Dünnschichten (<= 2mm)	631 Punkte

Die Gebührenordnungsposition 34321 ist nicht neben den Gebührenordnungspositionen 02100, 02101, 34360, 34504 und 34505 berechnungsfähig.

Die Gebührenordnungsposition 34321 ist im Behandlungsfall nicht neben der Gebührenordnungsposition 34291 berechnungsfähig.

34322	**CT-Untersuchung der Halsweichteile**	
	Obligater Leistungsinhalt	
	– Darstellung von HWK 1 bis HWK 7,	78,99 €
	– Anfertigung von Dünnschichten (<= 5 mm)	769 Punkte

Die Gebührenordnungsposition 34322 ist nicht neben den Gebührenordnungspositionen 02100, 02101, 34360, 34422, 34504 und 34505 berechnungsfähig.

Die Gebührenordnungsposition 34322 ist im Behandlungsfall nicht neben der Gebührenordnungsposition 34291 berechnungsfähig.

34.3.3 Thorax

34330	**CT-Untersuchung des Thorax**	
	Obligater Leistungsinhalt	
	– Darstellung des Mediastinums,	
	– Darstellung der Lungen,	
	– Darstellung der Pleura	
	Fakultativer Leistungsinhalt	67,79 €
	– Darstellung knöcherner Strukturen des Thorax	660 Punkte

Die Gebührenordnungsposition 34330 ist nicht neben den Gebührenordnungspositionen 02100, 02101, 34360, 34504 und 34505 berechnungsfähig.

Die Gebührenordnungsposition 34330 ist im Behandlungsfall nicht neben der Gebührenordnungsposition 34291 berechnungsfähig.

34.3.4 Abdomen, Retroperitoneum, Becken

34340	**CT-Untersuchung des Oberbauches**	
	Obligater Leistungsinhalt	68,10 €
	– Darstellung vom Zwerchfell bis einschließlich Nieren	663 Punkte

Die Gebührenordnungsposition 34340 ist nicht neben den Gebührenordnungspositionen 02100, 02101, 34341, 34342, 34360, 34504 und 34505 berechnungsfähig.

Die Gebührenordnungsposition 34340 ist im Behandlungsfall nicht neben der Gebührenordnungsposition 34291 berechnungsfähig.

34341	**CT-Untersuchung des gesamten Abdomens**	
	Obligater Leistungsinhalt	84,13 €
	– Darstellung vom Zwerchfell bis zum Beckenboden	819 Punkte

Die Gebührenordnungsposition 34341 ist nicht neben den Gebührenordnungspositionen 02100, 02101, 34340, 34342, 34360, 34504 und 34505 berechnungsfähig.

Die Gebührenordnungsposition 34341 ist im Behandlungsfall nicht neben der Gebührenordnungsposition 34291 berechnungsfähig.

34342 **CT-Untersuchung des Beckens**

Obligater Leistungsinhalt
- Darstellung vom Beckenkamm bis zum Beckenboden

68,10 €
663 Punkte

Die Gebührenordnungsposition 34342 ist nicht neben den Gebührenordnungspositionen 02100, 02101, 34340, 34341, 34360, 34504 und 34505 berechnungsfähig.

Die Gebührenordnungsposition 34342 ist im Behandlungsfall nicht neben der Gebührenordnungsposition 34291 berechnungsfähig.

34343 **Zuschlag** zu den Gebührenordnungspositionen 34310, 34311, 34320 bis 34322, 34330, 34340 bis 34342, 34350 und 34351 für ergänzende zweite Serie mit Kontrastmitteln

Obligater Leistungsinhalt
- Kontrastmitteleinbringung(en),

je Sitzung

50,54 €
492 Punkte

Die Gebührenordnungsposition 34343 ist nicht neben den Gebührenordnungspositionen 02100, 02101, 34344, 34345, 34360, 34504 und 34505 berechnungsfähig.

Die Gebührenordnungsposition 34343 ist im Behandlungsfall nicht neben der Gebührenordnungsposition 34291 berechnungsfähig.

34344 **Zuschlag** zu den Gebührenordnungspositionen 34310, 34311, 34320 bis 34322, 34330, 34340 bis 34342, 34350 und 34351 für die Anfertigung von dynamischen Serien

Obligater Leistungsinhalt
- Kontrastmitteleinbringung(en),
- Anfertigung von mindestens 2 vollständigen Kontrastmittel-Phasen

52,28 €
509 Punkte

Die Gebührenordnungsposition 34344 ist nicht neben den Gebührenordnungspositionen 02100, 02101, 34343, 34345, 34360, 34504 und 34505 berechnungsfähig.

Die Gebührenordnungsposition 34344 ist im Behandlungsfall nicht neben der Gebührenordnungsposition 34291 berechnungsfähig.

34345 **Zuschlag** zu den Gebührenordnungspositionen 34310 und 34311, 34320 bis 34322, 34330 und 34340 bis 34342, 34350 und 34351 bei primärer Untersuchung mit Kontrastmittel

Obligater Leistungsinhalt
- Kontrastmitteleinbringung(en)

23,42 €
228 Punkte

Die Gebührenordnungsposition 34345 ist nicht neben den Gebührenordnungspositionen 02100, 02101, 34343, 34344, 34504 und 34505 berechnungsfähig.

Die Gebührenordnungsposition 34345 ist im Behandlungsfall nicht neben der Gebührenordnungsposition 34291 berechnungsfähig.

34.3.5 Extremitäten, angrenzende Gelenke

34350 CT-Untersuchung der Extremitäten und/oder deren Teile, mit Ausnahme der in der Gebührenordnungsposition 34351 genannten Extremitätenteile

Obligater Leistungsinhalt
- Darstellung
  - der Extremitäten
  und/oder
  - der Teile der Extremitäten mit Ausnahme der in der Gebührenordnungsposition 34351 genannten
  und/oder
  - von Teilen des Schultergürtels
  und/oder
  - des Beckens

Fakultativer Leistungsinhalt
- Anfertigung von Dünnschichten

58,45 €
569 Punkte

Die Gebührenordnungsposition 34350 ist nicht neben den Gebührenordnungspositionen 02100, 02101, 34360, 34504 und 34505 berechnungsfähig.

Die Gebührenordnungsposition 34350 ist im Behandlungsfall nicht neben der Gebührenordnungsposition 34291 berechnungsfähig.

34351 CT-Untersuchung der Hand, des Fußes und/oder deren Teile

Obligater Leistungsinhalt
- Darstellung der Hand oder des Fußes
und/ oder
- Darstellung der Teile der Hand oder des Fußes

Fakultativer Leistungsinhalt
- Darstellung des distalen Unterarms,
- Darstellung des distalen Unterschenkels,
- Darstellung angrenzender Gelenke,
- Beidseitige Untersuchung

58,45 €
569 Punkte

Die Gebührenordnungsposition 34351 ist nicht neben den Gebührenordnungspositionen 02100, 02101, 34360, 34504 und 34505 berechnungsfähig.

Die Gebührenordnungsposition 34351 ist im Behandlungsfall nicht neben der Gebührenordnungsposition 34291 berechnungsfähig.

34.3.6 Bestrahlungsplanung CT

34360 CT-gesteuerte Untersuchung von Organabschnitten für die Bestrahlungsplanung bei Tele- oder Brachytherapie

Obligater Leistungsinhalt

39,75 €
387 Punkte

- Durchführung als Bestrahlungsplanung

Die Gebührenordnungsposition 34360 darf nur in unmittelbarem Zusammenhang mit und für den Zweck der Bestrahlungsplanung berechnet werden.

Die Gebührenordnungsposition 34360 ist nicht neben den Gebührenordnungspositionen 02100, 02101, 34310 bis 34312, 34320 bis 34322, 34330, 34340 bis 34344, 34350, 34351 und 34460 berechnungsfähig.

Die Gebührenordnungsposition 34360 ist im Behandlungsfall nicht neben der Gebührenordnungsposition 34291 berechnungsfähig.

34.4 Magnet-Resonanz-Tomographie

1. Die MRT-Untersuchung beinhaltet die Durchführung von mindestens 4 Sequenzen. Dies gilt nicht für MRT-Angiographien des Abschnitts 34.4.7.
2. Topogramm und/oder mehrere Echos stellen keine gesonderten Sequenzen dar.
3. Die Berechnung der Gebührenordnungspositionen dieses Abschnitts setzt eine Genehmigung der Kassenärztlichen Vereinigung nach der Kernspintomographie-Vereinbarung gemäß § 135 Abs. 2 SGB V voraus.
4. MRT-Untersuchungen der Mamma außerhalb der Indikation nach der Nr. 34431, MRT-Untersuchungen der Herzkranzgefäße sowie MR-Spektoskopien sind kein Leistungsbestandteil der Gebührenordnungspositionen 34410, 34411, 34420 bis 34422, 34430, 34431, 34440 bis 34442, 34450 bis 34452 und 34460.
5. Einstellungs- und Lokalisationssequenzen sind in den Gebührenordnungspositionen enthalten.
6. MRT-Untersuchungen und MRT-Angiographien der Herzkranzgefäße können nicht mit den Gebührenordnungspositionen des Abschnitts 34.4 berechnet werden.
7. Gebührenordnungspositionen des Abschnitts 34.4.7 sind neben Gebührenordnungspositionen der Abschnitte 34.4.1 bis 34.4.6 nur mit besonderer Begründung berechnungsfähig.
8. Voraussetzung für die Berechnung der Gebührenordnungspositionen des Abschnitts 34.4.7 ist eine Genehmigung der zuständigen Kassenärztlichen Vereinigung gemäß § 135 Abs. 2 SGB V.
9. Gebührenordnungspositionen des Abschnitts 34.4.7 können nur bei Nachweis einer klinischen Fragestellung gemäß § 7 Abs. 5 und 6 der Qualitätssicherungsvereinbarung zur MR-Angiographie gemäß § 135 Abs. 2 SGB V erbracht werden.

34.4.1 Neurocranium und Wirbelsäule

34410 MRT-Untersuchung des Neurocraniums

Obligater Leistungsinhalt

– Darstellung des Neurocraniums

Fakultativer Leistungsinhalt

– Kontrastmitteleinbringung(en)

124,60 €
1213 Punkte

Die Gebührenordnungsposition 34410 ist nicht neben den Gebührenordnungspositionen 02100, 02101 und 34460 berechnungsfähig.

Die Gebührenordnungsposition 34410 ist im Behandlungsfall nicht neben der Gebührenordnungsposition 34291 berechnungsfähig.

34411 MRT-Untersuchung von Teilen der Wirbelsäule
Obligater Leistungsinhalt
- Darstellung mindestens des gesamten Wirbelsäulenabschnittes der HWS (HWK1 bis HWK7/BWK1)
oder
- Darstellung des gesamten Wirbelsäulenabschnittes der BWS (BWK1 bis LWK1)
oder
- Darstellung des gesamten Wirbelsäulenabschnittes der LWS (LWK1 bis SWK1)
und/oder
- Darstellung in 2 Ebenen,
Fakultativer Leistungsinhalt
- Darstellung des Kreuzbeines,
- Kontrastmitteleinbringung(en),
je Wirbelsäulenabschnitt

124,60 €
1213 Punkte

Die Gebührenordnungsposition 34411 ist nicht neben den Gebührenordnungspositionen 02100, 02101 und 34460 berechnungsfähig.

Die Gebührenordnungsposition 34411 ist im Behandlungsfall nicht neben der Gebührenordnungsposition 34291 berechnungsfähig.

34.4.2 Gesichtsschädel, Schädelbasis, Halsweichteile

34420 MRT-Untersuchung des Gesichtsschädels
Obligater Leistungsinhalt
- Darstellung in 2 Ebenen
Fakultativer Leistungsinhalt
- Kontrastmitteleinbringung(en)

124,60 €
1213 Punkte

Die Gebührenordnungsposition 34420 ist nicht neben den Gebührenordnungspositionen 02100, 02101 und 34460 berechnungsfähig.

Die Gebührenordnungsposition 34420 ist im Behandlungsfall nicht neben der Gebührenordnungsposition 34291 berechnungsfähig.

34421 MRT-Untersuchung der Schädelbasis
Obligater Leistungsinhalt
- Darstellung in 2 Ebenen
Fakultativer Leistungsinhalt
- Kontrastmitteleinbringung(en)

124,60 €
1213 Punkte

Die Gebührenordnungsposition 34421 ist nicht neben den Gebührenordnungspositionen 02100, 02101 und 34460 berechnungsfähig.

Die Gebührenordnungsposition 34421 ist im Behandlungsfall nicht neben der Gebührenordnungsposition 34291 berechnungsfähig.

34 Diagn. u. intervent. Radiologie, Computertomog. u. MRT   34422–34430

34422	MRT-Untersuchung der Halsweichteile, HWK 1 bis HWK 7	

Obligater Leistungsinhalt
- Darstellung in 2 Ebenen

Fakultativer Leistungsinhalt
- Kontrastmitteleinbringung(en)

124,60 €
1213 Punkte

Die Gebührenordnungsposition 34422 ist nicht neben den Gebührenordnungspositionen 02100, 02101, 34322 und 34460 berechnungsfähig.

Die Gebührenordnungsposition 34422 ist im Behandlungsfall nicht neben der Gebührenordnungsposition 34291 berechnungsfähig.

34.4.3 Thorax

34430	MRT-Untersuchung des Thorax

Obligater Leistungsinhalt
- Darstellung in 2 Ebenen,
- Darstellung
   - des Mediastinums
   und/oder
   - der Lunge

Fakultativer Leistungsinhalt
- Kontrastmitteleinbringung(en)

124,60 €
1213 Punkte

Die Gebührenordnungsposition 34430 ist nicht neben den Gebührenordnungspositionen 02100, 02101 und 34460 berechnungsfähig.

Die Gebührenordnungsposition 34430 ist im Behandlungsfall nicht neben der Gebührenordnungsposition 34291 berechnungsfähig.

34431 MRT-Untersuchung(en) der weiblichen Brustdrüse gemäß der Kernspintomographie-Vereinbarung nach § 135 Abs. 2 SGB V

Obligater Leistungsinhalt
- MRT-Untersuchung(en) der weiblichen Brustdrüse zum Rezidivausschluss (frühestens 6 Monate nach der Operation oder 12 Monate nach Beendigung der Bestrahlungstherapie) eines histologisch gesicherten Mamma-Karzinoms nach brusterhaltender Therapie, auch nach Wiederaufbauplastik, für den Fall, dass eine vorausgegangene mammographische und sonographische Untersuchung die Dignität des Rezidivverdachtes nicht klären konnte

oder
- MRT-Untersuchung(en) der weiblichen Brustdrüse zur Primärtumorsuche bei axillärer(n) Lymphknotenmetastase(n), deren histologische Morphologie ein Mamma-Karzinom nicht ausschließt, wenn ein Primärtumor weder klinisch noch mittels mammographischer und sonographischer Untersuchung dargestellt werden konnte,
- Native Darstellung,
- Gabe eines paramagnetischen Kontrastmittels,
- Mindestens 4 Untersuchungssequenzen,
- Dynamische Messungen,
- Kontrastmitteleinbringung(en)

225,26 €
2193 Punkte

Die Gebührenordnungsposition 34431 ist nicht neben den Gebührenordnungspositionen 02100, 02101, 34452 und 34460 berechnungsfähig.

Die Gebührenordnungsposition 34431 ist im Behandlungsfall nicht neben der Gebührenordnungsposition 34291 berechnungsfähig.

34.4.4 Abdomen, Retroperitoneum, Becken

34440 MRT-Untersuchung des Oberbauches

Obligater Leistungsinhalt
- Darstellung des Zwerchfells bis einschließlich Nieren,

Fakultativer Leistungsinhalt
- Kontrastmitteleinbringung(en)

124,60 €
1213 Punkte

Die Gebührenordnungsposition 34440 ist nicht neben den Gebührenordnungspositionen 02100, 02101, 34441, 34442 und 34460 berechnungsfähig.

Die Gebührenordnungsposition 34440 ist im Behandlungsfall nicht neben der Gebührenordnungsposition 34291 berechnungsfähig.

34441 MRT-Untersuchung des Abdomens

Obligater Leistungsinhalt
- Darstellung des Zwerchfells bis zum Beckenboden

Fakultativer Leistungsinhalt
- Kontrastmitteleinbringung(en)

124,60 €
1213 Punkte

Die Gebührenordnungsposition 34441 ist nicht neben den Gebührenordnungspositionen 02100, 02101, 34440, 34442 und 34460 berechnungsfähig.

Die Gebührenordnungsposition 34441 ist im Behandlungsfall nicht neben der Gebührenordnungsposition 34291 berechnungsfähig.

34442 **MRT-Untersuchung des Beckens**

Obligater Leistungsinhalt
- Darstellung des gesamten Beckens

Fakultativer Leistungsinhalt
- Kontrastmitteleinbringung(en)

124,60 €
1213 Punkte

Die Gebührenordnungsposition 34442 ist nicht neben den Gebührenordnungspositionen 02100, 02101, 34440, 34441 und 34460 berechnungsfähig.

Die Gebührenordnungsposition 34442 ist im Behandlungsfall nicht neben der Gebührenordnungsposition 34291 berechnungsfähig.

34.4.5 Extremitäten, angrenzende Gelenke

34450 **MRT-Untersuchung der Extremitäten und/oder deren Teile, mit Ausnahme der nach der Gebührenordnungsposition 34451 abzurechnenden Extremitätenteile**

Obligater Leistungsinhalt
- Darstellung
  - der Extremitäten
  und/oder
  - der Teile der Extremitäten mit Ausnahme der nach Gebührenordnungsposition 34451 genannten
  und/oder
  - von Teilen des Schultergürtels
  und/oder
  - des Beckens

Fakultativer Leistungsinhalt
- Kontrastmitteleinbringung(en)

124,60 €
1213 Punkte

Die Gebührenordnungsposition 34450 ist nicht neben den Gebührenordnungspositionen 02100, 02101 und 34460 berechnungsfähig.

Die Gebührenordnungsposition 34450 ist im Behandlungsfall nicht neben der Gebührenordnungsposition 34291 berechnungsfähig.

34451 **MRT-Untersuchung der Hand, des Fußes und/oder deren Teile**

Obligater Leistungsinhalt
- Darstellung der Hand oder des Fußes
und/ oder
- Darstellung der Teile der Hand oder des Fußes

Fakultativer Leistungsinhalt
- Darstellung des distalen Unterarms,
- Darstellung des distalen Unterschenkels,
- Darstellung angrenzende Gelenke,
- Kontrastmitteleinbringung(en)

124,60 €
1213 Punkte

Die Gebührenordnungsposition 34451 ist nicht neben den Gebührenordnungspositionen 02100, 02101 und 34460 berechnungsfähig.

Die Gebührenordnungsposition 34451 ist im Behandlungsfall nicht neben der Gebührenordnungsposition 34291 berechnungsfähig.

34452 **Zuschlag** zu den Gebührenordnungspositionen 34410, 34411, 34420 bis 34422, 34430, 34440 bis 34442, 34450 und 34451 für mindestens 2 weitere Sequenzen nach Kontrastmitteleinbringung(en)

Obligater Leistungsinhalt

– Durchführung der jeweils zuschlagsberechtigten Leistung erfolgte mit Kontrastmitteleinbringung(en)

45,81 €
446 Punkte

Die Gebührenordnungsposition 34452 ist nicht neben den Gebührenordnungspositionen 02100, 02101, 34431 und 34460 berechnungsfähig.

Die Gebührenordnungsposition 34452 ist im Behandlungsfall nicht neben der Gebührenordnungsposition 34291 berechnungsfähig.

34.4.6 Bestrahlungsplanung MRT

34460 **MRT-gesteuerte Untersuchung von Organabschnitten für die Bestrahlungsplanung bei Tele- oder Brachytherapie**

Obligater Leistungsinhalt

– Durchführung als Bestrahlungsplanung

Fakultativer Leistungsinhalt

– Kontrastmitteleinbringung(en)

85,77 €
835 Punkte

Die Gebührenordnungsposition 34460 darf nur in unmittelbarem Zusammenhang mit und für den Zweck der Bestrahlungsplanung berechnet werden.

Die Gebührenordnungsposition 34460 ist nicht neben den Gebührenordnungspositionen 02100, 02101 und 34360 und nicht neben den Gebührenordnungspositionen der Abschnitte 34.4.1, 34.4.2, 34.4.3, 34.4.4 und 34.4.5 berechnungsfähig.

Die Gebührenordnungsposition 34460 ist im Behandlungsfall nicht neben der Gebührenordnungsposition 34291 berechnungsfähig.

34.4.7 MRT-Angiographien

34470 **MRT-Angiographie der Hirngefäße** gemäß den Qualitätssicherungsvereinbarungen nach § 135 Abs. 2 SGB V

Obligater Leistungsinhalt

– Darstellung der Hirngefäße

Fakultativer Leistungsinhalt

– Kontrastmitteleinbringung(en)
– Darstellung der venösen Phase

81,87 €
797 Punkte

Eine Nebeneinanderberechnung von zwei oder mehr Gebührenordnungspositionen 34470, 34475, 34480, 34485, 34486, 34489 und 34490 in derselben Sitzung ist nur mit Begründung möglich.

34 Diagn. u. intervent. Radiologie, Computertomog. u. MRT   34475–34480

Neben der Gebührenordnungsposition 34470 können die Gebührenordnungspositionen 34410, 34411, 34420 bis 34422, 34430, 34431, 34440 bis 34442, 34450 bis 34452 und 34460 und 34492 nur mit Begründung berechnet werden.

Die Gebührenordnungsposition 34470 ist nicht neben der Gebührenordnungsposition 34283 berechnungsfähig.

34475 **MRT-Angiographie der Halsgefäße** gemäß den Qualitätssicherungsvereinbarungen nach § 135 Abs. 2 SGB V

Obligater Leistungsinhalt
- Darstellung der Halsgefäße

Fakultativer Leistungsinhalt
- Kontrastmitteleinbringung(en)
- Darstellung der venösen Phase

108,78 €
1059 Punkte

Eine Nebeneinanderberechnung von zwei oder mehr Gebührenordnungspositionen 34470, 34475, 34480, 34485, 34486, 34489 und 34490 in derselben Sitzung ist nur mit Begründung möglich.

Neben der Gebührenordnungsposition nach der Nr. 34475 können die Gebührenordnungspositionen 34410, 34411, 34420 bis 34422, 34430, 34431, 34440 bis 34442, 34450 bis 34452 und 34460 nur mit Begründung berechnet werden.

Die Gebührenordnungsposition 34475 ist nicht neben der Gebührenordnungsposition 34283 berechnungsfähig.

34480 **MRT-Angiographie der thorakalen Aorta und ihrer Abgänge und/oder ihrer Äste (Truncus brachiocephalicus, A. subclavia, A. carotis communis, A. vertebralis)** gemäß den Qualitätssicherungsvereinbarungen nach § 135 Abs. 2 SGB V

Obligater Leistungsinhalt
- Darstellung der thorakalen Aorta

Fakultativer Leistungsinhalt
- Kontrastmitteleinbringung(en)

108,78 €
1059 Punkte

Eine Nebeneinanderberechnung von zwei oder mehr Gebührenordnungspositionen 34470, 34475, 34480, 34485, 34486, 34489 und 34490 in derselben Sitzung ist nur mit Begründung möglich.

Neben der Gebührenordnungsposition 34480 können die Gebührenordnungspositionen 34410, 34411, 34420 bis 34422, 34430, 34431, 34440 bis 34442, 34450 bis 34452 und 34460 nur mit Begründung berechnet werden.

Die Gebührenordnungsposition 34480 ist nicht neben der Gebührenordnungsposition 34283 berechnungsfähig.

34485	MRT-Angiographie der abdominalen Aorta und ihrer Äste 1. Ordnung gemäß den Qualitätssicherungsvereinbarungen nach § 135 Abs. 2 SGB V

Obligater Leistungsinhalt

- Darstellung der abdominalen Aorta

Fakultativer Leistungsinhalt

- Kontrastmitteleinbringung(en)

108,78 €
1059 Punkte

Eine Nebeneinanderberechnung von zwei oder mehr Gebührenordnungspositionen 34470, 34475, 34480, 34485, 34486, 34489 und 34490 in derselben Sitzung ist nur mit Begründung möglich.

Neben der Gebührenordnungsposition 34485 können die Gebührenordnungspositionen 34410, 34411, 34420 bis 34422, 34430, 34431, 34440 bis 34442, 34450 bis 34452 und 34460 nur mit Begründung berechnet werden.

Die Gebührenordnungsposition 34485 ist nicht neben der Gebührenordnungsposition 34283 berechnungsfähig.

34486	MRT-Angiographie von Venen gemäß den Qualitätssicherungsvereinbarungen nach § 135 Abs. 2 SGB V

Obligater Leistungsinhalt

- Darstellung der Venen von:
  - Kopf/Hals

und/oder

- des Thorax einschließlich der venae subclaviae

und/oder

- des Abdomens

und/oder

- des Beckens

Fakultativer Leistungsinhalt

- Kontrastmitteleinbringung(en)

108,78 €
1059 Punkte

Eine Nebeneinanderberechnung von zwei oder mehr Gebührenordnungspositionen 34470, 34475, 34480, 34485, 34486, 34489 und 34490 in derselben Sitzung ist nur mit Begründung möglich.

Neben der Gebührenordnungsposition 34486 können die Gebührenordnungspositionen 34410, 34411, 34420 bis 34422, 34430, 34431, 34440 bis 34442, 34450 bis 34452 und 34460 nur mit Begründung berechnet werden.

Die Gebührenordnungsposition 34486 ist nicht neben der Gebührenordnungsposition 34283 berechnungsfähig.

34489	MRT-Angiographie der Becken- und Beinarterien (ohne Fußgefäße) gemäß den Qualitätssicherungsvereinbarungen nach § 135 Abs. 2 SGB V

Obligater Leistungsinhalt

- Darstellung der Becken- und Beinarterien (ohne Fußgefäße)

Fakultativer Leistungsinhalt

- Kontrastmitteleinbringung(en)

217,97 €
2122 Punkte

Eine Nebeneinanderberechnung von zwei oder mehr Gebührenordnungspositionen 34470, 34475, 34480, 34485, 34486, 34489 und 34490 in derselben Sitzung ist nur mit Begründung möglich.

Neben der Gebührenordnungsposition 34489 können die Gebührenordnungspositionen 34410, 34411, 34420 bis 34422, 34430, 34431, 34440 bis 34442, 34450 bis 34452 und 34460 nur mit Begründung berechnet werden.

Die Gebührenordnungsposition 34489 ist nicht neben der Gebührenordnungsposition 34283 berechnungsfähig.

34490 **MRT-Angiographie der Armarterien und armversorgenden Arterien und einschließlich/oder Cimino-Shunt (ohne Handgefäße) gemäß den Qualitätssicherungsvereinbarungen nach § 135 Abs. 2 SGB V**

Obligater Leistungsinhalt

– Darstellung der Arterien einer oberen Extremität und/oder Cimino-Shunt

Fakultativer Leistungsinhalt

– Kontrastmitteleinbringung(en)

108,78 €
1059 Punkte

Eine Nebeneinanderberechnung von zwei oder mehr Gebührenordnungspositionen 34470, 34475, 34480, 34485, 34486, 34489 und 34490 in derselben Sitzung ist nur mit Begründung möglich.

Neben der Gebührenordnungsposition 34490 können die Gebührenordnungspositionen 34410, 34411, 34420 bis 34422, 34430, 34431, 34440 bis 34442, 34450 bis 34452 und 34460 und 34492 nur mit Begründung berechnet werden.

Die Gebührenordnungsposition 34490 ist nicht neben der Gebührenordnungsposition 34283 berechnungsfähig.

34492 **Zuschlag** zu der Gebührenordnungsposition 34470 für weitere Sequenzen nach Kontrastmitteleinbringung(en)

50,13 €
488 Punkte

Die Gebührenordnungsposition 34492 kann nur mit Begründung berechnet werden.

Die Gebührenordnungsposition 34492 ist nicht neben der Gebührenordnungsposition 34283 berechnungsfähig.

34.5 **Nicht vaskuläre interventionelle Maßnahmen**
1. Die Leistung nach der Gebührenordnungsposition 34504 ist nur berechnungsfähig, wenn sie von Ärzten erbracht wird, welche die Voraussetzungen gemäß Qualitätssicherungsvereinbarung zur schmerztherapeutischen Versorgung chronisch schmerzkranker Patienten nach § 135 Abs. 2 SGB V erfüllen, oder die Behandlung auf Überweisung eines Arztes erfolgt, der die Voraussetzungen gemäß Qualitätssicherungsvereinbarung zur schmerztherapeutischen Versorgung chronisch schmerzkranker Patienten nach § 135 Abs. 2 SGB V erfüllt oder die Zusatzweiterbildung Schmerztherapie gemäß der Weiterbildungsordnung besitzt.
2. Eine Überweisung nach Satz 1 kann nur für Patienten mit einer gesicherten Diagnose (Zusatzkennzeichen "G" nach ICD-10-GM) erfolgen.

3. Die Leistung nach der Gebührenordnungsposition 34504 darf nicht solitär erbracht werden, sondern ausschließlich im Rahmen eines multimodalen Schmerztherapiekonzeptes. Bei funktionellen Störungen und chronischen Schmerzsyndromen mit überwiegend funktionellem Störungsanteil ist die Leistung nach der Gebührenordnungsposition 34504 nicht berechnungsfähig.
4. Die Gebührenordnungspositionen dieses Abschnitts sind nicht für Interventionen in bzw. an (einer) Bandscheibe(n) (z. B. Volumenreduktion durch Chemonukleolyse und/oder Coblation) berechnungsfähig. Diese Eingriffe sind über die Gebührenordnungspositionen der Abschnitte 31.2 bzw. 36.2 zu berechnen.

34500 Durchleuchtungsgestützte Intervention bei PTC

Obligater Leistungsinhalt

- Durchleuchtungsgestützte Intervention gemäß der Vereinbarung zur Strahlendiagnostik und -therapie gemäß § 135 Abs. 2 SGB V,

einmal im Behandlungsfall

Die Gebührenordnungsposition 34500 ist nicht neben den Gebührenordnungspositionen 02100, 02101, 02300 bis 02302, 02340, 02341, 34280 und 34281 berechnungsfähig.

69,03 €
672 Punkte

34501 Durchleuchtungsgestützte Intervention bei Anlage eines Ösophagus-Stent

Obligater Leistungsinhalt

- Durchleuchtungsgestützte Intervention gemäß der Vereinbarung zur Strahlendiagnostik und -therapie gemäß § 135 Abs. 2 SGB V,

einmal im Behandlungsfall

Die Gebührenordnungsposition 34501 ist nicht neben den Gebührenordnungspositionen 02100, 02101, 02300 bis 02302, 02340 und 02341 berechnungsfähig.

91,93 €
895 Punkte

34503 Bildwandlergestützte Intervention(en) an der Wirbelsäule

Obligater Leistungsinhalt

- Bildwandlergestützte Intervention in bzw. an Nerven, Ganglien, Gelenkkörper(n) und/oder Gelenkfacette(n) der Wirbelsäule,
- Überwachung über mindestens 30 Minuten,
- Dokumentation,

Fakultativer Leistungsinhalt

- Kontrolle mittels Bildwandler,
- Infusion(en) (Nr. 02100),
- Punktion(en) I (Nr. 02340),
- Punktion(en) II (Nr. 02341),

einmal am Behandlungstag

Die Gebührenordnungsposition 34503 ist nicht neben den Gebührenordnungspositionen 01510 bis 01512, 01520, 01521, 01530, 01531, 02300 bis 02302, 02340 bis 02343, 02360, 30710, 30712, 30720 bis

70,67 €
688 Punkte

30724, 30730, 30731, 30740, 30751, 30760, 34504 und 34505 und nicht neben den Gebührenordnungspositionen des Abschnitts 34.2 berechnungsfähig.

34504 **CT-gesteuerte schmerztherapeutische Intervention(en)** bei akutem und/oder chronischem Schmerz nach vorausgegangener interdisziplinärer Diagnostik

Obligater Leistungsinhalt
- CT-gesteuerte Intervention bei Punktionen und/oder pharmakotherapeutischen Applikationen,
- Intervention in bzw. an Nerven, Ganglien, Malignomen, Gelenkkörper(n) und/oder Gelenkfacette(n),
- Überwachung über mindestens 30Minuten,
- Dokumentation,

Fakultativer Leistungsinhalt
- Kontrolle mittel CT-Untersuchung,
- Infusion(en) (Nr. 02100),
- Intraarterielle Injektion(en) (Nr. 02331),
- Punktion(en) I (Nr. 02340),
- Punktion(en) II (Nr. 02341),

einmal am Behandlungstag

Die Gebührenordnungsposition 34504 ist nicht neben den Gebührenordnungspositionen 01510 bis 01512, 01520, 01521, 01530, 01531, 02301, 02302, 02331, 02340 bis 02343, 30710, 30712, 30720 bis 30724, 30730, 30731, 30740, 30751, 30760, 34503 und 34505 und nicht neben den Gebührenordnungspositionen der Abschnitte 34.3.1, 34.3.2, 34.3.3, 34.3.4 und 34.3.5 berechnungsfähig.

101,38 €
987 Punkte

34505 **CT-gesteuerte Intervention(en)**

Obligater Leistungsinhalt
- CT-gesteuerte Intervention bei Punktionen und/oder pharmakotherapeutischen Applikationen,
- Intervention in bzw. an Nerven, Ganglien, Malignomen, Gelenkkörper(n) und /oder Gelenkfacette(n),
- Überwachung über mindestens 30 Minuten,
- Dokumentation,

Fakultativer Leistungsinhalt
- Kontrolle mittel CT-Untersuchung,
- Infusion(en) (Nr. 02100),
- Intraarterielle Injektion(en) (Nr. 02331),
- Punktion(en) I (Nr. 02340),
- Punktion(en) II (Nr. 02341),

einmal am Behandlungstag

Die Gebührenordnungsposition 34505 ist nur berechnungsfähig bei Diagnostik/Behandlung einer der im Folgenden genannten Erkrankung nach dem ICD-10-GM Kodes: Neubildungen C00-D48 sowie Krankheiten des Blutes und der blutbildenden Organe sowie bestimmte Störungen mit Beteiligung des Immunsystems D50-D90.

101,38 €
987 Punkte

Die Berechnung der Gebührenordnungsposition 34505 bei anderen als den genannten Erkrankungen setzt eine ausführliche Begründung der medizinischen Notwendigkeit im Einzelfall voraus. Die Begründung ist einschließlich des ICD-10-GM Kodes für die betreffende Erkrankung bei der Abrechnung anzugeben.

Die Gebührenordnungsposition 34505 ist nicht neben den Gebührenordnungspositionen 01510 bis 01512, 01520, 01521, 01530, 01531, 02301, 02302, 02340 bis 02343, 02360, 30710, 30712, 30720 bis 30724, 30730, 30731, 30740, 30751, 30760, 34503 und 34504 und nicht neben den Gebührenordnungspositionen der Abschnitte 34.3.1, 34.3.2, 34.3.3, 34.3.4 und 34.3.5 berechnungsfähig.

34.6 Osteodensitometrie

34600 Osteodensitometrische Untersuchung I

Obligater Leistungsinhalt

- Osteodensitometrische Untersuchung(en) nach den Richtlinien des Gemeinsamen Bundesausschusses (Nr. 7 in der Anlage I "Anerkannte Untersuchungs- und Behandlungsmethoden" der Richtlinie Methoden vertragsärztliche Versorgung, mittels einer zentralen DXA [Dual-Energy X-ray Absorptiometrie]) bei Patienten, die eine Fraktur ohne nachweisbares adäquates Trauma erlitten haben und bei denen gleichzeitig aufgrund anderer anamnestischer und klinischer Befunde ein begründeter Verdacht auf Osteoporose besteht
  - am Schenkelhals
  und/oder
  - an der LWS

16,54 €
161 Punkte

Die Gebührenordnungsposition 34600 ist nicht neben den Gebührenordnungspositionen 02100, 02101 und 34601 berechnungsfähig.

34601 Osteodensitometrische Untersuchung II

Obligater Leistungsinhalt

- Osteodensitometrische Untersuchung(en) nach den Richtlinien des Gemeinsamen Bundesausschusses (Nr. 7 in der Anlage I "Anerkannte Untersuchungs- und Behandlungsmethoden" der Richtlinie Methoden vertragsärztliche Versorgung, mittels einer zentralen DXA [Dual-Energy X-ray Absorptiometrie]) zum Zweck der Optimierung der Therapieentscheidung, wenn aufgrund konkreter anamnestischer und klinischer Befunde eine Absicht für eine spezifische medikamentöse Therapie einer Osteoporose besteht
  - am Schenkelhals
  und/oder
  - an der LWS

16,54 €
161 Punkte

Die Gebührenordnungsposition 34601 ist nicht neben den Gebührenordnungspositionen 02100, 02101 und 34600 berechnungsfähig.

35 Leistungen gemäß den Richtlinien des Gemeinsamen Bundesausschusses über die Durchführung der Psychotherapie (Psychotherapie-Richtlinien)

35.1 Nicht antragspflichtige Leistungen

1. Die Gebührenordnungspositionen 35130 bis 35142 und 35150 können ausschließlich von Vertragsärzten bzw. -therapeuten, die über eine Genehmigung zur Ausführung und Abrechnung psychotherapeutischer Leistungen gemäß den Psychotherapie-Vereinbarungen verfügen, berechnet werden.

35100 Differentialdiagnostische Klärung psychosomatischer Krankheitszustände

Obligater Leistungsinhalt

- Differentialdiagnostische Klärung psychosomatischer Krankheitszustände,
- Schriftlicher Vermerk über ätiologische Zusammenhänge,
- Dauer mindestens 15 Minuten

Fakultativer Leistungsinhalt

- Beratung bei Säuglingen und Kleinkindern auch unter Einschaltung der Bezugsperson(en)

15,61 €
152 Punkte

Die Gebührenordnungsposition 35100 ist nur von Vertragsärzten berechnungsfähig, die über die Qualifikation zur Erbringung psychosomatischer Leistungen gemäß § 5 Abs. 6 der Psychotherapie-Vereinbarungen verfügen.

Bei der Nebeneinanderberechnung diagnostischer bzw. therapeutischer Gebührenordnungspositionen und der Gebührenordnungsposition 35100 ist eine mindestens 15 Minuten längere Arzt-Patienten-Kontaktzeit als in den entsprechenden Gebührenordnungspositionen angegeben Voraussetzung für die Berechnung der Gebührenordnungsposition 35100.

Die Gebührenordnungsposition 35100 ist nicht neben den Gebührenordnungspositionen 01210, 01212, 01214, 01216, 01218, 03230, 04230, 04355, 04356, 14220 bis 14222, 14310, 14311, 16220, 21220, 21221, 22220 bis 22222, 23220, 30702, 35110 bis 35113, 35120, 35130, 35131, 35140 bis 35142 und 35150 und nicht neben den Gebührenordnungspositionen des Abschnitts 35.2 berechnungsfähig.

Die Gebührenordnungsposition 35100 ist im Behandlungsfall nicht neben der Gebührenordnungsposition 08521 berechnungsfähig.

35110 Verbale Intervention bei psychosomatischen Krankheitszuständen

Obligater Leistungsinhalt

- Verbale Intervention bei psychosomatischen Krankheitszuständen,
- Systematische Nutzung der Arzt-Patienten-Interaktion,
- Dauer mindestens 15 Minuten

Fakultativer Leistungsinhalt

- Systematische Nutzung der Arzt-Patienten-Interaktion, bei Säuglingen und Kleinkindern auch unter Einschaltung der Bezugsperson(en)

15,61 €
152 Punkte

Die Gebührenordnungsposition 35110 ist nur von Vertragsärzten berechnungsfähig, die über die Qualifikation zur Erbringung psychosomatischer Leistungen gemäß § 5 Abs. 6 der Psychotherapie-Vereinbarungen verfügen.

Die Gebührenordnungsposition 35110 ist bis zu dreimal am Tag berechnungsfähig.

Bei der Nebeneinanderberechnung diagnostischer bzw. therapeutischer Gebührenordnungspositionen und der Gebührenordnungsposition 35110 ist eine mindestens 15 Minuten längere Arzt-Patienten-Kontaktzeit als in den entsprechenden Gebührenordnungspositionen angegeben Voraussetzung für die Berechnung der Gebührenordnungsposition 35110.

Die Gebührenordnungsposition 35110 ist nicht neben den Gebührenordnungspositionen 01210, 01212, 01214, 01216, 01218, 03230, 04230, 04355, 04356, 14220 bis 14222, 14310, 14311, 16220, 21220, 21221, 22220 bis 22222, 23220, 30702, 35100, 35111 bis 35113, 35120, 35130, 35131, 35140 bis 35142 und 35150 und nicht neben den Gebührenordnungspositionen des Abschnitts 35.2 berechnungsfähig.

Die Gebührenordnungsposition 35110 ist im Behandlungsfall nicht neben der Gebührenordnungsposition 08521 berechnungsfähig.

35111 Übende Verfahren (Autogenes Training, Relaxationsbehandlung nach Jacobson) als **Einzelbehandlung**

Obligater Leistungsinhalt

- Übende Verfahren,
- Verbale Intervention,
- Einführung des Patienten in das Verfahren,
- Standardisierte Dokumentation,
- Dauer mindestens 25 Minuten,
- Einzelbehandlung

23,83 €
232 Punkte

Die Gebührenordnungsposition 35111 ist nur von Vertragsärzten bzw. -therapeuten berechnungsfähig, die über die Qualifikation zur Erbringung Übender Verfahren gemäß § 5 Abs. 7 bzw. § 6 Abs. 6 oder § 7 Abs. 5 der Psychotherapie-Vereinbarungen verfügen.

Die Gebührenordnungsposition 35111 ist nicht neben den Gebührenordnungspositionen 01210, 01212, 01214, 01216, 01218, 04355, 04356, 14220 bis 14222, 14310, 14311, 16220, 21220, 21221, 22220 bis 22222, 23220, 30702, 35100, 35110, 35112, 35113, 35120, 35130, 35131, 35140 bis 35142, 35150, 35200 bis 35203, 35205, 35208 und 35210 bis 35212 berechnungsfähig.

Die Gebührenordnungsposition 35111 ist im Behandlungsfall nicht neben den Gebührenordnungspositionen 03040, 03220, 04040, 04220 und 04221 berechnungsfähig.

35112 **Übende Verfahren** (Autogenes Training, Relaxationsbehandlung nach Jacobson) als **Gruppenbehandlung bei Erwachsenen**

Obligater Leistungsinhalt
- Übende Verfahren,
- Verbale Intervention,
- Einführung des Patienten in das Verfahren,
- Standardisierte Dokumentation,
- Dauer mindestens 50 Minuten,
- Gruppenbehandlung bei Erwachsenen,
- Mindestens 2, höchstens 10 Teilnehmer,

je Teilnehmer

6,37 €
62 Punkte

Die Gebührenordnungsposition 35112 ist nur von Vertragsärzten bzw. -therapeuten berechnungsfähig, die über die Qualifikation zur Erbringung Übender Verfahren gemäß § 5 Abs. 7 bzw. § 6 Abs. 6 oder § 7 Abs. 5 der Psychotherapie-Vereinbarungen verfügen.

Die Gebührenordnungsposition 35112 ist nicht neben den Gebührenordnungspositionen 01210, 01212, 01214, 01216, 01218, 04355, 04356, 14220 bis 14222, 14310, 14311, 16220, 21220, 21221, 22220 bis 22222, 23220, 30702, 35100, 35110, 35111, 35113, 35120, 35130, 35131, 35140 bis 35142, 35150, 35200 bis 35203, 35205, 35208 und 35210 bis 35212 berechnungsfähig.

Die Gebührenordnungsposition 35112 ist im Behandlungsfall nicht neben den Gebührenordnungspositionen 03040, 03220, 04040, 04220 und 04221 berechnungsfähig.

35113 **Übende Verfahren** (Autogenes Training, Relaxationsbehandlung nach Jacobson) als **Gruppenbehandlung bei Kindern und Jugendlichen**

Obligater Leistungsinhalt
- Übende Verfahren,
- Verbale Intervention,
- Einführung des Patienten in das Verfahren,
- Standardisierte Dokumentation,
- Dauer mindestens 30 Minuten,
- Gruppenbehandlung bei Kindern und Jugendlichen,
- Mindestens 2, höchstens 6 Teilnehmer,

je Teilnehmer

9,24 €
90 Punkte

Die Gebührenordnungsposition 35113 ist nur von Vertragsärzten bzw. -therapeuten berechnungsfähig, die über die Qualifikation zur Erbringung Übender Verfahren gemäß § 5 Abs. 7 bzw. § 6 Abs. 6 oder § 7 Abs. 5 der Psychotherapie-Vereinbarungen verfügen.

Die Gebührenordnungsposition 35113 ist nicht neben den Gebührenordnungspositionen 01210, 01212, 01214, 01216, 01218, 04355, 04356, 14220 bis 14222, 14310, 14311, 16220, 21220, 21221, 22220 bis 22222, 23220, 30702, 35100, 35110 bis 35112, 35120, 35130, 35131, 35140 bis 35142, 35150, 35200 bis 35203, 35205, 35208 und 35210 bis 35212 berechnungsfähig.

Die Gebührenordnungsposition 35113 ist im Behandlungsfall nicht neben den Gebührenordnungspositionen 03040, 03220, 04040, 04220 und 04221 berechnungsfähig.

35120 **Hypnose**

Obligater Leistungsinhalt
- Behandlung einer Einzelperson durch Hypnose,
- Verbale Intervention,
- Standardisierte Dokumentation,
- Dauer mindestens 15 Minuten

14,89 €
145 Punkte

Die Gebührenordnungsposition 35120 ist nur von Vertragsärzten bzw. -therapeuten berechnungsfähig, die über die Qualifikation zur Erbringung Suggestiver Verfahren gemäß § 5 Abs. 7 bzw. § 6 Abs. 6 oder § 7 Abs. 5 der Psychotherapie-Vereinbarungen verfügen.

Die Gebührenordnungsposition 35120 ist nicht neben den Gebührenordnungspositionen 01210, 01212, 01214, 01216, 01218, 04355, 04356, 14220 bis 14222, 14310, 14311, 16220, 21220, 21221, 22220 bis 22222, 23220, 30702, 35100, 35110 bis 35113, 35130, 35131, 35140 bis 35142, 35150, 35200 bis 35203, 35205, 35208 und 35210 bis 35212 berechnungsfähig.

Die Gebührenordnungsposition 35120 ist im Behandlungsfall nicht neben den Gebührenordnungspositionen 03040, 03220, 04040, 04220 und 04221 berechnungsfähig.

35130 **Bericht** an den Gutachter oder Obergutachter zum Antrag des Versicherten auf Feststellung der Leistungspflicht **zur Einleitung** der **tiefenpsychologisch fundierten Psychotherapie oder der Verhaltenstherapie, als Kurzzeittherapie**

27,63 €
269 Punkte

Die Gebührenordnungsposition 35130 ist nicht neben den Gebührenordnungspositionen 01210, 01212, 01214, 01216, 01218, 04355, 04356, 14220 bis 14222, 14310, 14311, 16220, 21220, 21221, 22220 bis 22222, 23220, 30702, 35100, 35110 bis 35113, 35120 und 35131 berechnungsfähig.

Die Gebührenordnungsposition 35130 ist im Behandlungsfall nicht neben den Gebührenordnungspositionen 03040, 03220, 04040, 04220 und 04221 berechnungsfähig.

35131 **Bericht** an den Gutachter oder Obergutachter zum Antrag des Versicherten auf Feststellung der Leistungspflicht **zur Einleitung** oder **Verlängerung** der **tiefenpsychologisch fundierten Psychotherapie, der analytischen Psychotherapie oder der Verhaltenstherapie, als Langzeittherapie**

55,37 €
539 Punkte

35 Psychotherapie-Richtlinien   35140–35141

Die Gebührenordnungsposition 35131 ist nicht neben den Gebührenordnungspositionen 01210, 01212, 01214, 01216, 01218, 04355, 04356, 14220 bis 14222, 14310, 14311, 16220, 21220, 21221, 22220 bis 22222, 23220, 30702, 35100, 35110 bis 35113, 35120 und 35130 berechnungsfähig.

Die Gebührenordnungsposition 35131 ist im Behandlungsfall nicht neben den Gebührenordnungspositionen 03040, 03220, 04040, 04220 und 04221 berechnungsfähig.

35140 **Biographische Anamnese**

Obligater Leistungsinhalt
- Erstellen der biographischen Anamnese,
- Bestimmung des psychodynamischen bzw. verhaltensanalytischen Status,
- Dauer mindestens 50 Minuten

50,64 €
493 Punkte

Die Gebührenordnungsposition 35140 ist nur einmal im Krankheitsfall berechnungsfähig.

Die Gebührenordnungsposition 35140 ist nicht neben den Gebührenordnungspositionen 01210, 01212, 01214, 01216, 01218, 04355, 04356, 14220 bis 14222, 14310, 14311, 16220, 21220, 21221, 22220 bis 22222, 23220, 30702, 35100, 35110 bis 35113, 35120 und 35150 berechnungsfähig.

Die Gebührenordnungsposition 35140 ist im Behandlungsfall nicht neben den Gebührenordnungspositionen 03040, 03220, 04040, 04220 und 04221 berechnungsfähig.

35141 **Zuschlag zu der Gebührenordnungsposition 35140 für die vertiefte Exploration**

Obligater Leistungsinhalt
- Differentialdiagnostische Einordnung des Krankheitsbildes unter Einbeziehung der dokumentierten Ergebnisse der selbsterbrachten Leistungen entsprechend der Gebührenordnungsposition 35140 im Zusammenhang mit einem Antragsverfahren oder bei Beendigung der Therapie,
- Dauer mindestens 20 Minuten,

je Sitzung

18,49 €
180 Punkte

Die Gebührenordnungsposition 35141 ist im Krankheitsfall höchstens zweimal berechnungsfähig.

Die Gebührenordnungsposition 35141 ist nicht neben den Gebührenordnungspositionen 01210, 01212, 01214, 01216, 01218, 04355, 04356, 14220 bis 14222, 14310, 14311, 16220, 21220, 21221, 22220 bis 22222, 23220, 30702, 35100, 35110 bis 35113, 35120 und 35150 berechnungsfähig.

Die Gebührenordnungsposition 35141 ist im Behandlungsfall nicht neben den Gebührenordnungspositionen 03040, 03220, 04040, 04220 und 04221 berechnungsfähig.

| 35142–35150 | IV Arztgruppenüberg. b. spezif. Voraussetz. berechn. GOP |

| 35142 | Zuschlag zu der Gebührenordnungsposition 35140 für die Erhebung ergänzender neurologischer und psychiatrischer Befunde | 6,68 €
65 Punkte |

Die Gebührenordnungsposition 35142 ist nicht von Psychologischen Psychotherapeuten und/oder Kinder- und Jugendlichenpsychotherapeuten berechnungsfähig.

Die Gebührenordnungsposition 35142 ist nicht neben den Gebührenordnungspositionen 01210, 01212, 01214, 01216, 01218, 03350, 04351, 04355, 04356, 14220 bis 14222, 14310, 14311, 16220, 21220, 21221, 22220 bis 22222, 22230, 23220, 30702, 35100, 35110 bis 35113, 35120 und 35150 berechnungsfähig.

Die Gebührenordnungsposition 35142 ist im Behandlungsfall nicht neben den Gebührenordnungspositionen 03040, 03220, 04040, 04220 und 04221 berechnungsfähig.

35150 Probatorische Sitzung

Obligater Leistungsinhalt

- Probatorische Sitzung,
- Dauer mindestens 50 Minuten

Fakultativer Leistungsinhalt

- Überprüfung auf Einleitung einer genehmigungspflichtigen Psychotherapie,
- Unterteilung in zwei Einheiten von jeweils mindestens 25 Minuten Dauer

63,79 €
621 Punkte

Die Gebührenordnungsposition 35150 ist nicht neben Gesprächs-, Beratungs- und Betreuungsleistungen berechnungsfähig.

Die Gebührenordnungsposition 35150 ist nicht neben den Gebührenordnungspositionen 01210, 01212, 01214, 01216, 01218, 04355, 04356, 14220 bis 14222, 14310, 14311, 16220, 21220, 21221, 22220 bis 22222, 23220, 30702, 35100, 35110 bis 35113, 35120, 35140 bis 35142, 35200 bis 35203, 35205, 35208, 35210 bis 35212 und 35220 bis 35225 berechnungsfähig.

Die Gebührenordnungsposition 35150 ist im Behandlungsfall nicht neben den Gebührenordnungspositionen 03040, 03220, 04040, 04220 und 04221 berechnungsfähig.

35.2 Antragspflichtige Leistungen

1. Die in dem Abschnitt 35.2 aufgeführten Gebührenordnungspositionen können ausschließlich von Vertragsärzten, bzw. -therapeuten, die über eine Genehmigung zur Ausführung und Abrechnung psychotherapeutischer Leistungen gemäß den Psychotherapie-Vereinbarungen verfügen, berechnet werden.

35200 Tiefenpsychologisch fundierte Psychotherapie (Kurzzeittherapie, Einzelbehandlung)

Obligater Leistungsinhalt
- Tiefenpsychologisch fundierte Psychotherapie,
- Kurzzeittherapie,
- Einzelbehandlung,
- Höchstens 25 Sitzungen,

Fakultativer Leistungsinhalt
- Unterteilung in 2 Einheiten von jeweils mindestens 25 Minuten Dauer,
- Als Doppelsitzung bei zweimaligem Ansatz der Gebührenordnungsposition 35200 gemäß § 23b Abs. 1 Nr. 2 der Psychotherapie-Richtlinien und § 11 Abs. 14 der Psychotherapie-Vereinbarungen,

je vollendete 50 Minuten

84,13 €
819 Punkte

Die Gebührenordnungsposition 35200 ist nicht neben den Gebührenordnungspositionen 01210, 01212, 01214, 01216, 01218, 04355, 04356, 14220 bis 14222, 14310, 14311, 16220, 21220, 21221, 22220 bis 22222, 23220, 30702, 35100, 35110 bis 35113, 35120 und 35150 berechnungsfähig.

Die Gebührenordnungsposition 35200 ist im Behandlungsfall nicht neben den Gebührenordnungspositionen 03040, 03220, 03221, 04040, 04220 und 04221 berechnungsfähig.

35201 Tiefenpsychologisch fundierte Psychotherapie (Langzeittherapie, Einzelbehandlung)

Obligater Leistungsinhalt
- Tiefenpsychologisch fundierte Psychotherapie,
- Langzeittherapie,
- Einzelbehandlung,

Fakultativer Leistungsinhalt
- Als Doppelsitzung bei zweimaligem Ansatz der Gebührenordnungsposition 35201 gemäß § 23b Abs. 1 Nr. 2 der Psychotherapie-Richtlinien und § 11 Abs. 14 der Psychotherapie-Vereinbarungen,

je vollendete 50 Minuten

84,13 €
819 Punkte

Die Gebührenordnungsposition 35201 ist nicht neben den Gebührenordnungspositionen 01210, 01212, 01214, 01216, 01218, 04355, 04356, 14220 bis 14222, 14310, 14311, 16220, 21220, 21221, 22220 bis 22222, 23220, 30702, 35100, 35110 bis 35113, 35120 und 35150 berechnungsfähig.

Die Gebührenordnungsposition 35201 ist im Behandlungsfall nicht neben den Gebührenordnungspositionen 03040, 03220, 03221, 04040, 04220 und 04221 berechnungsfähig.

35202 Tiefenpsychologisch fundierte Psychotherapie (Kurzzeittherapie, große Gruppe)

Obligater Leistungsinhalt
- Tiefenpsychologisch fundierte Psychotherapie,
- Kurzzeittherapie,
- Gruppenbehandlung,
- Höchstens 25 Sitzungen,
- Dauer mindestens 100 Minuten,
- Höchstens 2 Sitzungen am Behandlungstag,
- Mindestens 6, höchstens 9 Teilnehmer

oder
- Bei Kindern und Jugendlichen mindestens 5, höchstens 9 Teilnehmer,

je Teilnehmer

41,81 €
407 Punkte

Die Gebührenordnungsposition 35202 ist nicht neben den Gebührenordnungspositionen 01210, 01212, 01214, 01216, 01218, 04355, 04356, 14220 bis 14222, 14310, 14311, 16220, 21220, 21221, 22220 bis 22222, 23220, 30702, 35100, 35110 bis 35113, 35120 und 35150 berechnungsfähig.

Die Gebührenordnungsposition 35202 ist im Behandlungsfall nicht neben den Gebührenordnungspositionen 03040, 03220, 03221, 04040, 04220, 04221 und 35205 berechnungsfähig.

35203 Tiefenpsychologisch fundierte Psychotherapie (Langzeittherapie, große Gruppe)

Obligater Leistungsinhalt
- Tiefenpsychologisch fundierte Psychotherapie,
- Langzeittherapie,
- Gruppenbehandlung,
- Dauer mindestens 100 Minuten,
- Höchstens 2 Sitzungen am Behandlungstag,
- Mindestens 6, höchstens 9 Teilnehmer

oder
- Bei Kindern und Jugendlichen mindestens 5, höchstens 9 Teilnehmer,

je Teilnehmer

41,81 €
407 Punkte

Die Gebührenordnungsposition 35203 ist nicht neben den Gebührenordnungspositionen 01210, 01212, 01214, 01216, 01218, 04355, 04356, 14220 bis 14222, 14310, 14311, 16220, 21220, 21221, 22220 bis 22222, 23220, 30702, 35100, 35110 bis 35113, 35120 und 35150 berechnungsfähig.

Die Gebührenordnungsposition 35203 ist im Behandlungsfall nicht neben den Gebührenordnungspositionen 03040, 03220, 03221, 04040, 04220, 04221 und 35208 berechnungsfähig.

35 Psychotherapie-Richtlinien 35205–35210

35205 **Tiefenpsychologisch fundierte Psychotherapie bei Kindern und Jugendlichen (Kurzzeittherapie, kleine Gruppe)**

Obligater Leistungsinhalt

- Tiefenpsychologisch fundierte Psychotherapie,
- Kurzzeittherapie,
- Gruppenbehandlung,
- Höchstens 25 Sitzungen,
- Dauer mindestens 100 Minuten,
- Höchstens 2 Sitzungen am Behandlungstag,
- Mindestens 3, höchstens 4 Teilnehmer,

je Teilnehmer

83,61 €
814 Punkte

Die Gebührenordnungsposition 35205 ist nicht neben den Gebührenordnungspositionen 01210, 01214, 01216, 01218, 04355, 04356, 14220 bis 14222, 14310, 14311, 16220, 21220, 21221, 22220 bis 22222, 23220, 30702, 35100, 35110 bis 35113, 35120 und 35150 berechnungsfähig.

Die Gebührenordnungsposition 35205 ist im Behandlungsfall nicht neben den Gebührenordnungspositionen 03040, 03220, 03221, 04040, 04220, 04221 und 35202 berechnungsfähig.

35208 **Tiefenpsychologisch fundierte Psychotherapie bei Kindern und Jugendlichen (Langzeittherapie, kleine Gruppe)**

Obligater Leistungsinhalt

- Tiefenpsychologisch fundierte Psychotherapie,
- Langzeittherapie,
- Gruppenbehandlung,
- Dauer mindestens 100 Minuten,
- Höchstens 2 Sitzungen am Behandlungstag
- Mindestens 3, höchstens 4 Teilnehmer,

je Teilnehmer

83,61 €
814 Punkte

Die Gebührenordnungsposition 35208 ist nicht neben den Gebührenordnungspositionen 01210, 01214, 01216, 01218, 04355, 04356, 14220 bis 14222, 14310, 14311, 16220, 21220, 21221, 22220 bis 22222, 23220, 30702, 35100, 35110 bis 35113, 35120 und 35150 berechnungsfähig.

Die Gebührenordnungsposition 35208 ist im Behandlungsfall nicht neben den Gebührenordnungspositionen 03040, 03220, 03221, 04040, 04220, 04221 und 35203 berechnungsfähig.

35210 **Analytische Psychotherapie (Einzelbehandlung)**

Obligater Leistungsinhalt

- Analytische Psychotherapie,
- Einzelbehandlung,

Fakultativer Leistungsinhalt

- Als Doppelsitzung bei zweimaligem Ansatz der Gebührenordnungsposition 35210 gemäß § 11 Abs. 14 der Psychotherapie-Vereinbarungen,

je vollendete 50 Minuten

84,13 €
819 Punkte

Die Gebührenordnungsposition 35210 ist nicht neben den Gebührenordnungspositionen 01210, 01212, 01214, 01216, 01218, 04355, 04356, 14220 bis 14222, 14310, 14311, 16220, 21220, 21221, 22220 bis 22222, 23220, 30702, 35100, 35110 bis 35113, 35120 und 35150 berechnungsfähig.

Die Gebührenordnungsposition 35210 ist im Behandlungsfall nicht neben den Gebührenordnungspositionen 03040, 03220, 03221, 04040, 04220 und 04221 berechnungsfähig.

35211 **Analytische Psychotherapie (große Gruppe)**

Obligater Leistungsinhalt
- Analytische Psychotherapie,
- Gruppenbehandlung,
- Dauer mindestens 100 Minuten,
- Höchstens 2 Sitzungen am Behandlungstag,
- Mindestens 6, höchstens 9 Teilnehmer

oder
- Bei Kindern und Jugendlichen mindestens 5, höchstens 9 Teilnehmer,

je Teilnehmer

41,81 €
407 Punkte

Die Gebührenordnungsposition 35211 ist nicht neben den Gebührenordnungspositionen 01210, 01212, 01214, 01216, 01218, 04355, 04356, 14220 bis 14222, 14310, 14311, 16220, 21220, 21221, 22220 bis 22222, 23220, 30702, 35100, 35110 bis 35113, 35120 und 35150 berechnungsfähig.

Die Gebührenordnungsposition 35211 ist im Behandlungsfall nicht neben den Gebührenordnungspositionen 03040, 03220, 03221, 04040, 04220, 04221 und 35212 berechnungsfähig.

35212 **Analytische Psychotherapie bei Kindern und Jugendlichen (kleine Gruppe)**

Obligater Leistungsinhalt
- Analytische Psychotherapie,
- Gruppenbehandlung,
- Dauer mindestens 100 Minuten,
- Höchstens 2 Sitzungen am Behandlungstag,
- Mindestens 3, höchstens 4 Teilnehmer,

je Teilnehmer

83,61 €
814 Punkte

Die Gebührenordnungsposition 35212 ist nicht neben den Gebührenordnungspositionen 01210, 01214, 01216, 01218, 04355, 04356, 14220 bis 14222, 14310, 14311, 16220, 21220, 21221, 22220 bis 22222, 23220, 30702, 35100, 35110 bis 35113, 35120 und 35150 berechnungsfähig.

Die Gebührenordnungsposition 35212 ist im Behandlungsfall nicht neben den Gebührenordnungspositionen 03040, 03220, 03221, 04040, 04220, 04221 und 35211 berechnungsfähig.

35220 Verhaltenstherapie (Kurzzeittherapie, Einzelbehandlung)

Obligater Leistungsinhalt
- Verhaltenstherapie,
- Kurzzeittherapie,
- Einzelbehandlung,
- Höchstens 25 Sitzungen,

Fakultativer Leistungsinhalt
- Unterteilung in 2 Einheiten von jeweils mindestens 25 Minuten Dauer,
- Auch in mehrstündigen Sitzungen bei entsprechendem zweifachen, dreifachen oder vierfachen Ansatz der Gebührenordnungsposition 35220 gemäß § 23b Abs. 1 Nr. 3 der Psychotherapie-Richtlinien und § 11 Abs. 14 Psychotherapie-Vereinbarungen,

je vollendete 50 Minuten

84,13 €
819 Punkte

Die Gebührenordnungsposition 35220 ist nicht neben den Gebührenordnungspositionen 01210, 01212, 01214, 01216, 01218, 04355, 04356, 14220 bis 14222, 14310, 14311, 16220, 21220, 21221, 22220 bis 22222, 23220, 30702, 35100, 35110 und 35150 berechnungsfähig.

Die Gebührenordnungsposition 35220 ist im Behandlungsfall nicht neben den Gebührenordnungspositionen 03040, 03220, 03221, 04040, 04220 und 04221 berechnungsfähig.

35221 Verhaltenstherapie (Langzeittherapie, Einzelbehandlung)

Obligater Leistungsinhalt
- Verhaltenstherapie,
- Langzeittherapie,
- Einzelbehandlung,

Fakultativer Leistungsinhalt
- Unterteilung in 2 Einheiten von jeweils mindestens 25 Minuten Dauer,
- Auch in mehrstündigen Sitzungen bei entsprechendem zweifachen, dreifachen oder vierfachen Ansatz der Gebührenordnungsposition 35221 gemäß § 23b Abs. 1 Nr. 3 der Psychotherapie-Richtlinien und § 11 Abs. 14 Psychotherapie-Vereinbarungen,

je vollendete 50 Minuten

84,13 €
819 Punkte

Die Gebührenordnungsposition 35221 ist nicht neben den Gebührenordnungspositionen 01210, 01212, 01214, 01216, 01218, 04355, 04356, 14220 bis 14222, 14310, 14311, 16220, 21220, 21221, 22220 bis 22222, 23220, 30702, 35100, 35110 und 35150 berechnungsfähig.

Die Gebührenordnungsposition 35221 ist im Behandlungsfall nicht neben den Gebührenordnungspositionen 03040, 03220, 03221, 04040, 04220 und 04221 berechnungsfähig.

35222 **Verhaltenstherapie (Kurzzeittherapie, kleine Gruppe)**
Obligater Leistungsinhalt
- Verhaltenstherapie,
- Kurzzeittherapie,
- Gruppenbehandlung,
- Höchstens 25 Sitzungen,
- Mindestens 2, höchstens 4 Teilnehmer,

Fakultativer Leistungsinhalt
- Auch in mehrstündigen Sitzungen bei entsprechendem zweifachen, dreifachen oder vierfachen Ansatz der Gebührenordnungsposition 35222 gemäß § 23b Abs. 1 Nr. 3 der Psychotherapie-Richtlinien und § 11 Abs. 14 Psychotherapie-Vereinbarungen,

je Teilnehmer, je vollendete 50 Minuten

41,81 €
407 Punkte

Die Gebührenordnungsposition 35222 ist nicht neben den Gebührenordnungspositionen 01210, 01212, 01214, 01216, 01218, 04355, 04356, 14220 bis 14222, 14310, 14311, 16220, 21220, 21221, 22220 bis 22222, 23220, 30702, 35100, 35110 und 35150 berechnungsfähig.

Die Gebührenordnungsposition 35222 ist im Behandlungsfall nicht neben den Gebührenordnungspositionen 03040, 03220, 03221, 04040, 04220, 04221 und 35224 berechnungsfähig.

35223 **Verhaltenstherapie (Langzeittherapie, kleine Gruppe)**
Obligater Leistungsinhalt
- Verhaltenstherapie,
- Langzeittherapie,
- Gruppenbehandlung,
- Mindestens 2, höchstens 4 Teilnehmer,

Fakultativer Leistungsinhalt
- Auch in mehrstündigen Sitzungen bei entsprechendem zweifachen, dreifachen oder vierfachen Ansatz der Gebührenordnungsposition 35223 gemäß § 23b Abs. 1 Nr. 3 der Psychotherapie-Richtlinien und § 11 Abs. 14 Psychotherapie-Vereinbarungen,

je Teilnehmer, je vollendete 50 Minuten

41,81 €
407 Punkte

Die Gebührenordnungsposition 35223 ist nicht neben den Gebührenordnungspositionen 01210, 01212, 01214, 01216, 01218, 04355, 04356, 14220 bis 14222, 14310, 14311, 16220, 21220, 21221, 22220 bis 22222, 23220, 30702, 35100, 35110 und 35150 berechnungsfähig.

Die Gebührenordnungsposition 35223 ist im Behandlungsfall nicht neben den Gebührenordnungspositionen 03040, 03220, 03221, 04040, 04220, 04221 und 35225 berechnungsfähig.

35 Psychotherapie-Richtlinien 35224–35225

35224 Verhaltenstherapie (Kurzzeittherapie, große Gruppe)

Obligater Leistungsinhalt
- Verhaltenstherapie,
- Kurzzeittherapie,
- Gruppenbehandlung,
- Höchstens 25 Sitzungen,
- Mindestens 5, höchstens 9 Teilnehmer,

Fakultativer Leistungsinhalt
- Auch in mehrstündigen Sitzungen bei entsprechendem zweifachen, dreifachen oder vierfachen Ansatz der Gebührenordnungsposition 35224 gemäß § 23b Abs. 1 Nr. 3 der Psychotherapie-Richtlinien und § 11 Abs. 14 Psychotherapie-Vereinbarungen,

je Teilnehmer, je vollendete 50 Minuten

21,06 €
205 Punkte

Die Gebührenordnungsposition 35224 ist nicht neben den Gebührenordnungspositionen 01210, 01212, 01214, 01216, 01218, 04355, 04356, 14220 bis 14222, 14310, 14311, 16220, 21220, 21221, 22220 bis 22222, 23220, 30702, 35100, 35110 und 35150 berechnungsfähig.

Die Gebührenordnungsposition 35224 ist im Behandlungsfall nicht neben den Gebührenordnungspositionen 03040, 03220, 03221, 04040, 04220, 04221 und 35222 berechnungsfähig.

35225 Verhaltenstherapie (Langzeittherapie, große Gruppe)

Obligater Leistungsinhalt
- Verhaltenstherapie,
- Langzeittherapie,
- Gruppenbehandlung,
- Mindestens 5, höchstens 9 Teilnehmer,

Fakultativer Leistungsinhalt
- Auch in mehrstündigen Sitzungen bei entsprechendem zweifachen, dreifachen oder vierfachen Ansatz der Gebührenordnungsposition 35225 gemäß § 23b Abs. 1 Nr. 3 der Psychotherapie-Richtlinien und § 11 Abs. 14 Psychotherapie-Vereinbarungen,

je Teilnehmer, je vollendete 50 Minuten

21,06 €
205 Punkte

Die Gebührenordnungsposition 35225 ist nicht neben den Gebührenordnungspositionen 01210, 01212, 01214, 01216, 01218, 04355, 04356, 14220 bis 14222, 14310, 14311, 16220, 21220, 21221, 22220 bis 22222, 23220, 30702, 35100, 35110 und 35150 berechnungsfähig.

Die Gebührenordnungsposition 35225 ist im Behandlungsfall nicht neben den Gebührenordnungspositionen 03040, 03220, 03221, 04040, 04220, 04221 und 35223 berechnungsfähig.

35.3 Psychodiagnostische Testverfahren

1. Die in diesem Abschnitt genannten Leistungen sind je Behandlungsfall
   - für Kinder und Jugendliche bis zum vollendeten 18. Lebensjahr nur bis zu einer Gesamtpunktzahl von 1280 Punkten,

35300–35301 **IV Arztgruppenüberg. b. spezif. Voraussetz. berechn. GOP**

- für Versicherte ab Beginn des 19. Lebensjahres nur bis zu einer Gesamtpunktzahl von 854 Punkten

berechnungsfähig.

35300 Anwendung und Auswertung standardisierter Testverfahren

Obligater Leistungsinhalt
- Anwendung standardisierter Testverfahren
  - Fragebogentest
  und/oder
  - Orientierender Test,
- Auswertung eines Testverfahrens,
- Schriftliche Aufzeichnung,
- Dauer mindestens 5 Minuten,

je vollendete 5 Minuten

2,88 €
28 Punkte

Die Gebührenordnungsposition 35300 ist nur für Ärzte mit den Gebietsbezeichnungen Nervenheilkunde, Neurologie, Psychiatrie, Kinder- und Jugendpsychiatrie, Psychosomatische Medizin und Psychotherapie und Kinder- und Jugendmedizin sowie für Vertragsärzte und -therapeuten, die über eine Abrechnungsgenehmigung für Psychotherapie nach den Psychotherapie-Vereinbarungen verfügen, berechnungsfähig.

Die Gebührenordnungsposition 35300 ist für Ärzte mit der Gebietsbezeichnung Phoniatrie und Pädaudiologie auch dann berechnungsfähig, wenn diese nicht über eine Abrechnungsgenehmigung für Psychotherapie nach den Psychotherapie-Vereinbarungen verfügen.

Die Gebührenordnungsposition 35300 ist - mit Ausnahme der Indikationsstellung, Bewertung bzw. Interpretation, schriftlichen Aufzeichnung - grundsätzlich delegierbar.

Die Gebührenordnungsposition 35300 ist nicht neben den Gebührenordnungspositionen 01210, 01212, 01214, 01216 und 01218 berechnungsfähig.

Die Gebührenordnungsposition 35300 ist im Behandlungsfall nicht neben den Gebührenordnungspositionen 16371 und 20371 berechnungsfähig.

35301 Anwendung und Auswertung von psychometrischen Testverfahren

Obligater Leistungsinhalt
- Anwendung psychometrischer Testverfahren
  - Funktionstest
  und/oder
  - Entwicklungstest
  und/oder
  - Intelligenztest,
- Auswertung eines Testverfahrens,
- Schriftliche Aufzeichnung,
- Dauer mindestens 5 Minuten,

je vollendete 5 Minuten

2,88 €
28 Punkte

35 Psychotherapie-Richtlinien 35302

Die Gebührenordnungsposition 35301 ist nur für Ärzte mit den Gebietsbezeichnungen Nervenheilkunde, Neurologie, Psychiatrie, Kinder- und Jugendpsychiatrie, Psychosomatische Medizin und Psychotherapie und Kinder- und Jugendmedizin sowie für Vertragsärzte und -therapeuten, die über eine Abrechnungsgenehmigung für Psychotherapie nach den Psychotherapie-Vereinbarungen verfügen, berechnungsfähig.

Die Gebührenordnungsposition 35301 ist für Ärzte mit der Gebietsbezeichnung Phoniatrie und Pädaudiologie auch dann berechnungsfähig, wenn diese nicht über eine Abrechnungsgenehmigung für Psychotherapie nach den Psychotherapie-Vereinbarungen verfügen.

Die Gebührenordnungsposition 35301 ist - mit Ausnahme der Indikationsstellung, Bewertung bzw. Interpretation, schriftlichen Aufzeichnung - grundsätzlich delegierbar.

Die Gebührenordnungsposition 35301 ist nicht neben den Gebührenordnungspositionen 01210, 01212, 01214, 01216 und 01218 berechnungsfähig.

Die Gebührenordnungsposition 35301 ist im Behandlungsfall nicht neben den Gebührenordnungspositionen 16371 und 20371 berechnungsfähig.

35302 **Anwendung und Auswertung von projektiven Verfahren**

Obligater Leistungsinhalt

- Anwendung projektiver Verfahren,
- Auswertung eines Verfahrens,
- Schriftliche Aufzeichnung,
- Dauer mindestens 5 Minuten,

je vollendete 5 Minuten

4,73 €
46 Punkte

Die Gebührenordnungsposition 35302 ist nur für Ärzte mit den Gebietsbezeichnungen Nervenheilkunde, Psychiatrie, Kinder- und Jugendpsychiatrie und Psychosomatische Medizin und Psychotherapie sowie für Vertragsärzte und -therapeuten, die über eine Abrechnungsgenehmigung für Psychotherapie nach den Psychotherapie-Vereinbarungen verfügen, berechnungsfähig.

Die Gebührenordnungsposition 35302 ist - mit Ausnahme der Indikationsstellung, Bewertung bzw. Interpretation, schriftlichen Aufzeichnung - grundsätzlich delegierbar.

Die Gebührenordnungsposition 35302 ist nicht neben den Gebührenordnungspositionen 01210, 01212, 01214, 01216 und 01218 berechnungsfähig.

Die Gebührenordnungsposition 35302 ist im Behandlungsfall nicht neben den Gebührenordnungspositionen 16371 und 20371 berechnungsfähig.

36 Belegärztliche Operationen, Anästhesien und belegärztliche postoperative Überwachung. Konservativ belegärztlicher Bereich

36.1 Präambel

1. Belegärztliche Operationen sind in fünf Abschnitte unterteilt:
   - Der präoperative Abschnitt, in dem Hausarzt, ggf. zuweisender Vertragsarzt, ggf. andere auf Überweisung tätige Vertragsärzte, ggf. Anästhesist und Operateur zusammenwirken, um den Patienten für die belegärztliche Operation vorzubereiten. Diese Leistungen sind außerhalb des Kapitels 36 abgebildet.
   - Der operative Abschnitt, in dem der Operateur ggf. mit dem Anästhesisten die Operation einschließlich Anästhesie durchführt (Abschnitt 36.2 bzw. 36.5)
   - Der Abschnitt der postoperativen Überwachung, der in unmittelbarem Anschluss an die Operation entweder vom Anästhesisten oder vom Operateur durchgeführt wird (Abschnitt 36.3).
   - Der Abschnitt der stationären Behandlung durch Belegärzte und Konsiliarärzte. Hier erfolgt die Vergütung durch Einzel- bzw. Komplexleistungen und/oder Pauschalen des EBM.
   - Der Abschnitt der ambulanten postoperativen Behandlung. Diese Leistungen sind außerhalb des Kapitels 36 abgebildet. Die Gebührenordnungspositionen des Abschnitts 31.4 sind im Zusammenhang mit einem kurativ-stationären Behandlungsfall nicht berechnungsfähig.

2. Belegärztlich-konservativer Bereich
   - Die Gebührenordnungspositionen des Abschnitts 36.6 sind Vertragsärzten vorbehalten, die von der zuständigen Kassenärztlichen Vereinigung im Einvernehmen mit den Landesverbänden der Regionalkassen und den Verbänden der Ersatzkassen eine Anerkennung als Belegarzt erhalten haben.
   - Die Gebührenordnungspositionen 36861 und 36867 sind in den Behandlungsfällen berechnungsfähig, in denen während des stationären Aufenthaltes keine Gebührenordnungspositionen der Abschnitte 31.2 bis 31.5, 36.2, 36.3 und 36.5 berechnet werden.

36.2 Belegärztliche Operationen

36.2.1 Präambel

1. Als belegärztliche Operation gelten ärztliche Leistungen mit chirurgisch-instrumenteller Eröffnung der Haut und/oder Schleimhaut oder der Wundverschluss von eröffneten Strukturen der Haut und/oder Schleimhaut mindestens in Oberflächenanästhesie sowie Leistungen entsprechend den OPS-Prozeduren des Anhangs 2 ggf. einschl. eingriffsbezogener Verbandleistungen. Punktionen mit Nadeln, Kanülen und Biopsienadeln, sowie Kürettagen der Haut und Shave-Biopsien der Haut fallen nicht unter die Definition eines operativen Eingriffs, sofern die OPS-Codes des Anhangs 2 nichts anderes vorsehen.

36 Belegärztliche Leistungen

2. Voraussetzung für die Berechnung der Gebührenordnungspositionen des Abschnittes 36.2 ist, dass die notwendigen sachlichen und personellen Bedingungen erfüllt sind und der Vertragsarzt von der zuständigen Kassenärztlichen Vereinigung im Einvernehmen mit den Landesverbänden der Regionalkassen und den Verbänden der Ersatzkassen eine Anerkennung als Belegarzt erhalten hat. Insbesondere sind die Qualitätssicherungsmaßnahmen entsprechend des Vertrages nach § 115b SGB V, die Maßnahmen nach § 135 Abs. 2 SGB V sowie § 137 SGB V zu beachten.
3. Die Zuordnung der Eingriffe entsprechend des Operationenschlüssels nach § 295 SGB V (OPS) zu den Gebührenordnungspositionen ist im Anhang 2 aufgelistet. Es gelten zusätzlich die in der Präambel zu Anhang 2 sowie zu den einzelnen Unterabschnitten aufgelisteten Rahmenbedingungen. Die Zuordnung der definierten Gebührenordnungspositionen zu Unterabschnitten des Abschnitts 36.2 ist nicht gebietsspezifisch. Nur die im Anhang 2 aufgeführten belegärztlichen Operationen sind berechnungsfähig. Eingriffe der Kleinchirurgie (Gebührenordnungspositionen 02300 bis 02302, 06350, 06351 und 06352, 09351, 09360 bis 09362, 10340 bis 10342, 15321 bis 15324, 26350 bis 26352) in Narkose bei Neugeborenen, Säuglingen, Kleinkindern und Kindern werden gebietsspezifisch in der Kategorie 1 berechnet.
4. In einem Zeitraum von drei Tagen, beginnend mit dem Operationstag, können vom Operateur neben der belegärztlichen Operation nur die Gebührenordnungspositionen 01220 bis 01222, 01320 und 01321, 01412, 01414, 01602, 01610 bis 01612, 01620 bis 01623, 01700, 01701, 01705 bis 01707, 01708, 01711 bis 01723, 01730 bis 01735, 01740 bis 01743, 01750, 01752 bis 01758 und 01770 bis 01775, 01780 bis 01787, 01790 bis 01793, 01800, 01802 bis 01811, 01815, 01816, 01820 bis 01822, 01825 bis 01828, 01830 bis 01833, 01835 bis 01839, 01840, 01850, 01915, 01950 bis 01952, 01955, 01956, 02100, 02101, 02110 bis 02112 und 02120, 04434, 16310, 19310, 19312, 19315, 19320, 26310, 26311 und 26320 bis 26325, die arztgruppenspezifischen Versicherten- und Grundpauschalen, Gebührenordnungspositionen der Kapitel 32, 33, 34 und 35 bzw. Abschnitte 30.3 und 30.7 (mit Ausnahme der Gebührenordnungspositionen 30702 und 30704), 36.3, 36.5.2 sowie die Gebührenordnungspositionen 01100 oder 01101 jeweils in Verbindung mit der Gebührenordnungsposition 01414 berechnet werden.
5. Die Gebührenordnungspositionen 26310, 26311 und 26320 bis 26325 sind nicht neben den Gebührenordnungspositionen des Abschnitts 36.2 in derselben Sitzung berechnungsfähig.
6. Die Leistungserbringung ist gemäß 2.1 der Allgemeinen Bestimmungen nur dann vollständig gegeben, wenn bei der Berechnung die Angabe der OPS-Prozedur(en) in der gültigen Fassung erfolgt. Die Diagnosen sind nach dem ICD-10-Diagnoseschlüssel (ICD-10-GM) in der gültigen Fassung anzugeben.
7. Während eines stationären Aufenthaltes können keine Gebührenordnungspositionen der Abschnitte 31.2 bis 31.5 berechnet werden.

8. Die Gebührenordnungspositionen des Abschnitts 36.2 umfassen sämtliche durch den Operateur am Operationstag erbrachten ärztlichen Leistungen: Untersuchungen, Verbände, ärztliche Abschlussuntersuchung(en), Dokumentation(en) und Beratung. Zusätzlich umfassen die Leistungen den Abschlussbericht an den weiterbehandelnden Vertragsarzt und den Hausarzt. Gibt der Versicherte keinen Hausarzt an, bzw. ist eine Genehmigung zur Information des Hausarztes gemäß § 73 Abs. 1b SGB V nicht erteilt, sind die Gebührenordnungspositionen des Abschnitts 36.2 auch ohne schriftliche Mitteilung an den Hausarzt berechnungsfähig.

36.2.2 Definierte operative Eingriffe an der Körperoberfläche

1. Die Berechnung dermato-chirurgischer Eingriffe setzt die obligate histologische Untersuchung entnommenen Materials und/oder eine Bilddokumentation des prä- und postoperativen Befundes voraus.

36101 **Dermatochirurgischer Eingriff** der Kategorie A1

Obligater Leistungsinhalt

- Chirurgischer Eingriff an der Körperoberfläche der Kategorie A1 entsprechend Anhang 2

Im Anschluss an die Leistung nach der Nr. 36101 kann für die postoperative Überwachung die Gebührenordnungsposition 36502 berechnet werden.

47,25 €
460 Punkte

36102 **Dermatochirurgischer Eingriff** der Kategorie A2

Obligater Leistungsinhalt

- Chirurgischer Eingriff an der Körperoberfläche der Kategorie A2 entsprechend Anhang 2

Im Anschluss an die Leistung nach der Nr. 36102 kann für die postoperative Überwachung die Gebührenordnungsposition 36503 berechnet werden.

85,15 €
829 Punkte

36103 **Dermatochirurgischer Eingriff** der Kategorie A3

Obligater Leistungsinhalt

- Chirurgischer Eingriff an der Körperoberfläche der Kategorie A3 entsprechend Anhang 2

Im Anschluss an die Leistung nach der Nr. 36103 kann für die postoperative Überwachung die Gebührenordnungsposition 36504 berechnet werden.

128,81 €
1254 Punkte

36104 **Dermatochirurgischer Eingriff** der Kategorie A4

Obligater Leistungsinhalt

- Chirurgischer Eingriff an der Körperoberfläche der Kategorie A4 entsprechend Anhang 2

Im Anschluss an die Leistung nach der Nr. 36104 kann für die postoperative Überwachung die Gebührenordnungsposition 36504 berechnet werden.

199,27 €
1940 Punkte

36 Belegärztliche Leistungen 36105–36112

36105 **Dermatochirurgischer Eingriff** der Kategorie A5

Obligater Leistungsinhalt

- Chirurgischer Eingriff an der Körperoberfläche der Kategorie A5 entsprechend Anhang 2

Im Anschluss an die Leistung nach der Nr. 36105 kann für die postoperative Überwachung die Gebührenordnungsposition 36505 berechnet werden.

303,84 €
2958 Punkte

36106 **Dermatochirurgischer Eingriff** der Kategorie A6

Obligater Leistungsinhalt

- Chirurgischer Eingriff an der Körperoberfläche der Kategorie A6 entsprechend Anhang 2

Im Anschluss an die Leistung nach der Nr. 36106 kann für die postoperative Überwachung die Gebührenordnungsposition 36506 berechnet werden.

397,72 €
3872 Punkte

36107 **Dermatochirurgischer Eingriff** der Kategorie A7

Obligater Leistungsinhalt

- Chirurgischer Eingriff an der Körperoberfläche der Kategorie A7 entsprechend Anhang 2

Im Anschluss an die Leistung nach der Nr. 36107 kann für die postoperative Überwachung die Gebührenordnungsposition 36507 berechnet werden.

430,59 €
4192 Punkte

36108 **Zuschlag** zu den Gebührenordnungspositionen 36101 bis 36106 bei Simultaneingriffen sowie zu der Gebührenordnungsposition 36107

Obligater Leistungsinhalt

- Schnitt-Naht-Zeit je weitere vollendete 15 Minuten,
- Nachweis der Schnitt-Naht-Zeit über das Anästhesieprotokoll oder den OP-Bericht,

je weitere vollendete 15 Minuten Schnitt-Naht-Zeit

Die Gebührenordnungsposition 36108 kann entsprechend Anhang 2, Präambel 2.1 Nr. 14 als Zuschlag zu anderen belegärztlichen Operationen des Abschnitts 36.2 abgerechnet werden.

32,15 €
313 Punkte

36111 **Eingriff an der Brustdrüse** der Kategorie B1

Obligater Leistungsinhalt

- Chirurgischer Eingriff an der Brustdrüse der Kategorie B1 entsprechend Anhang 2

Im Anschluss an die Leistung nach der Nr. 36111 kann für die postoperative Überwachung die Gebührenordnungsposition 36502 berechnet werden.

51,98 €
506 Punkte

36112 **Eingriff an der Brustdrüse** der Kategorie B2

Obligater Leistungsinhalt

- Chirurgischer Eingriff an der Brustdrüse der Kategorie B2 entsprechend Anhang 2

95,32 €
928 Punkte

Im Anschluss an die Leistung nach der Nr. 36112 kann für die postoperative Überwachung die Gebührenordnungsposition 36503 berechnet werden.

36113 **Eingriff an der Brustdrüse** der Kategorie B3

Obligater Leistungsinhalt

- Chirurgischer Eingriff an der Brustdrüse der Kategorie B3 entsprechend Anhang 2

155,31 €
1512 Punkte

Im Anschluss an die Leistung nach der Nr. 36113 kann für die postoperative Überwachung die Gebührenordnungsposition 36504 berechnet werden.

36114 **Eingriff an der Brustdrüse** der Kategorie B4

Obligater Leistungsinhalt

- Chirurgischer Eingriff an der Brustdrüse der Kategorie B4 entsprechend Anhang 2

244,98 €
2385 Punkte

Im Anschluss an die Leistung nach der Nr. 36114 kann für die postoperative Überwachung die Gebührenordnungsposition 36504 berechnet werden.

36115 **Eingriff an der Brustdrüse** der Kategorie B5

Obligater Leistungsinhalt

- Chirurgischer Eingriff an der Brustdrüse der Kategorie B5 entsprechend Anhang 2

355,10 €
3457 Punkte

Im Anschluss an die Leistung nach der Nr. 36115 kann für die postoperative Überwachung die Gebührenordnungsposition 36505 berechnet werden.

36116 **Eingriff an der Brustdrüse** der Kategorie B6

Obligater Leistungsinhalt

- Chirurgischer Eingriff an der Brustdrüse der Kategorie B6 entsprechend Anhang 2

489,86 €
4769 Punkte

Im Anschluss an die Leistung nach der Nr. 36116 kann für die postoperative Überwachung die Gebührenordnungsposition 36506 berechnet werden.

36117 **Eingriff an der Brustdrüse** der Kategorie B7

Obligater Leistungsinhalt

- Chirurgischer Eingriff an der Brustdrüse der Kategorie B7 entsprechend Anhang 2

538,55 €
5243 Punkte

Im Anschluss an die Leistung nach der Nr. 36117 kann für die postoperative Überwachung die Gebührenordnungsposition 36507 berechnet werden.

36 Belegärztliche Leistungen 36118–36123

36118	**Zuschlag** zu den Gebührenordnungspositionen 36111 bis 36116 bei Simultaneingriffen sowie zur Gebührenordnungsposition 36117	
	Obligater Leistungsinhalt	
	– Schnitt-Naht-Zeit je weitere vollendete 15 Minuten,	
	– Nachweis der Schnitt-Naht-Zeit über das Anästhesieprotokoll oder den OP-Bericht,	46,53 €
	je weitere vollendete 15 Minuten Schnitt-Naht-Zeit	453 Punkte
	Die Gebührenordnungsposition 36118 kann entsprechend Anhang 2, Präambel 2.1, Nr. 14 als Zuschlag zu anderen belegärztlichen Operationen des Abschnitts 36.2 abgerechnet werden.	
36.2.3	**Definierte operative Eingriffe der Extremitätenchirurgie**	
	1. Abweichend von Nr. 2 der Präambel zu Anhang 2 kann bei Durchführung der Leistung: **'Exzision einzelner Lymphknoten und Lymphgefäße: Lymphangiom oder Hygroma cysticum'** (OPS: 5-401.c) die Vergütung durch Anrechnung der Gebührenordnungsposition 36121 (Schnitt-Naht-Zeit bis 15 Minuten) und des Zuschlags nach der Nr. 36128 (jeweils vollendete 15 Minuten Schnitt-Naht-Zeit) bis zu der durch OP-Protokoll oder Narkose-Protokoll nachgewiesenen Schnitt-Naht-Zeit erfolgen. Die Beschränkung der Schnitt-Naht-Zeit entsprechend Nr. 4 der Präambel zum Anhang 2 bleibt davon unberührt.	
36121	**Eingriff** der Kategorie C1	
	Obligater Leistungsinhalt	
	– Chirurgischer Eingriff an den Weichteilen der Kategorie C1 entsprechend Anhang 2	51,98 € 506 Punkte
	Im Anschluss an die Leistung nach der Nr. 36121 kann für die postoperative Überwachung die Gebührenordnungsposition 36502 berechnet werden.	
	Im Anschluss an Biopsien von Muskeln, Weichteilen und Nerven kann für die postoperative Überwachung die Gebührenordnungsposition 36501 berechnet werden.	
36122	**Eingriff** der Kategorie C2	
	Obligater Leistungsinhalt	
	– Chirurgischer Eingriff an den Weichteilen der Kategorie C2 entsprechend Anhang 2	94,81 € 923 Punkte
	Im Anschluss an die Leistung nach der Nr. 36122 kann für die postoperative Überwachung die Gebührenordnungsposition 36503 berechnet werden.	
36123	**Eingriff** der Kategorie C3	
	Obligater Leistungsinhalt	
	– Chirurgischer Eingriff an den Weichteilen der Kategorie C3 entsprechend Anhang 2	150,79 € 1468 Punkte
	Im Anschluss an die Leistung nach der Nr. 36123 kann für die postoperative Überwachung die Gebührenordnungsposition 36504 berechnet werden.	

36124	**Eingriff** der Kategorie C4	
	Obligater Leistungsinhalt	
	– Chirurgischer Eingriff an den Weichteilen der Kategorie C4 entsprechend Anhang 2	237,38 € 2311 Punkte
	Im Anschluss an die Leistung nach der Nr. 36124 kann für die postoperative Überwachung die Gebührenordnungsposition 36504 berechnet werden.	
36125	**Eingriff** der Kategorie C5	
	Obligater Leistungsinhalt	
	– Chirurgischer Eingriff an den Weichteilen der Kategorie C5 entsprechend Anhang 2	324,38 € 3158 Punkte
	Im Anschluss an die Leistung nach der Nr. 36125 kann für die postoperative Überwachung die Gebührenordnungsposition 36505 berechnet werden.	
36126	**Eingriff** der Kategorie C6	
	Obligater Leistungsinhalt	
	– Chirurgischer Eingriff an den Weichteilen der Kategorie C6 entsprechend Anhang 2	433,37 € 4219 Punkte
	Im Anschluss an die Leistung nach der Nr. 36126 kann für die postoperative Überwachung die Gebührenordnungsposition 36506 berechnet werden.	
36127	**Eingriff** der Kategorie C7	
	Obligater Leistungsinhalt	
	– Chirurgischer Eingriff an den Weichteilen der Kategorie C7 entsprechend Anhang 2	543,79 € 5294 Punkte
	Im Anschluss an die Leistung nach der Nr. 36127 kann für die postoperative Überwachung die Gebührenordnungsposition 36507 berechnet werden.	
36128	**Zuschlag** zu den Gebührenordnungspositionen 36121 bis 36126 bei Simultaneingriffen sowie zu der Gebührenordnungsposition 36127	
	Obligater Leistungsinhalt	
	– Schnitt-Naht-Zeit je weitere vollendete 15 Minuten, – Nachweis der Schnitt-Naht-Zeit über das Anästhesieprotokoll oder den OP-Bericht,	
	je weitere vollendete 15 Minuten Schnitt-Naht-Zeit	41,19 € 401 Punkte
	Die Gebührenordnungsposition 36128 kann entsprechend Anhang 2, Präambel 2.1, Nr. 14 als Zuschlag zu anderen belegärztlichen Operationen des Abschnitts 36.2 abgerechnet werden.	

36.2.4 Definierte operative Eingriffe an Knochen und Gelenken
1. Abweichend von Nr. 3 der Präambel zu Anhang 2 kann bei Durchführung der Leistung: "Andere gelenkplastische Eingriffe: Pfannendachplastik am Hüftgelenk" (OPS: 5-829.1) im Zusammenhang mit den Leistungen 5-820.* und 5-821.* auch dann ein Simultaneingriff abgerechnet werden, wenn nur ein operativer Zugang vorliegt.

36 Belegärztliche Leistungen 36131–36136

36131	**Eingriff an Knochen und Gelenken** der Kategorie D1	
	Obligater Leistungsinhalt	
	– Chirurgischer Eingriff an den Knochen und Gelenken der Kategorie D1 entsprechend Anhang 2	62,86 € 612 Punkte
	Im Anschluss an die Leistung nach der Nr. 36131 kann für die postoperative Überwachung die Gebührenordnungsposition 36502 berechnet werden.	
36132	**Eingriff an Knochen und Gelenken** der Kategorie D2	
	Obligater Leistungsinhalt	
	– Chirurgischer Eingriff an den Knochen und Gelenken der Kategorie D2 entsprechend Anhang 2	121,10 € 1179 Punkte
	Im Anschluss an die Leistung nach der Nr. 36132 kann für die postoperative Überwachung die Gebührenordnungsposition 36503 berechnet werden.	
36133	**Eingriff an Knochen und Gelenken** der Kategorie D3	
	Obligater Leistungsinhalt	
	– Chirurgischer Eingriff an den Knochen und Gelenken der Kategorie D3 entsprechend Anhang 2	185,30 € 1804 Punkte
	Im Anschluss an die Leistung nach der Nr. 36133 kann für die postoperative Überwachung die Gebührenordnungsposition 36504 berechnet werden.	
36134	**Eingriff an Knochen und Gelenken** der Kategorie D4	
	Obligater Leistungsinhalt	
	– Chirurgischer Eingriff an den Knochen und Gelenken der Kategorie D4 entsprechend Anhang 2	281,14 € 2737 Punkte
	Im Anschluss an die Leistung nach der Nr. 36134 kann für die postoperative Überwachung die Gebührenordnungsposition 36504 berechnet werden.	
36135	**Eingriff an Knochen und Gelenken** der Kategorie D5	
	Obligater Leistungsinhalt	
	– Chirurgischer Eingriff an den Knochen und Gelenken der Kategorie D5 entsprechend Anhang 2	464,59 € 4523 Punkte
	Im Anschluss an die Leistung nach der Nr. 36135 kann für die postoperative Überwachung die Gebührenordnungsposition 36505 berechnet werden.	
36136	**Eingriff an Knochen und Gelenken** der Kategorie D6	
	Obligater Leistungsinhalt	
	– Chirurgischer Eingriff an den Knochen und Gelenken der Kategorie D6 entsprechend Anhang 2	583,95 € 5685 Punkte
	Im Anschluss an die Leistung nach der Nr. 36136 kann für die postoperative Überwachung die Gebührenordnungsposition 36506 berechnet werden.	

| 36137–36144 | IV Arztgruppenüberg. b. spezif. Voraussetz. berechn. GOP |

36137 Eingriff an Knochen und Gelenken der Kategorie D7
Obligater Leistungsinhalt
- Chirurgischer Eingriff an den Knochen und Gelenken der Kategorie D7 entsprechend Anhang 2

Im Anschluss an die Leistung nach der Nr. 36137 kann für die postoperative Überwachung die Gebührenordnungsposition 36507 berechnet werden.

644,97 €
6279 Punkte

36138 Zuschlag zu den Gebührenordnungspositionen 36131 bis 36136 bei Simultaneingriffen sowie zu der Gebührenordnungsposition 36137
Obligater Leistungsinhalt
- Schnitt-Naht-Zeit je weitere vollendete 15 Minuten,
- Nachweis der Schnitt-Naht-Zeit über das Anästhesieprotokoll oder den OP-Bericht,

je weitere vollendete 15 Minuten Schnitt-Naht-Zeit

Die Gebührenordnungsposition 36138 kann entsprechend Anhang 2, Präambel 2.1, Nr. 14 als Zuschlag zu anderen belegärztlichen Operationen des Abschnitts 36.2 abgerechnet werden.

46,12 €
449 Punkte

36.2.5 Endoskopische Gelenkeingriffe (Arthroskopien)
1. Bei arthroskopischen Operationen ist die Videodokumentation (Tape oder Print) des präoperativen Befundes und des postoperativen Ergebnisses obligater Bestandteil der Leistungen.

36141 Endoskopischer Gelenkeingriff (Arthroskopie) der Kategorie E1
Obligater Leistungsinhalt
- Chirurgischer Eingriff der Kategorie E1 entsprechend Anhang 2

Im Anschluss an die Leistung nach der Nr. 36141 kann für die postoperative Überwachung die Gebührenordnungsposition 36502 berechnet werden.

77,14 €
751 Punkte

36142 Endoskopischer Gelenkeingriff (Arthroskopie) der Kategorie E2
Obligater Leistungsinhalt
- Chirurgischer Eingriff der Kategorie E2 entsprechend Anhang 2

Im Anschluss an die Leistung nach der Nr. 36142 kann für die postoperative Überwachung die Gebührenordnungsposition 36503 berechnet werden.

120,08 €
1169 Punkte

36143 Endoskopischer Gelenkeingriff (Arthroskopie) der Kategorie E3
Obligater Leistungsinhalt
- Chirurgischer Eingriff der Kategorie E3 entsprechend Anhang 2

Im Anschluss an die Leistung nach der Nr. 36143 kann für die postoperative Überwachung die Gebührenordnungsposition 36504 berechnet werden.

179,96 €
1752 Punkte

36144 Endoskopischer Gelenkeingriff (Arthroskopie) der Kategorie E4
Obligater Leistungsinhalt
- Chirurgischer Eingriff der Kategorie E4 entsprechend Anhang 2

289,66 €
2820 Punkte

36 Belegärztliche Leistungen 36145–36148

Im Anschluss an die Leistung nach der Nr. 36144 kann für die postoperative Überwachung die Gebührenordnungsposition 36504 berechnet werden.

36145	**Endoskopischer Gelenkeingriff** (Arthroskopie) der Kategorie E5	
	Obligater Leistungsinhalt	417,96 €
	– Chirurgischer Eingriff der Kategorie E5 entsprechend Anhang 2	4069 Punkte
	Im Anschluss an die Leistung nach der Nr. 36145 kann für die postoperative Überwachung die Gebührenordnungsposition 36505 berechnet werden.	
36146	**Endoskopischer Gelenkeingriff** (Arthroskopie) der Kategorie E6	
	Obligater Leistungsinhalt	549,03 €
	– Chirurgischer Eingriff der Kategorie E6 entsprechend Anhang 2	5345 Punkte
	Im Anschluss an die Leistung nach der Nr. 36146 kann für die postoperative Überwachung die Gebührenordnungsposition 36506 berechnet werden.	
36147	**Endoskopischer Gelenkeingriff** (Arthroskopie) der Kategorie E7	
	Obligater Leistungsinhalt	591,76 €
	– Chirurgischer Eingriff der Kategorie E7 entsprechend Anhang 2	5761 Punkte
	Im Anschluss an die Leistung nach der Nr. 36147 kann für die postoperative Überwachung die Gebührenordnungsposition 36507 berechnet werden.	

36148 **Zuschlag** zu den Gebührenordnungspositionen 36141 bis 36146 bei Simultaneingriffen sowie zu der Gebührenordnungsposition 36147

Obligater Leistungsinhalt

– Schnitt-Naht-Zeit je weitere vollendete 15 Minuten,
– Nachweis der Schnitt-Naht-Zeit über das Anästhesieprotokoll oder den OP-Bericht,

je weitere vollendete 15 Minuten Schnitt-Naht-Zeit

49,72 €
484 Punkte

Die Gebührenordnungsposition 36148 kann entsprechend Anhang 2, Präambel 2.1, Nr. 14 als Zuschlag zu anderen belegärztlichen Operationen des Abschnitts 36.2 abgerechnet werden.

36.2.6 Definierte operative visceralchirurgische Eingriffe

1. Abweichend von Nr. 3 der Präambel zu Anhang 2 kann bei Durchführung der Leistung: "**Andere Operationen an Schilddrüse und Nebenschilddrüsen: Monitoring des N. recurrens im Rahmen einer anderen Operation**" (OPS: 5-069.4) im Zusammenhang mit der Leistung 5-061.0 auch dann ein Simultaneingriff abgerechnet werden, wenn nur ein operativer Zugang vorliegt.
2. Bei proktologischen Eingriffen entsprechend der OPS-Codes 5-492.00, 5-492.01 und 5-492.02 ist der histologische Befund vorzuhalten.

36151	**Visceralchirurgischer Eingriff** der Kategorie F1	
	Obligater Leistungsinhalt	
	– Visceralchirurgischer Eingriff der Kategorie F1 entsprechend Anhang 2	54,85 € 534 Punkte
	Im Anschluss an die Leistung nach der Nr. 36151 kann für die postoperative Überwachung die Gebührenordnungsposition 36503 berechnet werden.	
36152	**Visceralchirurgischer Eingriff** der Kategorie F2	
	Obligater Leistungsinhalt	
	– Visceralchirurgischer Eingriff der Kategorie F2 entsprechend Anhang 2	101,90 € 992 Punkte
	Im Anschluss an die Leistung nach der Nr. 36152 kann für die postoperative Überwachung die Gebührenordnungsposition 36503 berechnet werden.	
36153	**Visceralchirurgischer Eingriff** der Kategorie F3	
	Obligater Leistungsinhalt	
	– Visceralchirurgischer Eingriff der Kategorie F3 entsprechend Anhang 2	155,82 € 1517 Punkte
	Im Anschluss an die Leistung nach der Nr. 36153 kann für die postoperative Überwachung die Gebührenordnungsposition 36505 berechnet werden.	
36154	**Visceralchirurgischer Eingriff** der Kategorie F4	
	Obligater Leistungsinhalt	
	– Visceralchirurgischer Eingriff der Kategorie F4 entsprechend Anhang 2	229,06 € 2230 Punkte
	Im Anschluss an die Leistung nach der Nr. 36154 kann für die postoperative Überwachung die Gebührenordnungsposition 36505 berechnet werden.	
36155	**Visceralchirurgischer Eingriff** der Kategorie F5	
	Obligater Leistungsinhalt	
	– Visceralchirurgischer Eingriff der Kategorie F5 entsprechend Anhang 2	312,98 € 3047 Punkte
	Im Anschluss an die Leistung nach der Nr. 36155 kann für die postoperative Überwachung die Gebührenordnungsposition 36506 berechnet werden.	
36156	**Visceralchirurgischer Eingriff** der Kategorie F6	
	Obligater Leistungsinhalt	
	– Visceralchirurgischer Eingriff der Kategorie F6 entsprechend Anhang 2	452,58 € 4406 Punkte
	Im Anschluss an die Leistung nach der Nr. 36156 kann für die postoperative Überwachung die Gebührenordnungsposition 36507 berechnet werden.	

36 Belegärztliche Leistungen 36157–36164

36157 **Visceralchirurgischer Eingriff** der Kategorie F7

Obligater Leistungsinhalt

- Visceralchirurgischer Eingriff der Kategorie F7 entsprechend Anhang 2

Im Anschluss an die Leistung nach der Nr. 36157 kann für die postoperative Überwachung die Gebührenordnungsposition 36507 berechnet werden.

527,05 €
5131 Punkte

36158 **Zuschlag** zu den Gebührenordnungspositionen 36151 bis 36156 bei Simultaneingriffen sowie zu der Gebührenordnungsposition 36157

Obligater Leistungsinhalt

- Schnitt-Naht-Zeit je weitere vollendete 15 Minuten,
- Nachweis der Schnitt-Naht-Zeit über das Anästhesieprotokoll der den OP-Bericht,

je weitere vollendete 15 Minuten Schnitt-Naht-Zeit

Die Gebührenordnungsposition 36158 kann entsprechend Anhang 2, Präambel 2.1, Nr. 14 als Zuschlag zu anderen belegärztlichen Operationen des Abschnitts 36.2 abgerechnet werden.

41,91 €
408 Punkte

36161 **Endoskopischer Visceralchirurgischer Eingriff** der Kategorie G1

Obligater Leistungsinhalt

- Endoskopisch-visceralchirurgischer Eingriff der Kategorie G1 entsprechend Anhang 2

Im Anschluss an die Leistung nach der Nr. 36161 kann für die postoperative Überwachung die Gebührenordnungsposition 36503 berechnet werden.

59,58 €
580 Punkte

36162 **Endoskopischer Visceralchirurgischer Eingriff** der Kategorie G2

Obligater Leistungsinhalt

- Endoskopisch-visceralchirurgischer Eingriff der Kategorie G2 entsprechend Anhang 2

Im Anschluss an die Leistung nach der Nr. 36162 kann für die postoperative Überwachung die Gebührenordnungsposition 36503 berechnet werden.

92,86 €
904 Punkte

36163 **Endoskopischer Visceralchirurgischer Eingriff** der Kategorie G3

Obligater Leistungsinhalt

- Endoskopisch-visceralchirurgischer Eingriff der Kategorie G3 entsprechend Anhang 2

Im Anschluss an die Leistung nach der Nr. 36163 kann für die postoperative Überwachung die Gebührenordnungsposition 36505 berechnet werden.

167,43 €
1630 Punkte

36164 **Endoskopischer Visceralchirurgischer Eingriff** der Kategorie G4

Obligater Leistungsinhalt

- Endoskopisch-visceralchirurgischer Eingriff der Kategorie G4 entsprechend Anhang 2

258,44 €
2516 Punkte

Im Anschluss an die Leistung nach der Nr. 36164 kann für die postoperative Überwachung die Gebührenordnungsposition 36505 berechnet werden.

36165 **Endoskopischer Visceralchirurgischer Eingriff** der Kategorie G5

Obligater Leistungsinhalt

– Endoskopisch-visceralchirurgischer Eingriff der Kategorie G5 entsprechend Anhang 2

346,57 €
3374 Punkte

Im Anschluss an die Leistung nach der Nr. 36165 kann für die postoperative Überwachung die Gebührenordnungsposition 36506 berechnet werden.

36166 **Endoskopischer Visceralchirurgischer Eingriff** der Kategorie G6

Obligater Leistungsinhalt

– Endoskopisch-visceralchirurgischer Eingriff der Kategorie G6 entsprechend Anhang 2

514,31 €
5007 Punkte

Im Anschluss an die Leistung nach der Nr. 36166 kann für die postoperative Überwachung die Gebührenordnungsposition 36507 berechnet werden.

36167 **Endoskopischer Visceralchirurgischer Eingriff** der Kategorie G7

Obligater Leistungsinhalt

– Endoskopisch-visceralchirurgischer Eingriff der Kategorie G7 entsprechend Anhang 2

553,75 €
5391 Punkte

Im Anschluss an die Leistung nach der Nr. 36167 kann für die postoperative Überwachung die Gebührenordnungsposition 36507 berechnet werden.

36168 **Zuschlag** zu den Gebührenordnungspositionen 36161 bis 36166 bei Simultaneingriffen und zu der Gebührenordnungsposition 36167

Obligater Leistungsinhalt

– Schnitt-Naht-Zeit je weitere vollendete 15 Minuten,
– Nachweis der Schnitt-Naht-Zeit über das Anästhesieprotokoll oder den OP-Bericht,

je weitere vollendete 15 Minuten Schnitt-Naht-Zeit

49,92 €
486 Punkte

Die Gebührenordnungsposition 36168 kann entsprechend Anhang 2, Präambel 2.1, Nr. 14 als Zuschlag zu anderen belegärztlichen Operationen des Abschnitts 36.2 abgerechnet werden.

36171 **Proktologischer Eingriff** der Kategorie H1

Obligater Leistungsinhalt

– Proktologischer Eingriff der Kategorie H1 entsprechend Anhang 2

63,17 €
615 Punkte

Im Anschluss an die Leistung nach der Nr. 36171 kann für die postoperative Überwachung die Gebührenordnungsposition 36503 berechnet werden.

36172 **Proktologischer Eingriff** der Kategorie H2

Obligater Leistungsinhalt

– Proktologischer Eingriff der Kategorie H2 entsprechend Anhang 2

95,53 €
930 Punkte

36 Belegärztliche Leistungen 36173–36178

Im Anschluss an die Leistung nach der Nr. 36172 kann für die postoperative Überwachung die Gebührenordnungsposition 36503 berechnet werden.

36173 **Proktologischer Eingriff** der Kategorie H3

Obligater Leistungsinhalt
- Proktologischer Eingriff der Kategorie H3 entsprechend Anhang 2

Im Anschluss an die Leistung nach der Nr. 36173 kann für die postoperative Überwachung die Gebührenordnungsposition 36505 berechnet werden.

135,69 €
1321 Punkte

36174 **Proktologischer Eingriff** der Kategorie H4

Obligater Leistungsinhalt
- Proktologischer Eingriff der Kategorie H4 entsprechend Anhang 2

Im Anschluss an die Leistung nach der Nr. 36174 kann für die postoperative Überwachung die Gebührenordnungsposition 36505 berechnet werden.

204,72 €
1993 Punkte

36175 **Proktologischer Eingriff** der Kategorie H5

Obligater Leistungsinhalt
- Proktologischer Eingriff der Kategorie H5 entsprechend Anhang 2

Im Anschluss an die Leistung nach der Nr. 36175 kann für die postoperative Überwachung die Gebührenordnungsposition 36506 berechnet werden.

289,66 €
2820 Punkte

36176 **Proktologischer Eingriff** der Kategorie H6

Obligater Leistungsinhalt
- Proktologischer Eingriff der Kategorie H6 entsprechend Anhang 2

Im Anschluss an die Leistung nach der Nr. 36176 kann für die postoperative Überwachung die Gebührenordnungsposition 36507 berechnet werden.

411,90 €
4010 Punkte

36177 **Proktologischer Eingriff** der Kategorie H7

Obligater Leistungsinhalt
- Proktologischer Eingriff der Kategorie H7 entsprechend Anhang 2

Im Anschluss an die Leistung nach der Nr. 36177 kann für die postoperative Überwachung die Gebührenordnungsposition 36507 berechnet werden.

537,73 €
5235 Punkte

36178 **Zuschlag** zu den Gebührenordnungspositionen 36171 bis 36176 bei Simultaneingriffen sowie zu der Gebührenordnungsposition 36177

Obligater Leistungsinhalt
- Schnitt-Naht-Zeit je weitere vollendete 15 Minuten,
- Nachweis der Schnitt-Naht-Zeit über das Anästhesieprotokoll oder den OP-Bericht,

je weitere vollendete 15 Minuten Schnitt-Naht-Zeit

Die Gebührenordnungsposition 36178 kann entsprechend Anhang 2, Präambel 2.1, Nr. 14 als Zuschlag zu anderen belegärztlichen Operationen des Abschnitts 36.2 abgerechnet werden.

49,61 €
483 Punkte

36.2.7 Definierte operative Eingriffe der Thorax- und Gefäßchirurgie

36191 **Thoraxchirurgischer Eingriff** der Kategorie J1

Obligater Leistungsinhalt

- Thoraxchirurgischer Eingriff der Kategorie J1 entsprechend Anhang 2

94,30 €
918 Punkte

Im Anschluss an die Leistung nach der Nr. 36191 kann für die postoperative Überwachung die Gebührenordnungsposition 36504 berechnet werden.

36192 **Thoraxchirurgischer Eingriff** der Kategorie J2

Obligater Leistungsinhalt

- Thoraxchirurgischer Eingriff der Kategorie J2 entsprechend Anhang 2

150,38 €
1464 Punkte

Im Anschluss an die Leistung nach der Nr. 36192 kann für die postoperative Überwachung die Gebührenordnungsposition 36504 berechnet werden.

36193 **Thoraxchirurgischer Eingriff** der Kategorie J3

Obligater Leistungsinhalt

- Thoraxchirurgischer Eingriff der Kategorie J3 entsprechend Anhang 2

202,15 €
1968 Punkte

36194 **Thoraxchirurgischer Eingriff** der Kategorie J4

Obligater Leistungsinhalt

- Thoraxchirurgischer Eingriff der Kategorie J4 entsprechend Anhang 2

291,31 €
2836 Punkte

36195 **Thoraxchirurgischer Eingriff** der Kategorie J5

Obligater Leistungsinhalt

- Thoraxchirurgischer Eingriff der Kategorie J5 entsprechend Anhang 2

420,63 €
4095 Punkte

36196 **Thoraxchirurgischer Eingriff** der Kategorie J6

Obligater Leistungsinhalt

- Thoraxchirurgischer Eingriff der Kategorie J6 entsprechend Anhang 2

531,46 €
5174 Punkte

36197 **Thoraxchirurgischer Eingriff** der Kategorie J7

Obligater Leistungsinhalt

- Thoraxchirurgischer Eingriff der Kategorie J7 entsprechend Anhang 2

600,59 €
5847 Punkte

36 Belegärztliche Leistungen 36198–36205

36198 **Zuschlag** zu den Gebührenordnungspositionen 36191 bis 36196 bei Simultaneingriffen sowie zu der Gebührenordnungsposition 36197

Obligater Leistungsinhalt

- Schnitt-Naht-Zeit je weitere vollendete 15 Minuten,
- Nachweis der Schnitt-Naht-Zeit über das Anästhesieprotokoll oder den OP-Bericht,

je weitere vollendete 15 Minuten Schnitt-Naht-Zeit

Die Gebührenordnungsposition 36198 kann entsprechend Anhang 2, Präambel 2.1, Nr. 14 als Zuschlag zu anderen belegärztlichen Operationen des Abschnitts 36.2 abgerechnet werden.

53,41 €
520 Punkte

36201 **Eingriff am Gefäßsystem** der Kategorie K1

Obligater Leistungsinhalt

- Chirurgischer Eingriff am Gefäßsystem der Kategorie K1 entsprechend Anhang 2

Im Anschluss an die Leistung nach der Nr. 36201 kann für die postoperative Überwachung die Gebührenordnungsposition 36503 berechnet werden.

65,94 €
642 Punkte

36202 **Eingriff am Gefäßsystem** der Kategorie K2

Obligater Leistungsinhalt

- Chirurgischer Eingriff am Gefäßsystem der Kategorie K2 entsprechend Anhang 2

Im Anschluss an die Leistung nach der Nr. 36202 kann für die postoperative Überwachung die Gebührenordnungsposition 36503 berechnet werden.

102,82 €
1001 Punkte

36203 **Eingriff am Gefäßsystem** der Kategorie K3

Obligater Leistungsinhalt

- Chirurgischer Eingriff am Gefäßsystem der Kategorie K3 entsprechend Anhang 2

Im Anschluss an die Leistung nach der Nr. 36203 kann für die postoperative Überwachung die Gebührenordnungsposition 36505 berechnet werden.

142,57 €
1388 Punkte

36204 **Eingriff am Gefäßsystem** der Kategorie K4

Obligater Leistungsinhalt

- Chirurgischer Eingriff am Gefäßsystem der Kategorie K4 entsprechend Anhang 2

Im Anschluss an die Leistung nach der Nr. 36204 kann für die postoperative Überwachung die Gebührenordnungsposition 36505 berechnet werden.

230,29 €
2242 Punkte

36205 **Eingriff am Gefäßsystem** der Kategorie K5

Obligater Leistungsinhalt

- Chirurgischer Eingriff am Gefäßsystem der Kategorie K5 entsprechend Anhang 2

325,62 €
3170 Punkte

Im Anschluss an die Leistung nach der Nr. 36205 kann für die postoperative Überwachung die Gebührenordnungsposition 36506 berechnet werden.

36206 **Eingriff am Gefäßsystem** der Kategorie K6

Obligater Leistungsinhalt

- Chirurgischer Eingriff am Gefäßsystem der Kategorie K6 entsprechend Anhang 2

465,31 €
4530 Punkte

Im Anschluss an die Leistung nach der Nr. 36206 kann für die postoperative Überwachung die Gebührenordnungsposition 36507 berechnet werden.

36207 **Eingriff am Gefäßsystem** der Kategorie K7

Obligater Leistungsinhalt

- Chirurgischer Eingriff am Gefäßsystem der Kategorie K7 entsprechend Anhang 2

540,30 €
5260 Punkte

Im Anschluss an die Leistung nach der Nr. 36207 kann für die postoperative Überwachung die Gebührenordnungsposition 36507 berechnet werden.

36208 **Zuschlag** zu den Gebührenordnungspositionen 36201 bis 36206 bei Simultaneingriffen und zu der Gebührenordnungsposition 36207

Obligater Leistungsinhalt

- Schnitt-Naht-Zeit je weitere vollendete 15 Minuten,
- Nachweis der Schnitt-Naht-Zeit über das Anästhesieprotokoll oder den OP-Bericht,

je weitere vollendete 15 Minuten Schnitt-Naht-Zeit

35,64 €
347 Punkte

Die Gebührenordnungsposition 36208 kann entsprechend Anhang 2, Präambel 2.1, Nr. 14 als Zuschlag zu anderen belegärztlichen Operationen des Abschnitts 36.2 abgerechnet werden.

36211 **Eingriff** der Kategorie L1

Obligater Leistungsinhalt

- Chirurgischer Eingriff der Kategorie L1 entsprechend Anhang 2

78,07 €
760 Punkte

Im Anschluss an die Leistung nach der Nr. 36211 kann für die postoperative Überwachung die Gebührenordnungsposition 36503 berechnet werden.

36212 **Eingriff** der Kategorie L2

Obligater Leistungsinhalt

- Chirurgischer Eingriff der Kategorie L2 entsprechend Anhang 2

114,22 €
1112 Punkte

Im Anschluss an die Leistung nach der Nr. 36212 kann für die postoperative Überwachung die Gebührenordnungsposition 36503 berechnet werden.

36213 **Eingriff** der Kategorie L3

Obligater Leistungsinhalt

- Chirurgischer Eingriff der Kategorie L3 entsprechend Anhang 2

156,95 €
1528 Punkte

36 Belegärztliche Leistungen 36214–36218

Im Anschluss an die Leistung nach der Nr. 36213 kann für die postoperative Überwachung die Gebührenordnungsposition 36505 berechnet werden.

36214	**Eingriff** der Kategorie L4	
	Obligater Leistungsinhalt	231,01 €
	– Chirurgischer Eingriff der Kategorie L4 entsprechend Anhang 2	2249 Punkte
	Im Anschluss an die Leistung nach der Nr. 36214 kann für die postoperative Überwachung die Gebührenordnungsposition 36505 berechnet werden.	
36215	**Eingriff** der Kategorie L5	
	Obligater Leistungsinhalt	357,05 €
	– Chirurgischer Eingriff der Kategorie L5 entsprechend Anhang 2	3476 Punkte
	Im Anschluss an die Leistung nach der Nr. 36215 kann für die postoperative Überwachung die Gebührenordnungsposition 36506 berechnet werden.	
36216	**Eingriff** der Kategorie L6	
	Obligater Leistungsinhalt	452,78 €
	– Chirurgischer Eingriff der Kategorie L6 entsprechend Anhang 2	4408 Punkte
	Im Anschluss an die Leistung nach der Nr. 36216 kann für die postoperative Überwachung die Gebührenordnungsposition 36507 berechnet werden.	
36217	**Eingriff** der Kategorie L7	
	Obligater Leistungsinhalt	487,81 €
	– Chirurgischer Eingriff der Kategorie L7 entsprechend Anhang 2	4749 Punkte
	Im Anschluss an die Leistung nach der Nr. 36217 kann für die postoperative Überwachung die Gebührenordnungsposition 36507 berechnet werden.	
36218	**Zuschlag** zu den Gebührenordnungspositionen 36211 bis 36216 bei Simultaneingriffen und zu der Gebührenordnungsposition 36217	
	Obligater Leistungsinhalt	
	– Schnitt-Naht-Zeit je weitere vollendete 15 Minuten,	
	– Nachweis der Schnitt-Naht-Zeit über das Anästhesieprotokoll oder den OP-Bericht,	35,75 €
	je weitere vollendete 15 Minuten Schnitt-Naht-Zeit	348 Punkte
	Die Gebührenordnungsposition 36218 kann entsprechend Anhang 2, Präambel 2.1, Nr. 14 als Zuschlag zu anderen belegärztlichen Operationen des Abschnitts 36.2 abgerechnet werden.	

36.2.8 Definierte operative Eingriffe der Mund-, Kiefer- und Gesichtschirurgie
1. Die Extraktion von bis zu vier einwurzeligen Zähnen oder bis zu zwei mehrwurzeligen Zähnen oder von einem mehrwurzeligen und bis zu vier einwurzeligen Zähnen muss nach den Gebührenordnungspositionen 15321 bis 15324 berechnet werden.

36221	**Eingriff der MKG-Chirurgie** der Kategorie M1	
	Obligater Leistungsinhalt	47,56 €
	– Chirurgischer Eingriff der Kategorie M1 entsprechend Anhang 2	463 Punkte
	Im Anschluss an die Leistung nach der Nr. 36221 kann für die postoperative Überwachung die Gebührenordnungsposition 36502 berechnet werden.	
36222	**Eingriff der MKG-Chirurgie** der Kategorie M2	
	Obligater Leistungsinhalt	80,63 €
	– Chirurgischer Eingriff der Kategorie M2 entsprechend Anhang 2	785 Punkte
	Im Anschluss an die Leistung nach der Nr. 36222 kann für die postoperative Überwachung die Gebührenordnungsposition 36503 berechnet werden.	
36223	**Eingriff der MKG-Chirurgie** der Kategorie M3	
	Obligater Leistungsinhalt	130,76 €
	– Chirurgischer Eingriff der Kategorie M3 entsprechend Anhang 2	1273 Punkte
	Im Anschluss an die Leistung nach der Nr. 36223 kann für die postoperative Überwachung die Gebührenordnungsposition 36504 berechnet werden.	
36224	**Eingriff der MKG-Chirurgie** der Kategorie M4	
	Obligater Leistungsinhalt	207,80 €
	– Chirurgischer Eingriff der Kategorie M4 entsprechend Anhang 2	2023 Punkte
	Im Anschluss an die Leistung nach der Nr. 36224 kann für die postoperative Überwachung die Gebührenordnungsposition 36504 berechnet werden.	
36225	**Eingriff der MKG-Chirurgie** der Kategorie M5	
	Obligater Leistungsinhalt	287,10 €
	– Chirurgischer Eingriff der Kategorie M5 entsprechend Anhang 2	2795 Punkte
	Im Anschluss an die Leistung nach der Nr. 36225 kann für die postoperative Überwachung die Gebührenordnungsposition 36505 berechnet werden.	
36226	**Eingriff der MKG-Chirurgie** der Kategorie M6	
	Obligater Leistungsinhalt	417,55 €
	– Chirurgischer Eingriff der Kategorie M6 entsprechend Anhang 2	4065 Punkte
	Im Anschluss an die Leistung nach der Nr. 36226 kann für die postoperative Überwachung die Gebührenordnungsposition 36506 berechnet werden.	
36227	**Eingriff der MKG-Chirurgie** der Kategorie M7	
	Obligater Leistungsinhalt	449,70 €
	– Chirurgischer Eingriff der Kategorie M7 entsprechend Anhang 2	4378 Punkte
	Im Anschluss an die Leistung nach der Nr. 36227 kann für die postoperative Überwachung die Gebührenordnungsposition 36507 berechnet werden.	

36 Belegärztliche Leistungen 36228–36234

36228 **Zuschlag** zu den Gebührenordnungspositionen 36221 bis 36226 bei Simultaneingriffen und zur Gebührenordnungsposition 36227

Obligater Leistungsinhalt
- Schnitt-Naht-Zeit je weitere vollendete 15 Minuten,
- Nachweis der Schnitt-Naht-Zeit über das Anästhesieprotokoll oder den OP-Bericht,

je weitere vollendete 15 Minuten Schnitt-Naht-Zeit

31,64 €
308 Punkte

Die Gebührenordnungsposition 36228 kann entsprechend Anhang 2, Präambel 2.1, Nr. 14 als Zuschlag zu anderen belegärztlichen Operationen des Abschnitts 36.2 abgerechnet werden.

36.2.9 **Definierte operative Eingriffe der HNO-Chirurgie**
1. Abweichend von Nr. 3 der Präambel zu Anhang 2 kann bei Durchführung der Leistung "**Plastische Korrektur abstehender Ohren: Concharotation**" (OPS: 5-184.3) im Zusammenhang mit den Leistungen 5-184.0, 5-184.1 und 5-184.2 auch dann ein Simultaneingriff abgerechnet werden, wenn nur ein operativer Zugang vorliegt.

36231 **Eingriffe der HNO-Chirurgie** der Kategorie N1

Obligater Leistungsinhalt
- Chirurgischer Eingriff der Kategorie N1 entsprechend Anhang 2

52,28 €
509 Punkte

Im Anschluss an die Leistung nach der Nr. 36231 kann für die postoperative Überwachung die Gebührenordnungsposition 36502 berechnet werden.

36232 **Eingriffe der HNO-Chirurgie** der Kategorie N2

Obligater Leistungsinhalt
- Chirurgischer Eingriff der Kategorie N2 entsprechend Anhang 2

90,08 €
877 Punkte

Im Anschluss an die Leistung nach der Nr. 36232 kann für die postoperative Überwachung die Gebührenordnungsposition 36503 berechnet werden.

36233 **Eingriffe der HNO-Chirurgie** der Kategorie N3

Obligater Leistungsinhalt
- Chirurgischer Eingriff der Kategorie N3 entsprechend Anhang 2

138,57 €
1349 Punkte

Im Anschluss an die Leistung nach der Nr. 36233 kann für die postoperative Überwachung die Gebührenordnungsposition 36504 berechnet werden.

36234 **Eingriffe der HNO-Chirurgie** der Kategorie N4

Obligater Leistungsinhalt
- Chirurgischer Eingriff der Kategorie N4 entsprechend Anhang 2

219,20 €
2134 Punkte

Im Anschluss an die Leistung nach der Nr. 36234 kann für die postoperative Überwachung die Gebührenordnungsposition 36504 berechnet werden.

36235 Eingriffe der HNO-Chirurgie der Kategorie N5

Obligater Leistungsinhalt
- Chirurgischer Eingriff der Kategorie N5 entsprechend Anhang 2

Im Anschluss an die Leistung nach der Nr. 36235 kann für die postoperative Überwachung die Gebührenordnungsposition 36505 berechnet werden.

309,28 €
3011 Punkte

36236 Eingriffe der HNO-Chirurgie der Kategorie N6

Obligater Leistungsinhalt
- Chirurgischer Eingriff der Kategorie N6 entsprechend Anhang 2

Im Anschluss an die Leistung nach der Nr. 36236 kann für die postoperative Überwachung die Gebührenordnungsposition 36506 berechnet werden.

410,26 €
3994 Punkte

36237 Eingriffe der HNO-Chirurgie der Kategorie N7

Obligater Leistungsinhalt
- Chirurgischer Eingriff der Kategorie N7 entsprechend Anhang 2

Im Anschluss an die Leistung nach der Nr. 36237 kann für die postoperative Überwachung die Gebührenordnungsposition 36507 berechnet werden.

479,49 €
4668 Punkte

36238 Zuschlag zu den Gebührenordnungspositionen 36231 bis 36236 bei Simultaneingriffen und zu der Gebührenordnungsposition 36237

Obligater Leistungsinhalt
- Schnitt-Naht-Zeit je weitere vollendete 15 Minuten,
- Nachweis der Schnitt-Naht-Zeit über das Anästhesieprotokoll oder den OP-Bericht,

je weitere vollendete 15 Minuten Schnitt-Naht-Zeit

Die Gebührenordnungsposition 36238 kann entsprechend Anhang 2, Präambel 2.1, Nr. 14 als Zuschlag zu anderen belegärztlichen Operationen des Abschnitts 36.2 abgerechnet werden.

36,16 €
352 Punkte

36.2.10 Definierte operative Eingriffe der Neurochirurgie

1. Eingriffe, die nach den OPS-Codes **5-010.00 bis 5-010.14** sowie **5-030.40 bis 5-032.42** codiert werden, sind nur als selbstständige Leistung berechnungsfähig.

36241 Peripherer neurochirurgischer Eingriff der Kategorie O1

Obligater Leistungsinhalt
- Chirurgischer Eingriff der Kategorie O1 entsprechend Anhang 2

Im Anschluss an die Leistung nach der Nr. 36241 kann für die postoperative Überwachung die Gebührenordnungsposition 36502 berechnet werden.

51,56 €
502 Punkte

36242 Peripherer neurochirurgischer Eingriff der Kategorie O2

Obligater Leistungsinhalt
- Chirurgischer Eingriff der Kategorie O2 entsprechend Anhang 2

88,65 €
863 Punkte

36 Belegärztliche Leistungen 36243–36248

Im Anschluss an die Leistung nach der Nr. 36242 kann für die postoperative Überwachung die Gebührenordnungsposition 36503 berechnet werden.

36243 **Peripherer neurochirurgischer Eingriff** der Kategorie O3

Obligater Leistungsinhalt

- Chirurgischer Eingriff der Kategorie O3 entsprechend Anhang 2

Im Anschluss an die Leistung nach der Nr. 36243 kann für die postoperative Überwachung die Gebührenordnungsposition 36504 berechnet werden.

134,05 €
1305 Punkte

36244 **Peripherer neurochirurgischer Eingriff** der Kategorie O4

Obligater Leistungsinhalt

- Chirurgischer Eingriff der Kategorie O4 entsprechend Anhang 2

Im Anschluss an die Leistung nach der Nr. 36244 kann für die postoperative Überwachung die Gebührenordnungsposition 36504 berechnet werden.

219,61 €
2138 Punkte

36245 **Peripherer neurochirurgischer Eingriff** der Kategorie O5

Obligater Leistungsinhalt

- Chirurgischer Eingriff der Kategorie O5 entsprechend Anhang 2

Im Anschluss an die Leistung nach der Nr. 36245 kann für die postoperative Überwachung die Gebührenordnungsposition 36505 berechnet werden.

318,53 €
3101 Punkte

36246 **Peripherer neurochirurgischer Eingriff** der Kategorie O6

Obligater Leistungsinhalt

- Chirurgischer Eingriff der Kategorie O6 entsprechend Anhang 2

Im Anschluss an die Leistung nach der Nr. 36246 kann für die postoperative Überwachung die Gebührenordnungsposition 36506 berechnet werden.

411,90 €
4010 Punkte

36247 **Peripherer neurochirurgischer Eingriff** der Kategorie O7

Obligater Leistungsinhalt

- Chirurgischer Eingriff der Kategorie O7 entsprechend Anhang 2

Im Anschluss an die Leistung nach der Nr. 36247 kann für die postoperative Überwachung die Gebührenordnungsposition 36507 berechnet werden.

445,39 €
4336 Punkte

36248 **Zuschlag** zu den Gebührenordnungspositionen 36241 bis 36246 bei Simultaneingriffen und zu der Gebührenordnungsposition 36247

Obligater Leistungsinhalt

- Schnitt-Naht-Zeit je weitere vollendete 15 Minuten,
- Nachweis der Schnitt-Naht-Zeit über das Anästhesieprotokoll oder den OP-Bericht,

je weitere vollendete 15 Minuten Schnitt-Naht-Zeit

Die Gebührenordnungsposition 36248 kann entsprechend Anhang 2, Präambel 2.1, Nr. 14 als Zuschlag zu anderen belegärztlichen Operationen des Abschnitts 36.2 abgerechnet werden.

35,44 €
345 Punkte

36251–36258 IV Arztgruppenüber. b. spezif. Voraussetz. berechn. GOP

36251	**Zentraler neurochirurgischer Eingriff** der Kategorie P1	
	Obligater Leistungsinhalt	82,28 €
	– Chirurgischer Eingriff der Kategorie P1 entsprechend Anhang 2	801 Punkte
	Im Anschluss an die Leistung nach der Nr. 36251 kann für die postoperative Überwachung die Gebührenordnungsposition 36504 berechnet werden.	
36252	**Zentraler neurochirurgischer Eingriff** der Kategorie P2	
	Obligater Leistungsinhalt	137,64 €
	– Chirurgischer Eingriff der Kategorie P2 entsprechend Anhang 2	1340 Punkte
	Im Anschluss an die Leistung nach der Nr. 36252 kann für die postoperative Überwachung die Gebührenordnungsposition 36504 berechnet werden.	
36253	**Zentraler neurochirurgischer Eingriff** der Kategorie P3	
	Obligater Leistungsinhalt	181,30 €
	– Chirurgischer Eingriff der Kategorie P3 entsprechend Anhang 2	1765 Punkte
36254	**Zentraler neurochirurgischer Eingriff** der Kategorie P4	
	Obligater Leistungsinhalt	264,40 €
	– Chirurgischer Eingriff der Kategorie P4 entsprechend Anhang 2	2574 Punkte
36255	**Zentraler neurochirurgischer Eingriff** der Kategorie P5	
	Obligater Leistungsinhalt	355,40 €
	– Chirurgischer Eingriff der Kategorie P5 entsprechend Anhang 2	3460 Punkte
36256	**Zentraler neurochirurgischer Eingriff** der Kategorie P6	
	Obligater Leistungsinhalt	466,75 €
	– Chirurgischer Eingriff der Kategorie P6 entsprechend Anhang 2	4544 Punkte
36257	**Zentraler neurochirurgischer Eingriff** der Kategorie P7	
	Obligater Leistungsinhalt	501,98 €
	– Chirurgischer Eingriff der Kategorie P7 entsprechend Anhang 2	4887 Punkte
36258	**Zuschlag** zu den Gebührenordnungspositionen 36251 bis 36256 bei Simultaneingriffen und zur Gebührenordnungsposition 36257	
	Obligater Leistungsinhalt	
	– Schnitt-Naht-Zeit je weitere vollendete 15 Minuten,	
	– Nachweis der Schnitt-Naht-Zeit über das Anästhesieprotokoll oder den OP-Bericht,	43,04 €
	je weitere vollendete 15 Minuten Schnitt-Naht-Zeit	419 Punkte

36 Belegärztliche Leistungen 36261–36267

Die Gebührenordnungsposition 36258 kann entsprechend Anhang 2, Präambel 2.1, Nr. 14 als Zuschlag zu anderen belegärztlichen Operationen des Abschnitts 36.2 abgerechnet werden.

36261	**Stereotaktischer neurochirurgischer Eingriff** der Kategorie PP1	
	Obligater Leistungsinhalt	173,08 €
	– Chirurgischer Eingriff der Kategorie PP1 entsprechend Anhang 2	1685 Punkte
	Im Anschluss an die Leistung nach der Nr. 36261 kann für die postoperative Überwachung die Gebührenordnungsposition 36504 berechnet werden.	
36262	**Stereotaktischer neurochirurgischer Eingriff** der Kategorie PP2	
	Obligater Leistungsinhalt	217,04 €
	– Chirurgischer Eingriff der Kategorie PP2 entsprechend Anhang 2	2113 Punkte
	Im Anschluss an die Leistung nach der Nr. 36262 kann für die postoperative Überwachung die Gebührenordnungsposition 36504 berechnet werden.	
36263	**Stereotaktischer neurochirurgischer Eingriff** der Kategorie PP3	
	Obligater Leistungsinhalt	265,73 €
	– Chirurgischer Eingriff der Kategorie PP3 entsprechend Anhang 2	2587 Punkte
36264	**Stereotaktischer neurochirurgischer Eingriff** der Kategorie PP4	
	Obligater Leistungsinhalt	366,70 €
	– Chirurgischer Eingriff der Kategorie PP4 entsprechend Anhang 2	3570 Punkte
36265	**Stereotaktischer neurochirurgischer Eingriff** der Kategorie PP5	
	Obligater Leistungsinhalt	458,94 €
	– Chirurgischer Eingriff der Kategorie PP5 entsprechend Anhang 2	4468 Punkte
36266	**Stereotaktischer neurochirurgischer Eingriff** der Kategorie PP6	
	Obligater Leistungsinhalt	557,96 €
	– Chirurgischer Eingriff der Kategorie PP6 entsprechend Anhang 2	5432 Punkte
36267	**Stereotaktischer neurochirurgischer Eingriff** der Kategorie PP7	
	Obligater Leistungsinhalt	594,63 €
	– Chirurgischer Eingriff der Kategorie PP7 entsprechend Anhang 2	5789 Punkte

36268	Zuschlag zu den Gebührenordnungspositionen 36261 bis 36266 bei Simultaneingriffen und zu der Gebührenordnungsposition 36267	
	Obligater Leistungsinhalt	
	– Schnitt-Naht-Zeit je weitere vollendete 15 Minuten,	
	– Nachweis der Schnitt-Naht-Zeit über das Anästhesieprotokoll oder den OP-Bericht,	43,04 €
	je weitere vollendete 15 Minuten Schnitt-Naht-Zeit	419 Punkte
	Die Gebührenordnungsposition 36268 kann entsprechend Anhang 2, Präambel 2.1, Nr. 14 als Zuschlag zu anderen belegärztlichen Operationen des Abschnitts 36.2 abgerechnet werden.	

36.2.11 Definierte operative Eingriffe an der Niere und dem Urogenitalsystem

Die Durchführung und Berechnung von Leistungen dieses Abschnittes mit dem Ziel der Sterilisation des Mannes ist nicht berechnungsfähig. Die Berechnung von Leistungen zur Sterilisation des Mannes erfolgt nach der Gebührenordnungsposition 01854.

36271	**Urologischer Eingriff** der Kategorie Q1	
	Obligater Leistungsinhalt	53,93 €
	– Chirurgischer Eingriff der Kategorie Q1 entsprechend Anhang 2	525 Punkte
	Im Anschluss an die Leistung nach der Nr. 36271 kann für die postoperative Überwachung die Gebührenordnungsposition 36502 berechnet werden.	

36272	**Urologischer Eingriff** der Kategorie Q2	
	Obligater Leistungsinhalt	93,68 €
	– Chirurgischer Eingriff der Kategorie Q2 entsprechend Anhang 2	912 Punkte
	Im Anschluss an die Leistung nach der Nr. 36272 kann für die postoperative Überwachung die Gebührenordnungsposition 36503 berechnet werden.	

36273	**Urologischer Eingriff** der Kategorie Q3	
	Obligater Leistungsinhalt	161,78 €
	– Chirurgischer Eingriff der Kategorie Q3 entsprechend Anhang 2	1575 Punkte
	Im Anschluss an die Leistung nach der Nr. 36273 kann für die postoperative Überwachung die Gebührenordnungsposition 36505 berechnet werden.	

36274	**Urologischer Eingriff** der Kategorie Q4	
	Obligater Leistungsinhalt	260,29 €
	– Chirurgischer Eingriff der Kategorie Q4 entsprechend Anhang 2	2534 Punkte
	Im Anschluss an die Leistung nach der Nr. 36274 kann für die postoperative Überwachung die Gebührenordnungsposition 36505 berechnet werden.	

36275	**Urologischer Eingriff** der Kategorie Q5	
	Obligater Leistungsinhalt	387,56 €
	– Chirurgischer Eingriff der Kategorie Q5 entsprechend Anhang 2	3773 Punkte

36 Belegärztliche Leistungen 36276–36283

Im Anschluss an die Leistung nach der Nr. 36275 kann für die postoperative Überwachung die Gebührenordnungsposition 36506 berechnet werden.

36276 **Urologischer Eingriff** der Kategorie Q6

Obligater Leistungsinhalt

– Chirurgischer Eingriff der Kategorie Q6 entsprechend Anhang 2

Im Anschluss an die Leistung nach der Nr. 36276 kann für die postoperative Überwachung die Gebührenordnungsposition 36507 berechnet werden.

537,42 €
5232 Punkte

36277 **Urologischer Eingriff** der Kategorie Q7

Obligater Leistungsinhalt

– Chirurgischer Eingriff der Kategorie Q7 entsprechend Anhang 2

Im Anschluss an die Leistung nach der Nr. 36277 kann für die postoperative Überwachung die Gebührenordnungsposition 36507 berechnet werden.

580,05 €
5647 Punkte

36278 **Zuschlag** zu den Gebührenordnungspositionen 36271 bis 36276 bei Simultaneingriffen und zu der Gebührenordnungsposition 36277

Obligater Leistungsinhalt

– Schnitt-Naht-Zeit je weitere vollendete 15 Minuten,
– Nachweis der Schnitt-Naht-Zeit über das Anästhesieprotokoll oder den OP-Bericht,

je weitere vollendete 15 Minuten Schnitt-Naht-Zeit

Die Gebührenordnungsposition 36278 kann entsprechend Anhang 2, Präambel 2.1, Nr. 14 als Zuschlag zu anderen belegärztlichen Operationen des Abschnitts 36.2 abgerechnet werden.

53,00 €
516 Punkte

36281 **Endoskopischer urologischer Eingriff** der Kategorie R1

Obligater Leistungsinhalt

– Chirurgischer Eingriff der Kategorie R1 entsprechend Anhang 2

Im Anschluss an die Leistung nach der Nr. 36281 kann für die postoperative Überwachung die Gebührenordnungsposition 36502 berechnet werden.

65,43 €
637 Punkte

36282 **Endoskopischer urologischer Eingriff** der Kategorie R2

Obligater Leistungsinhalt

– Chirurgischer Eingriff der Kategorie R2 entsprechend Anhang 2

Im Anschluss an die Leistung nach der Nr. 36282 kann für die postoperative Überwachung die Gebührenordnungsposition 36503 berechnet werden.

100,97 €
983 Punkte

36283 **Endoskopischer urologischer Eingriff** der Kategorie R3

Obligater Leistungsinhalt

– Chirurgischer Eingriff der Kategorie R3 entsprechend Anhang 2

Im Anschluss an die Leistung nach der Nr. 36283 kann für die postoperative Überwachung die Gebührenordnungsposition 36505 berechnet werden.

146,37 €
1425 Punkte

36284	**Endoskopischer urologischer Eingriff** der Kategorie R4	
	Obligater Leistungsinhalt	222,90 €
	– Chirurgischer Eingriff der Kategorie R4 entsprechend Anhang 2	2170 Punkte
	Im Anschluss an die Leistung nach der Nr. 36284 kann für die postoperative Überwachung die Gebührenordnungsposition 36505 berechnet werden.	
36285	**Endoskopischer urologischer Eingriff** der Kategorie R5	
	Obligater Leistungsinhalt	361,05 €
	– Chirurgischer Eingriff der Kategorie R5 entsprechend Anhang 2	3515 Punkte
	Im Anschluss an die Leistung nach der Nr. 36285 kann für die postoperative Überwachung die Gebührenordnungsposition 36506 berechnet werden.	
36286	**Endoskopischer urologischer Eingriff** der Kategorie R6	
	Obligater Leistungsinhalt	533,21 €
	– Chirurgischer Eingriff der Kategorie R6 entsprechend Anhang 2	5191 Punkte
	Im Anschluss an die Leistung nach der Nr. 36286 kann für die postoperative Überwachung die Gebührenordnungsposition 36507 berechnet werden.	
36287	**Endoskopischer urologischer Eingriff** der Kategorie R7	
	Obligater Leistungsinhalt	574,30 €
	– Chirurgischer Eingriff der Kategorie R7 entsprechend Anhang 2	5591 Punkte
	Im Anschluss an die Leistung nach der Nr. 36287 kann für die postoperative Überwachung die Gebührenordnungsposition 36507 berechnet werden.	
36288	**Zuschlag** zu den Gebührenordnungspositionen 36281 bis 36286 bei Simultaneingriffen und zu der Gebührenordnungsposition 36287	
	Obligater Leistungsinhalt	
	– Schnitt-Naht-Zeit je weitere vollendete 15 Minuten,	
	– Nachweis der Schnitt-Naht-Zeit über das Anästhesieprotokoll oder den OP-Bericht,	35,44 €
	je weitere vollendete 15 Minuten Schnitt-Naht-Zeit	345 Punkte
	Die Gebührenordnungsposition 36288 kann entsprechend Anhang 2, Präambel 2.1, Nr. 14 als Zuschlag zu anderen belegärztlichen Operationen des Abschnitts 36.2 abgerechnet werden.	
36291	**(Endoskopischer) urologischer Eingriff mit Bildwandler** der Kategorie RR1	
	Obligater Leistungsinhalt	
	– Chirurgischer Eingriff der Kategorie RR1 entsprechend Anhang 2,	
	– Durchleuchtung,	65,43 €
	– Bilddokumentation des prä- und postoperativen Befundes	637 Punkte
	Im Anschluss an die Leistung nach der Nr. 36291 kann für die postoperative Überwachung die Gebührenordnungsposition 36503 berechnet werden.	

36 Belegärztliche Leistungen 36292–36294

Die Berechnung der Gebührenordnungsposition 36291 setzt eine Genehmigung der Kassenärztlichen Vereinigung nach der Vereinbarung zur Strahlendiagnostik und -therapie gemäß § 135 Abs. 2 SGB V voraus.

36292 **(Endoskopischer) urologischer Eingriff mit Bildwandler** der Kategorie RR2

Obligater Leistungsinhalt
- Chirurgischer Eingriff der Kategorie RR2 entsprechend Anhang 2,
- Durchleuchtung,
- Bilddokumentation des prä- und postoperativen Befundes

120,59 €
1174 Punkte

Im Anschluss an die Leistung nach der Nr. 36292 kann für die postoperative Überwachung die Gebührenordnungsposition 36503 berechnet werden.

Die Berechnung der Gebührenordnungsposition 36292 setzt eine Genehmigung der Kassenärztlichen Vereinigung nach der Vereinbarung zur Strahlendiagnostik und -therapie gemäß § 135 Abs. 2 SGB V voraus.

36293 **(Endoskopischer) urologischer Eingriff mit Bildwandler** der Kategorie RR3

Obligater Leistungsinhalt
- Chirurgischer Eingriff der Kategorie RR3 entsprechend Anhang 2,
- Durchleuchtung,
- Bilddokumentation des prä- und postoperativen Befundes

173,49 €
1689 Punkte

Im Anschluss an die Leistung nach der Nr. 36293 kann für die postoperative Überwachung die Gebührenordnungsposition 36505 berechnet werden.

Die Berechnung der Gebührenordnungsposition 36293 setzt eine Genehmigung der Kassenärztlichen Vereinigung nach der Vereinbarung zur Strahlendiagnostik und -therapie gemäß § 135 Abs. 2 SGB V voraus.

36294 **(Endoskopischer) urologischer Eingriff mit Bildwandler** der Kategorie RR4

Obligater Leistungsinhalt
- Chirurgischer Eingriff der Kategorie RR4 entsprechend Anhang 2,
- Durchleuchtung,
- Bilddokumentation des prä- und postoperativen Befundes

270,66 €
2635 Punkte

Im Anschluss an die Leistung nach der Nr. 36294 kann für die postoperative Überwachung die Gebührenordnungsposition 36505 berechnet werden.

Die Berechnung der Gebührenordnungsposition 36294 setzt eine Genehmigung der Kassenärztlichen Vereinigung nach der Vereinbarung zur Strahlendiagnostik und -therapie gemäß § 135 Abs. 2 SGB V voraus.

36295–36297 IV Arztgruppenüberg. b. spezif. Voraussetz. berechn. GOP

36295 **(Endoskopischer) urologischer Eingriff mit Bildwandler** der Kategorie **RR5**

Obligater Leistungsinhalt
- Chirurgischer Eingriff der Kategorie RR5 entsprechend Anhang 2,
- Durchleuchtung,
- Bilddokumentation des prä- und postoperativen Befundes

361,77 €
3522 Punkte

Im Anschluss an die Leistung nach der Nr. 36295 kann für die postoperative Überwachung die Gebührenordnungsposition 36506 berechnet werden.

Die Berechnung der Gebührenordnungsposition 36295 setzt eine Genehmigung der Kassenärztlichen Vereinigung nach der Vereinbarung zur Strahlendiagnostik und -therapie gemäß § 135 Abs. 2 SGB V voraus.

36296 **(Endoskopischer) urologischer Eingriff mit Bildwandler** der Kategorie **RR6**

Obligater Leistungsinhalt
- Chirurgischer Eingriff der Kategorie RR6 entsprechend Anhang 2,
- Durchleuchtung,
- Bilddokumentation des prä- und postoperativen Befundes

507,22 €
4938 Punkte

Im Anschluss an die Leistung nach der Nr. 36296 kann für die postoperative Überwachung die Gebührenordnungsposition 36507 berechnet werden.

Die Berechnung der Gebührenordnungsposition 36296 setzt eine Genehmigung der Kassenärztlichen Vereinigung nach der Vereinbarung zur Strahlendiagnostik und -therapie gemäß § 135 Abs. 2 SGB V voraus.

36297 **(Endoskopischer) urologischer Eingriff mit Bildwandler** der Kategorie **RR7**

Obligater Leistungsinhalt
- Chirurgischer Eingriff der Kategorie RR7 entsprechend Anhang 2,
- Durchleuchtung,
- Bilddokumentation des prä- und postoperativen Befundes

501,78 €
4885 Punkte

Im Anschluss an die Leistung nach der Nr. 36297 kann für die postoperative Überwachung die Gebührenordnungsposition 36507 berechnet werden.

Die Berechnung der Gebührenordnungsposition 36297 setzt eine Genehmigung der Kassenärztlichen Vereinigung nach der Vereinbarung zur Strahlendiagnostik und -therapie gemäß § 135 Abs. 2 SGB V voraus.

36 Belegärztliche Leistungen 36298–36305

36298 **Zuschlag** zu den Gebührenordnungspositionen 36291 bis 36296 bei Simultaneingriffen und zu der Gebührenordnungsposition 36297

Obligater Leistungsinhalt
- Schnitt-Naht-Zeit je weitere vollendete 15 Minuten,
- Nachweis der Schnitt-Naht-Zeit über das Anästhesieprotokoll oder den OP-Bericht,

je weitere vollendete 15 Minuten Schnitt-Naht-Zeit

Die Gebührenordnungsposition 36298 kann entsprechend Anhang 2, Präambel 2.1, Nr. 14 als Zuschlag zu anderen belegärztlichen Operationen des Abschnitts 36.2 abgerechnet werden.

40,68 €
396 Punkte

36.2.12 Definierte operative Eingriffe der Gynäkologie
1. Die Durchführung und Berechnung von Leistungen dieses Abschnittes mit dem Ziel der Sterilisation der Frau ist nicht berechnungsfähig. Die Berechnung von Leistungen zur Sterilisation der Frau erfolgt nach der Gebührenordnungsposition 01855.

36301 **Gynäkologischer Eingriff** der Kategorie S1

Obligater Leistungsinhalt
- Chirurgischer Eingriff der Kategorie S1 entsprechend Anhang 2

Im Anschluss an die Leistung nach der Nr. 36301 kann für die postoperative Überwachung die Gebührenordnungsposition 36502 berechnet werden.

49,20 €
479 Punkte

36302 **Gynäkologischer Eingriff** der Kategorie S2

Obligater Leistungsinhalt
- Chirurgischer Eingriff der Kategorie S2 entsprechend Anhang 2

Im Anschluss an die Leistung nach der Nr. 36302 kann für die postoperative Überwachung die Gebührenordnungsposition 36503 berechnet werden.

81,87 €
797 Punkte

36303 **Gynäkologischer Eingriff** der Kategorie S3

Obligater Leistungsinhalt
- Chirurgischer Eingriff der Kategorie S3 entsprechend Anhang 2

Im Anschluss an die Leistung nach der Nr. 36303 kann für die postoperative Überwachung die Gebührenordnungsposition 36505 berechnet werden.

141,65 €
1379 Punkte

36304 **Gynäkologischer Eingriff** der Kategorie S4

Obligater Leistungsinhalt
- Chirurgischer Eingriff der Kategorie S4 entsprechend Anhang 2

Im Anschluss an die Leistung nach der Nr. 36304 kann für die postoperative Überwachung die Gebührenordnungsposition 36505 berechnet werden.

203,28 €
1979 Punkte

36305 **Gynäkologischer Eingriff** der Kategorie S5

Obligater Leistungsinhalt
- Chirurgischer Eingriff der Kategorie S5 entsprechend Anhang 2

293,67 €
2859 Punkte

Im Anschluss an die Leistung nach der Nr. 36305 kann für die postoperative Überwachung die Gebührenordnungsposition 36506 berechnet werden.

36306 **Gynäkologischer Eingriff** der Kategorie S6

Obligater Leistungsinhalt
- Chirurgischer Eingriff der Kategorie S6 entsprechend Anhang 2

Im Anschluss an die Leistung nach der Nr. 36306 kann für die postoperative Überwachung die Gebührenordnungsposition 36507 berechnet werden.

389,92 €
3796 Punkte

36307 **Gynäkologischer Eingriff** der Kategorie S7

Obligater Leistungsinhalt
- Chirurgischer Eingriff der Kategorie S7 entsprechend Anhang 2

Im Anschluss an die Leistung nach der Nr. 36307 kann für die postoperative Überwachung die Gebührenordnungsposition 36507 berechnet werden.

446,82 €
4350 Punkte

36308 **Zuschlag** zu den Gebührenordnungspositionen 36301 bis 36306 bei Simultaneingriffen und zu der Gebührenordnungsposition 36307

Obligater Leistungsinhalt
- Schnitt-Naht-Zeit je weitere vollendete 15 Minuten,
- Nachweis der Schnitt-Naht-Zeit über das Anästhesieprotokoll oder den OP-Bericht,

je weitere vollendete 15 Minuten Schnitt-Naht-Zeit

Die Gebührenordnungsposition 36308 kann entsprechend Anhang 2, Präambel 2.1, Nr. 14 als Zuschlag zu anderen belegärztlichen Operationen des Abschnitts 36.2 abgerechnet werden.

29,07 €
283 Punkte

36311 **Endoskopischer gynäkologischer Eingriff** der Kategorie T1

Obligater Leistungsinhalt
- Chirurgischer Eingriff der Kategorie T1 entsprechend Anhang 2

Im Anschluss an die Leistung nach der Nr. 36311 kann für die postoperative Überwachung die Gebührenordnungsposition 36503 berechnet werden.

64,30 €
626 Punkte

36312 **Endoskopischer gynäkologischer Eingriff** der Kategorie T2

Obligater Leistungsinhalt
- Chirurgischer Eingriff der Kategorie T2 entsprechend Anhang 2

Im Anschluss an die Leistung nach der Nr. 36312 kann für die postoperative Überwachung die Gebührenordnungsposition 36503 berechnet werden.

119,46 €
1163 Punkte

36313 **Endoskopischer gynäkologischer Eingriff** der Kategorie T3

Obligater Leistungsinhalt
- Chirurgischer Eingriff der Kategorie T3 entsprechend Anhang 2

Im Anschluss an die Leistung nach der Nr. 36313 kann für die postoperative Überwachung die Gebührenordnungsposition 36505 berechnet werden.

181,81 €
1770 Punkte

36 Belegärztliche Leistungen 36314–36321

36314	**Endoskopischer gynäkologischer Eingriff** der Kategorie T4	
	Obligater Leistungsinhalt	281,55 €
	– Chirurgischer Eingriff der Kategorie T4 entsprechend Anhang 2	2741 Punkte
	Im Anschluss an die Leistung nach der Nr. 36314 kann für die postoperative Überwachung die Gebührenordnungsposition 36505 berechnet werden.	
36315	**Endoskopischer gynäkologischer Eingriff** der Kategorie T5	
	Obligater Leistungsinhalt	376,36 €
	– Chirurgischer Eingriff der Kategorie T5 entsprechend Anhang 2	3664 Punkte
	Im Anschluss an die Leistung nach der Nr. 36315 kann für die postoperative Überwachung die Gebührenordnungsposition 36506 berechnet werden.	
36316	**Endoskopischer gynäkologischer Eingriff** der Kategorie T6	
	Obligater Leistungsinhalt	458,02 €
	– Chirurgischer Eingriff der Kategorie T6 entsprechend Anhang 2	4459 Punkte
	Im Anschluss an die Leistung nach der Nr. 36316 kann für die postoperative Überwachung die Gebührenordnungsposition 36507 berechnet werden.	
36317	**Endoskopischer gynäkologischer Eingriff** der Kategorie T7	
	Obligater Leistungsinhalt	492,53 €
	– Chirurgischer Eingriff der Kategorie T7 entsprechend Anhang 2	4795 Punkte
	Im Anschluss an die Leistung nach der Nr. 36317 kann für die postoperative Überwachung die Gebührenordnungsposition 36507 berechnet werden.	
36318	**Zuschlag** zu den Gebührenordnungspositionen 36311 bis 36316 bei Simultaneingriffen und zu der Gebührenordnungsposition 36317	
	Obligater Leistungsinhalt	
	– Schnitt-Naht-Zeit je weitere 15 Minuten	
	– Nachweis der Schnitt-Naht-Zeit über das Anästhesieprotokoll oder den OP-Bericht,	42,11 €
	je weitere vollendete 15 Minuten Schnitt-Naht-Zeit	410 Punkte
	Die Gebührenordnungsposition 36318 kann entsprechend Anhang 2, Präambel 2.1, Nr. 14 als Zuschlag zu anderen belegärztlichen Operationen des Abschnitts 36.2 abgerechnet werden.	
36.2.13	**Definierte operative Eingriffe der Ophthalmochirurgie**	
36321	**Extraocularer Eingriff** der Kategorie U1	
	Obligater Leistungsinhalt	50,13 €
	– Chirurgischer Eingriff der Kategorie U1 entsprechend Anhang 2	488 Punkte
	Im Anschluss an die Leistung nach der Nr. 36321 kann für die postoperative Überwachung die Gebührenordnungsposition. 36502 berechnet werden.	

36322	**Extraocularer Eingriff** der Kategorie U2	
	Obligater Leistungsinhalt	88,65 €
	– Chirurgischer Eingriff der Kategorie U2 entsprechend Anhang 2	863 Punkte
	Im Anschluss an die Leistung nach der Nr. 36322 kann für die postoperative Überwachung die Gebührenordnungsposition 36503 berechnet werden.	
36323	**Extraocularer Eingriff** der Kategorie U3	
	Obligater Leistungsinhalt	133,12 €
	– Chirurgischer Eingriff der Kategorie U3 entsprechend Anhang 2	1296 Punkte
	Im Anschluss an die Leistung nach der Nr. 36323 kann für die postoperative Überwachung die Gebührenordnungsposition 36504 berechnet werden.	
36324	**Extraocularer Eingriff** der Kategorie U4	
	Obligater Leistungsinhalt	199,38 €
	– Chirurgischer Eingriff der Kategorie U4 entsprechend Anhang 2	1941 Punkte
	Im Anschluss an die Leistung nach der Nr. 36324 kann für die postoperative Überwachung die Gebührenordnungsposition 36504 berechnet werden.	
36325	**Extraocularer Eingriff** der Kategorie U5	
	Obligater Leistungsinhalt	272,10 €
	– Chirurgischer Eingriff der Kategorie U5 entsprechend Anhang 2	2649 Punkte
	Im Anschluss an die Leistung nach der Nr. 36325 kann für die postoperative Überwachung die Gebührenordnungsposition 36505 berechnet werden.	
36326	**Extraocularer Eingriff** der Kategorie U6	
	Obligater Leistungsinhalt	374,82 €
	– Chirurgischer Eingriff der Kategorie U6 entsprechend Anhang 2	3649 Punkte
	Im Anschluss an die Leistung nach der Nr. 36326 kann für die postoperative Überwachung die Gebührenordnungsposition 36506 berechnet werden.	
36327	**Extraocularer Eingriff** der Kategorie U7	
	Obligater Leistungsinhalt	413,75 €
	– Chirurgischer Eingriff der Kategorie U7 entsprechend Anhang 2	4028 Punkte
	Im Anschluss an die Leistung nach der Nr. 36327 kann für die postoperative Überwachung die Gebührenordnungsposition 36507 berechnet werden.	

36 Belegärztliche Leistungen 36328–36335

36328 **Zuschlag** zu den Gebührenordnungspositionen 36321 bis 36326 bei Simultaneingriffen und zu der Gebührenordnungsposition 36327

Obligater Leistungsinhalt
- Schnitt-Naht-Zeit je weitere vollendete 15 Minuten,
- Nachweis der Schnitt-Naht-Zeit über das Anästhesieprotokoll oder den OP-Bericht,

je weitere vollendete 15 Minuten Schnitt-Naht-Zeit

30,71 €
299 Punkte

Die Gebührenordnungsposition 36328 kann entsprechend Anhang 2, Präambel 2.1, Nr. 14 als Zuschlag zu anderen belegärztlichen Operationen des Abschnitts 36.2 abgerechnet werden.

36331 **Intraocularer Eingriff** der Kategorie V1

Obligater Leistungsinhalt
- Chirurgischer Eingriff der Kategorie V1 entsprechend Anhang 2

83,92 €
817 Punkte

Im Anschluss an die Leistung nach der Nr. 36331 kann für die postoperative Überwachung die Gebührenordnungsposition 36502 berechnet werden.

36332 **Intraocularer Eingriff** der Kategorie V2

Obligater Leistungsinhalt
- Chirurgischer Eingriff der Kategorie V2 entsprechend Anhang 2

114,94 €
1119 Punkte

Im Anschluss an die Leistung nach der Nr. 36332 kann für die postoperative Überwachung die Gebührenordnungsposition 36503 berechnet werden.

36333 **Intraocularer Eingriff** der Kategorie V3

Obligater Leistungsinhalt
- Chirurgischer Eingriff der Kategorie V3 entsprechend Anhang 2

157,88 €
1537 Punkte

Im Anschluss an die Leistung nach der Nr. 36333 kann für die postoperative Überwachung die Gebührenordnungsposition 36504 berechnet werden.

36334 **Intraocularer Eingriff** der Kategorie V4

Obligater Leistungsinhalt
- Chirurgischer Eingriff der Kategorie V4 entsprechend Anhang 2

252,99 €
2463 Punkte

Im Anschluss an die Leistung nach der Nr. 36334 kann für die postoperative Überwachung die Gebührenordnungsposition 36504 berechnet werden.

36335 **Intraocularer Eingriff** der Kategorie V5

Obligater Leistungsinhalt
- Chirurgischer Eingriff der Kategorie V5 entsprechend Anhang 2

341,43 €
3324 Punkte

Im Anschluss an die Leistung nach der Nr. 36335 kann für die postoperative Überwachung die Gebührenordnungsposition 36505 berechnet werden.

36336	**Intraocularer Eingriff** der Kategorie V6	
	Obligater Leistungsinhalt	446,10 €
	– Chirurgischer Eingriff der Kategorie V6 entsprechend Anhang 2	4343 Punkte
	Im Anschluss an die Leistung nach der Nr. 36336 kann für die postoperative Überwachung die Gebührenordnungsposition 36506 berechnet werden.	
36337	**Intraocularer Eingriff** der Kategorie V7	
	Obligater Leistungsinhalt	481,34 €
	– Chirurgischer Eingriff der Kategorie V7 entsprechend Anhang 2	4686 Punkte
	Im Anschluss an die Leistung nach der Nr. 36337 kann für die postoperative Überwachung die Gebührenordnungsposition 36507 berechnet werden.	
36338	**Zuschlag** zu den Gebührenordnungspositionen 36331 bis 36336 bei Simultaneingriffen und zu der Gebührenordnungsposition 36337	
	Obligater Leistungsinhalt	
	– Schnitt-Naht-Zeit je weitere vollendete 15 Minuten,	
	– Nachweis der Schnitt-Naht-Zeit über das Anästhesieprotokoll oder den OP-Bericht,	39,03 €
	je weitere vollendete 15 Minuten Schnitt-Naht-Zeit	380 Punkte
	Die Gebührenordnungsposition 36338 kann entsprechend Anhang 2, Präambel 2.1, Nr. 14 als Zuschlag zu anderen belegärztlichen Operationen des Abschnitts 36.2 abgerechnet werden.	
36341	**Laserchirurgischer Eingriff** der Kategorie W1	
	Obligater Leistungsinhalt	42,11 €
	– Chirurgischer Eingriff der Kategorie W1 entsprechend Anhang 2	410 Punkte
	Im Anschluss an die Leistung nach der Nr. 36341 kann für die postoperative Überwachung die Gebührenordnungsposition 36501 berechnet werden.	
36342	**Laserchirurgischer Eingriff** der Kategorie W2	
	Obligater Leistungsinhalt	69,23 €
	– Chirurgischer Eingriff der Kategorie W2 entsprechend Anhang 2	674 Punkte
	Im Anschluss an die Leistung nach der Nr. 36342 kann für die postoperative Überwachung die Gebührenordnungsposition 36501 berechnet werden.	
36343	**Laserchirurgischer Eingriff** der Kategorie W3	
	Obligater Leistungsinhalt	94,60 €
	– Chirurgischer Eingriff der Kategorie W3 entsprechend Anhang 2	921 Punkte
	Im Anschluss an die Leistung nach der Nr. 36343 kann für die postoperative Überwachung die Gebührenordnungsposition 36504 berechnet werden.	

36 Belegärztliche Leistungen 36344–36350

36344 Laserchirurgischer Eingriff der Kategorie W4

Obligater Leistungsinhalt
- Chirurgischer Eingriff der Kategorie W4 entsprechend Anhang 2

Im Anschluss an die Leistung nach der Nr. 36344 kann für die postoperative Überwachung die Gebührenordnungsposition 36504 berechnet werden.

142,57 €
1388 Punkte

36345 Laserchirurgischer Eingriff der Kategorie W5

Obligater Leistungsinhalt
- Chirurgischer Eingriff der Kategorie W5 entsprechend Anhang 2

Im Anschluss an die Leistung nach der Nr. 36345 kann für die postoperative Überwachung die Gebührenordnungsposition 36505 berechnet werden.

196,91 €
1917 Punkte

36346 Laserchirurgischer Eingriff der Kategorie W6

Obligater Leistungsinhalt
- Chirurgischer Eingriff der Kategorie W6 entsprechend Anhang 2

Im Anschluss an die Leistung nach der Nr. 36346 kann für die postoperative Überwachung die Gebührenordnungsposition 36506 berechnet werden.

270,46 €
2633 Punkte

36347 Laserchirurgischer Eingriff der Kategorie W7

Obligater Leistungsinhalt
- Chirurgischer Eingriff der Kategorie W7 entsprechend Anhang 2

Im Anschluss an die Leistung nach der Nr. 36347 kann für die postoperative Überwachung die Gebührenordnungsposition 36507 berechnet werden.

292,03 €
2843 Punkte

36348 Zuschlag zu den Gebührenordnungspositionen 36341 bis 36346 bei Simultaneingriffen und zu der Gebührenordnungsposition 36347

Obligater Leistungsinhalt
- Schnitt-Naht-Zeit je weitere vollendete 15 Minuten,
- Nachweis der Schnitt-Naht-Zeit über das Anästhesieprotokoll oder den OP-Bericht,

je weitere vollendete 15 Minuten Schnitt-Naht-Zeit

Die Gebührenordnungsposition 36348 kann entsprechend Anhang 2, Präambel 2.1, Nr. 14 als Zuschlag zu anderen belegärztlichen Operationen des Abschnitts 36.2 abgerechnet werden.

25,06 €
244 Punkte

36350 Intraocularer Eingriff der Kategorie X1

Obligater Leistungsinhalt
- Chirurgischer Eingriff der Kategorie X1 entsprechend Anhang 2 bei Durchführung als Phakoemulsifikation

Im Anschluss an die Leistung nach der Nr. 36350 kann für die postoperative Überwachung die Gebührenordnungsposition 36502 berechnet werden.

180,89 €
1761 Punkte

Im Zusammenhang mit der Erbringung der Leistung nach der Nr. 36350 kann die Retrobulbäranästhesie nach der Nr. 36801 bei Erbringung durch den Operateur bzw. 36820 bei Erbringung durch den Anästhesisten gemeinsam mit der Sedierung/Analgesie nach der Nr. 36830 berechnet werden.

36351 **Intraocularer Eingriff** der Kategorie X2

Obligater Leistungsinhalt

- Chirurgischer Eingriff der Kategorie X2 entsprechend Anhang 2 bei Durchführung als Phakoemulsifikation

219,41 €
2136 Punkte

Im Anschluss an die Leistung nach der Nr. 36351 kann für die postoperative Überwachung die Gebührenordnungsposition 36503 berechnet werden.

Im Zusammenhang mit der Erbringung der Leistung nach der Nr. 36351 kann die Retrobulbäranästhesie nach der Nr. 36801 bei Erbringung durch den Operateur bzw. 36820 bei Erbringung durch den Anästhesisten gemeinsam mit der Sedierung/Analgesie nach der Nr. 36831 berechnet werden.

36358 **Zuschlag** zu den Gebührenordnungspositionen 36350 und 36351 bei Simultaneingriffen

Obligater Leistungsinhalt

- Schnitt-Naht-Zeit je weitere vollendete 15 Minuten,
- Nachweis der Schnitt-Naht-Zeit über das Anästhesieprotokoll oder den OP-Bericht,

je weitere vollendete 15 Minuten Schnitt-Naht-Zeit

39,03 €
380 Punkte

Die Gebührenordnungsposition 36358 kann entsprechend Anhang 2 Präambel 2.1, Nr. 14 als Zuschlag zu anderen belegärztlichen Operationen des Abschnitts 36.2 abgerechnet werden.

36371 **Intraocularer Eingriff** der Kategorie Z1: **Intravitreale Medikamenteneingabe am rechten Auge** gemäß der Qualitätssicherungsvereinbarung nach § 135 Abs. 2 SGB V

Obligater Leistungsinhalt

- Eingriff der Kategorie Z1 entsprechend Anhang 2

Fakultativer Leistungsinhalt

- Ein postoperativer Arzt-Patienten-Kontakt

79,30 €
772 Punkte

In der Gebührenordnungsposition 36371 sind alle Kosten, einschließlich des Sprechstundenbedarfs, mit Ausnahme der Kosten für das/die intravitreal applizierte(n) Arzneimittel enthalten. Die Allgemeinen Bestimmungen nach Nr. 7 finden keine Anwendung.

Die Berechnung der Gebührenordnungsposition 36371 setzt eine Genehmigung der Kassenärztlichen Vereinigung gemäß der Qualitätssicherungsvereinbarung nach § 135 Abs. 2 SGB V zur intravitrealen Medikamenteneingabe voraus.

Die Berechnung einer präoperativen Gebührenordnungsposition des Abschnitts 31.1.2 vor Durchführung einer intravitrealen Medikamenteneingabe setzt die Begründung der medizinischen Notwendigkeit zur Operationsvorbereitung im Einzelfall voraus.

36 Belegärztliche Leistungen 36372–36373

Die Berechnung der Gebührenordnungspositionen 36502 für die postoperative Überwachung und 36821 für die Anästhesie und/oder Narkose im Rahmen der Durchführung einer intravitrealen Medikamenteneingabe setzen eine ausführliche Begründung der medizinischen Notwendigkeit im Einzelfall voraus.

36372 **Intraocularer Eingriff** der Kategorie Z1: **Intravitreale Medikamenteneingabe am linken Auge** gemäß der Qualitätssicherungsvereinbarung nach § 135 Abs. 2 SGB V

Obligater Leistungsinhalt
– Eingriff der Kategorie Z1 entsprechend Anhang 2

Fakultativer Leistungsinhalt
– Ein postoperativer Arzt-Patienten-Kontakt

79,30 €
772 Punkte

In der Gebührenordnungsposition 36372 sind alle Kosten, einschließlich des Sprechstundenbedarfs, mit Ausnahme der Kosten für das/die intravitreal applizierte(n) Arzneimittel enthalten. Die Allgemeinen Bestimmungen nach Nr. 7 finden keine Anwendung.

Die Berechnung der Gebührenordnungsposition 36372 setzt eine Genehmigung der Kassenärztlichen Vereinigung gemäß der Qualitätssicherungsvereinbarung nach § 135 Abs. 2 SGB V zur intravitrealen Medikamenteneingabe voraus.

Die Berechnung einer präoperativen Gebührenordnungsposition des Abschnitts 31.1.2 vor Durchführung einer intravitrealen Medikamenteneingabe setzt die Begründung der medizinischen Notwendigkeit zur Operationsvorbereitung im Einzelfall voraus.

Die Berechnung der Gebührenordnungspositionen 36502 für die postoperative Überwachung und 36821 für die Anästhesie und/oder Narkose im Rahmen der Durchführung einer intravitrealen Medikamenteneingabe setzen eine ausführliche Begründung der medizinischen Notwendigkeit im Einzelfall voraus.

36373 **Intraocularer Eingriff** der Kategorie Z9: **Intravitreale Medikamenteneingabe an beiden Augen** gemäß der Qualitätssicherungsvereinbarung nach § 135 Abs. 2 SGB V

Obligater Leistungsinhalt
– Eingriff der Kategorie Z9 entsprechend Anhang 2

Fakultativer Leistungsinhalt
– Ein postoperativer Arzt-Patienten-Kontakt

104,57 €
1018 Punkte

In der Gebührenordnungsposition 36373 sind alle Kosten, einschließlich des Sprechstundenbedarfs, mit Ausnahme der Kosten für das/die intravitreal applizierte(n) Arzneimittel enthalten. Die Allgemeinen Bestimmungen nach Nr. 7 finden keine Anwendung.

Die Berechnung der Gebührenordnungsposition 36373 setzt eine Genehmigung der Kassenärztlichen Vereinigung gemäß der Qualitätssicherungsvereinbarung nach § 135 Abs. 2 SGB V zur intravitrealen Medikamenteneingabe voraus.

Die Berechnung einer präoperativen Gebührenordnungsposition des Abschnitts 31.1.2 vor Durchführung einer intravitrealen Medikamenteneingabe setzt die Begründung der medizinischen Notwendigkeit zur Operationsvorbereitung im Einzelfall voraus.

Die Berechnung der Gebührenordnungspositionen 36502 für die postoperative Überwachung und 36821 für die Anästhesie und/oder Narkose im Rahmen der Durchführung einer intravitrealen Medikamenteneingabe setzen eine ausführliche Begründung der medizinischen Notwendigkeit im Einzelfall voraus.

36.3 Postoperative Überwachungskomplexe nach Erbringung der Leistungen des Abschnitts 36.2

36.3.1 Präambel

1. Haben an der Erbringung der Leistungen des Abschnitts 36.2, die nachfolgend eine Überwachung nach den Leistungen des Abschnitts 36.3 erforderlich machen oder an der Überwachung selbst mehrere Ärzte mitgewirkt, hat der die Gebührenordnungspositionen dieses Abschnittes abrechnende Arzt in einer der Quartalsabrechnung beizufügenden und von ihm unterzeichneten Erklärung zu bestätigen, dass er mit den anderen Ärzten eine Vereinbarung darüber getroffen hat, wonach nur er allein in den jeweiligen Fällen diese Gebührenordnungspositionen berechnet.
2. Neben den in diesem Abschnitt genannten Gebührenordnungspositionen können die Gebührenordnungspositionen 01510 bis 01512, 01520, 01521, 01530 und 01531, 01857, 01910, 01911, 02100, 02120, 02323, 04536, 32247, 34504 und 34505 nicht berechnet werden.
3. Die Gebührenordnungspositionen dieses Abschnitts sind nur einmalig im unmittelbaren Anschluss an die Erbringung einer Leistung des Abschnitts 36.2 berechnungsfähig.
4. Nach einem Simultaneingriff erfolgt die Abrechnung des relevanten höchstwertigsten Überwachungskomplexes.
5. Sofern die Erbringung einer Leistung aus dem Abschnitt 36.3 durch einen anderen Arzt erfolgt als die Erbringung der Leistung aus den Abschnitten 36.2 oder 36.5, kann dieser neben der Gebührenordnungsposition aus 36.3 keine Grund- oder Versichertenpauschale berechnen.

36 Belegärztliche Leistungen 36501–36502

36.3.2 Postoperative Überwachungskomplexe nach Erbringung einer Leistung des Abschnittes 36.2

36501 **Postoperative Überwachung** im Anschluss an Biopsien von Muskeln, Weichteilen und Nerven der Kategorie C1 (Nr. 36121) oder einer Leistung entsprechend den Gebührenordnungspositionen 36341 oder 36342

Obligater Leistungsinhalt
– Kontrolle von Atmung, Kreislauf, Vigilanz,
– Abschlussuntersuchung(en)

Fakultativer Leistungsinhalt
– Infusionstherapie,
– akute Schmerztherapie, mit Ausnahme der Leistungen entsprechend den Gebührenordnungspositionen des Abschnitts 30.7,
– EKG-Monitoring

1,64 €
16 Punkte

Die Gebührenordnungsposition 36501 ist nicht neben den Gebührenordnungspositionen 01910, 01911, 02100 und 05350 berechnungsfähig.

36502 **Postoperative Überwachung** im Anschluss an die Erbringung einer Leistung entsprechend den Gebührenordnungspositionen 36101, 36111, 36121, 36131, 36141, 36221, 36231, 36241, 36271, 36281, 36301, 36321, 36331, 36350, 36371, 36372 oder 36373 (außer Biopsieleistungen der Kategorie C1)

Obligater Leistungsinhalt
– Kontrolle von Atmung, Kreislauf, Vigilanz,
– Abschlussuntersuchung(en)

Fakultativer Leistungsinhalt
– Infusionstherapie,
– akute Schmerztherapie, mit Ausnahme der Leistungen entsprechend den Gebührenordnungspositionen des Abschnitts 30.7,
– EKG-Monitoring

3,08 €
30 Punkte

Die Berechnung der Gebührenordnungsposition 36502 für die postoperative Überwachung nach Durchführung einer intravitrealen Medikamenteneingabe gemäß den Gebührenordnungspositionen 36371 bis 36373 setzt eine ausführliche Begründung der medizinischen Notwendigkeit im Einzelfall voraus.

Die Gebührenordnungsposition 36502 ist nicht neben den Gebührenordnungspositionen 01910, 01911, 02100 und 05350 berechnungsfähig.

| 36503 | Postoperative Überwachung im Anschluss an die Erbringung einer Leistung entsprechend den Gebührenordnungspositionen 36102, 36112, 36122, 36132, 36142, 36151, 36152, 36161, 36162, 36171, 36172, 36201, 36202, 36211, 36212, 36222, 36232, 36242, 36272, 36282, 36291, 36292, 36302, 36311, 36312, 36322, 36332 oder 36351

Obligater Leistungsinhalt
- Kontrolle von Atmung, Kreislauf, Vigilanz,
- Abschlussuntersuchung(en)

Fakultativer Leistungsinhalt
- Infusionstherapie,
- akute Schmerztherapie, mit Ausnahme der Leistungen entsprechend den Gebührenordnungspositionen des Abschnitts 30.7,
- EKG-Monitoring

Die Gebührenordnungsposition 36503 ist nicht neben den Gebührenordnungspositionen 01910, 01911, 02100 und 05350 berechnungsfähig. | 6,16 €
60 Punkte |

| 36504 | Postoperative Überwachung im Anschluss an die Erbringung einer Leistung entsprechend den Gebührenordnungspositionen 36103, 36104, 36113, 36114, 36123, 36124, 36133, 36134, 36143, 36144, 36191, 36192, 36223, 36224, 36233, 36234, 36243, 36244, 36251, 36252, 36261, 36262, 36323, 36324, 36333, 36334, 36343 oder 36344

Obligater Leistungsinhalt
- Kontrolle von Atmung, Kreislauf, Vigilanz,
- Abschlussuntersuchung(en)

Fakultativer Leistungsinhalt
- Infusionstherapie,
- akute Schmerztherapie, mit Ausnahme der Leistungen entsprechend den Gebührenordnungspositionen des Abschnitts 30.7,
- EKG-Monitoring

Die Gebührenordnungsposition 36504 ist nicht neben den Gebührenordnungspositionen 01910, 01911, 02100 und 05350 berechnungsfähig. | 8,94 €
87 Punkte |

| 36505 | Postoperative Überwachung im Anschluss an die Erbringung einer Leistung entsprechend den Gebührenordnungspositionen 36105, 36115, 36125, 36135, 36145, 36153, 36154, 36163, 36164, 36173, 36174, 36203, 36204, 36213, 36214, 36225, 36235, 36245, 36273, 36274, 36283, 36284, 36293, 36294, 36303, 36304, 36313, 36314, 36325, 36335 oder 36345

Obligater Leistungsinhalt
- Kontrolle von Atmung, Kreislauf, Vigilanz,
- Abschlussuntersuchung(en)

Fakultativer Leistungsinhalt
- Infusionstherapie,
- akute Schmerztherapie, mit Ausnahme der Leistung entsprechend den Gebührenordnungspositionen des Abschnitts 30.7,
- EKG-Monitoring | 12,33 €
120 Punkte |

36 Belegärztliche Leistungen 36506–36507

Die Gebührenordnungsposition 36505 ist nicht neben den Gebührenordnungspositionen 01910, 01911, 02100 und 05350 berechnungsfähig.

36506 **Postoperative Überwachung** im Anschluss an die Erbringung einer Leistung entsprechend den Gebührenordnungspositionen 36106, 36116, 36126, 36136, 36146, 36155, 36165, 36175, 36205, 36215, 36226, 36236, 36246, 36275, 36285, 36295, 36305, 36315, 36326, 36336 oder 36346

Obligater Leistungsinhalt
- Kontrolle von Atmung, Kreislauf, Vigilanz,
- Abschlussuntersuchung(en)

Fakultativer Leistungsinhalt
- Infusionstherapie,
- akute Schmerztherapie, mit Ausnahme der Leistungen entsprechend den Gebührenordnungspositionen des Abschnitts 30.7,
- EKG-Monitoring

17,77 €
173 Punkte

Die Gebührenordnungsposition 36506 ist nicht neben den Gebührenordnungspositionen 01910, 01911, 02100 und 05350 berechnungsfähig.

36507 **Postoperative Überwachung** im Anschluss an die Erbringung einer Leistung entsprechend den Gebührenordnungspositionen 36107, 36117, 36127, 36137, 36147, 36156, 36157, 36166, 36167, 36176, 36177, 36206, 36207, 36216, 36217, 36227, 36237, 36247, 36276, 36277, 36286, 36287, 36296, 36297, 36306, 36307, 36316, 36317, 36327, 36337 oder 36347

Obligater Leistungsinhalt
- Kontrolle von Atmung, Kreislauf, Vigilanz,
- Abschlussuntersuchung(en)

Fakultativer Leistungsinhalt
- Infusionstherapie,
- akute Schmerztherapie, mit Ausnahme der Leistungen entsprechend den Gebührenordnungspositionen des Abschnitts 30.7,
- EKG-Monitoring

23,42 €
228 Punkte

Die Gebührenordnungsposition 36507 ist nicht neben den Gebührenordnungspositionen 01910, 01911, 02100 und 05350 berechnungsfähig.

36.5 Anästhesien im Zusammenhang mit der Erbringung von Leistungen des Abschnitts 36.2

36.5.1 Präambel
1. Die Gebührenordnungspositionen des Abschnittes 36.5.2 können nur von dem die Gebührenordnungsposition des Abschnittes 36.2 abrechnenden Operateur erbracht werden.
2. Die Gebührenordnungspositionen des Abschnittes 36.5.3 können nur von Fachärzten für Anästhesie erbracht werden.
3. Fachärzte für Allgemeinmedizin, Praktische Ärzte und Ärzte ohne Gebietsbezeichnung können - wenn sie im Wesentlichen anästhesiologische Leistungen erbringen - gemäß § 73 Abs. 1a SGB V auf

36800   IV Arztgruppenüberg. b. spezif. Voraussetz. berechn. GOP

        deren Antrag die Genehmigung zur ausschließlichen Teilnahme an der fachärztlichen Versorgung erhalten und Gebührenordnungspositionen des Abschnittes 36.5.3 berechnen. Nach Erhalt der Genehmigung können sie Gebührenordnungspositionen des Kapitels 3 nicht mehr berechnen.
4. Entsprechend Nr. 3 und Nr. 4 der Präambel zum Anhang 2 wird die Fortsetzung der Narkose durch die Abrechnung des Zuschlags nach der Nr. 36828 berechnet.
5. Bei primärer Anwendung mehrerer Anästhesie- und/oder Narkoseverfahren nebeneinander ist nur die höchstbewertete Gebührenordnungspositionen berechnungsfähig, sofern die unterschiedlichen Verfahren die Analgesie in demselben Versorgungsgebiet zum Ziel haben.
6. Im Rahmen einer belegärztlichen Behandlung nach Abschnitt 36.2 können nur Narkosen des Abschnitts 36.5 berechnet werden. Narkosen oder Analgesien / Sedierungen aus den Abschnitten 5.3 und 31.5 sind nicht berechnungsfähig.

36.5.2 Regionalanästhesien durch den Operateur

36800   **Regionalanästhesie durch den Operateur**, der einen belegärztlichen Eingriff nach Abschnitt 36.2 erbringt

Obligater Leistungsinhalt

- Intravenöse regionale Anästhesie an einer Extremität (Blockade nach Bier)

und/oder

- Anästhesie des Plexus brachialis

und/oder

- Ischiofemorale Blockade (Blockade des Nervus ischiadicus und 3-in 1-Block),
- Überwachung und Dokumentation der Vitalparameter,
- Pulsoxymetrie,
- EKG-Monitoring,
- I.v.-Zugang

Fakultativer Leistungsinhalt

- Legen einer Blutleere,
- Infusion,   25,06 €
- Verabreichung von Analgetika/Sedativa   244 Punkte

Die Gebührenordnungsposition 36800 ist nicht neben den Gebührenordnungspositionen 01220 bis 01222, 05350, 05360, 36830 und 36831 berechnungsfähig.

Die Gebührenordnungsposition 36800 ist am Behandlungstag nicht neben den Gebührenordnungspositionen 02100 und 02101 berechnungsfähig.

36 Belegärztliche Leistungen 36801–36820

36801 **Retrobulbäre Anästhesie durch den Operateur**, der einen belegärztlichen Eingriff der Kategorie U, V, W oder X entsprechend Anhang 2 erbringt

Obligater Leistungsinhalt
- Retrobulbäre Anästhesie,
- Pulsoxymetrie,
- Überwachung und Dokumentation der Vitalparameter

Fakultativer Leistungsinhalt
- Infusion(en),
- Verabreichung von Analgetika/Sedativa

10,17 €
99 Punkte

Die Gebührenordnungsposition 36801 ist nicht neben den Gebührenordnungspositionen 01220 bis 01222, 05350, 05360 und 36821 bis 36827 berechnungsfähig.

Die Gebührenordnungsposition 36801 ist am Behandlungstag nicht neben den Gebührenordnungspositionen 02100 und 02101 berechnungsfähig.

36.5.3 Anästhesien im Zusammenhang mit der Erbringung von Leistungen des Abschnitts 36.2

1. Die Berechnung von Anästhesien des Abschnitts 36.5.3 setzt voraus, dass ein anderer Vertragsarzt in diesem Zusammenhang eine Leistung des Abschnitts 36.2 erbringt und berechnet. Im Zusammenhang mit der Erbringung von Leistungen des Abschnitts 36.2 durch einen anderen Vertragsarzt können nur Anästhesien des Abschnitts 36.5.3, keine Anästhesien aus dem Kapitel 5 oder dem Abschnitt 31.5, berechnet werden.

36820 **Leitungsanästhesie eines Nerven oder Ganglions an der Schädelbasis**

Obligater Leistungsinhalt
- Leitungsanästhesie eines Nerven oder Ganglions an der Schädelbasis,
- Erfolgsnachweis durch fehlende Reaktion des Nervs oder Ganglions,
- Dokumentation mit Angabe des Nervs oder Ganglions

Fakultativer Leistungsinhalt
- Retrobulbäre Anästhesie

13,66 €
133 Punkte

Die Gebührenordnungsposition 36820 ist bei der Leitungsanästhesie der nervi occipitales oder auriculares nicht berechnungsfähig.

Die Gebührenordnungsposition 36820 ist nicht neben den Gebührenordnungspositionen 01220 bis 01222, 01440, 01856, 01913, 02100, 02101, 02300 bis 02302, 02342, 05320, 05330, 05331, 05340, 05341, 05350, 05360, 30708 und 36821 bis 36828 berechnungsfähig.

36821 **Anästhesie und/oder Narkose**, im Rahmen der Durchführung von Leistungen entsprechend einer der Gebührenordnungspositionen 36101, 36111, 36121, 36131, 36141, 36151, 36161, 36171, 36191, 36201, 36211, 36221, 36231, 36241, 36251, 36261, 36271, 36281, 36291, 36301, 36311, 36321, 36331, 36341, 36350, 36371 bis 36373 einschließlich der prä- und postanästhesiologischen Rüstzeiten, mittels eines oder mehrerer der nachfolgend genannten Verfahren:

- Plexusanästhesie

und/oder

- Spinal- und/oder Periduralanästhesie

und/oder

- Intravenöse regionale Anästhesie einer Extremität

und/oder

- Kombinationsnarkose mit Maske, Larynxmaske und/oder endotracheale Intubation

Obligater Leistungsinhalt

- Anästhesien oder Narkose

Fakultativer Leistungsinhalt

- Anästhesien nach der Nr. 05320,
- Kontrolle der Katheterlage durch Injektion eines Lokalanästhetikums,
- Legen einer Blutleere,
- Infusion(en) (Nr. 02100),
- Magenverweilsondeneinführung (Nr. 02320),
- Anlage suprapubischer Harnblasenkatheter (Nr. 02321),
- Wechsel/Entfernung suprapubischer Harnblasenkatheter (Nr. 02322),
- Wechsel/Legen transurethraler Dauerkatheter (Nr. 02323),
- arterielle Blutentnahme (Nr. 02330),
- Multigasmessung,
- Gesteuerte Blutdrucksenkung,
- Dokumentierte Überwachung bis zur Stabilisierung der Vitalfunktionen

57,73 €
562 Punkte

Die Berechnung der Gebührenordnungsposition 36821 für die Anästhesie und/oder Narkose im Rahmen der Durchführung einer intravitrealen Medikamenteneingabe gemäß den Gebührenordnungspositionen 36371 bis 36373 setzt eine ausführliche Begründung der medizinischen Notwendigkeit im Einzelfall voraus.

Die Gebührenordnungsposition 36821 ist nicht neben den Gebührenordnungspositionen 01220 bis 01222, 01440, 01856, 01913, 02100, 02101, 02300 bis 02302, 02320 bis 02323, 02330, 02331, 02340 bis 02343, 05320, 05330, 05331, 05340, 05341, 05350, 05360, 30708, 36801, 36820, 36822 bis 36827, 36830 und 36831 berechnungsfähig.

36 Belegärztliche Leistungen 36822

36822 **Anästhesie und/oder Narkose**, im Rahmen der Durchführung von Leistungen entsprechend den Gebührenordnungspositionen 36102, 36112, 36122, 36132, 36142, 36152, 36162, 36172, 36192, 36202, 36212, 36222, 36232, 36242, 36252, 36262, 36272, 36282, 36292, 36302, 36312, 36322, 36332, 36342 oder 36351 einschließlich der prä- und postanästhesiologischen Rüstzeiten, mittels eines oder mehrerer der nachfolgend genannten Verfahren:
- Plexusanästhesie

und/oder
- Spinal- und/oder Periduralanästhesie

und/oder
- Intravenöse regionale Anästhesie einer Extremität

und/oder
- Kombinationsnarkose mit Maske, Larynxmaske und/oder endotracheale Intubation

Obligater Leistungsinhalt
- Anästhesien oder Narkose

Fakultativer Leistungsinhalt
- Anästhesien nach der Nr. 05320,
- Kontrolle der Katheterlage durch Injektion eines Lokalanästhetikums,
- Legen einer Blutleere,
- Infusion(en) (Nr. 02100),
- Magenverweilsondeneinführung (Nr. 02320),
- Anlage suprapubischer Harnblasenkatheter (Nr. 02321),
- Wechsel/Entfernung suprapubischer Harnblasenkatheter (Nr. 02322),
- Wechsel/Legen transurethraler Dauerkatheter (Nr. 02323),
- arterielle Blutentnahme (Nr. 02330),
- Multigasmessung,
- Gesteuerte Blutdrucksenkung,
- Dokumentierte Überwachung bis zur Stabilisierung der Vitalfunktionen

77,76 €
757 Punkte

Die Gebührenordnungsposition 36822 ist nicht neben den Gebührenordnungspositionen 01220 bis 01222, 01440, 01856, 01913, 02100, 02101, 02300 bis 02302, 02320 bis 02323, 02330, 02331, 02340 bis 02343, 05320, 05330, 05331, 05340, 05341, 05350, 05360, 30708, 36801, 36820, 36821, 36823 bis 36827, 36830 und 36831 berechnungsfähig.

36823	IV Arztgruppenüberg. b. spezif. Voraussetz. berechn. GOP

36823 **Anästhesie und/oder Narkose**, im Rahmen der Durchführung von Leistungen entsprechend den Gebührenordnungspositionen 36103, 36113, 36123, 36133, 36143, 36153, 36163, 36173, 36193, 36203, 36213, 36223, 36233, 36243, 36253, 36263, 36273, 36283, 36293, 36303, 36313, 36323, 36333 oder 36343, einschließlich der prä- und postanästhesiologischen Rüstzeiten, mittels eines oder mehrerer der nachfolgend genannten Verfahren:

– Plexusanästhesie

und/oder

– Spinal- und/oder Periduralanästhesie

und/oder

– Intravenöse regionale Anästhesie einer Extremität

und/oder

– Kombinationsnarkose mit Maske, Larynxmaske und/oder endotracheale Intubation

Obligater Leistungsinhalt

– Anästhesien oder Narkose

Fakultativer Leistungsinhalt

– Anästhesien nach der Nr. 05320,
– Kontrolle der Katheterlage durch Injektion eines Lokalanästhetikums,
– Legen einer Blutleere,
– Infusion(en) (Nr. 02100),
– Magenverweilsondeneinführung (Nr. 02320),
– Anlage suprapubischer Harnblasenkatheter (Nr. 02321),
– Wechsel/Entfernung suprapubischer Harnblasenkatheter (Nr. 02322),
– Wechsel/Legen transurethraler Dauerkatheter (Nr. 02323),
– arterielle Blutentnahme (Nr. 02330),
– Multigasmessung,
– Gesteuerte Blutdrucksenkung,
– Dokumentierte Überwachung bis zur Stabilisierung der Vitalfunktionen

97,48 €
949 Punkte

Die Gebührenordnungsposition 36823 ist nicht neben den Gebührenordnungspositionen 01220 bis 01222, 01440, 01856, 01913, 02100, 02101, 02300 bis 02302, 02320 bis 02323, 02330, 02331, 02340 bis 02343, 05320, 05330, 05331, 05340, 05341, 05350, 05360, 30708, 36801, 36820 bis 36822, 36824 bis 36827, 36830 und 36831 berechnungsfähig.

36 Belegärztliche Leistungen 36824

36824 Anästhesie und/oder Narkose, im Rahmen der Durchführung von Leistungen entsprechend den Gebührenordnungspositionen 36104, 36114, 36124, 36134, 36144, 36154, 36164, 36174, 36194, 36204, 36214, 36224, 36234, 36244, 36254, 36264, 36274, 36284, 36294, 36304, 36314, 36324, 36334 oder 36344, einschließlich der prä- und postanästhesiologischen Rüstzeiten, mittels eines oder mehrerer der nachfolgend genannten Verfahren:
- Plexusanästhesie

und/oder
- Spinal- und/oder Periduralanästhesie

und/oder
- Intravenöse regionale Anästhesie einer Extremität

und/oder
- Kombinationsnarkose mit Maske, Larynxmaske und/oder endotracheale Intubation

Obligater Leistungsinhalt
- Anästhesien oder Narkose

Fakultativer Leistungsinhalt
- Anästhesien nach der Nr. 05320,
- Kontrolle der Katheterlage durch Injektion eines Lokalanästhetikums,
- Legen einer Blutleere,
- Infusion(en) (Nr. 02100),
- Magenverweilsondeneinführung (Nr. 02320),
- Anlage suprapubischer Harnblasenkatheter (Nr. 02321),
- Wechsel/Entfernung suprapubischer Harnblasenkatheter (Nr. 02322),
- Wechsel/Legen transurethraler Dauerkatheter (Nr. 02323),
- arterielle Blutentnahme (Nr. 02330),
- Multigasmessung,
- Gesteuerte Blutdrucksenkung,
- Dokumentierte Überwachung bis zur Stabilisierung der Vitalfunktionen

117,30 €
1142 Punkte

Die Gebührenordnungsposition 36824 ist nicht neben den Gebührenordnungspositionen 01220 bis 01222, 01440, 01856, 01913, 02100, 02101, 02300 bis 02302, 02320 bis 02323, 02330, 02331, 02340 bis 02343, 05320, 05330, 05331, 05340, 05341, 05350, 05360, 30708, 36801, 36820 bis 36823, 36825 bis 36827, 36830 und 36831 berechnungsfähig.

36825 Anästhesie und/oder Narkose, im Rahmen der Durchführung von Leistungen entsprechend den Gebührenordnungspositionen 36105, 36115, 36125, 36135, 36145, 36155, 36165, 36175, 36195, 36205, 36215, 36225, 36235, 36245, 36255, 36265, 36275, 36285, 36295, 36305, 36315, 36325, 36335 oder 36345, einschließlich der prä- und postanästhesiologischen Rüstzeiten, mittels eines oder mehrerer der nachfolgend genannten Verfahren:

- Plexusanästhesie

und/oder

- Spinal- und/oder Periduralanästhesie

und/oder

- Intravenöse regionale Anästhesie einer Extremität

und/oder

- Kombinationsnarkose mit Maske, Larynxmaske und/oder endotracheale Intubation

Obligater Leistungsinhalt

- Anästhesien oder Narkose

Fakultativer Leistungsinhalt

- Anästhesien nach der Nr. 05320,
- Kontrolle der Katheterlage durch Injektion eines Lokalanästhetikums,
- Legen einer Blutleere,
- Infusion(en) (Nr. 02100),
- Magenverweilsondeneinführung (Nr. 02320),
- Anlage suprapubischer Harnblasenkatheter (Nr. 02321),
- Wechsel/Entfernung suprapubischer Harnblasenkatheter (Nr. 02322),
- Wechsel/Legen transurethraler Dauerkatheter (Nr. 02323),
- arterielle Blutentnahme (Nr. 02330),
- Multigasmessung,
- Gesteuerte Blutdrucksenkung,
- Dokumentierte Überwachung bis zur Stabilisierung der Vitalfunktionen

156,95 €
1528 Punkte

Die Gebührenordnungsposition 36825 ist nicht neben den Gebührenordnungspositionen 01220 bis 01222, 01440, 01856, 01913, 02100, 02101, 02300 bis 02302, 02320 bis 02323, 02330, 02331, 02340 bis 02343, 05320, 05330, 05331, 05340, 05341, 05350, 05360, 30708, 36801, 36820 bis 36824, 36826, 36827, 36830 und 36831 berechnungsfähig.

36 Belegärztliche Leistungen 36826

36826 **Anästhesie und/oder Narkose**, im Rahmen der Durchführung von Leistungen entsprechend den Gebührenordnungspositionen 36106, 36116, 36126, 36136, 36146, 36156, 36166, 36176, 36196, 36206, 36216, 36226, 36236, 36246, 36256, 36266, 36276, 36286, 36296, 36306, 36316, 36326, 36336 oder 36346 einschließlich der prä- und postanästhesiologischen Rüstzeiten, mittels eines oder mehrerer der nachfolgend genannten Verfahren:
- Plexusanästhesie

und/oder
- Spinal- und/oder Periduralanästhesie

und/oder
- Intravenöse regionale Anästhesie einer Extremität

und/oder
- Kombinationsnarkose mit Maske, Larynxmaske und/oder endotracheale Intubation

Obligater Leistungsinhalt
- Anästhesien oder Narkose

Fakultativer Leistungsinhalt
- Anästhesien nach der Nr. 05320,
- Kontrolle der Katheterlage durch Injektion eines Lokalanästhetikums,
- Legen einer Blutleere,
- Infusion(en) (Nr. 02100),
- Magenverweilsondeneinführung (Nr. 02320),
- Anlage suprapubischer Harnblasenkatheter (Nr. 02321),
- Wechsel/Entfernung suprapubischer Harnblasenkatheter (Nr. 02322),
- Wechsel/Legen transurethraler Dauerkatheter (Nr. 02323),
- arterielle Blutentnahme (Nr. 02330),
- Multigasmessung,
- Gesteuerte Blutdrucksenkung,
- Dokumentierte Überwachung bis zur Stabilisierung der Vitalfunktionen

188,38 €
1834 Punkte

Die Gebührenordnungsposition 36826 ist nicht neben den Gebührenordnungspositionen 01220 bis 01222, 01440, 01856, 01913, 02100, 02101, 02300 bis 02302, 02320 bis 02323, 02330, 02331, 02340 bis 02343, 05320, 05330, 05331, 05340, 05341, 05350, 05360, 30708, 36801, 36820 bis 36825, 36827, 36830 und 36831 berechnungsfähig.

| 36827 | Anästhesie und/oder Narkose, im Rahmen der Durchführung von Leistungen entsprechend den Gebührenordnungspositionen 36107, 36117, 36127, 36137, 36147, 36157, 36167, 36177, 36197, 36207, 36217, 36227, 36237, 36247, 36257, 36267, 36277, 36287, 36297, 36307, 36317, 36327, 36337 oder 36347, einschließlich der prä- und postanästhesiologischen Rüstzeiten, mittels eines oder mehrerer der nachfolgend genannten Verfahren:

– Plexusanästhesie

und/oder

– Spinal- und/oder Periduralanästhesie

und/oder

– Intravenöse regionale Anästhesie einer Extremität

und/oder

– Kombinationsnarkose mit Maske, Larynxmaske und/oder endotracheale Intubation

Obligater Leistungsinhalt

– Anästhesien oder Narkose

Fakultativer Leistungsinhalt

– Anästhesien nach der Nr. 05320,
– Kontrolle der Katheterlage durch Injektion eines Lokalanästhetikums,
– Legen einer Blutleere,
– Infusion(en) (Nr. 02100),
– Magenverweilsondeneinführung (Nr. 02320),
– Anlage suprapubischer Harnblasenkatheter (Nr. 02321),
– Wechsel/Entfernung suprapubischer Harnblasenkatheter (Nr. 02322),
– Wechsel/Legen transurethraler Dauerkatheter (Nr. 02323),
– arterielle Blutentnahme (Nr. 02330),
– Multigasmessung,
– Gesteuerte Blutdrucksenkung,
– Dokumentierte Überwachung bis zur Stabilisierung der Vitalfunktionen

Die Gebührenordnungsposition 36827 ist nicht neben den Gebührenordnungspositionen 01220 bis 01222, 01440, 01856, 01913, 02100, 02101, 02300 bis 02302, 02320 bis 02323, 02330, 02331, 02340 bis 02343, 05320, 05330, 05331, 05340, 05341, 05350, 05360, 30708, 36801, 36820 bis 36826, 36830 und 36831 berechnungsfähig. | 196,50 €
1913 Punkte |

36 Belegärztliche Leistungen 36828–36831

36828 **Zuschlag** zu den Gebührenordnungspositionen 36821 bis 36826 bei Simultaneingriffen sowie zu der Gebührenordnungsposition 36827**bei Fortsetzung einer Anästhesie und/oder Narkose** für jeweils vollendete 15 Minuten Schnitt-Naht-Zeit

Obligater Leistungsinhalt

- Fortsetzung der Narkose für jeweils vollendete 15 Minuten Schnitt-Naht-Zeit,
- Nachweis der Schnitt-Naht-Zeit durch das OP- und/oder Narkoseprotokoll,

je weitere vollendete 15 Minuten Schnitt-Naht-Zeit

19,62 €
191 Punkte

Die Gebührenordnungsposition 36828 ist nicht neben den Gebührenordnungspositionen 01220 bis 01222, 01440, 01856, 01913, 02100, 02101, 02300 bis 02302, 02320 bis 02323, 02330, 02331, 02340 bis 02343, 05320, 05330, 05331, 05340, 05341, 05350, 05360, 30708, 36820, 36830 und 36831 berechnungsfähig.

36830 Einleitung und Unterhaltung einer **Analgesie** und/oder Sedierung während eines operativen Eingriffs nach der Nr. 36350

Obligater Leistungsinhalt

- Verabreichung von Analgetika und/oder Sedativa,
- Intravenöser Zugang und/oder Infusion,
- Pulsoxymetrie

18,18 €
177 Punkte

Abweichend von Nr. 5 der Präambel des Abschnittes 36.5 kann die Gebührenordnungsposition 36830 neben der Gebührenordnungsposition 36801 oder 36820 berechnet werden.

Die Gebührenordnungsposition 36830 ist nicht neben den Gebührenordnungspositionen 01220 bis 01222, 01440, 01856, 01913, 02100, 02101, 02300 bis 02302, 02340 bis 02342, 05310, 05320, 05330, 05331, 05340, 05341, 05350, 05360, 30708, 36800, 36821 bis 36828 und 36831 berechnungsfähig.

36831 Einleitung und Unterhaltung einer **Analgesie** und/oder Sedierung während eines operativen Eingriffs nach der Nr. 36351

Obligater Leistungsinhalt

- Verabreichung von Analgetika und/oder Sedativa,
- Intravenöser Zugang und/oder Infusion,
- Pulsoxymetrie

34,31 €
334 Punkte

Abweichend von Nr. 5 der Präambel des Abschnittes 36.5 kann die Gebührenordnungsposition 36831 neben der Gebührenordnungsposition 36801 oder 36820 berechnet werden.

Die Gebührenordnungsposition 36831 ist nicht neben den Gebührenordnungspositionen 01220 bis 01222, 01440, 01856, 01913, 02100, 02101, 02300 bis 02302, 02340 bis 02342, 05310, 05320, 05330, 05331, 05340, 05341, 05350, 05360, 30708, 36800, 36821 bis 36828 und 36830 berechnungsfähig.

36.6 Belegärztlich konservativer Bereich

36.6.1 Präambel

1. Voraussetzung für die Berechnung der Gebührenordnungspositionen des Abschnitts 36.6 ist, dass die notwendigen sachlichen und personellen Bedingungen erfüllt sind und der Vertragsarzt von der zuständigen Kassenärztlichen Vereinigung im Einvernehmen mit den Landesverbänden der Regionalkassen und den Verbänden der Ersatzkassen eine Anerkennung als Belegarzt erhalten hat.
2. Sind mehrere Ärzte an der Erbringung einer Leistung des Abschnitts 36.6 beteiligt, hat der die Gebührenordnungspositionen dieses Abschnittes abrechnende Arzt in einer der Quartalsabrechnung beizufügenden und von ihm unterzeichneten Erklärung zu bestätigen, dass er mit den anderen Ärzten eine Vereinbarung darüber getroffen hat, wonach nur er allein in den jeweiligen Fällen diese Gebührenordnungspositionen berechnet.
3. Die Gebührenordnungspositionen 13300, 13545, 13550 und 13650 sind im belegärztlichen Behandlungsfall nicht berechnungsfähig. Entgegen 2.1.3 der Allgemeinen Bestimmungen sind stattdessen die in den obligaten bzw. fakultativen Leistungsinhalten genannten Teilleistungen jeweils gesondert, ggf. mehrfach berechnungsfähig. Entgegen der Beschränkung der Erbringung von Leistungen entsprechend den Gebührenordnungspositionen des Abschnitts 13.2.2.3 auf Definitionsaufträge sind die Gebührenordnungspositionen 13251 bis 13255 und 13257 im kurativ-stationären (belegärztlichen) Behandlungsfall für die unter 36.6.3 Nr. 1 und 2 genannten Vertragsärzte auch ohne Definitionsauftrag bis zu zweimal im Behandlungsfall berechnungsfähig. Regionale Regelungen bleiben hiervon unberührt.
4. Während eines stationären Aufenthaltes kann bei Vorliegen der entsprechenden Voraussetzungen entweder die Gebührenordnungsposition 36861 je Behandlungstag (max. 10 mal) oder die Gebührenordnungsposition 36867 berechnet werden. Die Berechnung beider Gebührenordnungspositionen während eines stationären Aufenthaltes ist nicht möglich.

36.6.2 Konservativ-belegärztliche Strukturpauschalen

36861 Strukturpauschale bei der Behandlung eines Patienten entsprechend der Bestimmungen der Präambel 36.1 Nr. 2 **bei einer Verweildauer von bis zu 13 Tagen**

je Behandlungstag, höchstens 10 mal während eines stationären Aufenthaltes

8,53 €
83 Punkte

36867 Strukturpauschale bei der Behandlung eines Patienten entsprechend der Bestimmungen der Präambel 36.1 Nr. 2 **bei einer Verweildauer von mehr als 13 Tagen**

einmal je stationärem Aufenthalt

111,55 €
1086 Punkte

36 Belegärztliche Leistungen

36.6.3 Nicht operativ - belegärztliche Gebührenordnungspositionen

1. Die Gebührenordnungsposition 36881 kann - unter Berücksichtigung von 1.3 der Allgemeinen Bestimmungen - nur von Fachärzten für Innere Medizin mit Schwerpunkt Pneumologie und Lungenärzten berechnet werden. Die Gebührenordnungsposition 36881 kann - unter Berücksichtigung von 1.3 der Allgemeinen Bestimmungen - auch von Fachärzten für Kinder- und Jugendmedizin nach Genehmigung durch die Kassenärztliche Vereinigung berechnet werden, sofern zusätzlich zu den Weiterbildungszeiten des Facharztes für Kinder- und Jugendmedizin eine mindestens 24-monatige Weiterbildung in einer weiterbildungsbefugten Ausbildungsstätte im Bereich der Kinderpneumologie erfolgt ist.
2. Die Gebührenordnungsposition 36882 kann - unter Berücksichtigung von 1.3 der Allgemeinen Bestimmungen - nur von Fachärzten für Innere Medizin mit Schwerpunkt Kardiologie berechnet werden. Fachärzte für Kinder- und Jugendmedizin mit dem Schwerpunkt Kinderkardiologie können die Gebührenordnungsposition 36882 ebenfalls berechnen.
3. Die Gebührenordnungspositionen 36881 und 36883 können darüber hinaus von allen in der Präambel 13.1 Nr. 1 aufgeführten Vertragsärzten nach Genehmigung durch die Kassenärztliche Vereinigung berechnet werden.

36881 Pneumologischer Komplex / Bodyplethysmographie

Obligater Leistungsinhalt
- Ganzkörperplethasmographische Lungenfunktionsdiagnostik mit grafischer(-en) Registrierung(en)

Fakultativer Leistungsinhalt
- Bestimmung des Atemwegwiderstandes (Resistance) mittels Oszillations- oder Verschlussdruckmethode und fortlaufender grafischer Registrierung bei Kindern bis zum vollendeten 6. Lebensjahr

und/oder
- Bestimmung(en) der Diffusionskapazität in Ruhe und/oder unter physikalisch definierter und reproduzierbarer Belastung

und/oder
- Bestimmung(en) der Lungendehnbarkeit (Compliance) mittels Ösophaguskatheter,
- Bestimmung(en) des intrathorakalen Gasvolumens,
- Applikation(en) von broncholytisch wirksamen Substanzen,
- Bestimmung(en) der prozentualen Sauerstoffsättigung im Blut (Oxymetrie),
- Spirographische Untersuchung(en) mit Darstellung der Flussvolumenkurve und in- und exspiratorischer Messung,
- Druckmessung an der Lunge mittels P0 I und Pmax und grafischer Registrierung,
- Bestimmung des Atemwegwiderstandes (Resistance) mittels Oszillations- oder Verschlussdruckmethode und fortlaufender graphischer Registrierung bei Kindern ab dem 7. Lebensjahr, Jugendlichen und Erwachsenen,
- Bestimmung von Hämoglobin(en) (z. B. Met-Hb, CO-Hb) mittels des für die Oxymetrie bzw. für die Blutgasanalyse eingesetzten Geräts,
- Bestimmung(en) des Residualvolumens mittels Fremdgasmethode

27,43 €
267 Punkte

Die Gebührenordnungsposition 36881 ist nicht neben den Gebührenordnungspositionen 02330 und 36884 berechnungsfähig.

Die Gebührenordnungsposition 36881 ist im Behandlungsfall nicht neben den Gebührenordnungspositionen 04418 bis 04420, 04511 bis 04518, 04520, 04521, 04536, 04550, 04551, 04560 bis 04562, 04564 bis 04566, 04572, 04573, 04580, 13210 bis 13212 und 13661 und nicht neben den Gebührenordnungspositionen der Abschnitte 13.2.2, 13.3.1, 13.3.2, 13.3.3, 13.3.4, 13.3.5, 13.3.6 und 13.3.8 berechnungsfähig.

36 Belegärztliche Leistungen 36882–36883

36882 **Kardiologischer Komplex / Untersuchung mittels Einschwemmkatheter**

Obligater Leistungsinhalt
- Untersuchung mittels Einschwemmkatheter
  - in Ruhe
  und/oder
  - während und nach physikalisch definierter und reproduzierbarer Belastung

Fakultativer Leistungsinhalt
- Laufbandergometrie(n),
- Intraluminale Messung(en) des Arteriendrucks oder des zentralen Venendrucks,
- Messung(en) von Herzzeitvolumen und/oder Kreislaufzeiten,
- Applikationen der Testsubstanz(en)

38,11 €
371 Punkte

Die Gebührenordnungsposition 36882 ist nicht neben den Gebührenordnungspositionen 02100, 02101, 02300 bis 02302, 02330 und 02331 berechnungsfähig.

Die Gebührenordnungsposition 36882 ist im Behandlungsfall nicht neben den Gebührenordnungspositionen 04410, 04418 bis 04420, 04441 bis 04443, 04511 bis 04518, 04520, 04521, 04532, 04534 bis 04536, 04550, 04551, 04560 bis 04562, 04564 bis 04566, 04572, 04573, 04580, 13210 bis 13212, 13310, 13311, 13651, 13660 bis 13664, 13670, 13675 und 30500 und nicht neben den Gebührenordnungspositionen der Abschnitte 13.2.2, 13.3.2, 13.3.3, 13.3.4, 13.3.5, 13.3.6 und 13.3.8 berechnungsfähig.

36883 Zuschlag zu den Gebührenordnungsposition 33070 bis 33073 für die Laufband-Ergometrie

Obligater Leistungsinhalt
- Laufbandergometrie zur Objektivierung der Gehfähigkeit unter fortlaufender Monitorkontrolle

Fakultativer Leistungsinhalt
- Bestimmung des Dopplerdruckindex nach Belastung,
- Kaltluftprovokation

6,88 €
67 Punkte

Die Gebührenordnungsposition 36883 ist im Behandlungsfall nicht neben den Gebührenordnungspositionen 04410, 04418 bis 04420, 04441 bis 04443, 04511 bis 04518, 04520, 04521, 04532, 04534 bis 04536, 04550, 04551, 04560 bis 04562, 04564 bis 04566, 04572, 04573, 04580, 13210 bis 13212, 13651, 13660 bis 13664 und 13670 und nicht neben den Gebührenordnungspositionen der Abschnitte 13.2.2, 13.3.2, 13.3.3, 13.3.4, 13.3.5, 13.3.6 und 13.3.8 berechnungsfähig.

36884	Bestimmung der **Blutgase und des Säure-Basen-Status**	
	Obligater Leistungsinhalt	
	– Bestimmung in Ruhe	
	und/oder	
	– Bestimmung bei Belastung	
	und/oder	5,44 €
	– Zur Indikationsstellung einer Sauerstoffinhalationstherapie	53 Punkte

Die Gebührenordnungsposition 36884 ist nicht neben den Gebührenordnungspositionen 01857, 04536, 05350, 05372, 13256, 32247 und 36881 berechnungsfähig.

Die Gebührenordnungsposition 36884 ist im Behandlungsfall nicht neben den Gebührenordnungspositionen 04536, 04560 bis 04562, 04564 bis 04566, 04572, 04573, 04580, 13210 bis 13212, 13350, 13600 bis 13602, 13610 bis 13612, 13620 bis 13622 und 13661 und nicht neben den Gebührenordnungspositionen des Abschnitts 13.2.2 berechnungsfähig.

V Kostenpauschalen

40 Kostenpauschalen

40.1 Präambel
1. Psychologische Psychotherapeuten bzw. Kinder- und Jugendlichenpsychotherapeuten können im Zusammenhang mit ihren Leistungen folgende Kostenpauschalen dieses Kapitels abrechnen: Nrn. 40120, 40122, 40124 und 40126, 40142 und 40144.
2. Neben den Gebührenordnungspositionen des Abschnitts 1.7.3 zur Früherkennung von Brustkrebs durch Mammographie-Screening sind nur die Kostenpauschalen nach den Nrn. 40100, 40850, 40852, 40854 und 40855 berechnungsfähig.
3. Im kurativ-stationären (belegärztlichen) Behandlungsfall können die vom Krankenhaus zu tragenden Kostenpauschalen der Abschnitte 40.6, 40.8, 40.10, 40.11, 40.13 bis 40.16 von Belegärzten nicht berechnet werden.

40.3 Kostenpauschalen für Versandmaterial, Versandgefäße usw. sowie für die Versendung bzw. den Transport von Untersuchungsmaterial, Röntgenaufnahmen und Filmfolien
1. Die Kostenpauschale nach der Nr. 40100 ist nur einmal im Behandlungsfall und nur von dem Arzt, dem der Überweisungsauftrag zur Probenuntersuchung erteilt wurde, berechnungsfähig. Wird die Auftragsleistung von dem annehmenden Arzt ganz oder teilweise zur Durchführung an einen anderen Arzt weiterüberwiesen, ist die Nr. 40100 in demselben Behandlungsfall für die Weitergabe weder vom weitergebenden noch vom annehmenden Arzt berechnungsfähig.
2. Kosten für Versandmaterial, für die Versendung bzw. den Transport des Untersuchungsmaterials und die Übermittlung des Untersuchungsergebnisses innerhalb einer Berufsausübungsgemeinschaft, eines Medizinischen Versorgungszentrums, einer Apparate- bzw. Laborgemeinschaft oder eines Krankenhausgeländes sind nicht berechnungsfähig.

40100 Kostenpauschale für Versandmaterial, Versandgefäße usw. sowie für die Versendung bzw. den Transport von Untersuchungsmaterial, ggf. auch von infektiösem Untersuchungsmaterial, einschl. der Kosten für die Übermittlung von Untersuchungsergebnissen der
- Laboratoriumsdiagnostik, ggf. einschl. der Kosten für die Übermittlung der Gebührenordnungspositionen und der Höhe der Kosten überwiesener kurativ-ambulanter Auftragsleitungen des Abschnitts 32.3,
- Histologie,
- Zytologie,
- Zytogenetik und Molekulargenetik,

einmal im Behandlungsfall   2,60 €

Die Kostenpauschale 40100 ist in demselben Behandlungsfall nicht neben Gebührenordnungspositionen der Abschnitte 32.2.1 bis 32.2.7 berechnungsfähig.

40104 **Kostenpauschale** für Versandmaterial sowie für die Versendung bzw. den Transport von Röntgenaufnahmen und/oder Filmfolien mit dokumentierten Untersuchungsergebnissen bildgebender Verfahren,

je Versand 5,10 €

Bei Mitgabe von Röntgenaufnahmen, Filmfolien und Szintigrammen ist die Kostenpauschale nach der Nr. 40104 nicht berechnungsfähig.

40106 **Kostenpauschale** für Versandmaterial sowie für die Versendung bzw. den Transport von Langzeit-EKG-Datenträgern,

je Versand 1,50 €

Bei Mitgabe von Langzeit-EKG-Datenträgern ist die Kostenpauschale nach der Nr. 40106 nicht berechnungsfähig.

40.4 **Kostenpauschale für die Versendung bzw. den Transport von Briefen, Szintigrammen und/oder schriftlichen Unterlagen, Kostenpauschale für Telefax**

40120 Kostenpauschale für die Versendung bzw. den Transport von **Briefen** und/oder **schriftlichen Unterlagen bis 20 g** (z. B. im Postdienst Standardbrief) oder für die **Übermittlung eines Telefax** 0,55 €
Kosten für die Versendung, den Transport bzw. die Übermittlung laboratoriumsdiagnostischer, histologischer, zytologischer, zytogenetischer oder molekulargenetischer Untersuchungsergebnisse können für die Fälle nicht berechnet werden, in denen die Kostenpauschale nach der Nr. 40100 abgerechnet worden ist.

40122 Kostenpauschale für die Versendung bzw. den Transport von **Briefen** und/oder **schriftlichen Unterlagen bis 50 g** und/oder **digitalen Befunddatenträgern** (z. B. im Postdienst Kompaktbrief) 0,90 €
Kosten für die Versendung, den Transport bzw. die Übermittlung laboratoriumsdiagnostischer, histologischer, zytologischer, zytogenetischer oder molekulargenetischer Untersuchungsergebnisse können für die Fälle nicht berechnet werden, in denen die Kostenpauschale nach der Nr. 40100 abgerechnet worden ist.

40124 Kostenpauschale für die Versendung bzw. den Transport von **Briefen** und/oder **schriftlichen Unterlagen bis 500 g** (z. B. im Postdienst Großbrief) 1,45 €
Kosten für die Versendung, den Transport bzw. die Übermittlung laboratoriumsdiagnostischer, histologischer, zytologischer, zytogenetischer oder molekulargenetischer Untersuchungsergebnisse können für die Fälle nicht berechnet werden, in denen die Kostenpauschale nach der Nr. 40100 abgerechnet worden ist.

40126 Kostenpauschale für die Versendung bzw. den Transport von **Briefen** und/oder **schriftlichen Unterlagen bis 1000 g** (z. B. im Postdienst Maxibrief) 2,20 €

40 Kostenpauschalen 40142–40160

Kosten für die Versendung, den Transport bzw. die Übermittlung laboratoriumsdiagnostischer, histologischer, zytologischer, zytogenetischer oder molekulargenetischer Untersuchungsergebnisse können für die Fälle nicht berechnet werden, in denen die Kostenpauschale nach der Nr. 40100 abgerechnet worden ist.

40.5 Kostenpauschalen für Krankheitsbericht, Kurplan, Fotokopien, Testbriefchen, Bezug von Harnstoff oder Mifepriston, Einmalsklerosierungsnadeln, für Besuche durch Mitarbeiter

40142	Kostenpauschale für Leistungen entsprechend der **Gebührenordnungspositionen 01620, 01621 oder 01622, bei Abfassung in freier Form**, wenn vereinbarte Vordrucke nicht verwendet werden können, je Seite	1,50 €
40144	Kostenpauschale für fotokopierte oder EDV-technisch reproduzierte Befundmitteilungen, Berichte, Arztbriefe und andere patientenbezogene Unterlagen ausschließlich für den mit- oder weiterbehandelnden oder konsiliarisch tätigen Arzt oder den Arzt des Krankenhauses, je Seite	0,13 €
40150	Kostenpauschale für **drei ausgegebene Testbriefchen**, wenn die Leistungen entsprechend der Gebührenordnungspositionen 01734 oder 32040 nicht erbracht werden konnten *Die Kostenpauschale nach der Nr. 40150 ist im Behandlungsfall nicht neben den Gebührenordnungspositionen 01734 und 32040 berechnungsfähig.*	1,30 €
40152	Kostenpauschale für **ein ausgegebenes Testbriefchen für den Nachweis von Albumin im Stuhl**, wenn die Leistung entsprechend der Gebührenordnungsposition 32041 nicht erbracht werden konnte *Die Kostenpauschale nach der Nr. 40152 ist im Behandlungsfall nicht neben den Gebührenordnungspositionen 32040 und 32041 berechnungsfähig.*	1,50 €
40154	Kostenpauschale bei Durchführung der Leistung entsprechend der Gebührenordnungsposition 02400 für den **Bezug des 13C-Harnstoffs** gemäß Nr. 7 der Allgemeinen Bestimmungen	25,60 €
40156	Kostenpauschale **bei Durchführung eines medikamentös ausgelösten Schwangerschaftsabbruchs** entsprechend der Leistung nach der Gebührenordnungsposition 01906 **für den Bezug von Mifepriston** *Der Bezug von Mifepriston ist nur auf dem gesetzlich zulässigen Weg möglich.*	89,25 €
40160	Kostenpauschale bei Durchführung einer interventionellen endoskopischen Untersuchung des Gastrointestinaltraktes entsprechend der Gebührenordnungspositionen 01741, 13401, 13421 oder 13422 für die beim Eingriff eingesetzte(n) Einmalsklerosierungsnadel(n)	15,00 €

| 40240 | Kostenpauschale einschl. Wegekosten - entfernungsunabhängig - **für das Aufsuchen eines Kranken durch einen vom behandelnden Arzt beauftragten angestellten Mitarbeiter der Arztpraxis** mit abgeschlossener Ausbildung in einem nichtärztlichen Heilberuf zur Verrichtung medizinisch notwendiger delegierbarer Leistungen | 5,10 € |

Die Pauschale nach der Nr. 40240 kann nur berechnet werden, wenn der Kranke aus medizinischen Gründen die Arztpraxis nicht aufsuchen kann.

Der mit dem gesonderten Aufsuchen beauftragte Mitarbeiter darf nur die Leistungen erbringen, die an ihn vom Arzt im Einzelfall delegiert worden sind. Die Gebührenordnungspositionen dieser Leistungen sind neben der Pauschale nach der Nr. 40240 berechnungsfähig.

Die Gebührenordnungsposition 40240 ist am Behandlungstag nicht neben den Gebührenordnungspositionen 03062 und 03063 berechnungsfähig.

| 40260 | Pauschalerstattung einschl. Wegekosten - entfernungsunabhängig - für das Aufsuchen eines weiteren Kranken derselben sozialen Gemeinschaft (auch z. B. Altersheim) in unmittelbarem zeitlichen Zusammenhang mit dem Aufsuchen eines Kranken nach Nr. 40240 | 2,60 € |

Die Kostenpauschale nach der Nr. 40260 kann nur berechnet werden, wenn der Kranke aus medizinischen Gründen die Arztpraxis nicht aufsuchen kann.

Der mit dem gesonderten Aufsuchen beauftragte Mitarbeiter darf nur die Leistungen erbringen, die an ihn vom Arzt im Einzelfall delegiert worden sind. Die Gebührenordnungspositionen dieser Leistungen sind neben der Pauschale nach der Nr. 40260 berechnungsfähig.

Die Gebührenordnungsposition 40260 ist am Behandlungstag nicht neben den Gebührenordnungspositionen 03062 und 03063 berechnungsfähig.

40.6 Leistungsbezogene Kostenpauschalen bei Herzkatheteruntersuchungen und koronaren Rekanalisationsbehandlungen

1. Die einzeitige Mehrgefäßdilatation am Herzen beinhaltet die Dilatation mehrerer verschiedener Gefäße (A. coronaria dextra, A. coronaria sinistra, Ramus interventricularis anterior und/oder Bypass) in einer Sitzung.
2. Die im Zusammenhang mit interventionellen kardiologischen Maßnahmen wie z. B. der Rotablation, der Laseratherektomie oder der Atherektomie entstehenden Sachkosten, sind nicht Bestandteil der Kostenpauschalen nach den Nrn. 40300, 40302 und 40304. Die entstehenden Kosten sind entsprechend 7.3 der Allgemeinen Bestimmungen gesondert berechnungsfähig. In diesem Fall sind die Nrn. 40300, 40302 und 40304 nicht berechnungsfähig.

| 40300 | Kostenpauschale für die **Durchführung der Leistung entsprechend der Gebührenordnungsposition 34291** | 181,50 € |

40 Kostenpauschalen 40302–40455

Die Kostenpauschale nach der Nr. 40300 enthält alle Sachkosten, einschl. der Kosten für Kontrastmittel und Sprechstundenbedarf. Die Allgemeinen Bestimmungen nach Nr. 7 finden keine Anwendung.

40302	Kostenpauschale für die **Durchführung einer PTCA an einem Gefäß**, ggf. einschl. Stent entsprechend der Gebührenordnungsposition 34292	1.058,40 €

Die Kostenpauschale nach der Nr. 40302 enthält alle Sachkosten, einschl. der Kosten für Kontrastmittel und Sprechstundenbedarf. Die Allgemeinen Bestimmungen nach Nr. 7 finden keine Anwendung.

40304	Kostenpauschale für die **Durchführung einer PTCA an mehreren Gefäßen**, ggf. einschl. Stents entsprechend der Gebührenordnungsposition 34292, zusätzlich zur Sachkostenpauschale Nr. 40302	690,20 €

Die Kostenpauschale nach der Nr. 40304 enthält alle Sachkosten, einschl. der Kosten für Kontrastmittel und Sprechstundenbedarf. Die Allgemeinen Bestimmungen nach Nr. 7 finden keine Anwendung.

40.8 Leistungsbezogene Kostenpauschalen für interventionelle Eingriffe

40454	Kostenpauschale für sämtliche Sachkosten im Zusammenhang mit der Erbringung der Gebührenordnungsposition 34274 mit Ausnahme der im Zuschlag nach der Nr. 40455 enthaltenen Markierungsclips,	
	je Seite	320,00 €

40455	**Zuschlag** zu der Kostenpauschale nach der Nr. 40454**für die Verwendung von Markierungsclips,**	
	je Seite	100,00 €

40.10 Leistungsbezogene Kostenpauschalen für Radionuklide

1. Die in diesem Abschnitt aufgeführten Kostenpauschalen können ausschließlich von
   – Fachärzten für Nuklearmedizin,
   – Fachärzten für Strahlentherapie (ausschließlich die Kostenpauschalen nach den Nrn. 40542, 40544, 40546, 40562 und 40580)
   und
   – Vertragsärzten, die über eine Genehmigung zur Ausführung und Abrechnung nuklearmedizinischer Leistungen gemäß der Vereinbarungen zur Strahlendiagnostik und -therapie gemäß § 135 Abs. 2 SGB V verfügen,
   berechnet werden.
2. Zu jeder Grundleistung im Abschnitt 17.3 ist nur ein Radiopharmakon dieses Abschnitts berechnungsfähig.
3. In den Kostenpauschalen sind nicht nur die Kosten der jeweiligen Produkte sondern auch die Kosten, die im Rahmen der Beschaffung und Lagerung der Produkte sowie der Materialverwaltung, der Abfallbeseitigung und Entsorgung gemäß Strahlenschutzverordnung (StrlSchV) sowie dem Gesetz über den Verkehr mit Arzneimitteln (AMG) entstehen, berücksichtigt.

40500	Kostenpauschale für die Sachkosten im Zusammenhang mit der Erbringung von Leistungen entsprechend der Gebührenordnungspositionen 17310 oder 17320 bei Verwendung von **99mTc-Pertechnetat (Schilddrüse)**	1,50 €
40502	Kostenpauschale für die Sachkosten im Zusammenhang mit der Erbringung der Leistungen entsprechend der Gebührenordnungspositionen 17310 oder 17311 bei Verwendung von **99mTc-Phosphonaten (Knochen/Skelett)**	19,00 €
40504	Kostenpauschale für die Sachkosten im Zusammenhang mit der Erbringung der Leistung entsprechend der Gebührenordnungsposition 17310 bei Verwendung von **99mTc-Makroaggregaten(Lunge)**	29,00 €
40506	Kostenpauschale für die Sachkosten im Zusammenhang mit der Erbringung der Leistung entsprechend der Gebührenordnungsposition 17310 bei Verwendung von **99mTc-Aerosol(Lunge)**	133,00 €
40508	Kostenpauschale für die Sachkosten im Zusammenhang mit der Erbringung der Leistung entsprechend der Gebührenordnungsposition 17310 bei Verwendung von **99mTc-HMPAO, 99mTc-ECD(Hirn)**	205,00 €
40510	Kostenpauschale für die Sachkosten im Zusammenhang mit der Erbringung der Leistungen entsprechend der Gebührenordnungspositionen 17310 oder 17340 bei Verwendung von **99mTc-DMSA, 99mTc-DTPA(Niere)**	40,00 €
40512	Kostenpauschale für die Sachkosten im Zusammenhang mit der Erbringung der Leistung entsprechend der Gebührenordnungsposition 17310 bei Verwendung von **99mTc-DTPA (Hirn)**	40,00 €
40514	Kostenpauschale für die Sachkosten im Zusammenhang mit der Erbringung der Leistung entsprechend der Gebührenordnungsposition 17340 bei Verwendung von **99mTc-MAG3(Niere)**	92,00 €
40516	Kostenpauschale für die Sachkosten im Zusammenhang mit der Erbringung der Leistungen nach den Gebührenordnungspositionen 17310 oder 17351 bei Verwendung von **99mTc-Kolloid(Leber)**	42,00 €
40518	Kostenpauschale für die Sachkosten im Zusammenhang mit der Erbringung der Leistung entsprechend der Gebührenordnungsposition 17351 bei Verwendung von **99mTc-IDA-Verbindungen(Galle)**	42,00 €

40 Kostenpauschalen 40520–40536

40520	Kostenpauschale für die Sachkosten im Zusammenhang mit der Erbringung der Leistungen entsprechend der Gebührenordnungspositionen 17330, 17331 und 17310 bei Verwendung von **99mTc-markierten Perfusionsmarkern (Herz, Schilddrüse)**	76,00 €
40522	Kostenpauschale für die Sachkosten im Zusammenhang mit der Erbringung der Leistungen entsprechend der Gebührenordnungspositionen 17332, 17333 und 17350 bei Verwendung von **99mTc-markierten Eigenerythrozyten(Herz, Leber, abdominale Blutungssuche)**	60,00 €
40524	Kostenpauschale für die Sachkosten im Zusammenhang mit der Erbringung der Leistungen entsprechend der Gebührenordnungspositionen 17310 oder 17311 bei Verwendung von **99mTc-markierten Liganden(Tumorlokalisation)**	375,00 €
40526	Kostenpauschale für die Sachkosten im Zusammenhang mit der Erbringung der Leistungen entsprechend der Gebührenordnungspositionen 17310, 17311 oder 17350 bei Verwendung von **99mTc-markierten Antikörpern(Knochenmark,Entzündungslokalisation)**	382,00 €
40528	Kostenpauschale für die Sachkosten im Zusammenhang mit der Erbringung der Leistungen entsprechend der Gebührenordnungspositionen 17310 oder 17311 bei Verwendung von **99mTc-markierten Mikro-/Nanokolloiden(Lymphknotendiagnostik)**	70,00 €
40530	Kostenpauschale für die Sachkosten im Zusammenhang mit der Erbringung der Leistung entsprechend der Gebührenordnungsposition 17351 bei Verwendung einer **99mTc-markierten Testmahlzeit (gastrointestinale Motilität)**	40,00 €
40532	Kostenpauschale für die Sachkosten im Zusammenhang mit der Erbringung der Leistungen entsprechend der Gebührenordnungspositionen 17310, 17330 oder 17331 bei Verwendung von **201-TL-Cl (Myokard)**	70,00 €
40534	Kostenpauschale für die Sachkosten im Zusammenhang mit der Erbringung der Leistung entsprechend der Gebührenordnungsposition 17310 bei Verwendung von **123-J(Schilddrüse)**	95,00 €
40536	Kostenpauschale für die Sachkosten im Zusammenhang mit der Erbringung der Leistung entsprechend der Gebührenordnungsposition 17310 bei Verwendung von **123-J MIBG(chromaffineTumoren/Nebennierenmark)**	350,00 €

40538	Kostenpauschale für die Sachkosten im Zusammenhang mit der Erbringung der Leistung entsprechend der Gebührenordnungsposition 17310 bei Verwendung von **123-J-FP-CIT(M. Parkinson)**	830,00 €
40540	Kostenpauschale für die Sachkosten im Zusammenhang mit der Erbringung der Leistung entsprechend der Gebührenordnungsposition 17321 bei Verwendung von **131-J(Schilddrüse)**	10,00 €
40542	Kostenpauschale für die Sachkosten im Zusammenhang mit der Erbringung der Leistung entsprechend der Gebührenordnungsposition 17370 bei Verwendung von **131-J (Therapie, benigne)**	45,00 €
40544	Kostenpauschale für die Sachkosten im Zusammenhang mit der Erbringung der Leistung entsprechend der Gebührenordnungsposition 17370 bei Verwendung von **131-J (Therapie, maligne)**	230,00 €
40546	Kostenpauschale für die Sachkosten im Zusammenhang mit der Erbringung der Leistung entsprechend der Gebührenordnungsposition 17372 bei Verwendung von **131-J MIBG**	1.784,00 €
40548	Kostenpauschale für die Sachkosten im Zusammenhang mit der Erbringung der Leistung entsprechend der Gebührenordnungsposition 17350 bei Verwendung von **111-In Oxinat (Zellmarkierung)**	140,00 €
40550	Kostenpauschale für die Sachkosten im Zusammenhang mit der Erbringung der Leistungen entsprechend der Gebührenordnungspositionen 17310 oder 17311 bei Verwendung von **111-In-Okteotid (Somatostatinrezeptor-Diagnostik)**	766,00 €
40552	Kostenpauschale für die Sachkosten im Zusammenhang mit der Erbringung der Leistung entsprechend der Gebührenordnungspositionen 17310 oder 17311 bei Verwendung von **111-In DTPA**	304,70 €
40554	Kostenpauschale für die Sachkosten im Zusammenhang mit der Erbringung der Leistung entsprechend der Gebührenordnungsposition 17351 bei Verwendung von **75-Se-SeHCAT(Gallensäuren)**	174,40 €
40556	Kostenpauschale für die Sachkosten im Zusammenhang mit der Erbringung der Leistung entsprechend der Gebührenordnungspositionen 17371 oder 17373 bei Verwendung von **90-Yttrium-Colloid (Radiosynoviorthese)**	100,00 €

40 Kostenpauschalen 40558–40578

40558	Kostenpauschale für die Sachkosten im Zusammenhang mit der Erbringung der Leistung entsprechend der Gebührenordnungspositionen 17371 oder 17373 bei Verwendung von **186-Rhenium-Colloid (Radiosynoviorthese)**	125,00 €
40560	Kostenpauschale für die Sachkosten im Zusammenhang mit der Erbringung der Leistung entsprechend der Gebührenordnungsposition 17371 bei Verwendung von **169-Erbium-Colloid(Radiosynoviorthese)**	95,00 €
40562	Kostenpauschale für die Sachkosten im Zusammenhang mit der Erbringung der Leistung entsprechend der Gebührenordnungsposition 17372 zur Therapie von **Knochenmetastasen mit Radioisotopen**	1.355,00 €
40564	Kostenpauschale für die Sachkosten im Zusammenhang mit der Erbringung der Leistung entsprechend der Gebührenordnungsposition 17340 bei Verwendung von **51-Cr-EDTA(Niere)**	145,00 €
40566	Kostenpauschale für die Sachkosten im Zusammenhang mit der Erbringung der Leistungen entsprechend der Gebührenordnungspositionen 17310 und 17311 bei Verwendung von **67-Ga-Citrat(Entzündungsszintigraphie)**	276,00 €
40568	Kostenpauschale für die Sachkosten im Zusammenhang mit der Erbringung der Leistung entsprechend der Gebührenordnungsposition 17340 bei Verwendung von **123-J-Hippuran(Niere)**	143,00 €
40570	Kostenpauschale für die Sachkosten im Zusammenhang mit der Erbringung der Leistung entsprechend der Gebührenordnungsposition 17350 bei Verwendung von **111-In Chlorid(Zell-/Protein-/Antikörpermarkierung)**	350,00 €
40574	Kostenpauschale für die Sachkosten im Zusammenhang mit der Erbringung der Leistung entsprechend der Gebührenordnungsposition 17350 bei Verwendung von **57-Co-Cyancobolamin (Vitamin B 12 Resorption)**	50,00 €
40576	Kostenpauschale für die Sachkosten im Zusammenhang mit der Erbringung der Leistung entsprechend der Gebührenordnungsposition 17310 bei Verwendung von **radioaktiven Gasen(Lunge)**	350,00 €
40578	Kostenpauschale für die Sachkosten im Zusammenhang mit der Erbringung der Leistung entsprechend der Gebührenordnungsposition 17350 bei Verwendung von **Fe-59-Citrat / 51-Chromat(hämatologische Untersuchung)**	425,00 €

40580	Kostenpauschale für die Sachkosten im Zusammenhang mit der Erbringung der Leistung entsprechend der Gebührenordnungspositionen 25331, 25332 oder 25333 bei Verwendung von **192-Iridium**	320,00 €

40.11 Leistungsbezogene Kostenpauschalen für ophthalmologische Eingriffe

40680	Kostenpauschale für die Sachkosten im Zusammenhang mit der Erbringung einer Leistung entsprechend der Gebührenordnungsposition 31362	513,00 €

40.13 Leistungsbezogene Kostenpauschalen für endoskopische Gelenkeingriffe inklusive Arthroskopielösungen

40750	Kostenpauschale für die Sachkosten in Zusammenhang mit der Durchführung von **endoskopischen Gelenkeingriffen (Arthroskopien)** entsprechend der Gebührenordnungspositionen 31141 und 31142	122,00 €
40752	Kostenpauschale für die Sachkosten in Zusammenhang mit der Durchführung von **endoskopischen Gelenkeingriffen (Arthroskopien)** entsprechend der Gebührenordnungspositionen 31143 und 31144	200,00 €
40754	Kostenpauschale für die Sachkosten in Zusammenhang mit der Durchführung von **endoskopischen Gelenkeingriffen (Arthroskopien)** entsprechend der Gebührenordnungspositionen 31145 bis 31147	333,00 €

40.14 Leistungsbezogene Kostenpauschalen für Sach- und Dienstleistungen bei Behandlung mit renalen Ersatzverfahren und extrakorporalen Blutreinigungsverfahren

1. Eine Behandlungswoche ist jede Kalenderwoche, in der die wöchentlichen Dialysen (d. h. mindestens 3 Hämodialysentage bzw. IPD-Dialysentage oder mindestens 4 von 7 Peritonealdialysentagen als CAPD bzw. CCPD) durchgeführt werden.
2. Eine Dialysewoche ist definiert als eine abgerechnete Kostenpauschale nach der Gebührenordnungsposition 40823 oder als drei abgerechnete Kostenpauschalen nach der Gebührenordnungsposition 40824.
3. Die Preise für die Kostenpauschalen nach den Gebührenordnungspositionen 40823 und 40824 werden nach der Anzahl der Dialysewochen der Betriebsstätte/Nebenbetriebsstätte im abgerechneten Quartal in vier Preisstufen differenziert.
    1. Bis zur 650. Dialysewoche im abgerechneten Quartal werden die Kostenpauschalen nach den Gebührenordnungspositionen 40823 und 40824 mit den Preisen der Preisstufe 1 vergütet. Von der 651. bis zur 1300. Dialysewoche im abgerechneten Quartal erfolgt die Vergütung dieser Gebührenordnungspositionen mit den Preisen der Preisstufe 2. Von der 1301. bis zur 1950. Dialysewoche im abgerechneten Quartal erfolgt die Vergütung mit den Preisen der

40 Kostenpauschalen

Preisstufe 3. Ab der 1951. Dialysewoche im abgerechneten Quartal werden diese Gebührenordnungspositionen mit den Preisen der Preisstufe 4 vergütet.

2. Ein Beispiel: Eine Betriebsstätte/Nebenbetriebsstätte rechnet 1400 Kostenpauschalen nach der Gebührenordnungsposition 40823 und 600 Kostenpauschalen nach der Gebührenordnungsposition 40824 ab. Für die Betriebsstätte/Nebenbetriebsstätte ergeben sich somit 1600 Dialysewochen. Im Ergebnis werden der Betriebsstätte/Nebenbetriebsstätte von den 1600 Dialysewochen 650 mit dem Preis der Preisstufe 1, weitere 650 Dialysewochen mit dem Preis der Preisstufe 2 und 300 Dialysewochen mit dem Preis der Preisstufe 3 vergütet.

3. Die Unterscheidung der erbrachten Dialysewochen im abgerechneten Quartal nach dem Ort der Erbringung (Betriebsstätte/Nebenbetriebsstätte) setzt voraus, dass Betriebsstätte und Nebenbetriebsstätte(n) sich nicht in derselben Örtlichkeit (zum Beispiel im gleichen Gebäude oder Gebäudekomplex) befinden. Andernfalls werden die in Betriebs- und Nebenbetriebsstätte(n) einer Praxis erbrachten Dialysewochen so zusammengefasst, als wenn sie in einer Betriebsstätte/einem Ort erbracht worden wären. Erbringen Praxen, Praxen mit angestellten Ärzten, Berufsausübungsgemeinschaften, Medizinische Versorgungszentren, ermächtigte Einrichtungen oder rechtlich voneinander unabhängige Dialyseeinrichtungen Leistungen des Abschnitts 40.14 EBM in derselben Örtlichkeit und nutzen dabei gemeinsam apparative Ausstattungen (Anlage zur Dialysewasseraufbereitung in Verbindung mit Dialysewasser-Ringleitung), so werden die von diesen Dialyseeinrichtungen abgerechneten Kostenpauschalen 40823 und 40824 mit einem Abschlag in Höhe von 5 Prozent versehen.

4. Ein Abschlag auf die Kostenpauschalen 40823 und 40824 erfolgt nicht, wenn die betreffenden Dialyseeinrichtungen der Kassenärztlichen Vereinigung nachweisen, dass die zur Erbringung der Leistungen des Abschnitts 40.14 EBM erforderliche apparative Ausstattung (Anlage zur Dialysewasseraufbereitung in Verbindung mit Dialysewasser-Ringleitung) ausschließlich von dieser Dialysepraxis genutzt wird.

4. Die Kostenpauschalen nach den Nrn. 40815 bis 40819 und 40823 bis 40828 enthalten alle Sachkosten, einschließlich Dialysegerät, Dialysator, Schlauchsysteme, Infusionslösungen, am Dialysetag verabreichte Heparine, Aufbereitungs- und Entsorgungsmaßnahmen, Sprechstundenbedarf sowie die Kosten der Beköstigung des Patienten in Abhängigkeit von der jeweiligen Dialysezeit für die Zeit der Dialysebehandlung. Weiterhin ist im Falle der Hämodialyse als Heimdialyse von dem Vertragsarzt, dem ermächtigten Arzt oder der ärztlich geleiteten Einrichtung die Erstattung der dialysebedingten Strom-, Wasser- und Entsorgungskosten an den Heimdialysepatienten sicherzustellen. Zur Erstattung kann mit dem Dialysepatienten eine Pauschale vereinbart werden. Die Kostenpauschalen nach den Nrn. 40815 bis 40819 und 40823 bis 40828

enthalten nicht die Kosten für Arzneimittel, insbesondere Erythropoetin, Vitamin- oder Mineralstoffpräparate. Die Allgemeinen Bestimmungen Nr. 7 finden keine Anwendung.

5. Die Berechnung der Kostenpauschalen nach den Nrn. 40815 bis 40819 und 40823 bis 40828 setzt eine Genehmigung der Kassenärztlichen Vereinigung nach der Vereinbarung zu den Blutreinigungsverfahren gemäß § 135 Abs. 2 SGB V voraus.

6. Soweit die Partner der Gesamtverträge eine im wirtschaftlichen Ergebnis mit dieser Regelung vergleichbare niedrigere Erstattungshöhe der Kosten für nichtärztliche Dialyseleistungen vereinbart haben, können diese Vereinbarungen fortgeführt werden.

40815	Kostenpauschale für Sachkosten bei Durchführung von **Hämodialysen** einschl. **Sonderverfahren** (z. B. Hämofiltration, Hämodiafiltration) **bei Patienten bis zum vollendeten 18. Lebensjahr** mit einer dialysepflichtigen Nierenerkrankung bei Dialysen am Wohnort,	
	je durchgeführter Dialyse	627,00 €
40816	Kostenpauschale für Sachkosten bei Durchführung von **Peritonealdialysen bei Patienten bis zum vollendeten 18. Lebensjahr** mit einer dialysepflichtigen Nierenerkrankung,	
	je Behandlungswoche	830,00 €
	Die Gebührenordnungsposition 40816 ist je Behandlungswoche nicht neben den Gebührenordnungspositionen 40817 und 40819 berechnungsfähig.	
40817	Kostenpauschale für Sachkosten bei Durchführung von **Peritonealdialysen bei Patienten bis zum vollendeten 18. Lebensjahr** mit einer dialysepflichtigen Nierenerkrankung bei Dialysen am Wohnort, die nicht mindestens 4 von 7 Peritonealdialysetage in der Behandlungswoche umfassen,	
	je durchgeführter Dialyse, höchstens dreimal in der Kalenderwoche	118,60 €
	Die Gebührenordnungsposition 40817 ist je Behandlungswoche nicht neben der Gebührenordnungsposition 40816 berechnungsfähig.	
40818	Kostenpauschale für Sachkosten bei Durchführung von **Hämodialysen** einschl. Sonderverfahren (z. B. Hämofiltration, Hämodiafiltration) **bei Patienten bis zum vollendeten 18. Lebensjahr** mit einer dialysepflichtigen Nierenerkrankung bei einer Feriendialyse während des Ferienaufenthalts am Ferienort, bei Dialyse wegen beruflich bedingter oder sonstiger Abwesenheit vom Wohnort,	
	je durchgeführter Dialyse	658,40 €
40819	Kostenpauschale für Sachkosten bei Durchführung von Peritonealdialysen bei Patienten bis zum vollendeten 18. Lebensjahr mit einer dialysepflichtigen Nierenerkrankung bei einer Feriendialyse während des Ferienaufenthalts am Ferienort, bei Dialyse wegen beruflich bedingter oder sonstiger Abwesenheit vom Wohnort,	
	je durchgeführter Dialyse, höchstens dreimal in der Kalenderwoche	124,50 €

40 Kostenpauschalen 40823–40825

Die Gebührenordnungsposition 40819 ist je Behandlungswoche nicht neben der Gebührenordnungsposition 40816 berechnungsfähig.

40823 Kostenpauschale für Sachkosten bei Durchführung von Hämodialysen als **Zentrums-** bzw. **Praxisdialyse oder zentralisierte Heimdialyse,** einschl. Sonderverfahren (z. B. **Hämofiltration, Hämodiafiltration) bei Versicherten ab dem vollendeten 18. Lebensjahr** mit einer dialysepflichtigen Nierenerkrankung,

je Behandlungswoche

Die Kostenpauschale nach der Gebührenordnungsposition 40823 wird in Abhängigkeit von der Anzahl der Dialysewochen der Betriebsstätte/ Nebenbetriebsstätte im abgerechneten Quartal bewertet. Hierbei sind Nr. 2 und Nr. 3 der Bestimmungen des Abschnitts 40.14 zu beachten.

Bewertung der Kostenpauschale (Preisstufe 1) 485,80 Euro

Bewertung der Kostenpauschale (Preisstufe 2) 466,30 Euro

Bewertung der Kostenpauschale (Preisstufe 3) 417,50 Euro

Bewertung der Kostenpauschale (Preisstufe 4) 398,00 Euro

Die Gebührenordnungsposition 40823 ist je Behandlungswoche nicht neben den Gebührenordnungspositionen 40824 bis 40828 berechnungsfähig.

40824 Kostenpauschale für Sachkosten bei Durchführung von Hämodialysen als **Zentrums-** bzw. **Praxisdialyse oder zentralisierte Heimdialyse,** einschl. Sonderverfahren (z. B. **Hämofiltration, Hämodiafiltration) bei Versicherten ab dem vollendeten 18. Lebensjahr** mit einer dialysepflichtigen Nierenerkrankung bei Dialysen am Wohnort, die nicht mindestens dreimal in der Behandlungswoche durchgeführt werden können,

je durchgeführter Dialyse, höchstens zweimal in der Kalenderwoche

Die Kostenpauschale nach der Gebührenordnungsposition 40824 wird in Abhängigkeit von der Anzahl der Dialysewochen der Betriebsstätte/ Nebenbetriebsstätte im abgerechneten Quartal bewertet. Hierbei sind Nr. 2 und Nr. 3 der Bestimmungen des Abschnitts 40.14 zu beachten.

Bewertung der Kostenpauschale (Preisstufe 1) 161,90 Euro

Bewertung der Kostenpauschale (Preisstufe 2) 155,40 Euro

Bewertung der Kostenpauschale (Preisstufe 3) 139,20 Euro

Bewertung der Kostenpauschale (Preisstufe 4) 132,70 Euro

Die Gebührenordnungsposition 40824 ist je Behandlungswoche nicht neben den Gebührenordnungspositionen 40823 und 40825 berechnungsfähig.

40825 Kostenpauschale für Sachkosten bei Durchführung von **Peritonealdialysen** (z. B. CAPD, CCPD, IPD) oder Heimhämodialysen, **bei Versicherten ab dem vollendeten 18. Lebensjahr** mit einer dialysepflichtigen Nierenerkrankung,

je Behandlungswoche 505,40 €

Die Gebührenordnungsposition 40825 ist je Behandlungswoche nicht neben den Gebührenordnungspositionen 40823, 40824 und 40826 bis 40828 berechnungsfähig.

40826 Kostenpauschale für Sachkosten bei Durchführung von **Peritonealdialysen** als CAPD bzw. **CCPD, bei Versicherten ab dem vollendeten 18. Lebensjahr** mit einer dialysepflichtigen Nierenerkrankung bei Dialysen am Wohnort, die nicht mindestens 4 von 7 Peritonealdialysetage in der Behandlungswoche umfassen,

je durchgeführter Dialyse, höchstens dreimal in der Kalenderwoche   72,20 €

Die Gebührenordnungsposition 40826 ist je Behandlungswoche nicht neben den Gebührenordnungspositionen 40823 und 40825 berechnungsfähig.

40827 Kostenpauschale für Sachkosten bei Durchführung von **intermittierenden Peritonealdialysen** (IPD) oder Heimhämodialysen, **bei Versicherten ab dem vollendeten 18. Lebensjahr** mit einer dialysepflichtigen Nierenerkrankung bei Dialysen am Wohnort, die nicht mindestens dreimal in der Behandlungswoche durchgeführt werden können,

je durchgeführter Dialyse, höchstens zweimal in der Kalenderwoche   168,50 €

Die Gebührenordnungsposition 40827 ist je Behandlungswoche nicht neben den Gebührenordnungspositionen 40823 und 40825 berechnungsfähig.

40828 Kostenpauschale für Sachkosten bei Durchführung von Hämo- oder Peritonealdialysen, als **Zentrums- bzw. Praxisdialyse, Heimdialyse oder zentralisierte Heimdialyse**, einschl. Sonderverfahren (z. B. Hämofiltration, Hämodiafiltration), **bei Versicherten ab dem vollendeten 18. Lebensjahr** mit einer dialysepflichtigen Nierenerkrankung, bei einer Feriendialyse während des Ferienaufenthalts am Ferienort, bei Dialyse wegen beruflich oder sonstiger Abwesenheit vom Wohnort,

je durchgeführter Dialyse, höchstens zweimal in der Kalenderwoche   174,70 €

Die Gebührenordnungsposition 40828 ist je Behandlungswoche nicht neben den Gebührenordnungspositionen 40823 und 40825 berechnungsfähig.

40829 **Zuschlag** zu der Kostenpauschale nach den Nrn. 40823 oder 40825**bei Versicherten ab dem vollendeten 59. Lebensjahr bis zum vollendeten 69. Lebensjahr**   10,00 €

40830 **Zuschlag** zu der Kostenpauschale nach den Nrn. 40824, 40826 und 40827 bei Versicherten ab dem vollendeten 59. Lebensjahr bis zum vollendeten 69. Lebensjahr   3,30 €

40831 **Zuschlag** zu der Kostenpauschale nach den Nrn. 40823 oder 40825**bei Versicherten ab dem vollendeten 69. Lebensjahr bis zum vollendeten 79. Lebensjahr**   20,00 €

40 Kostenpauschalen 40832–40840

40832	Zuschlag zu der Kostenpauschale nach den Nrn. 40824, 40826 und 40827 bei Versicherten ab dem vollendeten 69. Lebensjahr bis zum vollendeten 79. Lebensjahr	6,70 €
40833	Zuschlag zu der Kostenpauschale nach den Nrn. 40823 oder 40825 bei Versicherten ab dem vollendeten 79. Lebensjahr	30,00 €
40834	Zuschlag zu der Kostenpauschale nach den Nrn. 40824, 40826 und 40827 bei Versicherten ab dem vollendeten 79. Lebensjahr	10,00 €
40835	Zuschlag zu der Kostenpauschale nach den Nrn. 40816, 40823 oder 40825 für die **Infektionsdialyse** (bei Patienten mit Infektionserkrankungen mit Problemkeimen gemäß der mit der Kommission für Krankenhaushygiene und Infektionsprävention beim Robert Koch-Institut (KRINKO) abgestimmten Hygieneleitlinie als Ergänzung zum Dialysestandard)	30,00 €
40836	Zuschlag zu der Kostenpauschale nach den Nrn. 40815, 40817, 40818, 40819, 40824, 40826 bis 40828 für die **Infektionsdialyse** (bei Patienten mit Infektionserkrankungen mit Problemkeimen gemäß der mit der Kommission für Krankenhaushygiene und Infektionsprävention beim Robert Koch-Institut (KRINKO) abgestimmten Hygieneleitlinie als Ergänzung zum Dialysestandard), je durchgeführter Dialyse, höchstens zweimal in der Kalenderwoche	10,00 €
40837	Zuschlag zu der Kostenpauschale nach der Nr. 40816 oder 40825 für die **intermittierende Peritonealdialyse (IPD)**	300,00 €
40838	Zuschlag zu der Kostenpauschale nach der Nr. 40817, 40819, 40827 oder 40828 für die **intermittierende Peritonealdialyse (IPD)**, je durchgeführter Dialyse, höchstens zweimal in der Kalenderwoche	100,00 €

40.15 Leistungsbezogene Kostenpauschalen für Sachkosten der Strahlentherapie

40840	**Kostenpauschale** für individuell angepasste **Ausblendungen**, ggf. mittels Multi-Leaf-Kollimator-Technik, Kompensatoren und/oder individuell gefertigte Lagerungs- bzw. Fixationshilfen ggf. einschl. Sachkosten für Verifikations- und Dokumentationsleistungen im Rahmen der Bestrahlungsfelddokumentation im Zusammenhang mit der Erbringung der Leistung entsprechend der Gebührenordnungspositionen 25320 oder 25321, je Bestrahlungsfeld, je Zielvolumen	140,00 €

Die Kostenpauschale nach der Nr. 40840 ist bei Bestrahlung von gutartigen Erkrankungen je Zielvolumen höchstens zweimal, insgesamt je Behandlungsfall unter Angabe einer Begründung höchstens sechsmal berechnungsfähig.

Die Kostenpauschale nach der Nr. 40840 ist bei Bestrahlung unter Verwendung von 2-D-Technik je Zielvolumen höchstens viermal, bei Bestrahlung unter Verwendung von 3-D-Technik je Zielvolumen höchstens achtmal, insgesamt je Behandlungsfall unter Angabe einer Begründung höchstens fünfzehnmal berechnungsfähig.

40841	**Kostenpauschale** für individuell angepasste Ausblendungen, Kompensatoren und/oder individuell gefertigte Lagerungs- bzw. Fixationshilfen ggf. einschl. Sachkosten für Verifikations- und Dokumentationsleistungen im Rahmen der Bestrahlungsfelddokumentation **im Zusammenhang mit der Erbringung der Leistung entsprechend der Gebührenordnungsposition 25310**	
	je Bestrahlungsfeld, je Zielvolumen	30,00 €

40.16 Leistungsbezogene Kostenpauschalen im Rahmen der Früherkennung von Brustkrebs durch Mammographie-Screening gemäß den Richtlinien des Gemeinsamen Bundesausschusses (Mammographie-Screening-Programm)

40850	Kostenpauschale für **Sachkosten bei Durchführung der Leistung entsprechend der Gebührenordnungsposition 01750**	5,85 €
40852	Kostenpauschale für die ggf. erforderliche **Teilnahme an Fallkonferenzen im Zusammenhang mit der Durchführung der Leistungen entsprechend der Gebührenordnungspositionen 01752, 01756 und 01758**oder Kostenpauschale für die **Versendung bzw. den Transport von Röntgenaufnahmen und/oder Filmfolien**	0,51 €
	Bei Mitgabe von Röntgenaufnahmen oder Filmfolien ist die Kostenpauschale nach der Nr. 40852 nicht berechnungsfähig.	
40854	Kostenpauschale **für sämtliche Sachkosten im Zusammenhang mit der Erbringung der Leistung entsprechend der Gebührenordnungsposition 01759** mit Ausnahme der im Zuschlag nach der Nr. 40855 enthaltenen Markierungsclips	
	je Seite	320,00 €
40855	**Zuschlag** zu der Kostenpauschale nach der Nr. 40854**für die Verwendung von Markierungsclips**	
	je Seite	100,00 €

VI Anhänge

1 Verzeichnis der nicht gesondert berechnungsfähigen Leistungen

1. Die im Anhang 1 aufgeführten Leistungen sind - sofern sie nicht als Gebührenordnungspositionen im EBM verzeichnet sind - Teilleistungen von Gebührenordnungspositionen des EBM und als solche nicht eigenständig berechnungsfähig.
2. In den Gebührenordnungspositionen wird ggf. auf die Bezeichnung der Spalten VP = Versichertenpauschale, GP = Grund- / Konsiliarpauschale, bzw. SG = sonstige Gebührenordnungspositionen verwiesen.

VI Anhänge

Spaltenbezeichnung	Legende	VP Leistung ist in der Versicher-tenpauschale Kapitel 3 bzw. 4 enthalten	GP Leistung ist möglicher Bestandteil der Grundpau-schale(n)	SG Leistung ist in sonstigen GOP enthalten
	Abnahme eines mindestens unter Einschluß eines großen Gelenkes oder des Rumpfes angelegten zirkulären, individuell modellierten Verbandes aus unelastischen, nicht weiter verwendbaren erstarrten Materialien (z. B. Gips)	x		x
	Absaugung körpereigener Flüssigkeiten		x	
	Abschabung der Hornhaut des Auges		x	x
	Abtragung ausgedehnter Nekrosen im Hand- oder Fußbereich	x	x	
	Aderlass	x	x	
	Anamnese(n), sofern nicht gesondert ausgewiesen	x	x	x
	Anästhesie eines peripheren Nerven	x	x	x
	Änderung (z. B. Fensterung, Spaltung, Schieneneinsetzung, Anlegen eines Gehbügels oder einer Abrollsohle) eines nicht an demselben Tag angelegten zirkulären Gipsverbandes			x
	Anlegen einer Blutleere oder Blutsperre an einer Extremität im Zusammenhang mit einem operativen Eingriff			
	Anlegen einer Finger- oder Zehennagelspange	x	x	
	Anlegen einer Hilfsschiene am unverletzten Kiefer bei Kieferfrakturen oder Anlegen einer Schiene bei Erkrankungen der Kiefergelenke		x	
	Anlegen eines Portioadapters		x	x
	Anlegen von Drahtligaturen, Drahthäkchen, Drahtbügeln oder dergleichen			x
	Ansteigendes Teilbad	x	x	
	Ansteigendes Vollbad, einschl. Herz-Kreislauf- und Körpertemperaturüberwachung	x	x	
	Anus praeter-Bougierung	x	x	
	Anwendung und Auswertung projektiver Testverfahren (z.B. Rorschach-Test, TAT, Sceno) mit schriftlicher Aufzeichnung			x
	Anwendung und Auswertung orientierender Testverfahren (z.B. Benton, d 2)			x
	Anwendung und Auswertung standardisierter Intelligenz- und Entwicklungs-Tests (z.B. HAWIE(K)-R, IST, CFT) mit schriftlicher Aufzeichnung			x
	Anwendung und Auswertung von Fragebogentests (z.B. MMPI, SCL, FPI, Gießen-Test)			x

1 Verzeichnis der nicht gesondert berechnungsfähigen Leistungen

Spaltenbezechnung	Legende	VP Leistung ist in der Versichertenpauschale Kapitel 3 bzw. 4 enthalten	GP Leistung ist möglicher Bestandteil der Grundpauschale(n)	SG Leistung ist in sonstigen GOP enthalten
	Anwendung und Auswertung von Funktionstests (z. B. GFT, Frostig, KTK, DRT) mit schriftlicher Aufzeichnung			x
	Applikation von bronchokonstriktorisch wirksamen Substanzen (mit Ausnahme von Allergenen)			x
	Assistenz durch einen Arzt, der selbst nicht an der vertragsärztlichen Versorgung teilnimmt, bei ambulanten operativen Eingriffen eines Vertragsarztes oder Assistenz eines genehmigten Assistenten bei operativen belegärztlichen Leistungen		x	
	Ätzung im Enddarmbereich	x	x	
	Ätzung im Kehlkopf		x	
	Auffüllung eines subkutanen Medikamentenreservoirs oder eines Haut-Expanders oder Spülung eines Ports	x	x	
	Aufrichtung gebrochener Wirbel im Durchhang		x	
	Ausfräsen eines Rostringes der Hornhaut am Auge			x
	Ausräumung einer Blasenmole oder einer "missed abortion"			x
	Ausspülung des Magens mittels Magenschlauch	x	x	
	Ausspülung einer Kiefer- oder Stirnhöhle von der natürlichen oder künstlichen Öffnung aus, ggf. einschl. Einbringung von Medikamenten		x	
	Ausspülung und/oder Absaugen des Kuppelraumes	x		x
	Ausstellung einer Arbeitsunfähigkeitsbescheinigung gemäß § 3 des Lohnfortzahlungsgesetzes		x	
	Ausstellung von Wiederholungsrezepten und/oder Überweisungsscheinen oder Übermittlung von Befunden oder ärztlichen Anordnungen an den Patienten im Auftrag des Arztes durch das Praxispersonal, auch mittels Fernsprecher			x
	Beistand eines Vertragsarztes bei der ärztlichen Leistung eines anderen Vertragsarztes	x	x	x
	Beratung der Bezugsperson(en)	x	x	x
	Beratung, auch mittels Fernsprecher	x	x	x
	Beratung, einschl. symptombezogener klinischer Untersuchung			
	Bestimmung der Tränensekretionsmenge und/oder Messung der Break-up-time			
	Bestimmung der Transitzeit durch Herz und Lunge mittels radioaktiv markierter Substanzen			x

VI Anhänge

Spaltenbezeichnung		VP	GP	SG
	Legende	Leistung ist in der Versichertenpauschale Kapitel 3 bzw. 4 enthalten	Leistung ist möglicher Bestandteil der Grundpauschale(n)	Leistung ist in sonstigen GOP enthalten
	Bestimmung des Reflexdecay			x
	Bestimmung(en) der prozentualen Sauerstoffsättigung im Blut (Oxymetrie)			x
	Betreuung eines moribunden Kranken unter Einbeziehung der Gespräche mit den versorgenden und unmittelbar betroffenen Personen zu einem dem Zustand u. Verlauf angemessenen Umgehen mit dem Sterbenden u. zu seiner abgestimmten humanen, sozialen, pflegerischen u. ärztlichen Versorgung			x
	Binokularmikroskopische Untersuchung des Trommelfells und/oder der Paukenhöhle		x	
	Biomathematische Auswertung der Haplotyp-Befunde bei indirekter Genotyp-Diagnostik mit ausführlicher schriftlicher Befundmitteilung und -erläuterung			x
	Blutentnahme beim Feten und/oder Bestimmung des Säurebasenhaushalts und/oder des Gasdrucks im Blut des Feten, ggf. einschließlich pH-Messung			x
	Blutentnahme durch Venenpunktion	x	x	
	Blutige Venendruckmessung(en) an einer Extremität, in Ruhe und nach Belastung, einschließlich graphischer Registrierung		x	
	Chemische Ätzung der Hornhaut		x	
	Chemo-chirurgische Behandlung eines Basalioms	x	x	
	Chemo-chirurgische Behandlung spitzer Kondylome oder chemo-chirurgische Behandlung von Präkanzerosen	x	x	
	Definierte Kreislauffunktionsprüfung nach standardisierten Methoden einschl. Dokumentation	x	x	
	Dehnung der weiblichen Harnröhre, ggf. einschließlich Spülung, Instillation von Medikamenten und/oder Katheterisierung der Harnblase			x
	Dehnung, Durchspülung, Sondierung, Salbenfüllung und/oder Kaustik der Tränenwege		x	x
	Diagnostische Peritonealspülung (Peritoneal-Lavage)			x
	Diasklerale Durchleuchtung und/oder Prüfung entoptischer Wahrnehmung zur Beurteilung der Netzhautfunktion bei trüben Medien		x	
	Differenzierende Analyse und graphische Darstellung des Bewegungsablaufes beider Augen (mindestens 9 Blickrichtungen je Auge)		x	

768

1 Verzeichnis der nicht gesondert berechnungsfähigen Leistungen

Spaltenbezeichnung	Legende	VP Leistung ist in der Versichertenpauschale Kapitel 3 bzw. 4 enthalten	GP Leistung ist möglicher Bestandteil der Grundpauschale(n)	SG Leistung ist in sonstigen GOP enthalten
	Differenzierende Analyse und graphische Darstellung des Bewegungsablaufes beider Augen (mindestens 9 bzw. 36 Blickrichtungen je Auge)		x	
	Differenzierende Farbsinnprüfung (z. B. Farbfleck-Legetest, Spektral-Kompensationsmethode)		x	
	Differenzierende qualitative Bestimmung des Geruchsvermögens mit mindestens 3 aromatischen Geruchsstoffen, 3 Mischgeruchsstoffen und einem Trigeminusreizstoff, ggf. einschl. Geschmacksprüfung, einschl. Substanzkosten	x		
	Digitale Ausräumung des Mastdarms, Reposition eines Mastdarmvorfalles und/oder Entfernung von Fremdkörpern aus dem Mastdarm	x	x	x
	Digitaluntersuchung des Mastdarms, ggf. einschließlich der Prostata	x	x	x
	Doppler-sonographische Druckmessung(en) an den Arterien einer Extremität, in Ruhe und nach Belastung	x	x	
	Doppler-sonographische Untersuchung der Skrotalfächer oder der Penisgefäße		x	
	Doppler-sonographische Untersuchung der Venen oder der Arterien einer Extremität, in Ruhe	x	x	
	Druckkontrollierte Insufflation der Eustachischen Röhre unter Verwendung eines Druckkompressors		x	
	Druckmessung an der Lunge mittels Compliance bzw. P l und P max, einschl. graphischer Registrierung			x
	Druckmessung(en) oder Flußmessung(en) am freigelegten Blutgefäß			x
	Durchführung der Ösophagoskopie/Gastroskopie als Videoösophago- bzw. gastroskopie			x
	Durchführung einer standardisierten thermischen Labyrinthprüfung		x	x
	Durchtrennung oder Sprengung eines stenosierenden Narbenstranges der Scheide oder Abtragung eines Scheidenseptums			x
	Durchtrennung oder Sprengung von Narbensträngen ohne Eröffnung einer Körperhöhle	x	x	x
	Einbringen einer oder mehrerer Saugdrainagen in eine Wunde über einen gesonderten Zugang			x
	Einbringen einer oder mehrerer Spüldrainagen in Gelenke, Weichteile oder Knochen über einen gesonderten Zugang, ggf. einschließlich Spülung		x	x

769

VI Anhänge

Spaltenbezeichnung	Legende	VP Leistung ist in der Versichertenpauschale Kapitel 3 bzw. 4 enthalten	GP Leistung ist möglicher Bestandteil der Grundpauschale(n)	SG Leistung ist in sonstigen GOP enthalten
	Einbringung (Instillationen) von Medikamenten in Körperöffnungen			x
	Einbringung des Kontrastmittels in einen Zwischenwirbelraum			x
	Sialographie oder Hysterosalpingographie oder Galaktographie			x
	Einbringung von Drainagefäden in eine Analfistel			
	Einbringung von Medikamenten durch Injektion in einen parenteralen Katheter	x	x	
	Einbringung von Medikamenten in den Kehlkopf			
	Einführung von Verweilsonden (z. B. Punctum Plugs) in die Tränenwege eines Auges, ggf. einschließlich Nahtfixation		x	x
	Eingehende makroskopische Untersuchung, Präparation und Beschreibung von großen Operationspräparaten (z.B. Gastrektomie, Hemikolektomie)			x
	Einrenkung der Luxationen von Wirbelgelenken im Durchhang			x
	Einrichtung des gebrochenen Brustbeins			x
	Einrichtung eines gebrochenen Handwurzel-, Mittelhand-, Fußwurzel- oder Mittelfußknochens			x
	Einrichtung eines gebrochenen Oberarm- oder Oberschenkelknochens oder des gebrochenen Beckens			x
	Einrichtung gebrochener Fingerendglied- oder Zehenknochen oder			
	Einrichtung eines gebrochenen Fingergrundglied-, Fingermittelglied- oder Großzehenknochens			x
	Einrichtung gebrochener Unterarm- oder Unterschenkelknochen, je Seite			x
	Einrichtung und Fixation eines gebrochenen Kiefers außerhalb der Zahnreihen durch intraorale Schiene oder Stützapparat			x
	Entfernen eines Verweilröhrchens am Trommelfell		x	
	Einsetzen o. Auswechseln einer Trommelfellprothese		x	
	EKG-Monitoring	x	x	
	Elektrokardiographische Untersuchung	x	x	
	Elektrokardiographische Untersuchung mittels Ösophagusableitung, einschließlich Elektrodeneinführung			
	Elektrolytische Epilation von Wimpernhaaren	x	x	x
	Endobronchiale Behandlung mit weichem Rohr		x	

1 Verzeichnis der nicht gesondert berechnungsfähigen Leistungen

Spaltenbezeichnung	Legende	VP Leistung ist in der Versichertenpauschale Kapitel 3 bzw. 4 enthalten	GP Leistung ist möglicher Bestandteil der Grundpauschale(n)	SG Leistung ist in sonstigen GOP enthalten
	Endoskopische Untersuchung der Nasenhaupthöhlen und/oder des Nasenrachenraumes		x	
	Endoskopische Untersuchung einer oder mehrerer Nasennebenhöhlen		x	x
	Entfernung einer Zervix-Cerclage		x	x
	Entfernung einer Geschwulst, von Fremdkörpern oder von Silikon- oder Silastikplomben aus der Augenhöhle			
	Entfernung eines nicht festsitzenden Fremdkörpers aus dem Gehörgang oder der Paukenhöhle	x	x	
	Entfernung eines oder mehrerer Polypen aus dem Gehörgang			x
	Entfernung nicht haftender Fremdkörper von der Bindehaut oder mechanische Epilation von Wimpernhaaren	x	x	
	Entfernung sichtbarer Kirschnerdrähte ohne Eröffnung der Haut			x
	Entfernung und/oder Nachbehandlung von bis zu fünf plantaren, palmaren, sub- oder paraungualen Warzen oder vergleichbaren Hautveränderungen	x	x	x
	Entfernung und/oder Nachbehandlung von bis zu fünf vulgären Warzen bzw. Mollusken oder vergleichbaren Hautveränderungen, z. B. mittels scharfen Löffels, Kauterisation oder chemisch-kaustischer Verfahren oder Entfernung von bis zu fünfzehn pendelnden Fibromen	x	x	
	Entfernung von Fäden o. Klammern aus einer Wunde	x	x	
	Entfernung von Fremdkörpern aus der Nase als selbständige Leistung	x	x	x
	Entfernung von Korneoskleralfäden oder einer Hornhautnaht	x	x	
	Entfernung von Ohrenschmalzpfröpfen	x	x	x
	Entnahme und Aufbereitung von Abstrichmaterial zur zytologischen Untersuchung	x	x	x
	Entnahme und ggf. Aufbereitung von Abstrichmaterial zur mikrobiologischen Untersuchung	x	x	x
	Ergänzung der psychiatrischen Behandlung eines Kindes oder Jugendlichen durch syndrombezogene therapeutische Intervention bei behandlungsbedürftiger(n) Bezugsperson(en).			x
	Erhebung des Ganzkörperstatus	x	x	x

VI Anhänge

Spaltenbezeichnung	Legende	VP (Leistung ist in der Versichertenpauschale Kapitel 3 bzw. 4 enthalten)	GP (Leistung ist möglicher Bestandteil der Grundpauschale(n))	SG (Leistung ist in sonstigen GOP enthalten)
	Erhebung des vollständigen neurologischen Status (Hirnnerven, Reflexe, Motorik, Sensibilität, Koordination, extrapyramidales System, Vegetativum, hirnversorgende Gefäße), ggf. einschließlich Beratung und Erhebung ergänzender psychopathologischer Befunde		x	x
	Erhebung des vollständigen psychiatrischen Status (Bewußtsein, Orientierung, Affekt, Antrieb, Wahrnehmung, Denkablauf, mnestische Funktionen) unter Einbeziehung der lebensgeschichtlichen und sozialen Daten, ggf. einschließlich Beratung und Erhebung ergänzender neurologischer Befunde, einschließlich schriftlicher ärztlicher Aufzeichnungen		x	x
	Erhebung des vollständigen psychiatrischen Status bei einem Kind oder Jugendlichen, ggf. auch unter mehrfacher Einschaltung der Bezugs- und/oder Kontaktperson(en) und Berücksichtigung der entwicklungspsychologischen Gesichtspunkte, einschließlich schriftlicher ärztlicher Aufzeichnungen, ggf. einschließlich Beratung und Erhebung ergänzender neurologischer Befunde.		x	x
	Erhebung ergänzender neurologischer und psychiatrischer Befunde		x	x
	Eröffnung eines Abszesses der Nasenscheidewand	x	x	x
	Eröffnung eines Gerstenkorns (Hordeolum)	x	x	x
	Erörterung, Planung und Koordination gezielter therapeutischer Maßnahmen zur Beeinflussung systemischer Erkrankungen oder chronischer Erkrankungen mehrerer Organsysteme, insbesondere mit dem Ziel sparsamer Arzneitherapie durch den Arzt, der die kontinuierliche hausärztliche Betreuung durchführt, ggf. unter Einbeziehung von Bezugspersonen, ggf. einschließlich schriftlicher ärztlicher Empfehlungen			
	Erstversorgung einer großen Wunde		x	x
	Erstversorgung einer Wunde		x	x
	Exophthalmometrie			
	Extensionsbehandlung mit Gerät(en), ggf. mit gleichzeitiger Wärmeanwendung und ggf. mit Massage mittels Gerät	x	x	
	Extraktion eines Finger- oder Zehennagels			x
	Farbsinnprüfung mit Anomaloskop		x	
	Fremdanamnese(n)	x	x	x

1 Verzeichnis der nicht gesondert berechnungsfähigen Leistungen

Spaltenbezeichnung	Legende	VP Leistung ist in der Versichertenpauschale Kapitel 3 bzw. 4 enthalten	GP Leistung ist möglicher Bestandteil der Grundpauschale(n)	SG Leistung ist in sonstigen GOP enthalten
	Funktionsprüfung von Mehrstärken- oder Prismenbrillen mit Bestimmung der Fern- und Nahpunkte bei subjektiver Brillenunverträglichkeit		x	
	Gebärmutter- und/oder Eileiter-Kontrastuntersuchung (Hysterosalpingographie), einschließlich Durchleuchtung (BV/TV)			x
	Gefäßendoskopie, intraoperativ			x
	Gezielte Applikation von ätzenden oder abschwellenden Substanzen unter Spiegelbeleuchtung im hinteren Nasenraum und/oder an den Seitensträngen		x	
	Gezielte Einbringung von Medikamenten in den Gehörgang unter Spiegelbeleuchtung		x	
	Gezielte Einbringung von Medikamenten in die Paukenhöhle unter Spiegelbeleuchtung		x	
	Gezielte medikamentöse Behandlung der Portio und/oder der Vagina		x	x
	Gonioskopie		x	
	Hautfunktionsproben, z. B. Alkali-Resistenzbestimmung (Tropfmethode) oder Schweißversuch		x	x
	Hörgerätekupplermessungen zur Anpassung oder Kontrolle einer Hörhilfe		x	x
	Hörprüfung mit Einschluß des Tongehörs (Umgangs- und Flüstersprache, Luft- und Knochenleitung) und/oder mittels einfacher audiologischer Testverfahren (mindestens fünf Frequenzen)	x		
	Hydrogalvanisches Teilbad			x
	Immunszintigraphie mit radioaktiv markierten monoklonalen Antikörpern oder Rezeptorszintigraphie	x		x
	Infiltration gewebehärtender Mittel oder Implantation von Hormonpreßlingen o. ä.			x
	Infiltrations- oder Leitungsanästhesie(n)			x
	Infrarotkoagulation im anorektalen Bereich		x	x
	Infusion, subkutan	x	x	
	Injektion, intraartikulär	x	x	
	Injektion, intrakutan, subkutan, submukös, subkonjunktival oder intramuskulär	x	x	x
	Injektions- und/oder Infiltrationsbehandlung d. Prostata		x	

VI Anhänge

Spaltenbezeichnung	Legende	VP: Leistung ist in der Versichertenpauschale Kapitel 3 bzw. 4 enthalten	GP: Leistung ist möglicher Bestandteil der Grundpauschale(n)	SG: Leistung ist in sonstigen GOP enthalten
	Instrumentelle Entfernung von Fremdkörpern von der Hornhautoberfläche, von Kalkinfarkten aus der Bindehaut oder von Milien aus den Lidern		x	
	Intrakutane Reiztherapie (Quaddelbehandlung)	x	x	
	Intraluminale Messung(en) des Arteriendrucks oder des zentralen Venendrucks, ggf. einschließlich Punktion und/oder Kathetereinführung		x	
	Intravenöse Einbringung des Kontrastmittels mittels Hochdruckinjektion oder durch apparativ gesteuerte Kontrastmittelverabfolgung mit kontinuierlicher Flußrate, peripher			x
	Intravenöse Einbringung des Kontrastmittels			x
	Intravenöse Einbringung des Kontrastmittels mittels Injektion oder Infusion oder intraarterielle Einbringung des Kontrastmittels			x
	Intravenöse Injektion	x	x	
	Kapillarmikroskopische Untersuchung		x	x
	Katheterisierung der Harnblase mit Spülung, Instillation von Medikamenten und/oder Ausspülung von Blutkoagula	x	x	x
	EinmalKatheterisierung der Harnblase	x	x	
	Katheterismus der Ohrtrompete, ggf. mit Bougierung und/oder Einbringung von Medikamenten, ggf. einschließlich Luftdusche		x	
	Kleiner Schienenverband, auch als Notverband bei Frakturen	x	x	x
	Kleiner Schienenverband, bei Wiederanlegung derselben, nicht neu hergerichteten Schiene	x	x	x
	Klinisch-neurologische Basisdiagnostik	x	x	x
	Kolposkopie, einschließlich Essigsäure- und/oder Jodprobe	x	x	
	Konservative Behandlung der Gaumenmandeln	x	x	
	Konsiliarische Erörterung zwischen zwei oder mehr Ärzten/psychologischen Psychotherapeuten bzw. Kinder- und Jugendlichenpsychotherapeuten einer Praxisgemeinschaft oder Gemeinschaftspraxis über die bei demselben Kranken erhobenen Befunde			
	Konsiliarische Erörterung zwischen zwei oder mehr behandelnden Ärzten oder zwischen behandelnden Ärzten und psychologischen Psychotherapeuten bzw. Kinder- und Jugendlichenpsychotherapeuten über die bei demselben Patienten erhobenen Befunde	x	x	

774

1 Verzeichnis der nicht gesondert berechnungsfähigen Leistungen

Spaltenbezeichnung	Legende	VP Leistung ist in der Versichertenpauschale Kapitel 3 bzw. 4 enthalten	GP Leistung ist möglicher Bestandteil der Grundpauschale(n)	SG Leistung ist in sonstigen GOP enthalten
	Kontrolle einer Hörhilfeanpassung in einem schallisolierten Raum mit in-situ-Messungen oder Hörfeldaudiometrie			x
	Kryochirurgischer Eingriff im Enddarmbereich			x
	Kryotherapie mittels Eiskompressen, Eisteilbädern, Kältepackungen, Gasen, Peloiden	x	x	
	Kryotherapie oder Schleifen und/oder Fräsen der Haut und/oder der Nägel oder Behandlung von Akneknoten, ggf. einschließlich Kompressen und dermatologischen Externa	x	x	x
	Legen einer "Miller-Abbott-Sonde"		x	
	Legen eines zentralen Venenkatheters durch Punktion der Vena jugularis oder Vena subclavia	x	x	x
	Leitungsanästhesie an einem Finger oder einer Zehe	x	x	x
	Lokalanästhesie eines oder mehrerer kleiner Wirbelgelenke		x	x
	Lokalanästhesie(n) zur Schmerzbehandlung	x		
	Lokalisierung von Netzhautveränderungen für einen gezielten operativen Eingriff		x	
	Lösung einer Vorhautverklebung	x	x	
	Manuelle kinetische Perimetrie mit Marken verschiedener Reizwerte und/oder manuelle statische Perimetrie, einschließlich Dokumentation, je Sitzung		x	
	Manuelle Reposition eines zahntragenden Bruchstücks des Alveolarfortsatzes			x
	Medikamentöse Infiltrationsbehandlung	x	x	x
	Messung der Akkommodationsbreite		x	
	Messung der Hornhautkrümmungsradien		x	
	Messung(en) von Herzzeitvolumen und/oder Kreislaufzeiten mittels Indikatorverdünnungsmethode, einschließlich Applikation der Testsubstanz, mittels Thermodilutionsmethode oder mittels Rückatmung von CO_2 oder anderer Atemgase			x

775

VI Anhänge

Spaltenbezeichnung	Legende	VP Leistung ist in der Versichertenpauschale Kapitel 3 bzw. 4 enthalten	GP Leistung ist möglicher Bestandteil der Grundpauschale(n)	SG Leistung ist in sonstigen GOP enthalten
	Mikro-Herzkatheterismus mittels Einschwemmkatheters in Ruhe sowie während und nach physikalisch definierter und reproduzierbarer Belastung, mit Druckmessungen, oxymetrischen Untersuchungen, fortlaufender EKG-Kontrolle und ggf. Röntgenkontrolle, einschließlich Kosten für den Einschwemmkatheter mit Ausnahme des Swan-Ganz-Katheters			x
	Milzszintigramm, einschließlich Funktions- und/oder Kapazitätsbestimmung mit radioaktiv markierten, ggf. alterierten Erythrozyten			x
	Mobilisierende Behandlung an der Wirbelsäule oder eines oder mehrerer Extremitätengelenke mittels Weichteiltechniken	x	x	x
	Nachweis von Mikroorganismen bei histologischer Untersuchung			x
	Oberflächenanästhesie der tieferen Nasenabschnitte, von Trommelfell und/oder Paukenhöhle oder von Harnröhre und/oder Harnblase	x	x	x
	Oberflächenanästhesie des Larynx und/oder des Bronchialgebietes		x	x
	Objektive Refraktionsbestimmung		x	x
	Operation im äußeren Gehörgang (z. B. Entfernung gutartiger Hautneubildungen)			x
	Operativer Eingriff in der Nase (z. B. Entfernung von bis zu zwei Nasenpolypen, anderen Neubildungen einer Nasenseite, Muschelkappung, Muschelfrakturierung, Muschelquetschung, Muschelkaustik, Synechielösung und/oder Probeexzision)			x
	Operativer Eingriff zur Entfernung festsitzender Fremdkörper aus der Nase und/oder teilweise oder vollständige Abtragung einer Nasenmuschel und/oder submuköse Resektion an der Nasenscheidewand und/oder operative Entfernung von mehr als zwei Nasenpolypen und/oder anderen Neubildungen			x
	Operatives Anlegen einer Schiene am gebrochenen Ober- oder Unterkiefer			x
	Operatives Anlegen einer Schiene bei Erkrankungen oder Verletzungen des Ober- oder Unterkiefers oder Anlegen eines extraoralen Extensions- oder Retentionsverbandes			x
	Orientierende Farbsinnprüfung mit Farbtafeln	x	x	
	Orientierende psychopathologische Befunderhebung	x	x	x

776

1 Verzeichnis der nicht gesondert berechnungsfähigen Leistungen

Spaltenbezeichnung	Legende	VP – Leistung ist in der Versichertenpauschale Kapitel 3 bzw. 4 enthalten	GP – Leistung ist möglicher Bestandteil der Grundpauschale(n)	SG – Leistung ist in sonstigen GOP enthalten
	Orthograde Darmspülung, einschließlich Sondeneinführung in das Duodenum			x
	Plastische Operation am Nagelwall eines Fingers oder einer Zehe, ggf. einschließlich Entfernung von Granulationsgewebe und/oder Ausrottung eines Finger- oder Zehennagels mit Exzision der Nagelwurzel			x
	Plexus-, Spinal- oder Periduralanalgesie mittels Katheter zur postoperativen Analgesie nach operativen Eingriffen in Kombinationsnarkose			x
	Prostatamassage	x	x	
	Prüfung der Labyrinthe auf Spontan-, Provokations-, Lage-, Lageänderungs- und Blickrichtungsnystagmus, ggf. einschließlich weiterer Provokationen (z. B. rotatorisch), ggf. einschließlich Prüfung der Koordination	x	x	
	Pulsoxymetrische Untersuchungen	x	x	x
	Pulsschreibung oder Druckmessung an den Digitalarterien	x	x	
	Pulsschreibung und/oder Druckmessung an den Digitalarterien vor und nach definierter Kälteexposition	x		
	Punktion(en) zu therapeutischen Zwecken		x	x
	Quantitative Untersuchung der Augenmotorik auf Heterophorie und Strabismus, ggf. einschl. qualitativer Prüfung auf Heterophorie, Pseudostrabismus und Strabismus			
	Quantitative Auswertung mit Messung und Dokumentation von Impulsraten pro Flächenelement und/oder pro Volumenelement und/oder von Zeit-Aktivitätskurven			x
	Quantitative Untersuchung des binokularen Sehaktes auf Simultansehen, Fusion, Fusionsbreite und Stereopsis		x	
	Quengelverband, zusätzlich zum jeweiligen Gipsverband	x	x	x
	Radionephrographie mittels radioaktiver Substanzen in weiteren Positionen, ggf. einschließlich Restharnbestimmung, ggf. einschließlich Gabe von Pharmaka			x
	Redressierender Klebeverband des Brustkorbs oder dachziegelförmiger Klebeverband	x	x	x
	Rekto- und/oder Sigmoidoskopie, ggf. einschließlich Probeexzision(en)			x
	Rhinomanometrische Untersuchung mittels Flußmessungen		x	x
	Röntgenaufnahmen der Nasennebenhöhlen, ggf. in mehreren Ebenen			x

VI Anhänge

Spaltenbezeichnung	Legende	VP – Leistung ist in der Versichertenpauschale Kapitel 3 bzw. 4 enthalten	GP – Leistung ist möglicher Bestandteil der Grundpauschale(n)	SG – Leistung ist in sonstigen GOP enthalten
	Röntgenaufnahmen eines Schädelteils			x
	Röntgenaufnahmen von Kieferteilen in Spezialprojektionen			x
	Röntgenaufnahmen von Zähnen			x
	Schlitzung des Parotis- oder Submandibularis-Ausführungsganges	x	x	
	Schriftlicher Diätplan bei schweren Ernährungs- oder Stoffwechselstörungen, speziell für den einzelnen Patienten aufgestellt			
	Selektive in-vitro-Markierung von Blutzellen mit radioaktivem Indium			x
	Sensibilitätsprüfung an mindestens drei Zähnen, einschließlich Vergleichstests		x	
	Sichtung, Wertung und Erörterung von Fremdbefunden, situationsentsprechende Untersuchung, Aufklärung des Patienten über das therapeutische Vorgehen, über Risiken und Maßnahmen zur Behandlung von Nebenwirkungen, ggf. einschließlich konsiliarische Erörterung mit anderen behandelnden Ärzten, im unmittelbaren Zusammenhang mit Bestrahlungen		x	
	Sondierung und/oder Bougierung des Parotis- oder Submandibularis-Ausführungsganges		x	
	Spaltlampenmikroskopie der vorderen und/oder mittleren Augenabschnitte, ggf. einschließlich der binokularen Untersuchung des hinteren Poles		x	
	Spaltung thrombosierter oberflächlicher Beinvenen, einschl. Thrombus-Expression, ggf. einschließlich Naht			x
	Spaltung von Furunkeln im äußeren Gehörgang oder Kaustik im Gehörgang und/oder in der Paukenhöhle			x
	Spirometrie		x	x
	Sprachaudiometrische Untersuchung zur Kontrolle angepaßter Hörgeräte im freien Schallfeld		x	x
	Spülung der Harnblase und/oder Instillation bei liegendem Verweilkatheter	x	x	
	Spülung der männlichen Harnröhre und/oder Instillation von Medikamenten	x	x	
	Spülung des Pleuraraumes bei liegender Drainage, ggf. einschließlich Einbringung von Medikamenten	x	x	
	Spülungen jeglicher Art	x	x	x

1 Verzeichnis der nicht gesondert berechnungsfähigen Leistungen

Spaltenbezeichnung	Legende	VP Leistung ist in der Versichertenpauschale Kapitel 3 bzw. 4 enthalten	GP Leistung ist möglicher Bestandteil der Grundpauschale(n)	SG Leistung ist in sonstigen GOP enthalten
	Standardisierte Sprachentwicklungstests (z. B. HSET, PPVT, PET, Wurst) oder gezielte Prüfungen der auditiven, visuellen, taktil-kinaesthetischen Wahrnehmungsfunktionen (z. B. Frostig, MVPT, Schilling-Schäfer, Mottier, von Deuster, BLDT) oder gezielte Prüfung der Grob- und Feinmotorik (z. B. MOT, LOS), ggf. einschließlich Prüfung der Grobmotorik, oder sensomotorische Diagnostik im Oral- und Facialbereich			x
	Stärke- oder Gipsfixation zu einem Verband, zusätzlich	x	x	x
	Stichkanalanästhesie vor einer Injektion, Infusion oder Punktion	x	x	x
	Stillung einer Nachblutung im Mund-Kieferbereich, als selbständige Leistung	x	x	
	Stillung von Blutungen, sofern nicht gesondert ausgewiesen	x	x	x
	Stillung von Nachblutungen, sofern nicht gesondert ausgewiesen	x	x	x
	Stillung von Nasenbluten durch Ätzung und/oder Tamponade und/oder Kauterisation	x	x	x
	Streckverband	x	x	x
	Streckverband mit Nagel- oder Drahtextension	x	x	x
	Subjektive Refraktionsbestimmung	x	x	
	Symptombezogene klinische Untersuchung bei einem Hausbesuch oder bei einer Visite	x	x	
	Symptombezogene klinische Untersuchungen zusätzlich bei Beratung und Erörterung	x	x	
	Szintigraphische Untersuchung der Lungenperfusion mittels 99m-Tc-markierten Partikeln			x
	Szintigraphische Untersuchung der Lungenventilation oder -inhalation mit radioaktiv markierten Gasen			x
	Szintigraphische Untersuchung der Lungenventilation oder -inhalation mit radioaktiven Aerosolen			x
	Szintigraphische Untersuchung der Nebennieren und ggf. Metastasen mit radioaktiv markierten funktionsspezifischen Substanzen			x
	Szintigraphische Untersuchung der Nebenschilddrüsen			x

VI Anhänge

Spaltenbezeichnung	Legende	VP Leistung ist in der Versichertenpauschale Kapitel 3 bzw. 4 enthalten	GP Leistung ist möglicher Bestandteil der Grundpauschale(n)	SG Leistung ist in sonstigen GOP enthalten
	Szintigraphische Untersuchung des Gehirns, der Liquorräume, der Augenhöhlen oder der Tränenwege bei Verwendung von 99m-Tc-markierten Substanzen oder bei Verwendung von radioaktiv markierten biogenen Aminen oder ähnlichen Substanzen oder bei Verwendung von radioaktiv markierten Komplexbildnern			x
	Szintigraphische Untersuchung des Gesamtskeletts mittels radioaktiv markierter osteotroper Substanzen			x
	Szintigraphische Untersuchung des Knochenmarks mit 99m-Tc-markierten Substanzen			x
	Szintigraphische Untersuchung von Speicheldrüsen, Intestinaltrakt, Leber (einschl. Milz), Gallenwegen oder Pankreas mit radioaktiv markierten Substanzen			x
	Szintigraphische Untersuchungen eines Skeletteils, ggf. einschl. der kontralateralen Seite, mittels radioaktiv markierter osteotroper Substanzen			x
	Szintigraphische Untersuchungen mehrerer Skelettteile mittels radioaktiv markierter osteotroper Substanzen			x
	Szintigraphischer Nachweis von Radioaktivitätsverteilungen im Körper (soweit nicht von anderen Leistungsansätzen erfaßt), z. B. Ganzkörpermessungen, Suche nach Tumoren, Metastasen und/oder Infektionen			x
	Tamponade der Nase von vorn als selbständige Leistung	x	x	
	Tape-Verband eines kleinen Gelenkes	x	x	
	Temperaturgesteuerte Thermokoagulation oder Kryokoagulation der Portio und/oder kryochirurgischer Eingriff im Bereich der Vagina und/ oder der Vulva			x
	Thermokoagulation bzw. Kauterisation krankhafter Haut- und/oder Schleimhautveränderungen, z. B. mittels Infrarot-, Elektro-, Lasertechnik			
	Tonometrische Untersuchung		x	
	Transkranielle gepulste Doppler-sonographische Untersuchung, einschließlich graphischer Registrierung			x
	Transkutane Messung(en) des Sauerstoffpartialdrucks, ggf. einschließlich Provokation	x	x	

780

1 Verzeichnis der nicht gesondert berechnungsfähigen Leistungen

Spaltenbezeichnung	Legende	VP — Leistung ist in der Versichertenpauschale Kapitel 3 bzw. 4 enthalten	GP — Leistung ist möglicher Bestandteil der Grundpauschale(n)	SG — Leistung ist in sonstigen GOP enthalten
	Transurethrale Koagulation von Blutungsherden und/oder Entfernung von Fremdkörpern in/aus der Harnblase			x
	Trepanation eines Finger- oder Zehennagels	x	x	
	Trichromfärbung bei histologischer Untersuchung			x
	Tympanometrie mittels Impedanzmessung zur Bestimmung der Bewegungsfähigkeit des Trommelfell-Gehörknöchelchen-Apparates mit graphischer Darstellung des Kurvenverlaufs, auch beidseitig			x
	Tympanoskopie		x	
	Unblutige Beseitigung einer Paraphimose	x	x	
	Unblutige Erweiterung des Mastdarmschließmuskels in Anästhesie/Narkose oder Reposition eines Analschleimhautprolapses	x	x	x
	Untersuchung der oberen Trachea		x	x
	Untersuchung der Sehschärfe im Fern- und Nahbereich mittels Landolt-Ringen, E-Haken oder gleichwertigen Optotypen bei einem Kind bis zum vollendeten 6. Lebensjahr		x	
	Untersuchung des Dämmerungssehens ohne, während und ggf. nach Blendung		x	
	Untersuchung(en) mittels CERA		x	
	Uroflowmetrie einschließlich Registrierung		x	
	Vektorkardiographie	x	x	x
	Verband (einschließlich Schnell- und Sprühverbände, Augenklappen, Ohrenklappen, Dreiecktücher, vorgefertigte Wundklebepflaster) oder Halskrawattenfertigverband	x	x	x
	Verschlußplethysmographische Untersuchung der Venen einer Extremität, einschließlich graphischer Registrierung			x
	Versilberung bei histologischer Untersuchung			x
	Vertiefte Exploration mit differentialdiagnostischer Einordnung eines psychiatrischen Krankheitsbildes unter Einbeziehung der dokumentierten Ergebnisse der selbsterbrachten Leistungen "Erhebung des vollständigen psychiatrischen Status bei einem Erwachsenen oder bei einem Kind/Jugendlichen" zur Entscheidung der Behandlungserfordernisse		x	
	Verwendung von selektiv in-vitro-markierten Zellen (Indium) oder Verwendung von Gallium			x

VI Anhänge

Spaltenbezeichnung	Legende	VP Leistung ist in der Versichertenpauschale Kapitel 3 bzw. 4 enthalten	GP Leistung ist möglicher Bestandteil der Grundpauschale(n)	SG Leistung ist in sonstigen GOP enthalten
	Vollständige Untersuchung eines oder mehrerer Organsysteme	x	x	x
	Wiederanbringung einer gelösten Apparatur oder Änderungen an derselben oder teilweise Erneuerung von Schienen oder Stützapparaten oder Entfernung einer Schiene	x		x
	Wiederanlegen und ggf. Änderung von fixierenden Verbänden (mindestens zwei Gelenke, Extremität mit einem Gelenk, Extremität mit mindestens zwei Gelenken, Rumpf)	x	x	x
	Wurzelkanalaufbereitung und Wurzelfüllung bei Wurzelspitzenresektion, je Wurzelkanal			x
	Extraktion eines Milchzahnes	x	x	
	Zervixrevision bei Blutung nach der Geburt			x
	Zirkulärer Verband des Kopfes, des Rumpfes, stabilisierender Verband des Halses, des Schulter- oder Hüftgelenks oder einer Extremität über mindestens zwei große Gelenke, als Wundverband oder zur Ruhigstellung, oder Kompressionsverband	x	x	x
	Zurückbringen oder Versuch des Zurückbringens eines eingeklemmten Bruches	x	x	x
	Zusätzliche Aufnahme(n) zur Funktionsprüfung des Bandapparates eines Daumengrund-, Schultereck-, Knie- oder Sprunggelenks			x
	Konsultationskomplex	x	x	
	Beratung, Erörterung, Abklärung sofern nicht als eigenständige Position enthalten	x	x	
01420	Prüfung/Verordnung der häuslichen Krankenpflege	x		
01422	Erstverordnung von Behandlungsmaßnahmen zur psychiatrischen häuslichen Krankenpflege	x		
01424	Folgeverordnung von Behandlungsmaßnahmen zur psychiatrischen häuslichen Krankenpflege	x		
01440	Verweilen außerhalb der Praxis	x		
01510	Beobachtung und Betreuung - Praxisklinische Betreuung 2h	x		
01511	Beobachtung und Betreuung - Praxisklinische Betreuung 4h	x		
01512	Beobachtung und Betreuung - Praxisklinische Betreuung 6h	x		
01520	Beobachtung nach diagnostischer Koronarangiografie	x		
01521	Beobachtung nach therapeutischer Koronarangiografie	x		
01530	Beobachtung nach diagnostischer Angiografie	x		

1 Verzeichnis der nicht gesondert berechnungsfähigen Leistungen

Spaltenbezeichnung	Legende	VP Leistung ist in der Versichertenpauschale Kapitel 3 bzw. 4 enthalten	GP Leistung ist möglicher Bestandteil der Grundpauschale(n)	SG Leistung ist in sonstigen GOP enthalten
0155 1	Beobachtung nach therapeutischer Angiografie	x		
0160 0	Ärztlicher Bericht nach Untersuchung	x	x	
0160 1	Individueller Arztbrief	x	x	
0160 2	Kopie eines Briefes	x		
0161 0	Bescheinigung zur Belastungsgrenze	x		
0161 2	Konsiliarbericht vor Psychotherapie	x		
0210 0	Infusion	x		
0210 1	Infusionstherapie	x		
0211 0	Erst-Transfusion	x		
0211 1	Folge-Transfusion	x		
0211 2	Eigenblut-Reinfusion	x		
0212 0	Erstprogrammierung einer Zytostatikapumpe	x		
0220 0	Tuberkulintestung	x		
0232 0	Magenverweilsonde	x		
0232 1	Legen eines suprapubischen Harnblasenkatheter	x		
0232 2	Wechsel/Entfernung suprapubischer Harnblasenkatheter	x		
0232 3	Legen/Wechsel transurethraler Dauerkatheter	x		
0233 0	Blutentnahme durch Arterienpunktion	x		
0233 1	Intraarterielle Injektion	x		
02340, 02341	Punktion(en) (Lymphknoten, Schleimbeutel,Ganglien, Serome, Hygrome, Hämatome, Wasserbrüche (Hydrocelen), Ascites, Harnblase, Pleura-/Lunge, Schilddrüse, Prostata, Speicheldrüse, Mammae, Knochenmarks, Leber, Nieren, Pankreas, Gelenke, Adnextumoren, ggf. einschl. Douglasraum, Hodens, Ascites, Milz)	x		
0234 2	Lumbalpunktion	x		
0234 3	Entlastungspunktion des Pleuraraums und/oder Pleuradrainage	x		
0235 0	Fixierender Verband	x		
0236 0	Anwendung von Lokalanästhetika	x		
0240 0	13C-Harnstoff-Atemtest	x		
0240 1	H2-Atemtest	x		
0300 0	Hausärztliche Grundvergütung	x		
Aus 03000/ 04000	Betreuung, Behandlung, Gespräch	x		
0300 1	Koordination der hausärztlichen Betreuung	x		

VI Anhänge

Spaltenbezeichnung	Legende	VP Leistung ist in der Versicher-tenpauschale Kapitel 3 bzw. 4 enthalten	GP Leistung ist möglicher Bestandteil der Grundpauschale(n)	SG Leistung ist in sonstigen GOP enthalten
03002	Koordination der hausärztlichen Betreuung eines Kranken entspr. der Leistung nach der Nr. 03001 bei Versorgung in beschützenden Wohnheimen / Pflege- und Altenheimen	x		
03005	Versorgungsbereichsspezifische Bereitschaft			
03110	Ordinationskomplex - Ordinationskomplex bis 5. Lebensjahr	x		
03111	Ordinationskomplex - Ordinationskomplex 6.- 59. Lebensjahr	x		
03112	Ordinationskomplex - Ordinationskomplex ab 60. Lebensjahr	x		
03115	Konsultationskomplex	x		
03120	Beratung, Erörterung, Abklärung	x		
03210	Behandlung und Betreuung eines Patienten mit chronisch-internistischer Grunderkrankung(en)	x		
03211	Behandlung und Betreuung eines Patienten mit chronisch-degenerativer und/oder entzündlicher Erkrankung(en) des Bewegungsapparates	x		
03311	Ganzkörperstatus	x		
03312	Klinisch-neurologische Basisdiagnostik	x		
03313	Orientierende Erhebung des psychopathologischen Status	x		
03320	EKG	x		
03340	Allergologische Basisdiagnostik (einschl. Kosten)	x		
04000	Kinder- und jugendmedizinische Grundvergütung	x		
04001	Koordination der kinder- und jugendmedizinischen Betreuung	x		
04002	Koordination der kinder- und jugendmedizinischen Betreuung eines Kranken entspr. der Leistung nach der Nr. 04001 bei Versorgung in beschützenden Wohnheimen/Einrichtungen	x		
04005	Versorgungsbereichsspezifische Bereitschaft			
04110	Ordinationskomplex - Ordinationskomplex bis 5. Lebensjahr	x		
04111	Ordinationskomplex - Ordinationskomplex ab Beginn des 6. bis zum vollendeten 59. Lebensjahr	x		
04112	Ordinationskomplex - Ordinationskomplex für Versicherte ab Beginn des 60. Lebensjahres	x		
04115	Konsultationskomplex	x		
04120	Beratung, Erörterung, Abklärung	x		
04210	Behandlung und Betreuung eines Patienten mit chronisch-internistischer Grunderkrankung(en)	x		

1 Verzeichnis der nicht gesondert berechnungsfähigen Leistungen

Spaltenbezeichnung	Legende	VP – Leistung ist in der Versichertenpauschale Kapitel 3 bzw. 4 enthalten	GP – Leistung ist möglicher Bestandteil der Grundpauschale(n)	SG – Leistung ist in sonstigen GOP enthalten
04211	Behandlung und Betreuung eines Patienten mit chronisch-degenerativer und/oder entzündlicher Erkrankung des Bewegungsapparates	x		
04311	Ganzkörperstatus	x		
04312	Klinisch-neurologische Basisdiagnostik	x		
04313	Orientierende Erhebung des psychopathologischen Status	x		
04320	EKG			
04333	Blutgasanalyse, Säure-Basen-Status			
04340	Allergologische Basisdiagnostik (einschl. Kosten)	x		
32000	Laborgrundgebühr		x	

VI Anhänge

3 Angaben für den zur Leistungserbringung erforderlichen Zeitaufwand des Vertragsarztes gemäß § 87 Abs. 2 S. 1 SGB V in Verbindung mit § 106a Abs. 2 SGB V

Glossar

KA	Für diese Leistung hat der Bewertungsausschuss keine Kalkulationszeit vorgegeben
./.	Keine Angabe einer Prüfzeit
*	Bei Nachweis der Anstellung eines/einer Orthoptisten/Orthoptistin gegenüber der KV entfällt Prüfzeit
**	Bei Nachweis der Anstellung eines/einer qualifizierten Mitarbeiters/Mitarbeiterin gegenüber der KV entfällt Prüfzeit

Anmerkungen:
1) Laboratoriumsmedizinische Leistungen und vertraglich vereinbarte Kostenerstattungen sind nicht aufgeführt
2) Der im Standardbewertungssystem verwendete Zeitbedarf für die ärztliche Leistung
3) Gemäß der Allgemeinen Bestimmung 4.3.8 sowie den Anmerkungen unter den Gebührenordnungspositionen der Pauschalen für die fachärztliche Grundversorgung entsprechen die in Spalte 1 mit * gekennzeichneten Gebührenordnungspositionen nicht der fachärztlichen Grundversorgung.
Zusätzlich zu den im Anhang 3 gekennzeichneten Gebührenordnungspositionen werden die Kostenpauschalen des Abschnitts 32.3 ebenfalls nicht der fachärztlichen Grundversorgung zugerechnet und führen zum Ausschluss der Berechnungsfähigkeit der Pauschale für die fachärztliche Grundversorgung.

GOP[1)	Kurzlegende	Kalkulationszeit in Minuten[2)	Prüfzeit in Minuten	Eignung der Prüfzeit
01100	Unvorhergesehene Inanspruchnahme I	KA	./.	Keine Eignung
01101	Unvorhergesehene Inanspruchnahme II	KA	./.	Keine Eignung
01102	Inanspruchnahme an Samstagen	KA	./.	Keine Eignung
01210	Notfallpauschale	KA	./.	Keine Eignung
01212	Notfallpauschale	KA	./.	Keine Eignung

3 Angaben für den zur Leistungserbringung erforderlichen Zeitaufwand

GOP[1]	Kurzlegende	Kalkulationszeit in Minuten[2]	Prüfzeit in Minuten	Eignung der Prüfzeit
01214	Notfallkonsultationspauschale I	KA	./.	Keine Eignung
01216	Notfallkonsultationspauschale II	KA	./.	Keine Eignung
01218	Notfallkonsultationspauschale III	KA	./.	Keine Eignung
01220	Reanimationskomplex	KA	./.	Keine Eignung
01221	Zuschlag Beatmung	KA	./.	Keine Eignung
01222	Zuschlag Defibrillation	KA	./.	Keine Eignung
01320*	Grundpauschale I für ermächtigte Ärzte, Institute und Krankenhäuser	KA	8	Nur Quartalsprofil
01321*	Grundpauschale II für ermächtigte Ärzte, Institute und Krankenhäuser	KA	14	Nur Quartalsprofil
01410	Besuch	KA	20	Tages- und Quartalsprofil
01411	Dringender Besuch I	KA	./.	Keine Eignung
01412	Dringender Besuch II	KA	./.	Keine Eignung
01413	Besuch eines weiteren Kranken	KA	7	Tages- und Quartalsprofil
01414*	Visite auf der Belegstation, je Patient	KA	./.	Keine Eignung
01415	Dringender Besuch eines Patienten in beschützenden Wohnheimen bzw. Einrichtungen bzw. Pflege- oder Altenheimen mit Pflegepersonal	KA	./.	Keine Eignung
01416	Begleitung eines Kranken durch den behandelnden Arzt beim Transport	10	10	Tages- und Quartalsprofil

VI Anhänge

GOP[1]	Kurzlegende	Kalkulationszeit in Minuten[2]	Prüfzeit in Minuten	Eignung der Prüfzeit
01418	Besuch im organisierten Not(-fall)dienst bzw. im Rahmen der Notfallversorgung durch nicht an der vertragsärztlichen Versorgung teilnehmende Ärzte, Institute und Krankenhäuser	KA	./.	Keine Eignung
01420	Prüfung der Notwendigkeit und Koordination der häuslichen Krankenpflege	KA	3	Nur Quartalsprofil
01422	Erstverordnung von Behandlungsmaßnahmen zur psychiatrischen häuslichen Krankenpflege	KA	./.	Keine Eignung
01424	Folgeverordnung von Behandlungsmaßnahmen zur psychiatrischen häuslichen Krankenpflege	KA	./.	Keine Eignung
01425	Erstverordnung der spezialisierten ambulanten Palliativversorgung	KA	19	Tages- und Quartalsprofil
01426	Folgeverordnung zur Fortführung der spezialisierten ambulanten Palliativversorgung	KA	11	Tages- und Quartalsprofil
01430	Verwaltungskomplex	KA	./.	Keine Eignung
01435	Haus-/Fachärztliche Bereitschaftspauschale	KA	./.	Keine Eignung
01436	Konsultationspauschale	KA	./.	Keine Eignung
01440	Verweilen außerhalb der Praxis	30	30	Tages- und Quartalsprofil
01510*	Praxisklinische Betreuung 2h	10	10	Tages- und Quartalsprofil
01511*	Praxisklinische Betreuung 4h	10	10	Tages- und Quartalsprofil
01512*	Praxisklinische Betreuung 6h	10	10	Tages- und Quartalsprofil

3 Angaben für den zur Leistungserbringung erforderlichen Zeitaufwand

GOP[1]	Kurzlegende	Kalkulationszeit in Minuten[2]	Prüfzeit in Minuten	Eignung der Prüfzeit
01520*	Zusatzpauschale für Beobachtung nach diagnostischer Koronarangiografie	10	10	Tages- und Quartalsprofil
01521*	Zusatzpauschale für Beobachtung nach therapeutischer Koronarangiografie	15	15	Tages- und Quartalsprofil
01530*	Zusatzpauschale für Beobachtung nach diagnostischer Angiografie	10	10	Tages- und Quartalsprofil
01531*	Zusatzpauschale für Beobachtung nach therapeutischer Angiografie	15	15	Tages- und Quartalsprofil
01600	Ärztlicher Bericht nach Untersuchung	4	1	Tages- und Quartalsprofil
01601	Individueller Arztbrief	8	2	Tages- und Quartalsprofil
01602	Mehrfertigung (z. B. Kopie) eines Berichtes oder Briefes an den Hausarzt	KA	./.	Keine Eignung
01610	Bescheinigung zur Belastungsgrenze	KA	./.	Keine Eignung
01611	Verordnung von medizinischer Rehabilitation	KA	25	Tages- und Quartalsprofil
01612	Konsiliarbericht vor Psychotherapie	KA	1	Tages- und Quartalsprofil
01620	Bescheinigung oder Zeugnis	KA	./.	Keine Eignung
01621	Krankheitsbericht	KA	./.	Keine Eignung
01622	Kurplan, Gutachten, Stellungnahme	KA	./.	Keine Eignung
01623	Kurvorschlag	KA	./.	Keine Eignung
01700*	Grundpauschale für Fachärzte für Laboratoriumsmedizin u.a.	KA	1	Tages- und Quartalsprofil

VI Anhänge

GOP[1)	Kurzlegende	Kalkulationszeit in Minuten[2)	Prüfzeit in Minuten	Eignung der Prüfzeit
01701	Grundpauschale für Vertragsärzte aus nicht in der Nr. 01700 aufgeführten Arztgruppen	KA	1	Tages- und Quartalsprofil
01704	Zuschlag für die Beratung im Rahmen des Neugeborenen-Hörscreenings	KA	2	Tages- und Quartalsprofil
01705	Neugeborenen-Hörscreening	KA	3	Tages- und Quartalsprofil
01706	Kontroll-AABR	KA	5	Tages- und Quartalsprofil
01707	Erweitertes Neugeborenen-Screening gemäß der Kinder-Richtlinien des Gemeinsamen Bundesausschusses	9	7	Tages- und Quartalsprofil
01708	Laboruntersuchungen im Rahmen des Neugeborenen-Screenings	1	1	Tages- und Quartalsprofil
01711	U1	11	8	Tages- und Quartalsprofil
01712	U2	27	19	Tages- und Quartalsprofil
01713	U3	27	19	Tages- und Quartalsprofil
01714	U4	27	19	Tages- und Quartalsprofil
01715	U5	27	19	Tages- und Quartalsprofil
01716	U6	27	19	Tages- und Quartalsprofil
01717	U7	27	19	Tages- und Quartalsprofil
01718	U8	27	19	Tages- und Quartalsprofil

3 Angaben für den zur Leistungserbringung erforderlichen Zeitaufwand

GOP[1)	Kurzlegende	Kalkulationszeit in Minuten[2)	Prüfzeit in Minuten	Eignung der Prüfzeit
01719	U9	27	19	Tages- und Quartalsprofil
01720	J1	31	22	Tages- und Quartalsprofil
01721	Besuch wegen U1 - U2	KA	15	Tages- und Quartalsprofil
01722	Sonographie der Säuglingshüften bei U3	12	9	Tages- und Quartalsprofil
01723	U7a	31	22	Tages- und Quartalsprofil
01730	Krebsfrüherkennungs-Untersuchung bei der Frau	14	11	Tages- und Quartalsprofil
01731	Krebsfrüherkennungs-Untersuchung beim Mann	12	10	Tages- und Quartalsprofil
01732	Gesundheitsuntersuchung	26	21	Tages- und Quartalsprofil
01733	Zytologische Untersuchung (Krebsvorsorge)	KA	1	Tages- und Quartalsprofil
01734	Untersuchung auf Blut im Stuhl	KA	./.	Keine Eignung
01735	Beratung gemäß § 4 der Chroniker-Richtlinie zu Früherkennungsuntersuchungen für nach dem 1. April 1987 geborene Frauen	9	7	Tages- und Quartalsprofil
01740	Beratung zur Früherkennung des kolorektalen Karzinoms	9	7	Tages- und Quartalsprofil
01741	Totale Koloskopie gem. Krebsfrüherkennungsrichtlinien	KA	30	Tages- und Quartalsprofil
01742	Zuschlag zu Nr. 01741 für Abtragung von Polypen	10	7	Tages- und Quartalsprofil

GOP[1])	Kurzlegende	Kalkulationszeit in Minuten[2])	Prüfzeit in Minuten	Eignung der Prüfzeit
01743*	Histologie bei Früherkennungskoloskopie	KA	3	Tages- und Quartalsprofil
01745	Früherkennungsuntersuchung auf Hautkrebs	20	16	Tages- und Quartalsprofil
01746	Zuschlag zur Gebührenordnungsposition 01732 für die Früherkennungsuntersuchung auf Hautkrebs	16	13	Tages- und Quartalsprofil
01750	Röntgenuntersuchung im Rahmen des Mammographie-Screening	KA	./.	Keine Eignung
01752	Beurteilung von Mammographieaufnahmen im Rahmen des Mammographie-Screening	KA	1	Tages- und Quartalsprofil
01753	Abklärungsdiagnostik I im Rahmen des Mammographie-Screening	KA	25	Tages- und Quartalsprofil
01754	Abklärungsdiagnostik II einschl. ultraschallgest. Biopsie im Rahmen des Mammographie-Screening	KA	20	Tages- und Quartalsprofil
01755	Stanzbiopsie unter Röntgenkontrolle im Rahmen des Mammographie-Screening	KA	15	Tages- und Quartalsprofil
01756*	Histopathologische Untersuchung im Rahmen des Mammographie-Screening	KA	6	Tages- und Quartalsprofil
01757*	Zuschlag zu der Nr. 01756 für Aufarbeitung	KA	./.	Keine Eignung
01758	Teilnahme an einer multidisziplinären Fallkonferenz im Rahmen des Mammographie-Screening	KA	10	Tages- und Quartalsprofil

3 Angaben für den zur Leistungserbringung erforderlichen Zeitaufwand

GOP[1]	Kurzlegende	Kalkulationszeit in Minuten[2]	Prüfzeit in Minuten	Eignung der Prüfzeit
01759*	Zuschlag zu der Gebührenordnungsposition 01753 oder 01755 für Vakuumbiopsie(n) der Mamma	KA	4	Tages- und Quartalsprofil
01770	Betreuung einer Schwangeren	60	45	Nur Quartalsprofil
01771	Zuschlag im Zusammenhang mit der Gebührenordnungsposition 01770	20	16	Nur Quartalsprofil
01772	Weiterführende Sonographie I	17	12	Nur Quartalsprofil
01773	Weiterführende Sonographie II	35	28	Nur Quartalsprofil
01774	Weiterführende Dopplersonographie I	35	28	Nur Quartalsprofil
01775	Weiterführende Dopplersonographie II	25	20	Nur Quartalsprofil
01776	Vortest auf Gestationsdiabetes	8	6	Tages- und Quartalsprofil
01777	Oraler Glukosetoleranztest (oGTT)	7	6	Tages- und Quartalsprofil
01780	Planung der Geburtsleitung	20	14	Tages- und Quartalsprofil
01781	Fruchtwasserentnahme durch Amniozentese	10	8	Tages- und Quartalsprofil
01782	Blutentnahme aus der Nabelschnur	19	15	Tages- und Quartalsprofil
01783*	AFP-Bestimmung	KA	./.	Keine Eignung
01784	Amnioskopie	3	3	Tages- und Quartalsprofil
01785	Tokographie vor 28. Woche	2	2	Tages- und Quartalsprofil
01786	CTG	2	2	Tages- und Quartalsprofil

VI Anhänge

GOP[1])	Kurzlegende	Kalkulationszeit in Minuten[2])	Prüfzeit in Minuten	Eignung der Prüfzeit
01787	Chorionzotten-Biopsie	14	11	Tages- und Quartalsprofil
01790	Humangenetische Beurteilung	9	9	Nur Quartalsprofil
01791	Humangenetische Beurteilung nach Fremdbefunden	17	17	Nur Quartalsprofil
01792*	Ausführliche humangenetische Beurteilung wegen evidentem genetischen und/oder teratogenem Risiko	71	71	Nur Quartalsprofil
01793*	Pränatale zytogenetische Untersuchung(en) im Rahmen der Mutterschaftsvorsorge	12	8	Tages- und Quartalsprofil
01800*	TPHA/TPPA-Antikörper-Test	KA	./.	Keine Eignung
01802*	Rötelnantikörper-Bestimmung mittels Immunoassay	KA	./.	Keine Eignung
01803*	Röteln-IgM-Immunoassay	KA	./.	Keine Eignung
01804*	Blutgruppen- und Rhesusfaktor Bestimmung	KA	./.	Keine Eignung
01805*	Untersuchung auf Dweak	KA	./.	Keine Eignung
01806*	Bestimmung der Rhesusformel	KA	./.	Keine Eignung
01807*	Antikörper-Suchtest	KA	./.	Keine Eignung
01808*	Antikörper-Differenzierung	KA	./.	Keine Eignung
01809*	Quantitativer Antikörpernachweis	KA	./.	Keine Eignung
01810*	HBs-Antigen-Test	KA	./.	Keine Eignung
01811*	HIV-Immunoassay	KA	./.	Keine Eignung
01812	Glukosebestimmung (Screening zum Gestationsdiabetes)	KA	./.	Keine Eignung

3 Angaben für den zur Leistungserbringung erforderlichen Zeitaufwand

GOP[1]	Kurzlegende	Kalkulationszeit in Minuten[2]	Prüfzeit in Minuten	Eignung der Prüfzeit
01815	Untersuchung und Beratung der Wöchnerin	11	9	Tages- und Quartalsprofil
01816*	Chlamydia trachomatis - Nachweis im Urin gemäß Mutterschaftsrichtlinie	KA	./.	Keine Eignung
01820	Rezepte, Überweisungen, Befundübermittlung	KA	./.	Keine Eignung
01821	Beratung im Rahmen der Empfängnisregelung	8	8	Nur Quartalsprofil
01822	Beratung ggf. einschl. Untersuchung im Rahmen der Empfängnisregelung	12	12	Nur Quartalsprofil
01825	Entnahme von Zellmaterial von der Ektozervix und aus der Endozervix im Rahmen der Empfängnisregelung	KA	1	Tages- und Quartalsprofil
01826	Zytologische Untersuchung (Empfängnisregelung)	1	1	Tages- und Quartalsprofil
01827	Scheidensekret- Mikroskopie	KA	1	Tages- und Quartalsprofil
01828	Blutentnahme für Varicella-Zoster-Virus-Antikörper-Nachweis	KA	./.	Keine Eignung
01830	Applikation eines Intrauterinpessars (IUP)	14	9	Tages- und Quartalsprofil
01831	Ultraschallkontrolle nach IUP-Applikation	9	6	Tages- und Quartalsprofil
01832	Subkutane Applikation eines Depot-Kontrazeptivums	5	4	Tages- und Quartalsprofil
01833*	Varicella-Zoster-Virus-Antikörper-Nachweis	KA	./.	Keine Eignung
01835*	Humangenetische Beurteilung	9	9	Nur Quartalsprofil
01836*	Humangenetische Beurteilung nach Fremdbefunden	17	17	Nur Quartalsprofil

GOP[1])	Kurzlegende	Kalkulationszeit in Minuten[2])	Prüfzeit in Minuten	Eignung der Prüfzeit
01837*	Ausführliche humangenetische Beurteilung wegen evidentem genetischen und/oder teratogenem Risiko	71	71	Nur Quartalsprofil
01838*	Postnatale zytogenetische Untersuchung	9	6	Nur Quartalsprofil
01839*	Zuschlag zu der Gebührenordnungsposition 01838 für die spezielle Darstellung der Strukturen einzelner Chromosomen durch Anwendung besonderer Techniken	1	1	Tages- und Quartalsprofil
01840*	Chlamydia trachomatis - Nachweis im Urin gemäß Richtlinie zur Empfängnisregelung und zum Schwangerschaftsabbruch	KA	./.	Keine Eignung
01850	Beratung wegen Sterilisation	8	6	Nur Quartalsprofil
01851*	Untersuchung vor Sterilisation	6	5	Nur Quartalsprofil
01852*	Präanästhesiologische Untersuchung	17	14	Tages- und Quartalsprofil
01853*	Lokale Anästhesie vor Sterilisation des Mannes	3	2	Tages- und Quartalsprofil
01854*	Sterilisation des Mannes	29	25	Tages- und Quartalsprofil
01855*	Sterilisation der Frau	48	38	Tages- und Quartalsprofil
01856*	Narkose bei Sterilisation	75	68	Nur Quartalsprofil
01857*	Beobachtung und Betreuung nach Sterilisation	10	10	Nur Quartalsprofil
01900	Beratung wegen geplanter Abruptio	9	9	Nur Quartalsprofil
01901	Untersuchung vor Abruptio	10	10	Nur Quartalsprofil

3 Angaben für den zur Leistungserbringung erforderlichen Zeitaufwand

GOP[1]	Kurzlegende	Kalkulationszeit in Minuten[2]	Prüfzeit in Minuten	Eignung der Prüfzeit
01902	Feststellung des Schwangerschaftsalters	9	8	Nur Quartalsprofil
01903*	Präanästhesiologische Untersuchung	17	14	Nur Quartalsprofil
01904*	Abruptio, medizinische oder kriminologische Indikation, operativ	30	24	Tages- und Quartalsprofil
01905*	Abruptio, medizinische Indikation	38	30	Tages- und Quartalsprofil
01906*	Abruptio, medizinische oder kriminologische Indikation, medikamentös	32	25	Tages- und Quartalsprofil
01910*	Dauer mehr als 2 Stunden	10	10	Tages- und Quartalsprofil
01911*	Dauer mehr als 4 Stunden	20	20	Tages- und Quartalsprofil
01912	Kontrolluntersuchung nach Abruptio	15	10	Nur Quartalsprofil
01913*	Narkose bei Abruptio	75	68	Nur Quartalsprofil
01915*	Chlamydia trachomatis - Nachweis im Urin gemäß Richtlinie zur Empfängnisregelung und zum Schwangerschaftsabbruch	KA	./.	Keine Eignung
01950	Substitutionsgestützte Behandlung Opiatabhängiger	4	4	Tages- und Quartalsprofil
01951	Zuschlag Wochenende, Feiertage	KA	./.	Keine Eignung
01952	Zuschlag Therapiegespräch	12	10	Tages- und Quartalsprofil
01955	Diamorphingestützte Behandlung Opiatabhängiger	KA	8	Tages- und Quartalsprofil
01956	Zuschlag zu der Gebührenordnungsposition 01955	KA	./.	Keine Eignung

VI Anhänge

GOP[1]	Kurzlegende	Kalkulationszeit in Minuten[2]	Prüfzeit in Minuten	Eignung der Prüfzeit
02100	Infusion	2	2	Tages- und Quartalsprofil
02101	Infusion, Dauer mind. 60 Minuten	8	8	Tages- und Quartalsprofil
02110*	Erst-Transfusion	8	8	Tages- und Quartalsprofil
02111*	Folge-Transfusion	5	5	Tages- und Quartalsprofil
02112*	Eigenblut-Reinfusion	2	2	Tages- und Quartalsprofil
02120*	Erstprogrammierung einer Zytostatikapumpe	12	12	Tages- und Quartalsprofil
02200	Tuberkulintestung	1	./.	Keine Eignung
02300	Kleinchirurgischer Eingriff I und/oder primäre Wundversorgung und/oder Epilation	4	3	Tages- und Quartalsprofil
02301	Kleinchirurgischer Eingriff II und/oder primäre Wundversorgung mittels Naht	7	6	Tages- und Quartalsprofil
02302	Kleinchirurgischer Eingriff III und/oder primäre Wundversorgung bei Säuglingen, Kleinkindern und Kindern	13	10	Tages- und Quartalsprofil
02310	Behandlungskomplex einer/von sekundär heilenden Wunde(n)	12	9	Nur Quartalsprofil
02311	Behandlung Diabetischer Fuß	7	5	Tages- und Quartalsprofil
02312	Behandlungskomplex eines oder mehrerer chronisch venöser Ulcera cruris	4	3	Tages- und Quartalsprofil

3 Angaben für den zur Leistungserbringung erforderlichen Zeitaufwand

GOP[1)]	Kurzlegende	Kalkulationszeit in Minuten[2)]	Prüfzeit in Minuten	Eignung der Prüfzeit
02313	Kompressionstherapie bei der chronisch venösen Insuffizienz, beim postthrombotischen Syndrom, bei oberflächlichen und tiefen Beinvenenthrombosen und/oder bei Lymphödem	5	3	Tages- und Quartalsprofil
02320*	Magenverweilsonde	4	3	Tages- und Quartalsprofil
02321	Legen eines suprapubischen Harnblasenkatheter	12	9	Tages- und Quartalsprofil
02322	Wechsel/Entfernung suprapubischer Harnblasenkatheter	4	3	Tages- und Quartalsprofil
02323	Legen/Wechsel transurethraler Dauerkatheter	6	4	Tages- und Quartalsprofil
02330*	Blutentnahme durch Arterienpunktion	3	2	Tages- und Quartalsprofil
02331*	Intraarterielle Injektion	5	3	Tages- und Quartalsprofil
02340	Punktion I	3	2	Tages- und Quartalsprofil
02341	Punktion II	10	7	Tages- und Quartalsprofil
02342*	Lumbalpunktion	14	11	Tages- und Quartalsprofil
02343*	Entlastungspunktion des Pleuraraums und/oder Pleuradrainage	15	12	Nur Quartalsprofil
02350	Fixierender Verband	5	4	Nur Quartalsprofil
02360	Anwendung von Lokalanästhetika	KA	4	Nur Quartalsprofil
02400*	13C-Harnstoff-Atemtest	1	1	Tages- und Quartalsprofil

GOP[1])	Kurzlegende	Kalkulationszeit in Minuten[2])	Prüfzeit in Minuten	Eignung der Prüfzeit
02401*	H2-Atemtest	6	3	Tages- und Quartalsprofil
02500	Einzelinhalationstherapie mit Vernebler	0	./.	Keine Eignung
02501	Einzelinhalationstherapie mit speziellem Verneblersystem	KA	./.	Keine Eignung
02510	Wärmetherapie	0	./.	Keine Eignung
02511	Elektrotherapie	0	./.	Keine Eignung
02512	Gezielte Elektrostimulation	0	./.	Keine Eignung
02520*	Phototherapie eines Neugeborenen	0	./.	Keine Eignung
03000	Versichertenpauschale	0	./.	Keine Eignung
	bis zum vollendeten 4. Lebensjahr	KA	23	Nur Quartalsprofil
	ab Beginn des 5. bis zum vollendeten 18. Lebensjahr	KA	14	Nur Quartalsprofil
	ab Beginn des 19. bis zum vollendeten 54. Lebensjahr	KA	11	Nur Quartalsprofil
	ab Beginn des 55. bis zum vollendeten 75. Lebensjahr	KA	13	Nur Quartalsprofil
	ab Beginn des 76. Lebensjahres	KA	18	Nur Quartalsprofil
03030	Versichertenpauschale bei unvorhergesehener Inanspruchnahme	KA	./.	Keine Eignung
03040	Zusatzpauschale zu den Gebührenordnungspositionen 03000 und 03030 für die Wahrnehmung des hausärztlichen Versorgungsauftrags gemäß § 73 Abs. 1 SGB V	KA	./.	Keine Eignung
03060	Zuschlag zu der Gebührenordnungsposition 03040	KA	./.	Keine Eignung

3 Angaben für den zur Leistungserbringung erforderlichen Zeitaufwand

GOP[1)]	Kurzlegende	Kalkulationszeit in Minuten[2)]	Prüfzeit in Minuten	Eignung der Prüfzeit
03062	Ärztlich angeordnete Hilfeleistungen anderer Personen	KA	./.	Keine Eignung
03063	Ärztlich angeordnete Hilfeleistungen anderer Personen für einen weiteren Patienten	KA	./.	Keine Eignung
03220	Zuschlag zur GOP 03000 für die Behandlung und Betreuung eines Patienten mit mindestens einer lebensverändernden chronischen Erkrankung	KA	15	Nur Quartalsprofil
03221	Zuschlag zur GOP 03220 für die intensive Behandlung und Betreuung eines Patienten mit mindestens einer lebensverändernden chronischen Erkrankung	KA	4	Nur Quartalsprofil
03230	Problemorientiertes ärztliches Gespräch, das aufgrund von Art und Schwere der Erkrankung erforderlich ist	KA	10	Tages- und Quartalsprofil
03241*	Computergestützte Auswertung eines kontinuierlich aufgezeichneten Langzeit-EKG von mindestens 18 Stunden Dauer	10	10	Tages- und Quartalsprofil
03242	Testverfahren bei Demenzverdacht	KA	./.	Keine Eignung
03321*	Belastungs-Elektrokardiographie (Belastungs-EKG)	11	10	Tages- und Quartalsprofil
03322*	Aufzeichnung eines Langzeit-EKG von mindestens 18 Stunden Dauer	2	2	Tages- und Quartalsprofil
03324*	Langzeit-Blutdruckmessung	5	5	Tages- und Quartalsprofil

GOP[1]	Kurzlegende	Kalkulationszeit in Minuten[2]	Prüfzeit in Minuten	Eignung der Prüfzeit
03330*	Spirographische Untersuchung	3	3	Tages- und Quartalsprofil
03331*	Prokto-/Rektoskopischer Untersuchungskomplex	5	4	Tages- und Quartalsprofil
03335	Orientierende audiometrische Untersuchung nach vorausgegangener, dokumentierter, auffälliger Hörprüfung	5	4	Tages- und Quartalsprofil
03350	Entwicklungsneurologische Untersuchung	10	9	Tages- und Quartalsprofil
03351	Untersuchung zur Sprachentwicklung	16	14	Nur Quartalsprofil
03352	Zuschlag neben Früherkennungsuntersuchungen	7	6	Tages- und Quartalsprofil
03360	Hausärztlich-geriatrisches Basisassessment	KA	8	Nur Quartalsprofil
03362	Hausärztlich-geriatrischer Betreuungskomplex	KA	12	Nur Quartalsprofil
03370	Palliativmedizinische Ersterhebung des Patientenstatus inkl. Behandlungsplan	KA	./.	Keine Eignung
03371	Zuschlag zu der Versichertenpauschale 03000 für die palliativmedizinische Betreuung des Patienten in der Arztpraxis	KA	15	Tages- und Quartalsprofil
03372	Zuschlag zu den Gebührenordnungspositionen 01410 oder 01413 für die palliativmedizinische Betreuung in der Häuslichkeit	KA	15	Tages- und Quartalsprofil
03373	Zuschlag zu den Gebührenordnungspositionen 01411, 01412 oder 01415 für die palliativmedizinische Betreuung in der Häuslichkeit	KA	./.	Keine Eignung

3 Angaben für den zur Leistungserbringung erforderlichen Zeitaufwand

GOP[1])	Kurzlegende	Kalkulationszeit in Minuten[2])	Prüfzeit in Minuten	Eignung der Prüfzeit
04000	Versichertenpauschale	0	./.	Keine Eignung
	bis zum vollendeten 4. Lebensjahr	KA	23	Nur Quartalsprofil
	ab Beginn des 5. bis zum vollendeten 18. Lebensjahr	KA	14	Nur Quartalsprofil
	ab Beginn des 19. bis zum vollendeten 54. Lebensjahr	KA	11	Nur Quartalsprofil
	ab Beginn des 55. bis zum vollendeten 75. Lebensjahr	KA	13	Nur Quartalsprofil
	ab Beginn des 76. Lebensjahres	KA	18	Nur Quartalsprofil
04030	Versichertenpauschale bei unvorhergesehener Inanspruchnahme	KA	./.	Keine Eignung
04040	Zusatzpauschale zu den Gebührenordnungspositionen 04000 und 04030 für die Wahrnehmung des hausärztlichen Versorgungsauftrags gemäß § 73 Abs. 1 SGB V	KA	./.	Keine Eignung
04220	Zuschlag zur GOP 04000 für die Behandlung und Betreuung eines Patienten mit mindestens einer lebensverändernden chronischen Erkrankung	KA	15	Nur Quartalsprofil
04221	Zuschlag zur GOP 04220 für die intensive Behandlung und Betreuung eines Patienten mit mindestens einer lebensverändernden chronischen Erkrankung	KA	4	Nur Quartalsprofil
04230	Problemorientiertes ärztliches Gespräch, das aufgrund von Art und Schwere der Erkrankung erforderlich ist	KA	10	Tages- und Quartalsprofil

VI Anhänge

GOP[1])	Kurzlegende	Kalkulationszeit in Minuten[2])	Prüfzeit in Minuten	Eignung der Prüfzeit
04241*	Computergestützte Auswertung eines kontinuierlich aufgezeichneten Langzeit-EKG von mindestens 18 Stunden Dauer	10	10	Tages- und Quartalsprofil
04242	Funktionelle Einzel-Entwicklungstherapie	2	2	Tages- und Quartalsprofil
04243	Funktionelle Gruppen-Entwicklungstherapie	1	1	Tages- und Quartalsprofil
04321*	Belastungs-Elektrokardiographie (Belastungs-EKG)	11	10	Tages- und Quartalsprofil
04322*	Aufzeichnung eines Langzeit-EKG von mindestens 18 Stunden Dauer	2	2	Tages- und Quartalsprofil
04324*	Langzeit-Blutdruckmessung	5	5	Tages- und Quartalsprofil
04330*	Spirographische Untersuchung	3	3	Tages- und Quartalsprofil
04331*	Prokto-/Rektoskopischer Untersuchungskomplex	5	4	Tages- und Quartalsprofil
04335	Orientierende audiometrische Untersuchung nach vorausgegangener, dokumentierter, auffälliger Hörprüfung	5	4	Tages- und Quartalsprofil
04350	Untersuchung zur funktionellen Entwicklung	18	14	Tages- und Quartalsprofil
04351	Entwicklungsneurologische Untersuchung	10	9	Tages- und Quartalsprofil
04352	Vollständiger Entwicklungsstatus	30	23	Nur Quartalsprofil
04353	Untersuchung zur Sprachentwicklung	16	14	Nur Quartalsprofil

3 Angaben für den zur Leistungserbringung erforderlichen Zeitaufwand

GOP[1])	Kurzlegende	Kalkulationszeit in Minuten[2])	Prüfzeit in Minuten	Eignung der Prüfzeit
04354	Zuschlag neben Früherkennungsuntersuchungen	7	6	Tages- und Quartalsprofil
04355	Sozialpädiatrisch orientierte eingehende Beratung, Erörterung und/oder Abklärung	KA	15	Tages- und Quartalsprofil
04356	Zuschlag im Zusammenhang mit der Gebührenordnungsposition 04355 für die weiterführende sozialpädiatrisch orientierte Versorgung	15	15	Tages- und Quartalsprofil
04370	Palliativmedizinische Ersterhebung des Patientenstatus inkl. Behandlungsplan	KA	./.	Keine Eignung
04371	Zuschlag zu der Versichertenpauschale 04000 für die palliativmedizinische Betreuung des Patienten in der Arztpraxis	KA	15	Tages- und Quartalsprofil
04372	Zuschlag zu den Gebührenordnungspositionen 01410 oder 01413 für die palliativmedizinische Betreuung in der Häuslichkeit	KA	15	Tages- und Quartalsprofil
04373	Zuschlag zu den Gebührenordnungspositionen 01411, 01412 oder 01415 für die palliativmedizinische Betreuung in der Häuslichkeit	KA	./.	Keine Eignung
04410*	Zusatzpauschale Kinderkardiologie	KA	32	Nur Quartalsprofil
04418*	Kontrolle eines Herzschrittmachers und/oder eines implantierten Kardioverters bzw. Defibrillators	KA	12	Tages- und Quartalsprofil
04419*	Ergospirometrische Untersuchung	17	15	Tages- und Quartalsprofil

VI Anhänge

GOP[1]	Kurzlegende	Kalkulationszeit in Minuten[2]	Prüfzeit in Minuten	Eignung der Prüfzeit
04420*	Behandlung eines Herztransplantatträgers	KA	18	Nur Quartalsprofil
04430*	Neuropädiatrisches Gespräch, Behandlung, Beratung, Erörterung und/oder Abklärung (Einzelbehandlung)	10	10	Tages- und Quartalsprofil
04431*	Ausführliche neurologisch-motoskopische Untersuchung	2	2	Tages- und Quartalsprofil
04433*	Zusatzpauschale Koordination der neuropädiatrischen Betreuung	30	20	Nur Quartalsprofil
04434*	EEG	15	12	Tages- und Quartalsprofil
04435*	Pädiatrische Schlaf-EEG-Untersuchung	50	38	Tages- und Quartalsprofil
04436*	Neurophysiologische Untersuchung (SEP, VEP, AEP, MEP)	21	16	Tages- und Quartalsprofil
04437*	Zusatzpauschale Abklärung einer peripheren neuromuskulären Erkrankung	10	9	Tages- und Quartalsprofil
04439*	Elektronystagmo-/Okulographie, Blinkreflexprüfung	10	8	Nur Quartalsprofil
04441*	Zusatzpauschale Behandlung einer Systemerkrankung	20	18	Nur Quartalsprofil
04442*	Zusatzpauschale intensive, aplasieinduzierende und/oder toxizitätsadaptierte, antiproliferative Behandlung	20	18	Nur Quartalsprofil
04443*	Zusatzpauschale intensivierte Nachbetreuung nach Tumorbehandlung und/oder Transplantation(en) hämatopoetischer Stammzellen	20	18	Nur Quartalsprofil

3 Angaben für den zur Leistungserbringung erforderlichen Zeitaufwand

GOP[1)	Kurzlegende	Kalkulationszeit in Minuten[2)	Prüfzeit in Minuten	Eignung der Prüfzeit
04511*	Zusatzpauschale Ösophago-Gastroduodenoskopie	21	16	Tages- und Quartalsprofil
04512*	Langzeit-ph-Metrie des Ösophagus	17	19	Tages- und Quartalsprofil
04513*	Perkutane endoskopische Gastrostomie (PEG)	35	31	Tages- und Quartalsprofil
04514*	Zusatzpauschale Koloskopie	KA	30	Tages- und Quartalsprofil
04515*	Zuschlag zu den Gebührenordnungspositionen 04511, 04513 und 04514	17	10	Tages- und Quartalsprofil
04516*	Zusatzpauschale Rektoskopie	5	4	Tages- und Quartalsprofil
04517*	Rektumsaugbiopsie	18	14	Tages- und Quartalsprofil
04518*	Zusatzpauschale (Teil-)Koloskopie und/oder Sigmoidoskopie	27	21	Tages- und Quartalsprofil
04520*	Zusätzliche Leistung(en) im Zusammenhang mit den Gebührenordnungspositionen 04514 oder 04518	10	9	Tages- und Quartalsprofil
04521*	Dünndarmsaugbiopsie	3	3	Tages- und Quartalsprofil
04523*	Zusatzpauschale Behandlung eines Lebertransplantatträgers	KA	18	Nur Quartalsprofil
04525*	Zusatzpauschale Behandlung eines Dünndarmtransplantatträgers	KA	18	Nur Quartalsprofil
04527*	Zusatzpauschale Behandlung eines Bauchspeicheldrüsen- oder Nieren- Bauchspeicheldrüsen- Transplantatträgers	KA	18	Nur Quartalsprofil

GOP[1)	Kurzlegende	Kalkulationszeit in Minuten[2)	Prüfzeit in Minuten	Eignung der Prüfzeit
04528*	Zusatzpauschale Durchführung einer Kapselendoskopie bei Erkrankungen des Dünndarms	10	8	Tages- und Quartalsprofil
04529*	Zusatzpauschale Auswertung einer Untersuchung mittels Kapselendoskopie bei Erkrankungen des Dünndarms	75	60	Tages- und Quartalsprofil
04530*	Zusatzpauschale pädiatrische Pneumologie	14	11	Nur Quartalsprofil
04532*	Zuschlag zu der Gebührenordnungsposition 04530 für die Durchführung eines unspezifischen bronchialen Provokationstests	15	8	Tages- und Quartalsprofil
04534*	Ergospirometrische Untersuchung	17	15	Tages- und Quartalsprofil
04535*	Schweißtest	4	3	Tages- und Quartalsprofil
04536*	Bestimmung des Säurebasenhaushalts und Blutgasanalyse	6	5	Tages- und Quartalsprofil
04537*	Zusatzpauschale Behandlung eines Lungen- oder Herz-Lungen-Transplantatträgers	KA	18	Nur Quartalsprofil
04550*	Zusatzpauschale pädiatrische Rheumatologie	20	18	Nur Quartalsprofil
04551*	Zusatzpauschale spezielle kinderrheumatologische Funktionsdiagnostik	18	16	Nur Quartalsprofil
04560*	Zusatzpauschale kontinuierliche Betreuung eines chronisch niereninsuffizienten Patienten	KA	18	Nur Quartalsprofil
04561*	Zusatzpauschale kindernephrologische Behandlung eines Nierentransplantatträgers	KA	18	Nur Quartalsprofil

3 Angaben für den zur Leistungserbringung erforderlichen Zeitaufwand

GOP[1]	Kurzlegende	Kalkulationszeit in Minuten[2]	Prüfzeit in Minuten	Eignung der Prüfzeit
04562*	Zusatzpauschale kontinuierliche Betreuung eines dialysepflichtigen Patienten	23	15	Nur Quartalsprofil
04564*	Zusatzpauschale kindernephrologische Betreuung bei Durchführung der Hämodialyse	KA	10	Tages- und Quartalsprofil
04565*	Zusatzpauschale kindernephrologische Betreuung bei Durchführung einer Peritonealdialyse	KA	5	Tages- und Quartalsprofil
04566*	Zuschlag zu den Gebührenordnungspositionen 04564 und 04565 für die Durchführung einer Trainingsdialyse	KA	15	Nur Quartalsprofil
04572*	Zusatzpauschale kindernephrologische Betreuung bei LDL-Apherese	KA	10	Tages- und Quartalsprofil
04573*	Zusatzpauschale kindernephrologische Betreuung bei Apherese bei rheumatoider Arthritis	KA	10	Tages- und Quartalsprofil
04580*	Zusatzpauschale Diagnostik und Behandlung eines Patienten mit morphologischen Veränderungen einer Hormondrüse	18	16	Nur Quartalsprofil
05210	Grundpauschale bis 5. Lebensjahr	9	8	Nur Quartalsprofil
05211	Grundpauschale 6.- 59. Lebensjahr	9	8	Nur Quartalsprofil
05212	Grundpauschale ab 60. Lebensjahr	11	9	Nur Quartalsprofil
05220	Zuschlag für die anästhesiologische Grundversorgung	KA	./.	Keine Eignung
05222	Zuschlag zur GOP 05220	KA	./.	Keine Eignung
05230*	Aufwandserstattung für das Aufsuchen eines Kranken	KA	./.	Keine Eignung

VI Anhänge

GOP[1]	Kurzlegende	Kalkulationszeit in Minuten[2]	Prüfzeit in Minuten	Eignung der Prüfzeit
05310*	Präanästhesiologische Untersuchung	17	15	Nur Quartalsprofil
05320*	Leitungsanästhesie an der Schädelbasis	10	9	Tages- und Quartalsprofil
05330*	Anästhesie oder Kurznarkose	43	38	Tages- und Quartalsprofil
05331*	Zuschlag weitere 15 Minuten	17	15	Tages- und Quartalsprofil
05340*	Überwachung der Vitalfunktionen	10	15	Tages- und Quartalsprofil
05341*	Analgesie	10	10	Tages- und Quartalsprofil
05350*	Beobachtung und Betreuung	10	10	Tages- und Quartalsprofil
05360*	Periduralanästhesie im Zusammenhang mit der Erbringung einer der Gebührenordnungspositionen 08411 bis 08416	20	15	Tages- und Quartalsprofil
05361*	Dokumentierte Überwachung im Anschluss an die Gebührenordnungsposition 05360	10	5	Tages- und Quartalsprofil
05370*	Anästhesie und/oder Narkose, bis zu einer Schnitt-Naht-Zeit von 15 Minuten	39	27	Tages- und Quartalsprofil
05371*	Zuschlag zu der Nr. 05370 bei Fortsetzung einer Anästhesie und/oder Narkose	15	10	Tages- und Quartalsprofil
05372*	Beobachtung und Betreuung eines Patienten nach einem operativen oder diagnostischen Eingriff nach der Nr. 05370	15	10	Tages- und Quartalsprofil
06210	Grundpauschale bis 5. Lebensjahr	16	12	Nur Quartalsprofil

3 Angaben für den zur Leistungserbringung erforderlichen Zeitaufwand

GOP[1)	Kurzlegende	Kalkulationszeit in Minuten[2)	Prüfzeit in Minuten	Eignung der Prüfzeit
06211	Grundpauschale 6.- 59. Lebensjahr	13	11	Nur Quartalsprofil
06212	Grundpauschale ab 60. Lebensjahr	15	13	Nur Quartalsprofil
06220	Zuschlag für die augenärztliche Grundversorgung	KA	./.	Keine Eignung
06222	Zuschlag zur GOP 06220	KA	./.	Keine Eignung
06225	Zuschlag für die Behandlung durch (einen) konservativ tätige(n) Augenarzt/-ärzte	11	9	Nur Quartalsprofil
06310	Fortlaufende Tonometrie	9	7	Tages- und Quartalsprofil
06312*	Elektrophysiologische Untersuchung	15	12	Nur Quartalsprofil
06320	Zusatzpauschale Schielbehandlung bis 5. Lebensjahr	9	6	Nur Quartalsprofil
06321	Zusatzpauschale Schielbehandlung ab 6. Lebensjahr	9	6	Nur Quartalsprofil
06330	Perimetrie	3	3	Tages- und Quartalsprofil
06331*	Fluoreszenzangiographie	12	11	Tages- und Quartalsprofil
06332*	PDT	KA	40	Nur Quartalsprofil
06333	Binokulare Untersuchung des Augenhintergrundes	4	4	Tages- und Quartalsprofil
06334	Zusatzpauschale für die Betreuung eines Patienten nach Eingriff gemäß 31371, 31373, 36371 oder 36373 am rechten Auge	10	8	Tages- und Quartalsprofil

VI Anhänge

GOP[1]	Kurzlegende	Kalkulationszeit in Minuten[2]	Prüfzeit in Minuten	Eignung der Prüfzeit
06335	Zusatzpauschale für die Betreuung eines Patienten nach Eingriff gemäß 31372, 31373, 36372 oder 36373 am linken Auge	10	8	Tages- und Quartalsprofil
06340	Anpassung einer Verbandlinse	10	10	Nur Quartalsprofil
06341	Erstanpassung und Auswahl der Kontaktlinse(n)	40	40	Nur Quartalsprofil
06342	Prüfung auf Sitz und Verträglichkeit einer (von) Kontaktlinsen	7	7	Nur Quartalsprofil
06343	Bestimmung von Sehhilfen	15	15	Nur Quartalsprofil
06350	Kleinchirurgischer Eingriff am Auge I und/oder primäre Wundversorgung am Auge	7	6	Tages- und Quartalsprofil
06351	Kleinchirurgischer Eingriff am Auge II und/oder primäre Wundversorgung am Auge	7	6	Tages- und Quartalsprofil
06352	Kleinchirurgischer Eingriff am Auge III und/oder primäre Wundversorgung am Auge bei Säuglingen, Kleinkindern und Kindern	14	13	Tages- und Quartalsprofil
07210	Grundpauschale bis 5. Lebensjahr	23	19	Nur Quartalsprofil
07211	Grundpauschale 6.- 59. Lebensjahr	25	20	Nur Quartalsprofil
07212	Grundpauschale ab 60. Lebensjahr	28	23	Nur Quartalsprofil
07220	Zuschlag für die chirurgische Grundversorgung	KA	./.	Keine Eignung
07222	Zuschlag zur GOP 07220	KA	./.	Keine Eignung

3 Angaben für den zur Leistungserbringung erforderlichen Zeitaufwand

GOP[1)	Kurzlegende	Kalkulationszeit in Minuten[2)	Prüfzeit in Minuten	Eignung der Prüfzeit
07310	Zusatzpauschale Behandlung und ggf. Diagnostik von Erkrankung(en) des Stütz- und Bewegungsapparates bei Neugeborenen, Säuglingen, Kleinkindern und Kindern	20	18	Nur Quartalsprofil
07311	Zusatzpauschale Behandlung und ggf. Diagnostik von Erkrankung(en) des Stütz- und Bewegungsapparates bei Jugendlichen und Erwachsenen	20	18	Nur Quartalsprofil
07320	Zusatzpauschale Diagnostik und/oder Therapie bei visceralchirurgischer(n) Erkrankung(en) und/oder Eingriff(en)	15	13	Nur Quartalsprofil
07330	Zusatzpauschale Behandlung eines Patienten mit einer Funktionsstörung der Hand	20	18	Nur Quartalsprofil
07340	Behandlung sekundär heilender Wunde(n)	18	16	Nur Quartalsprofil
07345*	Zusatzpauschale Onkologie	20	18	Nur Quartalsprofil
08210	Grundpauschale bis 5. Lebensjahr	12	9	Nur Quartalsprofil
08211	Grundpauschale 6.- 59. Lebensjahr	15	12	Nur Quartalsprofil
08212	Grundpauschale ab 60. Lebensjahr	15	12	Nur Quartalsprofil
08220	Zuschlag für die gynäkologische Grundversorgung	KA	./.	Keine Eignung
08222	Zuschlag zur GOP 08220	KA	./.	Keine Eignung
08230*	Zuschlag Reproduktionsmedizin	23	19	Nur Quartalsprofil
08231*	Zusatzpauschale Geburtshilfe	10	8	Nur Quartalsprofil
08310*	Apparative Untersuchung bei Harninkontinenz	59	44	Nur Quartalsprofil

VI Anhänge

GOP[1])	Kurzlegende	Kalkulationszeit in Minuten[2])	Prüfzeit in Minuten	Eignung der Prüfzeit
08311*	Urethro(-zysto)skopie	8	6	Tages- und Quartalsprofil
08320*	Mammastanzbiopsie	22	17	Tages- und Quartalsprofil
08330	Ring, Pessar Applikation	7	5	Tages- und Quartalsprofil
08331	Subkutane Applikation eines Depot-Kontrazeptivums	5	4	Tages- und Quartalsprofil
08332	Vaginoskopie	5	3	Tages- und Quartalsprofil
08333*	Zusatzpauschale Prokto-/Rektoskopie	5	4	Tages- und Quartalsprofil
08334*	Zuschlag für die Polypenentfernung	6	5	Tages- und Quartalsprofil
08340	Gewinnung von Zellmaterial aus der Gebärmutterhöhle	6	6	Tages- und Quartalsprofil
08341*	Prüfung der Eileiter auf Durchgängigkeit mittels sonographischer Kontrastmitteluntersuchung	10	9	Nur Quartalsprofil
08345*	Zusatzpauschale Onkologie	20	18	Nur Quartalsprofil
08410*	Verweilen im Gebärraum	30	30	Tages- und Quartalsprofil
08411*	Geburt	75	66	Tages- und Quartalsprofil
08412*	Zuschlag Leitung und Betreuung einer komplizierten Geburt	35	26	Tages- und Quartalsprofil
08413*	Äußere Wendung	18	14	Tages- und Quartalsprofil
08414*	Innere oder kombinierte Wendung	30	23	Tages- und Quartalsprofil

3 Angaben für den zur Leistungserbringung erforderlichen Zeitaufwand

GOP[1)	Kurzlegende	Kalkulationszeit in Minuten[2)	Prüfzeit in Minuten	Eignung der Prüfzeit
08415*	Zuschlag Schnittentbindung	45	34	Tages- und Quartalsprofil
08416*	Entfernung der Nachgeburt	20	15	Tages- und Quartalsprofil
08510*	Erstellung eines Behandlungsplans	KA	./.	Keine Eignung
08520*	Beratung des Ehepaares gemäß Nr. 16 der Richtlinien über künstliche Befruchtung	KA	15	Nur Quartalsprofil
08521*	Beratung des Ehepaares gemäß Nr. 14 der Richtlinien über künstliche Befruchtung	KA	20	Nur Quartalsprofil
08530*	Intrazervikale, intrauterine oder intratubare homologe Insemination im Spontanzyklus	KA	30	Nur Quartalsprofil
08531*	Intrazervikale, intrauterine oder intratubare homologe Insemination nach hormoneller Stimulation	KA	30	Nur Quartalsprofil
08540*	Gewinnung und Untersuchung(en) des Spermas	KA	./.	Keine Eignung
08541*	Ultraschallgezielte und/oder laparoskopische Eizellentnahme	KA	35	Nur Quartalsprofil
08542*	Zuschlag zu Gebührenordnungsposition 08541 bei ambulanter Durchführung	KA	./.	Keine Eignung
08550*	In-vitro-Fertilisation (IVF) mit anschließendem Embryo-Transfer (ET)	KA	109	Nur Quartalsprofil
08551*	Maßnahmen zur In-vitro-Fertilisation (IVF) entsprechend der Gebührenordnungsposition 08550 bis zum Ausbleiben der Zellteilung	KA	68	Nur Quartalsprofil

GOP[1]	Kurzlegende	Kalkulationszeit in Minuten[2]	Prüfzeit in Minuten	Eignung der Prüfzeit
08552*	Maßnahmen zur In-vitro-Fertilisation (IVF) entsprechend der Gebührenordnungspositionen 08550 bzw. 08560 bis frühestens zwei Tage vor der geplanten Follikelpunktion	KA	34	Nur Quartalsprofil
08560*	IVF einschl. ICSI mit anschließendem Embryo-Transfer (ET)	KA	109	Nur Quartalsprofil
08561*	IVF einschl. ICSI bis zum Ausbleiben der Zellteilung	KA	68	Nur Quartalsprofil
08570*	Humangenetische Abklärung	9	9	Nur Quartalsprofil
08571*	Ausführliches schriftliches wissenschaftlich begründetes humangenetisches Gutachten	17	17	Nur Quartalsprofil
08572*	Humangenetische Beratung und Begutachtung	71	71	Nur Quartalsprofil
08573*	Chromosomenanalyse	9	9	Nur Quartalsprofil
08574*	Spezielle Darstellung der Strukturen einzelner Chromosomen durch Anwendung besonderer Techniken	1	1	Nur Quartalsprofil
09210	Grundpauschale bis 5. Lebensjahr	25	21	Nur Quartalsprofil
09211	Grundpauschale 6.- 59. Lebensjahr	21	17	Nur Quartalsprofil
09212	Grundpauschale ab 60. Lebensjahr	21	17	Nur Quartalsprofil
09220	Zuschlag für die Hals-Nasen-Ohrenärztliche Grundversorgung	KA	./.	Keine Eignung
09222	Zuschlag zur GOP 09220	KA	./.	Keine Eignung
09310*	Tamponade der hinteren Nasenabschnitte und/oder des Nasenrachenraumes	7	6	Tages- und Quartalsprofil

3 Angaben für den zur Leistungserbringung erforderlichen Zeitaufwand

GOP[1]	Kurzlegende	Kalkulationszeit in Minuten[2]	Prüfzeit in Minuten	Eignung der Prüfzeit
09311	Lupenlaryngoskopie	8	5	Tages- und Quartalsprofil
09312*	Schwebe- oder Stützlaryngoskopie	17	15	Tages- und Quartalsprofil
09313*	Direkte Laryngoskopie mittels Endoskop beim Neugeborenen, Säugling, Kleinkind oder Kind bis zum vollendeten 5. Lebensjahr	20	15	Tages- und Quartalsprofil
09314*	Stroboskopische Untersuchung der Stimmlippen	8	7	Tages- und Quartalsprofil
09315*	Bronchoskopie	25	19	Tages- und Quartalsprofil
09316*	Zuschlag Intervention, Perbronchiale Biopsie, BAL	13	12	Tages- und Quartalsprofil
09317*	Ösophagoskopie	14	11	Tages- und Quartalsprofil
09318*	Videostroboskopie	16	12	Tages- und Quartalsprofil
09320	Tonschwellenaudiometrie	4	4	Tages- und Quartalsprofil
09321	Zuschlag Sprachaudiometrie	5	4	Tages- und Quartalsprofil
09322	Zuschlag Kinderaudiometrie an einer sonstigen Kinderaudiometrieanlage	2	2	Tages- und Quartalsprofil
09323	Reflexbestimmung an den Mittelohrmuskeln	KA	2	Tages- und Quartalsprofil
09324	Abklärung einer vestibulo-cochleären Erkrankung mittels Messung(en) otoakustischer Emissionen	4	3	Tages- und Quartalsprofil

GOP[1])	Kurzlegende	Kalkulationszeit in Minuten[2])	Prüfzeit in Minuten	Eignung der Prüfzeit
09325	Prüfung der Labyrinthe mit nystagmographischer Aufzeichnung	12	9	Tages- und Quartalsprofil
09326	Retro-cochleäre Erkrankung	27	21	Tages- und Quartalsprofil
09327	Hörschwellenbestimmung in Sedierung	27	21	Tages- und Quartalsprofil
09329	Zusatzpauschale bei der Behandlung eines Patienten mit akuter, schwer stillbarer Nasenblutung	25	25	Tages- und Quartalsprofil
09330	Zusatzpauschale Untersuchung der Stimme	20	20	Tages- und Quartalsprofil
09331	Zusatzpauschale Untersuchung des Sprechens und der Sprache	15	15	Tages- und Quartalsprofil
09332	Zusatzpauschale Aphasie, Dysarthrie und/oder Dysphagie	34	29	Nur Quartalsprofil
09333	Stimmfeldmessung	4	4	Tages- und Quartalsprofil
09335	Zuschlag zu der Gebührenordnungsposition 09320 bei Durchführung einer Kinderaudiometrie an einer speziellen Kinderaudiometrieanlage	KA	6	Tages- und Quartalsprofil
09336	Kindersprachaudiometrie an einer speziellen Kinderaudiometrieanlage	KA	10	Tages- und Quartalsprofil
09343	Zusatzpauschale bei der Diagnostik des Tinnitus	17	14	Nur Quartalsprofil
09345*	Zusatzpauschale Onkologie	20	18	Nur Quartalsprofil
09350	Wechsel und/oder Entfernung einer pharyngo-trachealen Sprechprothese	13	13	Tages- und Quartalsprofil
09351	Anlage einer Paukenhöhlendrainage	KA	5	Tages- und Quartalsprofil

3 Angaben für den zur Leistungserbringung erforderlichen Zeitaufwand

GOP[1]	Kurzlegende	Kalkulationszeit in Minuten[2]	Prüfzeit in Minuten	Eignung der Prüfzeit
09360	Kleinchirurgischer Eingriff I im Hals-Nasen-Ohren-Mund-Bereich	6	6	Tages- und Quartalsprofil
09361	Kleinchirurgischer Eingriff II im Hals-Nasen-Ohren-Mund-Bereich und/oder primäre Wundversorgung im Hals-Nasen-Ohren-Mund-Bereich	7	6	Tages- und Quartalsprofil
09362	Kleinchirurgischer Eingriff III im Hals-Nasen-Ohren-Mund-Bereich und/oder primäre Wundversorgung bei Säuglingen, Kleinkindern und Kindern im Hals-Nasen-Ohren-Mund-Bereich	10	9	Tages- und Quartalsprofil
09364	Zusatzpauschale für die Nachsorge der operativen Behandlung eines Patienten mit chronischer Sinusitis	8	6	Tages- und Quartalsprofil
09365	Zusatzpauschale für die postoperative Nachsorge nach Tympanoplastik	8	6	Tages- und Quartalsprofil
09372	Hörgeräteversorgung beim Jugendlichen und Erwachsenen	17	14	Nur Quartalsprofil
09373	Zusatzpauschale für die erste Nachuntersuchung nach Hörgeräteversorgung beim Jugendlichen und Erwachsenen	16	13	Nur Quartalsprofil
09374	Zusatzpauschale für die Nachsorge(n) bei Hörgeräteversorgung	13	10	Nur Quartalsprofil
09375	Zuschlag zu den Gebührenordnungspositionen 09373 und 09374 bei Abstimmung mit dem Hörgeräteakustiker	7	6	Tages- und Quartalsprofil
10210	Grundpauschale bis 5. Lebensjahr	11	9	Nur Quartalsprofil
10211	Grundpauschale 6.- 59. Lebensjahr	12	9	Nur Quartalsprofil

GOP[1])	Kurzlegende	Kalkulationszeit in Minuten[2])	Prüfzeit in Minuten	Eignung der Prüfzeit
10212	Grundpauschale ab 60. Lebensjahr	13	11	Nur Quartalsprofil
10220	Zuschlag für die hautärztliche Grundversorgung	KA	./.	Keine Eignung
10222	Zuschlag zur GOP 10220	KA	./.	Keine Eignung
10310	Bestimmung der Erythemschwelle	4	3	Tages- und Quartalsprofil
10320*	Behandlung von Naevi flammei	KA	1	Nur Quartalsprofil
10322*	Behandlung von Hämangiomen	KA	1	Tages- und Quartalsprofil
10324*	Behandlung von Naevi flammei und/oder Hämangiomen	KA	1	Tages- und Quartalsprofil
10330	Komplex Wundbehandlung	18	16	Nur Quartalsprofil
10340	Kleinchirurgischer Eingriff I und/oder primäre Wundversorgung oder Epilation	4	4	Tages- und Quartalsprofil
10341	Kleinchirurgischer Eingriff II und/oder primäre Wundversorgung	7	6	Tages- und Quartalsprofil
10342	Kleinchirurgischer Eingriff III und/oder primäre Wundversorgung bei Säuglingen, Kleinkindern und Kindern	13	12	Tages- und Quartalsprofil
10343	(Teil-)Exzision am Körperstamm bzw. Extremitäten	8	6	Tages- und Quartalsprofil
10344	(Teil-)Exzision im Kopf-/Gesichtsbereich bzw. Hand	14	12	Tages- und Quartalsprofil
10345*	Zusatzpauschale Onkologie	20	18	Nur Quartalsprofil
10350*	Balneophototherapie	KA	1	Tages- und Quartalsprofil
11210	Grundpauschale bis 5. Lebensjahr	42	34	Nur Quartalsprofil

3 Angaben für den zur Leistungserbringung erforderlichen Zeitaufwand

GOP[1]	Kurzlegende	Kalkulationszeit in Minuten[2]	Prüfzeit in Minuten	Eignung der Prüfzeit
11211	Grundpauschale 6.- 59. Lebensjahr	46	38	Nur Quartalsprofil
11212	Grundpauschale ab 60. Lebensjahr	43	35	Nur Quartalsprofil
11220	Zusatzpauschale zu den Gebührenordnungspositionen 11210 bis 11212 für eine humangenetische Beratung und/oder Erörterung von insgesamt mindestens 80 Minuten Dauer	KA	25	Tages- und Quartalsprofil
11230*	Humangenetische Beurteilung	9	9	Nur Quartalsprofil
11231*	Humangenetische Beurteilung nach Fremdbefunden	17	17	Nur Quartalsprofil
11232*	Ausführliche humangenetische Beurteilung wegen evidentem genetischen und/oder teratogenem Risiko	71	71	Nur Quartalsprofil
11310*	Chromosomenanalyse aus Zellen des hämatopoetischen Systems	9	9	Tages- und Quartalsprofil
11311*	Chromosomenanalyse aus Fibroblasten	10	10	Tages- und Quartalsprofil
11312*	Spezielle Darstellung der Strukturen einzelner Chromosomen durch Anwendung besonderer Techniken im Zusammenhang mit den Gebührenordnungspositionen 11310 oder 11311	1	1	Tages- und Quartalsprofil
11320*	Nachweis oder Ausschluss einer krankheitsrelevanten oder krankheitsauslösenden genomischen Mutation mittels Hybridisierung mit einer mutationssequenzspezifischen Sonde	KA	1	Tages- und Quartalsprofil

VI Anhänge

GOP[1])	Kurzlegende	Kalkulationszeit in Minuten[2])	Prüfzeit in Minuten	Eignung der Prüfzeit
11321*	Nachweis oder Ausschluss einer krankheitsrelevanten oder krankheitsauslösenden genomischen Mutation mittels sequenzspezifischer und nicht-trägergebundener Nukleinsäureamplifikation	KA	1	Tages- und Quartalsprofil
11322*	Nachweis oder Ausschluss einer krankheitsrelevanten oder krankheitsauslösenden genomischen Mutation mittels Sequenzierung menschlicher DNA nach der Kettenabbruchmethode	KA	4	Tages- und Quartalsprofil
11330*	Faktor-V-Leiden-Mutation	KA	./.	Keine Eignung
11331*	Prothrombin G20210A-Mutation	KA	./.	Keine Eignung
11332*	HLA-B27	KA	./.	Keine Eignung
11333*	MTHFR-C677T-Mutation	KA	./.	Keine Eignung
11334*	Hämochromatose	KA	./.	Keine Eignung
11351*	Cystische Fibrose - mehrere Mutationen	KA	3	Tages- und Quartalsprofil
11352*	Cystische Fibrose - vollständige Untersuchung	KA	17	Tages- und Quartalsprofil
11354*	Cystische Fibrose - bei bekannter Mutation	KA	3	Tages- und Quartalsprofil
11360*	Fragiles X-Syndrom - Analyse einer Repeat-Expansion	KA	3	Tages- und Quartalsprofil
11361*	Fragiles X-Syndrom - weitergehende Untersuchung	KA	3	Tages- und Quartalsprofil

3 Angaben für den zur Leistungserbringung erforderlichen Zeitaufwand

GOP[1)]	Kurzlegende	Kalkulationszeit in Minuten[2)]	Prüfzeit in Minuten	Eignung der Prüfzeit
11370*	Muskeldystrophie Typ Duchenne/Becker - Untersuchung auf Deletionen und Duplikationen	KA	3	Tages- und Quartalsprofil
11371*	Muskeldystrophie Typ Duchenne/Becker - vollständige Untersuchung	KA	53	Tages- und Quartalsprofil
11372*	Muskeldystrophie Typ Duchenne/Becker - bei bekannter Mutation	KA	3	Tages- und Quartalsprofil
11380*	Chorea Huntington	KA	6	Tages- und Quartalsprofil
11390*	Myotone Dystrophie Typ 1 - Analyse einer Repeat-Expansion	KA	3	Tages- und Quartalsprofil
11391*	Myotone Dystrophie Typ 1 - weitergehende Untersuchung	KA	3	Tages- und Quartalsprofil
11395*	Myotone Dystrophie Typ 2 - Analyse einer Repeat-Expansion	KA	3	Tages- und Quartalsprofil
11396*	Myotone Dystrophie Typ 2 - weitergehende Untersuchung	KA	3	Tages- und Quartalsprofil
11400*	Hämophilie A - Analyse einer Inversion	KA	3	Tages- und Quartalsprofil
11401*	Hämophilie A - vollständige Untersuchung	KA	25	Tages- und Quartalsprofil
11403*	Hämophilie A - bei bekannter Mutation	KA	3	Tages- und Quartalsprofil
11404*	Hämophilie A - bei bekannter Mutation	KA	3	Tages- und Quartalsprofil
11410*	Spinale Muskelatrophie - Untersuchung auf Deletion und Duplikation	KA	3	Tages- und Quartalsprofil
11411*	Spinale Muskelatrophie - vollständige Untersuchung	KA	4	Tages- und Quartalsprofil

GOP[1]	Kurzlegende	Kalkulationszeit in Minuten[2]	Prüfzeit in Minuten	Eignung der Prüfzeit
11412*	Spinale Muskelatrophie - bei bekannter Mutation	KA	3	Tages- und Quartalsprofil
11420*	Sensorineurale Schwerhörigkeit Typ I - Untersuchung auf eine Mutation im GJB2-Gen	KA	6	Tages- und Quartalsprofil
11421*	Sensorineurale Schwerhörigkeit Typ I - Untersuchung auf eine Mutation im GJB6-Gen	KA	3	Tages- und Quartalsprofil
11422*	Sensorineurale Schwerhörigkeit Typ I - bei bekannter Mutation im GJB2-Gen	KA	3	Tages- und Quartalsprofil
11430*	Lynch-Syndrom (HNPCC) - Untersuchung bei Vorliegen von Tumormaterial	KA	12	Tages- und Quartalsprofil
11431*	Lynch-Syndrom (HNPCC) - weitergehende Untersuchung	KA	31	Tages- und Quartalsprofil
11432*	Lynch-Syndrom (HNPCC) - Untersuchung ohne Vorliegen von Tumormaterial	KA	32	Tages- und Quartalsprofil
11433*	Lynch-Syndrom (HNPCC) - bei bekannter Mutation	KA	4	Tages- und Quartalsprofil
11434*	Lynch-Syndrom (HNPCC) - bei bekannter Mutation	KA	4	Tages- und Quartalsprofil
11440*	Hereditäres Mamma- und Ovarialkarzinom (HBOC) - Mutationsanalyse im BRCA1-Gen	KA	24	Tages- und Quartalsprofil
11441*	Hereditäres Mamma- und Ovarialkarzinom (HBOC) - Mutationsanalyse im BRCA2-Gen	KA	24	Tages- und Quartalsprofil
11442*	Hereditäres Mamma- und Ovarialkarzinom (HBOC) - bei bekannter Mutation	KA	4	Tages- und Quartalsprofil

3 Angaben für den zur Leistungserbringung erforderlichen Zeitaufwand

GOP[1)	Kurzlegende	Kalkulationszeit in Minuten[2)	Prüfzeit in Minuten	Eignung der Prüfzeit
11443*	Hereditäres Mamma- und Ovarialkarzinom (HBOC) - bei bekannter Mutation	KA	4	Tages- und Quartalsprofil
11500*	Geistige Entwicklungsstörung ungeklärter Ätiologie	KA	12	Tages- und Quartalsprofil
12210*	Konsiliarpauschale	8	6	Nur Quartalsprofil
12220*	Grundpauschale für Fachärzte für Laboratoriumsmedizin u.a.	KA	./.	Keine Eignung
12225*	Grundpauschale für Vertragsärzte aus nicht in der Nr. 12220 aufgeführten Arztgruppen bei Probeneinsendung	KA	./.	Keine Eignung
13210	Grundpauschale bis 5. Lebensjahr	12	10	Nur Quartalsprofil
13211	Grundpauschale 6.- 59. Lebensjahr	21	17	Nur Quartalsprofil
13212	Grundpauschale ab 60. Lebensjahr	23	18	Nur Quartalsprofil
13220	Zuschlag für die allgemeine internistische Grundversorgung	KA	./.	Keine Eignung
13222	Zuschlag zur GOP 13220	KA	./.	Keine Eignung
13250*	Zusatzpauschale fachinternistische Behandlung	12	11	Nur Quartalsprofil
13251*	Belastungs-EKG	11	10	Tages- und Quartalsprofil
13252*	Aufzeichnung eines Langzeit-EKG von mindestens 18 Stunden Dauer	2	2	Nur Quartalsprofil
13253*	Computergestützte Auswertung eines kontinuierlich aufgezeichneten Langzeit-EKG von mindestens 18 Stunden Dauer	10	10	Nur Quartalsprofil

GOP[1]	Kurzlegende	Kalkulationszeit in Minuten[2]	Prüfzeit in Minuten	Eignung der Prüfzeit
13254*	Langzeit-Blutdruckmessung	5	5	Tages- und Quartalsprofil
13255*	Spirographische Untersuchung	3	3	Tages- und Quartalsprofil
13256*	Säure-Basen-Status und Blutgasanalyse	2	2	Tages- und Quartalsprofil
13257*	Zusatzpauschale Prokto-/Rektoskopie	5	4	Tages- und Quartalsprofil
13258*	Allergologische Basisdiagnostik	5	5	Nur Quartalsprofil
13260*	Zuschlag zu der Gebührenordnungsposition 13257 für Polypenentfernung(en)	6	5	Tages- und Quartalsprofil
13290	Grundpauschale bis 5. Lebensjahr	19	15	Nur Quartalsprofil
13291	Grundpauschale 6.- 59. Lebensjahr	21	17	Nur Quartalsprofil
13292	Grundpauschale ab 60. Lebensjahr	22	18	Nur Quartalsprofil
13294	Zuschlag für die angiologisch-internistische Grundversorgung	KA	./.	Keine Eignung
13296	Zuschlag zur GOP 13294	KA	./.	Keine Eignung
13300*	Zusatzpauschale Angiologie	39	36	Nur Quartalsprofil
13301*	Laufband-Ergometrie im Zusammenhang mit der Gebührenordnungsposition 13300	2	2	Tages- und Quartalsprofil
13310*	Zusatzpauschale intermittierende fibrinolytische Therapie und/oder Prostanoidtherapie	5	5	Tages- und Quartalsprofil
13311*	Systemische fibrinolytische Therapie arterieller oder venöser Thrombosen bei belegärztlicher Behandlung	8	8	Tages- und Quartalsprofil

3 Angaben für den zur Leistungserbringung erforderlichen Zeitaufwand

GOP[1])	Kurzlegende	Kalkulationszeit in Minuten[2])	Prüfzeit in Minuten	Eignung der Prüfzeit
13340	Grundpauschale bis 5. Lebensjahr	16	13	Nur Quartalsprofil
13341	Grundpauschale 6.- 59. Lebensjahr	23	19	Nur Quartalsprofil
13342	Grundpauschale ab 60. Lebensjahr	22	18	Nur Quartalsprofil
13344	Zuschlag für die endokrinologisch-internistische Grundversorgung	KA	./.	Keine Eignung
13346	Zuschlag zur GOP 13344	KA	./.	Keine Eignung
13350*	Zusatzpauschale Hormondrüsen-Fehlfunktion	18	16	Nur Quartalsprofil
13390	Grundpauschale bis 5. Lebensjahr	11	9	Nur Quartalsprofil
13391	Grundpauschale 6.- 59. Lebensjahr	20	16	Nur Quartalsprofil
13392	Grundpauschale ab 60. Lebensjahr	21	17	Nur Quartalsprofil
13394	Zuschlag für die gastroenterologisch-internistische Grundversorgung	KA	./.	Keine Eignung
13396	Zuschlag zur GOP 13394	KA	./.	Keine Eignung
13400*	Zusatzpauschale Ösophago-Gastroduodenoskopie	21	16	Tages- und Quartalsprofil
13401*	Zusätzliche Leistung(en) im Zusammenhang mit der Gebührenordnungsposition 13400	17	10	Tages- und Quartalsprofil
13402*	Polypektomie(n) im Zusammenhang mit der Nr. 13400	12	9	Tages- und Quartalsprofil
13410*	Bougierung des Ösophagus oder Kardiasprengung	10	9	Tages- und Quartalsprofil
13411*	Einsetzen einer Ösophagusprothese	34	30	Tages- und Quartalsprofil
13412*	Perkutane Gastrostomie	35	31	Tages- und Quartalsprofil

GOP[1]	Kurzlegende	Kalkulationszeit in Minuten[2]	Prüfzeit in Minuten	Eignung der Prüfzeit
13420*	Saugbiopsie des Dünndarms beim Kleinkind oder Kind	3	3	Tages- und Quartalsprofil
13421*	Zusatzpauschale Koloskopie	KA	30	Tages- und Quartalsprofil
13422*	Zusatzpauschale (Teil-)Koloskopie	27	21	Tages- und Quartalsprofil
13423*	Zusätzliche Leistung(en) im Zusammenhang mit den Gebührenordnungspositionen 13421 oder 13422	10	9	Tages- und Quartalsprofil
13424*	Laservaporisation(en) und/oder Argon-Plasma-Koagulation(en) im Zusammenhang mit den Nrn. 13400, 13421 oder 13422	16	12	Tages- und Quartalsprofil
13425*	Zusatzpauschale Durchführung einer Kapselendoskopie bei Erkrankungen des Dünndarms	10	8	Tages- und Quartalsprofil
13426*	Zusatzpauschale Auswertung einer Untersuchung mittels Kapselendoskopie bei Erkrankungen des Dünndarms	75	60	Tages- und Quartalsprofil
13430*	Zusatzpauschale biliopankreatische Diagnostik	35	31	Tages- und Quartalsprofil
13431*	Zusatzpauschale biliopankreatische Therapie	57	50	Tages- und Quartalsprofil
13435*	Zusatzpauschale Onkologie	20	18	Nur Quartalsprofil
13437*	Zusatzpauschale Behandlung eines Lebertransplantatträgers	KA	18	Nur Quartalsprofil
13438*	Zusatzpauschale Behandlung eines Dünndarmtransplantatträgers	KA	18	Nur Quartalsprofil

3 Angaben für den zur Leistungserbringung erforderlichen Zeitaufwand

GOP[1]	Kurzlegende	Kalkulationszeit in Minuten[2]	Prüfzeit in Minuten	Eignung der Prüfzeit
13439*	Zusatzpauschale Behandlung eines Bauchspeicheldrüsen- oder Nieren- Bauchspeicheldrüsen- Transplantatträgers	KA	18	Nur Quartalsprofil
13490	Grundpauschale bis 5. Lebensjahr	21	17	Nur Quartalsprofil
13491	Grundpauschale 6.- 59. Lebensjahr	29	24	Nur Quartalsprofil
13492	Grundpauschale ab 60. Lebensjahr	31	25	Nur Quartalsprofil
13494	Zuschlag für die hämato-/onkologisch-internistische Grundversorgung	KA	./.	Keine Eignung
13496	Zuschlag zur GOP 13494	KA	./.	Keine Eignung
13500*	Zusatzpauschale hämatologische, onkologische, immunologische Erkrankung	20	18	Nur Quartalsprofil
13501*	Zusatzpauschale Betreuung nach Transplantation	20	18	Nur Quartalsprofil
13502*	Zusatzpauschale aplasieinduzierende/ Toxiditäts-adaptierte Therapie	20	18	Nur Quartalsprofil
13540	Grundpauschale bis 5. Lebensjahr	15	12	Nur Quartalsprofil
13541	Grundpauschale 6.- 59. Lebensjahr	22	18	Nur Quartalsprofil
13542	Grundpauschale ab 60. Lebensjahr	23	19	Nur Quartalsprofil
13543	Zuschlag für die kardiologisch-internistische Grundversorgung	KA	./.	Keine Eignung
13544	Zuschlag zur GOP 13543	KA	./.	Keine Eignung
13545*	Zusatzpauschale Kardiologie I	KA	32	Nur Quartalsprofil
13550*	Zusatzpauschale Kardiologie II	KA	39	Nur Quartalsprofil
13551*	Elektrostimulation des Herzens	30	27	Tages- und Quartalsprofil

VI Anhänge

GOP[1])	Kurzlegende	Kalkulationszeit in Minuten[2])	Prüfzeit in Minuten	Eignung der Prüfzeit
13552*	Kontrolle Herzschrittmacher, Kardioverter, Defibrillator	KA	12	Tages- und Quartalsprofil
13560*	Ergospirometrie	17	15	Tages- und Quartalsprofil
13561*	Zusatzpauschale Behandlung eines Herz-Transplantatträgers	KA	18	Nur Quartalsprofil
13590	Grundpauschale bis 5. Lebensjahr	13	11	Nur Quartalsprofil
13591	Grundpauschale 6.- 59. Lebensjahr	24	20	Nur Quartalsprofil
13592	Grundpauschale ab 60. Lebensjahr	25	20	Nur Quartalsprofil
13594	Zuschlag für die nephrologisch-internistische Grundversorgung	KA	./.	Keine Eignung
13596	Zuschlag zu der GOP 13594	KA	./.	Keine Eignung
13600*	Zusatzpauschale kontinuierliche Betreuung eines chronisch niereninsuffizienten Patienten	KA	18	Nur Quartalsprofil
13601*	Zusatzpauschale Behandlung eines Nieren-Transplantatträgers	KA	18	Nur Quartalsprofil
13602*	Zusatzpauschale kontinuierliche Betreuung eines dialysepflichtigen Patienten	23	15	Nur Quartalsprofil
13610*	Zusatzpauschale ärztliche Betreuung bei Hämodialyse, Peritonealdialyse und Sonderverfahren	KA	10	Tages- und Quartalsprofil
13611*	Zusatzpauschale ärztliche Betreuung bei Peritonealdialyse	KA	5	Tages- und Quartalsprofil
13612*	Zuschlag zu den GOP 13610 und 13611 für die Durchführung einer Trainingsdialyse	KA	15	Nur Quartalsprofil
13620*	Zusatzpauschale ärztliche Betreuung bei LDL-Apherese	KA	10	Tages- und Quartalsprofil

3 Angaben für den zur Leistungserbringung erforderlichen Zeitaufwand

GOP[1)]	Kurzlegende	Kalkulationszeit in Minuten[2)]	Prüfzeit in Minuten	Eignung der Prüfzeit
13621*	Zusatzpauschale ärztliche Betreuung bei Apherese bei rheumatoider Arthritis	KA	10	Tages- und Quartalsprofil
13622*	Zusatzpauschale ärztliche Betreuung bei LDL-Apherese	KA	10	Tages- und Quartalsprofil
13640	Grundpauschale bis 5. Lebensjahr	17	14	Nur Quartalsprofil
13641	Grundpauschale 6.- 59. Lebensjahr	21	17	Nur Quartalsprofil
13642	Grundpauschale ab 60. Lebensjahr	22	18	Nur Quartalsprofil
13644	Zuschlag für die pneumologisch-internistische Grundversorgung	KA	./.	Keine Eignung
13646	Zuschlag zur GOP 13644	KA	./.	Keine Eignung
13650*	Zusatzpauschale Pneumologisch-Diagnostischer Komplex	14	11	Nur Quartalsprofil
13651*	Zuschlag unspezifischer Provokationstest	15	8	Tages- und Quartalsprofil
13660*	Ergospirometrie	17	15	Tages- und Quartalsprofil
13661*	Bestimmung des Säurebasenhaushalts und Blutgasanalyse	6	5	Tages- und Quartalsprofil
13662*	Bronchoskopie	25	19	Tages- und Quartalsprofil
13663*	Zuschlag Intervention, perbronchiale Biopsie, BAL, Broncho-alveoläre Lavage	13	12	Tages- und Quartalsprofil
13664*	Zuschlag Laservaporisation	16	12	Tages- und Quartalsprofil
13670*	Thorakoskopie	50	38	Tages- und Quartalsprofil
13675*	Zusatzpauschale Onkologie	20	18	Nur Quartalsprofil

VI Anhänge

GOP[1]	Kurzlegende	Kalkulationszeit in Minuten[2]	Prüfzeit in Minuten	Eignung der Prüfzeit
13677*	Zusatzpauschale Behandlung eines Lungen- oder Herz-Lungen-Transplantatträgers	KA	18	Nur Quartalsprofil
13690	Grundpauschale bis 5. Lebensjahr	13	11	Nur Quartalsprofil
13691	Grundpauschale 6.- 59. Lebensjahr	26	22	Nur Quartalsprofil
13692	Grundpauschale ab 60. Lebensjahr	26	21	Nur Quartalsprofil
13694	Zuschlag für die rheumatologisch-internistische Grundversorgung	KA	./.	Keine Eignung
13696	Zuschlag zur GOP 13694	KA	./.	Keine Eignung
13700*	Zusatzpauschale internistische Rheumatologie	20	18	Nur Quartalsprofil
13701*	Zusatzpauschale Rheumatologische Funktionsdiagnostik	18	16	Nur Quartalsprofil
14210	Grundpauschale bis 5. Lebensjahr	26	21	Nur Quartalsprofil
14211	Grundpauschale ab Beginn des 6. bis zum vollendeten 21. Lebensjahr	26	22	Nur Quartalsprofil
14214	Zuschlag für die kinder- und jugendpsychiatrische Grundversorgung	KA	./.	Keine Eignung
14216	Zuschlag zur GOP 14214	KA	./.	Keine Eignung
14220	Gespräch, Beratung, Erörterung, Abklärung (Einzelbehandlung)	12	10	Tages- und Quartalsprofil
14221	Gruppenbehandlung	7	4	Tages- und Quartalsprofil
14222	Anleitung Bezugs- oder Kontaktperson	10	10	Tages- und Quartalsprofil
14240	Psychiatrische Betreuung	15	15	Nur Quartalsprofil
14310	Funktionelle Entwicklungstherapie (Einzelbehandlung)	2	2	Tages- und Quartalsprofil

3 Angaben für den zur Leistungserbringung erforderlichen Zeitaufwand

GOP[1]	Kurzlegende	Kalkulationszeit in Minuten[2]	Prüfzeit in Minuten	Eignung der Prüfzeit
14311	Funktionelle Entwicklungstherapie (Gruppenbehandlung)	1	1	Tages- und Quartalsprofil
14312	Untersuchung zur funktionellen Entwicklung	18	14	Tages- und Quartalsprofil
14313	Zusatzpauschale kontinuierliche Mitbetreuung in häuslicher Umgebung	45	37	Nur Quartalsprofil
14314	Zusatzpauschale kontinuierliche Mitbetreuung in beschützenden Einrichtungen oder Heimen	25	19	Nur Quartalsprofil
14320	EEG	15	12	Tages- und Quartalsprofil
14321	Langzeit-EEG	50	38	Tages- und Quartalsprofil
14330	Elektronystagmo-/Okulographie, Blinkreflexprüfung	10	8	Nur Quartalsprofil
14331*	Neurophysiologische Untersuchung (SEP, VEP, AEP, MEP)	21	16	Nur Quartalsprofil
15210	Grundpauschale bis 5. Lebensjahr	14	10	Nur Quartalsprofil
15211	Grundpauschale 6.- 59. Lebensjahr	12	7	Nur Quartalsprofil
15212	Grundpauschale ab 60. Lebensjahr	12	9	Nur Quartalsprofil
15310*	Zusatzpauschale Myoarthropathien der Kiefergelenke	5	5	Nur Quartalsprofil
15311*	Situationsmodell Kiefer	5	5	Tages- und Quartalsprofil
15321*	Kleinchirurgischer Eingriff im Mund-Kiefer-Gesichts-Bereich I	4	4	Tages- und Quartalsprofil

GOP[1]	Kurzlegende	Kalkulationszeit in Minuten[2]	Prüfzeit in Minuten	Eignung der Prüfzeit
15322*	Kleinchirurgischer Eingriff II im Mund-Kiefer-Gesichts-Bereich und/oder primäre Wundversorgung im Mund-Kiefer-Gesichts-Bereich	10	9	Tages- und Quartalsprofil
15323*	Kleinchirurgischer Eingriff III im Mund-Kiefer-Gesichts-Bereich und/oder primäre Wundversorgung bei Säuglingen, Kleinkindern und Kindern im Mund-Kiefer-Gesichts-Bereich	15	13	Tages- und Quartalsprofil
15324*	Zuschlag zu den Gebührenordnungspositionen 15321 bis 15323 für die zusätzliche Wurzelkanalbehandlung	5	5	Nur Quartalsprofil
15345*	Zusatzpauschale Onkologie	20	18	Nur Quartalsprofil
16210	Grundpauschale bis 5. Lebensjahr	KA	15	Nur Quartalsprofil
16211	Grundpauschale 6.- 59. Lebensjahr	KA	16	Nur Quartalsprofil
16212	Grundpauschale ab 60. Lebensjahr	KA	16	Nur Quartalsprofil
16215	Zuschlag für die neurologische Grundversorgung	KA	./.	Keine Eignung
16217	Zuschlag zur GOP 16215	KA	./.	Keine Eignung
16220	Gespräch, Beratung, Erörterung, Abklärung (Einzelbehandlung)	10	10	Tages- und Quartalsprofil
16222	Zuschlag bei schweren neuropsychologischen und verhaltensneurologischen Störungen	KA	8	Tages- und Quartalsprofil
16230	Zusatzpauschale kontinuierliche Mitbetreuung in der häuslichen Umgebung	45	37	Nur Quartalsprofil

3 Angaben für den zur Leistungserbringung erforderlichen Zeitaufwand

GOP[1)]	Kurzlegende	Kalkulationszeit in Minuten[2)]	Prüfzeit in Minuten	Eignung der Prüfzeit
16231	Zusatzpauschale kontinuierliche Mitbetreuung in beschützenden Einrichtungen oder Heimen	25	19	Nur Quartalsprofil
16232	Diagnostik und/oder Behandlung von Erkrankungen der Wirbelsäule bei Jugendlichen und Erwachsenen	15	13	Nur Quartalsprofil
16233	Zusatzpauschale Mitbetreuung eines Patienten mit einer Erkrankung des zentralen Nervensystems in der häuslichen Umgebung	30	20	Nur Quartalsprofil
16310	EEG	15	12	Tages- und Quartalsprofil
16311	Langzeit-EEG	50	38	Tages- und Quartalsprofil
16320	Elektronystagmo-/Okulographie, Blinkreflexprüfung	10	8	Nur Quartalsprofil
16321	Neurophysiologische Untersuchung (SEP, VEP, AEP, MEP)	21	16	Nur Quartalsprofil
16322	Zusatzpauschale Abklärung einer peripheren neuromuskulären Erkrankung	10	9	Tages- und Quartalsprofil
16340	Testverfahren bei Demenzverdacht	KA	1	Nur Quartalsprofil
16371*	Anwendung und Auswertung des Aachener Aphasietests (AAT)	40	35	Nur Quartalsprofil
17210*	Konsiliarpauschale	9	7	Nur Quartalsprofil
17214*	Zuschlag bei Neugeborenen, Säuglingen, Kleinkindern und Kindern	7	7	Tages- und Quartalsprofil
17310*	Teilkörperszintigraphie	6	5	Tages- und Quartalsprofil

GOP[1]	Kurzlegende	Kalkulationszeit in Minuten[2]	Prüfzeit in Minuten	Eignung der Prüfzeit
17311*	Ganzkörperszintigraphie	6	5	Tages- und Quartalsprofil
17312*	Zuschlag Ganzkörperzusatz	KA	./.	Keine Eignung
17320*	Schilddrüsen-Szintigraphie	4	3	Nur Quartalsprofil
17321*	Radiojod-Zweiphasentest	6	5	Nur Quartalsprofil
17330*	Zusatzpauschale Myokard-Szintigraphie unter Belastung	12	8	Tages- und Quartalsprofil
17331*	Zusatzpauschale Myokard-Szintigraphie in Ruhe	5	3	Tages- und Quartalsprofil
17332*	Zusatzpauschale nuklearmedizinische Herzfunktionsdiagnostik unter Belastung	12	8	Tages- und Quartalsprofil
17333*	Zusatzpauschale nuklearmedizinische Herzfunktionsdiagnostik in Ruhe	5	3	Tages- und Quartalsprofil
17340*	Zusatzpauschale Nierenfunktionsdiagnostik	8	5	Tages- und Quartalsprofil
17341*	Zuschlag bei Intervention	4	2	Tages- und Quartalsprofil
17350*	Zusatzpauschale nuklearmedizinisch-hämatologische Untersuchung	6	4	Tages- und Quartalsprofil
17351*	Zusatzpauschale nuklearmedizinisch-intestinale Funktionsdiagnostik	6	4	Tages- und Quartalsprofil
17360*	Zuschlag Extravasalphasenuntersuchung bei Mehrphasenszintigraphie	0	0	Tages- und Quartalsprofil
17361*	Zuschlag sequentielle Aufnahmetechnik	0	0	Tages- und Quartalsprofil
17362*	Zuschlag SPECT, Einkopf	KA	0	Tages- und Quartalsprofil

3 Angaben für den zur Leistungserbringung erforderlichen Zeitaufwand

GOP[1])	Kurzlegende	Kalkulationszeit in Minuten[2])	Prüfzeit in Minuten	Eignung der Prüfzeit
17363*	Zuschlag SPECT, Zwei- oder Mehrkopf	KA	0	Tages- und Quartalsprofil
17370*	Zusatzpauschale Radiojodtherapie	17	13	Tages- und Quartalsprofil
17371*	Zusatzpauschale Radiosynoviorthese	9	7	Tages- und Quartalsprofil
17372*	Zusatzpauschale Radionuklidtherapie	13	10	Tages- und Quartalsprofil
17373*	Zusatzpauschale Radiosynoviorthese an großen oder mittleren Gelenken	24	18	Tages- und Quartalsprofil
18210	Grundpauschale bis 5. Lebensjahr	19	17	Nur Quartalsprofil
18211	Grundpauschale 6.- 59. Lebensjahr	20	18	Nur Quartalsprofil
18212	Grundpauschale ab 60. Lebensjahr	23	21	Nur Quartalsprofil
18220	Zuschlag für die orthopädische Grundversorgung	KA	./.	Keine Eignung
18222	Zuschlag zur GOP 18220	KA	./.	Keine Eignung
18310	Zusatzpauschale Behandlung und ggf. Diagnostik von Erkrankungen des Stütz- und Bewegungsapparates bei Neugeborenen, Säuglingen, Kleinkindern und Kindern	20	18	Nur Quartalsprofil
18311	Zusatzpauschale Behandlung und ggf. Diagnostik von Erkrankungen des Stütz- und Bewegungsapparates bei Jugendlichen und bei Erwachsenen	20	18	Nur Quartalsprofil
18320*	Zusatzpauschale Orthopädische oder orthopädisch-rheumatologische Funktionsdiagnostik bzw. Assessment mittels Untersuchungsinventaren	18	16	Nur Quartalsprofil

VI Anhänge

GOP[1]	Kurzlegende	Kalkulationszeit in Minuten[2]	Prüfzeit in Minuten	Eignung der Prüfzeit
18330	Zusatzpauschale Diagnostik und/oder orthopädische Therapie eines Patienten mit einer Funktionsstörung der Hand	20	18	Nur Quartalsprofil
18331	Zusatzpauschale Diagnostik und/oder Behandlung von degenerativen Erkrankungen der Wirbelsäule bei Jugendlichen und bei Erwachsenen	15	13	Nur Quartalsprofil
18340	Behandlung von sekundär heilenden Wunden oder Decubitalulcera	18	16	Nur Quartalsprofil
18700*	Zusatzpauschale Behandlung von Rheumatoider Arthritis, Seronegativer Spondylarthritis, Kollagenose, Myositis	20	18	Nur Quartalsprofil
19210*	Konsiliarpauschale	7	5	Nur Quartalsprofil
19310*	Histologische oder zytologische Untersuchung eines Materials	KA	4	Tages- und Quartalsprofil
19311	Zytologische Untersuchung eines Materials	KA	1	Tages- und Quartalsprofil
19312*	Zuschlag zu den Gebührenordnungspositionen 19310, 19311 und 19315 für die Anwendung von Sonderverfahren	KA	1	Tages- und Quartalsprofil
19313*	Zuschlag zu der Gebührenordnungsposition 19310 und 19315	15	12	Tages- und Quartalsprofil
19314*	Zuschlag zu der Gebührenordnungsposition 19310, Einbettung in Kunststoff	3	2	Tages- und Quartalsprofil
19315*	Histopathologische Untersuchung Hautkrebs-Screening	KA	4	Tages- und Quartalsprofil

3 Angaben für den zur Leistungserbringung erforderlichen Zeitaufwand

GOP[1)]	Kurzlegende	Kalkulationszeit in Minuten[2)]	Prüfzeit in Minuten	Eignung der Prüfzeit
19320*	Histologische oder zytologische Untersuchung eines Materials unter Anwendung eines immunchemischen Sonderverfahrens	4	3	Tages- und Quartalsprofil
19321*	Immunhistochemischer und/oder immunzytochemischer Nachweis von Rezeptoren	4	3	Tages- und Quartalsprofil
19322*	Immunhistochemischer Nachweis des HER2-Rezeptors	5	4	Tages- und Quartalsprofil
19330*	Zytologische Untersuchung eines Materials mit DNA-Bestimmung	5	4	Tages- und Quartalsprofil
19331	Zytologische Untersuchung zur Diagnostik der hormonellen Funktion	2	2	Nur Quartalsprofil
19332*	Identifizierung von Zell- oder Gewebsstrukturen an morphologischem Untersuchungsgut	16	12	Tages- und Quartalsprofil
20210	Grundpauschale bis 5. Lebensjahr	32	27	Nur Quartalsprofil
20211	Grundpauschale 6.- 59. Lebensjahr	22	18	Nur Quartalsprofil
20212	Grundpauschale ab 60. Lebensjahr	22	18	Nur Quartalsprofil
20220	Zuschlag für die phoniatrisch-pädaudiologische Grundversorgung	KA	./.	Keine Eignung
20222	Zuschlag zur GOP 20220	KA	./.	Keine Eignung
20310	Lupenlaryngoskopie	8	5	Tages- und Quartalsprofil
20311*	Schwebe- oder Stützlaryngoskopie	17	15	Tages- und Quartalsprofil
20312*	Direkte Laryngoskopie beim Kind	20	15	Tages- und Quartalsprofil

VI Anhänge

GOP[1]	Kurzlegende	Kalkulationszeit in Minuten[2]	Prüfzeit in Minuten	Eignung der Prüfzeit
20313*	Stroboskopische Untersuchung der Stimmlippen	8	7	Tages- und Quartalsprofil
20314*	Videostroboskopie	16	12	Tages- und Quartalsprofil
20320	Tonschwellenaudiometrie	4	4	Tages- und Quartalsprofil
20321	Zuschlag Sprachaudiometrie	5	4	Tages- und Quartalsprofil
20322	Zuschlag Kinderaudiometrie an einer sonstigen Kinderaudiometrieanlage	2	2	Tages- und Quartalsprofil
20323	Reflexbestimmung an den Mittelohrmuskeln	KA	2	Tages- und Quartalsprofil
20324	Abklärung einer vestibulo-cochleären Erkrankung mittels Messung (en) otoakustischer Emissionen	4	3	Tages- und Quartalsprofil
20325	Prüfung der Labyrinthe mit elektronystagmographischer Aufzeichnung mittels ENG/VNG	12	9	Tages- und Quartalsprofil
20326	Retro-cochleäre Erkrankung	27	21	Tages- und Quartalsprofil
20327	Hörschwellenbestimmung in Sedierung	27	21	Tages- und Quartalsprofil
20330	Zusatzpauschale Untersuchung der Stimme	20	20	Tages- und Quartalsprofil
20331	Zusatzpauschale Untersuchung des Sprechens und der Sprache	15	15	Tages- und Quartalsprofil
20332	Zusatzpauschale Aphasie, Dysarthrie und/oder Dysphagie	34	29	Tages- und Quartalsprofil
20333	Stimmfeldmessung	4	4	Tages- und Quartalsprofil

3 Angaben für den zur Leistungserbringung erforderlichen Zeitaufwand

GOP[1]	Kurzlegende	Kalkulationszeit in Minuten[2]	Prüfzeit in Minuten	Eignung der Prüfzeit
20334	Wechsel und/oder Entfernung einer pharyngo-trachealen Sprechprothese	13	13	Tages- und Quartalsprofil
20335	Zuschlag zur Gebührenordnungsposition 20320 bei Durchführung einer Kinderaudiometrie an einer speziellen Kinderaudiometrieanlage	KA	6	Tages- und Quartalsprofil
20336	Kindersprachaudiometrie an einer speziellen Kinderaudiometrieanlage	KA	10	Tages- und Quartalsprofil
20338	Hörgeräteversorgung beim Säugling, Kleinkind oder Kind	62	50	Tages- und Quartalsprofil
20339	Zusatzpauschale für die erste Nachuntersuchung nach Hörgeräteversorgung beim Säugling, Kleinkind oder Kind	44	35	Tages- und Quartalsprofil
20340	Zusatzpauschale für die Nachsorge(n) bei Hörgeräteversorgung beim Säugling, Kleinkind oder Kind	29	23	Tages- und Quartalsprofil
20343	Zusatzpauschale bei der Diagnostik des Tinnitus	17	14	Nur Quartalsprofil
20350*	Pneumographie	10	9	Tages- und Quartalsprofil
20351*	Elektroglottographie	11	10	Tages- und Quartalsprofil
20352*	Schallspektrographie	11	10	Tages- und Quartalsprofil
20353*	Palatographie	11	10	Tages- und Quartalsprofil
20360*	Stimm- und/oder Sprachtherapie in Einzelbehandlung	15	15	Tages- und Quartalsprofil
20361*	Stimm- und/oder Sprachtherapie als Gruppenbehandlung	8	8	Tages- und Quartalsprofil

VI Anhänge

GOP[1]	Kurzlegende	Kalkulationszeit in Minuten[2]	Prüfzeit in Minuten	Eignung der Prüfzeit
20364	Zusatzpauschale für die Nachsorge der operativen Behandlung eines Patienten mit chronischer Sinusitis	8	6	Tages- und Quartalsprofil
20365	Zusatzpauschale für die postoperative Nachsorge nach Tympanoplastik	8	6	Tages- und Quartalsprofil
20370*	Zusatzpauschale Abklärung Störung der zentralauditiven Wahrnehmung	10	10	Tages- und Quartalsprofil
20371*	Eingangsdiagnostik vor der Erstverordnung einer Stimm-, Sprech- und/oder Sprachtherapie	40	35	Nur Quartalsprofil
20372	Hörgeräteversorgung beim Jugendlichen und Erwachsenen	17	14	Nur Quartalsprofil
20373	Zusatzpauschale für die erste Nachuntersuchung nach Hörgeräteversorgung	16	13	Nur Quartalsprofil
20374	Zusatzpauschale für die Nachsorge(n) bei Hörgeräteversorgung	13	10	Nur Quartalsprofil
20375	Zuschlag zu den Gebührenordnungspositionen 20373 und 20374 bei Abstimmung mit dem Hörgeräteakustiker	7	6	Tages- und Quartalsprofil
20377	Zuschlag zu den Gebührenordnungspositionen 20339 und 20340 bei Abstimmung mit dem Hörgeräte-(Päd-)akustiker	7	6	Tages- und Quartalsprofil
20378	Zuschlag zu den Gebührenordnungspositionen 20339 und 20340 für die Koordination mit pädagogischen Einrichtungen	15	12	Tages- und Quartalsprofil
21210	Grundpauschale bis 5. Lebensjahr	KA	12	Nur Quartalsprofil

3 Angaben für den zur Leistungserbringung erforderlichen Zeitaufwand

GOP[1]	Kurzlegende	Kalkulationszeit in Minuten[2]	Prüfzeit in Minuten	Eignung der Prüfzeit
21211	Grundpauschale 6.- 59. Lebensjahr	KA	14	Nur Quartalsprofil
21212	Grundpauschale ab 60. Lebensjahr	KA	15	Nur Quartalsprofil
21213	Grundpauschale bis 5. Lebensjahr	KA	17	Nur Quartalsprofil
21214	Grundpauschale 6.-59. Lebensjahr	KA	19	Nur Quartalsprofil
21215	Grundpauschale ab 60. Lebensjahr	KA	20	Nur Quartalsprofil
21216	Zuschlag Fremdanamnese	12	11	Tages- und Quartalsprofil
21217	Zuschlag supportive psychiatrische Behandlung	3	3	Tages- und Quartalsprofil
21218	Zuschlag für die psychiatrische Grundversorgung	KA	./.	Keine Eignung
21219	Zuschlag zur GOP 21218	KA	./.	Keine Eignung
21220	Gespräch, Beratung, Erörterung, Abklärung (Einzelbehandlung)	12	11	Tages- und Quartalsprofil
21221	Psychiatrische Behandlung (Gruppenbehandlung)	7	5	Tages- und Quartalsprofil
21225	Zuschlag für die nervenheilkundliche Grundversorgung	KA	./.	Keine Eignung
21226	Zuschlag zur GOP 21225	KA	./.	Keine Eignung
21230	Zusatzpauschale Kontinuierliche Mitbetreuung in häuslicher Umgebung	45	37	Nur Quartalsprofil
21231	Zusatzpauschale Kontinuierliche Mitbetreuung in beschutzenden Einrichtungen oder Heimen	25	19	Nur Quartalsprofil
21232	Zusatzpauschale Psychiatrische Betreuung	15	15	Nur Quartalsprofil
21233	Zusatzpauschale Mitbetreuung eines Patienten in der häuslichen Umgebung	30	20	Nur Quartalsprofil

GOP[1]	Kurzlegende	Kalkulationszeit in Minuten[2]	Prüfzeit in Minuten	Eignung der Prüfzeit
21310	EEG	15	12	Tages- und Quartalsprofil
21311	Langzeit-EEG	50	38	Tages- und Quartalsprofil
21320	Elektronystagmo-/Okulographie, Blinkreflexprüfung	10	8	Nur Quartalsprofil
21321	Neurophysiologische Untersuchung (SEP, VEP, AEP, MEP)	21	16	Nur Quartalsprofil
21330*	Konvulsionsbehandlung	KA	0	Tages- und Quartalsprofil
21340	Testverfahren bei Demenzverdacht	KA	1	Nur Quartalsprofil
22210	Grundpauschale bis 5. Lebensjahr	15	13	Nur Quartalsprofil
22211	Grundpauschale 6.- 59. Lebensjahr	20	16	Nur Quartalsprofil
22212	Grundpauschale ab 60. Lebensjahr	17	14	Nur Quartalsprofil
22216	Zuschlag für die psychotherapeutisch-medizinische Grundversorgung	KA	./.	Keine Eignung
22218	Zuschlag zur GOP 22216	KA	./.	Keine Eignung
22220	Psychotherapeutisches Gespräch (Einzelbehandlung)	12	10	Tages- und Quartalsprofil
22221	Psychosomatik (Einzelbehandlung)	10	10	Tages- und Quartalsprofil
22222	Psychotherapeutisch medizinische Behandlung (Gruppenbehandlung)	6	5	Tages- und Quartalsprofil
22230	Klinisch-neurologische Basisdiagnostik	7	7	Nur Quartalsprofil
23210	Grundpauschale bis 5. Lebensjahr	9	7	Nur Quartalsprofil
23211	Grundpauschale 6.- 59. Lebensjahr	13	11	Nur Quartalsprofil
23212	Grundpauschale ab 60. Lebensjahr	12	10	Nur Quartalsprofil

3 Angaben für den zur Leistungserbringung erforderlichen Zeitaufwand

GOP[1)]	Kurzlegende	Kalkulationszeit in Minuten[2)]	Prüfzeit in Minuten	Eignung der Prüfzeit
23214	Grundpauschale Kinder- und Jugendlichenpsychotherapeuten	KA	20	Nur Quartalsprofil
23216	Zuschlag für die psychotherapeutische Grundversorgung	KA	./.	Keine Eignung
23218	Zuschlag zur GOP 23216	KA	./.	Keine Eignung
23220	Psychotherapeutisches Gespräch (Einzelbehandlung)	12	11	Tages- und Quartalsprofil
24210*	Konsiliarpauschale bis 5. Lebensjahr	6	5	Nur Quartalsprofil
24211*	Konsiliarpauschale 6. - 59. Lebensjahr	5	4	Nur Quartalsprofil
24212*	Konsiliarpauschale ab 60. Lebensjahr	6	5	Nur Quartalsprofil
25210*	Konsiliarpauschale bei gutartiger Erkrankung	30	27	Nur Quartalsprofil
25211*	Konsiliarpauschale bei bösartiger Erkrankung	65	57	Nur Quartalsprofil
25213*	Zuschlag bei Neugeborenen, Säuglingen, Kleinkindern und Kindern	10	10	Nur Quartalsprofil
25214*	Konsiliarpauschale nach strahlentherapeutischer Behandlung	10	9	Nur Quartalsprofil
25310*	Weichstrahl- oder Orthovolttherapie	0	./.	Keine Eignung
25320*	Bestrahlung Telekobaltgerät (gut-/bösartig) oder Linearbeschleuniger (gutartig)	0	./.	Keine Eignung
25321*	Bestrahlung mit Linearbeschleuniger bei bösartigen Erkrankungen	0	./.	Keine Eignung
25322*	Zuschlag Bestrahlungsfelder	0	./.	Keine Eignung
25323*	3-D-Technik, Großfeld-, Halbkörperbestrahlung	0	./.	Keine Eignung
25330*	Moulagen- oder Flabtherapie	KA	4	Tages- und Quartalsprofil

VI Anhänge

GOP[1]	Kurzlegende	Kalkulationszeit in Minuten[2]	Prüfzeit in Minuten	Eignung der Prüfzeit
25331*	Intrakavitäre/Intraluminale Brachytherapie	KA	8	Tages- und Quartalsprofil
25332*	Intrakavitäre vaginale Brachytherapie	KA	2	Tages- und Quartalsprofil
25333*	Interstitielle Brachytherapie	KA	8	Tages- und Quartalsprofil
25340*	Bestrahlungsplanung I	KA	3	Tages- und Quartalsprofil
25341*	Bestrahlungsplanung II	KA	12	Tages- und Quartalsprofil
25342*	Bestrahlungsplanung III	KA	23	Tages- und Quartalsprofil
26210	Grundpauschale bis 5. Lebensjahr	15	12	Nur Quartalsprofil
26211	Grundpauschale 6.- 59. Lebensjahr	17	14	Nur Quartalsprofil
26212	Grundpauschale ab 60. Lebensjahr	21	17	Nur Quartalsprofil
26220	Zuschlag für die urologische Grundversorgung	KA	./.	Keine Eignung
26222	Zuschlag zur GOP 26220	KA	./.	Keine Eignung
26310	Urethro(-zysto)skopie des Mannes	15	13	Tages- und Quartalsprofil
26311	Urethro(-zysto)skopie der Frau	8	6	Tages- und Quartalsprofil
26312*	Urethradruckprofilmessung mit fortlaufender Registrierung	4	3	Tages- und Quartalsprofil
26313*	Zusatzpauschale apparative Untersuchung bei Harninkontinenz oder neurogener Blasenentleerungsstörung	KA	33	Nur Quartalsprofil
26315*	Zusatzpauschale Onkologie	20	18	Nur Quartalsprofil

3 Angaben für den zur Leistungserbringung erforderlichen Zeitaufwand

GOP[1]	Kurzlegende	Kalkulationszeit in Minuten[2]	Prüfzeit in Minuten	Eignung der Prüfzeit
26320*	Ausräumung einer Bluttamponade der Harnblase im Zusammenhang mit den Gebührenordnungspositionen 26310 oder 26311	5	5	Tages- und Quartalsprofil
26321*	Zuschlag zu den Gebührenordnungspositionen 26310 und 26311 für die Durchführung von (einer) endoskopischen Harnleitersondierung(en)	6	6	Tages- und Quartalsprofil
26322*	Zuschlag zu den Gebührenordnungspositionen 26310 und 26311 für das Einlegen einer Ureterverweilschiene	10	9	Tages- und Quartalsprofil
26323*	Zuschlag zu den Gebührenordnungspositionen 26310 und 26311 für den Wechsel einer Ureterverweilschiene	5	5	Tages- und Quartalsprofil
26324*	Zuschlag zu den Gebührenordnungspositionen 26310 und 26311 für die endoskopische Entfernung einer Ureterverweilschiene	2	2	Tages- und Quartalsprofil
26325*	Wechsel eines Nierenfistelkatheters	12	11	Tages- und Quartalsprofil
26330*	Zusatzpauschale ESWL	60	45	Tages- und Quartalsprofil
26340	Kalibrierung/Bougierung der Harnröhre	3	3	Tages- und Quartalsprofil
26341*	Prostatabiopsie	14	11	Tages- und Quartalsprofil
26350	Kleinchirurgischer urologischer Eingriff I	7	6	Tages- und Quartalsprofil

VI Anhänge

GOP[1]	Kurzlegende	Kalkulationszeit in Minuten[2]	Prüfzeit in Minuten	Eignung der Prüfzeit
26351	Kleinchirurgischer urologischer Eingriff II	7	6	Tages- und Quartalsprofil
26352	Kleinchirurgischer urologischer Eingriff III und/oder primäre Wundversorgung bei Säuglingen, Kleinkindern und Kindern	10	10	Tages- und Quartalsprofil
27210	Grundpauschale bis 5. Lebensjahr	23	19	Nur Quartalsprofil
27211	Grundpauschale 6.- 59. Lebensjahr	26	21	Nur Quartalsprofil
27212	Grundpauschale ab 60. Lebensjahr	27	22	Nur Quartalsprofil
27220	Zuschlag für die physikalisch rehabilitative Grundversorgung	KA	./.	Keine Eignung
27222	Zuschlag zur GOP 27220	KA	./.	Keine Eignung
27310*	Ganzkörperstatus	12	11	Nur Quartalsprofil
27311*	Klinisch-neurologische Basisdiagnostik	7	7	Nur Quartalsprofil
27320*	EKG	3	3	Tages- und Quartalsprofil
27321*	Belastungs-EKG	11	10	Nur Quartalsprofil
27322*	Aufzeichnung eines Langzeit-EKG von mindestens 18 Stunden Dauer	2	2	Tages- und Quartalsprofil
27323*	Computergestützte Auswertung eines kontinuierlich aufgezeichneten Langzeit-EKG von mindestens 18 Stunden Dauer	10	10	Tages- und Quartalsprofil
27324*	Langzeit-Blutdruckmessung	5	5	Tages- und Quartalsprofil
27330*	Spirographische Untersuchung	3	3	Tages- und Quartalsprofil

3 Angaben für den zur Leistungserbringung erforderlichen Zeitaufwand

GOP[1)	Kurzlegende	Kalkulationszeit in Minuten[2)	Prüfzeit in Minuten	Eignung der Prüfzeit
27331*	Abklärung einer peripheren neuromuskulären Erkrankung	10	9	Tages- und Quartalsprofil
27332*	Physikalisch-rehabilitative Funktionsdiagnostik	45	45	Nur Quartalsprofil
27333*	Zuschlag für weitere Untersuchung	7	7	Tages- und Quartalsprofil
30110	Allergologiediagnostik I	40	31	Nur Quartalsprofil
30111	Allergologiediagnostik II	30	26	Nur Quartalsprofil
30120*	Rhinomanometrischer Provokationstest	5	4	Tages- und Quartalsprofil
30121*	Subkutaner Provokationstest	2	2	Tages- und Quartalsprofil
30122*	Bronchialer Provokationstest	20	16	Tages- und Quartalsprofil
30123*	Oraler Provokationstest	2	2	Tages- und Quartalsprofil
30130	Hyposensibilisierungsbehandlung	3	3	Tages- und Quartalsprofil
30131	Zuschlag zu der Gebührenordnungsposition 30130	2	2	Tages- und Quartalsprofil
30200	Chirotherapeutischer Eingriff	5	5	Tages- und Quartalsprofil
30201	Chirotherapeutischer Eingriff an der Wirbelsäule	7	7	Tages- und Quartalsprofil
30300*	Sensomotorische Übungsbehandlung (Einzelbehandlung)	KA	15	Tages- und Quartalsprofil
30301*	Sensomotorische Übungsbehandlung (Gruppenbehandlung)	KA	5	Tages- und Quartalsprofil
30400*	Massagetherapie	KA	5	Tages- und Quartalsprofil

GOP[1]	Kurzlegende	Kalkulationszeit in Minuten[2]	Prüfzeit in Minuten	Eignung der Prüfzeit
30401*	Intermittierende apparative Kompressionstherapie	KA	2	Tages- und Quartalsprofil
30402*	Unterwassermassage	KA	5	Tages- und Quartalsprofil
30410*	Atemgymnastik (Einzelbehandlung)	KA	15	Tages- und Quartalsprofil
30411*	Atemgymnastik (Gruppenbehandlung)	KA	5	Tages- und Quartalsprofil
30420*	Krankengymnastik (Einzelbehandlung)	KA	15	Tages- und Quartalsprofil
30421*	Krankengymnastik (Gruppenbehandlung)	KA	5	Tages- und Quartalsprofil
30430*	Selektive Phototherapie	1	1	Nur Quartalsprofil
30431*	Zuschlag Photochemotherapie, PUVA	1	1	Tages- und Quartalsprofil
30500*	Phlebologischer Basiskomplex	13	11	Nur Quartalsprofil
30501*	Verödung von Varizen	5	5	Tages- und Quartalsprofil
30600*	Zusatzpauschale Prokto-/Rektoskopie	5	4	Tages- und Quartalsprofil
30601*	Zuschlag für die Polypenentfernung	6	5	Tages- und Quartalsprofil
30610*	Hämorrhoiden-Sklerosierung	9	5	Tages- und Quartalsprofil
30611*	Hämorrhoiden-Ligatur	KA	5	Tages- und Quartalsprofil
30700*	Grundpauschale schmerztherapeutischer Patient	25	20	Nur Quartalsprofil
30702*	Zusatzpauschale Schmerztherapie	40	32	Nur Quartalsprofil

3 Angaben für den zur Leistungserbringung erforderlichen Zeitaufwand

GOP[1)	Kurzlegende	Kalkulationszeit in Minuten[2)	Prüfzeit in Minuten	Eignung der Prüfzeit
30704*	Zuschlag für die Erbringung der Gebührenordnungsposition Nr. 30702	24	19	Nur Quartalsprofil
30706*	Teilnahme an einer schmerztherapeutischen Fallkonferenz gemäß § 5 Abs. 3 der Qualitätssicherungsvereinbarung Schmerztherapie	5	./.	Keine Eignung
30708*	Beratung und Erörterung und/oder Abklärung im Rahmen der Schmerztherapie	10	10	Tages- und Quartalsprofil
30710*	Infusion von nach der BtMVV verschreibungspflichtigen Analgetika oder von Lokalanästhetika	KA	4	Tages- und Quartalsprofil
30712*	Anleitung des Patienten zur Selbstanwendung der transkutanen elektrischen Nervenstimulation	KA	3	Tages- und Quartalsprofil
30720*	Analgesie eines Hirnnerven oder eines Hirnnervenganglions	KA	2	Tages- und Quartalsprofil
30721*	Sympathikusblockade am zervikalen Grenzstrang	KA	4	Tages- und Quartalsprofil
30722*	Sympathikusblockade am thorakalen oder lumbalen Grenzstrang	KA	4	Tages- und Quartalsprofil
30723*	Ganglionäre Opioid-Applikation	KA	3	Tages- und Quartalsprofil
30724*	Spinalnerven-Analgesie und Analgesie der Rami communicantes an den Foramina intervertebralia	KA	3	Tages- und Quartalsprofil
30730*	Intravenöse regionale Sympathikusblockade in Blutleere	KA	5	Tages- und Quartalsprofil
30731*	Plexusanalgesie, Spinal- oder Periduralanalgesie	KA	5	Tages- und Quartalsprofil

VI Anhänge

GOP[1)	Kurzlegende	Kalkulationszeit in Minuten[2)	Prüfzeit in Minuten	Eignung der Prüfzeit
30740*	Überprüfung eines zur Langzeitanalgesie angelegten Plexus-, Peridural- oder Spinalkatheters oder Funktionskontrolle und/oder Wiederauffüllung einer Medikamentenpumpe und/oder eines programmierbaren Stimulationsgerätes	KA	5	Tages- und Quartalsprofil
30750*	Erstprogrammierung einer externen Medikamentenpumpe zur Langzeitanalgesie	KA	5	Tages- und Quartalsprofil
30751*	Langzeitanalgospasmolyse	KA	5	Tages- und Quartalsprofil
30760*	Dokumentierte Überwachung im Anschluss an die Gebührenordnungspositionen 30710, 30721, 30722, 30724 und 30730	KA	5	Tages- und Quartalsprofil
30790*	Eingangsdiagnostik und Abschlussuntersuchung zur Behandlung mittels Körperakupunktur	42	30	Nur Quartalsprofil
30791*	Durchführung einer Körperakupunktur	13	10	Tages- und Quartalsprofil
30800*	Hinzuziehung soziotherapeutischer Leistungserbringer	KA	1	Tages- und Quartalsprofil
30810	Erstverordnung Soziotherapie	KA	2	Nur Quartalsprofil
30811	Folgeverordnung Soziotherapie	KA	2	Tages- und Quartalsprofil
30900*	Kardiorespiratorische Polygraphie	45	36	Tages- und Quartalsprofil
30901*	Kardiorespiratorische Polysomnographie	80	64	Tages- und Quartalsprofil

3 Angaben für den zur Leistungserbringung erforderlichen Zeitaufwand

GOP[1)]	Kurzlegende	Kalkulationszeit in Minuten[2)]	Prüfzeit in Minuten	Eignung der Prüfzeit
30920*	Zusatzpauschale für die Behandlung von HIV-Infizierten	KA	./.	Keine Eignung
30922*	Zuschlag I zur Gebührenordnungsposition 30920 Behandlung von HIV-Infizierten	KA	./.	Keine Eignung
30924*	Zuschlag II zur Gebührenordnungsposition 30920 Behandlung von HIV-Infizierten	KA	./.	Keine Eignung
30930*	Testverfahren, neuropsychologische	2	2	Tages- und Quartalsprofil
30931*	Probatorische Sitzung	60	70	Tages- und Quartalsprofil
30932*	Neuropsychologische Therapie (Einzelbehandlung)	60	70	Tages- und Quartalsprofil
30933*	Neuropsychologische Therapie (Gruppenbehandlung)	37	19	Tages- und Quartalsprofil
30934*	Erstellung eines Therapieplans	20	16	Tages- und Quartalsprofil
30935*	Bericht bei Therapieverlängerung	8	2	Tages- und Quartalsprofil
30940	Erhebung des MRSA-Status eines Risikopatienten	4	3	Nur Quartalsprofil
30942	Behandlung und Betreuung eines Risikopatienten oder einer positiv nachgewiesenen MRSA-Kontaktperson	15	12	Nur Quartalsprofil
30944	Aufklärung und Beratung eines Risikopatienten oder einer positiv nachgewiesenen MRSA-Kontaktperson	10	10	Tages- und Quartalsprofil
30946	Abklärungs-Diagnostik einer Kontaktperson	4	3	Nur Quartalsprofil

VI Anhänge

GOP[1)	Kurzlegende	Kalkulationszeit in Minuten[2)	Prüfzeit in Minuten	Eignung der Prüfzeit
30948	Teilnahme an einer MRSA-Fall- und/oder regionalen Netzwerkkonferenz	5	4	Nur Quartalsprofil
30950	Bestätigung einer MRSA-Besiedelung durch Abstrich(e)	2	1	Tages- und Quartalsprofil
30952	Ausschluss einer MRSA-Besiedelung durch Abstrich(e)	2	1	Tages- und Quartalsprofil
30954*	Gezielter MRSA-Nachweis auf chromogenem Selektivnährboden	KA	./.	Keine Eignung
30956*	Nachweis der Koagulase und/oder des Clumpingfaktors zur Erregeridentifikation nur bei positivem Nachweis gemäß GOP 30954	KA	./.	Keine Eignung
31010	Operationsvorbereitung bei Neugeborenen, Säuglingen, Kleinkindern und Kindern bis zum 12. Lebensjahr	32	24	Nur Quartalsprofil
31011	Operationsvorbereitung für Eingriffe bei Jugendlichen und Erwachsenen bis zum vollendeten 40. Lebensjahr	32	27	Nur Quartalsprofil
31012	Operationsvorbereitung bei Eingriffen bei Patienten nach Vollendung des 40. Lj	35	29	Nur Quartalsprofil
31013	Operationsvorbereitung bei Patienten nach Vollendung des 60. Lebensjahres	37	30	Nur Quartalsprofil
31101*	Dermatochirurgischer Eingriff der Kategorie A1	29	25	Tages- und Quartalsprofil
31102*	Dermatochirurgischer Eingriff der Kategorie A2	45	36	Tages- und Quartalsprofil

3 Angaben für den zur Leistungserbringung erforderlichen Zeitaufwand

GOP[1)]	Kurzlegende	Kalkulationszeit in Minuten[2)]	Prüfzeit in Minuten	Eignung der Prüfzeit
31103*	Dermatochirurgischer Eingriff der Kategorie A3	59	44	Tages- und Quartalsprofil
31104*	Dermatochirurgischer Eingriff der Kategorie A4	78	55	Tages- und Quartalsprofil
31105*	Dermatochirurgischer Eingriff der Kategorie A5	110	72	Tages- und Quartalsprofil
31106*	Dermatochirurgischer Eingriff der Kategorie A6	138	83	Tages- und Quartalsprofil
31107*	Dermatochirurgischer Eingriff der Kategorie A7	148	120	Tages- und Quartalsprofil
31108*	Zuschlag zu den Gebührenordnungspositionen 31101 bis 31107	15	15	Tages- und Quartalsprofil
31111*	Eingriff an der Brustdrüse der Kategorie B1	29	25	Tages- und Quartalsprofil
31112*	Eingriff an der Brustdrüse der Kategorie B2	45	36	Tages- und Quartalsprofil
31113*	Eingriff an der Brustdrüse der Kategorie B3	59	44	Tages- und Quartalsprofil
31114*	Eingriff an der Brustdrüse der Kategorie B4	78	55	Tages- und Quartalsprofil
31115*	Eingriff an der Brustdrüse der Kategorie B5	110	72	Tages- und Quartalsprofil
31116*	Eingriff an der Brustdrüse der Kategorie B6	138	83	Tages- und Quartalsprofil
31117*	Eingriff an der Brustdrüse der Kategorie B7	148	120	Tages- und Quartalsprofil
31118*	Zuschlag zu den Gebührenordnungspositionen 31111 bis 31117	15	15	Tages- und Quartalsprofil
31121*	Eingriff der Kategorie C1	29	25	Tages- und Quartalsprofil

GOP[1]	Kurzlegende	Kalkulationszeit in Minuten[2]	Prüfzeit in Minuten	Eignung der Prüfzeit
31122*	Eingriff der Kategorie C2	45	36	Tages- und Quartalsprofil
31123*	Eingriff der Kategorie C3	59	44	Tages- und Quartalsprofil
31124*	Eingriff der Kategorie C4	78	55	Tages- und Quartalsprofil
31125*	Eingriff der Kategorie C5	110	72	Tages- und Quartalsprofil
31126*	Eingriff der Kategorie C6	138	83	Tages- und Quartalsprofil
31127*	Eingriff der Kategorie C7	148	120	Tages- und Quartalsprofil
31128*	Zuschlag zu den Gebührenordnungspositionen 31121 bis 31126 bei Simultaneingriffen sowie zu der Gebührenordnungsposition 31127	15	15	Tages- und Quartalsprofil
31131*	Eingriff an Knochen und Gelenken der Kategorie D1	29	25	Tages- und Quartalsprofil
31132*	Eingriff an Knochen und Gelenken der Kategorie D2	45	36	Tages- und Quartalsprofil
31133*	Eingriff an Knochen und Gelenken der Kategorie D3	59	44	Tages- und Quartalsprofil
31134*	Eingriff an Knochen und Gelenken der Kategorie D4	78	55	Tages- und Quartalsprofil
31135*	Eingriff an Knochen und Gelenken der Kategorie D5	110	72	Tages- und Quartalsprofil
31136*	Eingriff an Knochen und Gelenken der Kategorie D6	138	83	Tages- und Quartalsprofil
31137*	Eingriff an Knochen und Gelenken der Kategorie D7	148	120	Tages- und Quartalsprofil

3 Angaben für den zur Leistungserbringung erforderlichen Zeitaufwand

GOP[1])	Kurzlegende	Kalkulationszeit in Minuten[2])	Prüfzeit in Minuten	Eignung der Prüfzeit
31138*	Zuschlag zu den Gebührenordnungspositionen 31131 bis 31137	15	15	Tages- und Quartalsprofil
31141*	Endoskopischer Gelenkeingriff (Arthroskopie) der Kategorie E1	29	25	Tages- und Quartalsprofil
31142*	Endoskopischer Gelenkeingriff (Arthroskopie) der Kategorie E2	45	36	Tages- und Quartalsprofil
31143*	Endoskopischer Gelenkeingriff (Arthroskopie) der Kategorie E3	59	44	Tages- und Quartalsprofil
31144*	Endoskopischer Gelenkeingriff (Arthroskopie) der Kategorie E4	78	55	Tages- und Quartalsprofil
31145*	Endoskopischer Gelenkeingriff (Arthroskopie) der Kategorie E5	110	72	Tages- und Quartalsprofil
31146*	Endoskopischer Gelenkeingriff (Arthroskopie) der Kategorie E6	138	83	Tages- und Quartalsprofil
31147*	Endoskopischer Gelenkeingriff (Arthroskopie) der Kategorie E7	148	120	Tages- und Quartalsprofil
31148*	Zuschlag zu den Gebührenordnungspositionen 31141 bis 31147	15	15	Tages- und Quartalsprofil
31151*	Visceralchirurgischer Eingriff der Kategorie F1	29	25	Tages- und Quartalsprofil
31152*	Visceralchirurgischer Eingriff der Kategorie F2	45	36	Tages- und Quartalsprofil
31153*	Visceralchirurgischer Eingriff der Kategorie F3	59	44	Tages- und Quartalsprofil
31154*	Visceralchirurgischer Eingriff der Kategorie F4	78	55	Tages- und Quartalsprofil
31155*	Visceralchirurgischer Eingriff der Kategorie F5	110	72	Tages- und Quartalsprofil
31156*	Visceralchirurgischer Eingriff der Kategorie F6	138	83	Tages- und Quartalsprofil

GOP[1]	Kurzlegende	Kalkulationszeit in Minuten[2]	Prüfzeit in Minuten	Eignung der Prüfzeit
31157*	Visceralchirurgischer Eingriff der Kategorie F7	148	120	Tages- und Quartalsprofil
31158*	Zuschlag zu den Gebührenordnungspositionen 31151 bis 31157	15	15	Tages- und Quartalsprofil
31161*	Endoskopischer Visceralchirurgischer Eingriff der Kategorie G1	29	25	Tages- und Quartalsprofil
31162*	Endoskopischer Visceralchirurgischer Eingriff der Kategorie G2	45	36	Tages- und Quartalsprofil
31163*	Endoskopischer Visceralchirurgischer Eingriff der Kategorie G3	59	44	Tages- und Quartalsprofil
31164*	Endoskopischer Visceralchirurgischer Eingriff der Kategorie G4	78	55	Tages- und Quartalsprofil
31165*	Endoskopischer Visceralchirurgischer Eingriff der Kategorie G5	110	72	Tages- und Quartalsprofil
31166*	Endoskopischer Visceralchirurgischer Eingriff der Kategorie G6	138	83	Tages- und Quartalsprofil
31167*	Endoskopischer Visceralchirurgischer Eingriff der Kategorie G7	148	120	Tages- und Quartalsprofil
31168*	Zuschlag zu den Gebührenordnungspositionen 31161 bis 31167	15	15	Tages- und Quartalsprofil
31171*	Proktologischer Eingriff der Kategorie H1	29	25	Tages- und Quartalsprofil
31172*	Proktologischer Eingriff der Kategorie H2	45	36	Tages- und Quartalsprofil
31173*	Proktologischer Eingriff der Kategorie H3	59	44	Tages- und Quartalsprofil
31174*	Proktologischer Eingriff der Kategorie H4	78	55	Tages- und Quartalsprofil
31175*	Proktologischer Eingriff der Kategorie H5	110	72	Tages- und Quartalsprofil

3 Angaben für den zur Leistungserbringung erforderlichen Zeitaufwand

GOP[1)	Kurzlegende	Kalkulationszeit in Minuten[2)	Prüfzeit in Minuten	Eignung der Prüfzeit
31176*	Proktologischer Eingriff der Kategorie H6	138	83	Tages- und Quartalsprofil
31177*	Proktologischer Eingriff der Kategorie H7	148	120	Tages- und Quartalsprofil
31178*	Zuschlag zu den Gebührenordnungspositionen 31171 bis 31177	15	15	Tages- und Quartalsprofil
31181*	Kardiochirurgischer Eingriff der Kategorie I1	29	25	Tages- und Quartalsprofil
31182*	Kardiochirurgischer Eingriff der Kategorie I2	45	36	Tages- und Quartalsprofil
31183*	Kardiochirurgischer Eingriff der Kategorie I3	59	44	Tages- und Quartalsprofil
31184*	Kardiochirurgischer Eingriff der Kategorie I4	78	55	Tages- und Quartalsprofil
31185*	Kardiochirurgischer Eingriff der Kategorie I5	110	72	Tages- und Quartalsprofil
31186*	Kardiochirurgischer Eingriff der Kategorie I6	138	83	Tages- und Quartalsprofil
31187*	Kardiochirurgischer Eingriff der Kategorie I7	148	120	Tages- und Quartalsprofil
31188*	Zuschlag zu den Gebührenordnungspositionen 31181 bis 31187	15	15	Tages- und Quartalsprofil
31191*	Thoraxchirurgischer Eingriff der Kategorie J1	29	25	Tages- und Quartalsprofil
31192*	Thoraxchirurgischer Eingriff der Kategorie J2	45	36	Tages- und Quartalsprofil
31193*	Thoraxchirurgischer Eingriff der Kategorie J3	59	44	Tages- und Quartalsprofil
31194*	Thoraxchirurgischer Eingriff der Kategorie J4	78	55	Tages- und Quartalsprofil

GOP[1]	Kurzlegende	Kalkulationszeit in Minuten[2]	Prüfzeit in Minuten	Eignung der Prüfzeit
31195*	Thoraxchirurgischer Eingriff der Kategorie J5	110	72	Tages- und Quartalsprofil
31196*	Thoraxchirurgischer Eingriff der Kategorie J6	138	83	Tages- und Quartalsprofil
31197*	Thoraxchirurgischer Eingriff der Kategorie J7	148	120	Tages- und Quartalsprofil
31198*	Zuschlag zu den Gebührenordnungspositionen 31191 bis 31197	15	15	Tages- und Quartalsprofil
31201*	Eingriff am Gefäßsystem der Kategorie K1	29	25	Tages- und Quartalsprofil
31202*	Eingriff am Gefäßsystem der Kategorie K2	45	36	Tages- und Quartalsprofil
31203*	Eingriff am Gefäßsystem der Kategorie K3	59	44	Tages- und Quartalsprofil
31204*	Eingriff am Gefäßsystem der Kategorie K4	78	55	Tages- und Quartalsprofil
31205*	Eingriff am Gefäßsystem der Kategorie K5	110	72	Tages- und Quartalsprofil
31206*	Eingriff am Gefäßsystem der Kategorie K6	138	83	Tages- und Quartalsprofil
31207*	Eingriff am Gefäßsystem der Kategorie K7	148	120	Tages- und Quartalsprofil
31208*	Zuschlag zu den Gebührenordnungspositionen 31201 bis 31207	15	15	Tages- und Quartalsprofil
31211*	Eingriff der Kategorie L1	29	25	Tages- und Quartalsprofil
31212*	Eingriff der Kategorie L2	45	36	Tages- und Quartalsprofil
31213*	Eingriff der Kategorie L3	59	44	Tages- und Quartalsprofil

3 Angaben für den zur Leistungserbringung erforderlichen Zeitaufwand

GOP[1)	Kurzlegende	Kalkulationszeit in Minuten[2)	Prüfzeit in Minuten	Eignung der Prüfzeit
31214*	Eingriff der Kategorie L4	78	55	Tages- und Quartalsprofil
31215*	Eingriff der Kategorie L5	110	72	Tages- und Quartalsprofil
31216*	Eingriff der Kategorie L6	138	83	Tages- und Quartalsprofil
31217*	Eingriff der Kategorie L7	148	120	Tages- und Quartalsprofil
31218*	Zuschlag zu den Gebührenordnungsposition 31211 bis 31217	15	15	Tages- und Quartalsprofil
31221*	Eingriff der MKG-Chirurgie der Kategorie M1	29	25	Tages- und Quartalsprofil
31222*	Eingriff der MKG-Chirurgie der Kategorie M2	45	36	Tages- und Quartalsprofil
31223*	Eingriff der MKG-Chirurgie der Kategorie M3	59	44	Tages- und Quartalsprofil
31224*	Eingriff der MKG-Chirurgie der Kategorie M4	78	55	Tages- und Quartalsprofil
31225*	Eingriff der MKG-Chirurgie der Kategorie M5	110	72	Tages- und Quartalsprofil
31226*	Eingriff der MKG-Chirurgie der Kategorie M6	138	83	Tages- und Quartalsprofil
31227*	Eingriff der MKG-Chirurgie der Kategorie M7	148	120	Tages- und Quartalsprofil
31228*	Zuschlag zu den Gebührenordnungspositionen 31221 bis 31227	15	15	Tages- und Quartalsprofil
31231*	Eingriff der HNO-Chirurgie der Kategorie N1	29	25	Tages- und Quartalsprofil
31232*	Eingriff der HNO-Chirurgie der Kategorie N2	45	36	Tages- und Quartalsprofil

VI Anhänge

GOP[1]	Kurzlegende	Kalkulationszeit in Minuten[2]	Prüfzeit in Minuten	Eignung der Prüfzeit
31233*	Eingriff der HNO-Chirurgie der Kategorie N3	59	44	Tages- und Quartalsprofil
31234*	Eingriff der HNO-Chirurgie der Kategorie N4	78	55	Tages- und Quartalsprofil
31235*	Eingriff der HNO-Chirurgie der Kategorie N5	110	72	Tages- und Quartalsprofil
31236*	Eingriff der HNO-Chirurgie der Kategorie N6	138	83	Tages- und Quartalsprofil
31237*	Eingriff der HNO-Chirurgie der Kategorie N7	148	120	Tages- und Quartalsprofil
31238*	Zuschlag zu den Gebührenordnungspositionen 31231 bis 31237	15	15	Tages- und Quartalsprofil
31241*	Peripherer neurochirurgischer Eingriff der Kategorie O1	29	25	Tages- und Quartalsprofil
31242*	Peripherer neurochirurgischer Eingriff der Kategorie O2	45	36	Tages- und Quartalsprofil
31243*	Peripherer neurochirurgischer Eingriff der Kategorie O3	59	44	Tages- und Quartalsprofil
31244*	Peripherer neurochirurgischer Eingriff der Kategorie O4	78	55	Tages- und Quartalsprofil
31245*	Peripherer neurochirurgischer Eingriff der Kategorie O5	110	72	Tages- und Quartalsprofil
31246*	Peripherer neurochirurgischer Eingriff der Kategorie O6	138	83	Tages- und Quartalsprofil
31247*	Peripherer neurochirurgischer Eingriff der Kategorie O7	148	120	Tages- und Quartalsprofil
31248*	Zuschlag zu den Gebührenordnungspositionen 31241 bis 31247	15	15	Tages- und Quartalsprofil
31251*	Zentraler neurochirurgischer Eingriff der Kategorie P1	29	25	Tages- und Quartalsprofil

3 Angaben für den zur Leistungserbringung erforderlichen Zeitaufwand

GOP[1])	Kurzlegende	Kalkulationszeit in Minuten[2])	Prüfzeit in Minuten	Eignung der Prüfzeit
31252*	Zentraler neurochirurgischer Eingriff der Kategorie P2	45	36	Tages- und Quartalsprofil
31253*	Zentraler neurochirurgischer Eingriff der Kategorie P3	59	44	Tages- und Quartalsprofil
31254*	Zentraler neurochirurgischer Eingriff der Kategorie P4	78	55	Tages- und Quartalsprofil
31255*	Zentraler neurochirurgischer Eingriff der Kategorie P5	110	72	Tages- und Quartalsprofil
31256*	Zentraler neurochirurgischer Eingriff der Kategorie P6	138	83	Tages- und Quartalsprofil
31257*	Zentraler neurochirurgischer Eingriff der Kategorie P7	148	120	Tages- und Quartalsprofil
31258*	Zuschlag zu den Gebührenordnungspositionen 31251 bis 31257	15	15	Tages- und Quartalsprofil
31261*	Stereotaktischer neurochirurgischer Eingriff der Kategorie PP1	29	25	Tages- und Quartalsprofil
31262*	Stereotaktischer neurochirurgischer Eingriff der Kategorie PP2	45	36	Tages- und Quartalsprofil
31263*	Stereotaktischer neurochirurgischer Eingriff der Kategorie PP3	59	44	Tages- und Quartalsprofil
31264*	Stereotaktischer neurochirurgischer Eingriff der Kategorie PP4	78	55	Tages- und Quartalsprofil
31265*	Stereotaktischer neurochirurgischer Eingriff der Kategorie PP5	110	72	Tages- und Quartalsprofil
31266*	Stereotaktischer neurochirurgischer Eingriff der Kategorie PP6	138	83	Tages- und Quartalsprofil
31267*	Stereotaktischer neurochirurgischer Eingriff der Kategorie PP7	148	120	Tages- und Quartalsprofil
31268*	Zuschlag zu den Gebührenordnungspositionen 31261 bis 31267	15	15	Tages- und Quartalsprofil

GOP[1])	Kurzlegende	Kalkulationszeit in Minuten[2])	Prüfzeit in Minuten	Eignung der Prüfzeit
31271*	Urologischer Eingriff der Kategorie Q1	29	25	Tages- und Quartalsprofil
31272*	Urologischer Eingriff der Kategorie Q2	45	36	Tages- und Quartalsprofil
31273*	Urologischer Eingriff der Kategorie Q3	59	44	Tages- und Quartalsprofil
31274*	Urologischer Eingriff der Kategorie Q4	78	55	Tages- und Quartalsprofil
31275*	Urologischer Eingriff der Kategorie Q5	110	72	Tages- und Quartalsprofil
31276*	Urologischer Eingriff der Kategorie Q6	138	83	Tages- und Quartalsprofil
31277*	Urologischer Eingriff der Kategorie Q7	148	120	Tages- und Quartalsprofil
31278*	Zuschlag zu den Gebührenordnungspositionen 31271 bis 31277	15	15	Tages- und Quartalsprofil
31281*	Endoskopischer urologischer Eingriff der Kategorie R1	29	25	Tages- und Quartalsprofil
31282*	Endoskopischer urologischer Eingriff der Kategorie R2	45	36	Tages- und Quartalsprofil
31283*	Endoskopischer urologischer Eingriff der Kategorie R3	59	44	Tages- und Quartalsprofil
31284*	Endoskopischer urologischer Eingriff der Kategorie R4	78	55	Tages- und Quartalsprofil
31285*	Endoskopischer urologischer Eingriff der Kategorie R5	110	72	Tages- und Quartalsprofil
31286*	Endoskopischer urologischer Eingriff der Kategorie R6	138	83	Tages- und Quartalsprofil
31287*	Endoskopischer urologischer Eingriff der Kategorie R7	148	120	Tages- und Quartalsprofil

3 Angaben für den zur Leistungserbringung erforderlichen Zeitaufwand

GOP[1])	Kurzlegende	Kalkulationszeit in Minuten[2])	Prüfzeit in Minuten	Eignung der Prüfzeit
31288*	Zuschlag zu den Gebührenordnungspositionen 31281 bis 31287	15	15	Tages- und Quartalsprofil
31291*	Urologischer Eingriff mit Bildwandler der Kategorie RR1	29	25	Tages- und Quartalsprofil
31292*	Urologischer Eingriff mit Bildwandler der Kategorie RR2	45	36	Tages- und Quartalsprofil
31293*	Urologischer Eingriff mit Bildwandler der Kategorie RR3	59	44	Tages- und Quartalsprofil
31294*	Urologischer Eingriff mit Bildwandler der Kategorie RR4	78	55	Tages- und Quartalsprofil
31295*	Urologischer Eingriff mit Bildwandler der Kategorie RR5	110	72	Tages- und Quartalsprofil
31296*	Urologischer Eingriff mit Bildwandler der Kategorie RR6	138	83	Tages- und Quartalsprofil
31297*	Urologischer Eingriff mit Bildwandler der Kategorie RR7	148	120	Tages- und Quartalsprofil
31298*	Zuschlag zu den Gebührenordnungspositionen 31291 bis 31297	15	15	Tages- und Quartalsprofil
31301*	Gynäkologischer Eingriff der Kategorie S1	29	25	Tages- und Quartalsprofil
31302*	Gynäkologischer Eingriff der Kategorie S2	45	36	Tages- und Quartalsprofil
31303*	Gynäkologischer Eingriff der Kategorie S3	59	44	Tages- und Quartalsprofil
31304*	Gynäkologischer Eingriff der Kategorie S4	78	55	Tages- und Quartalsprofil
31305*	Gynäkologischer Eingriff der Kategorie S5	110	72	Tages- und Quartalsprofil
31306*	Gynäkologischer Eingriff der Kategorie S6	138	83	Tages- und Quartalsprofil

GOP[1]	Kurzlegende	Kalkulationszeit in Minuten[2]	Prüfzeit in Minuten	Eignung der Prüfzeit
31307*	Gynäkologischer Eingriff der Kategorie S7	148	120	Tages- und Quartalsprofil
31308*	Zuschlag zu den Gebührenordnungsposition 31301 bis 31307	15	15	Tages- und Quartalsprofil
31311*	Endoskopischer gynäkologischer Eingriff der Kategorie T1	29	25	Tages- und Quartalsprofil
31312*	Endoskopischer gynäkologischer Eingriff der Kategorie T2	45	36	Tages- und Quartalsprofil
31313*	Endoskopischer gynäkologischer Eingriff der Kategorie T3	59	44	Tages- und Quartalsprofil
31314*	Endoskopischer gynäkologischer Eingriff der Kategorie T4	78	55	Tages- und Quartalsprofil
31315*	Endoskopischer gynäkologischer Eingriff der Kategorie T5	110	72	Tages- und Quartalsprofil
31316*	Endoskopischer gynäkologischer Eingriff der Kategorie T6	138	83	Tages- und Quartalsprofil
31317*	Endoskopischer gynäkologischer Eingriff der Kategorie T7	148	120	Tages- und Quartalsprofil
31318*	Zuschlag zu den Gebührenordnungspositionen 31311 bis 31317	15	15	Tages- und Quartalsprofil
31321*	Extraocularer Eingriff der Kategorie U1	29	25	Tages- und Quartalsprofil
31322*	Extraocularer Eingriff der Kategorie U2	45	36	Tages- und Quartalsprofil
31323*	Extraocularer Eingriff der Kategorie U3	59	44	Tages- und Quartalsprofil
31324*	Extraocularer Eingriff der Kategorie U4	78	55	Tages- und Quartalsprofil
31325*	Extraocularer Eingriff der Kategorie U5	110	72	Tages- und Quartalsprofil

3 Angaben für den zur Leistungserbringung erforderlichen Zeitaufwand

GOP[1)]	Kurzlegende	Kalkulationszeit in Minuten[2)]	Prüfzeit in Minuten	Eignung der Prüfzeit
31326*	Extraocularer Eingriff der Kategorie U6	138	83	Tages- und Quartalsprofil
31327*	Extraocularer Eingriff der Kategorie U7	148	120	Tages- und Quartalsprofil
31328*	Zuschlag zu den Gebührenordnungspositionen 31321 bis 31327	15	15	Tages- und Quartalsprofil
31331*	Intraocularer Eingriff der Kategorie V1	29	25	Tages- und Quartalsprofil
31332*	Intraocularer Eingriff der Kategorie V2	45	36	Tages- und Quartalsprofil
31333*	Intraocularer Eingriff der Kategorie V3	59	44	Tages- und Quartalsprofil
31334*	Intraocularer Eingriff der Kategorie V4	78	55	Tages- und Quartalsprofil
31335*	Intraocularer Eingriff der Kategorie V5	110	72	Tages- und Quartalsprofil
31336*	Intraocularer Eingriff der Kategorie V6	138	83	Tages- und Quartalsprofil
31337*	Intraocularer Eingriff der Kategorie V7	148	120	Tages- und Quartalsprofil
31338*	Zuschlag zu den Gebührenprdnungspositionen 31331 bis 31337	15	15	Tages- und Quartalsprofil
31341*	Laserchirurgischer Eingriff der Kategorie W1	29	25	Tages- und Quartalsprofil
31342*	Laserchirurgischer Eingriff der Kategorie W2	45	36	Tages- und Quartalsprofil
31343*	Laserchirurgischer Eingriff der Kategorie W3	59	44	Tages- und Quartalsprofil
31344*	Laserchirurgischer Eingriff der Kategorie W4	78	55	Tages- und Quartalsprofil

GOP[1]	Kurzlegende	Kalkulationszeit in Minuten[2]	Prüfzeit in Minuten	Eignung der Prüfzeit
31345*	Laserchirurgischer Eingriff der Kategorie W5	110	72	Tages- und Quartalsprofil
31346*	Laserchirurgischer Eingriff der Kategorie W6	138	83	Tages- und Quartalsprofil
31347*	Laserchirurgischer Eingriff der Kategorie W7	148	120	Tages- und Quartalsprofil
31348*	Zuschlag zu den Gebührenordnungspositionen 31341 bis 31347	15	15	Tages- und Quartalsprofil
31350*	Intraocularer Eingriff der Kategorie X1	23	20	Tages- und Quartalsprofil
31351*	Intraocularer Eingriff der Kategorie X2	39	31	Tages- und Quartalsprofil
31362*	Eingriff der Kategorie Y2: Phototherapeutische Keratektomie (PTK)	46	37	Tages- und Quartalsprofil
31371*	Intraocularer Eingriff der Kategorie Z1 am rechten Auge	27	23	Tages- und Quartalsprofil
31372*	Intraocularer Eingriff der Kategorie Z1 am linken Auge	27	23	Tages- und Quartalsprofil
31373*	Intraocularer Eingriff der Kategorie Z9 an beiden Augen	36	31	Tages- und Quartalsprofil
31501*	Postoperative Überwachung 1	5	5	Tages- und Quartalsprofil
31502*	Postoperative Überwachung 2	5	5	Tages- und Quartalsprofil
31503*	Postoperative Überwachung 3	10	10	Tages- und Quartalsprofil
31504*	Postoperative Überwachung 4	10	10	Tages- und Quartalsprofil
31505*	Postoperative Überwachung 5	20	20	Tages- und Quartalsprofil

3 Angaben für den zur Leistungserbringung erforderlichen Zeitaufwand

GOP[1)]	Kurzlegende	Kalkulationszeit in Minuten[2)]	Prüfzeit in Minuten	Eignung der Prüfzeit
31506*	Postoperative Überwachung 6	20	20	Tages- und Quartalsprofil
31507*	Postoperative Überwachung 7	25	25	Tages- und Quartalsprofil
31600	Postoperative Behandlung durch den Hausarzt	14	12	Nur Quartalsprofil
31601	Postoperative Behandlung I/1a	13	13	Nur Quartalsprofil
31602*	Postoperative Behandlung I/1b	7	7	Nur Quartalsprofil
31608	Postoperative Behandlung Chirurgie I/2a	20	20	Nur Quartalsprofil
31609*	Postoperative Behandlung Chirurgie I/2b	14	14	Nur Quartalsprofil
31610	Postoperative Behandlung Chirurgie I/3a	26	26	Nur Quartalsprofil
31611*	Postoperative Behandlung Chirurgie I/3b	20	20	Nur Quartalsprofil
31612	Postoperative Behandlung Chirurgie I/4a	30	30	Nur Quartalsprofil
31613*	Postoperative Behandlung Chirurgie I/4b	24	24	Nur Quartalsprofil
31614	Postoperative Behandlung Chirurgie II/1a	13	13	Nur Quartalsprofil
31615*	Postoperative Behandlung Chirurgie II/1b	7	7	Nur Quartalsprofil
31616	Postoperative Behandlung Chirurgie II/2a	20	20	Nur Quartalsprofil
31617*	Postoperative Behandlung Chirurgie II/2b	14	14	Nur Quartalsprofil
31618	Postoperative Behandlung Chirurgie II/3a	26	26	Nur Quartalsprofil
31619*	Postoperative Behandlung Chirurgie II/3b	20	20	Nur Quartalsprofil
31620	Postoperative Behandlung Chirurgie II/4a	30	30	Nur Quartalsprofil
31621*	Postoperative Behandlung Chirurgie II/4b	24	24	Nur Quartalsprofil
31622	Postoperative Behandlung Chirurgie III/1a	16	16	Nur Quartalsprofil
31623*	Postoperative Behandlung Chirurgie III/1b	10	10	Nur Quartalsprofil

VI Anhänge

GOP[1]	Kurzlegende	Kalkulationszeit in Minuten[2]	Prüfzeit in Minuten	Eignung der Prüfzeit
31624	Postoperative Behandlung Chirurgie III/2a	20	20	Nur Quartalsprofil
31625*	Postoperative Behandlung Chirurgie III/2b	14	14	Nur Quartalsprofil
31626	Postoperative Behandlung Chirurgie III/3a	26	26	Nur Quartalsprofil
31627*	Postoperative Behandlung Chirurgie III/3b	20	20	Nur Quartalsprofil
31628	Postoperative Behandlung Chirurgie III/4a	30	30	Nur Quartalsprofil
31629*	Postoperative Behandlung Chirurgie III/4b	24	24	Nur Quartalsprofil
31630	Postoperative Behandlung Chirurgie IV/1a	16	16	Nur Quartalsprofil
31631*	Postoperative Behandlung Chirurgie IV/1b	10	10	Nur Quartalsprofil
31632	Postoperative Behandlung Chirurgie IV/2a	20	20	Nur Quartalsprofil
31633*	Postoperative Behandlung Chirurgie IV/2b	14	14	Nur Quartalsprofil
31634	Postoperative Behandlung Chirurgie IV/3a	26	26	Nur Quartalsprofil
31635*	Postoperative Behandlung Chirurgie IV/3b	20	20	Nur Quartalsprofil
31636	Postoperative Behandlung Chirurgie IV/4a	30	30	Nur Quartalsprofil
31637*	Postoperative Behandlung Chirurgie IV/4b	24	24	Nur Quartalsprofil
31643	Postoperative Behandlung Mund-Kiefer-Gesichtschirurgie V/1a	13	13	Nur Quartalsprofil
31644*	Postoperative Behandlung Mund-Kiefer-Gesichtschirurgie V/1b	7	7	Nur Quartalsprofil
31645	Postoperative Behandlung Mund-Kiefer-Gesichtschirurgie V/2a	20	20	Nur Quartalsprofil
31646*	Postoperative Behandlung Mund-Kiefer-Gesichtschirurgie V/2b	14	14	Nur Quartalsprofil
31647	Postoperative Behandlung Mund-Kiefer-Gesichtschirurgie V/3a	26	26	Nur Quartalsprofil

3 Angaben für den zur Leistungserbringung erforderlichen Zeitaufwand

GOP[1)	Kurzlegende	Kalkulationszeit in Minuten[2)	Prüfzeit in Minuten	Eignung der Prüfzeit
31648*	Postoperative Behandlung Mund-Kiefer-Gesichtschirurgie V/3b	20	20	Nur Quartalsprofil
31649	Postoperative Behandlung Mund-Kiefer-Gesichtschirurgie V/4a	30	30	Nur Quartalsprofil
31650*	Postoperative Behandlung Mund-Kiefer-Gesichtschirurgie V/4b	24	24	Nur Quartalsprofil
31656	Postoperative Behandlung Hals-Nasen-Ohren VI/1a	13	13	Nur Quartalsprofil
31657*	Postoperative Behandlung Hals-Nasen-Ohren VI/1b	7	7	Nur Quartalsprofil
31658	Postoperative Behandlung Hals-Nasen-Ohren VI/2a	27	27	Nur Quartalsprofil
31659*	Postoperative Behandlung Hals-Nasen-Ohren VI/2b	21	21	Nur Quartalsprofil
31660	Postoperative Behandlung Hals-Nasen-Ohren VI/3a	33	33	Nur Quartalsprofil
31661*	Postoperative Behandlung Hals-Nasen-Ohren VI/3b	27	27	Nur Quartalsprofil
31662	Postoperative Behandlung Hals-Nasen-Ohren VI/4a	41	41	Nur Quartalsprofil
31663*	Postoperative Behandlung Hals-Nasen-Ohren VI/4b	35	35	Nur Quartalsprofil
31669	Postoperative Behandlung zentrale Neurochirurgie VII/1a	13	13	Nur Quartalsprofil
31670*	Postoperative Behandlung zentrale Neurochirurgie VII/1b	7	7	Nur Quartalsprofil
31671	Postoperative Behandlung zentrale Neurochirurgie VII/2a	20	20	Nur Quartalsprofil
31672*	Postoperative Behandlung zentrale Neurochirurgie VII/2b	14	14	Nur Quartalsprofil

VI Anhänge

GOP[1])	Kurzlegende	Kalkulationszeit in Minuten[2])	Prüfzeit in Minuten	Eignung der Prüfzeit
31673	Postoperative Behandlung zentrale Neurochirurgie VII/3a	26	26	Nur Quartalsprofil
31674*	Postoperative Behandlung zentrale Neurochirurgie VII/3b	20	20	Nur Quartalsprofil
31675	Postoperative Behandlung zentrale Neurochirurgie VII/4a	30	30	Nur Quartalsprofil
31676*	Postoperative Behandlung zentrale Neurochirurgie VII/4b	24	24	Nur Quartalsprofil
31682	Postoperative Behandlung Urologie VIII/1a	13	13	Nur Quartalsprofil
31683*	Postoperative Behandlung Urologie VIII/1b	7	7	Nur Quartalsprofil
31684	Postoperative Behandlung Urologie VIII/2a	20	20	Nur Quartalsprofil
31685*	Postoperative Behandlung Urologie VIII/2b	14	14	Nur Quartalsprofil
31686	Postoperative Behandlung Urologie VIII/3a	26	26	Nur Quartalsprofil
31687*	Postoperative Behandlung Urologie VIII/3b	20	20	Nur Quartalsprofil
31688	Postoperative Behandlung Urologie VIII/4a	30	30	Nur Quartalsprofil
31689*	Postoperative Behandlung Urologie VIII/4b	24	24	Nur Quartalsprofil
31695	Postoperative Behandlung Gynäkologie IX/1a	13	13	Nur Quartalsprofil
31696*	Postoperative Behandlung Gynäkologie IX/1b	7	7	Nur Quartalsprofil
31697	Postoperative Behandlung Gynäkologie IX/2a	24	24	Nur Quartalsprofil
31698*	Postoperative Behandlung Gynäkologie IX/2b	18	18	Nur Quartalsprofil
31699	Postoperative Behandlung Gynäkologie IX/3a	32	32	Nur Quartalsprofil
31700*	Postoperative Behandlung Gynäkologie IX/3b	26	26	Nur Quartalsprofil
31701	Postoperative Behandlung Gynäkologie IX/4a	38	38	Nur Quartalsprofil
31702*	Postoperative Behandlung Gynäkologie IX/4b	32	32	Nur Quartalsprofil

3 Angaben für den zur Leistungserbringung erforderlichen Zeitaufwand

GOP[1]	Kurzlegende	Kalkulationszeit in Minuten[2]	Prüfzeit in Minuten	Eignung der Prüfzeit
31708	Postoperative Behandlung Augenheilkunde X/1a	13	13	Nur Quartalsprofil
31709*	Postoperative Behandlung Augenheilkunde X/1b	7	7	Nur Quartalsprofil
31710	Postoperative Behandlung Augenheilkunde X/2a	20	20	Nur Quartalsprofil
31711*	Postoperative Behandlung Augenheilkunde X/2b	14	14	Nur Quartalsprofil
31712	Postoperative Behandlung Augenheilkunde X/3a	26	26	Nur Quartalsprofil
31713*	Postoperative Behandlung Augenheilkunde X/3b	20	20	Nur Quartalsprofil
31714	Postoperative Behandlung Augenheilkunde X/4a	30	30	Nur Quartalsprofil
31715*	Postoperative Behandlung Augenheilkunde X/4b	24	24	Nur Quartalsprofil
31716	Postoperative Behandlung Augenheilkunde XI/1a	17	17	Nur Quartalsprofil
31717*	Postoperative Behandlung Augenheilkunde XI/1b	11	11	Nur Quartalsprofil
31718	Postoperative Behandlung Augenheilkunde XI/2a	29	29	Nur Quartalsprofil
31719*	Postoperative Behandlung Augenheilkunde XI/2b	23	23	Nur Quartalsprofil
31720	Postoperative Behandlung Augenheilkunde XI/3a	35	35	Nur Quartalsprofil
31721*	Postoperative Behandlung Augenheilkunde XI/3b	29	29	Nur Quartalsprofil
31722	Postoperative Behandlung Augenheilkunde XI/4a	39	39	Nur Quartalsprofil

GOP[1]	Kurzlegende	Kalkulationszeit in Minuten[2]	Prüfzeit in Minuten	Eignung der Prüfzeit
31723*	Postoperative Behandlung Augenheilkunde XI/4b	33	33	Nur Quartalsprofil
31724	Postoperative Behandlung Augenheilkunde XII/1a	10	10	Nur Quartalsprofil
31725*	Postoperative Behandlung Augenheilkunde XII/1b	4	4	Nur Quartalsprofil
31726	Postoperative Behandlung Augenheilkunde XII/2a	10	10	Nur Quartalsprofil
31727*	Postoperative Behandlung Augenheilkunde XII/2b	4	4	Nur Quartalsprofil
31728	Postoperative Behandlung Augenheilkunde XII/3a	14	14	Nur Quartalsprofil
31729*	Postoperative Behandlung Augenheilkunde XII/3b	8	8	Nur Quartalsprofil
31730	Postoperative Behandlung Augenheilkunde XII/4a	18	18	Nur Quartalsprofil
31731*	Postoperative Behandlung Augenheilkunde XII/4b	12	12	Nur Quartalsprofil
31734	Postoperative Behandlung nach der Erbringung einer Leistung entsprechend der Gebührenordnungsposition 31362 bei Überweisung durch den Operateur	48	35	Nur Quartalsprofil
31735*	Postoperative Behandlung nach der Erbringung einer Leistung entsprechend der Gebührenordnungsposition 31362 bei Erbringung durch den Operateur	15	11	Nur Quartalsprofil
31800*	Regionalanästhesie durch den Operateur	15	15	Tages- und Quartalsprofil

3 Angaben für den zur Leistungserbringung erforderlichen Zeitaufwand

GOP[1])	Kurzlegende	Kalkulationszeit in Minuten[2])	Prüfzeit in Minuten	Eignung der Prüfzeit
31801*	Retrobulbäre Anästhesie	5	4	Tages- und Quartalsprofil
31820*	Leitungsanästhesie an der Schädelbasis	10	9	Tages- und Quartalsprofil
31821*	Anästhesie oder Kurznarkose 1	43	38	Tages- und Quartalsprofil
31822*	Anästhesie oder Narkose 2	60	53	Tages- und Quartalsprofil
31823*	Anästhesie oder Narkose 3	77	68	Tages- und Quartalsprofil
31824*	Anästhesie oder Narkose 4	94	83	Tages- und Quartalsprofil
31825*	Anästhesie oder Narkose 5	128	98	Tages- und Quartalsprofil
31826*	Anästhesie oder Narkose 6	155	113	Tages- und Quartalsprofil
31827*	Anästhesie oder Narkose 7	162	128	Tages- und Quartalsprofil
31828*	Zuschlag zu den Anästhesieleistungen nach den Gebührenordnungspositionen 31821 bis 31827	17	15	Tages- und Quartalsprofil
31830*	Analgesie bei Phakoemulsifikation I	17	17	Tages- und Quartalsprofil
31831*	Analgesie bei Phakoemulsifikation II	32	32	Tages- und Quartalsprofil
31900	Praktische Schulung	KA	3	Tages- und Quartalsprofil
31910	Fraktur-Einrichtung distal der Hand-/Fußwurzel	KA	3	Tages- und Quartalsprofil

GOP[1])	Kurzlegende	Kalkulationszeit in Minuten[2])	Prüfzeit in Minuten	Eignung der Prüfzeit
31912	Fraktur-Einrichtung Ellenbogen-/Kniegelenk	KA	6	Tages- und Quartalsprofil
31914	Fraktur-Einrichtung proximal von Knie- oder Ellenbogengelenk	KA	12	Tages- und Quartalsprofil
31920*	Kontraktionsmobilisierung	KA	9	Tages- und Quartalsprofil
31930*	Anlegen einer orofazialen Stütz-, Halte- oder Hilfsvorrichtung	KA	12	Tages- und Quartalsprofil
31932*	Behandlung mit einer orthopädischen Hilfsvorrichtung	KA	12	Tages- und Quartalsprofil
31941	Abdrücke und Modelle I	KA	3	Tages- und Quartalsprofil
31942	Abdrücke und Modelle II	KA	5	Tages- und Quartalsprofil
31943	Abdrücke und Modelle III	KA	6	Tages- und Quartalsprofil
31944*	Abdrücke und Modelle IV	KA	9	Tages- und Quartalsprofil
31945*	Abdrücke und Modelle V	KA	12	Tages- und Quartalsprofil
31946*	Abdrücke und Modelle VI	KA	13	Tages- und Quartalsprofil
33000	Sonographie des Auges	9	7	Tages- und Quartalsprofil
33001	Ultraschall-Biometrie des Auges	4	3	Tages- und Quartalsprofil
33002	Ultraschall-Pachymetrie der Hornhaut eines Auges	5	4	Tages- und Quartalsprofil
33010	Nasennebenhöhlen - Sonographie	5	4	Tages- und Quartalsprofil

3 Angaben für den zur Leistungserbringung erforderlichen Zeitaufwand

GOP[1])	Kurzlegende	Kalkulationszeit in Minuten[2])	Prüfzeit in Minuten	Eignung der Prüfzeit
33011	Sonographie der Gesichtsweichteile und/oder Halsweichteile und/oder Speicheldrüsen (mit Ausnahme der Schilddrüse)	7	5	Tages- und Quartalsprofil
33012	Schilddrüsen - Sonographie	7	5	Tages- und Quartalsprofil
33020*	Echokardiographie (M-Mode- und B-Mode-Verfahren)	14	12	Tages- und Quartalsprofil
33021*	Doppler-Echokardiographie (PW- / CW-Doppler)	17	15	Tages- und Quartalsprofil
33022*	Duplex-Echokardiographie (Farbduplex)	20	16	Tages- und Quartalsprofil
33023*	Zuschlag TEE	20	18	Tages- und Quartalsprofil
33030*	Echokardiographie mit physikalischer Stufenbelastung	40	35	Tages- und Quartalsprofil
33031*	Echokardiographie mit pharmakainduzierter Stufenbelastung	45	40	Tages- und Quartalsprofil
33040	Sonographie der Thoraxorgane	10	9	Tages- und Quartalsprofil
33041	Mamma - Sonographie	10	9	Tages- und Quartalsprofil
33042	Abdominelle Sonographie	12	9	Tages- und Quartalsprofil
33043	Uro-Genital-Sonographie	7	5	Tages- und Quartalsprofil
33044	Sonographie der weiblichen Genitalorgane, ggf. einschließlich Harnblase	KA	7	Tages- und Quartalsprofil
33050	Gelenk-Sonographie, Sonographie von Sehnen, Muskeln, Bursae	6	6	Tages- und Quartalsprofil

GOP[1]	Kurzlegende	Kalkulationszeit in Minuten[2]	Prüfzeit in Minuten	Eignung der Prüfzeit
33051	Sonographie der Säuglingshüften	10	9	Tages- und Quartalsprofil
33052	Sonographie offene Fontanelle beim Neugeborenen, Säugling oder Kleinkind	8	7	Tages- und Quartalsprofil
33060*	CW-Doppler-Sonographie extrakranieller Gefäße	17	15	Tages- und Quartalsprofil
33061*	CW-Doppler-Sonographie extremitätenversorgender Gefäße	9	7	Tages- und Quartalsprofil
33062*	CW-Doppler-Sonographie der Gefäße des männlichen Genitalsystems	6	6	Tages- und Quartalsprofil
33063*	PW-Doppler-Sonographie der intrakraniellen Gefäße	15	13	Tages- und Quartalsprofil
33064*	PW-Doppler-Sonographie der Gefäße des männlichen Genitalsystems	KA	6	Tages- und Quartalsprofil
33070*	Duplex-Sonographie der extrakraniellen Gefäße	24	21	Tages- und Quartalsprofil
33071*	Duplex-Sonographie der intrakraniellen Gefäße	18	16	Tages- und Quartalsprofil
33072*	Duplex-Sonographie der extremitätenver- und/oder entsorgender Gefäße	17	14	Tages- und Quartalsprofil
33073*	Duplex-Sonographie abdomineller, retroperitonealer, mediastinaler Gefäße	17	15	Tages- und Quartalsprofil
33074*	Duplex-Sonographie der Gefäße des weiblichen Genitalsystems	15	13	Tages- und Quartalsprofil
33075*	Zuschlag Farbduplex	0	./.	Keine Eignung

3 Angaben für den zur Leistungserbringung erforderlichen Zeitaufwand

GOP[1])	Kurzlegende	Kalkulationszeit in Minuten[2])	Prüfzeit in Minuten	Eignung der Prüfzeit
33076	Sonographie von Extremitätenvenen	7	6	Tages- und Quartalsprofil
33080	Sonographie von Haut und Subkutis	6	6	Tages- und Quartalsprofil
33081	Sonographie weiterer Organe oder Organteile	6	6	Tages- und Quartalsprofil
33090	Zuschlag Transkavitäre Untersuchung	KA	2	Tages- und Quartalsprofil
33091	Zuschlag für optische Führungshilfe	8	6	Tages- und Quartalsprofil
33092	Zuschlag für optische Führungshilfe	10	8	Tages- und Quartalsprofil
34210	Übersichtsaufnahmen des Schädels	3	2	Tages- und Quartalsprofil
34211	Panoramaschichtaufnahme(n) des Ober- und/oder Unterkiefers	3	2	Tages- und Quartalsprofil
34212	Aufnahme(n) der Halsorgane und/oder des Mundbodens	3	2	Tages- und Quartalsprofil
34220	Aufnahmen des knöchernen Thorax	3	2	Tages- und Quartalsprofil
34221	Aufnahmen von Teilen der Wirbelsäule	6	4	Tages- und Quartalsprofil
34222	Aufnahme(n) der gesamten Wirbelsäule	10	7	Tages- und Quartalsprofil
34223*	Myelographie(n)	28	25	Tages- und Quartalsprofil
34230	Aufnahme von Teilen des Skeletts oder des Kopfes	2	2	Tages- und Quartalsprofil
34231	Aufnahmen der Schulter, des Schultergürtels	4	3	Tages- und Quartalsprofil

GOP[1]	Kurzlegende	Kalkulationszeit in Minuten[2]	Prüfzeit in Minuten	Eignung der Prüfzeit
34232	Aufnahmen der Hand, des Fußes	3	2	Tages- und Quartalsprofil
34233	Aufnahmen der Extremitäten	3	2	Tages- und Quartalsprofil
34234	Aufnahmen des Beckens, der Beckenweichteile	3	2	Tages- und Quartalsprofil
34235*	Kontrastuntersuchung eines Schulter-, Ellbogen-, Hüft- oder Kniegelenks	20	14	Tages- und Quartalsprofil
34236*	Kontrastuntersuchung eines Gelenks (nicht Schulter, Ellbogen, Hüfte, Knie)	20	14	Tages- und Quartalsprofil
34237	Röntgenteilaufnahmen des Beckens in mindestens zwei Ebenen	4	3	Tages- und Quartalsprofil
34238	Durchführung gehaltener Aufnahmen im Zusammenhang mit den Gebührenordnungspositionen 34230 bis 34233	3	2	Tages- und Quartalsprofil
34240	Übersichtsaufnahme der Brustorgane, eine Ebene	3	2	Tages- und Quartalsprofil
34241	Übersichtsaufnahme der Brustorgane, zwei Ebenen	5	4	Tages- und Quartalsprofil
34242*	Übersichtsaufnahmen und Durchleuchtung der Brustorgane	7	5	Tages- und Quartalsprofil
34243	Übersichtsaufnahme des Abdomens, eine Ebene	3	2	Tages- und Quartalsprofil
34244	Übersichtsaufnahmen des Abdomens, zwei Ebenen	4	3	Tages- und Quartalsprofil
34245	Röntgenaufnahme von Teilen des Abdomens	2	2	Tages- und Quartalsprofil
34246*	Kontrastuntersuchung der Speiseröhre	9	7	Tages- und Quartalsprofil

3 Angaben für den zur Leistungserbringung erforderlichen Zeitaufwand

GOP[1])	Kurzlegende	Kalkulationszeit in Minuten[2])	Prüfzeit in Minuten	Eignung der Prüfzeit
34247*	Doppelkontrast-Untersuchung des Magens, des Zwölffingerdarms	17	12	Tages- und Quartalsprofil
34248*	Doppelkontrast-Untersuchung des Dünndarms nach Sellink	33	23	Tages- und Quartalsprofil
34250*	Kontrastuntersuchung der Gallenblase, der Gallengänge, der Pankreasgänge	10	7	Tages- und Quartalsprofil
34251*	Röntgenkontrastuntersuchung des Dickdarms	33	23	Tages- und Quartalsprofil
34252*	Röntgenkontrastuntersuchung des Dickdarms beim Neugeborenen, Säugling, Kleinkind oder Kind bis zum vollendeten 12. Lebensjahr	28	20	Tages- und Quartalsprofil
34255	Ausscheidungsurographie	10	7	Tages- und Quartalsprofil
34256*	Urethrozystographie oder Refluxzystogramm	20	14	Tages- und Quartalsprofil
34257*	Retrograde Pyelographie	30	21	Tages- und Quartalsprofil
34260*	Kontrastuntersuchung von Gangsystemen, Höhlen oder Fisteln	12	9	Tages- und Quartalsprofil
34270	Mammographie	7	5	Tages- und Quartalsprofil
34271	Zuschlag Markierung, Stanzbiopsie	18	16	Tages- und Quartalsprofil
34272	Mamma-Teilaufnahme (Vergrößerungstechnik)	5	5	Tages- und Quartalsprofil
34273	Röntgenuntersuchung eines Mammapräparates	4	4	Tages- und Quartalsprofil

VI Anhänge

GOP[1)]	Kurzlegende	Kalkulationszeit in Minuten[2)]	Prüfzeit in Minuten	Eignung der Prüfzeit
34274*	Vakuumbiopsie(n) der Mamma im Zusammenhang mit GOP 34270	KA	4	Tages- und Quartalsprofil
34275	Durchführung einer Mammographie in einer Ebene	5	4	Tages- und Quartalsprofil
34280	Durchleuchtung(en)	3	3	Tages- und Quartalsprofil
34281	Durchleuchtung bei Fraktur, Luxation, Fremdkörper	3	3	Tages- und Quartalsprofil
34282	Schichtaufnahmen	10	7	Tages- und Quartalsprofil
34283*	Serienangiographie	33	29	Tages- und Quartalsprofil.
34284*	Zuschlag Selektive Darstellung hirnversorgender Gefäße	24	21	Tages- und Quartalsprofil
34285*	Zuschlag Selektive Darstellung anderer Gefäße	13	12	Tages- und Quartalsprofil
34286*	Zuschlag Intervention	53	47	Tages- und Quartalsprofil
34287*	Zuschlag Verwendung eines C-Bogens	5	2	Tages- und Quartalsprofil
34290*	Angiokardiographie bei Kindern, Jugendlichen	5	5	Tages- und Quartalsprofil
34291*	Koronarangiographie	48	42	Nur Quartalsprofil
34292*	Zuschlag Intervention (PTCA, Stent)	70	62	Nur Quartalsprofil
34293*	Lymphographie	33	29	Tages- und Quartalsprofil
34294*	Phlebographie	18	16	Tages- und Quartalsprofil

3 Angaben für den zur Leistungserbringung erforderlichen Zeitaufwand

GOP[1)]	Kurzlegende	Kalkulationszeit in Minuten[2)]	Prüfzeit in Minuten	Eignung der Prüfzeit
34295*	Zuschlag Computergestützte Analyse	3	1	Tages- und Quartalsprofil
34296*	Phlebographie des Brust- und/ oder Bauchraumes	28	25	Tages- und Quartalsprofil
34297*	Embolisations- und/ oder Sklerosierungsbehandlung von Varikozelen	25	22	Tages- und Quartalsprofil
34310*	CT-Untersuchung des Neurocraniums	13	9	Tages- und Quartalsprofil
34311*	CT-Untersuchung von Teilen der Wirbelsäule	13	9	Tages- und Quartalsprofil
34312*	Zuschlag Intrathekale Kontrastmittelgabe	14	9	Tages- und Quartalsprofil
34320*	CT-Untersuchung des Gesichtsschädels	16	11	Tages- und Quartalsprofil
34321*	CT-Untersuchung der Schädelbasis	15	10	Tages- und Quartalsprofil
34322*	CT-Untersuchung der Halsweichteile	18	12	Tages- und Quartalsprofil
34330*	CT-Untersuchung des Thorax	18	12	Tages- und Quartalsprofil
34340*	CT-Untersuchung des Oberbauches	20	13	Tages- und Quartalsprofil
34341*	CT-Untersuchung des gesamten Abdomens	25	18	Tages- und Quartalsprofil
34342*	CT-Untersuchung des Beckens	20	14	Tages- und Quartalsprofil
34343*	Zuschlag Vollständige zweite Serie	13	9	Tages- und Quartalsprofil
34344*	Zuschlag Dynamische Serien	15	10	Tages- und Quartalsprofil

VI Anhänge

GOP[1]	Kurzlegende	Kalkulationszeit in Minuten[2]	Prüfzeit in Minuten	Eignung der Prüfzeit
34345*	Zuschlag Kontrastmitteluntersuchung	8	5	Tages- und Quartalsprofil
34350*	CT- Untersuchung der Extremitäten außer der Hand, des Fußes	13	9	Tages- und Quartalsprofil
34351*	CT-Untersuchung der Hand, des Fußes	13	9	Tages- und Quartalsprofil
34360*	CT- gestützte Bestrahlungsplanung	5	5	Tages- und Quartalsprofil
34410*	MRT-Untersuchung des Neurocraniums	21	14	Tages- und Quartalsprofil
34411*	MRT-Untersuchung von Teilen der Wirbelsäule	21	14	Tages- und Quartalsprofil
34420*	MRT-Untersuchung des Gesichtsschädels	21	14	Tages- und Quartalsprofil
34421*	MRT-Untersuchung der Schädelbasis	21	14	Tages- und Quartalsprofil
34422*	MRT-Untersuchung der Halsweichteile	21	14	Tages- und Quartalsprofil
34430*	MRT-Untersuchung des Thorax	21	14	Tages- und Quartalsprofil
34431*	MRT-Untersuchung der Mamma	KA	14	Tages- und Quartalsprofil
34440*	MRT-Untersuchung des Oberbauchs	21	14	Tages- und Quartalsprofil
34441*	MRT-Untersuchung des Abdomens	21	14	Tages- und Quartalsprofil
34442*	MRT-Untersuchung des Beckens	21	14	Tages- und Quartalsprofil
34450*	MRT- Untersuchung der Extremitäten außer der Hand, des Fußes	21	14	Tages- und Quartalsprofil

3 Angaben für den zur Leistungserbringung erforderlichen Zeitaufwand

GOP[1)]	Kurzlegende	Kalkulationszeit in Minuten[2)]	Prüfzeit in Minuten	Eignung der Prüfzeit
34451*	MRT-Untersuchung der Hand, des Fußes und/oder deren Teile	21	14	Tages- und Quartalsprofil
34452*	Weitere Sequenzen nach Kontrastmitteleinbringung	13	9	Tages- und Quartalsprofil
34460*	Bestrahlungsplanung MRT	5	5	Tages- und Quartalsprofil
34470*	MRT-Angiographie der Hirngefäße	KA	./.	Keine Eignung
34475*	MRT-Angiographie der Halsgefäße	KA	./.	Keine Eignung
34480*	MRT-Angiographie der thorakalen Aorta und ihrer Abgänge und/oder ihrer Äste	KA	./.	Keine Eignung
34485*	MRT-Angiographie der abdominalen Aorta und ihrer Äste 1. Ordnung	KA	./.	Keine Eignung
34486*	MRT-Angiographie von Venen	KA	./.	Keine Eignung
34489*	MRT-Angiographie der Becken- und Beinarterien (ohne Fußgefäße)	KA	./.	Keine Eignung
34490*	MRT-Angiographie der Armarterien und armversorgenden Arterien	KA	./.	Keine Eignung
34492*	Weitere Sequenzen nach Kontrastmitteleinbringung	KA	./.	Keine Eignung
34500*	Durchleuchtungsgestützte Intervention bei PTC	KA	23	Nur Quartalsprofil
34501*	Durchleuchtungsgestützte Intervention bei Anlage eines Ösophagus-Stent	KA	30	Nur Quartalsprofil
34503*	Bildwandlergestützte Intervention Wirbelsäule	27	25	Tages- und Quartalsprofil
34504*	CT-gesteuerte-schmerztherapeutische Intervention(en)	25	25	Tages- und Quartalsprofil

VI Anhänge

GOP[1]	Kurzlegende	Kalkulationszeit in Minuten[2]	Prüfzeit in Minuten	Eignung der Prüfzeit
34505*	CT-gesteuerte Intervention(en)	25	25	Tages- und Quartalsprofil
34600	Osteodensitometrische Untersuchung I	7	7	Tages- und Quartalsprofil
34601	Osteodensitometrische Untersuchung II	KA	7	Tages- und Quartalsprofil
35100	Differentialdiagnostische Klärung psychosomatischer Krankheitszustände	17	16	Tages- und Quartalsprofil
35110	Verbale Intervention bei psychosomatischen Krankheitszuständen	17	16	Tages- und Quartalsprofil
35111*	Übende Verfahren, Einzelbehandlung	26	26	Tages- und Quartalsprofil
35112*	Übende Verfahren, Gruppenbehandlung	7	5	Tages- und Quartalsprofil
35113*	Übende Verfahren bei Kindern und Jugendlichen, Gruppenbehandlung	10	5	Tages- und Quartalsprofil
35120*	Hypnose	16	16	Tages- und Quartalsprofil
35130*	Feststellung der Leistungspflicht zur Einleitung einer Kurzzeittherapie	30	30	Tages- und Quartalsprofil
35131*	Feststellung der Leistungspflicht zur Einleitung / Verlängerung einer Langzeittherapie	60	60	Tages- und Quartalsprofil
35140	Biographische Anamnese	55	70	Tages- und Quartalsprofil
35141*	Vertiefte Exploration	20	21	Tages- und Quartalsprofil

3 Angaben für den zur Leistungserbringung erforderlichen Zeitaufwand

GOP[1]	Kurzlegende	Kalkulationszeit in Minuten[2]	Prüfzeit in Minuten	Eignung der Prüfzeit
35142*	Zuschlag Erhebung neurologischer und psychiatrischer Befunde	7	5	Tages- und Quartalsprofil
35150	Probatorische Sitzung	60	70	Tages- und Quartalsprofil
35200*	Tiefenpsychologisch fundierte Psychotherapie (Kurzzeittherapie, Einzelbehandlung)	60	70	Tages- und Quartalsprofil
35201*	Tiefenpsychologisch fundierte Psychotherapie (Langzeittherapie, Einzelbehandlung)	60	70	Tages- und Quartalsprofil
35202*	Tiefenpsychologisch fundierte Psychotherapie (Kurzzeittherapie, große Gruppe)	25	11	Tages- und Quartalsprofil
35203*	Tiefenpsychologisch fundierte Psychotherapie (Langzeittherapie, große Gruppe)	25	11	Tages- und Quartalsprofil
35205*	Tiefenpsychologisch fundierte Psychotherapie bei Kindern und Jugendlichen (Kurzzeittherapie, kleine Gruppe)	50	22	Tages- und Quartalsprofil
35208*	Tiefenpsychologisch fundierte Psychotherapie bei Kindern und Jugendlichen (Langzeittherapie, kleine Gruppe)	50	22	Tages- und Quartalsprofil
35210*	Analytische Psychotherapie (Einzelbehandlung)	60	70	Tages- und Quartalsprofil
35211*	Analytische Psychotherapie (große Gruppe)	25	11	Tages- und Quartalsprofil
35212*	Analytische Psychotherapie bei Kindern und Jugendlichen (kleine Gruppe)	50	22	Tages- und Quartalsprofil
35220*	Verhaltenstherapie (Kurzzeittherapie, Einzelbehandlung)	60	70	Tages- und Quartalsprofil

GOP[1])	Kurzlegende	Kalkulationszeit in Minuten[2])	Prüfzeit in Minuten	Eignung der Prüfzeit
35221*	Verhaltenstherapie (Langzeittherapie, Einzelbehandlung)	60	70	Tages- und Quartalsprofil
35222*	Verhaltenstherapie (Kurzzeittherapie, kleine Gruppe)	25	12	Tages- und Quartalsprofil
35223*	Verhaltenstherapie (Langzeittherapie, kleine Gruppe)	25	12	Tages- und Quartalsprofil
35224*	Verhaltenstherapie (Kurzzeittherapie, große Gruppe)	13	5	Tages- und Quartalsprofil
35225*	Verhaltenstherapie (Langzeittherapie, große Gruppe)	13	5	Tages- und Quartalsprofil
35300	Testverfahren, standardisierte	2	2	Tages- und Quartalsprofil
35301	Testverfahren, psychometrische	2	2	Tages- und Quartalsprofil
35302	Verfahren, projektive	5	5	Tages- und Quartalsprofil
36101*	Dermatochirurgischer Eingriff der Kategorie A1	25	21	Tages- und Quartalsprofil
36102*	Dermatochirurgischer Eingriff der Kategorie A2	41	32	Tages- und Quartalsprofil
36103*	Dermatochirurgischer Eingriff der Kategorie A3	55	40	Tages- und Quartalsprofil
36104*	Dermatochirurgischer Eingriff der Kategorie A4	74	51	Tages- und Quartalsprofil
36105*	Dermatochirurgischer Eingriff der Kategorie A5	106	68	Tages- und Quartalsprofil
36106*	Dermatochirurgischer Eingriff der Kategorie A6	134	79	Tages- und Quartalsprofil
36107*	Dermatochirurgischer Eingriff der Kategorie A7	144	116	Tages- und Quartalsprofil

3 Angaben für den zur Leistungserbringung erforderlichen Zeitaufwand

GOP[1)]	Kurzlegende	Kalkulationszeit in Minuten[2)]	Prüfzeit in Minuten	Eignung der Prüfzeit
36108*	Zuschlag zu den Gebührenordnungspositionen 36101 bis 36107	15	15	Tages- und Quartalsprofil
36111*	Eingriff an der Brustdrüse der Kategorie B1	25	21	Tages- und Quartalsprofil
36112*	Eingriff an der Brustdrüse der Kategorie B2	41	32	Tages- und Quartalsprofil
36113*	Eingriff an der Brustdrüse der Kategorie B3	55	40	Tages- und Quartalsprofil
36114*	Eingriff an der Brustdrüse der Kategorie B4	74	51	Tages- und Quartalsprofil
36115*	Eingriff an der Brustdrüse der Kategorie B5	106	68	Tages- und Quartalsprofil
36116*	Eingriff an der Brustdrüse der Kategorie B6	134	79	Tages- und Quartalsprofil
36117*	Eingriff an der Brustdrüse der Kategorie B7	144	116	Tages- und Quartalsprofil
36118*	Zuschlag zu den Gebührenordnungspositionen 36111 bis 36117	15	15	Tages- und Quartalsprofil
36121*	Eingriff an den Weichteilen der Kategorie C1	25	21	Tages- und Quartalsprofil
36122*	Eingriff an den Weichteilen der Kategorie C2	41	32	Tages- und Quartalsprofil
36123*	Eingriff an den Weichteilen der Kategorie C3	55	40	Tages- und Quartalsprofil
36124*	Eingriff an den Weichteilen der Kategorie C4	74	51	Tages- und Quartalsprofil
36125*	Eingriff an den Weichteilen der Kategorie C5	106	68	Tages- und Quartalsprofil
36126*	Eingriff an den Weichteilen der Kategorie C6	134	79	Tages- und Quartalsprofil

GOP[1]	Kurzlegende	Kalkulationszeit in Minuten[2]	Prüfzeit in Minuten	Eignung der Prüfzeit
36127*	Eingriff an den Weichteilen der Kategorie C7	144	116	Tages- und Quartalsprofil
36128*	Zuschlag zu den Gebührenordnungspositionen 36121 bis 36126 bei Simultaneingriffen sowie zu der Gebührenordnungsposition 36127	15	15	Tages- und Quartalsprofil
36131*	Eingriff an Knochen und Gelenken der Kategorie D1	25	21	Tages- und Quartalsprofil
36132*	Eingriff an Knochen und Gelenken der Kategorie D2	41	32	Tages- und Quartalsprofil
36133*	Eingriff an Knochen und Gelenken der Kategorie D3	55	40	Tages- und Quartalsprofil
36134*	Eingriff an Knochen und Gelenken der Kategorie D4	74	51	Tages- und Quartalsprofil
36135*	Eingriff an Knochen und Gelenken der Kategorie D5	106	68	Tages- und Quartalsprofil
36136*	Eingriff an Knochen und Gelenken der Kategorie D6	134	79	Tages- und Quartalsprofil
36137*	Eingriff an Knochen und Gelenken der Kategorie D7	144	116	Tages- und Quartalsprofil
36138*	Zuschlag zu den Gebührenordnungspositionen 36131 bis 36137	15	15	Tages- und Quartalsprofil
36141*	Endoskopischer Gelenkeingriff (Arthroskopie) der Kategorie E1	25	21	Tages- und Quartalsprofil
36142*	Endoskopischer Gelenkeingriff (Arthroskopie) der Kategorie E2	41	32	Tages- und Quartalsprofil
36143*	Endoskopischer Gelenkeingriff (Arthroskopie) der Kategorie E3	55	40	Tages- und Quartalsprofil
36144*	Endoskopischer Gelenkeingriff (Arthroskopie) der Kategorie E4	74	51	Tages- und Quartalsprofil

3 Angaben für den zur Leistungserbringung erforderlichen Zeitaufwand

GOP[1]	Kurzlegende	Kalkulationszeit in Minuten[2]	Prüfzeit in Minuten	Eignung der Prüfzeit
36145*	Endoskopischer Gelenkeingriff (Arthroskopie) der Kategorie E5	106	68	Tages- und Quartalsprofil
36146*	Endoskopischer Gelenkeingriff (Arthroskopie) der Kategorie E6	134	79	Tages- und Quartalsprofil
36147*	Endoskopischer Gelenkeingriff (Arthroskopie) der Kategorie E7	144	116	Tages- und Quartalsprofil
36148*	Zuschlag zu den Gebührenordnungspositionen 36141 bis 36147	15	15	Tages- und Quartalsprofil
36151*	Visceralchirurgischer Eingriff der Kategorie F1	25	21	Tages- und Quartalsprofil
36152*	Visceralchirurgischer Eingriff der Kategorie F2	41	32	Tages- und Quartalsprofil
36153*	Visceralchirurgischer Eingriff der Kategorie F3	55	40	Tages- und Quartalsprofil
36154*	Visceralchirurgischer Eingriff der Kategorie F4	74	51	Tages- und Quartalsprofil
36155*	Visceralchirurgischer Eingriff der Kategorie F5	106	68	Tages- und Quartalsprofil
36156*	Visceralchirurgischer Eingriff der Kategorie F6	134	79	Tages- und Quartalsprofil
36157*	Visceralchirurgischer Eingriff der Kategorie F7	144	116	Tages- und Quartalsprofil
36158*	Zuschlag zu den Gebührenordnungspositionen 36151 bis 36157	15	15	Tages- und Quartalsprofil
36161*	Endoskopischer Visceralchirurgischer Eingriff der Kategorie G1	25	21	Tages- und Quartalsprofil
36162*	Endoskopischer Visceralchirurgischer Eingriff der Kategorie G2	41	32	Tages- und Quartalsprofil
36163*	Endoskopischer Visceralchirurgischer Eingriff der Kategorie G3	55	40	Tages- und Quartalsprofil

VI Anhänge

GOP[1]	Kurzlegende	Kalkulationszeit in Minuten[2]	Prüfzeit in Minuten	Eignung der Prüfzeit
36164*	Endoskopischer Visceralchirurgischer Eingriff der Kategorie G4	74	51	Tages- und Quartalsprofil
36165*	Endoskopischer Visceralchirurgischer Eingriff der Kategorie G5	106	68	Tages- und Quartalsprofil
36166*	Endoskopischer Visceralchirurgischer Eingriff der Kategorie G6	134	79	Tages- und Quartalsprofil
36167*	Endoskopischer Visceralchirurgischer Eingriff der Kategorie G7	144	116	Tages- und Quartalsprofil
36168*	Zuschlag zu den Gebührenordnungspositionen 36161 bis 36167	15	15	Tages- und Quartalsprofil
36171*	Proktologischer Eingriff der Kategorie H1	25	21	Tages- und Quartalsprofil
36172*	Proktologischer Eingriff der Kategorie H2	41	32	Tages- und Quartalsprofil
36173*	Proktologischer Eingriff der Kategorie H3	55	40	Tages- und Quartalsprofil
36174*	Proktologischer Eingriff der Kategorie H4	74	51	Tages- und Quartalsprofil
36175*	Proktologischer Eingriff der Kategorie H5	106	68	Tages- und Quartalsprofil
36176*	Proktologischer Eingriff der Kategorie H6	134	79	Tages- und Quartalsprofil
36177*	Proktologischer Eingriff der Kategorie H7	144	116	Tages- und Quartalsprofil
36178*	Zuschlag zu den Gebührenordnungspositionen 36171 bis 36177	15	15	Tages- und Quartalsprofil
36191*	Thoraxchirurgischer Eingriff der Kategorie J1	25	21	Tages- und Quartalsprofil
36192*	Thoraxchirurgischer Eingriff der Kategorie J2	41	32	Tages- und Quartalsprofil

3 Angaben für den zur Leistungserbringung erforderlichen Zeitaufwand

GOP[1]	Kurzlegende	Kalkulationszeit in Minuten[2]	Prüfzeit in Minuten	Eignung der Prüfzeit
36193*	Thoraxchirurgischer Eingriff der Kategorie J3	55	40	Tages- und Quartalsprofil
36194*	Thoraxchirurgischer Eingriff der Kategorie J4	74	51	Tages- und Quartalsprofil
36195*	Thoraxchirurgischer Eingriff der Kategorie J5	106	68	Tages- und Quartalsprofil
36196*	Thoraxchirurgischer Eingriff der Kategorie J6	134	79	Tages- und Quartalsprofil
36197*	Thoraxchirurgischer Eingriff der Kategorie J7	144	116	Tages- und Quartalsprofil
36198*	Zuschlag zu den Gebührenordnungspostitionen 36191 bis 36197	15	15	Tages- und Quartalsprofil
36201*	Eingriff am Gefäßsystem der Kategorie K1	25	21	Tages- und Quartalsprofil
36202*	Eingriff am Gefäßsystem der Kategorie K2	41	32	Tages- und Quartalsprofil
36203*	Eingriff am Gefäßsystem der Kategorie K3	55	40	Tages- und Quartalsprofil
36204*	Eingriff am Gefäßsystem der Kategorie K4	74	51	Tages- und Quartalsprofil
36205*	Eingriff am Gefäßsystem der Kategorie K5	106	68	Tages- und Quartalsprofil
36206*	Eingriff am Gefäßsystem der Kategorie K6	134	79	Tages- und Quartalsprofil
36207*	Eingriff am Gefäßsystem der Kategorie K7	144	116	Tages- und Quartalsprofil
36208*	Zuschlag zu den Gebührenordnungspositionen 36201 bis 36207	15	15	Tages- und Quartalsprofil
36211*	Eingriffe der Kategorie L1	25	21	Tages- und Quartalsprofil

VI Anhänge

GOP[1]	Kurzlegende	Kalkulationszeit in Minuten[2]	Prüfzeit in Minuten	Eignung der Prüfzeit
36212*	Eingriffe der Kategorie L2	41	32	Tages- und Quartalsprofil
36213*	Eingriffe der Kategorie L3	55	40	Tages- und Quartalsprofil
36214*	Eigriffe der Kategorie L4	74	51	Tages- und Quartalsprofil
36215*	Eingriffe der Kategorie L5	106	68	Tages- und Quartalsprofil
36216*	Eingriffe der Kategorie L6	134	79	Tages- und Quartalsprofil
36217*	Eingriffe der Kategorie L7	144	116	Tages- und Quartalsprofil
36218*	Zuschlag zu den Gebührenordnungspositionen 36211 bis 36217	15	15	Tages- und Quartalsprofil
36221*	Eingriff der MKG-Chirurgie der Kategorie M1	25	21	Tages- und Quartalsprofil
36222*	Eingriff der MKG-Chirurgie der Kategorie M2	41	32	Tages- und Quartalsprofil
36223*	Eingriff der MKG-Chirurgie der Kategorie M3	55	40	Tages- und Quartalsprofil
36224*	Eingriff der MKG-Chirurgie der Kategorie M4	74	51	Tages- und Quartalsprofil
36225*	Eingriff der MKG-Chirurgie der Kategorie M5	106	68	Tages- und Quartalsprofil
36226*	Eingriff der MKG-Chirurgie der Kategorie M6	134	79	Tages- und Quartalsprofil
36227*	Eingriff der MKG-Chirurgie der Kategorie M7	144	116	Tages- und Quartalsprofil
36228*	Zuschlag zu den Gebührenordnungspositionen 36221 bis 36227	15	15	Tages- und Quartalsprofil

3 Angaben für den zur Leistungserbringung erforderlichen Zeitaufwand

GOP[1)]	Kurzlegende	Kalkulationszeit in Minuten[2)]	Prüfzeit in Minuten	Eignung der Prüfzeit
36231*	Eingriff der HNO-Chirurgie der Kategorie N1	25	21	Tages- und Quartalsprofil
36232*	Eingriff der HNO-Chirurgie der Kategorie N2	41	32	Tages- und Quartalsprofil
36233*	Eingriff der HNO-Chirurgie der Kategorie N3	55	40	Tages- und Quartalsprofil
36234*	Eingriff der HNO-Chirurgie der Kategorie N4	74	51	Tages- und Quartalsprofil
36235*	Eingriff der HNO-Chirurgie der Kategorie N5	106	68	Tages- und Quartalsprofil
36236*	Eingriff der HNO-Chirurgie der Kategorie N6	134	79	Tages- und Quartalsprofil
36237*	Eingriff der HNO-Chirurgie der Kategorie N7	144	116	Tages- und Quartalsprofil
36238*	Zuschlag zu den Gebührenordnungspositionen 36231 bis 36237	15	15	Tages- und Quartalsprofil
36241*	Peripherer neurochirurgischer Eingriff der Kategorie O1	25	21	Tages- und Quartalsprofil
36242*	Peripherer neurochirurgischer Eingriff der Kategorie O2	41	32	Tages- und Quartalsprofil
36243*	Peripherer neurochirurgischer Eingriff der Kategorie O3	55	40	Tages- und Quartalsprofil
36244*	Peripherer neurochirurgischer Eingriff der Kategorie O4	74	51	Tages- und Quartalsprofil
36245*	Peripherer neurochirurgischer Eingriff der Kategorie O5	106	68	Tages- und Quartalsprofil
36246*	Peripherer neurochirurgischer Eingriff der Kategorie O6	134	79	Tages- und Quartalsprofil
36247*	Peripherer neurochirurgischer Eingriff der Kategorie O7	144	116	Tages- und Quartalsprofil

GOP[1])	Kurzlegende	Kalkulationszeit in Minuten[2])	Prüfzeit in Minuten	Eignung der Prüfzeit
36248*	Zuschlag zu den Gebührenordnungspositionen 36241 bis 36247	15	15	Tages- und Quartalsprofil
36251*	Zentraler neurochirurgischer Eingriff der Kategorie P1	25	21	Tages- und Quartalsprofil
36252*	Zentraler neurochirurgischer Eingriff der Kategorie P2	41	32	Tages- und Quartalsprofil
36253*	Zentraler neurochirurgischer Eingriff der Kategorie P3	55	40	Tages- und Quartalsprofil
36254*	Zentraler neurochirurgischer Eingriff der Kategorie P4	74	51	Tages- und Quartalsprofil
36255*	Zentraler neurochirurgischer Eingriff der Kategorie P5	106	68	Tages- und Quartalsprofil
36256*	Zentraler neurochirurgischer Eingriff der Kategorie P6	134	79	Tages- und Quartalsprofil
36257*	Zentraler neurochirurgischer Eingriff der Kategorie P7	144	116	Tages- und Quartalsprofil
36258*	Zuschlag zu den Gebührenordnungspositionen 36251 bis 36257	15	15	Tages- und Quartalsprofil
36261*	Stereotaktischer neurochirurgischer Eingriff der Kategorie PP1	25	21	Tages- und Quartalsprofil
36262*	Stereotaktischer neurochirurgischer Eingriff der Kategorie PP2	41	32	Tages- und Quartalsprofil
36263*	Stereotaktischer neurochirurgischer Eingriff der Kategorie PP3	55	40	Tages- und Quartalsprofil
36264*	Stereotaktischer neurochirurgischer Eingriff der Kategorie PP4	74	51	Tages- und Quartalsprofil
36265*	Stereotaktischer neurochirurgischer Eingriff der Kategorie PP5	106	68	Tages- und Quartalsprofil
36266*	Stereotaktischer neurochirurgischer Eingriff der Kategorie PP6	134	79	Tages- und Quartalsprofil

3 Angaben für den zur Leistungserbringung erforderlichen Zeitaufwand

GOP[1])	Kurzlegende	Kalkulationszeit in Minuten[2])	Prüfzeit in Minuten	Eignung der Prüfzeit
36267*	Stereotaktischer neurochirurgischer Eingriff der Kategorie PP7	144	116	Tages- und Quartalsprofil
36268*	Zuschlag zu den Gebührenordnungspositionen 36261 bis 36267	15	15	Tages- und Quartalsprofil
36271*	Urologischer Eingriff der Kategorie Q1	25	21	Tages- und Quartalsprofil
36272*	Urologischer Eingriff der Kategorie Q2	41	32	Tages- und Quartalsprofil
36273*	Urologischer Eingriff der Kategorie Q3	55	40	Tages- und Quartalsprofil
36274*	Urologischer Eingriff der Kategorie Q4	74	51	Tages- und Quartalsprofil
36275*	Urologischer Eingriff der Kategorie Q5	106	68	Tages- und Quartalsprofil
36276*	Urologischer Eingriff der Kategorie Q6	134	79	Tages- und Quartalsprofil
36277*	Urologischer Eingriff der Kategorie Q7	144	116	Tages- und Quartalsprofil
36278*	Zuschlag zu den Gebührenordnungspositionen 36271 bis 36277	15	15	Tages- und Quartalsprofil
36281*	Endoskopischer urologischer Eingriff der Kategorie R1	25	21	Tages- und Quartalsprofil
36282*	Endoskopischer urologischer Eingriff der Kategorie R2	41	32	Tages- und Quartalsprofil
36283*	Endoskopischer urologischer Eingriff der Kategorie R3	55	40	Tages- und Quartalsprofil
36284*	Endoskopischer urologischer Eingriff der Kategorie R4	74	51	Tages- und Quartalsprofil
36285*	Endoskopischer urologischer Eingriff der Kategorie R5	106	68	Tages- und Quartalsprofil

GOP[1]	Kurzlegende	Kalkulationszeit in Minuten[2]	Prüfzeit in Minuten	Eignung der Prüfzeit
36286*	Endoskopischer urologischer Eingriff der Kategorie R6	134	79	Tages- und Quartalsprofil
36287*	Endoskopischer urologischer Eingriff der Kategorie R7	144	116	Tages- und Quartalsprofil
36288*	Zuschlag zu den Gebührenordnungspositionen 36281 bis 36287	15	15	Tages- und Quartalsprofil
36291*	Urologischer Eingriff mit Bildwandler der Kategorie RR1	25	21	Tages- und Quartalsprofil
36292*	Urologischer Eingriff mit Bildwandler der Kategorie RR2	41	32	Tages- und Quartalsprofil
36293*	Urologischer Eingriff mit Bildwandler der Kategorie RR3	55	40	Tages- und Quartalsprofil
36294*	Urologischer Eingriff mit Bildwandler der Kategorie RR4	74	51	Tages- und Quartalsprofil
36295*	Urologischer Eingriff mit Bildwandler der Kategorie RR5	106	68	Tages- und Quartalsprofil
36296*	Urologischer Eingriff mit Bildwandler der Kategorie RR6	134	79	Tages- und Quartalsprofil
36297*	Urologischer Eingriff mit Bildwandler der Kategorie RR7	144	116	Tages- und Quartalsprofil
36298*	Zuschlag zu den Gebührenordnungspositionen 36291 bis 36297	15	15	Tages- und Quartalsprofil
36301*	Gynäkologischer Eingriff der Kategorie S1	25	21	Tages- und Quartalsprofil
36302*	Gynäkologischer Eingriff der Kategorie S2	41	32	Tages- und Quartalsprofil
36303*	Gynäkologischer Eingriff der Kategorie S3	55	40	Tages- und Quartalsprofil
36304*	Gynäkologischer Eingriff der Kategorie S4	74	51	Tages- und Quartalsprofil

3 Angaben für den zur Leistungserbringung erforderlichen Zeitaufwand

GOP[1])	Kurzlegende	Kalkulationszeit in Minuten[2])	Prüfzeit in Minuten	Eignung der Prüfzeit
36305*	Gynäkologischer Eingriff der Kategorie S5	106	68	Tages- und Quartalsprofil
36306*	Gynäkologischer Eingriff der Kategorie S6	134	79	Tages- und Quartalsprofil
36307*	Gynäkologischer Eingriff der Kategorie S7	144	116	Tages- und Quartalsprofil
36308*	Zuschlag zu den Gebührenordnungspositionen 36301 bis 36307	15	15	Tages- und Quartalsprofil
36311*	Endoskopischer gynäkologischer Eingriff der Kategorie T1	25	21	Tages- und Quartalsprofil
36312*	Endoskopischer gynäkologischer Eingriff der Kategorie T2	41	32	Tages- und Quartalsprofil
36313*	Endoskopischer gynäkologischer Eingriff der Kategorie T3	55	40	Tages- und Quartalsprofil
36314*	Endoskopischer gynäkologischer Eingriff der Kategorie T4	74	51	Tages- und Quartalsprofil
36315*	Endoskopischer gynäkologischer Eingriff der Kategorie T5	106	68	Tages- und Quartalsprofil
36316*	Endoskopischer gynäkologischer Eingriff der Kategorie T6	134	79	Tages- und Quartalsprofil
36317*	Endoskopischer gynäkologischer Eingriff der Kategorie T7	144	116	Tages- und Quartalsprofil
36318*	Zuschlag zu den Gebührenordnungspositionen 36311 bis 36317	15	15	Tages- und Quartalsprofil
36321*	Extraocularer Eingriff der Kategorie U1	25	21	Tages- und Quartalsprofil
36322*	Extraocularer Eingriff der Kategorie U2	41	32	Tages- und Quartalsprofil
36323*	Extraocularer Eingriff der Kategorie U3	55	40	Tages- und Quartalsprofil

GOP[1])	Kurzlegende	Kalkulationszeit in Minuten[2])	Prüfzeit in Minuten	Eignung der Prüfzeit
36324*	Extraocularer Eingriff der Kategorie U4	74	51	Tages- und Quartalsprofil
36325*	Extraocularer Eingriff der Kategorie U5	106	68	Tages- und Quartalsprofil
36326*	Extraocularer Eingriff der Kategorie U6	134	79	Tages- und Quartalsprofil
36327*	Extraocularer Eingriff der Kategorie U7	144	116	Tages- und Quartalsprofil
36328*	Zuschlag zu den Gebührenordnungspositionen Nrn. 36321 bis 36327	15	15	Tages- und Quartalsprofil
36331*	Intraocularer Eingriff der Kategorie V1	25	21	Tages- und Quartalsprofil
36332*	Intraocularer Eingriff der Kategorie V2	41	32	Tages- und Quartalsprofil
36333*	Intraocularer Eingriff der Kategorie V3	55	40	Tages- und Quartalsprofil
36334*	Intraocularer Eingriff der Kategorie V4	74	51	Tages- und Quartalsprofil
36335*	Intraocularer Eingriff der Kategorie V5	106	68	Tages- und Quartalsprofil
36336*	Intraocularer Eingriff der Kategorie V6	134	79	Tages- und Quartalsprofil
36337*	Intraocularer Eingriff der Kategorie V7	144	116	Tages- und Quartalsprofil
36338*	Zuschlag zu den Gebührenordnungspositionen nach Nrn. 36331 bis 36337	15	15	Tages- und Quartalsprofil
36341*	Laserchirurgischer Eingriff der Kategorie W1	25	21	Tages- und Quartalsprofil

3 Angaben für den zur Leistungserbringung erforderlichen Zeitaufwand

GOP[1])	Kurzlegende	Kalkulationszeit in Minuten[2])	Prüfzeit in Minuten	Eignung der Prüfzeit
36342*	Laserchirurgischer Eingriff der Kategorie W2	41	32	Tages- und Quartalsprofil
36343*	Laserchirurgischer Eingriff der Kategorie W3	55	40	Tages- und Quartalsprofil
36344*	Laserchirurgischer Eingriff der Kategorie W4	74	51	Tages- und Quartalsprofil
36345*	Laserchirurgischer Eingriff der Kategorie W5	106	68	Tages- und Quartalsprofil
36346*	Laserchirurgischer Eingriff der Kategorie W6	134	79	Tages- und Quartalsprofil
36347*	Laserchirurgischer Eingriff der Kategorie W7	144	116	Tages- und Quartalsprofil
36348*	Zuschlag zu den Gebührenordnungspositionen 36341 bis 36347	15	15	Tages- und Quartalsprofil
36350*	Intraocularer Eingriff der Kategorie X1 (Phakoemulsifikation)	23	20	Tages- und Quartalsprofil
36351*	Intraocularer Eingriff der Kategorie X2 (Phakoemulsifikation)	39	31	Tages- und Quartalsprofil
36358*	Zuschlag zu den Gebührenordnungspositionen 36350 und 36351	15	15	Tages- und Quartalsprofil
36371*	Intraocularer Eingriff der Kategorie Z1 am rechten Auge	23	19	Tages- und Quartalsprofil
36372*	Intraocularer Eingriff der Kategorie Z1 am linken Auge	23	19	Tages- und Quartalsprofil
36373*	Intraocularer Eingriff der Kategorie Z9 an beiden Augen	31	25	Tages- und Quartalsprofil
36501*	Postoperative Überwachung 1	1	1	Tages- und Quartalsprofil
36502*	Postoperative Überwachung 2	1	1	Tages- und Quartalsprofil

GOP[1])	Kurzlegende	Kalkulationszeit in Minuten[2])	Prüfzeit in Minuten	Eignung der Prüfzeit
36503*	Postoperative Überwachung 3	1	1	Tages- und Quartalsprofil
36504*	Postoperative Überwachung 4	1	1	Tages- und Quartalsprofil
36505*	Postoperative Überwachung 5	2	2	Tages- und Quartalsprofil
36506*	Postoperative Überwachung 6	2	2	Tages- und Quartalsprofil
36507*	Postoperative Überwachung 7	3	3	Tages- und Quartalsprofil
36800*	Regionalanästhesie durch den Operateur	15	15	Tages- und Quartalsprofil
36801*	Retrobulbäre Anästhesie	5	4	Tages- und Quartalsprofil
36820*	Leitungsanästhesie an der Schädelbasis	10	9	Tages- und Quartalsprofil
36821*	Anästhesie oder Kurznarkose 1	43	38	Tages- und Quartalsprofil
36822*	Anästhesie oder Narkose 2	60	53	Tages- und Quartalsprofil
36823*	Anästhesie oder Narkose 3	77	68	Tages- und Quartalsprofil
36824*	Anästhesie oder Narkose 4	94	83	Tages- und Quartalsprofil
36825*	Anästhesie oder Narkose 5	128	98	Tages- und Quartalsprofil
36826*	Anästhesie oder Narkose 6	155	113	Tages- und Quartalsprofil
36827*	Anästhesie oder Narkose 7	162	128	Tages- und Quartalsprofil

4 Verzeichnis nicht oder nicht mehr berechnungsfähiger Leistungen

GOP[1]	Kurzlegende	Kalkulationszeit in Minuten[2]	Prüfzeit in Minuten	Eignung der Prüfzeit
36828*	Zuschlag zu den Anästhesieleistungen nach den Gebührenordnungspositionen 36821 bis 36827	17	15	Tages- und Quartalsprofil
36830*	Analgesie bei Phakoemulsifikation I	17	17	Tages- und Quartalsprofil
36831*	Analgesie bei Phakoemulsifikation II	32	32	Tages- und Quartalsprofil
36861*	Strukturpauschale bei einer Verweildauer bis zu 13 Tagen	KA	./.	Keine Eignung
36867*	Strukturpauschale bei einer Verweildauer von mehr als 13 Tagen	0	./.	Keine Eignung
36881*	Pneumologischer Komplex / Bodyplethysmographie	KA	5	Nur Quartalsprofil
36882*	Kardiologischer Komplex, Untersuchung mittels Einschwemmkatheter	KA	15	Nur Quartalsprofil
36883*	Zuschlag zu den Gebührenordnungspositionen 33070 bis 33073 für die Laufband-Ergometrie	KA	2	Tages- und Quartalsprofil
36884*	Blutgasanalyse, Säure-Basen-Status	KA	2	Tages- und Quartalsprofil

4 Verzeichnis nicht oder nicht mehr berechnungsfähiger Leistungen

GOP	Leistungsbeschreibung	Aufnahme zum Quartal
32048	Mikroskopische Untersuchung eines Körpermaterials nach differenzierender Färbung, ggf. einschl. Zellzählung, Zählung der basophil getüpfelten Erythrozyten	III / 2007

GOP	Leistungsbeschreibung	Aufnahme zum Quartal
32049	Mikroskopische Untersuchung eines Körpermaterials nach differenzierender Färbung, ggf. einschl. Zellzählung, Eosinophilenzählung	III / 2007
32080	Quantitative Bestimmung von Substraten, Enzymaktivitäten oder Elektrolyten, auch mittels trägergebundener (vorportionierter) Reagenzien, Prostataphosphatase	III / 2007
32088	Quantitative Bestimmung von Substraten, Enzymaktivitäten oder Elektrolyten, auch mittels trägergebundener (vorportionierter) Reagenzien, Glykierte Blut und/oder Gewebeproteine, z. B. Fructosamin	III / 2007
32093	Quantitative Bestimmung von Substraten, Enzymaktivitäten oder Elektrolyten, auch mittels trägergebundener (vorportionierter) Reagenzien, Quantitative Bestimmung Chymotrypsin	III / 2007
32098	Quantitative Bestimmung mittels Immunoassay, Gesamt-Trijodthyronin (T 3)	III / 2007
32099	Quantitative Bestimmung mittels Immunoassay, Gesamt-Thyroxin (T 4)	III / 2007
32100	Quantitative Bestimmung mittels Immunoassay, Indirekte Schilddrüsenhormon-Bindungstests, z. B. thyroxinbindendes Globulin (TBG), T3-uptake, oder Thyroxinbindungskapazität	III / 2007
32129	Immunologischer oder gleichwertiger chemischer Nachweis, ggf. einschl. mehrerer Probenverdünnungen, Rheumafaktor	III / 2007
32171	Mikroskopische Untersuchung eines Körpermaterials auf Treponemen im Dunkelfeld und/oder mit Phasenkontrast	III / 2007
32239	Quantitative chemische oder physikalische Bestimmung, Aldolase	III / 2007
32241	Quantitative chemische oder physikalische Bestimmung, Leucin-Arylamidase (LAP)	III / 2007
32255	Quantitative chemische oder physikalische Bestimmung, Hydroxyprolin	III / 2007
32256	Quantitative chemische oder physikalische Bestimmung, Lezithin	III / 2007
32266	Quantitative physikalische Bestimmung von Elementen mittels Atomabsorption, Magnesium	III / 2007
32275	Quantitative physikalische Bestimmung von Elementen mittels Atomabsorption, Gold im Serum	III / 2007
32276	Quantitative physikalische Bestimmung von Elementen mittels Atomabsorption, Kobalt	III / 2007
32282	Quantitative physikalische Bestimmung von Elementen mittels Atomabsorption, Zinn	III / 2007

4 Verzeichnis nicht oder nicht mehr berechnungsfähiger Leistungen

GOP	Leistungsbeschreibung	Aufnahme zum Quartal
32399	Quantitative Bestimmung mittels Immunoassay, CA 549	III / 2007
32423	Hormonrezeptor-Aufbereitung aus dem Operationsmaterial	III / 2007
32424	Hormonrezeptor-Differenzierung aus dem Gewebe (z. B. für Östrogene, Gestagene u. a.), je Untersuchung unter Angabe der Art des Rezeptors	III / 2007
32429	Untersuchung auf allergenspezifische Immunglobuline	IV / 2009
32436	Quantitative Bestimmung von humanen Proteinen oder anderen Substanzen mittels Immunnephelometrie, Immunturbidimetrie, Immunpräzipitation, Fluorometrie, Immunoassay oder anderer gleichwertiger Verfahren, Alpha-1-Glykoprotein	III / 2007
32477	Immun(fixations)elektrophorese	IV / 2009
32534	Prüfung der Zytostatikasensitivität maligner Tumoren, z. B. Tumorstammzellenassay, mit einer oder mehreren Substanzen	III / 2007
32577	HIV (Humanes Immunschwäche-Virus)-Antikörper-Nachweis mittels Immunfluoreszenz	III / 2007
	Bestimmung von Biotin	II / 2008
	Bestimmung von Gamma-Interferon	II / 2008
	Bestimmung von Heat Shock Protein	II / 2008
	Bestimmung von Hyaluronsäure im Serum	II / 2008
	Bestimmung von Kryptophyrrol	II / 2008
	Bestimmung von Melanin im Urin	II / 2008
	Bestimmung von Melatonin	II / 2008
	Bestimmung von Molybdän	II / 2008
	Bestimmung von N-Acetyl-Glucoseaminidase (NAG)	II / 2008
	Bestimmung von NK-Zell-Modulatorteste (oder NK-Zell-Funktionsanalyse, oder NK-Zell-Zytotoxizitätstest)	II / 2008
	Bestimmung von Orosomucoid-Typisierung	II / 2008
	Bestimmung von Oxidativer Stress (alle Untersuchungen im Rahmen des "oxidativen Stresses"), z. B. Glutathion, GPX, GSH oxidiert, Gluthatlon Reduktase, TAS/Total AntOX Schutz, Ubichinon Q 10, SOD/Superoxiddismutase, 8-OH-Deoxy-Guanosin, Malondialdehyd total 4-Hydrxynonenal, SAM/Adeonosyl-methionin, GST-alpha, GST-Theta, GST-pi, GSH intraz., AFMU/AF-3-Methyluracil, 1-Methylharnsäure	II / 2008
	Bestimmung von Taurin	II / 2008
34491	MRT-Angiographie einer Hand oder eines Fußes	IV / 2007

GOP	Leistungsbeschreibung	Aufnahme zum Quartal
./.	MRT-Angiographie von Venen der oberen Extremität	IV / 2007
./.	Abdrücke oder Modellherstellung durch Gips oder andere Werkstoffe für eine Hand oder für einen Fuß als Kopieabdruck	I / 2008
5-281.5	Tonsillektomie (ohne Adenotomie): Partiell, transoral	II / 2008
88741	Influenza Schnelltest bei Verdacht auf Vorliegen von Influenza A/H1N1	IV/2010

5 Anhang zum Abschnitt 30.12 "Spezielle Diagnostik und Eradikationstherapie im Rahmen von MRSA" des Einheitlichen Bewertungsmaßstabes

PRÄAMBEL

Der Bewertungsausschuss hat durch Beschluss in seiner 323. Sitzung mit Wirkung zum 1. April 2014 die Leistungen der MRSA-Vergütungsvereinbarung nach den Gebührenordnungspositionen 86770, 86772, 86774, 86776, 86778, 86780, 86781, 86782 und 86784 als Gebührenordnungspositionen 30940, 30942, 30944, 30946, 30948, 30950, 30952, 30954 und 30956 in den Abschnitt 30.12 des Einheitlichen Bewertungsmaßstabes (EBM) überführt. Bis zum Inkrafttreten der Qualitätssicherungsvereinbarung MRSA gemäß § 135 Abs. 2 SGB V gelten die Anforderungen gemäß dem Anhang zum Abschnitt 30.12 "Spezielle Diagnostik und Eradikationstherapie im Rahmen von MRSA" des Einheitlichen Bewertungsmaßstabes (bisher: Anhang zur Vergütungsvereinbarung für ärztliche Leistungen zur Diagnostik und ambulanten Eradikationstherapie von Trägern mit dem Methicillin-resistenten Staphylococcus aureus (MRSA) in der vertragsärztlichen Versorgung gemäß § 87 Abs. 2a SGB V).

Der Anhang zum Abschnitt 30.12 EBM ist zusätzlich auf der Homepage www.mrsa-ebm.de veröffentlicht.

§ 1 FACHLICHE BEFÄHIGUNG

1. Die Leistungen nach den Gebührenordnungspositionen 30940, 30942, 30944, 30946, 30948, 30950 und 30952 können nur von Vertragsärzten mit
   - einer Zusatzweiterbildung "Infektiologie"
   und/oder
   - einer "MRSA"-Zertifizierung durch die Kassenärztliche Vereinigung
   berechnet werden.
2. Die Leistungen nach den Gebührenordnungspositionen 30954 und 30956 können nur von Vertragsärzten mit einer Genehmigung der zuständigen Kassenärztlichen Vereinigung zur Abrechnung des Abschnitts 32.3.10 berechnet werden.

5 Anhang z. Absch. 30.12 Spez. Diagnostik u. Eradikationsth. i. R. v. MRSA

§ 2 ZERTIFIZIERUNG

1. Durch die Teilnahme an der "MRSA"-Zertifizierung soll bundeseinheitlich der gleiche aktuelle medizinische Wissensstand zur Diagnostik und Behandlung von MRSA-Patienten bzw. deren Kontaktpersonen erlangt werden. Folgende Kenntnisse sollen erlangt werden:
   - MRSA-Spezifikationen, Epidemiologie, regionale Verbreitung sowie Übertragungswege,
   - Risikopatienten für MRSA-Kolonisation,
   - Eradikationstherapie, weitere Sanierungsbehandlung, Sanierungshemmnisse,
   - Umgang mit MRSA-Patienten in der ambulanten Versorgung,
   - Rationale Antibiotikatherapie.

2. Zur Erlangung der "MRSA"-Zertifizierung sollen von den Kassenärztlichen Vereinigungen zwei Schulungsvarianten angeboten werden:
   - Fortbildungsseminar "Ambulante MRSA-Versorgung" (Dauer mindestens 3 Stunden)
   - Online-Training mit anschließendem Fragebogen-Test.

§ 3 ANFORDERUNGEN AN DIE DURCHFÜHRUNG

1. Die Diagnostik und ggf. ambulante Eradikationstherapie von Risikopatienten, MRSA-besiedelten und MRSA-infizierten Patienten soll entsprechend der Inhalte der Fortbildungsseminare/des Online-Trainings und der Vorgaben des Robert Koch-Instituts (u. a. RKI-Ratgeber für Ärzte) erfolgen. Unterstützend sind die Kenntnisse des Projektes EurSafety Health net / EUREGIO MRSA-net einzubeziehen.

2. Die Leistungen nach den Gebührenordnungspositionen 30940, 30942, 30944, 30946, 30950 und 30952 sollen nur von Vertragsärzten berechnet werden, die in einem sektorübergreifenden MRSA-Netzwerk unter Einbeziehung des öffentlichen Gesundheitsdienstes organisiert sind. Sofern in der Region, in der der Vertragsarzt tätig ist, kein MRSA-Netzwerk existiert, ist eine entsprechende Beratung bei anderen geeigneten Stellen einzuholen.

3. Die Teilnahme an einer MRSA-Fallkonferenz und/oder regionalen Netzwerkkonferenz ist entsprechend der Gebührenordnungsposition 30948 nur berechnungsfähig, wenn diese von der Kassenärztlichen Vereinigung gemäß der nachfolgenden Kriterien genehmigt ist:

Der für die Fallkonferenzen und/oder regionalen Netzwerkkonferenzen bestellte Teilnehmerkreis umfasst regelmäßig mindestens folgende Teilnehmer (Anzahl): Vertreter des öffentlichen Gesundheitswesens (1), FA für Labormedizin und/oder Mikrobiologie (1), Hygienebeauftragter regionales Krankenhaus (1), Vertreter eines regionalen Pflegeheimes (1). Zusätzlich soll ein Vertreter der zuständigen Kassenärztlichen Vereinigung teilnehmen.

In den Fallkonferenzen und/oder regionalen Netzwerkkonferenzen sollen zumindest folgende Themen regelmäßig erörtert werden:

a) aktuelle Resistenzlage in der Region,

b) zahlenmäßige Entwicklung der MRSA-Infektionen,

c) regionale Besonderheiten.

4. Ärzte, die aus dem Abschnitt 30.12 nur Leistungen gemäß den Gebührenordnungspositionen 30954 und 30956 berechnen, haben neben der Zertifizierung gemäß § 2 als Voraussetzung zur Abrechnung der Gebührenordnungsposition 30948 folgende Informationen für die Netzwerkkonferenz zu erheben und im Rahmen der Konferenz zu präsentieren:

a) Beschreibung der aktuellen Infektions- bzw. Resistenzentwicklung zu Staphylococcus aureus bzw. Methicillin-resistentem Staphylococcus aureus anhand der im eigenen Labor erbrachten mikrobiologischen Laborleistungen entsprechend der Abschnitte 32.3.10 und 30.12.2.

b) Übersicht der aktuellen bundesweiten sowie soweit vorhanden aktuellen regionalen Resistenzübersichten gemäß etablierter Antibiotikaresistenz- Surveillance-Systeme (z.B. KISS, ARS, ARMIN).

c) Sofern mehrere Ärzte, die aus dem Abschnitt 30.12 nur Leistungen gemäß den Gebührenordnungspositionen 30954 und 30956 berechnen, an einer Fall- oder Netzwerkkonferenz teilnehmen, sind die Informationen nach a) der teilnehmenden Ärzte im Sinne einer Gesamtschau zusammenzuführen und zu präsentieren und es braucht b) nur von einem Arzt erläutert werden.

5. Informationsbroschüren zu therapeutischen Vorgehen, zum Umgang mit MRSA-Patienten in der Praxis sowie zur Aushändigung für den Patienten bzw. die Kontaktperson können bei den Kassenärztlichen Vereinigungen angefordert werden und stehen neben weiteren Informationen auf der Homepage www.mrsa-ebm.de der Kassenärztlichen Bundesvereinigung elektronisch zur Verfügung.

§ 4 DOKUMENTATION UND BERICHTERSTATTUNG

1. Gemäß § 87 Abs. 2a S. 3 SGB V sind ärztliche Leistungen im Zusammenhang mit der Einführung der Vergütungsvereinbarung zu MRSA elektronisch zu dokumentieren. Die Dokumentation erfolgt auf Basis von patientenbezogenen pseudonymisierten Abrechnungsdaten bei der Kassenärztlichen Bundesvereinigung. Mit der Einführung der vorgesehenen Qualitätssicherungsvereinbarung kann die Evaluation auf einer anderen Basis erfolgen.

2. Die Kassenärztliche Bundesvereinigung berichtet dem Bundesministerium für Gesundheit über die Einführungsphase quartalsbezogen die Auswertungsergebnisse. Gleichzeitig werden die Berichte dem Bewertungsausschuss übermittelt. Die Daten werden für die Auswertung patientenbezogen zusammengeführt. Die Auswertung und Übermittlung erfolgt bis zum Ende des zweiten, auf das Bezugsquartal folgenden, Quartals. Der Behandlungsstand für einen Patienten wird zum Zeitpunkt der Datenlieferung bestmöglich ausgewertet. Für unvollständige Sanierungsbehandlungen bzw. unvollständige Nachverfolgungen eines Patienten wird der aktuell verfügbare Stand der Behandlung bzw. Nachverfolgung ausgewertet.

3. Der Bericht umfasst mindestens folgende Angaben:

a. Anzahl der Risikopatienten,

b. Anzahl von positiv und negativ getesteten Risikopatienten,

5 Anhang z. Absch. 30.12 Spez. Diagnostik u. Eradikationsth. i. R. v. MRSA

c. Anzahl der positiv getesteten Patienten, bei denen eine Sanierungsbehandlung durchgeführt wurde,

d. Anzahl der Patienten mit Sanierungsbehandlung mit einem erfolgreichen bzw. erfolglosen Sanierungsergebnis,

e. Anzahl der untersuchten Kontaktpersonen,

f. Anzahl von positiv und negativ getesteten Kontaktpersonen,

g. Erbringung der Gebührenordnungspositionen des Abschnitts 87.8 (außer Labor) bzw. des Abschnitts 30.12 im Zusammenhang mit mindestens einer der nachfolgenden Gebührenordnungspositionen: 01410 bis 01413, 01415,

h. Erbringung der Gebührenordnungspositionen des Abschnitts 87.8 (außer Labor) bzw. des Abschnitts 30.12 im Zusammenhang mit mindestens einer der Gebührenordnungspositionen: 40240, 40260,

i. Erbringung der Gebührenordnungspositionen des Abschnitts 87.8 (außer Labor) bzw. des Abschnitts 30.12 im Zusammenhang mit mindestens einer der Gebührenordnungspositionen: 40870, 40872 (bzw. deren Überleitungen),

j. Anzahl der Ärzte, die die neuen MRSA-Gebührenordnungspositionen abgerechnet haben,

k. Fachrichtung der behandelnden Ärzte,

l. Regionale Differenzierung der Auswertung nach Kassenärztlichen Vereinigungen,

m. Anzahl der abgerechneten Gebührenordnungspositionen 86778 bzw. 30948 je Arzt und Quartal in Bezug zu den von diesem Arzt abgerechneten Gebührenordnungspositionen 86772 bzw. 30942.

50100	VII Ausschließlich i. Rahmen d. ASV berechnungsfähige GOP

VII Ausschließlich im Rahmen der ambulanten spezialfachärztlichen Versorgung (ASV) berechnungsfähige Gebührenordnungspositionen

Die in diesem Bereich genannten Gebührenordnungspositionen sind ausschließlich im Rahmen der Leistungserbringung der Ambulanten spezialfachärztlichen Versorgung nach § 116b SGB V in Verbindung mit § 5 (Behandlungsumfang) der Richtlinie des Gemeinsamen Bundesausschusses (G-BA) über die ambulante spezialfachärztliche Versorgung (ASV-RL) nach § 116b SGB V von ASV-Berechtigten gemäß § 2 der ASV-RL berechnungsfähig.

50 Gebührenordnungspositionen der ambulanten spezialfachärztlichen Versorgung (ASV)

50.1 Diagnostische und therapeutische Gebührenordnungspositionen gemäß der Richtlinie des Gemeinsamen Bundesausschusses über die ambulante spezialfachärztliche Versorgung nach § 116b SGB V:
Anlage 2 a) Tuberkulose und atypische Mykobakteriose
1. Die in diesem Abschnitt genannten Gebührenordnungspositionen sind ausschließlich im Rahmen der Leistungserbringung gemäß Anlage 2 a) Tuberkulose und atypische Mykobakteriose der Richtlinie des Gemeinsamen Bundesausschusses über die ambulante spezialfachärztliche Versorgung nach § 116b SGB V berechnungsfähig.
2. Die Gebührenordnungsposition 50100 ist von den Fachgruppen gemäß laufender Nummer 1 des Appendix "Tuberkulose und atypische Mykobakteriose" - Abschnitt 2 berechnungsfähig. Die Gebührenordnungspositionen 50110 und 50111 sind von den Fachgruppen gemäß laufender Nummer 2 Appendix "Tuberkulose und atypische Mykobakteriose" - Abschnitt 2 berechnungsfähig.

50100 Prüfung des Farbsinns

Obligater Leistungsinhalt

- Persönlicher Arzt-Patienten-Kontakt,
- Farbsinnprüfung mit Anomaloskop

und/oder

- Farbsinnprüfung mit Pigmentproben (z. B. Farbtafeln),   5,55 €
- Beidseitig   54 Punkte

Die Gebührenordnungsposition 50100 ist auch berechnungsfähig, wenn die Leistung aus medizinischer Indikation nur an einem Auge erbracht werden kann.

50110 Molekularbiologische Schnellresistenztestung (MDR-TB) des Mycobacterium tuberculosis-Complex (MTC) nur bei molekularbiologischem Nachweis von MTC und/oder mikroskopischem Nachweis von Mykobakterien in diesem Direktmaterial

Obligater Leistungsinhalt
- Molekularbiologische Schnelltestung des MTC auf Resistenzen gegen Rifampicin und Isoniacid,
- Dokumentation der in der Legende genannten Vorbedingungen

Fakultativer Leistungsinhalt
- Evaluation dieser Ergebnisse durch Vergleich mit dem Ausfall des konventionellen phänotypischen TB-Resistenztest entsprechend der Gebührenordnungsposition 32770

80,02 €
779 Punkte

50111 Weiterführende molekularbiologische Schnellresistenztestung (XDR-TB) des Mycobacterium tuberculosis-Complex (MTC) nur bei Nachweis einer Resistenz entsprechend der Gebührenordnungsposition 50110 in diesem Direktmaterial

Obligater Leistungsinhalt
- Molekularbiologische Schnelltestung des MTC auf Resistenzen gegen Fluorchinolone, Aminoglykoside sowie Ethambutol,
- Dokumentation der in der Legende genannten Vorbedingungen

Fakultativer Leistungsinhalt
- Evaluation dieser Ergebnisse durch Vergleich mit dem Ausfall des konventionellen phänotypischen TB-Resistenztest entsprechend der Gebührenordnungsposition 32770

96,97 €
944 Punkte